W0254979

LEHRBUCH DER CHIRURGIE UND ORTHOPÄDIE DES KINDESALTERS

HERAUSGEGEBEN VON

A. OBERNIEDERMAYR

MÜNCHEN

BAND I

ALLGEMEINER TEIL
SPEZIELLER TEIL I

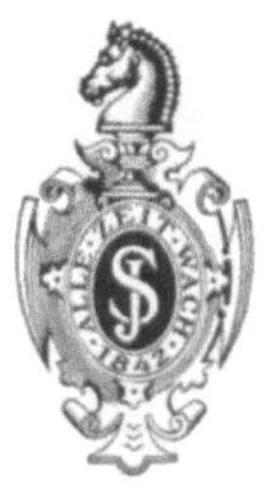

Springer-Verlag Berlin Heidelberg GmbH 1959

ALLGEMEINER TEIL

SPEZIELLER TEIL I

BEARBEITET VON

W. DÜBEN · H. GELBKE · K. IDELBERGER · R. J. LUTZ
G. J. RESSEL

MIT 268 ZUM TEIL FARBIGEN ABBILDUNGEN
IN 528 EINZELBILDERN

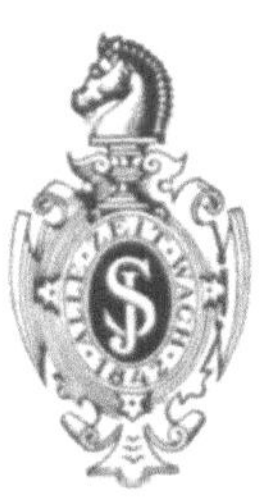

Springer-Verlag Berlin Heidelberg GmbH 1959

ISBN 978-3-642-87300-3   ISBN 978-3-642-87299-0 (eBook)
DOI 10.1007/978-3-642-87299-0

Vorwort

Mein verehrter Lehrer RICHARD DRACHTER hatte mit seinem langjährigen Mitarbeiter J. GOSSMANN, deren Gedächtnis vorliegendes Werk gewidmet sei, im Rahmen des Handbuches der Kinderheilkunde von PFAUNDLER-SCHLOSSMANN schon 1930 das nun seit langem vergriffene Lehrbuch der Chirurgie des Kindesalters verfaßt. Es blieb neben „Chirurgische Krankheiten im Kindesalter" von GOHRBANDT, KARGER und BERGMANN bis heute das einzige umfangreiche deutsche Werk unseres Fachgebietes. Der Gedanke einer Neuauflage mußte aus den verschiedensten Gründen aufgegeben werden.

Die großen Fortschritte der Kinderchirurgie in den vergangenen 20 Jahren veranlaßten Verlag und Herausgeber, ein neues Lehrbuch zu planen. Dabei wurde insofern ein neuer Weg beschritten, als eine Gruppe von Spezialisten zur Mitarbeit aufgefordert wurde, um den Lesern das Ergebnis umfassender persönlicher Erfahrungen vorlegen zu können. So befinden sich unter den Mitarbeitern neben reinen Kinderchirurgen aus Spezialabteilungen von Kinderkliniken auch anerkannte Fachleute aus chirurgischen und orthopädischen Kliniken, die sich dort besonders mit der Behandlung kindlicher Patienten befassen.

Die „Orthopädie des Kindesalters" wurde von Herrn Professor IDELBERGER übernommen. Dem Ziele einer lückenlosen Darstellung aller das Kindesalter betreffenden chirurgischen Leiden entsprach auch die Übertragung der entsprechenden Kapitel an den Neurochirurgen, Kieferorthopäden und Anaesthesisten. Wir glauben, daß es auf diese Weise gelungen ist, dem kinderchirurgisch interessierten Facharzt ein Werk vorzulegen, das ihn über den augenblicklichen Stand der Chirurgie und Orthopädie des Kindesalters orientiert und es ihm ermöglicht, sich darin selbst fortzubilden. Darüber hinaus hoffe ich, daß das Ergebnis unseres Bemühens dazu beitragen möge, der Kinderchirurgie auch in Deutschland mehr Anerkennung und größeres Verständnis zu gewinnen.

Es ist mir eine angenehme Pflicht, dem Springer-Verlag für die großzügige, in allen Lagen bewährte verständnisvolle und geduldige Unterstützung sowie für die ausgezeichnete Ausstattung der Bände herzlichst Dank zu sagen. Den uns vom Verlag zur Verfügung gestellten künstlerischen Kräften, Fräulein PUHONNY, München, den Herren BRANDT, Hamburg, MAZUR, Marburg, PFLEIDERER, München sowie Herrn Dr. PFLÜGER, Göttingen, sei für ihre ausgezeichneten Leistungen besonders gedankt.

München, April 1959   A. OBERNIEDERMAYR

Inhaltsverzeichnis

Allgemeine Chirurgie des Kindesalters
Von
Privatdozent Dr. R. J. Lutz, München. (Mit 7 Abbildungen)

Anhang: Transplantationen im Kindesalter

I. Hauttransplantationen beim Kind. Von Privatdozent Dr. Heinz Gelbke, Göttingen.

II. Knochen-, Knorpel-, Fascien- und Sehnentransplantationen beim Kind. Von Professor Dr. Karlheinz Idelberger, Gießen

Die Anaesthesie im Säuglings- und Kleinkindesalter
Von
Dr. Gottfried J. Ressel, Denver, Colorado (USA). (Mit 38 Abbildungen)

Spezielle Chirurgie des Kindesalters

Inhalt des zweiten Bandes

C. Chirurgische Erkrankungen im Bereich des Thorax. Von Professor Dr. J. KONCZ, Göttingen. (Mit 130 Abbildungen)

D. Chirurgische Erkrankungen im Bereich des Abdomens.
   I. **Bauchwand.** Von Professor Dr. O. RAISCH, Stuttgart. (Mit 44 Abbildungen)
   II. **Bauchorgane (einschließlich kindlicher Leistenbruch).** Von Professor Dr. A. OBER-NIEDERMAYR, München. (Mit 89 Abbildungen.)
   Anhang: Pfortaderhochdruck. Von Professor Dr. J. KONCZ, Göttingen. (Mit 10 Ab-bildungen.)

E. Chirurgische Erkrankungen im Bereich des Urogenitaltraktes. Von Dr. H. SINGER, Mün-chen. (Mit 231 Abbildungen.)
   Anhang: Hypospadien, Epispadien, Strikturen, Stenosen und Fisteln der Harnröhre. Von Privatdozent Dr. H. GELBKE, Göttingen. (Mit 81 Abbildungen.)

F. Chirurgische Erkrankungen im Bereich des Bewegungsapparates.
   Die Frakturen und Luxationen des Kindesalters. Von Dr. R. MATZNER, Münster, jetzt Bruchsal. (Mit 103 Abbildungen.)

G. Chirurgie des zentralen und peripheren Nervensystems. Von Privatdozent Dr. E. WEBER, München. (Mit 132 Abbildungen.)

H. Kieferorthopädische Aufgaben im Kindesalter. Von Dr. Dr. H. DERICHSWEILER, München. (Mit 61 Abbildungen.)

Namenverzeichnis für Band I und II.

Sachverzeichnis für Band I und II.

Autorenverzeichnis

DERICHSWEILER, H., Dr. med. dent., Dr. med., München 15, Sonnenstraße 10:
Bd. II.
DÜBEN, W., Privatdozent Dr. med., Unfallklinik der Nordwestlichen Eisen-Stahl-Berufsgenossenschaft, Hannover: Bd. I.
GELBKE, H., Privatdozent Dr. med., Chirurgische Universitäts-Klinik, Göttingen: Bd. I, II.
IDELBERGER, K., Professor Dr. med., Orthopädische Klinik der Universität, Gießen: Bd. I, Bd. III.
KONCZ, J., Professor Dr. med., Chirurgische Universitäts-Klinik, Göttingen:
Bd. II.
LUTZ, R. J., Privatdozent Dr. med., Kinderkrankenhaus an der Lachnerstraße, München: Bd. I
MATZNER, R., Dr. med., Bruchsal, Kaiserstraße 35: Bd. II.
OBERNIEDERMAYR, A., Professor Dr. med., Universitäts-Kinderklinik, München:
Bd. II.
RAISCH, O., Professor Dr. med., Chirurgische Klinik, Olgahospital, Stuttgart:
Bd. II.
RESSEL, G. J., Dr. med., Mercy Hospital, Denver/Colorado (USA): Bd. I.
SINGER, H., Dr. med., Universitäts-Kinderklinik, München: Bd. II.
WEBER, E.: Privatdozent Dr. med., Chirurgische Universitäts-Klinik, München:
Bd. II.

Allgemeine Chirurgie des Kindesalters

Von

R. J. Lutz

Mit 7 Abbildungen

In Anlehnung an R. Drachter (1930) kann man den Bereich der Chirurgie des Kindesalters innerhalb des Gesamtgebietes der Medizin folgendermaßen begrenzen:

Sie umfaßt alle der Behandlung mit mechanischen Mitteln zugänglichen und während der ersten 14—15 Lebensjahre vorkommenden Erkrankungen.

Die Eigenart dieser ärztlichen Tätigkeit ergibt sich demnach

1. aus den Grundlagen der Anatomie und Physiologie des Wachstumsalters,

2. aus den in dieser Altersklasse ausschließlich, überwiegend oder in besonderer Art vorkommenden Erkrankungen,

3. aus den mehr oder weniger spezifischen Maßnahmen zur Erkennung, Behandlung und teilweise auch Verhütung dieser Erkrankungen.

Die Kindheit wird in 4 Abschnitte unterteilt:

Das Neugeborene: 1—3 Wochen.

Der Säugling: 3 Wochen bis 1 Jahr.

Das Kleinkind: 1—6 Jahre.

Das Schulkind: 6—15 Jahre (Beginn der Pubertät gegen Ende dieser Periode).

Die zunehmende Bedeutung der Neugeborenenchirurgie verlangt, daß die für diese kurze, aber in mancher Hinsicht in sich geschlossene Lebensperiode geltenden Bedingungen besonders berücksichtigt werden.

I. Anatomie

Die Kenntnis gewisser typisch kindlicher anatomischer Einzelheiten ist nicht nur für die chirurgisch-autoptische Beurteilung, ob ein normaler oder anormaler Organbefund vorliegt, wichtig sondern auch deswegen, weil die anatomischen Gegebenheiten des kindlichen Körpers vielfach physiologisch bedeutsam sind. Das Charakteristikum der Anatomie des Kindesalters ist einerseits der Unterschied gegenüber dem erwachsenen Körper, andererseits die Tatsache, daß der Körper im ganzen und in seinen Einzelteilen durch das Wachstum fortwährenden Veränderungen unterworfen ist.

Die für den Kinderchirurgen wichtigen anatomischen Merkmale werden durch folgende Gesichtspunkte erfaßt:

1. Äußere Proportionen.
2. Gestalt.
3. Größendifferenzen einzelner Organe.
4. Strukturdifferenzen.
5. Topographische Beziehungen.
6. Anheftung und Verbindung.

1. Äußere Proportionen

Der Körper des Kindes ist kleiner als der des Erwachsenen. Er stellt aber kein verkleinertes Abbild des Erwachsenenkörpers dar, sondern ein wesentlicher Unterschied besteht in der Verschiedenheit der *Körperproportionen*, die in den einzelnen Entwicklungsstufen der Kindheit nicht konstant sind (Abb. 1). Am deutlichsten ist die Differenz am Kopf. Der Gesichtsschädel ist im Vergleich zum Gehirnschädel in den beiden ersten Jahren klein. Der Kopf macht in den ersten Monaten etwa $^1/_4$ der Körperlänge aus, beim Erwachsenen nurmehr $^1/_8$.

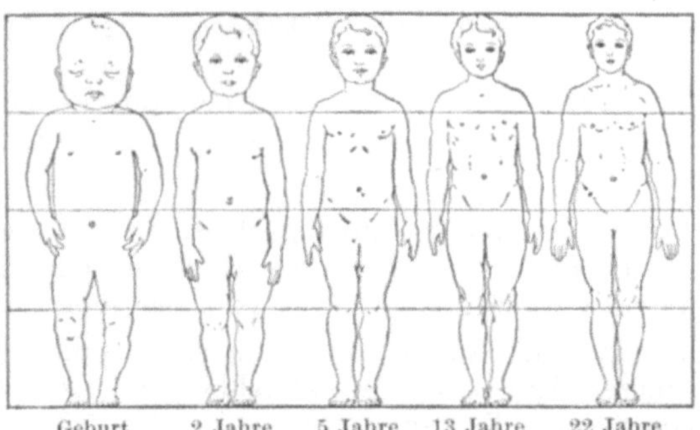

Abb. 1. Änderung der Körperproportionen während des postnatalen Wachstums. (Nach Scammon, zit. nach Arey)

Von praktischer Bedeutung sind die durchschnittlichen *Kopfmaße* im Kindesalter, für die folgende Werte angegeben werden:

Tabelle 1. *Größter horizontaler Kopfumfang in Stirnhöhe.* (Nach Lust-Pfaundler-Husler)

im 1. Monat . . . . 35,5 cm	Ende des 2. Jahres . . . . 48 cm	
im 6. Monat . . . . 43 cm	Ende des 5. Jahres . . . . 50 cm	
im 12. Monat . . . . . . .45—46 cm	Ende des 11. Jahres . . . . 52 cm	

Der Mittelpunkt des Neugeborenenkörpers liegt kranial vom Nabel, beim Erwachsenen aber in Trochanterenhöhe. Die Extremitäten, insbesondere die unteren, sind beim jungen Kind verhältnismäßig kürzer als beim Erwachsenen. Prozentual ergeben sich für die Körperabschnitte in verschiedenen Entwicklungsstufen folgende *Flächenverhältniswerte:*

Tabelle 2. *Oberflächenverhältniswerte modifiziert.* (Nach Wallace, zit. nach Versé)

	Neu-geborenes	Nach 1. Lebens-jahr	Nach 5. Lebens-jahr	Erwachsen
Kopf	21	19	15	9
Eine obere Extremität . . .	9,5	9,5	9,5	9
Brust und Bauch	16	16	16	18
Rücken	16	16	16	18
Eine untere Extremität . .	14	15	17	18

Ein weiteres Kennzeichen des wachsenden Körpers ist, daß seine Oberfläche im Vergleich zur Körpermasse größer ist als beim Erwachsenen. Die Körperoberfläche des reifen Neugeborenen beträgt annähernd 15% der eines Erwachsenen, das Körpergewicht aber nur 5%. Mit fortschreitender Entwicklung verwischt sich dieser Unterschied, und zwar in den beiden ersten Jahren langsam, dann rasch fortschreitend.

2. Gestalt

An den oberen *Luftwegen* ist die Enge der Nasenöffnung und der Nasengänge für die erste Säuglingszeit bemerkenswert. Insbesondere beim Neugeborenen, aber auch noch beim Säugling ist die Epiglottis halbröhrenförmig gestaltet. Der *Thorax* steht beim Neugeborenen und Säugling physiologischerweise in mittlerer Inspirationsstellung, weil die Rippen fast horizontal verlaufen, so daß sie sich im Epigastrium in einem stumpfen Winkel treffen. Die Gestalt des Brustkorbs ist faßförmig, fast rund, mit weiter unterer Apertur. Die Wirbelsäule, die lediglich am Promontorium eine leichte Krümmung aufweist, springt noch nicht gegen die Brusthöhle vor. In den ersten 2 Jahren erfolgt die physiologische Senkung der Rippen und des Sternums, so daß sich dann erst die Rippen in steigendem Maß an der respiratorischen Erweiterung des Thorax beteiligen. Der Thorax wächst dabei weit stärker in die Höhe als in die Breite. Seine endgültige Gestalt erreicht er erst nach der Pubertät. Das *Herz* hat beim Neugeborenen beinahe Kugelform, es ist plump und äußerlich schlecht modelliert. Erst im Kleinkindesalter prägen sich die Konturen besser aus. Übereinstimmend mit der Thoraxgestaltung streckt sich das Herz während seiner weiteren Entwicklung allmählich in die Länge. Im Bereich der *Verdauungswege* ist die breite und kurze Zunge des jungen Säuglings zu erwähnen und die für das ganze Säuglingsalter typische birnförmige oder ovale Gestalt des Magens. Die *Nieren* sind bei Säuglingen und Kleinkindern mehr kugelig als flach gebildet. Von den *Gliedmaßen* sei erwähnt, daß eine mäßige O-Form der Unterschenkel beim Säugling physiologisch ist, und daß das Fußgewölbe des jungen Säuglings mit Fett ausgefüllt ist und dadurch das Aussehen eines Plattfußes hat.

3. Größendifferenzen einzelner Organe

a) Relativ großes Ausmaß. Vergleicht man die Größe der inneren Organe des Neugeborenen mit der des Erwachsenen, so ergibt sich, daß fast alle inneren Organe relativ groß sind: Gehirn, Schilddrüse, Thymus, Herz (mit physiologischer Dilatation und Hypertrophie des rechten Ventrikels), Leber, Nieren (mit relativ weiten Ureteren), Nebennieren. Der *Darm* des Neugeborenen entspricht seiner 6fachen Körperlänge, beim Erwachsenen ist dagegen der Darm nur $4^1/_2$mal so lang wie der Körper. Die Überlänge des Sigmoids mit seiner vermehrten Schlingenbildung fällt noch im Säuglingsalter auf. Das *Leber*gewicht macht beim Neugeborenen etwa $^1/_{20}$ des Körpergewichts aus, beim Erwachsenen nur $^1/_{50}$. Der linke Leberlappen ist verhältnismäßig größer als später (etwa die Hälfte des rechten Lappens). Bei älteren Kindern ändert sich dieses Verhältnis zu $^1/_3$—$^1/_4$. Das absolute Lebergewicht nimmt langsamer zu als das Körpergewicht: Die Leber wiegt beim Neugeborenen etwa 135 g, am Ende des 1. Lebensjahres hat sich das Gewicht verdoppelt, am Ende des 2.—3. Lebensjahres verdreifacht. Dagegen hält sich das relative Lebergewicht noch im 2. Lebensjahr unverändert hoch (4,4—4,3% des Körpergewichts). Erst im 2. Lebensjahrzehnt nähert es sich dem Erwachsenenwert von 2,4%. Die relative Übergröße der *Nieren* besteht auch noch im Säuglings- und Kleinkindesalter fort. Besonders auffällig ist beim Neugeborenen die Größe der *Nebennieren*. Sie sind zunächst etwa $^1/_4$ so groß wie die Nieren, ihre Masse verringert sich aber schon in der 2. Lebenswoche bedeutend. Zwei Nebennieren wiegen beim Neugeborenen 7 g, mit 6 Monaten 1,7 g. Das Gewicht steigt dann bis zum Ende des 1. Lebensjahres wieder auf 3 g. Erst mit der Pubertät wird das Gewicht bei der Geburt wieder erreicht (Abb. 2).

Der *Thymus* wiegt bei Geburt 13—14 g. Seine absolute Größe nimmt in den ersten Jahren noch erheblich zu, etwa vom 2. Jahrzehnt an bildet er sich allmählich zurück (Abb. 2) und fehlt schließlich beim Erwachsenen ganz. Die in ruhigeren Bahnen verlaufende Massenzunahme von Schilddrüse, Epi- und Hypophyse ist aus Abb. 2 zu ersehen. Das *Herz* verkleinert sich nach der Geburt bis zum 5. Lebenstag um 10—25% seines Ausgangswertes, bleibt aber während der ganzen Neugeborenenperiode relativ groß. Seine absoluten Maße steigen während des Säuglings- und Kindesalters stetig an, dagegen bleiben die relativen Maße gegenüber dem Thoraxwachstum zurück. Das *Gehirn*gewicht des Neugeborenen beträgt etwa 13—14% des Körpergewichts, beim Erwachsenen nur 2%.

b) Relativ kleines Ausmaß. Das *Omentum majus* ist beim Neugeborenen so wenig entwickelt, daß es selten den Nabel erreicht. Seine allmähliche Vergrößerung mit Fetteinlagerung tritt erst am Ende des Kleinkindesalters ein. Das *Pankreas* ist bei Geburt 4—6 cm lang und 2—4 g schwer. Während des Kindesalters wird sein Gewicht etwa verzehnfacht. Der Dünndarm nimmt im 1. Jahr nicht nur absolut, sondern auch im Verhältnis zum Dickdarm an Länge zu. Die *Hoden* befinden sich von Geburt an etwa 10 Jahre lang in einer ruhenden Phase. Ihre Größenentwicklung ist in Tabelle 3 ersichtlich.

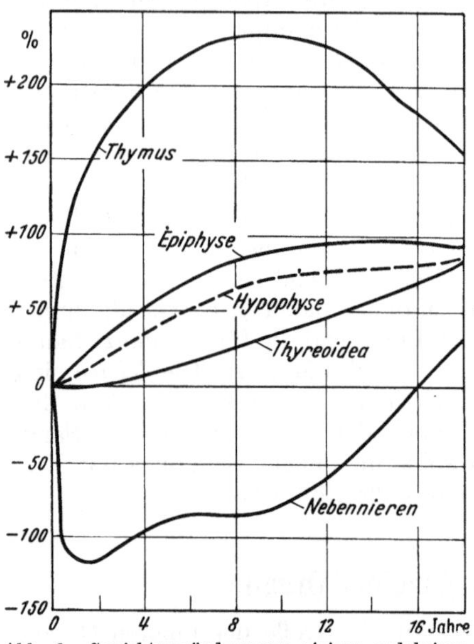

Abb. 2. Gewichtsveränderungen einiger endokriner Drüsen während des Wachstums. (Nach Body und Scammon, zit. nach Fanconi)

Dagegen wachsen die *Ovarien* sofort, so daß ihre Masse bis zum 11. Lebensjahr etwa verzehnfacht ist (Tabelle 4).

Der *Uterus* verliert während der Neugeborenenperiode etwas an Gewicht, seine Masse vergrößert sich in nennenswertem Umfang erst vom 6. Lebensjahr an (Tabelle 4).

Tabelle 3. *Durchschnittsgröße der Hoden.*
(Nach Reich, zit. nach Opitz und de Rudder)

Alter	Links		Rechts	
	Länge cm	Breite cm	Länge cm	Breite cm
0—1 Monat	1,5	0,7	1,6	0,8
1—12 Monate	1,6	0,9	1,6	0,9
4—5 Jahre	1,6	0,8	1,6	0,8
11—12 Jahre	1,7	0,9	2,0	1,0
12—13 Jahre	2,3	1,2	2,3	1,2
13—14 Jahre	2,8	1,4	2,8	1,4
14—15 Jahre	2,8	1,4	2,9	1,5
15—16 Jahre	3,5	2,0	3,6	2,0

Tabelle 4. *Wachstum von Ovarien und Uterus.*
(Nach Wehefritz, zit. nach Opitz und de Rudder)

Alter	Ovarien g	Uterus g
1 Std bis 1 Monat .	0,206	1,88
2—12 Monate . . .	0,53	1,36
1—5 Jahre	1,01	1,86
6—10 Jahre	1,91	2,35
11—20 Jahre	6,63	16,17
21—30 Jahre	10,97	40,63

Die *Prostata* bleibt während der ganzen Kindheit ein sehr kleines Organ. Die Knochen der *Schädelkonvexität* sind beim Säugling und noch teilweise im

Kleinkindesalter bemerkenswert dünn. — Das *Kleinhirn* des Neugeborenen hat im Vergleich mit dem Großhirn geringes Ausmaß, sein Wachstum erfolgt aber schon in den ersten Lebensmonaten im Verhältnis zum Großhirn rasch. Beachtlich ist die geringe Dicke der *Bauchdecken* im frühen Säuglingsalter und die spärliche Fettentwicklung im *Subcutangewebe* der Frühgeburt.

c) Völliger **Gewebsmangel.** Die Fettkapsel der Nieren fehlt bis etwa zum 10. Jahr.

4. Strukturdifferenzen

Alle Gewebe des kindlichen Organismus sind im Vergleich zum Erwachsenen weich, sie werden durch geringe Krafteinwirkung in ihrem inneren Zusammenhang gestört. Das wesentliche Kennzeichen des wachsenden *Röhrenknochens* sind die Epiphysenlinien, die als unverknöcherte Wachstumszonen die endständigen Knochenkerne mit dem Schaft verbinden. Die Lumina der epiphysären Capillaren erweitern sich trichterartig am Übergang vom arteriellen zum venösen Schenkel, so daß der Blutstrom verlangsamt wird. Die Arterien der Wachstumszone sind Endarterien. Die Grundsubstanz des kindlichen Knochens enthält weniger Mineralsalze als der Knochen des Erwachsenen. Daher ist der Knochen im Wachstumsalter elastischer und weniger kompakt. Die Knochen des *Schädeldachs* sind beim Säugling und teilweise noch im Kleinkindesalter biegsame Schalen. Das *Knochenmark* beginnt sich erst im Schulalter langsam mit Fett zu durchsetzen, um während der Pubertät die Verteilung des Erwachsenen aufzuweisen. Das *Periost* ist schon im Kindesalter von fester Struktur und daher weniger zerreißlich als die sonstigen Gewebe. Die *Pneumatisierung* der Schädelknochen ist unvollständig. Die Kieferhöhlen und die vorderen und hinteren Ethmoidalzellen sind bereits bei der Geburt vorhanden und groß genug, um eine Infektion zu beherbergen. Die Stirnhöhle ist im allgemeinen erst im 6.—10. Lebensjahr so weit ausgebildet, daß ihr klinisches Interesse zukommt. Die Sinus sphenoidales sind zwar bei der Geburt schon angelegt, aber sehr verschieden groß. Im Krankheitsgeschehen spielen sie vor dem 3.—5. Lebensjahr keine Rolle. Die Pneumatisierung der Mastoidzellen ist im 1. Lebensjahr minimal, angedeutet ist nur das Antrum als erbsengroße Ausbuchtung der Paukenhöhle. Die *Muskulatur* in der Bauchdecke und zwischen den Rippen ist mangelhaft entwickelt. Dies gilt auch für die glatte Muskulatur in den Wänden des Magen-Darmkanals, der Harnleiter und der Blutgefäße. So erklärt sich der geringe Tonus und die große Dehnbarkeit des Verdauungsschlauchs, besonders in der frühen Kindheit. Der *Nabelring* ist zunächst noch nicht fest geschlossen, besonders am oberen Umfang, weil die hier liegende Nabelvene im Gegensatz zu den unten gelegenen Nabelarterien keine Adventitia hat, von der eine zu festem Verschluß führende Bindegewebsentwicklung ausgehen könnte. Außerdem ist die Fascia umbilicalis (unmittelbar über dem Peritoneum) oft sehr schwach entwickelt, teilweise durchbrochen, so daß der ganze Nabelring oder Teile von ihm nicht genügend überdeckt sind. Das *Peritoneum parietale* ist besonders im 1. Lebensjahr sehr zart, ebenso die Pleura und das *Mittelfell*. Der *Processus vaginalis peritonei* ist bei der Geburt sehr häufig noch offen und erstreckt sich als blindsackförmige Ausstülpung mehr oder weniger weit in den Leistenkanal zum Scrotum hin. In der Säuglings-*Niere* sind nicht alle Glomeruli mit ihren Gefäßen und Tubuli gleich weit ausdifferenziert, die einzelnen Nephrone sind unreif. Der *Thymus* ist im 1. Jahr sehr parenchymreich bei Überwiegen der Rindensubstanz. Die *Nebennieren* bestehen anfangs fast ausschließlich aus Rinde, während das Mark nur kümmerlich entwickelt ist. Das *Zentralnervensystem* ist von allen Organen bei Geburt am wenigsten in der Entwicklung vorgeschritten. Die Markreifung ist an Gehirn und Rückenmark gering, auch die peripheren Nerven bleiben längere Zeit markarm. Verhältnismäßig gut entwickelt ist die Gegend des Atemzentrums im verlängerten Mark.

5. Topographische Beziehungen

Beim Neugeborenen neigt sich der *Rhinopharynx* in einem stumpfen Winkel (nicht wie später rechtwinkelig) nach hinten unten. In dieser Richtung gleitet

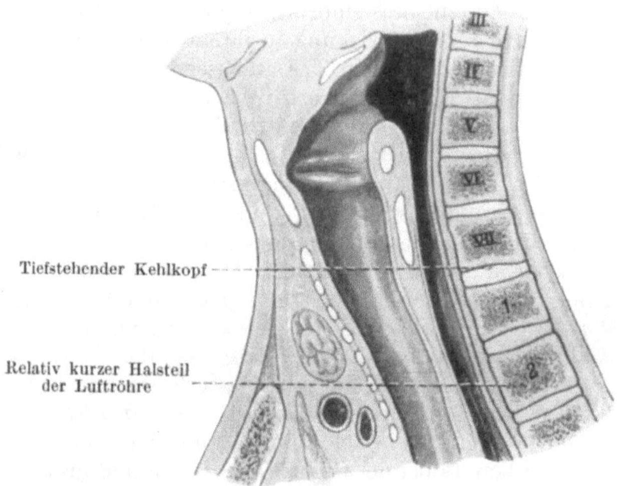

Abb. 3. Medianer Sagittalschnitt (schematisch) durch den Hals eines Erwachsenen nach CORNING (zit. nach DRACHTER-GOSSMANN)

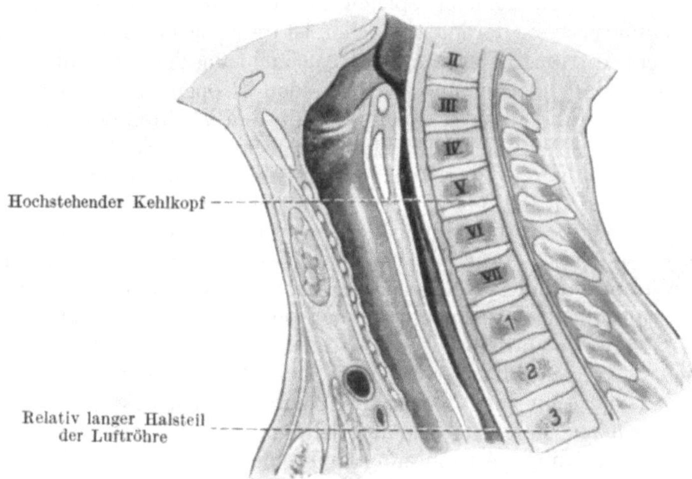

Abb. 4. Medianer Sagittalschnitt (schematisch) durch den Hals eines Kleinkindes modifiziert nach CORNING (zit. nach DRACHTER-GOSSMANN)

die Zunge leicht auf die Epiglottis. Der *Kehlkopf* des Neugeborenen und Säuglings steht im Vergleich zum späteren Alter extrem hoch (Eingang in Höhe des 2.—3. Halswirbels). Die sagittale Projektion des unteren Ringknorpelrandes trifft noch beim 1jährigen Kind die 5. Intervertebralscheibe. Der Halsteil der Trachea ist also im Gegensatz zum Erwachsenen lang (Abb. 3 und 4). Die *Schilddrüse* liegt beim Neugeborenen und Säugling relativ hoch.

Der *Thymus* kann beim Neugeborenen bis zur Schilddrüse hinaufreichen. Er liegt größtenteils retrosternal und reicht bis zum 3.—5. Intercostalraum hinab. Seitlich überragt er die Sternalränder. Seine Hinterfläche liegt auf der Herzbasis und den großen Gefäßen. Das *Herz* des Neugeborenen liegt quer im Thoraxraum, auch beim Säugling verläuft die Herzachse noch fast horizontal. Die von rechts nach links abfallende Neigung der Herzachse tritt erst allmählich bis zum Schulalter ein. Der *Zwerchfell*stand ist weitgehend abhängig von der Füllung des Magens. Im 1. Lebensjahr stehen die Zwerchfellkuppeln relativ hoch, nämlich zwischen 8.—9. Brustwirbel. Erst vom 8.—10. Lebensjahr an tritt eine Senkung auf den 10.—11. Brustwirbel ein. Der *Magen* ist beim jungen Säugling vorwiegend horizontal gelagert, so daß er weit nach rechts reicht. Die Entfernung vom Proc. alveolaris des Kiefers bis zur Kardia beträgt beim Neugeborenen 17 cm, Einjährigen 20 cm, Zweijährigen 25 cm, Vierjährigen 30 cm. Das *Coecum* steht relativ hoch. Innerhalb der ersten Lebensjahre, insbesondere beim Neugeborenen, besteht ein relativer Tiefstand der *Nieren*, besonders rechts. Das *Rückenmark* reicht in den ersten Lebensjahren nur bis zum 1. Lendenwirbel.

6. Anheftung und Verbindung

Es gilt allgemein, daß die bindegewebige Anheftung der kindlichen Organe an ihrem Ort wesentlich lockerer ist als später. So läßt sich das *Periost* leicht vom Knochen ablösen. Die Organe des *Mediastinums* werden durch geringe Druckschwankungen weitgehend verschoben. Die Beweglichkeit der *Nieren*, des *Pylorusteils* des Magens, häufig auch des Coecums ist ausgiebig. Das Auseinanderweichen der Mm. recti im Oberbauch *(Rectusdiastase)* ist bis ins Schulalter hinein ein physiologischer Zustand. Die Knochen der *Schädelkonvexität* sind durch bindegewebige Nähte miteinander verbunden. Die kleine *Fontanelle* schließt sich bald nach Geburt, die große mit (8—)15 Monaten. Auch nach deren Verschluß bleibt der Schädel elastisch und ohne Schaden zu großen flüchtigen Gestaltsveränderungen fähig. Dazu tragen auch die knorpeligen Wachstumszonen an der Schädelbasis bei. Vom 2. Lebensjahr ab festigt sich das lockere Gefüge des Schädels so, daß sich allmählich seine mechanischen Verhältnisse denen des Erwachsenen nähern. Ein nachgiebiger Bandapparat macht die *Wirbelsäule* weitgehend flexionsfähig und gibt ihr große Elastizität.

II. Physiologie

Diese Darstellung der wichtigsten physiologischen Charakteristika der Kindheit dient dem Zweck, dem Chirurgen einen Überblick zu geben über Arbeitsweise, Reaktionsmöglichkeit, Belastbarkeit, Gefährdung und Abwehrvermögen des kindlichen Organismus. Wenn auch der Kinderchirurg in unklaren und gefahrvollen Situationen gern den Rat und die Hilfe des Pädiaters in Anspruch nimmt, so darf er doch selbst nicht ohne pädiatrische Grundkenntnisse sein, damit ihm das Kind nicht fremdes und unheimliches Objekt seines Handelns, sondern vertrauter Partner bei seinen Bemühungen um die Erhaltung des jungen Lebens und die Wiederherstellung seiner Gesundheit ist.

Die an das Wachstum gebundenen Eigenarten der Physiologie geben den auch beim Erwachsenen vorkommenden Erkrankungen ein dem Kindesalter eigenes Gepräge. Sie sind ein wichtiger Faktor bei der diagnostischen Erfassung

der Allgemeinstörungen, die von chirurgischen Leiden oder chirurgischen Maßnahmen ausgehen. Bedeutsam ist die Kenntnis der kindlichen Physiologie für
die Abschätzung des Operationsrisikos und somit für die Festlegung von Zeitpunkt und Art des Eingriffs. Sie legt aber auch den Grund für jene vorbeugenden,
ausgleichenden und unterstützenden Verrichtungen, die vor, bei und nach
chirurgischen Eingriffen ein gutes Operationsergebnis sichern helfen.

Was für den Bau des wachsenden Körpers gilt, das ist auch von seinen
Leistungen zu sagen: Sie unterscheiden sich teilweise weitgehend von den Leistungen des erwachsenen Körpers, wandeln sich aber andererseits kontinuierlich
in den 4 Altersstufen der Kindheit.

1. Allgemeine physiologische Unterschiede
zwischen wachsendem und erwachsenem Organismus

Die biologischen Abweichungen zwischen Kind und Erwachsenem sind um
so deutlicher, je jünger das Kind ist. Vor allem neigt das Kind mehr dazu, als
Ganzes zu reagieren, es besteht eine stärkere Abhängigkeit der einzelnen Teile voneinander und
vom Ganzen als beim Erwachsenen. Sicher ist die
Andersleistung des kindlichen Organismus; ob aber
von einer Minderleistung gegenüber dem Erwachsenen gesprochen werden kann, ist zweifelhaft. Das
Kind ist weder genetisch an Lebenskraft überlegen
noch hat es dem Erwachsenen gegenüber eine
allgemeine Schwäche oder Widerstandslosigkeit
(Pfaundler). Die sog. Zartheit und Schwäche des
Kindes ist der Ausdruck der noch unvollständig realisierten Anpassungsfähigkeit
seiner Leistungen (de Rudder).

Tabelle 5. *Gesamtblutmenge in Prozent des Körpergewichts bei Kindern und Erwachsenen.* (Nach Lust-Pfaundler-Husler)

Neugeborener	14—15
Säugling	10—11
Kleinkind	7—9
Schulkind	7—9
Erwachsener	5—8

Tabelle 6. *Mittelwerte und Schwankungsbreite der Pulsfrequenz beim Kind.* (Nach Schmid)

Alter	Untere Grenze der Norm	Mittelwerte	Obere Grenze der Norm	Alter	Untere Grenze der Norm	Mittelwerte	Obere Grenze der Norm
Neugeborener	75	120	170	6. Lebensjahr	70	95	115
1.—6. Lebensmonat	80	120	160	8. Lebensjahr	70	90	110
6.—12. Lebensmonat	80	115	150	10. Lebensjahr	70	90	110
2. Lebensjahr	80	110	130	12. Lebensjahr	70	90	110
4. Lebensjahr	75	100	120	14. Lebensjahr	65	85	105
				16. Lebensjahr	60	80	100

Das gesteigerte Wachstumspotential mit dem dazu nötigen erhöhten Stoffumsatz bedingt einen raschen Ablauf der Stoffwechselreaktionen. Es besteht
ein vermehrter Kohlenhydrathunger der Gewebe,
weil das Wachsen einen beträchtlichen Energieaufwand erfordert (Zuckertoleranz erhöht) (de
Rudder). Der relativ hohe Sauerstoffbedarf wird
gedeckt durch ein hohes Minutenvolumen (bezogen
auf das Körpergewicht) des Herzens. Die Blutmenge ist im Kindesalter, besonders beim Säugling, größer als beim Erwachsenen (s. Tabelle 5),
daher ist die Strömungsgeschwindigkeit verringert

Tabelle 7. *Mittelwerte der Atmungsfrequenz beim Kind und Erwachsenen.* (Nach Lust-Pfaundler-Husler)

Neugeborener	etwa 55/min
6 Monate	etwa 40/min
1 Jahr	etwa 35/min
6 Jahre	etwa 25/min
10 Jahre	etwa 20/min
Erwachsener	etwa 18/min

Tabelle 8. *Hämatologische Normalwerte beim Kind.* (Nach SALOMONSEN)

	Neugeborener	Säugling	Kleinkind	Schulkind	Erwachsener
Hämoglobin % .	140—120	100—75	80—85	80—95	85—100
Hämoglobin absolut, g . .	22,5—19,2	16—11,2	12—13,5	12—15,5	12,8—16
Erythrocyten, Millionen je mm³	6,0—5,0	5,0—4,0	4,0—4,5	4,0—5,0	4,5—5,0
Reticulocyten $^0/_{00}$	80—20	5—15	5—15	5—15	5—15
Leukocyten je mm³	30000—15000	12000—8000	10000—8000	8000—6000	8000—5000
Neutrophile % .	70—50	20—40	40—50	50—60	60—70
Eosinophile % .	1,5—4	2—5	bis 5%		
Monocyten % . .	3—12	5—15	4—8%		
Lymphocyten %	35—25	50—70	40—50	30—40	20—30

(EWERBECK und WECHSELBERG). Der Herzmuskel des Kindes, dem Überanstrengungs- und Genußgiftschäden noch erspart sind, ist erstaunlich leistungsfähig. Das Reaktionsgefüge des kindlichen Kreislaufs ist jedoch in einigen Entwicklungsstadien leichter lädierbar und neigt eher zum Kollaps. Die durchschnittliche Pulsfrequenz und ihre anfangs sehr große Schwankungsbreite sinkt mit steigendem Alter (s. Tabelle 6). Ganz entsprechend verhält sich die Atmungsfrequenz (s. Tabelle 7).

Die Physiologie des wachsenden Organismus wird weitgehend bestimmt durch den großen Wassergehalt des Körpers. Eng verknüpft mit den Besonderheiten des Wasserhaushalts ist der Mineralstoffwechsel. Das Blut des Kindes hat nicht die konstante Zusammensetzung des Erwachsenen. Die Differenzen seines Zellgehalts in den einzelnen Altersabschnitten und die wichtigsten chemischen Normalbefunde des Blutserums sind in Tabelle 8 und 9 dargestellt. Die Reaktionsveränderungen der Blutzusammensetzung sind beim Kind (wie die des ganzen Organismus) rasch, ausgiebig und überschießend, sie kehren aber ebenso schnell zur Norm zurück (OPITZ und WEICKER). Die Blutdruckwerte (s. Tabelle 10) steigen im Lauf der Kindheit stetig und langsam an.

Tabelle 9. *Normalwerte des Blutserums beim Kind.* (Nach FANCONI-WALLGREN)

Stoff	Normalwert	Milliäquivalent je Liter
Reststickstoff	18—35 mg-%	
Harnstoff	10—20 mg-%	
Kreatinin	1—2 mg-%	
Eiweiß		13—48
unter 3 Monaten .	4,2—6,6 g-%	
3 Monate bis 2 Jahre	5,1—7,0 g-%	
2—15 Jahre	6,2—8,0 g-%	
Albumin	4,0—4,5 g-%	
Globulin	1,25—2,5 g-%	
Fibrinogen	200—400 mg-%	
Gesamtcholesterin . .	150—200 mg-%	
Freies Cholesterin . .	bis 50 mg-%	
Esterquote	60—75	
Gesamtlipide	500—700 mg-%	
Blutzucker	70—120 mg-%	
Bilirubin	0,2—0,8 mg-%	
Diastase nach WOHLGEMUTH	32—64 E	
Alkalische Phosphatase nach BODANSKY[1] .	1,5—10 E[2]	
Natrium	315—335 mg-%	137—145
Kalium	16—19 mg-%	4—4,8
Calcium	9—11,5 mg-%	2,25—2,9
Chlor	340—376 mg-%	96—106
Anorganische Phosphate		2,3—3,5
1—2 Monate . .	4—6 mg-%	
3—14 Jahre . . .	5—6 mg-%	
Erwachsene . . .	3,5—4 mg-%	
	2,5 mg-%	
Alkalireserve (CO_2) .	45—65 V-%	20—30
Eisen	70—130 γ	
Kupfer	90—100 γ	

---

[1] Die Bodansky-Einheit ist ungefähr $^1/_3$ der in der englischen Literatur üblichen King-Armstrongschen Einheit.

[2] 5—10 E bei Kindern, 1,5—4 E bei Erwachsenen.

In der Kindheit stehen die Leistungen des Organismus unter dem Einfluß teils neu einsetzender, teils langsam aussetzender innersekretorischer Tätigkeit (Nebennierenrinde, Schilddrüse, Keimdrüsen,Thymus). Die kindlichen Gewebe sind durch große Regenerations- und Umbaufähigkeit ausgezeichnet. Die Wundheilung erfolgt rascher. Intensität und Dauer des Wundschmerzes sind um so geringer, je jünger das Kind ist. Das kindliche Zentralnervensystem kann Hypoxie besser vertragen als das erwachsene. Die oberflächendeckenden Häute sind leichter durchdringbar. Die Leistungsreserven des Organismus sind in den ersten Lebensjahren gering. Der Körper des jungen Kindes ist nur in geringem Maß befähigt, einen Krankheitsherd auf einen kleinen Raum zu begrenzen. Den Säugling und das kleine Kind trifft häufig eine Erstinfektion, für die noch keine erworbene, oft keine ausreichende Leihimmunität mehr besteht (WISKOTT). Abwehrmaßnahmen sind zwar vorhanden, aber sie erlahmen schnell wegen der engen Begrenzung und geringen Leistung des Abwehrapparats (RES) (BECKER). Der durchschnittliche Antikörpertiter steigt erst mit zunehmendem Alter, im allgemeinen ist der Immunitätsgrad des jungen Kindes geringer als der des Erwachsenen, wenigstens bis zum 2.—3. Lebensjahr.

Tabelle 10. *Mittlere Blutdruckwerte beim Kind und Erwachsenen.*
(Nach KIRSCHSIEPER, zit. nach EWERBECK und WECHSELBERG)

Alter	Mittelwerte Syst./Diast.	Amplitude
0—3 Monate . .	74/51	23
3—6 Monate . .	85/64	21
6—9 Monate . .	86/63	23
9—12 Monate .	89/68	21
1—3 Jahre . . .	91/63	28
3—5 Jahre . . .	95/59	36
5—7 Jahre . . .	95/58	37
7—9 Jahre . . .	97/58	39
9—11 Jahre. . .	100/61	39
11—13 Jahre. . .	104/66	38
13—14 Jahre. . .	109/70	39
Jugendliche Erwachsene . .	116/76	40

2. Einzelheiten der Physiologie in den Altersstufen der Kindheit

Der auf S. 1 gegebenen 4fachen Unterteilung der Kindheit entsprechen in physiologischer Sicht keine scharfen Grenzen. Der fortlaufenden Wachstumsveränderung entsprechend sind nicht nur die Übergänge fließend, sondern die Abschnitte selbst sind in sich biologisch uneinheitlich. Dies gilt in besonderem Maß von der

a) Neugeborenenperiode

Sie ist zeitlich nur ungenau durch den Abfall der Nabelschnur und die Heilung der Nabelwunde begrenzt. Diese kurze Entwicklungsspanne der Anpassung an das extrauterine Leben ist in 3 Phasen unterteilbar: Das *eben geborene Kind* steht unter dem Eindruck des überstandenen erheblichen Geburtsschocks. Seine Atmungsorgane haben plötzlich ihre ganze Aufgabe zu erfüllen, die Körpertemperatur muß auf die Umwelt einreguliert werden. In den *ersten 3—4 Tagen* sinkt das Körpergewicht auf sein Minimum, die intestinale Ernährung beginnt, die Leber muß als Verdauungsorgan funktionieren, der Pfortaderkreislauf bildet sich aus. Die Nieren haben den Ausscheidungsanforderungen nachzukommen. Die Schwankungen der Körpertemperatur beginnen sich auszugleichen. Die Gefährdung der trihemeralen Neugeborenensterblichkeit ist beendet. In der *Zeit zwischen 5.—10. Lebenstag* steigt das Körpergewicht wieder auf seinen Ausgangswert an. Die Eigentümlichkeiten des Stoffwechsels, des Blutkreislaufs und des Blutes, die von Geburt an bestanden, klingen ab. Im einzelnen bietet die Physiologie der Neugeborenenperiode folgende Besonderheiten:

Atmung. Es besteht eine physiologische Atmungsinsuffizienz aus folgenden Gründen: Das Atemzentrum ist noch unreif und ungeübt, die Zunge gleitet leicht auf den Kehldeckel ab (s. S. 6). Bei erhöhtem Sauerstoffbedarf kann die diaphragmatische Atmung nur unwesentlich vertieft werden, weil thorakale Atmung wegen der Rippenstellung (s. S. 3) nicht in nennenswertem Maß möglich ist, und weil auch bei Tachypnoe der Luftwechsel in den Alveolen wegen des großen toten Raumes wenig ergiebig ist. Besonders am 1. Lebenstag ist der respiratorische Gasaustausch sehr gering, obwohl dem Neugeborenen die Sauerstoffaufnahme aus der Alveolarluft wegen ihres hohen Partialdrucks leichter fällt als der pränatale diaplacentare Weg. Die Labilität der Atmung äußert sich in einer extremen Variationsbreite an Frequenz, Tiefe und Rhythmus, auch während des Schlafs. Durch Unruhe und Schreien kann sich die Durchschnittszahl von etwa 50 Atemzügen je Minute verdoppeln, entsprechend kann sich das Atemvolumen vom Normalwert 16—20 cm³ aus vergrößern. Die typische Neugeborenenatmung ist unregelmäßig; rhythmische Bewegungen sind immer verdächtig auf einen pathologischen Zustand.

Kreislauf. Das Herz arbeitet unmittelbar nach Geburt insofern unter günstigen Bedingungen, als es verhältnismäßig groß ist und der Leitungsweg des Blutes durch Nabelschnur und Placenta plötzlich weggefallen ist. Daraus ergibt sich eine gewisse Herzkraftreserve. Der flüchtigen Tachykardie des eben geborenen Kindes folgt etwa 3 Tage lang eine relative Bradykardie wegen Verbesserung der Bedingungen für die Sauerstoffaufnahme durch die Lungenatmung, ferner wegen überreichlicher Versorgung des Körpers mit Sauerstoffträgern und schließlich wegen des verhältnismäßig geringen Sauerstoffsbedarfs des im Hungerzustand befindlichen Organismus (WILLI). Nach dem 4. Tag steigt die Herzfrequenz bis zum Ende der Neugeborenenperiode wieder an, weil Zahl und Qualität der Sauerstoffträger verringert werden und die gesamte Blutmenge abnimmt (REUSS).

Das periphere Kreislaufsystem entbehrt einer stabilen Vasomotorenkontrolle und ist zudem durch schwankende Temperaturregulierung belastet. Trotzdem ist das Kreislaufsystem der ersten Lebenstage im Vergleich mit dem des Säuglingsalters relativ resistent, weil die Blutviscosität noch nicht erhöht ist durch Dehydration, und weil die Belastung des Pfortaderkreislaufs vor Beginn der intestinalen Ernährung noch fehlt. Die Labilität des Kreislaufs läßt Schwankungen der Pulsfrequenz zwischen 75—170 je Minute zu, ohne daß ein pathologischer Zustand vorliegt.

Der Blutdruck des Neugeborenen ist wegen der geringen Kraft des linken Ventrikels niedrig (60—70 mm Hg). Rascher Wasserverlust, große Unruhe und Schreien kann aber zu erheblichem Anstieg führen (REUSS).

Temperatur. Von größter Bedeutung für das Verhalten des Neugeborenen ist seine Thermolabilität. Sie steht in Wechselwirkung mit der peripheren Kreislauflabilität und hängt außerdem von der noch mangelhaften Reife des Wärmezentrums ab. Der initiale Temperaturabfall beruht darauf, daß die Wärmeerzeugung wegen fehlender Nahrungsaufnahme gering, der Wärmeverlust aber wegen der großen Körperoberfläche (s. S. 2) sehr beträchtlich ist. Diese Untertemperatur kann 12—24 Std anhalten. Auch nach dieser Anfangsperiode schwankt die Körpertemperatur im Lauf des Tages oft zwischen 0,5—1° (REUSS).

Blut. Die Blutmenge des eben geborenen Kindes macht etwa 15% des Körpergewichts aus, sie ist also bedeutend größer als beim Erwachsenen, dessen Blutmenge nur 5—8% des Körpergewichts beträgt (s. Tabelle 5, S. 8). Während der ersten 3 Tage sinkt sie auf etwa 12% ab. Dieser Wert ändert sich bis zum Ende der Neugeborenenperiode nicht mehr wesentlich. Der gesamte Blutumsatz ist wegen gesteigerter Bildung und beschleunigtem Abbau von Blutbestandteilen sehr lebhaft. Die gesteigerte Hämatopoese geht mit der

Neugeborenenperiode zu Ende. Die Viscosität des Blutes ist in der Phase des täglichen Wasserverlustes hoch. Die Werte für Erythrocyten und Hämoglobin liegen während der ganzen Neugeborenenperiode wesentlich über dem für das ganze spätere Leben geltenden Mittelwert. Unmittelbar nach Geburt tritt sogar eine Vermehrung einschließlich des Hämatokritwertes ein, so daß die Erythrocyten die Fünfmillionengrenze teilweise weit überschreiten und das Hämoglobin Werte von 22—23 g erreicht. Die Werte verringern sich schon gegen Ende der 1. Lebenswoche und sinken in der 2. Woche weiter, und zwar die Erythrocyten bis gegen 4 Millionen, das Hämoglobin auf 18—19 g (der durchschnittliche Erwachsenenwert beträgt nur 13—16 g). Zweifellos ist also für außergewöhnliche Belastungen in den ersten Lebenstagen eine gewisse Blutreserve vorhanden, um so mehr als das Neugeborenenhämoglobin nicht identisch ist mit dem Hämoglobin des späteren Lebens, sondern durch hohe Alkaliresistenz und besseres Sauerstoffbindungsvermögen ausgezeichnet ist. Die klinisch weniger bedeutungsvollen Werte für das weiße Blutbild und seine Veränderungen sind aus Tabelle 8 ersichtlich, sie erreichen in der 2. Woche den für den Säugling geltenden Durchschnitt (Reuss). Blutchemisch findet man relativ hohe Werte für nichtkoagulablen Stickstoff, Harnstoff, Harnsäure, Kreatin(in), die mit der physiologischen Entwässerung zusammenhängen. Zu beachten ist die postnatale Hypoglykämie (Blutzuckerabfall von 80 auf 50 mg-%), die z. T. mit der geringen Kohlenhydratzufuhr, z. T. mit einer physiologischen Überfunktion des Pankreasinselapparates zusammenhängt. Auch der Calciumspiegel liegt mit Werten bis zu 12 mg-% relativ hoch. In der Zeit des physiologischen Neugeborenenikterus besteht eine Hyperbilirubinämie. Die Alkalireserve sinkt in den ersten 2—3 Tagen ab, daher besteht eine ausgesprochene Neigung zu Acidose (Willi). Wesentlich für das Blut des Neugeborenen ist die Hypoprothrombinämie. Sie macht anfangs 50% und am 13. Tag noch 40% der Erwachsenennorm aus (Opitz und Weicker). Ursache dafür ist der Mangel an dem Koagulationsvitamin K. Die Neigung zu Hämorrhagien und Blutergüssen ist daher in der Neugeborenenzeit sehr groß. Zwischen den Bluteigenschaften von Mutter und Kind können Unstimmigkeiten bestehen, hauptsächlich bezüglich des ABO-Systems und der Rh-Gruppen.

Wasser- und Elektrolythaushalt. Während der Neugeborenenperiode tritt eine physiologische Gewichtsabnahme von 7—8% des Geburtsgewichts ein. Sie beruht hauptsächlich auf Wasserverlust. Dieser erfolgt überwiegend durch die Lungen und die Haut, zum geringeren Teil durch den Darminhalt und den Harn. Die Schweißdrüsen sind erst in der 2. Lebenswoche funktionsgereift (Reuss). Das Maximum dieser Dehydration wird am 3.—4. Tag erreicht. Bis zum Ende der Neugeborenenperiode steigt das Gewicht wieder ungefähr auf seinen Ausgangswert bei Geburt an. Daß diese Umwälzung im Wasser- und Elektrolythaushalt am 1. Lebenstag noch fehlt und am 2. noch keine wesentliche Rolle spielt, ist von chirurgischer Bedeutung. Abnorme Dehydration kann zu cerebralen Reizerscheinungen mit Erbrechen und Fieber führen. Prozentual enthält der Neugeborenenkörper nicht nur mehr Wasser, sondern auch mehr Na und Cl als der Erwachsenenkörper. Die extracelluläre Flüssigkeit ist in Prozent des Körpergewichts beim Neugeborenen doppelt so groß wie beim Erwachsenen (Klinke). Während der ganzen Neugeborenenperiode besteht eine Neigung zu Retention von Wasser und Elektrolyten, also zu Ödembildung.

Verdauungsorgane. Die motorische Leistung des Magen-Darmkanals ist wegen des geringen Tonus der wenig entwickelten Wandmuskulatur (s. S. 5) zunächst nicht sehr ergiebig. Die Passagezeit beträgt daher am 2. Tag 23 Std; erst in der 2. Woche erreicht sie den 7 Std-Wert (Reuss). Daher ist die

Neigung zu Meteorismus und paralytischem Ileus groß. Solange noch keine orale Nahrungsaufnahme erfolgt, ist der Inhalt des Darmes gasarm und steril. Der anfängliche Mangel an Darmkeimen ist einerseits günstig bei operativer Eröffnung des Darmlumens, andererseits fehlt aber die für die Blutgerinnung wichtige bakterielle Vitaminbildung, die auch durch die noch insuffiziente Leber nicht erfolgen kann. Der Beginn der intestinalen Ernährung stellt die Leber und das Pfortadersystem vor neue Aufgaben. Sie benötigt während der Neugeborenenperiode eine gewisse Umstellungszeit vom fakultativen Blutbildner zum reinen Stoffwechselorgan (OPITZ und WEICKER). Ihre Insuffizienz ist ein wesentlicher Faktor für die Bilirubinämie, Hypocholesterinämie und Hypoprothrombinämie des Neugeborenen.

Harnorgane. Der Reifezustand der Nieren ist bei Geburt sehr rückständig. Die Glomerulusleistung ist nur etwa halb so groß wie die des Erwachsenen, auch die Rückresorption erfolgt in viel geringerem Umfang als später (WILLI). Daraus folgt besonders in den ersten 3 Lebenstagen mangelhafte Wasserausscheidung, mangelhafte Konzentrierung, und mangelhafte Säure-Basenregulation (JOCHIMS). Die physiologische Albuminurie, deren Maximum meist am 3. Tag liegt, verschwindet erst gegen Ende der 2. Lebenswoche (REUSS). Bis etwa zum 4. Lebenstag wird wegen Zugrundegehen nucleinhaltigen Materials vermehrt Harnsäure ausgeschieden.

Grundumsatz. Der Grundumsatz der Neugeborenen beträgt etwa 42 Kal/kg in 24 Std. Auf das Körpergewicht bezogen ist dies ein wesentlich höherer Wert als beim Erwachsenen. Bezieht man den Grundumsatz aber auf die Körperoberfläche, so liegt der Wert tiefer als der Erwachsenengrundumsatz (REUSS). Schon durch Schreien kann der Grundumsatz des Neugeborenen erheblich gesteigert werden.

Nervensystem. Die Großhirnrinde des Neugeborenen funktioniert noch nicht, auch die Pyramidenbahnen sind noch nicht in Tätigkeit. Die Meinung, daß das Neugeborene keinen Schmerz empfinde, ist unrichtig, doch scheint die Schmerzempfindlichkeit geringer als im mehr fortgeschrittenen Alter.

Endokrine Organe. Die einzelnen innersekretorischen Organe treten erst allmählich und wahrscheinlich nicht gleichzeitig in Wirksamkeit. Auch das Zusammenspiel der Leistungen benötigt ein Übergangsstadium (REUSS). Das Nebennierenmark produziert verhältnismäßig wenig Adrenalin. Mangelerscheinungen treten aber kaum in Erscheinung, weil wahrscheinlich andere Gewebe, vor allem die Paraganglien, einen vorübergehenden Überschuß als Ausgleich des Nebennierendefizits liefern. Außerdem sind mütterliche Hormone während der Neugeborenenperiode noch wirksam.

Der vorausgehende Umriß der Neugeborenenphysiologie gilt für das reife Kind mit einem Geburtsgewicht über 2500 g. Die Physiologie des unreif geborenen Kindes (Geburtsgewicht unter 2500 g) bietet für den Chirurgen ein wesentlich ungünstigeres Bild:

Frühgeburt. Diese Kinder kommen immer mit einer Anämie zur Welt. Sie sind durch Thermolabilität wesentlich mehr gefährdet, weil das subcutane Fettpolster fast fehlt, der Stoffwechsel viel langsamer in Gang kommt, die Körperoberfläche relativ noch größer und der Reifezustand des Wärmezentrums noch rückständiger ist. Auch die Labilität der Atmung tritt noch gefährlicher in Erscheinung, nicht nur wegen der großen zentralen Unreife, sondern auch weil die Frühgeburt oft zu wenig Kraft hat, um die Atemwege durch Abhusten von Fruchtwasser, Schleim usw. zu befreien. Der periphere Kreislauf ist wegen Nebenniereninsuffizienz so labil, daß schon eine geringe Belastung zum Kollaps führen kann. Vermehrte Capillardurchlässigkeit verstärkt die Blutungsneigung und die Ödembereitschaft. Die Leistungen von Leber und Nieren sind höchst mangelhaft. Die Abwehrkraft gegenüber etwaigen Infektionen ist sehr gering.

b) Säuglingsalter

Am Beginn dieser durch stärkste Wachstumsvorgänge gekennzeichneten Periode der Kindheit finden sich noch zahlreiche Übergänge zur Physiologie des Neugeborenen. Im ersten Trimenon ist die physiologische Belastung des Organismus so groß, daß fast die Grenze seiner Leistungsfähigkeit erreicht wird. Überdurchschnittliche Belastungen können zu einem Stillstand oder gar Rückschritt aller werdenden Funktionen führen (BENNHOLDT-THOMSEN und EWERBECK).

Atmung. Die Atmung bleibt überwiegend diaphragmatisch, ihre Frequenz ist zwar niedriger als beim Neugeborenen, liegt aber noch weit über der Norm des Schulkindes oder gar Erwachsenen (s. Tabelle 7, S. 8). Ihr Rhythmus neigt noch zur Unregelmäßigkeit mit gelegentlichen Pausen nach dem Exspirium. Dem hohen Calorienbedarf entsprechend ist die relative Atemgröße erheblich, gegenüber dem Erwachsenen auf das Doppelte erhöht (KLINKE).

Temperatur. Da in den ersten 6 Lebensmonaten das Oberflächen-Massenverhältnis (s. S. 2) noch nicht wesentlich verändert wird und die Reifung des Wärmezentrums noch nicht nachgeholt ist, bleibt die Wärmeregulierung für einen großen Teil der Säuglingszeit noch mangelhaft.

Herz und Kreislauf. Die Leistungsfähigkeit des Herzens verringert sich nach der Neugeborenenperiode, weil es mit dem allgemeinen Körperwachstum nicht Schritt hält, doch wird seine Anpassungsfähigkeit an Schwankungen des Blutvolumens in der zweiten Hälfte der Säuglingszeit besser. Das Minutenvolumen steigt während der Säuglingszeit bedeutend an. Wegen des geringen Schlagvolumens (nur etwa $^1/_{20}$ des Wertes im 14. Lebensjahr) ist der Puls sehr frequent (s. Tabelle 6, S. 8) (EWERBECK und WECHSELBERG). Die Neugeborenenlabilität des peripheren Kreislaufs verliert sich von Monat zu Monat mehr, doch zwingt die relativ geringe Leistung des linken Ventrikels den Organismus dazu, sich auf die lebensnotwendigen Organe zu konzentrieren unter teilweiser Durchblutungsdrosselung der peripheren Gebiete. Diese Spareinstellung wird Kreislaufzentralisation genannt (EWERBECK und WECHSELBERG). Respiratorische Arrhythmien gehören zum Normalzustand des Säuglingskreislaufs.

Blut. Bis zum Ende des 1. Quartals sinken die Erythrocytenwerte auf die Viermillionengrenze und darunter. Aus der Hyperchromie des Neugeborenen entwickelt sich eine ausgesprochene Hypochromie des Blutes, der Hämoglobinwert fällt auf 70—75% ab (s. Tabelle 8, S. 9). Volumen und Durchmesser der Erythrocyten vermindern sich im gleichen Sinn. Von der Mitte des 1. Lebensjahres an beginnt dann die Zahl der Erythrocyten wieder konstant zu steigen, das Hämoglobin aber bleibt bis zum Ende der Säuglingszeit auf dem oben genannten niedrigen Wert. Das beim Neugeborenen so ausgezeichnete Sauerstoffbindungsvermögen des Hämoglobins verliert sich schon während des 1. Trimenons. Die Blutmenge fällt während des 1. Lebensjahres fast auf den Erwachsenenwert (OPITZ und WEICKER).

Wasser- und Elektrolythaushalt. Der Säuglingskörper besteht überwiegend aus Wasser. Seine Leistungen hängen weitgehend von der gleitenden Be- und Entwässerung der Gewebe ab mit den damit verbundenen Umstellungen des Säure-Basengleichgewichts und des osmotischen Drucks. Fortwährend ist der Säugling von rasch eintretender Exsiccose bedroht, denn außergewöhnliche Belastungen des regen Flüssigkeitswechsels (der immer nur die extracelluläre Flüssigkeit betrifft) kann der Säuglingskörper nur schlecht kompensieren.

Täglich wird etwa $^1/_3$—$^1/_2$ des Bestands an extracellulärer Flüssigkeit ausgeschieden und wieder aufgenommen, beim Erwachsenen dagegen nur $^1/_9$—$^1/_7$ (WEBER, JOCHIMS). Der tägliche Wasserbedarf des Säuglings mit etwa 150—160 cm³/kg ist ungleich höher als der des Erwachsenen, der nur 30—40 cm³/kg Körpergewicht benötigt (WEBER). Der große Flüssigkeitsverbrauch wird durch die mangelhafte Konzentrierungsfähigkeit der Nieren und den hohen Stoffwechsel erklärt.

Nieren. Das Kind erreicht erst gegen Ende des 1. Lebensjahres die Fähigkeit, einen ebenso konzentrierten Harn wie der Erwachsenen zu liefern. Größere Salzmengen können vom Säugling also nicht schnell und nur unter Ausscheidung verhältnismäßig großer Harnmengen eliminiert werden. Die Leistungsschwäche der Nieren ist hauptsächlich dafür verantwortlich, daß Flüssigkeitsmangel im Säuglingsalter so schlecht vertragen wird (JOCHIMS).

Verdauungsapparat. Die Darmpassage vollzieht sich rascher als beim Erwachsenen, vor allem im Dickdarm. In diesem Lebensabschnitt sind die digestiven Funktionen besonders irritabel. Jede Überschreitung der Leistungsfähigkeit macht sich schnell und auffällig in einer Störung der Verdauungsfunktionen bemerkbar, auch wenn die Toleranzüberschreitung andere Organsysteme als den Magen-Darmtrakt betroffen hat. Umgekehrt führt eine Toleranzüberschreitung im Bereich der Verdauungsorgane zur sog. Dysergie, d. h. zur Beeinträchtigung des ganzen Organismus (BENNHOLDT-THOMSEN und EWERBECK).

Infektionsgefährdung. Die Durchlässigkeit der Schleimhäute und der Wasserreichtum der Gewebe machen den Säugling für Einwirkungen von Krankheitserregern empfindlich. Die aktive Bildung von Antikörpern ist nicht in dem gleichen Ausmaß wie in späteren Altersstufen möglich.

c) Kleinkindesalter

Diese Entwicklungsspanne steht unter dem Zeichen zunehmender Stabilisierung der Organleistungen. Die für die beiden ersten Lebensjahre typische hohe Mortalität nimmt mit jedem weiteren Jahr ab (MITTASCH). Die Labilität der Wärmeregulierung, der Atmung, des Wasser- und Salzhaushaltes steht immer weniger im Vordergrund des Lebensablaufs. Auch die Funktionsschwäche der Nieren gleicht sich mehr und mehr aus, so daß die Dehydrationskomplikationen und die Gefahr der Acidose an Bedeutung verlieren. Mit zunehmender Herzkraft lockert sich die für den Säugling typische Zentralisation des Kreislaufs. Dieser gewinnt eine ausreichende Regulationsbreite und Belastbarkeit (EWERBECK und WECHSELBERG). Die Hämoglobinwerte des Blutes steigen stetig an. Bis zum Alter von 4 Jahren überwiegen die Lymphocyten, danach die Leukocyten (s. Tabelle 8, S. 9).

d) Schulalter

Die Konstitution des Kindes zwischen dem 6. Lebensjahr und dem Beginn der Pubertät hat nichts mehr von der Labilität vorausgegangener Entwicklungsstufen, so daß sie fast uninteressant genannt wird. Der Organismus gönnt sich sozusagen eine einzigartige Ruhepause im Entwicklungsplan. In diese Jahre fällt der Tiefpunkt der Mortalität. Vielleicht steht diese gesundheitliche Festigung des Organismus damit in Zusammenhang, daß das lymphatische System in diesem Alter den Höhepunkt seiner Entwicklung erreicht (GRASER).

Erst gegen Ende des Schulalters, mit dem Beginn der *Pubertät*, machen sich wieder physiologische Merkmale geltend, die auch für die Chirurgie von Bedeutung sind: Der Blutdruck kann über die Erwachsenennorm steigen, weil das Herz relativ rasch wächst und sein Schlag- und Minutenvolumen schnell zunimmt. Der periphere Kreislauf neigt wieder zu Labilität und Zentralisation (s. S. 14) (Ewerbeck und Wechselberg). Vegetative Dystonie der verschiedenen Organsysteme, Überfunktion der Schilddrüse und andere endokrine Umstellungen kennzeichnen diese abschließende Periode der Kindheit.

III. Krankheiten

1. Pathophysiologie

Je jünger das Kind ist, um so mehr unterliegt es äußeren Einflüssen, um so leichter wird die Grenze zwischen normaler und krankhafter Leistung seines Organismus überschritten, um so größer ist die Mortalität. So ist in den ersten Lebensjahren damit zu rechnen, daß die im vorhergehenden Abschnitt beschriebene Labilität der lebenswichtigen Organsysteme durch chirurgische Leiden oder durch die von ihnen geforderten diagnostischen und therapeutischen Maßnahmen schnell, ja ohne Übergang zur bedrohlichen Leistungsinsuffizienz führt. Schnelligkeit, große Wandlungsfähigkeit und Neigung zum Extrem sind die Kennzeichen der pathologischen Reaktion des kleinkindlichen Organismus.

Die Kinderchirurgie ist damit belastet, daß akzidentelle Erkrankungen (insbesondere der Atemwege, des Darmtrakts und des Harnapparats sowie die Infektionskrankheiten im engeren Sinn, vor allem Keuchhusten, Masern, Scharlach, Varicellen, Mumps) den Ablauf der zu behandelnden Leiden im Vergleich mit der Erwachsenenchirurgie häufig komplizieren. Im folgenden werden Einzelheiten der Pathophysiologie des Kindesalters nur so weit behandelt, als sie bei der chirurgischen Diagnostik und Therapie unmittelbare Bedeutung haben.

Atemstörungen. Die Gefahr der Aspiration von Schleim, Blut und Mageninhalt ist bei Neugeborenen, Säuglingen und Kleinkindern extrem hoch, besonders wenn der Organismus durch das Grundleiden geschwächt ist. In diesem Alter können Fieber und Hyperventilation auch anderer Genese zu rascher respiratorischer Ermüdung führen. Der Luftwechsel wird schon durch Katarrhe des Nasen-Rachenraums erheblich behindert. Entzündliche, mechanische und chemische Reize der Schleimhäute sowie allgemeines Körperödem können in kurzer Zeit zu raumbeengender Quellung in den Atemwegen führen. Als Ursache eines plötzlichen Erstickungstodes sind besonders das Glottisödem und der Laryngospasmus zu fürchten. Entzündungen der oberen Luftwege haben die Tendenz, häufig und schnell in Bronchien und Alveolen zu descendieren. Die Formen und Symptome der akut entzündlichen Lungenerkrankungen sind in den einzelnen Stufen der Kindheit weit verschieden von der Erwachsenenpathologie. Sie müssen daher in diesem Rahmen erwähnt, können aber nur skizziert werden. Beim Säugling und Kleinkind ist das Auftreten der *Tracheobronchitis maligna* und der *Bronchiolitis* wegen ihrer hohen Letalität eine sehr ernste Komplikation chirurgischer Krankheiten. Die *Bronchopneumonie*, also die Form der Lungenentzündung, die sich nicht an Lungenlappengrenzen hält und mit gleichzeitiger Entzündung der zuführenden feineren Luftwege verbunden ist, ist für das Säuglingsalter charakteristisch. Ihr Vorkommen wird im 2. und 3. Lebensjahr seltener, nach dem Kleinkindesalter tritt sie nur mehr ausnahmsweise auf. Beim Säugling fehlen die Zeichen der Lungeninfiltration (verkürzter Perkussionsschall und Bronchialatmen) weitgehend. Die konstantesten Symptome sind Trinkfaulheit, Schlaffheit, Blässe, Nasenflügelatmen und Steigerung der Atemfrequenz, beim älteren Säugling auch Cyanose. Fieber kann fehlen. Jenseits des Säuglingsalters tritt der Husten gegenüber der Cyanose und Dyspnoe in den

Vordergrund. Die *croupöse Pneumonie* als lobäre Lungenerkrankung spielt erst nach dem Säuglingsalter eine Rolle. Ihr Verlauf ist bei jungen Kindern viel untypischer als beim Erwachsenen, auch beim älteren Kind sind unterscheidende Merkmale zu beachten, nämlich die Neigung zu Meningismus, das Dominieren abdomineller Erscheinungen (Leibschmerzen, Erbrechen, Verstopfung) und die häufige Mitbeteiligung der Pleura als para- und metapneumonisches Empyem. Zwei Sonderformen der Pneumonie des jungen Säuglings müssen beachtet werden: Die eine ist die *interstitielle Pneumonie* im ersten Trimenon, die epidemisch eine Säuglingsabteilung befallen kann. Sie äußert sich nur in Beschleunigung der Atmung, mäßiger Temperaturerhöhung, Trinkfaulheit und blasser Cyanose. Die andere Sonderform ist die *abscedierende Pneumonie* des jungen Säuglings, die ein schwer toxisches Krankheitsbild mit starker Dyspnoe hervorruft. Da die Absceßhöhlen oft mit dem Bronchialbaum kommunizieren, besteht die Gefahr des Spannungspneumothorax mit lebensbedrohlichen Verdrängungserscheinungen des Mediastinums (VAN LOOKEREN CAMPAGNE).

Kreislaufstörungen. Der unter unsicherer Vasomotorenkontrolle stehende Kreislauf der ersten Lebensjahre ist sehr empfindlich gegen Blutverlust, Schwankung der Blutverteilung, rasche Temperaturveränderung und plötzliche Verlagerung der mediastinalen Organe. Gegenüber dieser Anfälligkeit der Kreislaufregulation ist die Bedeutung organischer Erkrankungen des Herzens und der Gefäße für die Chirurgie gering. Latente Kreislaufschwäche kann bei Stoffwechselstörungen, innersekretorischen Störungen und toxischen Zuständen bestehen. Das akute Versagen des Kreislaufs äußert sich hauptsächlich als Entspannungskollaps unter dem Bild der vagotonen Bradykardie und Erschlaffung der peripheren Gefäße, besonders nach unfallbedingten oder operativen Traumen. Daraus kann sich speziell beim Säugling mit seiner Neigung zur Kreislaufzentralisation (s. S. 14) ein Spannungskollaps entwickeln, wobei sich die peripheren arteriellen Gefäße in weniger wichtigen Organen weitgehend verengen. Die Bedeutung dieser Zentralisation liegt in der Erhaltung und Steigerung der absinkenden Pulsfrequenz und des diastolischen Blutdrucks. Unabhängig von diesem gegenregulatorischen Vorgang kommt es zum Spannungskollaps auch bei starkem Blutverlust, schnell fortschreitender Exsikkation und bei Herzinsuffizienz. Bei Kollaps durch akute Verringerung des Blutvolumens folgt der Zentralisation im Rahmen der hämodynamischen Regulation als zweite Phase die Mobilisierung von Blutdepots, die Entleerung von Eiweißdepots, das Einströmen von Gewebswasser zur Auffüllung der entleerten peripheren arteriellen Gefäßgebiete bei überwiegender Sympathicotonie (EWERBECK und WECHSELBERG, KEUTH, LINDENSCHMIDT, KIRCHHOFF und EICHLER).

Während man unter Kollaps das alleinige Kreislaufversagen verschiedenster Ätiologie versteht, handelt es sich beim *Schock* um eine umfassendere Störung. Nicht jeder Kollaps muß mit Schock einhergehen oder zum Schock führen, aber bei jedem Schock dominiert der Kreislaufkollaps. Immer steht das Defizit der zirkulierenden Blutmenge (mit oder ohne Blutverlust) im Vordergrund. Beim Schock liegt eine möglicherweise bis zum Zusammenbruch gesteigerte Störung des vegetativen Nervensystems vor. Das Diencephalon ist die Einfallsstelle des vegetativen Reizes. Dieser wirkt sich nicht nur nerval, sondern auch hormonal über den Hypophysenvorderlappen auf die Nebenniere aus. Die Dysfunktion der Nebennierenrinde kann zum Zusammenbruch der gesamten Kreislaufregulation führen. Das Absinken des Blutdrucks, die Verringerung der zirkulierenden Blutmenge und der zunehmende Kohlensäuregehalt des Blutes führen zur Reizung der Kreislauf- und Atemzentren in der Medulla oblongata, so daß bei kurzer und wenig intensiver Einwirkung der schockauslösenden Ursache ausreichende Selbstregulierung der Kreislaufstörung eintritt. In schweren Fällen werden aber durch die mangelhafte Durchblutung und das zu geringe Sauerstoffangebot die lebenswichtigen Organe (Gehirn, Herz, Leber, Nieren, Nebennieren) mehr und mehr geschädigt. Die Folge davon sind Bewußtseinsverlust, Krämpfe, Funktionsbeeinträchtigung der vegetativen Zentren, Myokardschäden, Störung der entgiftenden Funktion der Leber, Schädigung der Filtration und Resorption in den Nieren, Dysfunktion der Nebennieren. Der hepatorenale Symptomenkomplex verursacht krankhafte Veränderungen der Blutzusammensetzung (Hypochlorämie, Hypoproteinämie, Acetonämie) und Resorption von toxischen Eiweißabbauprodukten. Im circulus vitiosus wird so der schon bestehende Organ-, Stoffwechsel- und Kreislaufschaden vergrößert.

Verursacht wird der Schockzustand abgesehen von Blutungen durch ausgedehnte operative Eingriffe, durch rohe chirurgische Technik, totale Eventeration beim Säugling, Kälte, schwere Traumen, Verbrennungen, septische Infektionen, primäre Nebenniereninsuffizienz, Wasser- und Elektrolytverluste, Seruminjektion. Das klinische Bild zeigt Tachykardie mit schlecht gefülltem Puls, niedrigem Blutdruck, Blässe oder leichte Cyanose, oberflächliche Atmung, Apathie mit mehr oder weniger ausgeprägter Bewußtseinsstörung, Frösteln, kalte und feuchte Haut, mitunter Fieber.

Eine fast ausschließlich auf die erste Hälfte der Säuglingszeit beschränkte Sonderform des postoperativen Schock- und Kollapszustandes hat OMBRÉDANNE unter dem Namen „pâleur avec hyperthermie" beschrieben. Dieser Zustand stellt sich meist 5—6 Std nach dem Eingriff und unabhängig von dessen Größe ein. Er ist durch Hyperpyrexie und blasse, kalte Haut gekennzeichnet. In wenigen Stunden kann er zum Exitus führen. Er beruht darauf, daß die für dieses Alter typische und an sich sinnvolle Zentralisation des Kreislaufs wahrscheinlich durch Nebennierendysfunktion in einen irreversiblen Kontraktionszustand der kleinen Gefäße übergeht und unter Versagen der zentralen Wärme- und Vasomotorenregulation auch jede Kreislaufregulation aufhört (LEXER-REHN, WHITE, DRACHTER, KÜNZER, SIEBER).

Am Ende der kreislaufstabilen Schulzeit kann unter der Belastung durch chirurgische Leiden und Operationen das in der Präpubertät und Pubertät erneut irritable und oft nur latent labile Herz-Kreislaufsystem unerwartet krankhaft reagieren, vor allem mit Reizleitungsstörungen, Spannungs- und Entspannungskollaps und Hypertonie.

Temperaturstörungen. Der bereits erwähnte verhängnisvolle Einfluß, den rascher Temperaturanstieg oder -abfall auf die Kreislaufregulation haben kann, macht sich besonders in der durch Thermolabilität ausgezeichneten Neugeborenenperiode geltend. Als Durst- und Salzfieber kann im Säuglingsalter Temperatursteigerung bis zur Hyperthermie eintreten durch Entwässerung und Salzstauung. Die durch hohes Fieber gegebene Gefahr liegt nicht nur in der Kreislauf- und Atmungsschädigung, sondern ebenso in der drohenden Krampfauslösung. Nach Vollendung des ersten Lebensjahres werden diese Konsequenzen zwar seltener, sie spielen aber noch im ganzen Kleinkindesalter eine Rolle.

Störungen der Blutzusammensetzung und Blutung. Die Hypoprothrombinämie des Neugeborenen ist die Ursache häufiger Blutungen in allen Organen (Morbus haemorrhagicus). Bei allen größeren Operationen ist die Anämie der Frühgeburt und im ersten Trimenon zu berücksichtigen. Tabelle 5 (S. 8) zeigt, daß die Gesamtblutmenge beim Säugling und z. T. beim Kleinkind größer ist als beim Erwachsenen, wenn man sie auf das Körpergewicht bezieht. Daß sie aber absolut genommen kleiner ist, hat zur Folge, daß akuter Blutverlust schon in wesentlich geringeren Mengen das Leben bedroht als später. Beispielshalber kann beim 1jährigen Kind der Verlust von 250 cm³ schon höchst gefährlich werden. Bei akuter Blutungsanämie dauert die Markregeneration 4—5 Tage (OPITZ und WEICKER). Bluteindickung durch Wasserverlust begünstigt und verstärkt beim Säugling und Kleinkind in besonderem Maße die Gefahr, daß der labile Kreislauf versagt. Weitere krankhafte Störungen der Blutzusammensetzung werden im Rahmen der Stoffwechselstörungen besprochen.

Ernährungsstörung. Die große Bedeutung der Säuglings- und Kleinkindernährungsstörung für den Operationserfolg ist eine wesentliche Eigenart der Kinderchirurgie. Diese Störungen entstehen gewöhnlich durch Fehler in der Ernährung, durch pathogene Darmkeime (Hospitalismus!) und Pflegeschäden. Die krankhafte Reaktion des Verdauungstrakts kann aber auch Erfolg einer Allgemeinstörung des biologischen Gleichgewichts im jungen Organismus sein (s. S. 15), die verursacht wird z. B. durch Katarrhe der Luftwege, Harninfektion, eitrige Prozesse an anderen Organen, Trauma, eingreifende Untersuchungen, Narkose, Operation. Bei der Ernährungsstörung werden die Magen-Darmsekrete vermehrt gebildet, aber nicht mehr genügend resorbiert, vielmehr gehen sie dem Körper durch Erbrechen und durchfällige Stühle verloren. Dadurch tritt in kurzer Zeit Wasser- und Salzverarmung ein, die durch orales Angebot nicht ausgeglichen werden kann. Exsiccose, Acidose und Toxikose sind unter anderem die Folge. Sie steigern die Ernährungsstörung zur alimentären Intoxikation. Das klinische Bild dieser bedrohlichen Situation ist: Erbrechen und Durchfall in gesteigertem Ausmaß, Gewichtssturz, Trübung des Sensoriums, seltener Lidschlag, abnorme Ruhe, eingesunkene Fontanelle, in Falten abhebbare welke Haut, schlecht gefüllter, frequenter Puls, vertiefte und beschleunigte Atmung, geringe Urinmenge, Fieber, ferner Leukocytose mit Linksverschiebung, oft Anämie, Erhöhung der Hämoglobin- und Eiweißwerte im Plasma (FREUDENBERG). Der protrahierte Hungerzustand läßt die natürliche Resistenz weiter absinken und verschlechtert damit die Toleranz für jede weitere Belastung. Insbesondere wird die Infektionsanfälligkeit aller Organe und der Operationswunde begünstigt.

Stoffwechselstörung. Zu krankhaften Veränderungen des Stoffwechsels, die sich besonders in den ersten 2—3 Lebensmonaten rasch steigern können, kommt es in der Chirurgie durch Passagestörungen und Fisteln des Darmes, Liquorableitungen, schwere Eiterungen, Verbrennungen, rasch wachsende Tumoren, operative Eingriffe, Ernährungsstörungen, unzweckmäßige Substitutionsmaßnahmen, Erkrankungen der Leber, der Nieren, und der innersekretorischen Organe (Nebennierenrinde!). Störungen des *Wasser-* und *Mineralhaushalts* stehen an Häufigkeit und Bedeutung an erster Stelle. Sie betreffen überwiegend die extracelluläre Flüssigkeit des Körpers. Unter diesem Begriff werden wegen der Ähnlichkeit ihrer chemischen Struktur Blutplasma und interstitielle Flüssigkeit zusammengefaßt. Diese unterscheiden sich hinsichtlich der Elektrolytstruktur nur darin, daß unter den Anionen der interstitiellen Flüssigkeit die Cl-Ionen, unter den Anionen des Blutplasmas das Protein überwiegen. In der intracellulären Flüssigkeit, deren Struktur völlig von der der extracellulären abweicht, spielen unter den Kationen das Kalium (im Gegensatz zum Natrium der extracellulären Flüssigkeit), unter den Anionen die Phosphate (im Gegensatz zum Chlor der extracellulären Flüssigkeit) die Hauptrolle (FANCONI).

Aus der Ödembereitschaft der Neugeborenen und Säuglinge kann sich bei massiver Kochsalzretention und Niereninsuffizienz *Überwässerung* des Gehirns, des Myokards und der Lungen entwickeln, die in kurzer Zeit durch Krämpfe,

Herzinsuffizienz und Hypoxämie zum Tod führt. Wundinfektion und Nahtdehiszenz werden durch Ödem der Cutis und Subcutis begünstigt.

Häufiger als mit Überwässerung hat der Chirurg mit *Exsiccose* zu rechnen.
Mit ihr sind Störungen des Mineralhaushalts schon in der Entstehung unlösbar
verbunden. Es werden nämlich 2 Formen der Exsiccose unterschieden: die
Durstexsiccose und die saloprive Exsiccose. Im ersteren Fall wird zu wenig
Wasser zugeführt oder (und) zu viel Wasser abgegeben, hauptsächlich durch
die Perspiratio insensibilis. Dadurch steigt die Elektrolytkonzentration in der
extracellulären Flüssigkeit. Die somit eingetretene Erhöhung des osmotischen
Drucks bewirkt Wasserverschiebung aus den Zellen (Zellschrumpfung) in das
Plasma und Interstitium. Salzstauung z. B. nach überreichlicher parenteraler
Zufuhr oder bei Niereninsuffizienz versucht der Körper zunächst durch Ver-
mehrung der interstitiellen Flüssigkeit (Ödem), durch Schweißabsonderung und
durch Abschieben des Salzes in den intracellulären Raum auszugleichen. Bei
diesem letzten Vorgang, der Transmineralisation, wird das Kalium aus den
Zellen verdrängt. Die nicht kompensierte Salzstauung führt zur Toxikose unter
Fieberanstieg, Blässe, Schlaffheit, Versiegen der Urinsekretion, Bluteindickung
(Fanconi, Räihä, van Creveld). Die saloprive Exsikkation entsteht durch
Erbrechen, Durchfälle, Darm- und Liquorfisteln, große Ergüsse in seröse Höhlen.
Hierbei werden dem Körper zusammen mit dem Wasser erhebliche Salzmengen
entzogen. Die so entstehende Salzverarmung der extracellulären Flüssigkeit
bedeutet Verminderung der Wasserbindungsfähigkeit in den Geweben mit
weiterem Schwund des extracellulären Flüssigkeitsbestandes durch Wasser-
abwanderung in das Zellinnere (Bluteindickung) (Bennholdt-Thomsen und
Ewerbeck).

Zur Regulierung der H-Ionenkonzentration in der intra- und extracellulären
Flüssigkeit stehen mehrere Puffersysteme zur Verfügung, d. h. Reaktions-
systeme, die aus einer schwachen Säure und einem Salz dieser Säuren bestehen
(Bicarbonat-, Phosphat-, Hämoglobin- und Proteinpuffer). Ein zweites Regula-
tionssystem stellt die Lungen- und Nierenfunktion dar. Unter diesen Einflüssen
ist normalerweise das Verhältnis Kationen:Anionen nahezu konstant. Unter
Alkalireserve versteht man die Konzentration der Kationen (Kohlensäure-
Binder), die im Blut zur Neutralisation von Säuren bereit ist. Durch Abnahme
der Alkalireserven entsteht *Acidose*, nämlich Vermehrung der Kohlensäure
und der H-Ionenkonzentration. Das Atemzentrum wird dabei erregt. *Alkalose*
entsteht durch Verlust von Salzsäure und Cl-Ionen und ist mit Natrium- und
Kaliummangel verbunden. Die H-Ionenkonzentration ist vermindert, das extracelluläre Bicarbonat vermehrt. Bei verminderter Säurebildung verringert sich
die Zahl der Atemzüge. Die Acidose erkennt man also an der großen Kußmaul-
schen Atmung, während für die Alkalose die flache, hechelnde Atmung typisch ist.

Bei Durchfällen gehen 2—3mal mehr Basen (vor allem Na- und K-Ionen)
als Säuren verloren, sie verursachen demnach hauptsächlich Acidose. Dagegen
entsteht durch Erbrechen und Absaugen von Magensaft überwiegend Säure-
verlust (Cl-Ionen), so daß Alkalose droht. Bei chirurgischen Kinderkrankheiten
ist die Alkalose häufiger als die Acidose. Bei der Stoffwechselacidose ist eine
hyperchlorämische und eine hypochlorämische Form zu unterscheiden. Im
ersteren Fall ist bei verminderter Alkalireserve der Cl^--Gehalt im Blut vermehrt,
weil HCO_3 im Blut durch Cl^- ersetzt wurde. Zur hyperchlorämischen Acidose
kommt es z. B. nach der Coffeyschen Ureterverpflanzung durch fortgesetzte
Rückresorption von Harnbestandteilen durch den Darm oder bei langdauernder
Narkose, wenn ein hoher Kohlensäuregehalt in den Alveolen ins Blut übergeht.
Bei der hypochlorämischen Acidose ersetzt Cl^- auch die intracellulären Basen,

so daß in der extracellulären Flüssigkeit ein verminderter Cl⁻-Gehalt festgestellt wird trotz erheblicher Chlorretention im Gewebe. Daraus folgt, daß aus der Chlorbestimmung im Plasma kein sicherer Einblick in den Salzbedarf des Organismus gewonnen werden kann. Abschließend wird darauf hingewiesen, daß das Säure-Basengleichgewicht nicht nur durch die oben genannten Stoffwechselstörungen, sondern auch durch Atemstörungen (Stenose, Dysfunktion des Atemzentrums, Lähmung der Atemmuskulatur, Hyperventilation) und durch primäre Niereninsuffizienz ins Wanken geraten kann (KLINKE, BENNHOLDT-THOMSEN und EWERBECK, LINDENSCHMIDT, GROSS).

Akute Lebensbedrohung tritt bei größeren *Kaliumverlusten* in Verbindung mit Acidose ein. Dabei ist zu beachten, daß die Höhe des Defizits durch normale Blutkaliumwerte (s. Tabelle 9, S. 9) verschleiert sein kann, weil Kalium durch Natrium aus den Zellen verdrängt und in die extracelluläre Flüssigkeit abgewandert sein kann, so daß der tatsächliche Kaliummangelzustand des Organismus aus dem Blutwert nicht ermeßbar ist, um so weniger als wegen der meist bestehenden Bluteindickung die Werte an sich schon hoch liegen. Dagegen zeigt sich der Kaliummangel zuverlässig im EKG (Verbreiterung von T, später Senkung von ST und biphasisches T). Die klinischen, immer alarmierenden Symptome des Kaliummangels sind Dyspnoe und Cyanose, Hypotonie der Muskulatur, Magen-Darmerscheinungen, Nierenschädigung. Kaum weniger gefährlich als der Kaliummangel ist die *Hyperkaliämie*, die sich in fibrillären Muskelzuckungen, Verwirrtheit und Kollaps äußert.

Calcium- und *Phosphorstoffwechsel* sind eng miteinander verbunden. Da etwa die Hälfte des Calciums an den Plasmaproteinen gebunden ist, sinkt der Calciumgehalt des Plasmas bei Hypoproteinämie (Krampfgefahr). Die intracelluläre Flüssigkeit ist calciumfrei. In der extracellulären Flüssigkeit spielt Calcium als Elektrolyt nur eine untergeordnete Rolle, seine biochemische Bedeutung ist aber groß. Krankhaftes Absinken des Calciumgehalts stört die Blutgerinnung, vermindert die Abdichtung der Zellgrenzflächen, steigert die neuromuskuläre Erregbarkeit und gefährdet die Aufrechterhaltung des Sympathicotonus. Ursächlich für diese Komplikationen können Defizite an Vitamin D und dem Parathyreoideahormon sein und Reizung des Zwischen-Mittelhirnsystems. Auch Störungen des Phosphatstoffwechsels, die unter anderem geeignet sind, das Säure-Basengleichgewicht zu verändern, sind weitgehend durch Vitamin D-Mangel bedingt. Der Phosphorgehalt des Serums ist bei Rachitis verringert, während der Calciumgehalt meist normal bleibt. Wenn in der Heilungskrise der Rachitis bei Alkalose die Ca-Ionisation abnimmt und der Calciumspiegel im Blut sinkt, gleichzeitig aber der Phosphorspiegel ansteigt, besteht erhöhte Tetaniegefahr (GLANZMANN, RÄIHÄ und FANCONI, HÖVELS).

Da die Körperzellen hauptsächlich aus Eiweiß und Nucleinsäuren bestehen, ist der *Eiweißstoffwechsel* bei Erkrankungen während der Wachstumsperiode von größter Bedeutung. Der Organismus versucht den Eiweißgehalt des Plasmas möglichst lange konstant zu erhalten. Daher wird bei akuten Eiweißverlusten zum Ersatz der verlorengegangenen Blutproteine Gewebseiweiß herangezogen. Der Bluteiweißgehalt kann demnach trotz Eiweißdefizit in den Organen normal sein. Andererseits ist mit einem Mangelzustand auch an Organeiweiß zu rechnen, wenn Hypoproteinämie nachgewiesen ist. Im Hungerzustand wird zunächst Eiweiß weniger wichtiger Organe (z. B. Muskulatur) abgebaut. Erst bei schweren und protrahierten Mangelzuständen wird Eiweiß aus Kernstrukturen mobilisiert. Wieviel Depoteiweiß im Notfall zur Verfügung steht, hängt vom Ernährungszustand des Körpers ab.

Im Gegensatz zum Albumin wird das Serumglobulin (der Träger der Immunkörper) von der Stätte seiner Synthese (hauptsächlich Leber) nicht direkt ins Blut abgegeben, sondern in bestimmten Zellsystemen sozusagen auf Abruf gespeichert (in Plasmazellen, Makrophagen, Lymphocyten, Reticulumzellen, Milz). Daher sinkt der Globulingehalt bei Eiweißmangelzuständen meist nicht ab, sondern steigt eher an, weil das Globulin aus seinen Depots mobilisiert wird. Hypalbuminämie kann also trotz Normoproteinämie bestehen. Der Albumingehalt des Serums bedarf daher bei der Beurteilung des Stoffwechsels im Rahmen chirurgischer Probleme besonderer Berücksichtigung. Der Eiweißgehalt des Serums (hauptsächlich sein Albumingehalt) bestimmt im wesentlichen den kolloidosmotischen Druck des Blutes. Vermehrung und Verminderung des Serumalbumins beeinflußt daher weitgehend den Wassertransport im Organismus und trägt zur Entstehung von Ödem und Exsikkation bei. Eiweißmangel führt ferner zu Sub- und Afermentie (Labferment, Lipase, Diastase, Trypsin), zu Vitamin- und Hormonmangelzuständen, zum Absinken der allgemeinen Resistenz mit Neigung zu Hautinfektion und verzögerter Wundheilung. Die Leber ist gegenüber Eiweißmangel sehr empfindlich. Eiweißmangel entsteht im Körper

a) bei mangelhafter Zufuhr (z. B. Oesophagusstriktur, ausschließliche Ernährung durch intravenöse Infusion für längere Zeit),

b) durch große Eiweißverluste bei traumatischen, entzündlichen oder neoplastischen Gewebsschäden und -verlusten (z. B. Blutung, Verbrühung, Fraktur, Fistel, Operation, Eiterung, nässendes Ekzem, Geschwulst),

c) durch Afermentie,

d) durch Störung der Eiweißsynthese (z. B. Leberfunktionsstörung) (VAN CREVELD, LINDENSCHMIDT).

Kohlenhydratstoffwechsel. Je jünger das Kind, um so niedriger der Blutzucker. Werte unter 70 mg-% zeigen aber immer eine pathologische Hypoglykämie an (s. Tabelle 9, S. 9). Schon eine kurze Hungerzeit führt zur Ketonämie, weil der Kohlenhydratbedarf des Kindes im Vergleich mit dem Erwachsenen sehr groß ist. Unter den Störungen des *Fett-* und *Lipoidstoffwechsels* sei das *acetonämische Erbrechen* genannt, das bei der Differentialdiagnose chirurgischer Leiden im Kindesalter eine gewisse Rolle spielt. Es kommt in unregelmäßigen Perioden zu Brechanfällen, die mit starker Beeinträchtigung des Allgemeinbefindens einhergehen. Dabei sind Aceton und andere Ketonkörper im Urin nachweisbar. Aceton ist auch beim Ausatmen festzustellen. Exogene Momente (seelische und körperliche Belastung, infektiöse Erkrankungen, Diätfehler, Narkose) und konstitutionelle Momente (vegetative Labilität) wirken bei der Entstehung mit (VAN CREVELD).

Vitaminmangelzustände. *Vitamin A-Mangel* hat Unterfunktion der Talg- und Schweißdrüsen zur Folge und macht die Haut rauh. Wegen Absinken der Immunität besteht Neigung zu Pyodermien. Eine weitere Folge ist eine verhornende Metaplasie an den Schleimhäuten (Keratomalacie) mit Resistenzminderung des Epithels gegenüber bakterieller Infektion (Katarrhe der Luftwege, abscedierende Pneumonie, Pyurie).

Vitamin B-Komplex-Mangel vermindert die Antikörperbildung und den Komplementgehalt des Serums. Die Oxydationsvorgänge in den Zellen sind erschwert, wenn die Cofermentwirkung von B_1 im Kohlenhydratstoffwechsel ausfällt. Auch Mangel an B_2 (Lactoflavin, Riboflavin) beeinträchtigt den Ablauf der energieliefernden Oxydationsprozesse in den Zellen und den Umsatz aller Baustoffe des Organismus (Eiweiß, Fette, Kohlenhydrate). Wenn Nicotinsäureamid nicht ausreichend zur Verfügung steht, leidet der Fett- und Kohlenhydratstoffwechsel. Synthese, An- und Umbau von Eiweiß wird durch Mangel an Nicotinsäure, B_6, der Folsäuregruppe und B_{12} behindert. Wegen seines hohen Kohlenhydratstoffwechsels ist das Nervengewebe bei B_1-Mangel besonders betroffen. Die dadurch bedingte Unterfunktion des intramuralen Nervensystems im Verdauungskanal vermindert die Peristaltik (Obstipation) und kann zu Magenatonie und Colondilatation führen. B_1-Mangel schädigt auch die Durchblutung an flächenhaften Hautdefekten. Die Heilung von entzündlichen und geschwürigen Schleimhaut- und Hautprozessen kann sich unter Mangel an B_2, Pantothensäure und Vitamin H verzögern. Anämisierend kann sich ein Defizit an Vitamin B_{12} und an den Vitaminen der Folsäuregruppe auswirken. Ungenügendes Thiamin- (B_1-) Angebot kann Hydrolabilität zur Folge haben. Durch die Behandlung mit Antibioticis kann die Blutkonzentration von Lactoflavin und Nicotinsäure absinken, vor allem wegen Hemmung der bakteriellen Vitaminsynthese und Hemmung der Vitaminresorption.

Vitamin C-Mangel reduziert die Bildung der cellulären Kittsubstanzen und des Kollagens (Durchlässigkeit und Brüchigkeit der Capillaren), verzögert die Wundheilung und stört das Knochenwachstum. Die Bildung der Nebennierenhormone wird mangelhaft angeregt (Operationsschock!) und die Infektionsgefährdung erhöht (Wundheilungsstörung, entzündliche Erkrankungen der Atemwege).

Vitamin D-Mangel stört den Calcium- und Phosphorstoffwechsel, so daß die Knochensalze im Knorpel und osteoiden Gewebe nicht genügend fixiert werden (Weichheit, Brüchigkeit und Verbiegung der Knochen, Störung der periostalen Verkalkung). Wenn auch die schwereren Formen der Rachitis immer seltener werden, so muß doch der Chirurg bei Patienten im zweiten Trimenon und bei Kleinkindern mit rachitisbedingten Komplikationen rechnen. Die Knochenveränderungen sind nur ein Teil der rachitischen Stoffwechselstörungen. Andere für die Chirurgie sehr bedeutsame Erscheinungen sind allgemeine Muskelschlaffheit (Bewegungsarmut, Darmatonie), Verschlechterung der normalen Immunität (Neigung zu Infekten der Luftwege, Durchfallbereitschaft), Störungen des vegetativen Nervensystems (Kopfschweiß mit Pyodermiegefahr, Reizbarkeit, Unruhe), Anämie mit oder ohne Milztumor, Spasmophilie als Ausdruck der wegen Störung des Calcium- und Phosphorstoffwechsels verstärkten neuromuskulären Erregbarkeit (Krampfgefahr bei fieberhaften Erkrankungen).

Vitamin K-Mangel besteht nicht nur physiologischerweise beim Neugeborenen, sondern auch bei anhaltendem Erbrechen, Darmfisteln, angeborenen Gallengangsverschlüssen und Leberschäden. Die Folge davon ist die Störung der Prothrombinbildung in der Leber (GLANZMANN, HÖVELS, LINDENSCHMIDT).

Inkretorische Störungen. Krankhafte Leistungen des innersekretorischen Systems verursachen im Kindesalter Krankheitsbilder, die beim Erwachsenen nicht vorkommen. Ihre Besprechung liegt außerhalb des hier gegebenen Rahmens. Störungen übergeordneter Zentren verursachen die gleichen oder ähnliche Symptome wie die Störung der Drüse selbst. Fehlleistungen können darin begründet sein, daß das Erfolgsorgan nicht fähig ist, auf das Hormon anzusprechen. Von chirurgischer Bedeutung sind besonders Fehlleistungen der Nebennierenrinde. Sie stören den Mineralstoffwechsel, und zwar so, daß die Blutkonzentration von Natrium und Chlor vermindert, diejenige des Kaliums erhöht wird. Beim Neugeborenen sind Nebennierenblutungen nicht allzu selten. Deren klinische Zeichen ähneln den Symptomen einer akuten Sepsis: Schockzustand mit Tachykardie, Hyperpyrexie, beschleunigter Atmung, kalten Extremitäten. Nebennierenmark und -rinde haben die Aufgabe, die Leistungen des Organismus akuten Notfallsituationen (stress) anzupassen. Das adenocorticotrope Hormon (ACTH) der Hypophyse regt die Funktion der Nebennierenrinde an. Umgekehrt können

die Nebennierenrindenhormone eine übermäßige Bildung von ACTH hemmen.
Beide zusammen bestimmen wesentlich die Leistungen des gesamten Abwehr-
systems, dabei spielen auch Thymus und lymphatisches Gewebe eine Rolle.
Die Reaktion auf schädigende Einflüsse wie Trauma, Infektion, Verbrennung,
Auskühlung, Überanstrengung, Narkose, Operation vollzieht sich unter ver-
mehrter ACTH-Ausschüttung in 3 Phasen:

a) Alarmphase unter dem Bild des Schocks,

b) Widerstandsphase, die mit erhöhter Glucocorticoidproduktion (Hypertrophie der Nebennierenrinde) einhergeht und mit Störungen des Eiweiß- und
Mineralstoffwechsels verbunden ist,

c) Stadium der Erschöpfung, falls in der vorhergehenden Phase die schädigende Einwirkung nicht ausgeglichen werden konnte.

Plötzliche Todesfälle, die früher als Thymustod bezeichnet wurden, werden
heute auf eine Dysfunktion der Nebennierenrinde bezogen (Gyllenswärd,
Glanzmann, Lindenschmidt).

Konstitutionelle Störungen. Bei dem *asthenischen Habitus* (reizbare, ängst-
liche Kinder mit geringem Querdurchmesser des Körpers, Hochwuchs und
geringem Körpergewicht) besteht Neigung zu Tachykardie, Schweißausbruch
und Hyperthermie. Kinder dieses Typs zeigen mehr als andere Ptose der Bauchorgane und der Nieren, Eingeweidebrüche, Plattfüße und Haltungsfehler. Auch
Kalkmangel und Brüchigkeit der Knochen wird beobachtet.

Der *pyknische Habitus* (kurzer, gedrungener Körperbau mit Veranlagung
zu Übergewicht) neigt zu Bradykardie und gastro-intestinalen Koliken (Colica
mucosa). Kinder, die dem *pastösen Habitus* angehören (Subcutangewebe über-
reich an Fett und Wasser, Blässe), sind durch erhöhte Operationsgefährdung
und Neigung zu Infektionskrankheiten belastet. Hohe Fieberreaktion und rapider
Gewichtsverlust besonders bei Kleinkindern sind im Verlauf chirurgischer Leiden
zu befürchten.

Als Konstitutionsanomalie spielt in der Chirurgie auch der *Status lymphaticus*
eine Rolle, bei dem das lymphatische Gewebe des Rachenrings, der Darmwand,
des Mesenteriums und des Subcutangewebes hyperplastisch ist. Diese Kinder
sind besonders anfällig für katarrhalische Erkrankungen der Atemwege mit
heftigen Allgemeinreaktionen und hohem Fieber. Der Lymphatismus hat enge
Beziehung zur *exsudativen Diathese*, bei der es sich um eine funktionelle Konstitutionsanomalie handelt. Die Leistungsstörung derart veranlagter Kinder
kompliziert chirurgische Leiden durch Neigung zu Ekzem und hartnäckiger Dermatitis, Blepharitis, Angina, Otitis, Neuropathie, Nabelkoliken, Vasomotoren-
kollaps, allergische Reaktionen. Die *hämorrhagische Diathese* spielt nicht nur in
der Neugeborenenperiode eine Rolle, sondern auch in den späteren Stufen der
Kindheit, vor allem bei Hämophilie, Leukämie, Thrombopenie, Thrombasthenie,
Skorbut (de Rudder, Glanzmann).

2. Spezielle chirurgische Erkrankungen

Einige in der chirurgischen Erwachsenenpathologie geläufige Erkrankungen
kommen im Kindesalter nur ausnahmsweise vor: Erkrankungen des Uterus und
der Prostata, Adnexitiden, perforierende Ulcusleiden des Magen-Darmkanals,
Carcinome der Abdominalorgane, Gallenkonkremente, direkte Leistenbrüche,
Femoralhernien, gewisse Nebenhöhlenerkrankungen des Schädels (s. S. 5),
Hypernephrome, Thrombose, Embolie. Umgekehrt beschäftigen nicht alle
Erkrankungen, die beim Kind oft Gegenstand chirurgischen Handelns sind,

auch den Erwachsenenchirurgen. Dies gilt vor allem für zahlreiche Mißbildungen, krankhafte Veränderungen an den Knochenepiphysen und einige Tumoren.

a) Veränderungen der Krankheitserscheinungen unter dem Einfluß von Alter und Wachstum

Viele chirurgische Leiden, die auch beim Erwachsenen eine Rolle spielen, zeigen beim Kind ein durch Alter und Wachstumsvorgänge bedingtes spezifisches Verhalten hinsichtlich *Erscheinungsbild* und *Ablauf*. So erhält die Appendicitis und Osteomyelitis des Säuglings und Kleinkinds eine besondere Prägung. Hirngeschwülste bleiben lange unbemerkt, weil sie in einem noch dehnbaren Schädel wachsen. Verbrennungen und Verbrühungen der Kleinkinder sind wegen der relativ großen Körperoberfläche auch bei geringem Ausmaß des Hautschadens gefährlich. Bei Gewalteinwirkung auf die Gliedmaßen kommt es eher zur Fraktur als zur Luxation, weil die Molekülkohäsion des kindlichen Knochens durch schwächere Kräfte aufgehoben wird, als zur Lösung des Gelenkzusammenhaltes nötig sind. Weil aber andererseits der Knochen des wachsenden Skelets mehr gebogen werden kann, bricht er weniger leicht ganz durch, so daß häufig nur eine Infraktion (Wulstbruch) entsteht.

Wachstumsbedingte Einflüsse können sich auf pathologische Zustände günstig auswirken. So kann die große Regenerationsfähigkeit des jungen Gewebes zur Selbstüberhäutung von Myelocelen, Nabelschnurbrüchen und angeborenen Hautdefekten führen. Die Endresultate nach Gelenkeiterungen sind bei Kindern wesentlich günstiger wegen der größeren Fähigkeit des noch in Entwicklung stehenden Körpers, die durch die Eiterung entstandenen Schäden an Kapsel und Knorpel vollständiger abzubauen und durch neue Differenzierung von Bindegewebe der Funktion entsprechend zu ersetzen (SCHNEIDER). Knochengewebsverlust durch Sequestrierung wird rasch und weitgehend ersetzt. Frakturen heilen schnell, Pseudarthrosen sind sehr selten. Spontane Normalisierung kann sich mit fortschreitendem Wachstum bei Längendifferenzen und Achsenfehlern frakturierter Knochen, rachitischen Skeletverformungen, Thoraxasymmetrien nach Pleuraempyem. Nabelbrüchen, Leistenbrüchen, Rectusdiastase, Retentio testis und Säuglingsphimose einstellen, so daß sich Behandlungsmaßnahmen zur Korrektur vielfach erübrigen.

Andererseits werden krankhafte Organzustände durch das Wachstum und die damit verbundenen Änderungen der Größe, Form und Funktion auch ungünstig beeinflußt: Gaumen-, Blasen- und Wirbelspalten werden mit zunehmendem Alter breiter. Das Längenwachstum der Röhrenknochen erfährt mitunter durch Osteomyelitis eine Stimulierung über die Norm hinaus. Verminderung des Längenwachstums und Verformung kann durch Epiphysenschädigung (Entzündung, traumatische Lösung, Röntgenbestrahlung), Narbenzug oder durch angeborene Fixierung in Fehlstellung (Syndaktylie, Virga palmata, Klumpfuß) verursacht werden. Poliomyelitisch erkrankte Gliedmaßen bleiben gegenüber dem fortschreitenden Wachstum der gesunden Gegenseite an Länge zurück (DRACHTER-GOSSMANN).

b) Altersabhängige Häufung von Erkrankungen

An bestimmte Altersstufen der Kindheit ist vielfach sowohl die Häufigkeit des Auftretens zahlreicher chirurgischer Erkrankungen wie der optimale Zeitpunkt für die Behandlung solcher Erkrankungen gebunden, die auf das ganze Kindesalter gleichmäßig verteilt sind. Diese Beziehungen sind in Tabelle 11 dargestellt. In dieser Übersicht sind viele seltene Erkrankungen und solche, die

Tabelle 11. *Altersabhängige Häufung chirurgischer Erkrankungen*

Erkrankungsart	Neugeborenes	Säugling	Kleinkind	Schulkind
Erkrankung durch anormale Öffnung	Nabelschnurbruch Zwerchfellbruch	Leistenbruch (♀ häufig Ovarialhernie) Hydrocele testis et funiculi offener Ductus omphaloentericus (total und partiell), offener Urachusgang (total u. partiell) Lippenspalte (4. — 5. Monat) Myelo- und Encephalocele	Leistenbruch ♂ Nabelbruch (vor Einschulung) Hypo- und Epispadie, Blasenspalte Gaumenspalte (3. Lebensjahr) Halsfistel u. -cyste Fallotsche Tetrade, offener Ductus Botalli	Leistenbruch ♀
Erkrankung durch anormalen Verschluß	Atresie und Stenose der Verdauungswege	Stenose der Verdauungswege Gallengangsatresie, Pylorusstenose (5.—7. Woche) Invagination Hydrocephalus, Schädelnahtsynostose Tendovaginosis stenosans Hydronephrose	Phimose Syndaktylie Fallotsche Tetrade, Aortenisthmusstenose	
Erkrankung durch Aplasie, Hypoplasie, Hyperplasie, Dysplasie, Dystrophie, Hypertrophie		Luxatio coxae Polydaktylie, Hirschsprungsche Krankheit Hydronephrose (ohne Abflußhindernis)		Exostose, Knochencyste, Epiphysenlösung (Hüfte), Scheuermannsche Erkrankung, Schlattersche Erkrankung, Perthessche Erkrankung, Köhlersche Erkrankung, Bronchiektasen, Tonsillarhypertrophie

Tabelle 11. (Fortsetzung.)

Erkrankungsart	Neugeborenes	Säugling	Kleinkind	Schulkind
Erkrankung durch Verformung, Verdrehung, Verlagerung, Fehlhaltung		Klumpfuß, Hackenfuß, Sichelfuß, Pes abductus valgus, angeborene Kontrakturen Hodentorsion Wirbelsäulenverbiegung muskul. Schiefhals Hemiplegie, Tetraplegie	Virga palmata, Prolapsus recti, abstehende Ohren (vor Einschulung), Crus varum (kongen. und rachit.), Genu valgum Knickplattfuß erworbene Kontrakturen, Fallot'sche Tetrade	Hodentorsion (Präpubertät), Retentio und Dystopia testis
Erkrankung durch Geschwulstbildung		Teratom (Steiß) Dermoid Hämagiom, Lymphangiom bronchogene und enterogene Cysten	Mischgeschwulst der Niere, Dickdarmpolyp Neuroblastom	Knochensarkom, Kraniopharyngeom, Astrocytom
Erkrankung durch äußere Gewalteinwirkung	Geburtsverletzungen	subdurales Hämatom	Hausunfälle	Straßenunfälle
Erkrankung durch Infektion	Nabelinfektion Peritonitis	Pyodermie Lymphadenitis subcut. absced. Pneumonie infizierte Hydronephrose	Lymphadenitis tuberc. Appendicitis (rasche Zunahme nach 2. Lebensjahr)	Lymphadenitis mesent. Osteomyelitis (9.—12. Lebensjahr)
Erkrankung durch Konkrementbildung			Harnstein	

auf die 15 Jahre des Kindesalters gleichmäßig verteilt sind, nicht erfaßt. Sie bezeichnet ferner nur den durchschnittlichen Häufigkeitsgipfel der Erkrankungen, die auch in anderen Altersstufen vorkommen und zu behandeln sind.

Für eine Anzahl von chirurgischen Krankheiten besteht eine *geschlechtsgebundene Häufung*, die in Tabelle 12 gezeigt wird.

Tabelle 12. *Geschlechtsgebundene Häufung einiger chirurgischer Erkrankungen*

Männliches Geschlecht bevorzugt	Weibliches Geschlecht bevorzugt
Lippenspalte (etwa 2mal häufiger)	Gaumenspalten (ohne Lippenspalten)
Leistenbruch (etwa 90%)	Doppelniere (75%)
Angeborener Bauchmuskeldefekt (fast immer)	Hydronephrose
Meckelsches Divertikel	Offener Ductus Botalli (2—3mal häufiger)
Hirschsprungsche Krankheit (etwa 90%)	Hämangiom (2mal häufiger)
Pylorusstenose (5mal häufiger)	Luxatio coxae (5—6mal häufiger)
Harnstein (3mal häufiger)	Pneumokokkenperitonitis (90%)
Nierendystopie	Teratome und Dermoide des Mediastinums
Hufeisenniere (2mal häufiger)	
Blasenektopie	
Unfallverletzungen	
Klumpfuß (2mal häufiger)	
Perthessche Erkrankung	
Exostosen	
Solitäre Knochencysten	
Lymphosarkom	
Tetanus	

c) Mißbildungen

Als zweiter wesentlicher Faktor neben dem Einfluß des Wachstums und Alters auf Krankheitsbild und -häufigkeit gibt das Vorherrschen der angeborenen Mißbildungen unter den zu behandelnden Leiden der Kinderchirurgie ihr Gepräge. Man versteht darunter die regelwidrige Gestaltung von Körperteilen, die sich während der Entwicklung vor der Geburt abgespielt hat (HUECK). Es gibt kein Organsystem, das von Mißbildungen verschont bleibt. Ihre Zahl schwankt bei Lebendgeborenen nicht unbeträchtlich um etwa 1% der gesamten Geburtenzahl (HÖVELS). Die Mißbildungen sind nicht selten in einem bestimmten Organsystem kombiniert (z. B. Hämangiom der Haut, des Darmes und Gehirns oder Hypospadie mit Retentio testis und Nierenmißbildung).

Die Ursachen der Mißbildungen sind endogen (Erbfaktoren) oder exogen. Im letzteren Fall handelt es sich um
physikalische Faktoren (Strahlen),
chemische Faktoren (Zellgifte, Sauerstoffmangel, Vitaminmangel),
mechanische Faktoren (Abschnürungen, Fruchtwassermangel),
diaplacentare Infektionen (Rubeolen, Toxoplasmose).
Exogene Ursachen im Einzelfall einer Mißbildung nachzuweisen, ist kaum mit Sicherheit möglich.

Für die chirurgische Praxis ist die morphologische Einteilung der Mißbildungen zweckmäßig. Man unterscheidet:

a) anormale Öffnung. ganz oder teilweise offener Ductus omphalo-entericus und Urachusgang, innere und äußere Hernie, Schädel- und Wirbelsäulenspalte, Encephalo- und Myelomeningocele, Blasenspalte, Hypo- und Epispadie, Fissura sterni, Ectopia cordis, offener Ductus Botalli, Septumdefekt, aortoplumonale Fenestration, Lippen-Kiefer-Gaumenspalte, Gesichtsspalte, Halsfistel, Nabelschnurbruch, Blasenmastdarmfistel.

b) Anormaler Verschluß. Atresie und Stenose der Speiseröhre, des Magens und Darms, der Gallenwege, Harnwege (Hydronephrose), Liquorwege (Hydrocephalus), der großen Blutgefäße (Pulmonal- und Aortenstenose), Herzklappenstenose, Kraniosynostose, angeborene Phimose, Atresie des Hymens (Hämatokolpos), Syndaktylie.

c) Anormale Drehung, Anheftung und Lage. Nonrotation und Malrotation des Darmes, Situs inversus in Brust- und Bauchhöhle, Transposition der großen Gefäße, Nierendystopie, Retentio und Dystopia testis.

d) Aplasie, Hypoplasie, Hyperplasie, Dysplasie. Hirschsprungsche Krankheit (Aplasie der intramuralen Ganglienzellen im Rectosigmoid), Ohrmuschelhypo- und Dysplasie, Mikrognathie, Bronchiektasen (angeborene Bronchialwandschwäche), hypertrophische Pylorusstenose, Hypo- und Hyperdaktylie, Hydronephrose ohne Abflußhindernis, Duplikation im Verdauungstrakt, Doppelniere, partieller und totaler Gliedmaßendefekt und -riesenwuchs, Hüftgelenkdysplasie, Bauchmuskeldefekt.

e) Verformung. Trichterbrust, Pancreas annulare, Hufeisenniere, Pterygiumsyndrom. Coxa vara und valga, Crus varum congenitum, Klumpfuß, Sichelfuß, Hackenfuß, Klino- und Kamptodaktylie, amniotische Abschnürung, pathologische Variationen des Gesamtorganismus.

f) Geschwulstbildung. Hämangiom, Lymphangiom, Dermoid, Teratom, bronchogene, gastrogene und enterogene Cyste.

Vom klinischen Standpunkt aus können die angeborenen Mißbildungen (nach DE RUDDER, DRACHTER-GOSSMANN, DUHAMEL, HÖVELS, GROB). eingeteilt werden in

a) solche, die bei oder unmittelbar nach der Geburt äußerlich sichtbar sind (z. B. Lippenspalte, Wasserkopf, Strahldefekt, Klumpfuß, Blasenspalte),

b) solche, die bei Geburt zwar äußerlich nicht sichtbar, aber doch bald danach erkennbar sind (z. B. Oesophagus- und Darmatresie, Volvulus),

c) solche, die äußerlich nicht sichtbar sind und erst nach längerer Zeit in Erscheinung treten (z. B. angeborener Bruchsack, Gallengangverschluß),

d) solche, die zunächst der Beobachtung entzogen sind und erst dadurch klinisch manifest werden, daß sie zu sekundären Erkrankungen des Organs führen (z. B. Hydronephrose, Meckelsches Divertikel),

e) solche, die durch Einwirkung auf andere Organe nach langer Latenzzeit in Erscheinung treten (z. B. Mesenteriallücken, Zwerchfellücke).

d) Infektionen

Infektion bedeutet Verunreinigung des Gewebes, und zwar derart, daß der Organismus durch das Eindringen von Bakterien, Fremdkörpern oder Giftstoffen geschädigt wird. Die Invasion von Bakterien ist die häufigste Infektionsart. Der Vorgang der bakteriellen Infektion deckt sich weitgehend mit dem der toxischen, denn auch die Bakterien und Bacillen wirken im lebenden Zustand wie während und nach ihrem Zerfall hauptsächlich durch ihre Endo- und Ektotoxine, zum geringeren Teil als Fremdkörper (Capillarverstopfung). Die Reaktion des Körpers auf die örtliche Infektion ist die Entzündung des betroffenen Gewebes. Werden von hier aus die Erreger oder Toxine im Organismus verbreitet, so entsteht die bakterielle oder toxische Allgemeininfektion. Jede bakterielle Allgemeininfektion ist gleichzeitig eine toxische, die toxische Allgemeininfektion muß aber nicht bakteriell sein (SCHNEIDER). Der Verlauf jeder Allgemeininfektion kann ungünstig beeinflußt werden durch

Mischinfektion (verschiedene Bakterienarten),

Sekundärinfektion (gleiche Bakterienart) und

Resorption von Gewebszerfallsprodukten, die am Ort der Entzündung entstehen.

Je jünger das Kind ist, um so infektionsanfälliger ist es, und um so weniger hat es die Fähigkeit, eine chirurgische Infektion zu begrenzen (s. S. 10). Daher ist die phlegmonöse Entzündung beim jungen Kind häufiger als der Absceß, daher folgt auch die allgemeine Peritonitis einem entzündlichen Prozeß in den Bauchdecken (Nabeleiterung) und in der Bauchhöhle öfter und rascher als im fortgeschritteneren Alter, daher neigen schließlich der Säugling und das Kleinkind auch bei harmloser örtlicher Entzündung mehr zur bakteriellen oder toxischen Allgemeininfektion als das ältere Kind und der Erwachsene.

Die Milderung und Abkürzung des Verlaufs der bakteriellen Infektion sowie die Möglichkeit ihrer Verhütung besonders im Neugeborenenalter durch antibiotische Behandlung zählt zu den erfreulichsten Tatsachen in der Entwicklung der Kinderchirurgie unserer Tage. Je nach der Eigenart des Erregers werden die **bakteriellen Infektionen** unterschieden in

pyogene (hauptsächlich Staphylokokken, Streptokokken, seltener Pneumokokken),

putride (hauptsächlich Gasödembacillen),

spezifische (hauptsächlich Tuberkelbacillen, Spirochaeta pallida, Aktinomykose).

Für Operationswunden ist die Gefahr der Sekundärheilung mit Nahtdehiszenz durch *pyogene Infektion* bei Neugeborenen, Säuglingen und Kleinkindern bedeutend größer als später. Für diese frühe Stufe der Kindheit ist die Neigung zu infektiösen Erkrankungen der Schleimhäute (besonders im Verdauungs- und Atmungsapparat) und der Haut (Pemphigus neonatorum, Nabeleiterung, Pyodermie) charakteristisch. Verantwortlich dafür ist die Zartheit und Durchlässigkeit des inneren und äußeren Deckgewebes, die das Eindringen von pathogenen Keimen begünstigt, und die noch mangelhafte celluläre und humorale Abwehrfähigkeit des Organismus. Besonders im Säuglingsalter spielen dabei auch Hypovitaminosen (Vitamin C) eine ursächliche Rolle. Das früher gefürchtete, heute seltene und gut beherrschbare *Erysipel* der Haut (Streptokokken der Gruppe A) läßt beim jungen Kind die typische Färbung und Begrenzung eher vermissen als später und neigt mehr zur eitrigen Einschmelzung als im fortgeschritteneren Alter. Der ebenfalls durch Streptokokken der Gruppe A verursachte *Wundscharlach* als chirurgische Komplikation ist heute selten und durchschnittlich harmlos geworden. Auftreten und Ausmaß einer pyogenen Allgemeininfektion hängt im wesentlichen einerseits von der Menge und Virulenz der Erreger, andererseits von der Intensität und Ausdauer der Abwehrreaktion des Organismus ab. Die Verbreitung der Erreger und ihrer Giftstoffe auf dem Blut- oder Lymphweg vom Primärherd aus kann kontinuierlich oder schubweise mit wechselnd großen Intervallen erfolgen. Metastasenbildung ist häufig. Das klinische Bild der *Allgemeininfektion* ist gekennzeichnet durch schweres Krankheitsgefühl mit Kopf- und Gliederschmerzen, Fieber (gelegentlich sprunghaft), Frösteln, Schüttelfrost, Kreislaufschwäche, Schweißausbruch, Puls- und Atmungsbeschleunigung, Cyanose, Ikterus, Exanthem (häufiger scarlatiniform als urticariell), Übelsein, Erbrechen, Durchfall, Milzschwellung, Unruhe, Krämpfe, Delirium. Beim Neugeborenen und jungen Säugling können die Symptome der Allgemeininfektion sehr wechselvoll und uncharakteristisch sein. Toxisch-cerebrale Krämpfe bei Leber- und Milzschwellung können das Bild beherrschen, in anderen Fällen stehen fahle Hautfarbe oder hämorrhagische Diathese oder Ikterus im Vordergrund der Erscheinungen, wobei das Fieber unregelmäßig und das Blutbild reaktionslos sein kann.

Die *putride Infektion*, die immer als schwere Erkrankung auftritt, erlebt der Kinderchirurg fast ausschließlich bei Explosions- und Bißverletzungen und solchen Verwundungen, die erst spät in sachgemäße Behandlung kommen. Voraussetzung für ihre Entstehung ist schwergeschädigtes und weitgehend aus dem Blutkreislauf ausgeschaltetes Gewebe. Mischinfektion ist dabei sehr häufig. Ihre Haupterscheinungsform ist der *Gasbrand*, der selten später als einige Tage nach der Infektion auftritt. Die durch den Gasödembacillus infizierte Wunde ist schmutziggrau oder grünlich oder bläulich, ihre Ränder sind trocken, brüchig oder zerfließlich, blaß (Hyperämie fehlt auch in der Umgebung), das Exsudat ist zunächst serös-hämorrhagisch, später schmutzig, stinkend, blasenbildend. Die umgebende Schwellung ist erheblich und schreitet rasch fort, bei ihrer Betastung fühlt man Emphysemknistern. Die putride Allgemeininfektion äußert sich wie die pyogene, aber mit größerer Progredienz und Neigung zu rapidem Verfall.

Unter den *spezifischen Infektionen* ist die *tuberkulöse* die wichtigste. Daß der Organismus tuberkulös infiziert ist, wird durch die Tuberkulinprobe (percutan oder intracutan) festgestellt oder ausgeschlossen. Eine positive Tuberkulinreaktion allein genügt jedoch nicht, um eine klinisch oder röntgenologisch festgestellte Gewebsveränderung als tuberkulöse Erkrankung zu erweisen. Dazu sind der bakterielle (Kultur) und histologische Nachweis und der Tierversuch erforderlich. Wenn kein Untersuchungsmaterial gewonnen werden kann, wird die Diagnose oft erst nach längerer Beobachtung des Krankheitsverlaufs und durch Ausschluß aller anderen ursächlichen Möglichkeiten gesichert. Bei jungen Kindern wirkt sich die tuberkulöse Infektion wesentlich verderblicher aus als im späteren Kindesalter (WALLGREN). Der Verlauf beim Säugling gleicht einer akuten Infektionskrankheit mit großer Neigung zur Generalisation. Auch im Kindesalter ist ein großer Teil der örtlich beschränkten Tuberkuloseerkrankungen Gegenstand chirurgischer Behandlung. An der Haut treten diese als Geschwür oder Fistel auf, an den inneren Organen als fibrös-käsige Knotenbildung mit Neigung zu Konfluenz und Bildung von Hohlräumen mit eiterähnlichem Inhalt. Das tuberkulöse Granulationsgewebe ist blaß, schlaff, glasig, gelblich. Der Eiter ist nicht homogen wie bei der pyogenen Infektion, sondern teilweise wäßrig, mit käsigen Bröckeln und Fibrinflocken durchsetzt. Beim Kind ist die extrapulmonale Tuberkulose meist an den Lymphknoten lokalisiert, besonders am Hals und in der Ileocöcalgegend. An Häufigkeit folgt die Tuberkulose der Knochen (besonders der Wirbelkörper) und der Gelenke (häufiger Hydrops als Fungus). Seltenere Manifestationen finden sich am Bauchfell (exsudative und adhäsive Peritonitis) und in der Darmwand. Die Erkrankung der Nieren ist vor der Pubertät ungewöhnlich.

Eine weitere spezifische Infektion im Kindesalter ist die *Lues connata* (als erworbenes Leiden spielt die Syphilis beim Kind keine bedeutende Rolle). Beim Säugling sind in der Regel sämtliche Organe befallen (OEHME). Abgesehen von der bestehenden Leber- und Milzschwellung, dem chronischen Schnupfen, dem Exanthem, der Anämie haben für den Chirurgen vor allem die Knochenveränderungen Bedeutung, die an den Extremitäten oft durch Pseudoparalysen auffallen. Im Kleinkindesalter tritt die Lues hauptsächlich durch breite Kondylome in Erscheinung, während bei der Spätsyphilis des Schulkindes (Lues connata tarda) die Gummen vorherrschen (OEHME). In diesem Alter werden neben Keratitis parenchymatosa, Innenohrtaubheit und Zahnveränderungen gelegentlich verkalkende spezifische Periostitis (besonders an der Tibiakante) und Hydrops genu syphiliticus beobachtet. Das syphilitische Geschwür ist an seiner runden Form, den steil abfallenden Rändern und dem kraterförmigen trockenen Grund zu erkennen.

Die *Aktinomykose* als weitere spezifische Entzündung ist seltener als beim Erwachsenen. Eintrittsstelle ist gewöhnlich die Mundschleimhaut. Die meist durch Anctinomyces bovis hervorgerufene Entzündung schreitet langsam und stetig fort. Dabei wird die Weichteilschwellung bretthart. Allmählich bilden sich in ihr Erweichungsherde. Diese brechen stellenweise durch die bläulichrot verfärbte Haut durch, es entleert sich ein dünnflüssiger, grau-gelber Eiter, der Körnchen enthält, in denen sich die Pilzdrusen nachweisen lassen. Diese Fisteln sind äußerst hartnäckig.

Soormykose besonders an der Mundschleimhaut tritt nicht nur bei allgemeiner Schwächung der Abwehrkräfte, z. B. durch langdauernde Eiterungen auf, sondern wird neuerdings hauptsächlich bei Säuglingen im Gefolge der antibiotischen Behandlung häufiger beobachtet. Man sieht teils einzelne weißliche Stippchen, teils durch deren Konfluenz entstandene festhaftende Membranen.

Die *Toxoplasmose* (Infektion durch den Parasiten Toxoplasma gondii) ist beim Kind hauptsächlich am Zentralnervensystem lokalisiert. Für die Kinderchirurgie ist dies deswegen von Interesse, weil dadurch bedingte encephalomyelitische Prozesse Hydrocephalus und Mikrocephalus verursachen können.

Die **toxischen Infektionen** entstehen durch Tiergifte, Gewebsgifte, Bakteriengifte.

Die *Tiergiftinfektion* erfolgt durch Insektenstich und durch Schlangenbiß (in Deutschland fast nur Kreuzotter). In beiden Fällen zeigen sich als örtliche Gewebsreaktion Schwellung und Rötung (gelegentlich und vorübergehend mit zentralem anämischem Bezirk). Die Schwellung nach Schlangenbiß kann sich je nach der Menge des einverleibten Giftes rasch auf große Gebiete ausdehnen, wobei petechiale Blutungen auftreten. Progrediente Lymphangitis und Thrombophlebitis sind besonders bei Mischinfektionen häufig. Den Giftschlangenbiß erkennt man daran, daß zwei nahe beieinanderliegende Einstiche zu sehen sind. Durch Stiche der in unseren Gegenden vorkommenden Insekten werden nur selten gefährliche allgemeine Vergiftungserscheinungen verursacht. Man erlebt lebensbedrohliche Zustände fast nur bei Kleinstkindern oder bei zahlreichen Stichen (Bienenschwarm). Dagegen ist die Allgemeininfektion durch Schlangenbiß durchschnittlich ernster Natur, besonders weil die Erstmaßnahmen unbeaufsichtigter Kinder meist unzweckmäßig sind (Reiben, Kratzen, Laufen). Wenn Schlangengift beim Biß durch Verletzung eines Blutgefäßes direkt in die Blutbahn gelangt, sind die allgemeintoxischen Vorgänge foudroyant. Die Zeichen beginnender Allgemeininfektion sind Angstgefühl, oberflächliche Atmung, Schwindel, Bewußtseinstrübung, Kollapsneigung. Bei progredientem Verlauf entsteht das auf S. 30 beschriebene schwere Krankheitsbild.

Gewebsgiftschäden entstehen beim Kind nicht selten durch Tintenstiftverletzungen, meist Methylviolett. Je dunkler die Anilinfarbe, um so giftiger ist sie (grün am wenigsten, schwarz am meisten). Die örtliche Reaktion ist nicht nur durch Ödem, sondern durch schnell eintretende Nekrose gekennzeichnet. Es entsteht eine Zerfallshöhle, deren flüssiger Inhalt durch die Auflösung des eingedrungenen Farbstoffes gefärbt ist. Die entstandene Wunde verheilt sehr langsam. Die Vorgänge der glücklicherweise seltenen Allgemeinintoxikation unterscheiden sich nicht wesentlich von den oben genannten. Rascher Verfall mit tödlichem Ausgang ist wiederholt beobachtet [1].

Die Wirkung einiger Bakterien ist dadurch gekennzeichnet, daß sie an der Eintrittsstelle in den Organismus unbedeutend ist im Vergleich mit der allgemeinen Schädigung des Körpers durch das *bakterielle Toxin*. Unter den so entstehenden Krankheitsbildern ist für die Chirurgie der *Tetanus* das wichtigste.

---

[1] Laugen- und Säurevorätzungen an Mund, Rachen und Speiseröhre sind im Speziellen Teil des Lehrbuchs behandelt.

Sein Erreger (der sporenbildende Saprophyt Chlostridium tetani) kommt in den oberflächlichen Schichten der Acker- und Gartenerde, im Straßenstaub, altem Holz, in tierischen und menschlichen Darmausscheidungen häufig vor. Äußerst selten wurde er in Catgut nachgewiesen. Er gelangt durch Verletzungen der Haut oder der oberflächlichen Schleimhäute in den Körper. An dem Aussehen der Wunde, die nicht selten einen Fremdkörper enthält, kann man die Infektion mit Tetanus nicht erkennen. Die Verletzung kann so geringfügig sein, daß sie bei Ausbruch des Tetanus nicht feststellbar ist. Da der Erreger des Wundstarrkrampfes zu seinem Wachstum eine gewisse Sauerstoffverarmung des Gewebes benötigt, begünstigen buchtenreiche, taschenförmige Wunden seine Entwicklung, besonders wenn das Gewebe durch mechanische Schädigung aus der Zirkulation ausgeschaltet und anderweitig infiziert ist. Der Ort der Infektion ist beim Neugeborenen die Nabelwunde, beim älteren Kind häufig eine Bagatellverletzung an Händen und Füßen. Der Tetanusbacillus entfaltet seine neurotrope Giftwirkung auf dem Blutweg von der Stelle seines Körpereintritts aus, die er nicht verläßt. Die Inkubationszeit beträgt durchschnittlich 6 bis 14 Tage, sie kann aber auf 24 Std verkürzt und auf 60 Tage verlängert sein. Der Tetanus neonatorum (etwa 13% aller Tetanusfälle) bricht durchschnittlich 2 Wochen nach der Geburt aus. Jedes an Tetanus erkrankte Kind befindet sich in Lebensgefahr. Knaben sind häufiger betroffen als Mädchen. Die Prognose ist um so schlechter, je früher, heftiger und progredienter die Krampfzustände auftreten. Beim Neugeborenen beträgt die Letalität etwa 90%, treten die Erscheinungen schon in der 1. Lebenswoche auf, so ist die Prognose sogar fast immer infaust. Auch beim älteren Kind ist die Letalität des Tetanus bedeutend: bei einer Inkubationszeit von wenigen Tagen 80—90%, nach der 2. Woche 50—70%. Auf der Höhe der Erkrankung kann die Diagnose aus dem klinischen Erscheinungsbild gestellt werden. Am Beginn und in Zweifelsfällen (Meningitis, Epilepsie, Strychninvergiftung) sind der Erregernachweis und der Tierversuch beweisend.

Nach einer uncharakteristischen Störung des Wohlbefindens, die mit Unruhe, Kopfschmerzen und Schwitzen einhergehen kann, zeigt sich Hypertonus der Masseteren (Kieferklemme), der mimischen Muskeln (Risus sardonicus, verkniffenes Gesicht, Stirnfalten) und der Nackenmuskulatur (Opisthotonus). Beim Neugeborenen fällt neben einer ausgesprochenen Unruhe und Berührungsempfindlichkeit die Saugunfähigkeit auf. Das Kind muß seine hastigen Versuche, die Brustwarze zu fassen, immer wieder schreiend aufgeben. Fieber fehlt besonders in der Neugeborenenperiode häufig, auch bei älteren Kindern tritt es oft nur initial oder terminal auf. Mehr oder minder rasch, aber immer ohne jede Störung des Bewußtseins, bildet sich der typische Starrkrampf aus: Schmerzhafte tonische Muskelstarre (meist an den Streckern stärker als an den Beugern) wird durch klonische Zuckungen und Stöße von wechselnder Intensität und Dauer begleitet. Diese klonischen Krämpfe treten spontan auf oder werden durch äußere Reize ausgelöst (Licht, Schall, Berührung, aktiver Bewegungsversuch, Eßversuch). Die Starre der Kaumuskeln (Trismus) steht durchschnittlich im Vordergrund. Der Verlauf des Tetanus ist meist akut. In schwersten Fällen tritt der Tod innerhalb der ersten 4 Krankheitstage ein. Überstehen die Kinder diese Zeit, so wird der Dauerkrampf von Tag zu Tag lockerer, die Anfälle nehmen an Zahl allmählich ab. Seltene chronische Fälle bieten kein schweres Krankheitsbild und beschränken sich auf die Erscheinungen an Kopf und Rücken (Schlingbeschwerden, Kieferklemme, Nackensteife). Unmittelbare Lebensgefahr tritt ein durch Dauerkrampf der Atmungsmuskulatur, Glottiskrampf, Hyperthermie, Asphyxie, Pneumonie, Erschöpfung, Herzversagen (DE RUDDER, STRÖDER). (Behandlung des Tetanus siehe S. 59).

Eine weitere Art der Infektion durch Bakteriengifte ist die *Wunddiphtherie.* Kleine Kinder sind in dieser Hinsicht mehr gefährdet als große und Erwachsene. Durch systematische Schutzimpfung der Bevölkerung sind diphtherische Komplikationen einschließlich Tracheotomie in der Kinderchirurgie sehr selten geworden. Bei Neugeborenen und jungen Säuglingen kann die örtliche Reaktion wie eine akute, fortschreitende Gangrän verlaufen, ohne daß der typische diphtherische Belag (fibrinös, grauweiß oder graugelb, in veralteten Fällen mißfarben und faulig riechend) gebildet wird. Die Diagnose ist bei dieser ulcerösen Diphtherieform nur durch Erregernachweis zu stellen. Die durch das Diphtherietoxin verursachte örtliche Nekrose fördert die weitere Giftbildung und vergrößert somit die Gefahr der Toxinämie (Schneider). Das Diphtheriegift hat eine ausgesprochen neurotrope Affinität (Reizleitungsstörungen des Herzens, Gaumensegellähmung, Akkommodationsstörung, Abducensparese, periphere Nervenlähmungen), schädigt aber auch den Herzmuskel, das Nierenepithel und die Nebennieren. Die Prognose der diphtherischen Lähmungen ist im allgemeinen günstig, falls nicht Aspirationspneumonie oder Lähmung der Atmungsmuskulatur auftritt.

Anhangsweise wird die allgemeine Besprechung der Infektionen durch zwei Hinweise ergänzt:

Viruskrankheiten (Infektion durch ultramikroskopische Parasiten) können für die Tätigkeit des Kinderchirurgen bedeutsam werden

bei Masern durch Resistenzverminderung mit Neigung zu sekundärer bakterieller Infektion (Hautnekrosen),

bei Röteln durch Entstehung von Mißbildungen (besonders an Auge, Herz, Gehirn), wenn die gravide Frau in den ersten Schwangerschaftsmonaten erkrankt war,

bei Mumps durch Auftreten einer akuten Pankreatitis (Erbrechen, Spontan- und Druckschmerz im Oberbauch), die von einer beginnenden Appendicitis schwer abgrenzbar sein kann; (die gleiche differentialdiagnostische Schwierigkeit kann sich im präikterischen Stadium der Hepatitis epidemica ergeben),

bei Schnupfen, der bei Frühgeburten, Neugeborenen und jungen Säuglingen nach Operationen eine schwere Erkrankung bedeutet,

bei Pockenimpfung durch Impfphlegmone und Impferysipel,

bei Poliomyelitis anterior durch Verbiegungen der Wirbelsäule, Fehlhaltung von Gliedern, Kontrakturen an Gelenken.

Eingeweidewürmer können abdominelle Symptome verursachen, die bei der Differentialdiagnose zu beachten sind:

Pseudoappendicitis oxyurica (besonders bei Schulmädchen),

Ascaridenileus (bei dessen Entstehung wahrscheinlich allergisch-toxische Vorgänge eine Rolle spielen),

Echinococcuscyste (hauptsächlich in der Leber lokalisiert).

e) Unfälle

Von zunehmender Bedeutung für die Morbidität und Mortalität im Kindesalter sind in den letzten 25 Jahren die Unfallfolgen. Die derzeit hohe Zahl für die Unfallsterblichkeit der Kinder ergibt sich nicht allein aus der Zunahme der Unfälle, sondern hängt sehr wesentlich mit der Abnahme anderer Todesursachen zusammen. Als Todesursache ist bei Kindern und Jugendlichen der Unfall an die Stelle der Infektionskrankheiten getreten. Den Anteil der Unfalltodesfälle an der Gesamtsterblichkeit der Kinder in der Bundesrepublik zeigt Abb. 5. Die statistischen Erhebungen anderer Länder stimmen damit wesentlich überein.

Das große Ausmaß der Unfallgefährdung beginnt erst nach dem Säuglingsalter, denn nur etwa 2% der Neugeborenen erleiden Verletzungen unter der
Geburt, und im 1. Lebensjahr spielen Unfallverletzungen durch Sturz, Verbrennung, Verbrühung, Insolation, Vergiftung, Erstickung numerisch noch keine
bedeutende Rolle.

Im *Kleinkindesalter* waren bei Knaben 31,2%, bei Mädchen 22,5% der Todesfälle unfallbedingt. In dieser Altersstufe sind bei mangelnder Aufsicht wach-
sender Tatendrang und kritikloses Ausprobieren alles Erreichbaren die Ursache
der typischen Hausunfälle, haupt-
sächlich durch Verbrühung, Verbrennung, Verätzung, ferner durch
Sturz und Vergiftung.

Im *jungen Schulalter* (bis
10 Jahre) betragen die Vergleichs-
zahlen bei Knaben 46,2%, bei
Mädchen 31,8%. Jetzt überwiegen
die Kraftfahrzeugunfälle gegenüber allen anderen Ursachen tödlicher Unfälle, auch der Tod durch
Ertrinken wird häufiger. Dagegen
sind Verbrühung, Verbrennung
und Verätzung von untergeordneter Bedeutung.

Beim *älteren Schulkind* (10 bis
15 Jahre) verringert sich die Zahl
der Unfalltodesfälle etwas, deren
Ursachen sind vielfältiger.

Der Tod durch Unfall ist in
den letzten 20 Jahren ständig
häufiger geworden. Die Zahl für
unfallbedingte, nichttödliche Verletzungen und Dauerschäden der

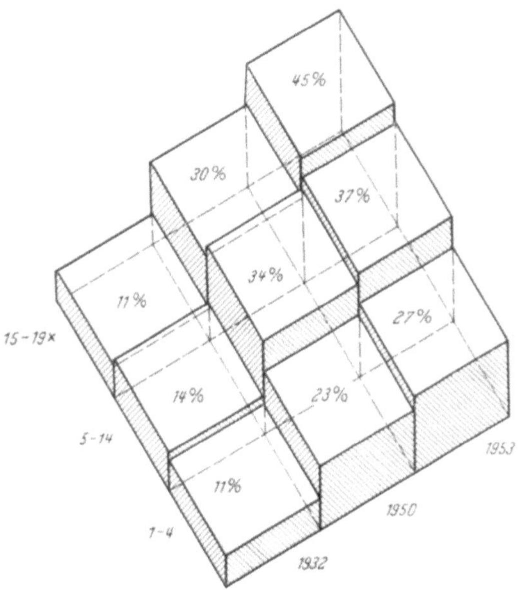

Abb. 5. Anteil der Unfalltodesfälle an der Gesamtsterblichkeit bei Kindern und Jugendlichen. (Nach K. J. WEBER)

Gesundheit liegen naturgemäß höher, sind aber schwerer exakt zu ermitteln
als die Todesfälle. Nach einer Schätzung von JACOBZINER (USA) treffen auf
jeden tödlichen Unfall 145 nichttödliche Verletzungen und etwa 4 permanente
Gesundheitschäden.

Die Unfallverhütung besteht beim Kleinkind im Bewahren vor der Gefahr
durch sorgfältige Beaufsichtigung, beim Schulkind in der Erziehung zur eigenen
Verantwortlichkeit durch Aufklärung und Beispiel (SCHWARZ, JACOBZINER,
WEBER, GRASER).

Die Einzelbesprechung der durch Unfälle verursachten Körperschäden erfolgt
im Speziellen Teil des Lehrbuches, hier werden lediglich die **Verbrennungsschäden**
behandelt. Unfälle durch Verbrühung sind im Kindesalter wesentlich häufiger
als solche durch trockene Hitze. Das Ausmaß der Schädigung hängt ab von der
Temperatur des betroffenen Gewebes und der Einwirkungsdauer der Wärme-
quelle (ALLGÖWER und SIEGRIST). Die Folgen sind in örtliche Gewebsschäden
und in die krankhafte Reaktion des Gesamtorganismus einzuteilen.

Die *örtlichen Verbrennungsschäden.* Etwa 1 Std nach dem Unfall kann man
eine oberflächliche (Rötung, Blasenbildung) und eine tiefere Hitzeeinwirkung
feststellen. Ob es sich im letzteren Fall um eine Verbrennung 2. oder 3. Grades
handelt, kann durchschnittlich erst nach 2—3 Wochen entschieden werden.

Also nicht am Beginn, sondern im Verlauf der Behandlung ist die Klassifizierung der örtlichen Schäden möglich in

1. Rötung,
2. Blasenbildung und partielle Zerstörung der Haut,
3. totale Zerstörung aller Hautanteile.

Die Flächenausdehnung verbrannten Gewebes und ihre Bedeutung für die Allgemeinreaktion sind entsprechend den vom Erwachsenen wesentlich verschiedenen Körperproprotionen des Kindes zu werten (s. S. 2). Nach oberflächlicher Hitzeeinwirkung ist die Haut in etwa 1—2 Wochen vollständig wiederhergestellt. Bei tieferen Schäden vollzieht sich die Heilung in 3—7 Wochen unter Hinterlassung bleibender Narben. Die Wundheilung wird gestört und verzögert durch Infektion, Anämie, Hypoproteinämie und Hypovitaminose. Auch bei Kindern sind nach Verbrennungen 2. und 3. Grades langdauernder Juckreiz, Sensibilitätsstörung und Ausbildung von Kontrakturen und Keloiden nicht selten.

In dem hitzegeschädigten Weichteilbereich sind die Capillaren erweitert, die Durchlässigkeit ihrer Wand ist erhöht. Flüssigkeit und Salze werden vermehrt eingelagert (Natrium wird angereichert, eine entsprechende Kaliummenge abgegeben). Bei allen schwereren Verbrennungen tritt außerdem eine erhebliche Exsudation ein, die etwa 2 Tage andauert. Dadurch gehen dem Körper wichtige Substanzen verloren: Plasma, Wasser, Zellen, Eiweiß, Salze (hauptsächlich Natrium und Kalium). Zu diesen Einbußen, die der Organismus durch Einlagerung und Absonderung erleidet, kommt als weitere Ursache für seine *Allgemeinschädigung* die Resorption von Verbrennungstoxinen. Die Natur dieser Abbauprodukte nekrotischen Gewebes ist bis jetzt noch nicht geklärt (ALLGÖWER). Ihre schädliche Wirkung äußert sich in den ersten 48 Std als Teilursache des Schocks, danach sind sie mitverantwortlich für die sog. Verbrennungskrankheit. Bei Einwirkung von heißen Dämpfen und Rauch können zusätzlich zu evtl. Hautschäden Apnoe, Schädigung der Alveolen und Hämolyse durch Inhalation toxischer Gase auftreten.

Der *Verbrennungsschock* (s. auch S. 17) droht beim Kind schon, wenn der Verbrennungsbereich etwa 10% der Körperoberfläche ausmacht (beim Erwachsenen erst bei 20%). Er entsteht durch das Zusammenwirken von Blutvolumenverlust, Wasser- und Elektrolytstörung, Toxinresorption und nervöser Irritation. Exsudation und Ödembildung im verbrannten Gebiet vermindern die Menge des zirkulierenden Blutes und erhöhen seine Viscosität, sie führen außerdem zur Entwässerung aller Organgewebe. Damit verbunden sind eine starke Erhöhung des peripheren Gefäßwiderstands durch Capillarerweiterung (Erschwerung des venösen Rückflusses) und Constriction der übrigen Blutgefäße, so daß das Schlagvolumen des Herzens abnehmen muß (ALLGÖWER). So sind die Voraussetzungen für die hämodynamische Störung des Verbrennungsschocks gegeben. Die Feststellung des Hämatokritwertes (Verhältnis der Blutzellen zum Plasma) und die Messung der stündlich ausgeschiedenen Urinmengen (Dauerkatheter) können wertvolle Aufschlüsse über die vorhandene Anhydrämie und den Kreislaufschaden geben. Die normalen Hämatokritwerte (Tabelle 13) unterliegen beim Kind erheblichen individuellen Schwankungen, so daß nur wesentliche Abweichungen von der Norm sicher pathologisch sind. Die täglichen und stündlichen Urinmengen sind in Tabelle 14 zusammengefaßt. Zusätzlich kann der Elektrolythaushalt gestört werden durch Olig- und Anurie, Hämolyse, Hyperaktivität der Nebennieren. Die Folge davon ist die Hypotonie des Plasmas (Lungen- und Hirnödem), Acidose, Kaliumintoxikation. Die nervöse Irritation äußert sich nicht nur als Schmerzempfindung (Erhöhung der Schockbereitschaft), sondern auch in der Änderung der Capillardurchblutung (reflektorische Lähmung etwa beim Umbetten oder Verbinden kann innerhalb der ersten 2 Tage zum tödlichen Kollaps führen). Im endokrinen System löst die Verbrennung eine Alarmreaktion aus, die Hyperaktivität der Nebennieren zur Folge hat. Diese Hyperaktivität kann in schwersten Fällen von sehr kurzer Dauer sein oder überhaut fehlen. Hauptsächlich mit diesem Versagen werden die Frühtodesfälle bei Verbrennungen erklärt.

Tabelle 13. *Durchschnittliche Hämatokritwerte im Kindesalter.* (Nach WINTROBE, zit. BROCK, Bd. I)

1. Lebenstag	54±10%
1. Lebenswoche	52,5%
2. Lebenswoche	49%
2. Monat	42%
3. Monat bis 3. Jahr	35—36%
4.—10. Jahr	37—37,5%
Ältere Kinder	39%

Tabelle 14. *Tägliche und stündliche Harnmengen bei Kindern.* (Nach ALLGÖWER und WALSER)

Alter	ml/24 Std	ml/Std
1—2 Tage	30—60	2
3—10 Tage	100—300	8
10 Tage bis 2 Monate	250—450	15
2 Monate bis 1 Jahr.	400—500	18
1—3 Jahre	500—600	22
3—5 Jahre	600—700	27
5—8 Jahre	650—1000	34
8—14 Jahre	800—1400	46

Die *Verbrennungskrankheit* (meist mit erheblichem Gewichtsverlust verbunden) ist die Folge der auftretenden Stoffwechselstörungen, der Schädigung der parenchymatösen Organe, der Anämie und der Infektion. Im Blut ist der Zuckergehalt erhöht, der Eiweißgehalt vermindert. Die Werte für Rest-N, Harnstoff, Ammoniak (Normalwerte s. Tabelle 9, S. 9) steigen an, weil der Eiweißabbau vermehrt, die Ausscheidung der Abbauprodukte aber wegen Nierenschädigung verzögert ist. Glykosurie ist häufig. Die kreisenden Verbrennungstoxine und die gedrosselte Zirkulation verursachen Parenchymschäden vor allem an Nieren und Leber, deren ungünstige Rückwirkung auf schon vorhandene Stoffwechselstörungen für einen großen Teil der Spättodesfälle verantwortlich ist. Das Absinken der Erythrocytenwerte und die Resistenzlosigkeit gegenüber örtlicher und allgemeiner bakterieller Infektion (meist Mischinfektion) sind zusätzliche Gefahrenmomente. Die Mitbeteiligung des Magen-Darmkanals steht nicht im Vordergrund der Erscheinungen, ausnahmsweise werden allerdings auch bei Kindern Ulcera mit Perforation beobachtet. Im allgemeinen ist Erbrechen nicht intestinal, sondern cerebral-toxisch bedingt.

f) Geschwülste

Die Bestimmung des Begriffs Geschwulst ist nicht unproblematisch. Es handelt sich um ein Zellgebilde, das durch Zellteilung aus den normalen Gewebsbestandteilen der verschiedensten Organe entsteht (NICOD). Was das Neoplasma am meisten kennzeichnet, ist das eigengesetzliche Wachstum. Der Aufbau vieler geschwulstartiger Bildungen gleicht umschriebenen Mißbildungen. Alle Regelwidrigkeiten im Gewebsaufbau sind so lange als Mißbildungen anzusprechen, als sie kein nennenswertes Wachstum zeigen. Nur wenn fortschreitendes Wachstum besteht, liegt eine echte Geschwulst vor. So ist die Zuordnung des Teratoms zu der einen oder anderen Gruppe strittig (NICOD). Auch kann man nicht alle cystischen Gebilde des Körpers als Geschwülste ansprechen. Resorptionscysten, Retentionscysten, Parasitencysten gehören jedenfalls nicht zu den echten Geschwülsten (HUECK).

Unterschiede der Geschwulstpathologie des wachsenden und des erwachsenen Körpers bestehen darin, daß die Mehrzahl der kindlichen Tumoren embryonalen Ursprungs ist, ferner darin, daß die Häufigkeit, mit der die verschiedenen Organe betroffen sind, altersabhängig ist. Die maligne Entartung gutartiger Geschwülste ist im Kindesalter selten. Während des Wachstumsalters sind die Sarkome häufiger, beim Erwachsenen die Carcinome. Die Malignität äußert sich bei kindlichen Tumoren stürmischer, indem der Übergang von der Latenz zur explosionsartigen Wachstumsphase oft in einer sehr kurzen Zeitspanne erfolgt, die Aggressivität gegenüber dem umgebenden Gewebe sehr groß ist und Metastasierung früh eintritt (Nicod). Allerdings ist es beim Kind nicht ungewöhnlich, daß sich der histologisch festgestellte Charakter der Bösartigkeit nicht mit dem klinischen Verlauf deckt. Man könnte erwarten, daß im kindlichen Organismus, der aus noch wachsenden Zellen aufgebaut ist, Geschwulstbildung häufiger ist als im Körper des Erwachsenen, dessen Zellen nicht mehr wachstumsfähig sind. Das Gegenteil ist der Fall: Neoplasmen sind im Kindesalter vergleichsweise selten. Offenbar läßt die strenge, ganz auf den Aufbau des Körpers gerichtete Organisation der Zellteilungsvorgänge nur ausnahmsweise eine Ablenkung zu in Richtung auf den kräfteverzehrenden Luxus des Tumorwachstums (Nicod). Zur Erklärung der relativen Seltenheit der Neoplasmen im Kindesalter läßt sich vielleicht auch anführen, daß Trauma, chronische Reizung und Einwirkung toxischer Substanzen noch keine pathogenetische Rolle spielen. Trotzdem wuchs in den letzten beiden Jahrzehnten mit dem Rückgang derjenigen Todesfälle, die durch Infektionskrankheiten verursacht werden, die relative Wichtigkeit der bösartigen Tumoren bei Kindern bedeutend an. Daher sollte auch bei Säuglingen und Kindern jede solide oder solid-cystische Masse so lange als maligner Tumor betrachtet werden, bis seine Natur histologisch geklärt ist (Farber).

Man hat unter angeborenen und nach der Geburt entstandenen Tumoren zu unterscheiden. Daß die angeborenen Geschwülste also solche, deren Entwicklung sich bereits in der Fetalzeit vollzogen hat, besondere Bedeutung in der Kinderchirurgie haben, wurde bereits festgestellt. Erblichkeit ist nur selten gesichert, und zwar bei Neuroblastoma retinae, Xeroderma pigmentosum, Neurofibromatose.

Die statistischen Angaben über die Häufigkeit der im Kindesalter vorkommenden Geschwulstarten und die von ihnen vorzüglich befallenen Organe sind nicht einheitlich. Die typischen Geschwülste sind: Hämangiom, Lymphangiom, Dermoidcyste, enterogene Cyste, Teratom, Dysembryom, Neuroblastom, Medulloblastom, Ependymom, Spongioblastom, Kraniopharyngeom, Lymphosarkom, osteogenes Sarkom, Ewing-Sarkom. In neuerer Zeit werden — wenn auch nicht mit allgemeiner Zustimmung — Leukämie und Lymphogranulomatose als Tumoren des hämatopoetischen und lymphatischen Systems den *bösartigen Geschwülsten* beigeordnet. Diese Erkrankungen sind, wenn auch nicht therapeutisch, so doch wegen ihrer großen differentialdiagnostischen Bedeutung auch für den Kinderchirurgen beachtlich. Schließt man sich ihrer Zuteilung zu den Neoplasmen an, so machen sie 40—50% aller Fälle von bösartigen Neubildungen im Kindesalter aus (beim Erwachsenen nur 2%). Abgesehen davon ist das Neuroblastom der häufigste maligne Tumor im Kindesalter. Hauptsächlich betroffen wird davon der Retroperitonealraum (Nebenniere) und Retropleuralraum. In der Reihenfolge der Häufigkeit folgen dann die Geschwülste des Zentralnervensystems und der Niere (Wilms-Tumoren etwa 20% aller bösartigen Geschwülste). Der Anteil der Lymphosarkome (häufig im Abdominalbereich) wird mit 6,3%, derjenige der Knochengeschwülste mit 3,2% angegeben. Dagegen sind bei Kindern jene Organe, die im Erwachsenenalter häufig Sitz maligner Neoplasmen sind, äußerst selten betroffen: Magen-Darmtrakt, Atmungsorgane, Genitalorgane, Harnblase, Schilddrüse (FARBER, BODIAN u. WHITE, LODDY, CHARACHE, KOOP, KIESEWETTER u. HORN, PIACENTINI u. CAUCCI, HANDY u. GOLDBERG, GROB, STRANSKY u. LACSON, JOCHIMS, AREY). Unter den *gutartigen Geschwülsten* spielen die Hämangiome der Haut, die Lymphangiome der Hals- und Gesichtsgegend, die Dermoidcysten verschiedener Organe und die Teratome die Hauptrolle. Letztere sind mit Vorzug in der Steißgegend, im Zentralnervensystem, im Retroperitonealraum und im vorderen Mediastinum lokalisiert.

IV. Untersuchung

Der richtige Umgang des Arztes mit Kindern, der für die Untersuchung von elementarer Bedeutung ist, wurzelt in dem persönlichen Interesse des Arztes an der Welt des Kindes und seiner Zuneigung zur kindlichen Eigenart. Ohne pädiatrische Grundausbildung wird die Untersuchung zur Feststellung chirurgischer Leiden oft mangelhaft und nur in Abhängigkeit vom Kinderarzt möglich sein. Das kranke Kind ist hilfloser als der erwachsene Patient und damit abhängiger von der Sorgfalt seines Arztes (und seiner Pflegerin). Es ist aber auch ergebener, gehorsamer und unkomplizierter als der Erwachsene und deshalb ein angenehmer Patient. Säuglinge, Kleinkinder und viele Schulkinder sind im Gegensatz zum Erwachsenen nicht imstande, bei der Untersuchung aktiv mitzuarbeiten. Dadurch und durch das fehlende oder mangelhaft entwickelte Äußerungs- und Lokalisationsvermögen wird die Untersuchung verlangsamt und erschwert.

Voraussetzung für die Untersuchung sind ausreichende Beleuchtung, genügende Raumwärme (nicht unter 20°, zusätzliches Wärmegerät am Untersuchungstisch für Säuglinge) und geeignete Lagerung (Tisch mit mittelweicher Schaumgummiauflage und flachem Kopfpolster). Bei größeren Kindern muß die Untersuchung oft im Liegen, Stehen und Gehen erfolgen. Säuglinge und Kleinkinder sind immer ganz zu entkleiden. Bei älteren Kindern muß von Fall zu Fall entschieden werden, ob auf völlige Entkleidung verzichtet werden kann. Im Liegen sollen diese älteren Patienten jedenfalls sobald wie möglich von der Symphyse abwärts bedeckt werden, damit das bereits entwickelte Schamgefühl nicht verletzt wird, die Kinder sich sicherer fühlen und entspannt bleiben. Die Mutter soll sich nicht veranlaßt sehen, das Kind für die ärztliche Untersuchung hastiger zu entkleiden, als es das Kind gewohnt ist. Der Arzt hat gelegentlich zu Beginn und im Verlauf der Untersuchung mit allen Formen der Abwehr seines kleinen Patienten zu rechnen. Meist kann er diesen aber augenblicklich für sich gewinnen, wenn er sich die Mühe macht, für ein dem Kind vertrautes oder auch neues Spielzeug Interesse zu zeigen, das schöne Kleid oder die neuen Schuhe zu bewundern, sein Verhalten zu loben, von anderen Kindern als Muster zu erzählen. Die Untersuchung soll nicht stumm, sondern unter dem Schutz eines lockeren, möglichst heiteren Frage- und Antwortgesprächs zwischen Arzt und Patienten vor sich gehen. Am besten ist, wenn der kleine Patient die Untersuchungsmaßnahmen des Arztes trotz dessen innerer Konzentration als Spiel auffaßt. Auf unangenehme oder gar schmerzhafte Manipulationen muß das Kind mit einfachen Worten vorbereitet werden. Trotzige Abwehr wird oft überraschend schnell dadurch überwunden, daß die Angehörigen vorübergehend das Zimmer verlassen, besonders wenn deren Verhältnis zum Kind so beschaffen ist, daß sich das Kind durch ihre Anwesenheit in seiner Protestreaktion bestärkt fühlt. Der Gang der Untersuchung, die sich nie ausschließlich auf die Feststellung

eines chirurgischen Lokalbefundes beschränken darf, kann mit Rücksicht auf
die Ängstlichkeit, Ungeduld und Restistenz des Patienten unsystematisch sein.
Die für das Kind am wenigsten lästige Untersuchung ist zuerst vorzunehmen,
alle unangenehmen Handlungen folgen so spät wie möglich (z. B. Besichtigung
des Rachens). Auch die Erhebung des Lokalbefundes wird bei argwöhnischen
Kindern zweckmäßig bis zum Schluß der Untersuchung aufgespart.

1. Anamnese

Die Anamnese hat nicht etwa die Untersuchung zu ergänzen, sondern sie
ist deren Voraussetzung. Eine sichere Anamnese kann im allgemeinen nicht
beim Kind, sondern muß bei dessen Angehörigen erhoben werden, denn der
Säugling spricht nicht, auch das Kleinkind kann sich nicht oder nur ungenau
ausdrücken, sogar beim älteren Schulkind sind subjektive Angaben über Lokalisation, Charakter, Intensität und Dauer von augenblicklichen oder früheren
Beschwerden oft unzuverlässig. Fehlen Personen, die das Kind schon länger
und in der Zeit der vorliegenden Erkrankung kennen, im Augenblick der Untersuchung, so ist diese unvollständig. Wenn das Kind den Arzt in seiner Nähe
weiß oder sieht, so ist die Angst oft größer als der Schmerz, diese gilt es also
beim ersten Kontakt zu überwinden. Auch aus diesem Grund darf nicht mit
der meist beunruhigenden Untersuchung begonnen werden. Zweckdienlicher
ist es, daß sich der Arzt während seiner anamnestischen Unterhaltung mit den
Eltern vom Kind fernhält, damit es ohne sich beobachtet zu fühlen Zeit hat,
seine Neugierde zu befriedigen, den Arzt nach seiner Art kennenzulernen und
ihn in seinen Erlebnisbereich aufzunehmen. Bei dieser kritischen Prüfung wird
es seine Scheu ablegen, wenn es den Arzt ruhig, leise und langsam sprechen
hört, und wenn es aus seiner Haltung und Bewegung keine unangenehmen Über-
raschungen erwartet. Mehr noch als der erwachsene Patient schätzt das Kind
den unaufdringlichen Arzt, der freundlich ist und Zeit hat. Es ist gut, wenn
sich das Kind während des Erwachsenengesprächs mit seinem eigenen oder
mit dem im Arztzimmer sichtbar bereit gehaltenen Spielzeug beschäftigt.

Von den Angehörigen sucht der Arzt alle möglichen Angaben über Zeit und
Art des Krankheitsbeginns, über die bisherigen Krankheitszeichen und über die
vermeintliche Ursache zu erfahren. Dabei muß er nicht nur die Glaubwürdig-
keit der Mitteilungen prüfen, sondern auch die Einstellung der Eltern zum
Kind sowie ihre möglicherweise ungenügende oder übertriebene Fürsorge in
der Beaufsichtigung und Pflege. Die Vorgeschichte wird ergänzt durch Fragen über
  etwaige vorausgegangene Erkrankungen gleicher oder anderer Art (Tuberkulose, Krämpfe, Kreislauf, Stuhl, Urin, Schlaf, Operationen, Unfall),
  familiäre Belastungen,
  Verlauf von Schwangerschaft und Geburt,
  überstandene und evtl. anlaufende Infektionskrankheiten,
  Ernährung (Art und Menge), Gewichtskurve und Stuhlbeschaffenheit, Trink-
lust bei Säuglingen,
  Impfungen, Serumbehandlung,
  Rachitisprophylaxe und -behandlung,
  Allergie, Hämophilie.
Wenn der Arzt während und nach der Untersuchung seine eigene Vorstellung
von der Erkrankung gewinnt, ist erforderlichenfalls durch gezielte Fragen (vielleicht in Abwesenheit des Kindes) die zuvor erhobene Anamnese zu berichtigen
und zu erweitern.

2. Inspektion

Die eingehende Betrachtung des Verhaltens des Kindes und seiner Körperoberfläche ist deswegen wichtig, weil der Arzt bei dieser Untersuchungsmethode
nicht durch Protest und Abwehr seines Patienten gestört wird. Diagnostische
Hinweise, die vielfach durch eingehendere Untersuchung vervollständigt werden
müssen, ergeben sich dabei aus den Feststellungen bezüglich

Gesamterscheinung und Gestalt,
Größe und Umfang,
Farbe,
Haltung und Stellung,
Ausdruck und Bewegung (selbsttätig),
Schwellung,
Defekt, Trennung, Verbindung, Verschluß,
Sekretion, Exkretion, Blutung, Belag,
Fremdkörper.

Gemäß dieser Einteilung werden durch die Betrachtung zahlreiche dem Wachstumsalter eigene Befunde erhoben und viele Krankheitszeichen festgestellt,
die für die Diagnose teilweise anders zu deuten sind als beim Erwachsenen.

Gesamterscheinung und *Gestalt*. Störung der Entwicklung (Frühgeburt,
geistiger und statischer Entwicklungsrückstand, anormale Dentition), Konstitu-
tionstyp (s. S. 24), Körperproportionen, Ernährungszustand, Pflegezustand,
Formveränderungen des Schädels (Asymmetrie des Gehirn- und Gesichts-
schädels, Scaphocephalie, Acrocephalie, Oxycephalie, Trigonocephalie), Ein-
senkung der großen Fontanelle (Wasserverlust, Liquorfistel), Verbildung der
Ohrmuscheln, Brustkorbverbildungen (rachitische Verformung, Flach-, Trichter-,
Hühnerbrust), Verhältnis des Thoraxniveaus zum Bauchniveau (Meteorismus,
intra- und retroperitoneale Geschwulst), Reifezustand und Mißbildung der
Genitalien (Pubertas praecox, Hypogenitalismus, Pseudohermaphroditismus),
Verformung der Gliedmaßen (angeborene osteomyelitische, traumatische und
rachitische Verkrümmung).

Größe und *Umfang*. Minderwuchs, Riesenwuchs, regionale Hypoplasie und
Hyperplasie, Atrophie und Hypertrophie, Größenveränderungen am Schädel
(Mikro- und Hydrocephalus, Mikrognathie, Makroglossie), Längen- und Um-
fangdifferenzen der Gliedmaßen.

Farbe. Blässe (Anämie, Kollaps, Depigmentation), Rötung der Haut: Derma-
titis, Erysipel, Lymphangitis, Ekzem, Exanthem Allergie, Naevus vasculosus),
Rötung sichtbarer Schleimhäute (Conjunctivitis, Stomatitis, Enanthem, Glossitis,
Pharyngitis, Tonsillitis), Gelbfärbung (Icterus neonatorum, Morbus hämolyticus,
Lues, Sepsis, Gallengangsobstruktion, Hepatitis), Cyanose (Anoxie, Hypoxie,
Herzfehler, Herzinsuffizienz, Pneumothorax, Aspiration, intrakranielle Ver-
letzung), verdeutlichte Gefäßzeichnung (Teleangiektasie, hepatolienale Stau-
ung), umschriebene Blaufärbung (Hämatom), umschriebene Braunfärbung
(Naevus pigmentosus).

Haltung und *Stellung*. Schiefhals (muskulär, ossär, oculär, otogen, rheuma-
tisch), Opisthotonus (Meningitis), Strabismus, Schrägstellung der Lidachsen
(Mongolismus), Fehlstellung der Ohrmuscheln, Schulterhochstand, abstehende
Schulterblätter, Wirbelsäulenverbiegung und -verformung, Schon- und Zwangs-
haltung der Gließmaßen (Coxitis, Osteomyelitis, Muskelspasmen und -lähmungen,
Kontrakturen, Frakturen, Luxationen), Fehlstellung des Beckens und Steh-
störung (Coxa vara und valga, Luxatio coxae, Perthessche Erkrankung, Epi-
physenlösung, Spondylolysthesis, Längendifferenz der Beine, einseitige und

doppelseitige Störung der Beinbelastbarkeit, Bewußtseins- und Gleichgewichtsstörung).

Ausdruck und *Bewegung* (selbsttätig). Apathie, Benommenheit, Bewußtlosigkeit (Exsikkation, alimentäre und medikamentöse Intoxikation, cerebrale Erkrankung mit und ohne Unfallzusammenhang, Coma diabeticum, uraemicum, hepaticum), Hypomotilität (Rachitis, Hypothyreoidismus), Hypermotilität (Cerebralschaden), Krampfbereitschaft und Krämpfe (Fieber, rachitische und parathyreogene Tetanie, Störungen des Wasser-Salzhaushaltes, Epilepsie, Tetanus), Mimik (Greisengesicht des Säuglings mit Pylorusstenose, Risus sardonicus und verkniffenes Gesicht bei Tetanus, Gesichtsnervlähmung, Facies abdominalis), Nystagmus, Pupillenveränderung, Nasenflügelatmung (Pneumonie beim Säugling), Atemexkursionen (Typ, Tempo, Symmetrie, Einziehung am Jugulum und Epigastrium), Pulsationen, Magen-Darmsteifung (Ileus, Pylorusstenose), mangelhafte und fehlende Bewegung von Gliedmaßen (Fraktur, Osteomyelitis, Lähmung, Gelenkstörung), Gehstörung (hinkend, stapfend, schleifend, gebeugt, breitbeinig, auswärts, einwärts, überkreuzend).

Schwellung. Allgemeines und örtliches Ödem (Störung des Wasser-Salzhaushalts, Herz- und Nierenerkrankung, Gewalteinwirkung, Entzündung, Allergie, Paraphimose), papulöse und vesiculöse Erhebung der Epidermis (Varicellen, Pemphigus, Pyodermie, Strophulus, Insektenstich), Geschwülste in und unter der Haut, entzündliche und tumoröse Lymphknotenschwellung, Fontanellenvorwölbung, Struma, Meningomyelocele, Hernie und Hydrocele, Leistenhoden, Schleimhautprolaps an Nabel, After und weiblicher Harnröhre, Knochen- und Gelenkauftreibung.

Defekt, Trennung, Verbindung, Verschluß. Haut- und Schleimhauttrennung durch Schürfung, Schnitt, Riß, Ulcus, Spaltbildung, Fistel, aberrierende Harnleitermündung, Narbe, Syndaktylie, Atresie (Gehörgang, After, Labien, Hymen).

Sekretion, Exkretion, Blutung, Belag. (Alle Sekrete und Exkrete sind für evtl. Laboratoriumsuntersuchungen aufzubewahren). Schnupfen (Lues, Diphtherie), Ohrenlaufen, Wund- und Fisteleiterung, genitaler Ausfluß (Fremdkörper, Gonorrhoe), Balanitis, Dyshydrosis, Salivation, Erbrechen mit oder ohne Beimengung von Blut, Galle, Kot (acetonämisch, hypochlorämisch, cerebral [Druck, Blutung, Entzündung], abdominal [Entzündung, mechanischer und paralytischer Verschluß], pyurisch, psychogen), Incontinentia urinae et alvi, krankhafte Stuhlveränderung (wäßrig, schleimig, blutig, eitrig, grau, weiß, schwarz, hart, seifig, schaumig, fad oder faulig riechend, Beimengung von Eingeweidewürmern), Harnveränderung (wasserhell, bierbraun, trüb, blutig, eitrig), Blutung aus natürlichen Körperöffnungen (Schädeltrauma, Epistaxis, Oesophagusvaricen, Pfählungsverletzung, Analfissur, Mastdarmpolyp und -prolaps, Invagination), Verletzungen der Haut und darunterliegender Gewebe, Hämophilie. Soor, Zungenbelag, Mundschleimhautbelag (Verätzung), Gaumen- und Tonsillenbelag.

Fremdkörper in natürlichen Körperöffnungen und Wunden.

3. Palpation

Jede Berührung hat mit warmer und leichter Hand zu erfolgen, und zwar zunächst oberflächlich, eher streichend als drückend. „Tiefe" Palpation darf nicht von vornherein und überraschend ausgeführt werden. Am vermutlichen Schmerzpunkt soll man zuletzt palpieren und dabei immer das Gesicht des Kindes im Auge behalten, um den mimischen Ausdruck unbewußter Schmerzäußerung zu erkennen. Wenn aktive Spannung und Abwehrreaktion durch Verbalsuggestion nicht ausgeschaltet werden können, so führt gelegentlich die

Untersuchung unter der Bettdecke oder im Schlaf zum Ziel. Vor wichtigen Entscheidungen kann sich die Notwendigkeit ergeben, in Narkose zu palpieren. Im Kindesalter, namentlich bei Säuglingen und Kleinkindern, ist die Betastung des Abdomens wegen der dünnen Beschaffenheit und geringen Spannung der Bauchdecken besonders ergebnisreich. Man tastet normalerweise leicht bis auf die Wirbelsäule (Aortenpuls, untere Nierenpole). Über die Verhältnisse an und in der Harnblase (Stein, Fremdkörper, Tumor) und an den Ovarien (Stieldrehung, Tumor) erhält man durch die rectale Betastung in Verbindung mit der Palpation des Abdomens relativ guten Aufschluß, weil beim Kind das Größenverhältnis des eingeführten Fingers (evtl. Kleinfingers) zum Mastdarm und seinen Nachbarorganen viel günstiger ist als beim Erwachsenen. Die Betastung des Abdomens soll immer von rechts vorgenommen werden, und während der Patient durch den Mund atmet. Dabei soll der Kopf entspannt und etwas erhöht aufliegen, die Beine können leicht angewinkelt sein. Bei Geschwülsten im Bauchraum, die im Kindesalter meist maligne Nierengeschwülste darstellen, muß jede unnötige Palpation vermieden werden und die notwendige Betastung mit der größten Vorsicht vorgenommen werden, damit das Aufbrechen der Geschwulst vermieden wird. Dadurch würden Krebszellen in den Blutkreislauf gelangen und die Gefahr der Metastasenbildung erheblich vermehren.

Durch die Palpation werden an der Körperoberfläche geprüft:

Schmerzempfindlichkeit. Druckschmerz, Klopfschmerz, Loslaßschmerz, Stauchungsschmerz, krankhafte Veränderung der Hautsensibilität.

Temperatur. Allgemeine Temperatursteigerung bei Fieber, allgemeine Temperatursenkung bei Unterkühlung. Krankhafte Veränderung des Temperatursinns der Haut, regionale Temperaturveränderung (entzündliche Bezirke, kühle Extremitäten bei Kollaps und nach Poliomyelitis).

Feuchtigkeit. Konstitutionell oder vegetativ-nervös bedingte Trockenheit oder Befeuchtung, Schweißausbruch bei Fieber und Kollaps.

Spannung und Festigkeit der Gewebe mit und ohne Vermehrung oder Verminderung der Masse. Turgor der Haut (angehobene Hautfalte gleicht sich bei Wasserverlust nach Loslassen verzögert aus), allgemeines und regionales Ödem (Herz- und Nierenkrankheit, Elektrolytstörung, Entzündung, Gewalteinwirkung, Wärmeeinwirkung, Stich und Biß durch Insekten und Reptilien, Dermatomyositis, Sklerödem), Cutis laxa, Hypotonus der Muskulatur (Inaktivität, Rachitis, Poliomyelitis), Hypertonus der Muskulatur (Schmerzkontraktur, Hemiplegie, Tetraplegie, aktive und reflektorische Bauchdeckenspannung [vordere, seitliche, hintere], verminderte oder vermehrte Fontanellenspannung [Exsikkation, Liquorfistel, cerebrale Liquorstauung], Craniotabes [federndes Nachgeben am Hinterkopf bei Rachitis], Erschlaffung und vermehrte Spannung des Sphincter ani, Enge des distalen Rectumsegments [Hirschsprungsche Erkrankung], Pulsqualität [Erschlaffung oder vermehrte Spannung der Gefäßwand]).

Anschwellung, Vorwölbung. Lokalisation, Größe, Form, Begrenzung, Verschieblichkeit, Konsistenz (hart, weich, cystisch, fluktuierend), Schmerzempfindlichkeit.

Einlagerung von gasförmigem, flüssigem und festem Material: Luftansammlung unter der Haut (Gasödem, perforierende Kommunikation mit den Luftwegen), paralytische oder stenosierte Darmschlinge. Entzündliches, traumatisches, allergisches Ödem, Dermatomyositis, Absceß (DOUGLAS), Ganglion, Cyste Hydrocele, Harnretention in der Blase und in der Niere (Hydronephrose), Meningomyelocystocele, Transsudat und Exsudat in Körper- und Gelenkhöhlen, Aneurysma, Bluterguß (Cephalhämatom). Konkrementbildung (Blasenstein, Speichelstein), Kottumor, Ascaridentumor, Fremdkörper.

Dystopie von Organen und Körperteilen: Beckenniere, Hodenverlagerung, Verrenkung, Hernie, Invagination.

Vermehrung von Organgewebe: Pylorustumor, Leber-, Milz- und Nierenvergrößerung, Struma, Exostose.

Echte Geschwulst: Solid, cystisch, solitär, multipel.

Gewebstrennung und *-zusammenhang, Defekt.* Abnorme Knochenbeweglichkeit, Fontanellen, Impressionsfraktur, Spina bifida occulta, Schädelnähte (Klaffen, Verwachsung), Lückenschädel.

Beweglichkeit. Hautnarben auf der Unterlage, retinierte Hoden, Phimose, Virga palmata (Fixation des gekrümmten Penis), Nackensteifigkeit, passive Einschränkung der Gelenkbeweglichkeit, schlaffe Lähmung, Krampflähmung.

4. Auskultation

Unter Stridor versteht man ein zischendes Atemgeräusch, das bei Verengung der oberen Luftwege auftritt. Diese kann verursacht sein durch Makroglossie, Mikrognathie, Kompression der Trachea (Thymushyperplasie, Struma, Lymphangiom, rechtsseitigen Aortenbogen), Fremdkörper, Schleimhautquellung und -belag an Larynx und Trachea (diphtherischer Croup und Pseudocroup), Laryngospasmus, Mißbildung des Kehlkopfs, besonders der Epiglottis. Durch Behinderung der Atmung in Kehlkopf (Stimmveränderung) und Luftröhre entsteht die inspiratorische Dyspnoe, während die exspiratorische Dyspnoe auf eine Atembehinderung im Bereich der Lungen (Asthma, Bronchiolitis) hinweist.

Zur Auskultation verwendet man ein Schlauchstethoskop mit kleinem, membranlosem Trichter. Das Atemgeräusch über den Lungen ist besonders im frühen Kindesalter deutlicher und schärfer als beim Erwachsenen, auch die Herztöne sind lauter hörbar. Pneumonische Veränderungen lassen sich beim Säugling oft nicht auskultatorisch nachweisen. Die wichtigsten Zeichen dafür sind Nasenflügelatmen sowie Beschleunigung und Erschwerung der Atmung (dafür können aber auch Fieber allein oder Stoffwechselstöungen oder Spannung und Blähung des Abdomens verantwortlich sein).

Am Abdomen wird durch Auskultation das Vorhandensein und die Qualität der Darmgeräusche geprüft. Über dem Magen hört man bei Oesophagotrachealfistel die Atemgeräusche.

5. Perkussion

Wenn am Abdomen oder am Skelet ein schmerzhafter Befund erwartet wird (Peritonitis, Osteomyelitis, Spondylitis, Mastoiditis), so soll eine vorsichtige Perkussion der Untersuchung durch Druck vorausgehen. Am Thorax schließt normaler Perkussionsbefund beim Säugling das Vorhandensein einer Pneumonie nicht aus. Die Feststellung von Reflexanomalien durch Beklopfen ist in den ersten Lebensjahren wegen mangelhafter Entspannungsfähigkeit der Patienten oft nicht mit Sicherheit möglich. Die Auslösung des Achillessehnenreflexes gelingt normalerweise nicht so regelmäßig wie die des Patellarsehnenreflexes. Bei vegetativ dystonischen Kindern können diese beiden Reflexe sowie die Bauchdecken- und Cremasterreflexe auch ohne Pyramidenbahnläsion gesteigert sein. Das Babinskische Zeichen ist erst vom Ende des Kleinkindesalters ab sicher krankhaft. Auf Spasmophilie (rachitische Tetanie des Säuglings) weisen das positive Facialis- und Peroneusphänomen hin. Im ersteren Fall tritt bei Beklopfen des N. facialis unterhalb des Jochbogens eine Zuckung im ganzen Facialisbereich ein, im letzteren erfolgt auf Klopfen knapp unterhalb des Fibulaköpfchens eine rasche, kurze Abduktionsbewegung des Fußes.

6. Probefreilegung

In allen wichtigen oder dringenden Fällen soll mit der Probefreilegung von Organen nicht gezögert werden, wenn alle anderen Untersuchungsmaßnahmen das Krankheitsbild nicht geklärt haben. Ergibt sich dabei die Notwendigkeit einer Probeexcision, so muß das Untersuchungsmaterial in genügender Menge und unter Vermeidung instrumenteller Beschädigung entnommen und vor Austrocknung bewahrt werden. Zur Konservierung ist im allgemeinen eine 5 bis 10%ige Formalinlösung geeignet.

(Speziellere, insbesondere instrumentelle Untersuchungsmaßnahmen werden im Zusammenhang mit der Einzeldarstellung der Erkrankungen in den folgenden Kapiteln besprochen.)

V. Behandlung

1. Antibiotica

Die Anwendung der Antibiotica ist dann sinnvoll, wenn erwiesen ist, daß eine bakterielle Infektion vorliegt, denn die Antibiotica wirken spezifisch auf sich vermehrende Keime, jedes einzelne Antibioticum greift nur bestimmte Keimarten an. Jede kritiklose Anwendung (etwa bei banalen Erkältungskrankheiten) ist zu verwerfen. Weder bei der Wahl des Mittels noch bei der Dosierung kann schematisch gehandelt werden. Die Antibiotica wirken teils überwiegend bactericid (z. B. Penicillin, Streptomycin, Bacitracin, Neomycin), teils überwiegend bakteriostatisch (z. B. Tetracycline, Chloramphenicol, Erythromycin, Magmamycin). Im letzteren Fall wird die Lebenstätigkeit der Bakterien so geschädigt, daß ihre Vernichtung durch körpereigene Abwehr erleichtert wird. Die Förderung dieser Abwehrfunktionen wird also durch die antibiotische Therapie nicht entbehrlich, sondern bleibt aktuell. Mit der durch antibiotische Behandlung verbesserten Ausschaltung der bakteriellen Schädigung muß nicht auch der Erkrankungsvorgang eines infizierten Organs zum Stillstand kommen. So kann z. B. die antibiotische Therapie nicht die Appendektomie oder Tonsillektomie ersetzen, sie kann auch nicht die Toxinresorption von einem begrenzten Entzündungsherd in den Allgemeinorganismus aufhalten. Nach oraler Verabreichung steigt im allgemeinen die Konzentration im Blut langsamer an als bei parenteraler Gabe, bei schwerer Erkrankung ist daher die intravenöse oder intramuskuläre Behandlung vorzuziehen. Bei oraler Behandlung soll zur Vermeidung der Hypoprothrombinämie Vitamin K und wegen der Gefahr der gestörten Darmsynthese Vitamin B gegeben werden. Die einmalige Gabe eines Antibioticums ist ungenügend, weil die dadurch erreichte Wachstumshemmung der Keime von zur kurzer Dauer ist. Die antibiotische Behandlung soll erst einige Tage nach Verschwinden aller Infektionszeichen abgesetzt werden und 1—2 Tage vor Entlassung des Patienten aus der unmittelbaren ärztlichen Beobachtung. Unterdosierung ist nicht nur erfolglos, sondern gefährlich. Wenn sich Zeichen der Unverträglichkeit des Mittels einstellen, muß es sofort abgesetzt werden. Säuglinge vertragen die Antibiotica durchschnittlich besser als ältere Kinder und Erwachsene.

Ziel der antibiotischen Behandlung ist einerseits die Herabsetzung des Operationsrisikos und die Sicherung des Operationsergebnisses, andererseits die Verbesserung der Behandlungsergebnisse bei Infektionen in geschlossenen Körperhöhlen (Brust, Bauch, Gelenke, Markhöhle). Voraussetzung für eine erfolgreiche antibiotische Therapie ist im Einzelfall nicht nur, daß die Art der pathogenen Erreger bekannt ist, sondern auch, daß ihr Stoffwechsel durch das gewählte antibiotische Präparat ausreichend beeinflußt werden kann. Die Resistenzprüfung der Keime ist daher in vielen Fällen unerläßlich, ebenso die Klärung der Frage, ob und welche antibiotische Therapie vor Übernahme des Patienten in eigene Behandlung erfolgt ist. Ist die Infektion während der Vorbehandlung fortgeschritten, so wäre es ein Fehler, nochmals das gleiche Präparat zu geben. Es kommt vielmehr jetzt darauf an, die während oder durch oder trotz der Vorbehandlung resistenten Keime durch ein anderes Antibioticum zu erfassen. Während jeder antibiotischen Therapie ist mit einem Infektionswechsel zu rechnen, der durch wiederholte Keimtestung aufzudecken und durch ein gegen die neuen Erreger wirksames Präparat zu bekämpfen ist. Dieses Ziel wird nicht erreicht, wenn man auf ein Antibioticum mit schmälerem Wirkungsspektrum überwechselt, als es vorher gegeben wurde. Oft bringt dann sinnvolle Kombination den Erfolg.

Zur Oberflächenbehandlung sollten nur nicht resorbierbare Antibiotica verwendet werden (Neomycin, Bacitracin, Nebacetin, Thyrothricin). In Gewebebereichen, die durch Schwielen, Schwarten und Nekrosen aus der allgemeinen Blutzirkulation weitgehend ausgeschaltet sind, können die Antibiotica über den Blutweg nicht wirksam werden (Crone-Münzebrock; Marget).

a) Kombination der Antibiotica

Mit dem Ziel der Wirkungssteigerung können Antibiotica untereinander und mit Sulfonamiden kombiniert werden. Die Kombination ist angezeigt bei Doppel- und Superinfektionen. Voraussetzung für die gesteigerte Wirkung ist, daß die Erreger gegen jeden Teil des Kombinats sensibel sind, und daß jeder Teil in ausreichender Menge gegeben wird. Werden diese Bedingungen von einem Kombinationspräparat nicht erfüllt, so ist ein Breitspektrumantibioticum vorzuziehen. Antibiotica mit ausgesprochen bactericider Wirkung sollen nicht mit bakteriostatischen kombiniert werden, so wäre die Kombination von Penicillin mit Aureomycin verfehlt.

Die gebräuchlichste Kombination ist die von Penicillin mit Streptomycin, bei resistenten Keimen auch von Penicillin mit Inamycin (Inacil). Die Kombination von Erythromycin mit Penicillin oder Streptomycin ergibt keine Wirkungssteigerung. Therapeutischer Synergismus besteht zwischen Penicillin (ohne Procain) und Sulfadiazin sowie zwischen Streptomycin und PAS oder INH (Schneider; Lust, Pfaundler u. Husler; Crone-Münzebrock).

b) Wahl des antibiotischen Präparates

1. Gegen gramnegative Erreger (Pneumokokken, Staphylokokken, Streptokokken, Meningokokken) wirkt vor allem Penicillin, besonders im akuten Stadium. Es wird beim Kind fast durchweg gut vertragen. Penicillin soll möglichst zur Injektion verwendet werden. Bei lokaler Anwendung besteht die Gefahr allergischer Sensibilisierung. In gleicher Richtung und mit breiterem Spektrum wirkt Erythromycin, besonders gegen Staphylococcus pyogenes (Enteritis). Es leistet besonders bei Resistenz gegen Penicillin und andere Antibiotica gute Dienste, zumal Schädigungen der Darmflora praktisch keine Rolle spielen (gegen Coli unwirksam). Auch Inamycin, das oral voll wirksam ist, wirkt vorwiegend gegen grampositive Erreger, insbesondere Staphylokokken, Enterokokken, Proteus. Da es nicht coliwirksam ist, schont es gleichfalls die Darmflora. Beromycin als orales Präparat gehört in diese Gruppe, ferner Neomycin, Bacitracin, Thyrothricin als lokale Antibiotica.

2. Gegen gramnegative Erreger (Coli, Pyocyaneus, Tuberkelbacillen) wirkt Streptomycin, Ploymyxin B, Neomycin (lokal).

3. Gegen grampositive und gramnegative Erreger werden die Breitspektrum-Antibiotica eingesetzt, besonders wenn die Art des Erregers nicht feststellbar ist, oder wenn die Erreger gegen Antibiotica mit schmalem Spektrum resistent sind. Als Anfangsbehandlung sollten die Antibiotica mit breitem Spektrum nur bei Schwerkranken eingesetzt werden. Soweit wie möglich ist die orale Verabreichung vorzuziehen. Zu dieser Gruppe gehören die *Tetracycline* (Aureomycin, Achromycin, Terramycin, Tetracyclin, Reverin, letzteres intravenös gut verträglich mit raschem Blutspiegelanstieg) und *Chloramphenicol* (Leukomycin, Paraxin). Die Wirksamkeit dieser Präparate umfaßt Kokken und Bakterien, auch die Coligruppe. Die Überschreitung der Optimaldosis kann ungünstige Nebenwirkungen haben.

4. Die Anwendung *neuerer Antibiotica* wie Oleandomycin, Spiramycin, Sigmamycin, Magmamycin (mit bevorzugter Ausscheidung in der Galle) sollte als refugium ultimum gegen tetracyclinresistente Erreger reserviert werden (ASCHENBRENNER; MARGET; SCHNEIDER; LUST, PFAUNDLER u. HUSLER).

c) Antibiotische Prophylaxe

Die lokale prophylaktische Verwendung antibiotischer Präparate bei der Versorgung frischer Gelegenheitswunden hat keinen, zumindest keinen wesentlichen Fortschritt gebracht und sollte unterbleiben. Auch sonst ist die antibiotische Prophylaxe in den meisten Fällen entbehrlich, sie darf bei aseptischen Operationen nicht zur Regel werden. Indiziert ist der prophylaktische Gebrauch der Antibiotica in der Kinderchirurgie

1. bei allen operativen Eingriffen im Neugeborenenalter (meist große Eingriffe, mangelhaftes Abwehrvermögen, Neigung zu pulmonalen Infektionen),
2. bei allen intrathorakalen Eingriffen,
3. bei kosmetischen und plastischen Eingriffen, bei denen eine Wundinfektion den Operationserfolg zunichte machen würde,
4. bei Gefahr der peritonealen Verunreinigung,
5. bei Operationen an infizierten Harnwegen und bei Dauerkatheterismus,
6. bei Dickdarmoperationen,
7. bei Verbrennungen und sonstigen Unfallverletzungen schwerer Art (GROSS).

d) Resistenz

Der therapeutische Effekt der Antibiotica kann dadurch aufgehoben werden, daß der Stoffwechsel der Erreger sich dem Mittel anpaßt und somit nicht mehr geschädigt werden kann. Diese nun schrankenlos wachsenden resistenten Keime entfalten ihre toxische Wirkung um so verderblicher, als gleichzeitig andere Mikroorganismen antibiotisch unterdrückt werden. Allerdings müssen Keime, die durch Antibiotica resistent geworden sind, nicht immer auch eine Steigerung ihrer Virulenz bzw. ihrer Pathogenität aufweisen. Art und Umfang der Erregerresistenz sind nicht nur in größeren örtlichen Bezirken, sondern auch in Krankenhäusern des gleichen Ortes sehr verschieden. In Kinderkliniken sind die Resistenzverhältnisse durchschnittlich besonders schlecht. Jeder Arzt muß bemüht sein, die weitere Zunahme der antibiotischen Resistenz einzudämmen. Vor allem müssen die kritiklose prophylaktische Anwendung, der nicht indikationsgerechte therapeutische Gebrauch und die unterschwellige oder verzettelte Dosierung vermieden werden.

Die Resistenz gegen Penicillin und teilweise auch gegen Tetracycline ist weit verbreitet. Bei Streptomycinbehandlung tritt die Resistenz relativ rasch auf, bei Chloramphenicolanwendung sehr langsam. Daß durch Kombination der Mittel die Resistenzentwicklung der Keime ausschlaggebend verzögert wird, ist nicht allgemein anerkannt (EYER, KNOTHE und WITT).

c) Nebenwirkungen und Gefahren

Unerwünschte Nebenwirkungen der antibiotischen Therapie können bei Nierenfunktionsstörungen insofern auftreten, als die Ausscheidung der Antibiotica so verzögert wird, daß der Blutspiegel zu hoch ansteigt. Solche Nebenwirkungen treten auch unabhängig von Nierenschädigungen in Erscheinung durch

1. unmittelbare Toxicität des Antibioticums,
2. Sensibilisierung des Organismus,
3. krankhafte Störungen im Magendarmkanal.

ad 1. Strepto- und Dihydrostreptomycin können bei langdauernder Verabreichung oder bei Überdosierung elektiv toxisch auf N. vestibularis und cochlearis wirken. Durch Chloromycetin und Inamycin werden in seltenen Fällen Agranulocytose, Leukopenie, Thrombocytopenie, Panmyelophthise, Leberschäden verursacht.

ad 2. Bei Patienten und Pflegepersonen (im letzteren Fall Gebrauch von Schutzbrille und Gummihandschuhen) können antigene Eigenschaften der Antibiotica allergische Erscheinungen auslösen. Der Procainzusatz bei Penicillin stellt einen zusätzlichen Sensibilisierungsfaktor dar. Glücklicherweise ist der anaphylaktische Schock, der durch sofortige Adrenalin-Injektion und durch Nebennierenrinden-Hormone zu bekämpfen ist, im Kindesalter sehr selten. Anamnestische Erhebungen und Hautteste können vor derartigen Reaktionen schützen. Die Sensibilisierung des Organismus äußert sich in Unruhe, Schlaflosigkeit, Urticaria, Exanthem, Dermatitis, Conjunctivitis, Ödem (Larynx!).

ad 3. *Schädigung der normalen Darmflora.* Diese Gefahr läßt sich verringern durch gleichzeitige Gabe von Vitamin B und möglichst kurzdauernde antibiotische Behandlung. Sie wird durch Antibiotica eher verursacht als durch Sulfonamide und ist besonders bei Tetracyclinbehandlung zu befürchten, bei Penicillin und Chloramphenicol wird sie seltener beobachtet. Neomycin und Tyrothricin sind praktisch ohne schädliche Einwirkung auf die Darmflora. Bei Auftreten dieser Schäden ist das verwendete Präparat sofort abzusetzen, durchschnittlich normalisiert sich dann die Darmflora spontan in wenigen Tagen. *Pilze* können zu wuchern anfangen und pathogen werden. Der so entstehende Soor der Mundschleimhaut bei Säuglingen kann zu ernsten Trinkschwierigkeiten führen (eine seltenere Lokalisation ist die Soorbesiedlung der Vulva). Therapie: 10—20%iges Boraxglycerin, $^1/_2$—2%ige wäßrige Pyoctanninlösung oder Gentianaviolettlösung, Nystatin, Trichomycin. Ist die Darmschleimhaut in ausgedehntem Maß befallen, so kann tödliche Dyspepsie auftreten. Therapie: Nystatin, das als Moronal im Handel ist. Zu lebensbedrohlichen Lungenkomplikationen kann es bei Soorbelägen in den Atemwegen kommen. Auch tödliche Allgemeininfektion ist bei universell fortschreitender Soormykose möglich.

Eine ebenso gefährliche Nebenwirkung der antibiotischen Behandlung stellt die nach Unterdrückung der physiologischen Darmflora auftretende *Pyocyaneusinvasion* dar, die schwerste Enteritis auslösen kann (Therapie: Polymyxin B).

Die größte Gefahr, insbesondere im Säuglingsalter, ist die Entstehung der *Staphylokokken-Enteritis* durch Überwuchern darmpathogener Staphylokokkentypen bei Resistenz der behandelten Keime oder durch Infektion mit solchen in der Klinik vorhandenen Stämmen. Die bakteriologische Diagnose gelingt nicht immer schnell und zuverlässig. Bei Verdacht ist sofort das zuverläßigste Mittel gegen Staphylokokken zu geben (etwa Erythromycin). Das klinische Bild wird durch profuse Durchfälle mit Kollaps beherrscht. Ähnliche enteritische Störungen können während der antibiotischen Behandlung durch *pathogene Coli-Stämme* verursacht werden, zu deren Behandlung Chloramphenicol und

Neomycin geeignet sind. In den wesentlich häufigeren leichten Fällen äußert sich die durch Antibiotica bedingte Darmstörung als Glossitis (schwarze Haarzunge), Stomatitis, Anorexie, Erbrechen, Durchfall.

Die durch Störung der enteralen Vitaminsynthese entstehende *B-Avitaminose* kann symptomlos verlaufen und sich nur in mangelhafter Gewichtszunahme äußern (Therapie: Leberextrakt, B-Komplex). Bei längerer antibiotischer Therapie ist durch Vitamin K-Zufuhr einer *Hypoprothrombinämie* vorzubeugen (METZ und STEHR, SCHNEIDER, GROB, MARGET).

f) Dosierung

Die antibiotische Behandlung soll möglichst kurzfristig sein. Unterschwellige und verzettelte Dosen sowie das „Ausschleichen" sind nicht nur unwirksam, sondern gefährlich. Die Größe der Einzel- und Tagesgaben wird bestimmt durch Alter und Gewicht der Patienten, durch die Schwere der Erkrankung und die Zugänglichkeit des Infektionsherdes, sie hängt aber auch von der bei den einzelnen Präparaten verschiedenen Schnelligkeit ab, mit der eine wirkungsvolle Serumkonzentration erreicht wird. Beim Säugling werden die Antibiotica höher dosiert als beim Erwachsenen, erst vom 4. Trimenon ab ist im allgemeinen die untere Wirkungsgrenze der Präparate ausreichend. Das durchschnittliche Körpergewicht während der Kindheit ist in Tabelle 15 dargestellt.

Tabelle 15. *Ungefähre Körpergewichte während der Kindheit.* (Nach A. WINDORFER)

Alter	Körpergewicht in kg
1—2 Monate . .	4
3—6 Monate . .	6
1 Jahr . . .	10
2—3 Jahre . .	12,5
4 Jahre . .	15
5—6 Jahre . .	20
7—8 Jahre . .	25
11 Jahre . .	30
13—14 Jahre .	40

Für einige wichtige Antibiotica sind nachfolgend in alphabetischer Folge die im Kindesalter gebräuchlichen Dosen zusammengestellt (FANCONI; WINDORFER; MARGET; SIEBER; LUST, PFAUNDLER u. HUSLER).

Achromycin: oral 12,5—20 mg pro kg Körpergewicht und Tag auf 4 Einzelgaben verteilt, intramuskulär $^1/_5$—$^1/_4$ der oralen Dosis, alle 6—12 Std, intravenös nur im Dauertropf $^1/_4$—$^1/_2$ der oralen Dosis.

Aureomycin wie Achromycin. Intravenös nicht mit Ringerlösung oder Lösungen, die Erdalkalien enthalten.

Erycin: 15—20 mg pro kg Körpergewicht und Tag in 4—6 Einzelgaben (nicht über 200 mg pro Tag).

Hostacyclin: 12,5—25 mg pro kg Körpergewicht und Tag. Höchstdosis 1 g pro Tag, auf 4—5 Einzelgaben verteilt.

Inacil (Penicillin + Inamycin): 25000—50000 E pro kg Körpergewicht und Tag, verteilt auf 4—6 Einzelgaben.

Inamycin: 20—50 mg pro kg Körpergewicht und Tag in 2—4 Einzelgaben.

Leukomycin: 20—50 mg pro kg Körpergewicht und Tag, auf 3—6 Einzelgaben verteilt (nicht mehr als 1 g pro Tag).

Paraxin: 25—50 mg pro kg Körpergewicht und Tag, auf 3—6 Einzeldosen verteilt (nicht mehr als 1 g pro Tag).

Penicillin: intramuskulär 10000—30000 E pro kg Körpergewicht und Tag, auf 6—8 Einzelgaben verteilt (bei Sepsis und Lues auch wesentlich mehr).

Depot-Penicillin: 300000—600000 E einmal täglich.

Polymyxin B: 2,5 mg pro kg Körpergewicht und Tag (nicht über 200 mg pro Tag).

Reverin: intramuskulär und intravenös (Injektionszeit 1 min) maximal 10 mg pro kg Körpergewicht und Tag, bis zu 3 Jahren täglich nicht über 100 mg, bei älteren Kindern nicht über 250 mg.

Sigmamycin: 20—40 (—60) mg pro kg Körpergewicht und Tag, auf 4 Einzelgaben verteilt.

Streptomycin: intramuskulär 40 mg pro kg Körpergewicht und Tag, auf 4 Einzelgaben verteilt (nicht mehr als 1 g täglich).

Terramycin: 20—40 (—60) mg pro kg Körpergewicht und Tag, auf 4 Einzelgaben verteilt.

2. Sulfonamide

Die gebräuchlichsten Sulfonamide sind Sulfapyridin, Sulfathiazol, Sulfa-
pyrimidin und Sulfaguanidin. Sie wirken unspezifisch auf die Keime ein durch
Hemmung ihrer Vermehrung (Bakteriostase). Zunehmende Resistenzentwicklung der Keime gegen die Sulfonamide und der Siegeszug der Antibiotica haben
ihre Anwendung derzeit erheblich eingeschränkt. Nicht ganz mit Recht, denn
auch heute noch und wieder sind mit Sulfonamiden gegen Pneumokokken,
Meningokokken, Streptokokken, Staphylokokken, Influenza- und Colibakterien
ausgezeichnete keimhemmende Effekte zu erzielen (während die Keimresistenz
gegen Antibiotica teilweise zunimmt). Ihre Verordnung sollte wieder mehr in
den Vordergrund treten, besonders bei Infektionen der Harnwege (z. B. Albucid,
Euvernil, Gantrisin), des Darmes (z. B. die schwer resorbierbaren Ruocid und
Resulfon). Bei schweren Kokkeninfektionen (Pneumonie, Otitis) sind Erfolge
mit Sulfonamidkombinationen, wie sie etwa im Supronal, Pluriseptal oder Protocid zur Verfügung stehen, zu erwarten, oder mit Kombinationen von Sulfonamiden mit Antibioticis, besonders Penicillin. Die Kombination der Sulfonamide
mit Barbituraten gilt als ungefährlich.

Die Sulfonamidbehandlung soll in einem möglichst frühen Stadium beginnen,
doch sollte die Diagnose vorher geklärt sein. Als allgemeine Richtlinie gilt, daß
im Anfang hoch dosiert werden soll, und daß die Zufuhr insgesamt nicht länger
als 8 Tage dauern soll. Die orale Verabreichung (am besten zusammen mit dem
Essen) ist die Methode der Wahl. Die rectale Applikation wirkt weniger sicher
und verlangt höhere Dosierung (Tagesdosis um 25% höher). Intramuskuläre und
intravenöse Injektionen sind nur ausnahmsweise indiziert, intralumbale Gaben
sind zu unterlassen. Kontraindikation für Sulfonamide besteht bei Störung der
Nierenfunktion. Die einfache Tagesdosis beträgt 0,1 g pro kg Körpergewicht
und Tag, verteilt auf 4—6 Einzelgaben, bei einigen Präparaten auf 1—2 Einzelgaben. Bei schwerer Infektion und bei Kleinkindern muß die Menge häufig
verdoppelt oder noch mehr gesteigert werden. Es stehen jetzt Sulfonamide (wie
etwa Orisul, Davosin) zur Verfügung, mit denen durch einmalige Gabe für
12 Std rasch ansteigende und anhaltende Wirkung erzielt wird.

Während der Sulfonamid-Medikation ist reichliche Flüssigkeitszufuhr notwendig, weil andernfalls die Möglichkeit besteht, daß Sulfonamidkristalle sich
in den distalen Tubulusteilen niederschlagen. Ferner ist auf ausreichende Alkali-
zufuhr zu achten, man gibt etwa gleiche Mengen von Natriumbicarbonat wie
vom Sulfonamid, die Urinreaktion muß alkalisch sein.

Im allgemeinen ist die Verträglichkeit der Sulfonamide im Vergleich mit den
Antibioticis eher besser als schlechter, die Schädigung der Darmflora ist durchschnittlich geringer. Bei Kindern sind unerwünschte Nebenerscheinungen
schwerer Natur selten. Bei Säuglingen kann allerdings Brechreiz die orale Durchführung der Behandlung unmöglich machen. Blut und Urin müssen überwacht
werden, Oligurie darf während der Behandlung nicht bestehen. Als relativ
häufige, aber nach Absetzen des Mittels rasch verschwindende Nebenerscheinungen können auftreten: mannigfache Exantheme, Übelkeit, Erbrechen. Seltener werden Anurie, Hämaturie, Anämie, Leukopenie beobachtet. Sehr selten
werden Agranulocytose und thrombopenische Purpura verursacht. Ausnahmsweise
kann es zu einem Schockzustand bei Wiederbeginn einer Sulfonamid-Therapie
kommen. Zu den seltenen Nebenerscheinungen ist auch das sog. Sulfonamid-
fieber zu rechnen, eine paradoxe Temperaturreaktion, die erhebliche diagnostische
Schwierigkeiten bereiten kann, wenn sie ohne Exanthem eintritt. Konkrementbildung in den Harnwegen ist möglich, doch ist für das Kindesalter noch nicht

entschieden, ob der Kausalzusammenhang häufiger besteht. Tritt die eine oder andere dieser Nebenerscheinungen auf, so muß das Sulfonamid sofort weggelassen und eventuell durch ein Antibioticum ersetzt werden. Bei Blutschäden kann Transfusion erforderlich werden (METZ und STEHR; WINDORFER; VAHLQUIST; LUST, PFAUNDLER u. HUSLER).

3. Richtlinien für die Behandlung infektiöser Erkrankungen

a) Allgemeine Maßnahmen

Die Leistungsfähigkeit des Gewebes bei der Überwindung einer örtlichen Infektion hängt beim jungen Kind in besonderem Maß von der des Gesamtorganismus ab (s. S. 30). Daher sollen junge Säuglinge, die von einer chirurgischen Infektion betroffen sind, mit Frauenmilch ernährt werden. Mangelzustände an Vitamin C, die das gesamte mesenchymale Gewebe in Mitleidenschaft ziehen, sind zu beheben, damit die Phagocytose und die Synthese immunisierender Faktoren gefördert wird. Auch Vitamin B-, D- und A-Mangel verschlechtert die Infektionsabwehr des Organismus. Jede länger dauernde Eiterung größeren Ausmaßes verursacht ein Vitamindefizit, das durch Substitution auszugleichen ist. Die Pyodermie der Säuglinge kann durch ausschließlich örtliche Maßnahmen oft nicht beherrscht werden, dazu ist die Hebung des Allgemeinzustands durch optimale Ernährung, gegebenenfalls Bluttransfusion und Vaccinebehandlung erforderlich. Zur hartnäckigen Pyodermie neigen im Krankenhaus besonders verzärtelte Säuglinge. Zu intensive Seifenwaschungen greifen die Hornschicht der Epidermis an, die gegen Alkali weniger gepuffert ist als gegen Säure. Fiebersteigerungen sind nicht planlos antibiotisch zu behandeln. Die Temperatur wird gesenkt durch kühlende Ganz- und Teilpackungen, insbesondere Wadenwickel. Zur medikamentösen Behandlung dienen die Pyrazolone (z. B. Dimethylominophenazon), die salicylsäure- und chininhaltigen Präparate und deren Kombinationen, z. B. Cibalgin, Novalgin-Chinin, Dolviran. Damit wird gleichzeitig sedativ gewirkt. Die Nahrung der Säuglinge wird bei Fieberzuständen zweckmäßig auf eventuell verdünnte und zuckerarme Butter- oder Eiweißmilch umgestellt. Bei älteren Kindern genügt die Verabreichung von Fruchtsäften. Die roten Blutwerte müssen wegen der Gefahr der infektiös bedingten Anämie laufend kontrolliert werden. Die Eisentherapie kann gefahrlos per injektionem durchgeführt werden (z. B. Myofer). Freiluftbehandlung führt bei chronischen Infektionen oft zu einer überraschend schnellen Besserung der Resistenzlage der Kinder. Müssen Gliedmaßen ruhiggestellt werden, so eignen sich dazu leichte Gipslongetten besonders bei kleinen Kindern besser als gepolsterte Drahtschienen, weil sie wegen ihrer Anformung an die Weichteile fester sitzen und die Gefahr der Drucknekrose geringer ist. Die Eisblase soll zur Behandlung oberflächlicher Gewebsentzündungen nicht verwendet werden, weil sie beim Kind dem fortschreitenden Gewebstod durch vermehrte Stase Vorschub leistet. Vom Schulalter an kann sie zur Schmerzlinderung bei großen, tief im Körper liegenden Entzündungsprozessen von Vorteil sein. Auch feuchte Verbände greifen die Haut des kleinen Kindes bei längerem Gebrauch zu stark an. Quellung und venöse Stase vermehren den Gewebsdruck und die Nekrosegefahr. Der örtliche Gewebstod dehnt sich um so weniger aus, je früher durch Eröffnung des Eiterherds die Gewebsspannung beseitigt und die normale Durchblutung in der unmittelbaren Umgebung des Herdes wiederhergestellt werden.

Die sog. Hausinfektion (Hospitalismus) auf chirurgischen Kinderstationen wird vorwiegend durch Staphylokokken verursacht, die durch Auslese primär antibiotisch resistent sind und somit eine ernst zu nehmende Gefahr darstellen.

Solche resistenten Stämme entwickeln sich um so eher, je großzügiger der routinemäßige Antibioticaverbrauch ist und je länger der Krankenhausaufenthalt der Kinder durchschnittlich dauert. Die hauptsächlichen Übertragungsmöglichkeiten durch Hände, Schwestern- und Ärztekleidung, unsachgemäße Aufbewahrung und Behandlung der gebrauchten und ungebrauchten Windeln, Leib-, Bade- und Bettwäsche auf den Stationen, auf dem Transport und in der Wäscherei sind durch fortlaufende Überwachung auszuschalten. Um mit einer pyogenen Kontaktinfektion fertig zu werden, ist es notwendig, auch die Wände, Böden (Staub!), Einrichtungsgegenstände systematisch von resistenten Erregern freizumachen. Die allgemeinen Grundsätze der Krankenhaushygiene dürfen nicht im Vertrauen auf die Wirksamkeit der Antibiotica gelockert werden. Bakteriologische Untersuchungen bei Patienten, Pflegepersonen und Ärzten sind schon bei Verdacht auf pyogene Kontaktinfektion empfehlenswert. Keimstreuende Patienten müssen isoliert, keimstreuende Pflegepersonen vorübergehend von der Station ferngehalten werden. Die Unterbringung der Säuglinge in möglichst kleinen, voneinander getrennten Pflegeeinheiten ist eine wirksame prophylaktische Maßnahme. Die Zimmer von Früh- und Neugeborenen sollen nur von der mit der Pflege betrauten Person betreten werden, die einen aus mehrfachen Mullagen bestehenden Mund- und Nasenschutz trägt (Brugsch).

b) Bakterielle und toxische Allgemeininfektion

Von ausschlaggebender Bedeutung für die Behandlung ist einerseits die möglichst rasche und radikale Entfernung des streuenden Primärherdes, zum mindesten seine ausgiebige Eröffnung und die Ableitung seines infektiösen Inhalts nach außen. Andererseits muß die antibiotische Behandlung so früh wie möglich, schon im Verdachtsfall, mit hohen Dosen einsetzen. Der ebenfalls unverzüglich eingeleitete Erregernachweis im Blut oder im Wundsekret und die Empfindlichkeitstestung der Erreger kann nicht abgewartet werden. Bis dahin muß schon ein wirkungsvoller Blutspiegel eines Breitspektrum-Antibioticums erreicht sein. Gegebenenfalls muß nach dem bakteriologischen Befund das Antibioticum gewechselt werden. Bei Neugeborenen ist außer der Anwendung der Tetracycline und des Chloramphenicols auch an die Kombination von Sulfadiazin (etwa 6mal 0,025 g pro kg Körpergewicht) mit Penicillin (100000 E täglich) zu denken. Bei Unruhe Luminal usw. (Dosierung S. 60).

Entscheidend für den Behandlungserfolg sind ferner: aufopfernde Pflege, die möglichst wenig gewechselt werden soll, fortlaufende Stützung von Herz und Kreislauf (s. S. 63), Vitamin K-Gaben bei Blutungsneigung infolge toxischer Capillarschädigung, bei Säuglingen Frauenmilchernährung, Korrektur der gestörten Wasser- und Elektrolytbilanz (s. S. 69), Blutübertragung ($1—1^1/_2\%$ des Körpergewichts, bei Wiederholung möglichst den Spender wechseln). Zur Überwindung lebensbedrohlicher Situationen (Schock oder schwere allgemeine Toxicität) ist die Unterstützung einer sicher wirkenden antibiotischen Therapie durch Nebennierensteroide von großer Bedeutung, sie kann lebensrettend sein (Dosierung s. S. 64). Als äußerste Notfalltherapie kommen auch die Phenothiazinderivate in Frage (S. 63) (Salomonsen, Willi, Vahlquist, Küster).

c) Behandlung örtlicher pyogener Infektionen

Die Behandlung einiger pyogenen Infektionen, die auf chirurgischen Säuglings- und Kinderstationen vor und nach Operationen eine Rolle spielen, ist einzeln zu besprechen.

Infektionen der Nabelwunde des Neugeborenen treten auf als feuchte Gangrän des Nabelschnurrestes. Dieser ist im Gesunden abzutragen, der verbleibende

Stumpf kann mit 1—2%iger Argentum nitr.-Lösung betupft werden, die Wunde wird mit Dermatol oder M-P-Puder bedeckt. Nabelgranulome werden, wenn sie nicht in kurzer Zeit durch Ätzen zum Schwinden gebracht werden, mit einem sterilen Seidenfaden abgebunden. Bei eitriger Sekretion aus der Tiefe der Nabelwunde sind neben antibiotischer Behandlung Spülungen mit 3%iger Wasserstoffsuperoxydlösung und Abdeckung des Nabelrings und der umgebenden Haut mit Zinkpaste erforderlich. Unter Omphalitis versteht man die entzündliche Rötung und Infiltration der Haut um den Nabel. Sie kann von einer Entzündung der Nabelgefäße ausgehen oder dazu führen. Dieser Zustand kann dadurch zu einer lebensbedrohlichen Situation werden, daß sich ein Hautulcus oder ein Gangrän der Bauchdecken entwickelt, das eine Peritonitis (Eventerationsgefahr) oder eine Sepsis zur Folge haben kann. Im Frühstadium sind 50%ige Alkoholumschläge wirksam, bei Ulceration Verbände mit 1%iger Rivanol- oder Argentum nitr.-Salbe. Der Ernst der Lage verlangt gezielte örtliche und orale antibiotische Therapie. Auch Kurzwellenbestrahlung (6 m-Welle) wird empfohlen. Sobald sich subcutane Einschmelzung zeigt, muß das Gewebe durch vorsichtige Incision entlastet und damit einer eventuell rasch fortschreitenden Phlegmone vorgebeugt werden. Bei jeder Omphalitis, nicht nur wenn Beläge vorhanden sind, muß an eine primäre Infektion oder eine Mischinfektion mit Diphtheriebacillen gedacht werden, die oft maligne verläuft. Man behandelt mit Diphtherieserum 3000—6000 E, gibt außerdem Penicillin und Bluttransfusionen (Blutmenge s. S. 52), Sulfonamide beeinflussen die Diphtheriebacillen nicht. Auch geringfügige Nabelentzündungen können dem Neugeborenen-Tetanus Vorschub leisten.

Die *bullöse Impetigo der Neugeborenen* (Pemphigoid) ist wegen der Übertragungsgefahr auf Nachbarkinder zu beachten und sorgfältig zu pflegen. Die Blase wird abgehoben, ohne daß ihr infektiöser Inhalt mit anderen Hautpartien in Berührung kommt. Dann wird die Wunde betupft mit 2%iger wäßriger Mercurochromlösung oder mit 3—5%iger Argentum nitr.-Lösung oder mit 1- bis 2%iger Gentianaviolettlösung oder 5%iger Jodtinktur. Empfehlenswert sind Bäder mit Kalium permanganicum 1:4000 oder Eichenrindenbäder. Eintrocknende Efflorescenzen werden mit Zinkpuder abgedeckt (Zinc. oxyd. 30,0, Talc. 70,0). Für die Wahl des zusätzlichen antibiotischen Präparates ist die Kenntnis wichtig, daß meist eine Staphylokokkeninfektion vorliegt. Bei der *Impetigo contagiosa* der Säuglinge und älteren Kinder sind mehr oder weniger ausgedehnte und zusammenhängende Verkrustungen restlos zu entfernen. Dabei müssen weitere Epidermisverletzungen sorgfältig vermieden werden. Zur Erweichung der Krusten legt man am besten über Nacht Borsalbe oder 2%ige Salicylvaseline auf. Die freigelegten Excoriationen werden dann mit 3—5%iger Trypaflavinlösung betupft und möglichst nicht verbunden. Bisweilen kommt man mit Salbenverbänden besser zum Ziel (z. B. Schwefelzinnobersalbe, Furacinsalbe, Rivanol-Zinkpaste [0,5—1 %]). Mit sulfonamid- oder antibioticahaltigen Salben können gelegentlich, aber nicht regelmäßig, rasche Heilungen erzielt werden.

Bei der *Pyodermie* (Pseudofurunkulose, Pustulosis) kann man sich derzeit immer weniger auf die Wirkung der Antibiotica verlassen. Kleine, noch nicht eingeschmolzene Infiltrate gehen oft unter wiederholtem Betupfen mit 3—5%iger Jodtinktur oder durch Auflegen von Ichthyol (pur oder 30%ige Salbe) zurück. Sind Stichincisionen erforderlich, so muß die Umgebung der Hauteiterungen vor Infektion mit dem Pustelinhalt geschützt werden durch Abdecken mit Zinkpaste. Regelmäßige Bäderbehandlung (s. oben) ist erforderlich. Wichtig ist häufiger Lagewechsel des Kindes. Die Lagerung des Kopfes auf einer leicht desinfizierbaren Folie schützt vor Neuinfektion. Sulfonamid- oder antibioticahaltige Puder haben meist nur vorübergehende Wirkung. Von größter Bedeutung für die Heilung hartnäckiger Pyodermien ist die Allgemeinbehandlung (S. 51).

Für die Behandlung des *Erysipels* (s. S. 30) hat sich die Kombination von Sulfonamiden (etwa Supronal, Protocid, Davosin, Dosierung S. 50) mit Antibioticis bestens bewährt. Die Behandlung hat so früh wie möglich und mit hohen Dosen einzusetzen. Der einst gefährliche Charakter der Erkrankung ist jetzt dadurch harmlos geworden. Zur Vermeidung eines Rezidivs wird die Therapie mehrere Tage über das Abblassen der Rötung hinaus fortgesetzt. In den derzeit seltenen schweren Fällen sind wiederholte kleine Bluttransfusionen angezeigt. Die örtliche Behandlung beschränkt sich auf Ruhigstellung (Bettruhe, Schiene) und Verbände mit Zink-, Bor- oder Ichthyolsalbe. Einschnitte sind möglichst zu vermeiden. Erkrankte Kinder sind zu isolieren. Die Krankheit ist meldepflichtig. Antibiotica (vor allem Penicillin) sind auch die Mittel der Wahl bei dem im Kindesalter äußerst seltenen *Erysipeloid* geworden. Man gibt außerdem Schweinerotlaufserum ad usum humanum. Der örtlichen Behandlung dienen ruhigstellende Vaseline-Verbände.

Zu den Infektionskrankheiten der Kindheit, die unter der antibiotischen Behandlung wesentlich seltener und gutartiger, in ihrem Erscheinungsbild gleichzeitig uncharakteristischer geworden sind, zählt auch der *Wundscharlach*. (Beginn des Exanthems in der Umgebung der Wunde, fehlende oder geringe Angina, aber immer Enanthem.) Man behandelt beim Kleinkind mit 150000 E, beim Schulkind mit 200000 E Penicillin pro die, 6 Tage lang. Kombination mit Sulfonamiden ist bei Mischinfektion angezeigt. Scharlachserum ist nur bei den äußerst seltenen hypertoxischen Formen notwendig (Küster, Vahlquist, Schneider, Künzer, Willi, Lust, Pfaundler-Husler).

d) Behandlung putrider Infektionen

Die Therapie putrider Infektionen (s. S. 31) umfaßt chirurgische Maßnahmen, Chemotherapie und Serumbehandlung. Gleichgültig, ob diese immer schweren, im Kindesalter aber glücklicherweise seltenen Erkrankungen auf Grund einer Mischinfektion bei Kot- oder Urininfiltration des Gewebes auftreten, oder ob sie sich im unfallgeschädigten Gewebe abspielen, immer sind die chirurgischen Maßnahmen der wichtigste Teil der Behandlung. Das betroffene Gewebe ist so früh wie möglich von Nekrosen zu befreien, breit zu spalten und durch Gummidränage und Marbadalstreifen offenzuhalten. Blutleere an den Gliedmaßen soll vermieden werden. Antibiotica werden in hohen Dosen und mit breitem Spektrum angewendet. Zur Serumtherapie steht das polyvalente Gasödem-Serum (Behring) zur Verfügung. Prophylaktisch gibt man 20 cm³ intravenös, möglichst in Narkose und möglichst in den ersten 4 Std nach der Verletzung. Wenn die intravenöse Injektion nicht möglich ist, spritzt man 1 cm³ des Serums subcutan und nach 2—4 Std die Gesamtmenge intramuskulär, um eine Desensibilisierung zu erreichen. Die untere Grenze der therapeutischen Serumwirkung liegt für die Einzeldosis bei 50 cm³. Diese kann erhöht werden auf 100 cm³ und ist gegebenenfalls zu wiederholen (Blount).

e) Behandlung spezifischer Infektionen

1. Tuberkulose. Die Behandlung mit Tuberculostaticis hat die Prognose der für den Kinderchirurgen wichtigen Tuberkuloseformen verbessert und die Gefahr der hämatogenen Streuung und Generalisierung wesentlich verringert. Diese Gefahr bedroht vor allem Säuglinge und Kleinkinder. Als Schrittmacher der

Generalisierung gelten Masern, Pertussis und Grippe. Besonders in diesem Alter und bei den genannten Infektionskrankheiten ist daher die chemotherapeutische Prophylaxe angezeigt, ferner als Vor- und Nachbehandlung operativer Eingriffe. Der therapeutische Effekt der Tuberculostatica bei Knochen- und Gelenkherden, die durch Sklerosierung weitgehend aus der allgemeinen Zirkulation ausgeschlossen sind, ist unsicher. Die Allgemeinbehandlung der Kinder hat nichts von ihrer großen Bedeutung für den günstigen Verlauf der chirurgischen Tuberkulose verloren: Bettruhe, Ruhigstellung von Gliedmaßen, Freiluftbehandlung, zweckmäßige Ernährung (eiweiß-, fett- und vitaminreich, kochsalzarm), Vigantolstöße, Fiebersenkung (am besten mit Pyramidon), Besonnung, Klimawechsel (nicht unbedingt Hochgebirge).

Die Chemotherapie und -prophylaxe wird bei Kindern am besten mit Streptomycin und den Präparaten der INH-Reihe (Isonikotinsäurehydracide) durchgeführt, z. B. Neoteben, Rimifon, Bazillin. Streptomycin, gegen das sich schon nach 17—28 Tagen Erregerresistenz entwickelt, ist für langdauernde Behandlung ungeeignet. Bei Streptomycinresistenz kann INH mit PAS kombiniert werden, das allerdings wesentlich häufiger zu Unverträglichkeitserscheinungen führt (hauptsächlich Magen-Darmstörungen). Die Contebenbehandlung ist wegen der Gefahr der Leberparenchymschädigung heute verlassen. Bei den Mitteln der INH-Reihe sind nur in seltenen Ausnahmefällen ungünstige Nebenwirkungen zu erwarten, nämlich Sensibilitätsstörungen, Benommenheit, Schwindel, Miktionsbeschwerden, Paraesthesien, Exantheme, Conjunctivitis. Diese Folgeerscheinungen sind reversibel. Die INH-Präparate werden in folgender Dosierung angewendet: prophylaktisch zu Beginn 5 mg pro kg Körpergewicht. Im Verlauf von 2 Wochen kann bei guter Verträglichkeit auf 6 mg, bei Behandlung auf 10 mg pro kg (Maximaldosis!) gesteigert werden. Nach 4 Monaten täglicher Gabe kann INH nur mehr an 3 Tagen pro Woche verabreicht werden. Im ganzen kann die INH-Prophylaxe 6 Monate (höchstens 1 Jahr) lang durchgeführt werden (WALLGREN).

2. Lues connata. Die Behandlung wird bei Säuglingen entweder mit Penicillin allein oder zusammen mit Spirocid durchgeführt. Mit negativer Serumreaktion ist 3—9 Monate nach Behandlungsbeginn zu rechnen. Im Klein- und Schulkindesalter wird kombiniert mit Penicillin, Arsen, Wismut behandelt. Da die medikamentöse Lues-Therapie vom Pädiater geleitet werden muß, erübrigen sich hier nähere Angaben (YLPPÖ, OEHME).

3. Aktinomykose. Kombination von Sulfonamiden bzw. deren Additionsprodukten (z. B. Protocid, Andal) mit Penicillin ist gegen Strahlenpilz wirksam. Sie erfaßt allerdings die stets vorhandene Begleitflora nicht genügend, die häufig penicillinresistent ist. Auch die Kombination von Penicillin mit Streptomycin ist erfolgreich, doch sind wohl die besten Resultate durch Chloramphenicol, Tetracyclin, Erythromycin, Bacitracin zu erzielen. Die antibiotische Behandlung muß monatelang mit hohen Dosen in 2—3 Kuren mit zweiwöchigen Intervallen durchgeführt werden, auch noch nach Verschwinden der klinischen Erscheinungen. Die Knoten schrumpfen unter dieser Therapie stark, so daß sie radikal entfernt werden können. Ulcera und Fistelgänge heilen ab oder verkleinern sich so, daß sie chirurgisch übersehbar und behandlungsfähig werden. Die frühere Jodkali-Therapie ist überholt, die Fälle von Dauerheilung überwiegen zahlenmäßig die Versager der modernen Behandlung im Gegensatz zu der früher sehr dubiösen Prognose.

4. Soormykose. Die örtliche Behandlung besteht im Aufstreuen von feinst pulverisierter Borsäure, die mit etwas Saccharin versetzt wird (Rp Saccharin 0,02, Aci. boric. pulv. subt. ad 10,0. MDS äußerlich). Man kann auch mit

1—2%iger Gentianaviolettlösung oder 10—20%igem Boraxglycerin betupfen. Bei Nahrungsverweigerung wird 2—3mal täglich Panthesinbalsam aufgetragen (s. auch S. 48) (KÜNZER; LUST, PFAUNDLER u. HUSLER).

f) Behandlung toxischer Infektionen

1. Tiergifte. Bei *Hymenopterenstichen* ist so bald wie möglich der Stachel so vorsichtig zu entfernen, daß nicht durch Druck auf die ihm anhängende Giftblase zusätzliche Giftmengen in die Einstichstelle des Gewebes gepreßt werden. Danach wird die Einstichstelle mit verdünntem Salmiak betupft. Empfohlen werden auch die Vereisung mit Chloräthylspray und das Auflegen antihistaminhaltiger Salben (z. B. Atosilsalbe, Soventolgelee). Bei starker Schwellung sind feuchte Verbände mit essigsaurer Tonerde günstig. Bei Glottisödem kann durch Adrenalin subcutan oder intramuskulär (Säuglinge 0,1—0,3 cm³, Kleinkinder 0,3—0,5 cm³, Schulkinder 0,5—0,75 cm³ der Lösung 1:1000) oder per inhalationem und durch intravenöse Zufuhr von Antihistaminicis (z. B. Calcistin) die Tracheotomie meist vermieden werden. Die allergische Allgemeinreaktion wird durch langsame intravenöse Injektion von 5—10 cm³ Calcium Sandoz bekämpft. Man kann ferner in die Einstichstelle etwa 0,5 cm³ 1—2%ige Novocainlösung mit Suprareninzusatz injizieren. Wenn die Mundhöhle betroffen ist, läßt man Eisstückchen lutschen. Bei asthmatischer Dyspnoe gibt man Euphyllin-Calcium per os und intravenös. Zentrale und periphere Analeptica (S. 63) stützen den Kreislauf. Bessert sich der Schockzustand trotz Adrenalin- und Ephedringaben nicht in kurzer Zeit, so ist Noradrenalin (z. B. Novadral in 10—20 cm³ physiologischer Kochsalzlösung intravenös) wirksam. In schwersten Fällen können Hydrocortison und Prednisolon lebensrettend sein (S. 64).

Beim *Schlangenbiß* wird mit einem Male die ganze Giftmenge an einer engbegrenzten Stelle in den Körper gebracht, ohne daß wie bei einer bakteriellen Infektion fortwährend neue Toxine gebildet werden. Für den Erfolg der Behandlung hängt daher alles davon ab, die Giftmenge vom Ort des Bisses so früh und vollständig wie möglich zu entfernen. Um dieses Ziel zu erreichen, ist es notwendig, die Wunde sofort auszusaugen entweder mit einer Saugglocke oder mit den Lippen (bei intakter Schleimhaut keine Giftwirkung in Mundhöhle und Magen-Darmkanal). Die früher empfohlene Ausschneidung der Wunde wird heute abgelehnt. Auch Incisionen des die Bißstelle umgebenden Ödems sind nur bei unerträglichem Ausmaß und bei Sekundärinfektion notwendig. Trotz Serumbehandlung kann es zu örtlicher Nekrose kommen. An Extremitäten wird eine venöse Stauung zwischen Bißstelle und Herz angelegt. Sie kann höchstens 1 Std liegenbleiben und muß in Abständen von 15 min gelockert werden. Über einem sterilen Verband können feuchte Umschläge angewendet werden. Die Gliedmaßen sind auf einer Schiene hochzulagern. Zur Linderung starker Schmerzen wird lokale Novocain-Injektion empfohlen. Bei foudroyantem Verlauf können kleine Gliedmaßen abgesetzt werden. Der zweite, ebenfalls kausale Teil der Behandlung ist die unverzügliche Seruminjektion (polyvalentes Schlangenserum Behring). Im allgemeinen genügt eine einmalige intramuskuläre Gabe von 10 cm³. Das Serum kann auch lokal und in schweren Fällen zur Hälfte intravenös appliziert werden. Die unspezifische Behandlung besteht vor allem in der Stützung des bedrohten Kreislaufs und in der Anregung der Atmung (S. 60). Die Flüssigkeitszufuhr muß reichlich sein. (Schock- und Kollapsbehandlung s. S. 62—65.) Zur Bekämpfung der allergischen Symptome sind Antihistaminica (z. B. Avil. Calcium-Sandosten, Antistin-Calcium) unentbehrlich. Schreiten trotz dieser Behandlung die Intoxikationserscheinungen fort, so sind Nebennierensteroide

indiziert. Wegen der Gefahr der Sekundärinfektion sind Antibiotica und Tetanusprophylaxe (s. unten) notwendig. Wiederholte Calciumgaben wirken bei hämor-
rhagischen Intoxikationsformen capillardichtend. Von sedierenden Medikamenten
ist bis bis zurvölligen Beruhigung des Patienten Gebrauch zu machen (S. 61)
(Lieske; Lexer u. Rehn; Lust, Pfaundler u. Husler).

2. Gewebsgifte. Beim Kind handelt es sich überwiegend um *Farb- und
Tintenstiftverletzungen.* Dabei genügt es nicht, die abgebrochene Farbstoffspitze
mit der Pinzette zu entfernen. Vielmehr muß das Gewebe schnellstens so weit
excidiert werden, als es tingiert ist. Wenn die radikale Ausschneidung wegen
der Lokalisation der Verletzung nicht möglich ist, sind breite Incisionen anzulegen, gegebenenfalls unter Freilegung von Sehnen und Periostteilen und unter
Excochleation tieferer Gewebsschichten. Das Wundgebiet ist übersichtlich zu
dränieren. 5%ige Tanninsäurelösung als Spülflüssigkeit soll die schädigende
Wirkung des Anilinfarbstoffs abschwächen. Auch Ascorbinsäure wirkt neutrali-
sierend und reduzierend auf die basischen Farbstoffe. Gelangen Anilinfarbstoffe
durch Trinken oder Essen in den Magen-Darmkanal, so werden sie schlecht
resorbiert, so daß nur eine geringe Gefahr für Allgemeinvergiftung besteht.
Trotzdem sind bei hoher Konzentration nicht nur tiefgreifende Schleimhaut-
schäden, sondern auch toxische Allgemeinerscheinungen (Fieber, Mattigkeit,
Schüttelfrost) möglich, die nach den S. 52 verzeichneten Richtlinien zu behandeln sind (Eufinger, Drachter u. Gossmann; Lexer u. Rehn).

3. Bakterielle Gifte. Patienten mit *diphtherischer Wundinfektion* sind zu isolieren. Die Serumbehandlung ist immer noch unerläßlich. Man gibt hoch-
gereinigtes, eiweißarmes Serum vom Pferd, Rind oder Hammel, und zwar so
früh wie möglich, auch in Zweifelsfällen. Über die Höhe der Dosierung gibt es
keine einheitliche Auffassung. Am besten ist es, die ganze Serummenge auf einmal zu verabfolgen. Als Grundregel kann gelten, daß in leichten Fällen 100 IE
pro kg Körpergewicht, in schweren bis zu 500 IE pro kg Körpergewicht angemes-
sen sind. Es kann zweckmäßig sein, auch an den folgenden Tagen noch jeweils
1000—5000 IE nachzuspritzen zur Neutralisation von eventuell noch gebildeten
Toxinmengen (s. auch S. 34). Sulfonamide wirken auf das Wachstum der
Diphtheriebacillen ungenügend oder überhaupt nicht ein. Wegen der bei chirurgischen Fällen fast immer vorliegenden Mischinfektion empfiehlt sich aber
die Behandlung mit Antibioticis, insbesondere Penicillin. Zur Hebung der allgemeinen Körperabwehr müssen reichlich Vitamine, namentlich Vitamin C, zugeführt werden, auch Höhensonne-Ganzbestrahlung wird empfohlen. In toxischen Fällen sind Nebennierenrindenhormone geeignet, gefährliche Situationen
zu überwinden (S. 64). Eine diphtherieinfizierte Wunde kann erst dann als
keimfrei angesehen werden, wenn 3 Abstriche in mehrtägigen Abständen negativen Bacillenbefund ergeben haben (Lust, Pfaundler u. Husler; Vahlquist).

Tetanus. Prophylaxe. Frühzeitige (6—8Std-Grenze!) und sorgfältige chirurgische Versorgung von Wunden ist ein wesentlicher Teil der Tetanusprophylaxe,
denn durch die Beseitigung in das Gewebe eingedrungener Erreger und der für ihr
Wachstum günstigen Wundbedingungen wird der Wundstarrkrampf am sichersten verhindert. Der primäre Nahtverschluß von Verletzungswunden kann in
dieser Hinsicht eher schaden als nützen. Fremdkörper und alle Gewebsteile,
die bereits oder voraussichtlich keinen Anschluß an die Blutzirkulation haben
und der Nekrose verfallen, müssen bei übersichtlicher Darstellung der ganzen
Wundausdehnung entfernt werden. Wundtaschen, in denen Flüssigkeitsansammlungen ohne Sauerstoffzutritt zu erwarten sind, müssen beseitigt oder breit
offengehalten werden. Blutergüsse sind nach einwandfreier Blutstillung vollständig auszuräumen, weil sie eine Brutstätte für üppiges Gedeihen der Tetanus-

erreger darstellen würden. Das Gewebe darf nicht durch Instrumentendruck oder unter Spannung gelegte Nähte geschädigt werden.

Von größter Bedeutung für die Tetanusprophylaxe ist die aktive Immunisierung. Sie ist zweifellos ungefährlicher und wirksamer als die passive Immunisierung durch prophylaktische Seruminjektion. Auch Kinder, die an Allergie und Erkrankungen des Nervensystems leiden, sollen gegen Starrkrampf aktiv immunisiert werden, weil gerade sie durch Seruminjektion außerordentlich gefährdet wären. Die aktive Immunisierung erfolgt am besten gegen Ende des 1. Lebensjahres oder im 2. Lebensjahr, und zwar zusammen mit der Diphtherie- und Keuchhustenimpfung. Überempfindlichkeitserscheinungen gegen das reine Tetanustoxoid gibt es bei dieser Schutzimpfung nicht, weil spontane Antikörperbildung gegen Tetanuserreger bei uns nicht vorkommt. Als unerwünschte Folgen der Impfung treten gelegentlich Aluminiumhydroxyd-Granulome oder Pseudocysten oder sterile Fremdkörperabscesse auf. Man gibt 2 Injektionen von 0,5 cm³ des entgifteten Toxins (Tetanol oder Tetatoxoid) im Abstand von mindestens 4, höchstens 12 Wochen. Wenige Tage nach der zweiten Injektion ist ein vollwertiger Schutz für ungefähr 10 Jahre ausgebildet. Durch eine dritte Impfung wird Dauerschutz erreicht.

Im Falle einer tetanusgefährdeten Verletzung muß bei aktiv Immunisierten lediglich eine Auffrischimpfung mit 0,5 cm³ Tetanol oder Tetatoxoid vorgenommen werden. Jede prophylaktische Serumgabe erübrigt sich, weil sich nun der Vorteil der aktiven Immunisierung auswirkt, daß in kurzer Zeit intensiv Antikörper gebildet werden, sobald ein neuer Antigenkontakt durch Wiederimpfung oder Infektion mit Tetanusbacillen eintritt. Ausnahmsweise mögen Verletzungen zur Behandlung kommen, deren Beschaffenheit und Verschmutzung besonders bei verspäteter chirurgischer Behandlung derart sind, daß von vornherein mit einer Tetanuserkrankung zu rechnen ist. In solchen Sonderfällen kann nach Ermessen des Arztes eine zusätzliche prophylaktische Antitoxininjektion angebracht sein, weil die Gefahr besteht, daß der Tetanus vor Ablauf jener 4—5 Tage auftritt, die für die Reaktion des Toxoids erforderlich sind.

Weitaus problematischer ist die Tetanusprophylaxe bei nichtgeimpften Kindern. In diesem Fall hat zwar ebenfalls die aktive Immunisierung mit 0,5 cm³ Tetanol oder Tetatoxoid sofort zu erfolgen, doch kann wegen der langen Anlaufzeit ihrer Schutzwirkung auf zusätzliche intramuskuläre Injektion von 1500—3000 IE Tetanusserum bei allen größeren verschmutzten Wunden nicht verzichtet werden. Die Höhe der Serumdosis richtet sich mehr nach den Wundverhältnissen als nach dem Alter des Kindes. Bei Wunden, die später als 24 Std nach der Verletzung zur Behandlung kommen, ist die Antitoxinprophylaxe besonders wichtig. Wird bei kleinen Schürf- und Lappenwunden, deren chirurgische Versorgung einwandfrei erfolgt ist, die Serumprophylaxe unterlassen, so muß der Arzt im Falle einer Tetanuserkrankung auf Unannehmlichkeiten gefaßt sein, wenn auch nicht mit richterlicher Verurteilung, die bei einer so umstrittenen Heilmaßnahme wie der Serumbehandlung des Tetanus kaum mehr zu erwarten ist. Immer ist in solchen Fällen die begründete Unterlassung in den Krankenpapieren zu vermerken. Die Ablehnung einer ärztlicherseits vorgeschlagenen Seruminjektion läßt man sich von den Angehörigen bestätigen. Jede Serumbehandlung hat die Verneinung der Frage zur Voraussetzung, daß allergische Reaktionen (z. B. Urticaria, Ekzem, Heuschnupfen, Asthma) bisher nicht bekannt sind. Ferner muß anamnestisch geklärt sein, ob und welche Serumbehandlung früher durchgeführt wurde. In Zweifelsfällen empfiehlt sich der *Intracutantest* zur Feststellung einer Überempfindlichkeit: Man legt intracutan eine Quaddel mit 0,1 cm³ einer Serumverdünnung (1:10 mit physiologischer

Kochsalzlösung) an. Tritt innerhalb von 15 min eine deutliche Vergrößerung des Injektionsbezirks auf, rötet sie sich und tritt örtlicher Juckreiz auf, so ist die Gefahr einer anaphylaktischen Reaktion bei Einverleibung größerer Serummengen größer als die Tetanusgefahr. Eine zweite Möglichkeit zur Ausschaltung unerwünschter Nebenwirkungen der Serumtherapie ist durch *fraktionierte Injektion* (BESREDKA) gegeben: Man injiziert $^1/_2$ cm³ Serum subcutan, nach einer halben Stunde 1 cm³, nach einer weiterenhalben Stunde 2 cm³ intramuskulär, dann erst den Rest der vorgesehenen Serummenge intramuskulär. Als dritte Vorbeugungsmaßnahme steht die Verwendung von Fermo- und Zymoserum zur Verfügung und der Wechsel auf Serum einer anderen Tierart bei mit Serum vorbehandelten Patienten. Die Serumprophylaxe allein ist ungenügend, weil sie im Vergleich mit der Tetanus-Inkubationszeit nicht lange genug, nämlich nur 1 bis höchstens 3 Wochen Schutz gewährt und nicht einmal in dieser Zeitspanne der Ausbruch der Erkrankung mit Sicherheit vermieden wird. Die *Simultanimpfung* ist also die prophylaktische Methode der Wahl: Man gibt zuerst 0,5 cm³ Tetanol oder Tetatoxoid, dann etwas später, mit neuer Spritze und in einem anderen Lymphgefäßgebiet das Serum. 2—3 Wochen später erfolgt die zweite aktive Impfung mit der gleichen Toxoidmenge. Dauerschutz wird schließlich erreicht durch eine dritte Impfung 2—3 Monate nach der ersten Injektion (ANDREESEN, HÜBNER, BLOUNT, EINOLA und KORTTILA, HENDERSON, STRÖDER, SCHNEIDER, SCHOBER, v. BRANDIS, HANSEN, VAHLQUIST, COURTIN, GRASER).

Behandlung. Wundbehandlung, Seruminjektion und Antibioticagaben machen die *kausale Therapie* des Tetanus aus. Daß bei einem an Tetanus erkrankten Kind eine Verletzung nicht gefunden wird, ist keine Seltenheit. Oft findet man eine kleine, primär verheilte oder wenig entzündete Bagatellverletzung. Diese soll im Gesunden excidiert werden, und zwar so vorsichtig, daß dabei keine Toxinmengen mobilisiert werden, die den Körper plötzlich überschwemmen. Zur Vermeidung dieser bedrohlichen Operationsfolge ist es statthaft, betroffene Finger oder Zehen teilweise oder ganz abzusetzen. Große und infizierte Wunden müssen, wenn die Excision unmöglich ist, breit gespalten, Fremdkörper, Blutgerinnsel und Gewebsfetzen schonend entfernt werden. Alle Wundbuchten müssen für Sauerstoff zugänglich gemacht werden. Die offene Wundbehandlung wird ergänzt durch Betupfen der freigelegten Wundflächen mit 2—5%iger Jodtinktur, Einträufeln von Perubalsam, Spülungen mit Wasserstoffsuperoxyd, Bestäuben mit einem Sulfonamidpuder (häufig Mischinfektion). Bei der vom Nabel ausgehenden Tetanuserkrankung der Neugeborenen hat die früher empfohlene Excision und Kauterisation des Nabels keine eindeutigen Erfolge gebracht, auch hier sind möglichst wenig umfangreiche und vorsichtige Maßnahmen zur Beseitigung etwaiger Unterminierung der Wundränder und Entfernung von nekrotischem Gewebe mit örtlicher antibiotischer Behandlung der Mischinfektion angezeigt.

Die Behandlung des Tetanus mit antitoxischem Serum ist von zweifelhaftem Erfolg. Wenn nämlich die Erkrankung in Erscheinung tritt, ist eine mehr oder weniger große Toxinmenge bereits in den Ganglienzellen fixiert und damit für Serum unangreifbar. Nur das dann noch am Ort der Erregeransiedlung befindliche und produzierte und das in Blut und Lymphe kreisende Gift kann durch Antitoxin gebunden werden. Was für die operative Eliminierung der Erreger gesagt wurde, gilt auch für die Serumbehandlung: Sie muß so früh wie möglich erfolgen, ihr Erfolg hängt weitgehend vom Zeitpunkt des Behandlungsbeginns ab. Wenn die Wunde nicht excidiert werden konnte, muß man täglich bis zu einer Woche lang Antitoxin zuführen, um die jeweils neu gebildeten Toxine abzufangen. Sonst gibt man die ganze Serummenge innerhalb von 1—2 Tagen.

Schematische Dosierungsangaben sind nicht möglich, doch muß die Dosierung hoch sein. Das Serum ist beim Kind intramuskulär zu geben, nur ausnahmsweise, besonders bei verspäteter Behandlung, intravenös. Die Zweckmäßigkeit intrathecaler Verabreichung ist sehr umstritten, sie wird teilweise ganz abgelehnt. Die Durchschnittsmenge liegt je nach Alter des Kindes und Schwere der Erkrankung ungefähr bei 10000—200000 IE. Beim Neugeborenen können als Durchschnittsmenge 7500—15000 IE angegeben werden Diese Dosis kann weit überschritten werden. Immer wenn größere Serummengen gegeben werden müssen, empfielt es sich, zunächst als Testdosis etwa 800 IE subcutan zu geben und erst in 1—2 halbstündigen Abständen je 50000—100000 IE intramuskulär (in Ausnahmefällen intravenös) zu injizieren. Zusätzlich können außerdem sofort bei Erkrankung und am 10. Tag je 0,5 cm³ Tetanol oder Tetatoxoid subcutan an anderer Körperstelle als das Serum gegeben werden. Zur Vermeidung einer Verschlimmerung der Krampfzustände durch die mit der Einspritzung verbundene Erregung sollen jeder Seruminjektion sedierende Maßnahmen vorausgehen. Verwendet wird hochkonzentriertes Fermo-Serum. Sehr umstritten ist der Wert örtlicher Serumapplikation.

Zur Vermeidung von Komplikationen durch primäre oder sekundäre Mischinfektion ist die gleichzeitige Gabe von Antibioticis von nicht zu unterschätzendem Wert. Für neugeborene Kinder werden 3—5 Tage lang hohe Dosen ($^1/_2$ bis 1 Million E täglich) Penicillin empfohlen, für ältere Kinder zweimal täglich 300000 E. Ein wesentlicher Einfluß auf den Starrkrampf selbst ist dadurch allerdings nicht zu erwarten.

Abgesehen von diesen kausalen Behandlungsmaßnahmen ist die *symptomatische Therapie* bei Tetanuskranken für einen günstigen Ausgang ausschlaggebend: Erfahrene Einzelpflege mit möglichst wenig Pflegewechsel, verdunkeltes, ruhig gelegenes Zimmer, medikamentöse Behandlung so weit wie möglich oral oder rectal, damit die Zahl der Injektionen so niedrig wie möglich bleibt, keine Injektion ohne vorherige Sedierung, Sauerstoffzelt oder Sauerstoffzufuhr durch Nasenkatheter, Fußende des Bettes anheben zur Erleichterung des Sekretabflusses aus Mundhöhle und Bronchien, Klysmen zur Ergänzung der intravenösen Flüssigkeits- und Elektrolytzufuhr, sorgfältige Hautpflege (Vasoformpuder) wegen Schweißausbrüchen. Zur Herabsetzung der Reflexerregbarkeit und Entspannung der Krämpfe dienen Chloralhydrat, Barbiturate und Opiate. Chloralhydrat ist besonders in der Neugeborenenperiode bewährt. Nach dem Säuglingsalter wird damit nur bei leichten Fällen eine ausreichende Sedierung erzielt, für größere Kinder und in schwereren Fällen verdient das anhaltender wirkende Avertin den Vorzug. Man kann mehrere Tage lang innerhalb 24 Std mehrmals 0,08—0,1 g der 3%igen Avertinlösung pro kg Körpergewicht geben. Für Kinder jeden Alters ist Luminal-Natrium empfehlenswert. Man gibt je nach Alter 0,3—0,75 cm³ der 20%igen Lösung intramuskulär, bei älteren Kindern sind alle 2 Std 5—10 Teilstriche dieser Lösung möglich. Bei Kleinkindern führt gelegentlich auch eine Sedierung mit Pernocton oder Somnifen bei Tag (0,2—1,0 mehrmals täglich) intramuskulär und Avertin bei Nacht zum Ziel. Ausgezeichnet spasmolytisch wirkt Magnesium sulfuric., das in 20%iger Lösung bis 5 cm³ intramuskulär gegeben werden kann, auch mehrmals täglich. Weil bei diesem Medikament Atemlähmungen vorkommen können, muß Calcium-Sandoz 10% zur intravenösen Injektion (und Lobelin, Micoren) zur sofortigen Verfügung bereitgehalten werden. Klein- und Schulkinder erhalten 2—5—10 cm³ Calcium-Sandoz. Die Dosierung für Lobelin beträgt im Säuglingsalter 0,00015 bis 0,003, später 0,005—0,01 subcutan oder intramuskulär.

Bei schweren Tetanusfällen können unter strenger Kontrolle der Atmung Morphiumpräparate gegeben werden. Bei Säuglingen allerdings ist die Reaktion des Organismus so wenig vorauszusehen, daß man besser darauf verzichtet. Auch im Kleinkindesalter ist besonders bei der ersten Darreichung Vorsicht geboten. Dosierung für Morphinum hydrochloricum:

<pre>
ab 6. Lebensmonat . . 0,0005   ⎫
Kleinkinder . . . . . 0,001—0,003 ⎬ 1—2mal täglich subcutan
Schulkinder . . . . . 0,004—0,008 ⎭
</pre>

Ein im Kindesalter gut verträgliches Präparat ist Dolantin, von dem bei Kleinkindern 0,2 cm³, bei Schulkindern 0,3—0,5 cm³ der Ampulle zu 0,1 g anwendbar sind.

Einen wesentlichen Fortschritt in der Therapie der schwersten, früher so gut wie immer tödlichen Fälle hat die Einführung der Phenothiazine und der Curarisierung gebracht. Megaphen kann mit Curare kombiniert werden, die Körpertemperatur wird auf etwa 35,5° C eingestellt. Durch den winterschlafähnlichen Zustand werden zunehmende Schädigungen der Regulationszentren verhindert, die Wiederkehr ihrer Funktion gefördert. Die Drosselung des Stoffwechsels verringert den Energieaufwand. Curare unterbricht die Reizübertragung vom Nerven auf den quergestreiften Muskel in den Muskelendplatten. Durch die so erzielte allgemeine Dämpfung des Organismus und die Erschlaffung der Muskulatur können die Umweltreize der täglichen Pflege (Licht, Geräusch, Berührung) nicht mehr krampfauslösend wirken. Stärkere Reize (Injektionen, Verband- und Lagewechsel, Sondierung) haben höchstens geringe und kurzdauernde tetanische Reaktionen zur Folge. Gleichzeitig wird bei hyperpyretischen Formen ausreichende und anhaltende Temperatursenkung am sichersten erreicht. Die erfolgreiche Durchführung dieser Behandlung hat zur Voraussetzung, daß ein erfahrener Anaesthesist jederzeit zur Verfügung steht. Dauerbeatmung (Bang-Respirator, Respirator Engström, Poliomat Draeger) bei endotrachealer Intubation nach Tracheotomie ist unerläßlich. Da der Hustenreflex weitgehend außer Funktion gesetzt ist, drohen Lungenkomplikationen, denen durch dauernde Kontrolle des Gummitubus, Absaugen der Atemwege, Anfeuchten der Atemluft zu begegnen ist. Ob die künstliche Beatmung der Lungen ausreicht, ist durch Prüfung der Sauerstoffsättigung und Kohlensäurespannung im arteriellen Blut zu kontrollieren. Katheterismus und hohe Einläufe sind wegen der Gefahr der Harn- und Stuhlverhaltung regelmäßig durchzuführen. Krankhafte Veränderungen von Blutdruck, Puls, Atmung und Temperatur müssen früh erkannt und korrigiert werden. Bei längere Zeit curarisierten Kindern liegt die sonst fast unbekannte Thrombosegefahr wegen Beeinträchtigung des venösen Rückflusses nahe (Heparinzugabe 25—150 mg je nach Alter). Lagewechsel und Massage sind wichtige pflegerische Maßnahmen. Dosierung der Phenothiazinderivate s. S. 63. Dosierung für Curare: etwa 5 mg d-Tubocurarin alle 15 min i. v. und 10 mg alle 90—120 min i. m. Die Gesamtmenge in 24 Stunden liegt bei 300 mg.

Als letzte Hilfe bei akut lebensbedrohlichen Zuständen kann kurzfristige und gleichzeitig mit wirksamer antibiotischer Therapie erfolgende Corticosteroidbehandlung (s. S. 64) durchgeführt werden (KÜSTER; TSCHIRREN und MÜLLY; DE RUDDER; VAHLQUIST; STRÖDER; EINOLA und KORTTILA; LAURENCE, BERMAN, SCRAGG u. ADAMS; GÖTT; SCHNEIDER; WEISSE; SALOMONSEN; WINDORFER; KÜNZER, STRÖDER u. GEISLER; BREHME; GROB).

4. Behandlung des Schock- und Kollapssyndroms

Schock- und Kollapszuständen liegt das gleiche pathophysiologische Geschehen zugrunde, das sich hauptsächlich in Kreislaufveränderungen und in einer Krise des gesamten vegetativen Nervensystems äußert. Das Wesen der Kreislaufstörung ist die Verminderung der zirkulierenden Blutmenge, die entweder durch Entblutung oder durch krankhafte Blutverschiebungen in der geschlossenen Strombahn (Versacken des Blutes in Depots, vor allem Splanchniscusgebiet, kleiner Kreislauf, Muskulatur) oder durch Flüssigkeitsverschiebungen durch die vermehrt durchlässigen Capillarwände hindurch verursacht wird. Der erste und wichtigste Teil jeder Schock- und Kollapstherapie ist daher, daß der Kreislauf unter Kontrolle von Puls und Blutdruck so nachhaltig wie möglich aufgefüllt wird. Dazu eignet sich am besten die intravenöse *Plasmatransfusion*, die den osmotischen Druck am sicherten aufrechterhält. Die Vollbluttransfusion ist bei Erythrocytenverlust angezeigt. Die Plasmamenge richtet sich zunächst nach der Schwere des Zustands, später wird sie durch die fortgesetzte Beobachtung des kranken Kindes (Cyanose, Blässe, Puls, Blutdruck) und die Kontrolle von Hb, Ery und Hämatokrit bestimmt. Anfangs gibt man 10—15 cm³ pro kg Körpergewicht. Von dem Effekt dieser ersten Infusion hängt es ab, ob in $^{1}/_{2}$—1stündigen Abständen gleiche oder größere Gaben zu wiederholen sind, oder ob für die Stabilisierung des Kreislaufs die intravenöse Dauerzufuhr notwendig ist. Bei akuten Blutverlusten ist die Venenfüllung ein besseres Kriterium für die ausreichende Transfusionsmenge als der Blutdruck, der noch durch Zentralisation gestützt sein kann und bei jungen Kindern oft schwer exakt feststellbar ist. Wenn arteigenes Plasma nicht sofort zur Verfügung steht, so wird es am besten ersetzt durch *kolloidale Lösungen* wie Periston N oder Dextran (z. B. Makrodex), deren Kreislaufeffekt dem des Plasmas nahekommt. Vorteile dieser Ersatzlösungen sind die Haltbarkeit bei längerer Lagerung und der Umstand, daß Krankheitsübertragungen wie etwa Virushepatitis nicht möglich sind. Daß dem Periston N eine entgiftende Funktion zukommt in dem Sinn, daß es Toxine bindet und ausschwemmt, ist nicht allgemein anerkannt. Bei Parenchymschäden der Leber und Nieren ist wegen eventueller Ausscheidungsstörungen Vorsicht bei der Verwendung der kolloidalen Lösungen im Schock geboten. Eine weitere Möglichkeit für Plasmaersatz steht in der artunspezifischen Serumkonserve Resorba und im Humanalbumin (Behring) zur Verfügung, das 20%ig und 5%ig in Ampullen zu 10 und 50 cm³ geliefert wird. Die 20%ige Lösung wirkt stark osmotisch, ist also sehr geeignet zur Behandlung des im Kindesalter häufigen protoplasmatischen Kollapses (bei Infektionen, insbesondere Superinfektion während antibiotischer Therapie, alimentärer Intoxikation, Verbrennungen), insofern es die Abwanderung von Blutserum durch die toxisch geschädigten Capillaren in das perivasculäre Gewebe stoppen kann. Humanalbumin 5% ist am Platz, wenn, ohne daß eine besondere Ödemgefahr vorliegt, der Kreislauf nachhaltig ausgefüllt werden soll (ein- bis mehrmals täglich 10 bis 150 cm³ intravenös je nach Alter des Kindes und Schwere des Zustandes). Diese Plasmaersatzflüssigkeiten können bei Bedarf im Verhältnis 1:1 oder 1:2 mit Vollblut, Plasma oder kristalloiden Lösungen zur intravenösen Infusion gemischt werden. Im Vergleich mit Plasma und seinen Ersatzstoffen hat die Verwendung *kristalloider Lösungen* zur Kollapsbehandlung große Nachteile, weil sie nur kurzfristig im Blutstrom verbleiben und geeignet sind, die perivasculäre Flüssigkeit zu vermehren. Sie können jedoch beim Exsikkationskollaps ernährungsgestörter Säuglinge oder bei starker Bluteindickung aus anderen Gründen (z. B. Peritonitis) erforderlich werden. Durch Zusatz von Rutin (z. B. Birutan oder Adrenoxyl) kann die Verweildauer der kristalloiden Lösungen in der Strombahn verlängert werden. Orale und rectale Flüssigkeitszufuhr soll solange und sobald wie möglich die Infusionstherapie ergänzen und ablösen.

Das wieder aufgefüllte Gefäßsystem muß durch Analeptica tonisiert werden. *Kreislaufmittel,* die vor Beginn der Infusionstherapie gegeben wurden, könnten in gefährlicher Weise zu paradoxen Reaktionen führen. Bei ihrer Wahl muß ihr jeweiliger Indikationsbereich berücksichtigt werden.

Zentralisation. So sind die Mittel der Adrenalinreihe nicht angezeigt im Stadium der *Zentralisation,* bei dem schon eine Engstellung der arteriellen Gefäße vorliegt (adrenergische Abwehrspannung: kleine Blutdruckamplitude mit hohem diastolischem Druck, blasse Cyanose, kalte Acren, erhöhte Atemfrequenz, Pulsbeschleunigung, klein, gespannt). Hier ist Vasculat am Platz (je nach Alter $^1/_3$—$^1/_2$—1 Ampulle zu 0,05 intramuskulär) oder Peripherin in gleicher Dosierung. Wenn in schweren Fällen mit diesen Mitteln trotz Ausgleich des Volumenmangelkollapses keine Kreislaufbesserung erzielt wird, so sind *Phenothiazinderivate* indiziert, die die vegetativen Funktionen in Zentren, Ganglien und in der Peripherie dämpfen und fähig sind, den peripheren Gefäßkrampf durch Unterbrechung der vasoconstrictorischen Reize zu lösen, den Sauerstoffverbrauch im Gewebe zu verkleinern, die Capillaren abzudichten, die Schmerzempfindlichkeit zu verringern und allgemein zu beruhigen. Selbstverständlich muß auch hierbei das Flüssigkeitsdefizit ausgeglichen sein und bleiben. Fortlaufende Kontrolle nicht nur des Pulses, des Blutdrucks, der Atmung und des Aussehens des Kindes, sondern insbesondere der Körpertemperatur ist erforderlich, weil die hypothermische Komponente der Phenothiazine die Temperatur in unerwünschter Weise senken kann. Ein Abfallen unter 35—35,5° C ist durch Wärmezufuhr und eventuell durch Verkleinerung der Dosierung zu verhindern. Vorsichtshalber gibt man zunächst nur Megaphen (Anfangsdosis 1 [—3] mg pro kg Körpergewicht intramuskulär). Normdosen für die weitere Behandlung bestehen nicht, die oben angegebene Menge kann in $^1/_2$—5stündigen Abständen wiederholt werden bis zur Wirkung und in steter Abhängigkeit vom Verhalten des Kindes. Eine Tagesmenge von 5—15 mg pro kg Körpergewicht ist im allgemeinen nicht zu überschreiten. Es ist möglich, daß der gewünschte Effekt erst durch zusätzliche Atosilgaben, gelegentlich auch Padisalgaben erreicht wird. Man gibt diese Mittel gleich hoch dosiert entweder wechselweise im Abstand von 2—4 Std oder kombiniert mit Megaphen in den oben angegebenen Intervallen. Richtschnur der Dosierung, die äußerst individuell zu handhaben ist, ist die Körpertemperatur. Diese Behandlung soll durchschnittlich nicht länger als 2 bis höchstens 4 Tage dauern, sie darf ferner nicht plötzlich abgebrochen, sondern muß über Tage hin langsam abgebaut werden. Wenn außerdem Sedativa gegeben werden müssen (Luminal, Somnifen, Dolantin), so ist deren Dosierung niedrig zu halten, weil die Phenothiazinderivate ihre Wirksamkeit verstärken. Gleichzeitige Gaben von Nebennierensteroiden zu den Phenothiazinderivaten ist sinnwidrig.

Bei dem **Entspannungskollaps** (Weitstellung der arteriellen und venösen Gefäße mit Senkung des systolischen und arteriellen Blutdrucks und wenig verkleinerter Amplitude) kann das Darniederliegen des Kreislaufs meist durch Effortil, Peripherin, Veritol, Suprifen, eventuell abwechselnd mit zentral angreifenden Analepticis (Cardiazol, Coramin, Coffein) beherrscht werden. In schwersten Fällen wird die Tonisierung am sichersten erreicht durch Noradrenalin, das man dem dann immer notwendigen intravenösen Dauertropf zusetzt. Noradrenalin verengt die arterielle Strombahn und die arteriovenösen Anastomosen, es beeinflußt im Gegensatz zu Adrenalin die Herzfrequenz und die Blutzuckerhöhe nicht. Von dem gut verträglichen Präparat Novadral gibt man 1—2mal innerhalb 24 Std beim Säugling 0,5 cm³, beim älteren Kind 1,0—2,0 cm³ in den Dauertropf. In besonders schweren Fällen kann die Dosis dreimal in 24 Std gegeben werden. Die Geschwindigkeit der Tropfenfolge wird nach dem Allgemeinzustand und der jeweiligen Kreislaufsituation eingestellt. Nor-Adrenalin kann gegebenenfalls mit Digitalis und Strophanthin kombiniert werden. Auch beim Entspannungskollaps sind die oben genannten Sedativa und je nach Schwere des Falles die Phenothiazinderivate angezeigt (Schäfer; Wiemers und Kern; Weinmann und Herbrand; Frenzel; Halhuber; Heusser; Ewerbeck und Wechselberg; Kirchhoff und Eichler; Grob; Kuschinsky; Eufinger; Darrow; Schega; Engelhardt und Fekl; Künzer, Ströder u. Geisler; Perger; Hecker und Berg; Schwaiger; Reissigl).

Wenn bei lebensbedrohlichen Schockzuständen Noradrenalin nicht anspricht oder nicht genügend schnell wirksam erscheint, sind Nebennierenrinden-Hormone indiziert. Cortison wird heute überwiegend in seiner dehydrierten Form angewendet als Prednison und Prednisolon. Solche Notfälle können sich ergeben bei Arzneimittelüberempfindlichkeit (z. B. intravenöse Urographie), bei Transfusionszwischenfällen, Verbrennungen und sonstigen schweren Traumen, während und nach operativen Eingriffen, bei allergischen Reaktionen (Glottisödem), bei toxisch-hyperergischen Zuständen im Verlauf foudroyanter Infektionen, die tödlich enden könnten, bevor Antibiotica wirksam werden, und schließlich bei allen Zuständen vorübergehender Nebennieren-Insuffizienz. Dadurch können Kreislaufmittel, vor allem Noradrenalin, wieder ansprechen.

Aktive Tuberkulose, Virusinfektion (Varicellen!) und Diabetes sind Erkrankungen, die sich mit Glucosteroidbehandlung nicht vereinbaren lassen. Selbstverständlich muß gleichzeitig und einige Zeit nach jeder Glucosteroidbehandlung gegen bakterielle Infektion ein sicher wirksames Antibioticum gegeben werden, weil durch Cortison die Entzündungsvorgänge unterdrückt werden und damit die Ausbreitung bakterieller Infektion hemmungslos erfolgen kann.

Daß diese antibiotische Sicherheit nicht immer gegeben ist, schließt die Mahnung ein, die Anwendung der Glucosteroide auf wirkliche Notfälle zu beschränken. Verzögerung der Wundheilung soll bei Dosierung bis zu 15 mg Prednisol täglich nicht bestehen. Als unerwünschte Nebenwirkungen sind bekannt: interkurrente Infekte, spastische Magen-Darmstörungen (Ulcusgefährdung), Schwitzen, Kopfschmerzen, Schwindel, Kalium-Verlust. Die Dosierung richtet sich mehr nach der Schwere des Zustandes als nach dem Körpergewicht und dem Alter, sie muß also jedem Einzelfall angepaßt werden. Als ungefähre Richtlinie kann gelten, daß Kinder unter 2 Jahren $^1/_4$, 2—6jährige Kinder $^1/_2$, und 6—12jährige Kinder $^3/_4$ der Erwachsenendosis erhalten, also im allgemeinen $^1/_2$—1—2 mg pro kg Körpergewicht. Als Einzeldosis kann man z. B. 1 Ampulle Soludecortin H zu 10 mg in sehr langsamer Injektion (3 min) geben. Die Injektion kann nach 3 Std, frühestens nach $^1/_2$ Std wiederholt werden. Üblicher ist der Zusatz zur intravenösen Dauerinfusion mit Plasma oder 5%iger Glucoselösung (kein Kochsalz!). Die mittlere Tagesdosis für Prednison und Prednisolon beträgt für Säuglinge 10 mg, für Kleinkinder 15 mg, für Schulkinder 20 mg, und zwar nicht mehr als 0,2 mg pro cm³ Infusionsflüssigkeit. Die Behandlung mit Nebennierenrindenhormonen darf nicht plötzlich abgebrochen werden, sondern muß in allmählich fallenden Dosen aufhören, dabei können vorübergehend ACTH-Gaben nötig werden (Normann, Frenzel, Kuschinsky).

Besonders bei cyanotischen Zuständen im Schock wird Sauerstoffinhalation empfohlen (Nasenkatheter, Haube, Zelt). Ihre Zweckmäßigkeit zur Beseitigung der schockbedingten Anoxämie ist zweifelhaft, weil bei dem bestehenden peripheren Kollaps dadurch nicht mehr Sauerstoff an die Gewebe gebracht werden kann und die erschwerte Kohlensäureabgabe dadurch nicht verbessert wird. Sauerstoffgaben sind um so wirkungsvoller, je mehr sich das Kind vom Schock erholt. Wenn länger als 12 Std Sauerstoff verabreicht wird, dann soll die Konzentration in der Inspirationsluft 40% (ausnahmsweise 60%) nicht übersteigen wegen der Gefahr entzündlicher Reizung der Schleimhäute in den Atemwegen und wegen der Gefahr des Lungenödems. Zur Anregung der Atmung gibt man Lobelin intramuskulär oder subcutan, und zwar bei Säuglingen 0,003—0,005, bei älteren Kindern 0,01 (die Dosis kann nach 15—30 min wiederholt werden) oder Micoren intravenös, subcutan oder intamuskulär 0,5—1cm³. Auch Cardiazol und Coramin wirken atmungsanregend.

Kollabierte Kinder sind in horizontaler Seitenlage zu halten. Wenn kein Schädeltrauma vorliegt, soll der Kopf tief gelagert sein. Durch Umwickeln und Hochlagern der Beine kann der Kreislauf entlastet werden. Der Körper muß vor Unterkühlung geschützt und gegebenenfalls durch Wärmelampen oder durch Wärmeflaschen, die in Flanelltücher gehüllt zu beiden Seiten und am Fußende liegen, erwärmt werden. Schwere Formen des Hyperpyrexiekollapses werden durch Phenothiazine behandelt (s. S. 63). In leichteren Fällen wird Fiebersenkung und Lösung der Krämpfe — unterstützt durch Eisblase, Wadenwickel, kalte Abwaschungen, leichte Bedeckung — erreicht durch Pyramidon (Säuglinge 0,01—0,05, Kleinkinder 0,1—0,15, Schulkinder 0,15—0,3: 2—3mal täglich) und Luminal-Natrium (von der 20%igen Lösung beim Säugling 0,2—0,5, beim älteren Kind 0,5—1,0 intramuskulär: 1—2mal täglich) oder Chloralhydrat (Kleinkinder 0,5—1,0, Schulkinder 1,0—2,0) als Klysma in folgender frischer Zubereitung: Chloralhydrat 1,0, Mucil. gumm. arab. 10,0, Aqua dest. ad 50,0. Bei stärkeren Krämpfen hilft Magnesium sulf. (s. S. 60).

Notwendige chirurgische Eingriffe (auch die örtliche Blutstillung und die Wundversorgung sind zunächst provisorisch vorzunehmen) können und müssen so lange aufgeschoben werden, bis die Beherrschung des Schockzustands gesichert ist (GROB, SCHWAIGER, WIEMERS und KERN).

5. Behandlung der Verbrennungskrankheit

a) Allgemeinbehandlung

Die Hauptgefahr bei Verbrennungen ist das Schock- und Kollapssyndrom. Es kann als Initialschock (selten, aber oft tödlich) durch plötzliche Dysregulation des zentralen und peripheren Nervensystems bei allen Schweregraden akuter Hitzeeinwirkung auftreten, auch bei Bagatellfällen. Mit weiteren Kollapskrisen ist in den ersten 4—12 Std und bis zum 4. Tag nach der Verbrennung zu rechnen, wenn zusätzlich zu der genannten nervösen Dysregulation der Kreislauf durch Verluste an Wasser, Elektrolyten, Eiweiß insuffizient wird und toxische Parenchymschäden die Leistungsfähigkeit der inneren Organe vermindern, die funktionsgestörten Organe (vor allem Leber und Nieren) wiederum zur Vergrößerung des Kreislaufschadens beitragen. Verhütung oder Beseitigung des Kreislaufschadens hat daher die größte Bedeutung in der Therapie der Verbrennungen. Die auf S. 62—65 dargestellten Behandlungsmaßnahmen sind für das durch Verbrennungen verursache *Schock-* und *Kollapssyndrom* durch folgende Angaben zu ergänzen: Flüssigkeiten und Elektrolyte gehen schneller und in größerem Ausmaß verloren als die Plasmaproteine. Alle diese Verluste erreichen ihr größtes Ausmaß in den ersten 12—36 Std. Um einen adäquaten Ausgleich zu erreichen, sind einige Laboratoriumsuntersuchungen unerläßlich: Blutstatus, Blutgruppenbestimmung, Urinbefund. Wünschenswert sind in schweren

Fällen die Bestimmung der Natrium-, Chlorid- und Kaliumwerte im Serum sowie die Feststellung des Kohlensäurebindungsvermögens im Blut. Das wertvollste Kriterium für die Beurteilung des Blutvolumenverlustes und seines Ausgleichs durch die Infusionstherapie ist abgesehen von der Beobachtung des Allgemeinzustandes, des Pulses und des Blutdrucks die fortlaufende Kontrolle der Urinproduktion. Dazu ist die stündliche Messung der Harnmenge (Dauerkatheter!) erforderlich. Die prognostische Bedeutung des Hämatokrits ist weniger groß, weil die regelmäßige Blutabnahme den kindlichen Patienten zu stark belasten würde, und weil die Normalwerte bei jungen Kindern (also bei den am häufigsten betroffenen) stark schwanken, so daß nur große Abweichungen von der Norm verwertbar sind (Mittelwert 45). Wenn möglich soll vor Behandlungsbeginn das Körpergewicht festgestellt werden, weil es für Flüssigkeitsmengenberechnungen wertvoll ist. Die meisten Kinder mit Verbrennungen von 10% oder mehr der Körperoberfläche bedürfen der Flüssigkeitszufuhr, in all diesen Fällen wird also sofort eine intravenöse Dauertropfinfusion angelegt. Die Infusionsbehandlung ist bei schweren Fällen durchschnittlich 2—3 Tage, manchmal länger notwendig. Wenn im folgenden Berechnungen für die Zusammensetzung und Menge der Infusionsflüssigkeiten angegeben werden, so muß betont werden, daß sie nur als allgemeine Richtlinien aufzufassen sind. Denn schon der normale Flüssigkeitswechsel läßt sich mit Normzahlen nur annähernd erfassen (Abhängigkeit von Ruhe, Bewegung, Temperatur, Konstitution usw.), erst recht hängen die qualitativen und quantitativen Veränderungen bei einem so komplexen Geschehen, wie es der Verbrennungsschock darstellt, von Faktoren ab, die im einzelnen teilweise noch unbekannt sind. Maßgebend für die Infusionstherapie sind die klinischen Zeichen und Verlaufsphasen, die stündlich festgestellten Urinmengen (mit spezifischem Gewicht) und die oben genannten Laboruntersuchungen (insbesondere fortlaufende Hämoglobinkontrollen). Steigen während der Infusionstherapie die Hämoglobinwerte an, so ist der Flüssigkeitsverlust noch nicht ausgeglichen. Die Flüssigkeitszufuhr ist ferner ungenügend, wenn in drei aufeinanderfolgenden Stunden jeweils weniger als 10 cm³ Urin ausgeschieden werden. Sie ist überreichlich, wenn bei Kleinkindern mehr als 30, bei Schulkindern mehr als 50 cm³ ausgeschieden werden. Denn folgende Harnausscheidungsmengen können als normal betrachtet werden:

        Geburt — 1 Jahr. . . . . 8—20 cm³ pro Stunde
        1— 5 Jahre. . . . . 20—24 cm³ pro Stunde
        6—10 Jahre. . . . . 26—30 cm³ pro Stunde

Bei der Regulierung des intravenösen Flüssigkeitszustroms sei man sich bewußt, daß jede Überwässerung des Organismus ebenso gefährlich ist wie ein Flüssigkeitsmangel. Die parenterale Flüssigkeitszufuhr muß nach Maßgabe der oralen und eventuell rectalen Flüssigkeitsaufnahme bemessen werden. Die Trinkmenge ist also in kritischen Fällen festzustellen. Nach 48 Std müssen meist nur noch Elektrolytlösungen gegeben werden, Plasma ist dann entbehrlich. Allerdings kann das Blutbild die Notwendigkeit einer Vollbluttransfusion anzeigen, wenn die Erythrocyten trotz adäquater Flüssigkeitsbilanz stark absinken. Bei ausgedehnten tiefen Verbrennungen kann der Erythrocytenverlust bis zu 40% in 48 Std betragen, bei weniger ausgedehnten Teilzerstörungen bis zu 10%. Man gibt je nach Alter 7—15—20 cm³ Vollblut pro kg Körpergewicht. In den ersten Krisentagen empfiehlt es sich, mit Vollbluttransfusion eher zurückhaltend als freigiebig zu sein.

Eine allgemeine Regel lautet, daß während der ersten 48 Std 50—100 cm³ Flüssigkeit pro Prozent verbrannter Oberfläche erforderlich sind, und daß Kinder pro 15% verbrannter Oberfläche eine Flüssigkeitsmenge benötigen, die ungefähr ihrem normalen Plasmavolumen entspricht. Zur Größenschätzung der verbrannten Fläche kann auch im Kindesalter trotz der vom Erwachsenen verschiedenen Proportionen die Neunerregel angewendet werden:

Kopf 9%
Rumpf vorn. 18%
Rumpf hinten 18%
Bein 18%
Arm 9%

Wie Tabelle 16 zeigt, liegen für das Plasmavolumen in den verschiedenen Stufen der Kindheit teilweise differierende Normzahlen vor.

Tabelle 16. *Sammeltabelle über das Plasmavolumen in Kubikzentimetern während der Kindheit* (Modifiziert nach OPITZ u. WEICKER in BROCK.)

Neugeborenes	180	7 Jahre	913—1106
7.—9. Monat	338	8 Jahre	1083—1217
bis 12 Monate	379—426	9 Jahre	1092—1321
2 Jahre	395—502	10 Jahre	1292—1404
3 Jahre	547—571	11 Jahre	1297—1621
4 Jahre	625—753	12 Jahre	1495—1653
5 Jahre	752—767	13 Jahre	1304—1850
6 Jahre	763—855	14 Jahre	2186

Die Tagesgesamtmenge beträgt je nach Alter des Kindes 800—1000—1500 cm³. Wenn das Gewicht des Patienten bekannt ist, kann man sich an die Regel halten, daß schwere Verbrennungen (über 25% der Körperoberfläche) im allgemeinen 10% des Körpergewichts an Plasma in den ersten 48 Std erhalten sollen, um die Verluste durch Exsudation und Ödem auszugleichen. Diese Plasma- oder Plasmaersatzmenge ist 1:1 mit einer 5%igen Traubenzucker-Ringerlösung zu mischen, weil zusätzlich die Verluste durch Haut-, Lungen- und Urinausscheidung zu ergänzen sind. Die Hälfte dieser Flüssigkeitsmenge ist in den ersten 12 Std, $^1/_4$ in den nächsten 12 Std, $^1/_4$ in den nächsten 24 Std zu infundieren (15 Tropfen Infusionslösung = 1 cm³). Wenn in den ersten beiden Tagen eine Vollblutübertragung erfolgt, so wird die Plasmamenge im Dauertropf um die Transfusionsmenge verringert. Man kann sich auch an folgende Grundregel halten: Pro kg Körpergewicht und für jedes Prozent verbrannter Oberfläche (bis zu 50%) soll in den ersten 24 Std 1 cm³ Plasma oder Plasmaersatz gegeben werden, zusätzlich die gleiche Menge Glucose-Ringerlösung, in den zweiten 24 Std die Hälfte dieser Menge. (Der normale Wasserverlust beträgt bei Säuglingen [2—10 kg] 330 bis 1000 cm³, beim älteren Kind [10—40 kg] 1000—1800 cm³).

Bezüglich der Behandlungsmaßnahmen zur Beruhigung und Zügelung des zentralen und vegetativen Nervensystems wird auf die Ausführungen S. 63 verwiesen. Wegen der nachteiligen Folgen, die sich aus jeder Infektion im Verlauf der Verbrennungskrankheit ergeben können, sollte jede resistenzmindernde Medikation (Nebennierenrindenhormone) soweit wie möglich vermieden und auf wirkliche Notfallsituationen beschränkt werden. Bei allen Verbrennungen 2. Grades und bei allen Verbrennungen 3. Grades ist stationäre Behandlung angezeigt. Antibiotische Prophylaxe in hoher Anfangsdosierung ist bei allen ausgedehnten Verbrennungen notwendig. Mitunter muß nach einigen Tagen das Antibioticum gewechselt werden. Wegen der Gefahr der toxischen Nierenschädigung sind Sulfonamide bei Verbrennungen nicht ratsam. Über die Tetanusprophylaxe sind die Meinungen geteilt. Teils wird sie in jedem Fall als obligatorisch bezeichnet, teils nur in solchen Fällen gefordert, bei denen nach Art des Unfalls und Aussehen der Wunden ein besonderer Verdacht besteht. Nach eigener Erfahrung sind Tetanusinfektionen bei kindlichen Verbrennungen selten.

Das Spätstadium der Verbrennungskrankheit (etwa 10.—60. Tag) ist gekennzeichnet durch Eiweißverarmung des Organismus und Anämie. Deswegen sind Vollbluttransfusionen in dieser Zeit häufig erforderlich, außerdem Leberschutztherapie (Methionin, Cholin), proteinreiche Diät, Vitaminzufuhr (besonders Vitamin C und B), Eisenpräparate. Wegen Neigung zu Decubitus und Pyodermie ist auf sorgfältige Hautpflege zu achten (Versé, Hungerland, Dupertuis und Musgrave, Bürkle, de la Camp, Colebrook, Reichel, Künzer, Schwaiger, Weller, Engelhardt und Fekl).

b) Örtliche Behandlung

Vor Beginn der örtlichen Behandlung muß die Schockgefahr beseitigt sein, bis dahin werden die Hautschäden steril abgedeckt. Ferner müssen Flächenausdehnung und voraussichtliche Tiefe des Hautschadens festgestellt sein. Ziel der Wundbehandlung ist die aseptische Heilung, die eine möglichst kleine und bewegliche Narbe hinterläßt. Je schneller und sicherer dieses Ziel erreicht wird, um so mehr können allgemeine Krankheitserscheinungen eingeschränkt werden. Die örtliche Therapie umfaßt also die Verhütung bzw. Behandlung der Wundinfektion, die Entfernung nekrotischen Gewebes, die Förderung der Granulationsbildung, die Vermeidung von Kontrakturen.

Kleine tiefe Wunden können innerhalb 24—48 Std excidiert werden, der verbleibende Defekt wird sofort anschließend mit Thiersch-Läppchen gedeckt. Bei Verbrennungen 1. Grades genügt Puderbehandlung (etwa 10%iger Wismut-Zinkpuder) oder ein ruhigstellender Verband mit Lanolin, Vaseline. Auch Panthesinbalsam oder Umschläge mit 10%igem Alkohol sind geeignet. Immer dann, wenn Granulationsbildung zu erwarten ist, sollen aber Öle, Linimente und Brandbinden vermieden werden. Sind voraussichtlich nur die oberen Hautschichten betroffen, so kann der geschädigte Bereich mit 5%iger Bepanthenlösung bestrichen werden. Gute Ergebnisse hat in diesen Fällen die Sulfonamid-Gelbehandlung (in 2 mm dicker Schicht aufzutragen). Der so erzeugte Film kann die Keimbesiedlung der Wunde verhüten, raschen Ersatz der Epidermis begünstigen, Exsudation aufsaugen und einschränken. Wenn aber zu erwarten ist, daß die Hautschäden tief greifen und Nekrosen entstehen, so sind Verschorfungs- und Koagulationsmaßnahmen vorzuziehen (keine Salbenverbände!), weil damit auch eine Fixation von Eiweißzerfallsstoffen bewirkt wird, deren Resorption zur Toxinämie führen könnte. Man bestreicht die Wundfläche mit 2%iger Mercurochromlösung und trocknet mit dem Föhn. In schweren Fällen kann die Wirkung durch zusätzliche Anwendung von 10%iger Argentum nitr.-Lösung gesteigert werden. Gelfilm und Schorfbildung werden gegebenenfalls ausgebessert und erneuert. Vor Aufbringen irgendeiner Substanz auf die Wunde muß deren Umgebung gereinigt und desinfiziert werden, Blasen und Blasenreste im Wundbereich werden unter sterilen Kautelen mit Schere und Pinzette entfernt. Zeigen sich nach einigen Tagen nekrotische Bezirke, die zur Abstoßung drängen, dann kann die Wundreinigung durch Pankreasferment mit Penicillinzusatz (etwa Nekrosolva) beschleunigt werden. In 10—12 Tagen ist das absterbende Gewebe damit abgedaut, so daß die Defektdeckung durch Transplantate sofort oder im Verlauf einer weiteren Woche durchgeführt werden kann. Sind die Granulationsflächen aber infiziert, so kommen jetzt granulationsfördernde Salben (z. B. Desitin, Epithen) zur Anwendung. Die lokale antibiotische Behandlung und Chemotherapie ist unzuverlässig und verlangt eindeutige Resistenzbestimmungen, die wegen der Möglichkeit des Infektionswechsels in kürzeren Abständen wiederholt werden müssen. Dagegen ist enterale oder parenterale Antibioticabehandlung bei größerer Flächenausdehnung des Haut- und Weichteilschadens unerläßlich.

Verbrennungsschäden im Gesicht, am Hals, Damm, Genitale werden am besten offen behandelt. Auch in sonstigen Regionen, besonders wenn nur die Ventralseite des Körpers oder nur die Dorsalseite betroffen ist, sollen Verbände so wenig wie möglich gelegt werden, da unter ihrem Wärmeschutz Keimbesiedlung und Keimwachstum begünstigt wird. Die Raumwärme soll bei offener Behandlung 22—26° betragen. Die Auskühlung des Patienten muß gegebenenfalls durch Lagerung im Wärmezelt vermieden werden. Werden Verbände gelegt, so müssen sie unverschieblich sitzen (elastische Binden), die sterilen Lagen müssen genügend weit die Wunde überragen. Jeder Verbandwechsel gefährdet die Sterilität der Wunde und stört die Granulationsbildung, er soll daher erstmalig möglichst nicht vor dem 7.—10. Tag vorgenommen werden. Bis dahin sollen nur die äußeren Schichten, diese aber bei jeder Durchnässung erneuert werden. Wegen Schockgefahr kann in der ersten Zeit zum Verbandwechsel eine kurze Narkose erforderlich sein. Celluloidmanschetten an den Armen schützen die Wunden und Verbände vor Beschädigungen durch das Kind. Bei Brandschäden an den Extremitäten ist Ruhigstellung auf der Schiene erforderlich, dabei ist auf die im Falle einer Versteifung beste Gelenkstellung zu achten. Die Beine sind, wenn betroffen, hochzulagern. Bewegungseinschränkende Narbenstränge sollen 6—12 Monate nach Wundschluß operativ korrigiert werden.

Die Verhütung und Behandlung von Narbenkeloiden ist immer noch problematisch. Chirurgische Maßnahmen führen häufig trotz Vor- und Nachbehandlung mit Röntgenstrahlen nicht zum Ziel. Bepanthenbehandlung, 2—3wöchige Bedeckung mit ungepolsterten Cellonalagen, frühzeitige und ausschließliche Röntgenbestrahlung werden als erfolgreiche Maßnahmen empfohlen. Über günstige Ergebnisse durch Unterspritzen des Keloids mit 10—25 mg Hydrocortison-Kristallsuspension (Wiederholung nach 8—14 Tagen, im ganzen 3 bis 4mal) ist berichtet worden. Eine Salbenbehandlung nach folgendem Rezept kann erfolgreich sein: Pepsin 10,0, Acid. carb. liquef., Acid. mur. ā ā 1,0, Ungt. len. ad 100,0 — M. f. u. (WELLER; DIETZ; REICHEL; GROB; ALLGÖWER; FANCONI u. GROB; KÜNZER; LUST, PFAUNDLER u. HUSLER; SCHWAIGER; LEUTERER; COLEBROOK; DUPERTUIS und MUSGRAVE; VERSÉ).

6. Behandlung von Störungen der Wasser- und Elektrolytbilanz

Die parenterale Zufuhr von Wasser und Elektrolyten ist erforderlich zur Verhütung und zum Ausgleich von Defiziten, die durch Krankheit oder Operation entstehen (mangelhafte Aufnahme, vermehrte Abgabe: Fieber, Hyperventilation, Durchfall, Erbrechen, Hautdefekt, Anastomose zwischen Liquorraum und Harnwegen, Fistel und Dauersondierung des Magen-Darmkanals), ferner zur Vorbeugung und Behandlung des Schock-Kollapssyndroms (Exsiccose ist eine häufige Kollapsursache im Säuglingsalter), als Nahrungsersatz bei gestörter oraler Ernährung und als Transportmittel für Medikamente und pathologische Stoffwechselprodukte. Nur wesentliche Abweichungen von der Norm verlangen parenterale Substitution, denn geringe und kurzdauernde Mangelzustände gleicht der Körper bei intakter oder nur kurzfristig ausfallender Verdauungstätigkeit und bei ausreichender Nierenfunktion selbst aus. Leichte Unterbilanz schadet dem Säugling weniger als ein therapeutisches Überangebot, das auch durch zu schnelle Substitution eines Defizits zustande kommen kann. Die parenterale Wasser-Salzzufuhr muß jedem Einzelfall angepaßt sein, sie darf nicht schematisch nach starren Regeln und Berechnungen durchgeführt werden. Anpassung an den Einzelfall bedeutet Berücksichtigung des Alters, der Anamnese (Krankheitsverlauf und Vorbehandlung), des Operationstraumas, des Allgemeinbefindens und seiner Veränderungen während der Ersatztherapie. Besondere Beachtung verdient die Stoffwechselsituation in den ersten Lebenstagen, die durch in engen Grenzen liegende Fähigkeit zur Wasserausscheidung, Konzentrierung des Urins und Säure-Basenregulierung sowie durch Neigung zu Hypoglykämie ausgezeichnet ist (s. S. 10). Die aus der ununterbrochenen klinischen Beobachtung gewonnenen Hinweise für Zusammensetzung und Menge der Ersatzlösungen sind so zuverlässig, daß Laboratoriumsuntersuchungen in den *leichten* und *kurzdauernden Fällen* entbehrlich sind. Solche Untersuchungen dürfen um so mehr auf ein Minimum eingeschränkt werden, als ihre Ergebnisse wegen der Flüchtigkeit der Stoffwechselveränderungen besonders beim Säugling dem jeweils aktuellen pathophysiologischen Geschehen nicht entsprechen müssen. Entsteht Exsiccose durch Verlust an Magen-Darmsekreten, so ist sie meist mit Hyposalämie verbunden, entsteht sie aber durch Fieber und Hyperventilation, so muß eher mit Hypersalämie gerechnet werden. Gewöhnlich dominieren die klinischen Zeichen der Wasserbilanzstörung gegenüber den Symptomen der veränderten Elektrolytbilanz. Dementsprechend ist das erste Ziel der Ersatztherapie die Wiederherstellung des normalen Volumens der extracellulären Flüssigkeit. Dabei geben die Menge des Urins und sein spezifisches Gewicht ein wertvolles Kriterium ab. In allen leichteren Fällen ist die Sonderberechnung der Natrium- und Chlorzufuhr im Gegensatz zur Mengenbestimmung der Flüssigkeit entbehrlich, so daß die physiologische Kochsalzlösung gebraucht werden kann.

Die wichtigsten *klinischen Zeichen* des Wasser- und Salzmangels sind: Gewichtsverlust und Schwund des Hautturgors (früheste Zeichen), ferner eingesunkene Fontanelle, Trockenheit der Zunge und der Mundschleimhaut, halonierte Augen, Schläfrigkeit, Schwindel, Fieber, Oligurie, Kreislaufstörung bis zum Kollaps, relativ hohe rote Blutwerte. Wenn der Salzmangel im Vordergrund steht, herrschen Erbrechen, Anurie, Krämpfe und Kollaps gegenüber den eben genannten Entwässerungszeichen vor. Das Kennzeichen der Überwässerung sind Ödeme des Subcutangewebes und Gewichtsanstieg. Kochende Atmung und Krämpfe (Lungen- und Gehirnödem) zeigen einen gefährlichen Grad von Hyperhydration an, besonders wenn sie mit zunehmender Oligurie verbunden sind. Hypersalämie verstärkt die Neigung zu Ödem, Bewußtseinsstörung, Krämpfen und Fieber.

Mit *Hypokaliämie* während der Ersatztherapie ist immer dann zu rechnen, wenn sich das Symptomenbild eines Mangelzustandes nicht entsprechend der Wasser-Zucker-Kochsalzzufuhr bessert. Bedeutende Kaliumverluste können bei Magen-Darmfisteln und bei forcierter Nebennierenrinden-Hormonwirkung (Unfall, Operation, therapeutische Zufuhr) sowie bei ausschließlicher und überreichlicher parenteraler Zucker-Salzzufuhr entstehen. Die Hypokaliämie äußert sich klinisch in Hypotonie der Muskulatur, Cyanose, Dyspnoe (beim Säugling schnappende Atmung), Übelkeit, Erbrechen, Meteorismus, Subileus, Tachykardie, Herzinsuffizienz. Diagnostisch wichtig sind Veränderungen im EKG: Verlängerung der QT-Zeit, Verlängerung und Abflachung, eventuell Inversion der T-Zacke, Senkung des ST-Segments, ventrikuläre Extrasystolen. *Hyperkaliämie* kann entstehen bei ausgedehnten Gewebsschäden durch Operation, Unfall, Verbrennung, ferner bei Hämolyse (Bluttransfusion) und durch therapeutische Überdosierung, die besonders leicht bei Oligurie oder gar Anurie eintreten kann. Zur Vermeidung der Hyperkaliämie, die gefährlicher ist als ein mäßiger Kaliummangelzustand, darf die Korrektur des letzteren erst nach Rehydration und Ausgleich des Na-Cl-Defizits und in jedem Fall nur langsam erfolgen. Kalium wird am besten als KCl zugeführt. Die klinischen Zeichen der Hyperkaliämie, die überraschend wie ein Schock einsetzen können, sind Verwirrung, Somnolenz, Schwäche, Paraesthesien, blaß-livide Verfärbung und Kälte der Haut, peripherer Kreislaufskollaps mit arrhythmischer Tachy- oder Bradykardie, Herztod. Das EKG zeigt folgende Veränderungen: hohe T-Zacke, verlängerten PR- und QRS-Komplex, niedrige oder verschwundene P-Zacke.

Über Alkalosis, Acidosis und Hypoproteinämie siehe S. 20 u. 21.

Diese Übersicht zeigt, daß die einzelnen Komponenten der Bilanzstörungen nur undeutlich, überlagert und verwechselbar als klinisch faßbare Symptome in Erscheinung treten. Daher kann sich die Therapie bei *schweren* und *langdauernden Fällen* nicht ausschließlich auf die klinische Beurteilung der Situation stützen, sie erfordert dann trotz der oben gemachten Werteinschränkung blutchemische Untersuchungen (Natrium, Chlor, Bicarbonat, Serumeiweiß, Rest-N), deren Normalwerte in Tabelle 9, S. 9, zusammengestellt sind, ferner EKG-Befunde und möglichst genaue Flüssigkeitsverlustkontrollen (Harn, Dauersondierung, Fistel). Hämatokritprüfungen in kurzen Intervallen belasten Säuglinge und Kleinkinder zu sehr (s. auch S. 66). Hämoglobin- und Erythrocytenwerte geben nur einen unsicheren Anhalt für die Beurteilung der Wasserbilanz des Körpers. Fallen die zunächst normalen roten Blutwerte durch den Wasserausgleich erheblich ab, dann ist anstelle weiterer Wasser-Salzinfusion oder zusammen mit ihr Bluttransfusion erforderlich. Plasma-Übertragung ist angezeigt, wenn bei normalen Hämoglobinwerten der Plasmaproteinwert deutlich unter die Norm sinkt, oder wenn ein Hungerzustand länger als 3—4 Tage andauert. Werden Oligurie und Anurie nicht früh genug beachtet, so sind die Folgen eines Flüssigkeitsüberangebots besonders nachteilig, weil nur noch über Lungen und Haut eine gewisse Ausscheidungsmöglichkeit besteht. Elektrolytlösungen dürfen dann nicht mehr verwendet werden, höchstens eine 5—10%ige Glucoselösung. Umgekehrt haben bei intakter Nierentätigkeit starkes Schwitzen und beschleunigte Atmung zusätzlichen Flüssigkeitsverlust zur Folge, der bei der Bilanzkorrektur zu berücksichtigen ist. Hyposalämie wird durch Verabreichung von salzfreiem Tee verstärkt. Bei der salopriven Exsiccose (s. S. 20) kann ausschließliche Kochsalzinfusion gefährlich werden, weil Natrium als Antagonist das Kalium noch weiter verdrängt.

Die *rectale* Einverleibung von Ersatzflüssigkeiten ist unzuverlässig, weil die dem Körper tatsächlich zugeführte Menge nicht kontrolliert werden kann. Zur *subcutanen* Infusion kann physiologische Kochsalzlösung mit 5%iger Glucoselösung im Verhältnis 1:1 gemischt werden, man gibt davon 30 cm³ pro kg Körpergewicht. Nachteilig ist bei der subcutanen Infusion, daß die Flüssigkeitszufuhr nicht gleichmäßig über längere Zeit verteilt werden kann, ferner, daß der Infusionsbereich mit dem Operationsgebiet in Kollision kommen kann oder für andere Injektionen gebraucht wird. Am geeignetsten ist daher die *intravenöse Dauertropfinfusion* (Technik s. S. 78). Nach 36—48 Std entsteht dabei die Gefahr der Thrombose und Thrombophlebitis. Wenn über diese Zeit hinaus noch intravenöse Dauerinfusion nötig ist (eventuell Ablösung durch wiederholte subcutane Infusion oder besser orale Aufnahme), empfiehlt sich die Benutzung einer anderen Vene. Der beste Weg für jede Zufuhr ist und bleibt der Verdauungsweg, er soll so bald wie möglich wieder begangen werden. Sobald die Kinder zu trinken anfangen, kann jede parenterale Zufuhr abgebaut werden. Insbesondere wird jede Kalium-Therapie überflüssig, sobald Frucht- und Gemüsesäfte (Möhren, Tomaten, Grapefruit) gereicht werden können. Es kommt darauf an, diesen Zeitpunkt so früh wie möglich zu erfassen, denn es kann sein, daß die *orale Aufnahme* deswegen verweigert wird, weil die intravenöse Zufuhr zu lange und zu reichlich fortgesetzt wird.

Dosierung

Die Menge der Ersatzflüssigkeit und ihre Zusammensetzung wird für 24 Std abgeschätzt oder berechnet. Sie muß den Normverbrauch des Körpers und seine abnormen Verluste decken. Diese setzen sich von Fall zu Fall wechselnd zusammen aus einem vorausgegangenen, einem gegenwärtig akut und einmalig auftretenden und schließlich einem längere Zeit weiterbestehenden Defizit. Bei der „blinden" Ersatztherapie, die lediglich auf *Schätzung* nach dem klinischen Gesamteindruck beruht, und die in sehr vielen Fällen mit Erfolg durchführbar ist, verwendet man eine Mischung von physiologischer Kochsalzlösung mit 5%iger Glucoselösung, und zwar bei leichter Dehydration im Verhältnis 1:1, in schwereren Fällen 1:2. Neugeborenen gibt man möglichst ausschließlich Glucoselösung, nur bei längerer Infusionsdauer setzt man ihr geringe Mengen von Salzlösung zu. Man verabreicht die Lösungen entweder subcutan (s. S. 71) oder intravenös in einer Tagesmenge von 120—200 cm³ pro kg Körpergewicht, verteilt auf mehrere Teilinfusionen.

In schweren Fällen erfolgt der Wasser- und Elektrolytersatz nach *Berechnung*, und zwar durch den intravenösen Dauertropf. Kaliumersatz darf nicht routinemäßig mitlaufen, sondern wird nur auf Grund eindeutiger klinischer und blutchemischer Hinweise auf ein erhebliches Defizit und unter ständiger EKG-Kontrolle durchgeführt. Der *normale parenterale Erhaltungsbedarf* an Flüssigkeit ist in bezug auf das Körpergewicht in Abb. 6 graphisch dargestellt. Theoretisch richtiger wird dieser Bedarf im Verhältnis zur Körperoberfläche berechnet, die sich in Abb. 7 aus der Verbindung der jeweils festzustellenden Werte für Körperlänge und -gewicht ergibt. Wenn die Körpergröße nicht feststellbar ist, geben folgende Verhältniszahlen zum Körpergewicht annähernden Aufschluß über die Körperoberfläche:

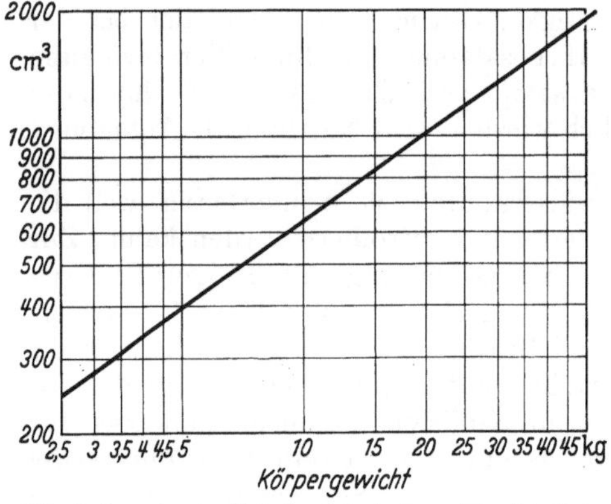

Abb. 6. Parenteraler Erhaltungsbedarf an Flüssigkeit in 24 Std. (Modifiziert nach Gross.)

Tabelle 17. *Ungefähres Verhältnis des Körpergewichts zur Körperoberfläche.* (Nach Danowski.)

Körper-gewicht in kg	Körper-oberfläche in m²	Körper-gewicht in kg	Körper-oberfläche in m²
1,0	0,10	8,0	0,42
1,5	0,12	9,0	0,45
2,0	0,15	10,0	0,49
2,5	0,18	15,0	0,64
3,0	0,20	20,0	0,82
4,0	0,25	25,0	0,95
5,0	0,29	30,0	1,11
6,0	0,33	35,0	1,23
7,0	0,38	40,0	1,34

Pro m² Oberfläche benötigt der Körper in 24 Std 1500 cm³ Flüssigkeit. Praktisch ist auch die Mengenberechnung nach der Oberfläche nur annähernd genau, doch kann sie in diffizilen Fällen nicht nur zur Kontrolle der Infusionsmenge von ausschlaggebender Bedeutung sein, sondern auch für die Quantität der erforderlichen Elektrolyte, Calorien und Proteine. Denn man kann davon ausgehen (Grob), daß pro m² Oberfläche in 24 Std benötigt werden:

30 mÄq Natrium	40 g Eiweiß
30 mÄq Chlor	1700 Calorien
10 mÄq Kalium	

Die Elektrolyte werden in Milliäquivalent (mÄq) gemessen.

$$1\ \text{mÄq} = \frac{\text{Atomgewicht des Elektrolyts}}{\text{chemische Valenz des Elektrolyts}}$$

Das Atomgewicht für Natrium ist 23 mg, für Chlor 35 mg, für Kalium 39 mg.

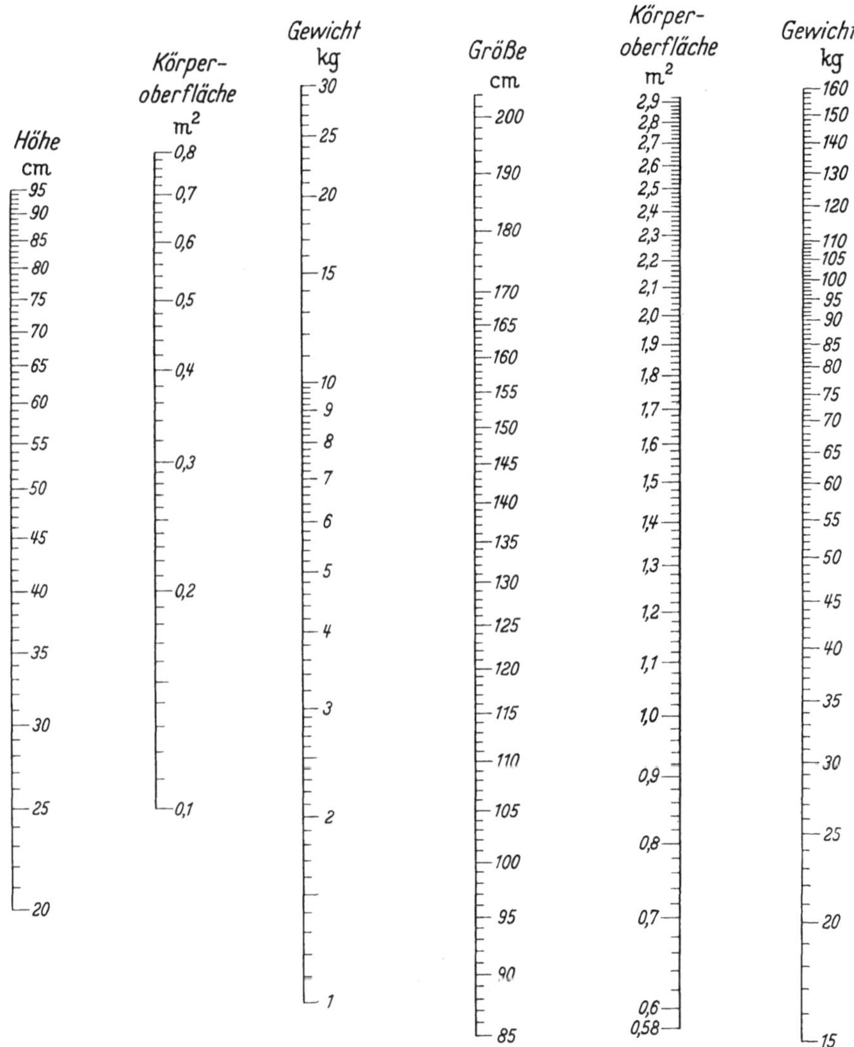

Abb. 7. Nomogramme zur Berechnung der Körperoberfläche. (Nach VERSÉ.)

Da die Valenz der in Frage kommenden Elektrolyte jeweils = 1 ist, ergibt sich der Bedarf an Elektrolyten in Milligramm aus dem Produkt aus der für das Kind errechneten mÄq-Zahl und dem Atomgewicht des Elektrolyts.

Beispiel. 6 Monate altes Kind ist 69 cm lang und 7,5 kg schwer. Seine Körperoberfläche beträgt nach Abb. 7 0,37 m². Sein Erhaltungsbedarf an Natrium = 30 mÄq × 0,37 × 23 = 255,3 mg, an Chlor = 30 mÄq × 0,37 × 35 = 388,5 mg.

(In gleicher Weise läßt sich auch der Kaliumerhaltungsbedarf feststellen.) Der Gesamtbedarf an NaCl beträgt also 643,8 mg. Zur Deckung dieser Salzmenge kann physiologische Kochsalzlösung verwendet werden. Sie enthält in

100 cm³ je 15 mÄq Na und Cl, also 345 mg Na und 525 mg Cl, zusammen 870 mg NaCl. Nach diesem Elektrolytgehalt kann im Einzelfall die notwendige Menge an physiologischer Kochsalzlösung berechnet werden. In dem oben angeführten Beispiel sind zur Deckung des Elektrolytbedarfs etwa 74 cm³ physiologischer Kochsalzlösung erforderlich $\frac{100 \times 643,8}{870}$. Diese Menge Kochsalzlösung ist mit 5%iger Glucoselösung im Verhältnis 1:8 zu versetzen, damit gleichzeitig auch der Tagesflüssigkeitsbedarf und ein Teil des Calorienbedarf gedeckt wird = 592 cm³ Gesamtflüssigkeit intravenös. Diese allgemeingültige Verhältniszahl 1:8 entspricht ungefähr dem auf die Körperoberfläche bezogenen täglichen Durchschnittsbedarf (1500 cm³ × 0,37 = 555 cm³).

Für den parenteralen Kaliumersatz hat sich die Verwendung einer 7,4%igen (molaren) KCl-Lösung bewährt. Sie enthält in 1 cm³ 1 mÄq Kalium. Man gibt in 24 Std 1 bis höchstens 3 mÄq Kalium pro kg Körpergewicht bzw. 20 bis höchstens 60 mÄq pro m² Oberfläche.

Tabelle 18. *Durchschnittlicher Wasser-Salzverlust bei Mangelzuständen verschiedenen Grades.* (Modifiziert nach Grob.)

Defizit	Leicht	Mittel	Schwer
Wasser cm³/m² .	600	1200	1800
Natrium			
mÄq/kg . . .	3—6	7—10	10—15
mÄq/m² . . .	50—90	100—140	150—210
Chlor			
mÄq/kg . . .	3—6	7—10	10—15
mÄq/m² . . .	50—90	100—140	150—210

Die vollständige Deckung des normalen Calorien- und Eiweißbedarfs ausschließlich durch Glucoselösung und Plasma ist für längere Zeit nicht möglich. In dieser Hinsicht ist der Körper auf die Mobilisation von Fett- und Eiweißabbauprodukten angewiesen. Für die Plasmatransfusion gelten als Höchstgrenze 20 cm³ pro kg Körpergewicht in 24 Std.

Bei der parenteralen *Deckung pathologischer Verluste* muß die dem geschätzten oder annähernd berechneten Defizit entsprechende Menge dem oben beschriebenen Erhaltungsbedarf zugezählt werden. Vor allem ist der Grad der Dehydrierung zu beachten. Ein Wasserverlust von 5% des Körpergewichts entspricht einer leichten Dehydrierung, von 10% einer mittleren und von 15% einer schweren. Auf die Regel, daß die Natrium- und Chlorverluste in einem gleichbleibenden Verhältnis zum Wasserverlust stehen, kann man sich nur in leichteren Fällen verlassen, für den Ausgleich schwerer Elektrolytstörungen sind die Blutwerte maßgebend (s. S. 9). Die Sonderstellung des Kaliums wurde bereits auf S. 21 und 70 hervorgehoben. Anhaltspunkte für die Berechnung des pathologischen Wasser-Salzverlustes ergibt Tabelle 18. Dabei ist zu beachten, daß mit dem Magensaft relativ viel Chlor, mit dem Darminhalt relativ viel Natrium verlorengeht (s. S. 20), und daß der Elektrolytverlust bei Hyperthermie und Hyperventilation im Vergleich zum Wasserverlust relativ gering sein kann.

Beispiel. 6 Monate altes Kind ist 69 cm lang und 7,5 kg schwer, seine Körperoberfläche beträgt 0,37 m². Bei *schwerer* Störung des Wasser-Salzhaushalts beträgt sein Wasserdefizit in 24 Std 1800 × 0,37 = 666 cm³. Das Natriumdefizit beträgt in der gleichen Zeit 210 × × 0,37 × 23 = 1787,1 mg, das Chlordefizit 210 × 0,37 × 35 = 2719,5 mg. Demnach ist das Gesamtdefizit an NaCl in 24 Std = 4606,6 mg. Da die Ersatzflüssigkeit außerdem den Erhaltungsbedarf enthalten muß, sind die oben ermittelten Werte des gleichen Beispiels zu den jetzt errechneten Zahlen zu addieren. So ergeben sich für die Substitutionstherapie in diesem schweren Fall folgende Mengen:

Wasser: 666 + 555 = 1221 cm³ (Gesamtflüssigkeit).

NaCl: 4506,6 + 643,8 = 5150,4 mg. Die zu dieser Elektrolytzufuhr benötigte Menge an physiologischer Kochsalzlösung beträgt $\frac{100 \times 5150}{870}$ = 591 cm³. Die Differenz zwischen dieser

Zahl und der Gesamtflüssigkeitsmenge (1221 cm³) = 630 cm³. Diese Flüssigkeitsmenge wird also in Form von 5%iger Glucoselösung der errechneten Kochsalzlösungsmenge beigefügt.

Besondere Erwähnung verdient, daß bei Fieber der laufende Mehrverlust mit etwa 10% des Erhaltungsbedarfs pro Celcius-Grad Temperaturerhöhung angegeben wird. Ist aus irgendeinem Grund Überwässerung eingetreten, so wird intravenös 50%ige Glucoselösung injiziert. Bei Oligurie darf die zugeführte elektrolytfreie Wassermenge nur so groß sein, daß der Bedarf der Perspiratio insensibilis, der minimalen Urinmenge und der Stuhlbildung gerade gedeckt ist (je nach Alter etwa 15—50 cm³ Wasser pro kg Körpergewicht).

Jede Wasser- und Elektrolyttherapie ist durch *Vitaminzusatz* zu ergänzen. Der tägliche Erhaltungsbedarf beträgt je nach Alter:

Vitamin A	2000—5000 IE
Vitamin B	
B₁	0,6—1,5 mg
B₂	1,0—2,0 mg
Nicotinsäureamid	5—10 mg
Vitamin C	35—90 mg
Vitamin D	400 IE

(W. K. Sieber, B. Duhamel, R. Gross, M. Grob, H. Weber, Droese und Stolley, H. Versé, K. Stucke, H. Heusser, H. Reissigl, Moschos und Oswald, Loeber und Weinmann, Hecker und Berg, T. S. Danowski, Darrow, J. Jochims, Fanconi, Räihä, van Creveld, K. Klinke, Bennholdt-Thomsen und Ewerbeck, Koop, Kiesewetter u. Horn).

7. Maßnahmen zur Operationsvorbereitung

Nach möglichst eindeutiger Diagnosestellung muß geklärt werden, ob ein operativer Eingriff geeignet ist, das Leben zu erhalten, den anatomischen Zustand der Gewebe und die Voraussetzungen für die Organleistungen normal zu gestalten oder wenigstens zu verbessern. Derjenige Operationsplan ist der beste, der dieses Ziel mit den einfachsten Mitteln und am schonendsten erreicht. Bei der chirurgischen Behandlung der angeborenen Fehlbildungen können operative Eingriffe aussichtlos sein, wenn gleichzeitig schwere Fehlbildungen an einem anderen Organsystem bestehen. Dieses Zusammentreffen ist so häufig, daß zumindest Neugeborene systematisch daraufhin zu untersuchen sind. Wenn keine vitale Indikation vorliegt, muß der günstigste *Termin* für den Eingriff festgelegt werden. Dabei sind folgende Grundsätze zu beachten:

1. Werden die Erfolgsaussichten eines Eingriffs wegen augenblicklicher Kleinheit der anatomischen Verhältnisse oder wegen geringer Belastungstoleranz des Organismus mit zunehmendem Alter besser, dann ist der Eingriff entsprechend zu verschieben (s. Tabelle 11, S. 26).

2. Ernährungsfragen haben bei der Festlegung eines Operationstermins bei Säuglingen und Kleinkindern weit größere Bedeutung als in jeder späteren Altersstufe.

3. Besteht eine erhebliche Beeinträchtigung des Allgemeinzustandes, so ist deren präoperative Korrektur bei Kindern um so wichtiger, je jünger sie sind.

4. Gibt aber die Art des Grundleidens keine Aussicht auf Besserung einer solchen Beeinträchtigung, dann soll der Eingriff erfolgen, bevor sie ein kritisches Stadium erreicht hat.

5. Bei dringlichen Operationen kann der Eingriff erst beginnen, wenn ein bestehendes Schock-Kollapssyndrom beseitigt oder weitgehend gebessert ist.

6. Die Hilfsmaßnahmen vor, während und nach der Operation bilden eine Behandlungseinheit.

Für alle nicht dringlichen Eingriffe bestehen folgende *Kontraindikationen:*

1. Akute, chronische oder noch nicht genügend reparierte Ernährungsstörungen und Fehlernährung bei Säuglingen und Kleinkindern.

2. Dehydration und Elektrolytstörungen erheblichen Grades.

3. Fallende Gewichtskurve, beträchtliches Untergewicht.

4. Ablauf oder Inkubation einer infektiösen Kinderkrankheit.

5. Mangelhafte Erholung nach überstandener Infektionskrankheit oder nach sonstiger Gesundheitsstörung.

6. Floride Rachitis (Spasmophilie) und sonstige Hypovitaminosen.

7. Zu kurzer Abstand nach Impfung oder nach einschneidendem Milieuwechsel.

8. Unklares Fieber, Katarrhe der Luftwege, Dermatitis, Pyodermie, Ekzem und sonstige allergische Reaktionen.

9. Aktive Tuberkulose.

10. Herzfehler mit Neigung zu Dekompensation und Insuffizienz.

11. Pathologischer Urinbefund.

12. Pathologischer Blutstatus.

Neben der Entwicklung der Anästhesie haben die Fortschritte in der prä- und postoperativen Behandlung die Erfolge der Kinderchirurgie in der jüngsten Vergangenheit wesentlich gefördert. Eine sorgfältige Abschätzung des Operationsrisikos und Vorbereitung auf die Operation sind in besonderem Maß für Neugeborene, Säuglinge und Kleinkinder erforderlich, für die der Eingriff oft die erste große Belastung des Organismus bedeutet, deren Reaktionen also noch ungeübt sind. Die Tatsache, daß *Neugeborene* (aber nicht Frühgeborene) große Eingriffe zur Beseitigung von Atresien an Speiseröhre und Darm, Persistenz des Ductus Omphaloentericus, Nabelschnurbrüchen erstaunlich gut vertragen, wird erklärt durch eine gewisse Kraftreserve des Herzens, hohe Werte für Erythrocyten und Hämoglobin mit großem Sauerstoffbindungsvermögen (daher geringe Hypoxämieneigung), sterilen Darminhalt, noch intakte oder wenig gestörte Wasser- und Elektrolytbilanz (s. auch S. 10). Ihre Thermolabilität, die Labilität ihrer Atmung, ihr mangelhaftes Infektionsabwehrvermögen und ihre latente Hypoprothrombinämie verlangen aber prophylaktische Maßnahmen: genügende Raumwärme (20—21°), Lagerung auf dem Heizkissen, Sauerstoffinhalation, K-Vitamingaben (z. B. 1 cm³ Synkavit an mehreren Tagen), Antibiotica (s. S. 45). Diese Maßnahmen können eine Vorbereitungszeit von mehreren Stunden beanspruchen. Besteht bei mehrere Tage alten Kindern eine Pneumonie, so kann es für die Verbesserung der Operationschancen günstig sein, sich 24—36 Std für die Vorbehandlung Zeit zu nehmen (hohe Penicillindosen, Sauerstoffinhalation, Lagewechsel, Freisaugen der Atemwege). Ist ein bestehendes Asphyxiesyndrom des Neugeborenen nicht durch Pneumonie oder Aspiration von Fruchtwasser oder Mageninhalt zu erklären, so kommen folgende Ursachen in Frage, die vor dem Eingriff festzustellen oder auszuschließen sind: intrakranielle Blutung (oft mit Schluckstörung), Makroglossie, Mikrognathie, Lymphangiom der Halsgegend, Kehlkopfstenose, Tracheostenosis thymica, Oesophagotrachealfistel, Zwerchfellhernie, Pneumothorax (nach Wiederbelebungsversuchen oder Schlüsselbeinbruch), Herzfehler (Kompression der Trachea durch rechtsseitigen Aortenbogen).

Schon wenige Tage nach der Geburt weicht die geschilderte günstige Situation einer Phase erhöhter Labilität, bedingt durch die Belastung einsetzender Organfunktionen, gesteigerten Energieverbrauch, physiologische Dehydration, Schwächung des Körpers durch das fortbestehende Grundleiden, akzidentelle Erkrankungen an Darm, Atem- und Harnwegen. Diese Zeit der geringen Belastungstoleranz erstreckt sich auch noch auf die ersten 3—4 Lebensmonate mit ihrer physiologischen Anämie (s. auch S. 14).

Dringlichkeit und Umfang der Operation sowie Alter und Zustand des Patienten bestimmen Art und Ausmaß der Vorbehandlung. Laboratoriumsuntersuchungen sind auf ein Mindestmaß einzuschränken. Man vergesse nicht, daß jede Blutentnahme die Kinder, vor allem in den wichtigen drei ersten Lebensjahren, erschreckt und belastet, und daß 5 cm³ Blut, die einem Säugling entzogen werden, etwa einer Menge von 100 cm beim Erwachsenen entsprechen. Die präoperative Medikation kann sich nicht ausschließlich auf qualitative und quantitative Berechnungen beziehen, ein großer Teil der Operationsvorbereitung bleibt dem ärztlichen Einfühlungsvermögen in den Zustand des Kindes überlassen. Wenn nicht ein ungewöhnlich großer Eingriff geplant ist, müssen leichte Elektrolytdefizite nicht unbedingt nach Berechnung ausgeglichen werden, erhebliche Störungen müssen jedoch wenigstens gebessert sein. Von schweren Fällen abgesehen ist für die Normalisierung pathologischer Werte der Blutchemie der Ausgleich der Entwässerung und die rasche operative Korrektur des Grundschadens förderlicher als Bemühungen um einen rechnerisch exakten Elektrolytersatz auf Grund von Laboratoriumsuntersuchungen, deren Resultate dem pathologischen Geschehen in irreführender Weise nachhinken können. Selbstverständlich liegen für die Behandlung von Störungen in der *Wasser-, Elektrolyt- und Plasmaproteinbilanz* Richtlinien vor, die zu beachten sind (siehe S. 69), weil jede Operation diese Bilanz verschlechtert und Versäumnisse postoperativ nicht immer nachgeholt werden können. Hauptursache für solche Störungen sind Erbrechen, Durchfall, verweigerte Nahrungs- und Flüssigkeitsaufnahme, Fieber. Zur Behandlung der Ernährungsstörungen der Säuglinge genügt nicht die schematische Verordnung einiger Standartheilnahrungen, sie verlangt umfassende pädiatrische Kenntnisse, die nicht selten per consultationem in Anspruch genommen werden müssen. Gerade in dieser Hinsicht müssen präoperativ immer stabile Verhältnisse geschaffen werden, denn Ernährungsstörungen (oft mit Anämie und Hypovitaminose verbunden) verschlechtern durch Hungerzustand, Störung der Darmresorption, Veränderung der Darmflora, Wasser-, Salz- und Proteinverschiebungen und -verluste und Kollapsneigung die an sich nicht große operative Belastungsfähigkeit der Säuglinge.

Um unbekannte *Blutungsneigung* festzustellen, empfiehlt sich präoperative Prüfung der Blutungs- und Gerinnungszeit. Bei Neugeborenen ist auch an den Morbus hämolyticus neonatorum zu denken, der als Hydrops congenitus, Icterus gravis und progrediente Anämie klinisch in Erscheinung tritt. Liegt diese Erkrankung vor, so muß so früh wie möglich eine Austauschtransfusion mit gruppengleichem Rh-negativem Blut erfolgen. Ob dann operiert werden kann, muß von Fall zu Fall entschieden werden. Erhebliche *Verminderung der roten Blutwerte* muß medikamentös (Rubivitan, Campolon, Hepatrat, Ferronovin, Myofer) oder durch Bluttransfusion ausgeglichen werden. Unabhängig davon ist exakte Blutgruppenbestimmung vor jeder größeren Operation Pflicht.

Unter den *Vitaminmangelkrankheiten* darf vor allem die Rachitis (Kraniotabes!) nicht übersehen werden, deren Vigantolbehandlung den Operationstermin für Wochen verschieben kann. Auch C-Hypovitaminosen, die die Schockgefahr vergrößern, infektiöse Vorgänge begünstigen und die Wundheilung hemmen, sind durch tägliche Gaben von 25—100 mg auszugleichen. Zur Resistenzsteigerung trägt auch die Verordnung von B-Vitaminen bei, z. B. Polybion, Polyvital, Vitamin B-Komplex Roche.

Antibiotische Prophylaxe (s. auch S. 47) ist angezeigt, wenn ein infektiöser Prozeß besteht oder zu erwarten ist an dem zu operierenden Organ, an der Operationswunde oder an anderen Organen (bei Neugeborenen immer), ferner bei Operationen an Colon, Thorax, Gehirn und bei Dauerkatherismus.

Präoperative Nahrungskarenz muß streng eingehalten werden. Säuglinge erhalten ihre letzte normale Mahlzeit etwa 8—10 Std, eine letzte Teemahlzeit (auch mit Zusatz von 5%iger Glucoselösung und Ringerlösung) 4 Std vor dem Eingriff. Ältere Kinder nehmen am Vorabend noch eine leichte Mahlzeit zu sich und können ebenfalls bis 4 Std vor dem Eingriff nach Bedarf Tee trinken.

Darmentleerung. Bei Kindern im 1. und 2. Lebensjahr muß nicht unbedingt abgeführt werden, außer vor Avertinnarkosen, bei Obstipation und wenn ein Eingriff am After oder ein umfangreicher Eingriff am Darm erfolgen soll. In solchen Fällen und bei größeren Kindern wird der Darm am Vorabend durch Einlauf entleert. Vor Operationen am Dickdarm, Enddarm und After sind Einläufe an 2—3 aufeinanderfolgenden Abenden erforderlich. Beim Säugling verwendet man eine Gummiballonspritze, bei älteren Kindern ein Darmrohr von 5—8 mm Dicke. Die Klistierspritze soll 50—100 cm³ fassen. Für Darmspülungen mit dem Irrigator dient bei Säuglingen ein Gummikatheter, bei älteren Kindern ein Magenschlauch (dabei Linksseitenlage). Als Einlaufflüssigkeit benutzt man entweder körperwarmes Wasser (je nach Alter $1/_4$—$1/_2$—1 Liter) oder Kamillentee. Man kann Tierkohle zusetzen (1 Eßlöffel pro Liter). Seifenwassereinläufe (haselnußgroßes Stück geschabter Seife pro 500 cm³ Wasser) sind wegen Darmschleimhautreizung in den beiden ersten Lebensjahren zu unterlassen. Glycerin verdünnt man beim Säugling 1:3, bei älteren Kindern 2:3 mit Wasser. Bei kleinen Kindern wird oft ausreichende Entleerung durch ein Glycerinzäpfchen oder den Inhalt einer Glycerin-Rectiole pro infantibus erzielt. Harte Kotmassen werden erweicht durch Einläufe mit einigen Teelöffel bis höchstens 250 cm³ Oliven- oder Erdnußöl.

Bei allen Formen des Magen-Darmverschlusses (Peritonitis, Ileus, Pylorusstenose, Atresie) wird vor dem Eingriff durch die Nase ein Katheter in den Magen geführt. Weil mit dem über längere Zeit fortgesetzten Abfluß des Magensaftes immer ein beträchtlicher Verlust an Flüssigkeit und Elektrolyten verbunden ist, verlangt jede *Dauersondierung des Magens* einen entsprechenden Ausgleich durch Dauertropfinfusion.

Vor jedem operativen Eingriff muß Gewißheit darüber bestehen, daß die Harnblase spontan oder durch Katheter entleert ist. Über *Kreislaufstützung und Schockbehandlung* siehe S. 62. Cortisonderivate sind nur in extremen Notfallsituationen und vor Operationen an den Nebennieren erlaubt, sonst ist die dadurch verursache zeitweise Ausschaltung der Nebennierenfunktion für den Ablauf der Operation unerwünscht.

Für die meisten Operationen im Kindesalter erübrigt sich jede andere medikamentöse Vorbereitung. In besonders gelagerten Fällen kann in Zusammenarbeit mit dem Anaesthesisten ein „lytischer Cocktail" präoperativ angezeigt sein, um bei äußerster Lebensbedrohung das Kind in einen operationsfähigen Zustand zu bringen oder um vor besonders erschöpfenden Eingriffen dem Schock-Kollapssyndrom vorzubeugen.

Vor jedem Eingriff, der mit erhöhtem Risiko oder mit der Gefahr wesentlichen Blutverlustes verbunden ist, muß eine sicher funktionierende *intravenöse Tropfinfusion* angelegt werden: Vena cubitalis oder saphena (Kreuzung des inneren Fußknöchels), auch Vene an Hand- und Fußrücken oder Kopf. An Arm und Bein Cellonaschiene zur Ruhigstellung des Armes. Polyäthylenröhrchen mehrere Zentimeter weit einschieben, ohne daß sein Ende auf Widerstand stößt oder ein Knick entsteht. Die Tropfenfolge liegt zwischen 5—30 pro min, Gefahr: Thrombophlebitis, Ödem, Infektion, Nekrose.

Es empfiehlt sich, ältere Kinder mit für sie verständlichen Worten über das geplante Vorhaben kurz zuvor aufzuklären, weil andernfalls viele von ihnen nach dem Eingriff nur schwer das für einen normalen Ablauf der postoperativen Phase wichtige Vertrauen zur ihrer Umgebung im Krankenhaus bewahren oder wiedergewinnen. Die Frage etwaiger Arzneimittelüberempfindlichkeit muß durch anamnestische Erhebungen und nötigenfalls durch Testungen vor dem Eingriff geklärt werden (WILLI; DUHAMEL; GROB; SIEBER; GROSS; KÜNZER, STRÖDER u. GEISLER; HARTENBACH; HEUSSER; LUST, PFAUNDLER u. HUSLER; LUTZ; DRACHTER u. GOSSMANN, HECKER u. BERG).

Folgende sterile Lösungen müssen unter anderem vor dem Eingriff im Operationssaal in ausreichender Menge bereitstehen:

5—10%ige Glucoselösung,
5—10%ige Glucoselösung mit Ringerlösung 1:1,
5—10%ige Glucoselösung mit Ringerlösung 1:2,
5—10%ige Glucoselösung mit Ringerlösung 1:3.

Über Vorbereitung und Durchführung der Narkose siehe das Kapitel „Die Anaesthesie im Säuglings- und Kleinkindesalter".

8. Maßnahmen während des operativen Eingriffs

Bis über das Kleinkindesalter hinaus belastet der operative Eingriff den Organismus durchschnittlich mehr als den des Erwachsenen. Je jünger die Kinder (mit Ausnahme der ersten Neugeborenenzeit) sind, um so eher treten Gleichgewichtsstörungen des Kreislaufs, des Stoffwechsels, des Wärmehaushalts und des vegetativen Nervensystems auf. Diesen unter dem Begriff der Operationsgefährdung zusammenfaßbaren Störungen kann zum Teil durch die präoperative Behandlung vorgebeugt werden. Während des Eingriffs ist folgendes zu beachten:

1. Die Raumwärme soll 20—21° C betragen, die Luft soll nicht trocken sein. Man achte darauf, daß Säuglinge nicht unnötig lange und weit entblößt werden. Da ihre Wärmeregulierung nicht stabil ist (s. S. 14), muß Wärmeverlust durch Wattehemd, Bedecken mit warmen Tüchern, Bekleiden der Extremitäten mit Strümpfen, Lagerung auf dem Warmwasserkissen vermieden werden. Andererseits ist durch ständige Kontrolle eine nicht weniger gefährliche Wärmestauung zu verhüten.

2. Das Trauma der Operation verursacht Verschiebungen im Wasserhaushalt und in der Elektrolytbilanz, deren Teilvorgänge nicht faßbar sind. Langsame Zufuhr von Wasser, Glucose und Mineralien durch den vor dem Eingriff angelegten intravenösen Dauertropf (Vorsicht mit Salzen beim jungen Säugling!) verhütet extreme Schwankungen. Die Kontinuität der diesbezüglichen Beobachtungen und Behandlungsmaßnahmen auf der Station darf nach der Verbringung des Kindes in den Operationssaal nicht jäh unterbrochen werden. Wer die Tropfenfolge reguliert, muß die Verfassung des Kindes kennen, damit er ein Zuviel ebenso sicher vermeidet wie ein Zuwenig. Überwässerung kann in kurzer Zeit katastrophale Folgen haben.

3. Der Blutverlust ist oft größer, als der Operateur annimmt. Das Ausmaß der Blutung kann annahernd bestimmt werden durch die Blutmenge im Saugergefäß (von der man die Menge der Spülflüssigkeit abziehen muß) und das Gewicht der benutzten Tupfer, Kompressen und Tücher. Es ist wichtig, daß jede größere Blutmenge schon während des Verlustes ersetzt wird. Man bedenke, daß für junge Säuglinge schon ein vorübergehendes Defizit von 40—50 cm³ Blut eine Gefährdung darstellt, der durch Zufuhr von Ersatzlösungen nicht ausreichend begegnet werden kann.

4. Das Ausmaß der Operationsgefährdung hängt mit der Funktion der Nebennierenrinde zusammen. Diese wird normalerweise durch die Belastung der Operation aktiviert, „prophylaktische" Injektion von Nebennierenrinden-Präparaten ist demnach nicht angezeigt. Die Cortisonderivate sind am Platz und können dann lebensrettend sein, wenn in außergewöhnlichen Stress-Situationen die Leistung der Nebennierenrinde erschöpft wird.

5. Die Lagerung des kindlichen Patienten auf dem Operationstisch hat wegen der beträchtlich wechselnden Körpergrößen gewisse Schwierigkeiten.

Sie erfordert:
verlässige Fixierung in der jeweils zweckmäßigen Haltung des Körpers,
freies Spiel der Atmung (insbesondere bei Säuglingen ist Bauchlage möglichst zu vermeiden (s. S. 14),
Schonung der peripheren Nervenplexus und großen Nervenstämme,
Rücksicht auf ungehemmte Blutzirkulation in den Extremitäten,
Kontrollmöglichkeit für die Dauertropfanlage.

Kopf, Rumpf und Gliedmaßen können in jeder gewünschten Lage durch 2—5 cm breite Pflasterstreifen festgehalten werden, die je nach Erfordernis schräg oder quer über den Tisch geführt und an seinen Seitenrändern unter wohlüberlegter Spannung befestigt werden. Als Unterlage und zur seitlichen Unterstützung verwendet man Schaumgummikissen und Sandsäcke verschiedener Größe und Form oder Tuchrollen. Bei größeren Kindern werden die bei Erwachsenen üblichen Schnallengurte gebraucht, von denen einer über die Beckenknochen gelegt wird, während der andere zur Befestigung der Beine oberhalb der Knöchel mit zwei gepolsterten, mit Schnallen verschließbaren Gamaschen versehen ist. Zur Fixierung der Unterarme und Unterschenkel bei kleinen Kindern dienen auch Windeln oder elastische Binden, die ohne jede zirkuläre Schnürmöglichkeit anzulegen sind.

6. Da Jodempfindlichkeit im Kindesalter sehr selten ist, kann die Desinfektion der Haut routinemäßig mit Benzin-Alkohol-5%iger Jodtinktur-Alkohol erfolgen. Für Ausnahmefälle, die sich aus der Anamnese und Voruntersuchung ergeben, müssen jodfreie Desinfektionslösungen bereitstehen.

7. Zur Blutleere verwendet man je nach Größe des Kindes 5—8 cm breite Gummibinden, die nicht länger als 15—20 min liegen dürfen. Bei Säuglingen und Kleinkindern ist die Extremitäten-Blutleere zu gefährlich, am Arm ist auch bei älteren Kindern größte Vorsicht geboten.

8. Für die Drainage tieferer Körperschichten und -höhlen sind Zigarettendrains zur Schonung von Darmschlingen, Nerven, Blutgefäßen und der Wundränder zu empfehlen.

Operationstechnik. Die Regeln der Asepsis sind genauestens zu beachten. Man verwende kleine, leichte Instrumente. Der Gebrauch scharfer Nadeln und Klemmen und der Hakenpinzetten ist möglichst einzuschränken. Der Eingriff soll immer so klein und einfach wie möglich sein. Schnelligkeit muß sich mit größter Vorsicht paaren. Die Kleinheit und Enge des Operationsfeldes, die kurze Entfernung von Nachbarorganen, Gefäßen und Nerven, die Zartheit und Zerreißlichkeit der Gewebe erfordern eine sehr differenzierte, peinlich genaue Arbeit. Alle Bewegungen sind mit leichter Hand und lockeren Armen auszuführen. Dies gilt auch für die Assistenz: Aufgestützte Arme behindern am Thorax die Atmung und können an kleinen, weichteilarmen Gliedmaßen zu Druckschäden an Nerven führen. Übertriebener Hakenzug stört die Wundheilung durch Beschädigung von Muskeln, Fettgewebe und Hauträndern. Er vermehrt außerdem unnötig die Zellzertrümmerung, deren Ausmaß mitverantwortlich ist für vegetative Störungen bei der Schockauslösung. Mit Rücksicht auf letztgenannte Folgen sind blutende Gefäße isoliert zu fassen, ohne daß Nachbargewebe gequetscht wird. Zur schonenden Gewebetrennung sind oft kleine Stieltupfer geeignet. Alle Gewebe sollen nur möglichst kurzzeitig mit der Pinzette festgehalten werden. Mit dem Auge nicht kontrollierte Schnitte können unheilvoll sein. Zug am Mesenterium und Vorlagerung von Darmschlingen, die ausgiebig zu befeuchten und vor Instrumentendruck zu bewahren sind, sind so gut wie möglich zu vermeiden (DRACHTER u. GOSSMANN, DUHAMEL, FANCONI u. GROB, GROSS, HEUSSER).

9. Maßnahmen in der postoperativen Periode

Die Umlagerung des operierten Kindes vom Operationstisch in sein Bett und Zimmer erfolgt langsam, vorsichtig und mit möglichst geringer Änderung der während des Eingriffs innegehabten Haltung besonders bei Schädeloperierten. Dabei fortlaufende Beobachtung, ausreichende Bedeckung, geschlossene Fenster auf dem Weg, Beachtung der Dauerinfusion. Am besten ist es, wenn das Kind nicht sofort in ein mehrfach belegtes Stationszimmer gebracht wird, sondern die ersten 2—12 Std in einem nahe den Operationsräumen gelegenen Wachzimmer verbringt, das mit allem Notfallbedarf eingerichtet ist: Analeptica, Infusionsflüssigkeiten, Sauerstoff- und Kohlensäurebeatmungsgerät, Intubationsbedarf, Tracheotomiebesteck, Instrumente für operative Soforthilfe. Das Bett (ebenso Windeln usw.) ist vorgewärmt durch Lichtbügel, Heizkissen oder Wärmekrüge ($^2/_3$ mit Wasser nicht über 50° gefüllt), die in Tücher eingehüllt sind. Eine in dieser Erstbetreuung besonders erfahrene Schwester übernimmt die Aufsicht, bis das Bewußtsein klar ist, und sorgt für Ruhe. Hautfarbe, Puls, Blutdruck, Atmung und Temperatur des Kindes müssen je nach Befinden in Abständen von 15—30—60 min registriert werden. Bei Seitenlage des Kopfes werden Schleim, Speichel und Erbrochenes regelmäßig abgesaugt. Wenn an Extremitäten operiert wurde, erfolgt Ruhigstellung auf gepolsterter Cellonaschiene, Lagerung zwischen Sandsäcken und Fixierung durch Binden. Mitunter müssen Neugeborene und Säuglinge sofort in den Inkubator gebracht werden mit reguliertem Sauerstoff- und Feuchtigkeitsgehalt der Atemluft.

Die natürliche Ernährung der Kinder soll so bald wie möglich wieder beginnen, jede intravenöse Zufuhr ist ein Provisorium. Häufig gleichen sich alle Blutbilanzstörungen aus, sobald die Kinder trinken. Säuglinge erhalten nach 3 bis 4 Std (sobald die Reflexe wieder funktionieren) 15%iges Zuckerwasser oder gesüßten Tee, etwa alle 2 Std 5—20 g. Durchschnittlich fallen 1—3 Mahlzeiten aus. Die Nahrungsmenge wird allmählich gesteigert. Bei Ernährungsstörung Heilnahrung nach längerer Teepause, bei Trinkschwäche Nasensonde. Die Säuglinge sollen in den ersten Tagen bei allen pflegerischen Maßnahmen ruhig liegen bleiben. Älteren Kindern gibt man im allgemeinen nach 3—6 Std löffelweise oder mit der Pipette 12 Std lang Tee, dann können sie selbst kleine, langsam steigende Teemengen zu sich nehmen. Nach intraabdominellen Operationen, besonders Anastomosen wird 3—4 Tage keine Nahrung verabreicht.

Die Verbände müssen fest sitzen. Trotzdem muß die Spannung zirkulärer Bindentouren so gehalten werden, daß keine Zirkulationsstörungen auftreten. Die Trockenheit und Sauberkeit der Verbände wird laufend geprüft und gegebenenfalls wenigstens die oberste Lage erneuert. Zum Schutz von Verbänden, Drainagen und Dauerinfusionen müssen die Hände festgebunden werden.

Jeder operative Eingriff stört das Gleichgewicht der Körperfunktionen, und zwar bei den jüngsten Kindern am meisten. Das Ausmaß dieser Störungen hängt ferner von der Größe und Dauer des Eingriffs, vom Kräfte- und Ernährungszustand des Kindes und von der individuellen Reaktionsbereitschaft ab.

Zum **normalen Ablauf** der postoperativen Phase gehören einige Erscheinungen, die in 1—2 Tagen abklingen:

Temperatursteigerungen von wechselnder, meist mäßiger Höhe. Therapie: Wadenwickel, Flüssigkeitszufuhr. Pyramidon am besten als Zäpfchen nur bei erheblichem Fieber erforderlich: Säugling 0,03—0,1, Kleinkind 0,1—0,15, Schulkind 0,15—0,5; diese Dosis mehrmals täglich (Treupel, Dolviran).

Pulsschwankungen. Effortil $^1/_3$—$^1/_2$—1 Ampulle zu 0,01 subcutan.

Unruhe, Schlaflosigkeit, Schmerzen. Adalin: Säugling 0,1—0,25, Kleinkind 0,25—0,5, Schulkind 0,5—0,75. Allional-Supp. pro infantibus: $^1/_4$—$^1/_2$—1 Zäpfchen. In schweren Fällen: Megaphen bei Kleinkind 0,2 cm³, bei Schulkind 0,3—0,5 cm³ der 0,5%igen Ampulle intramuskulär, oder Dolantin (s. S. 61), bei Kleinkind 0,2 cm³, bei Schulkind 0,3—0,5 cm³ der Ampulle zu 0,1 oder $^1/_4$—$^1/_2$ Suppos. zu 0,1.

Geringe Verluste an Wasser und Elektrolyten. Sie können zu leichtem Gewichtsverlust führen und bedürfen bei älteren Kindern keiner Behandlung. Bei Säuglingen und Kleinkindern ist oft wegen der mehrstündigen Flüssigkeitskarenz subcutan oder intravenös Infusion von 5%iger Glucoselösung oder 5%ige Glucose-Ringerlösung 1:1, 1:2 oder 1:3 empfehlenswert (Dosierung s. S. 72).

Erbrechen ohne zunehmende Beeinträchtigung des Befindens hört nach Abklingen der Narkosewirkung und mit vorsichtiger oraler Flüssigkeitszufuhr auf. Gelegentlich ist Magenspülung erforderlich.

Die Behandlung der **anormalen postoperativen Erscheinungen** stellt weitgehend eine Fortsetzung der Maßnahmen vor und bei der Operation dar. Die wichtigsten Anzeichen beginnender Komplikation im Verlauf sind auffallende Unruhe und auffallende Bewegungsarmut trotz ausreichender medikamentöser und Flüssigkeitstherapie. Über Schock- und Kollapsbehandlung siehe S. 62; antibiotische Behandlung siehe S. 45; Korrektur der Blut-, Wasser- und Salzwerte siehe S. 69. Besondere Prophylaxe und Therapie muß getrieben werden, wenn folgende Komplikationen auftreten:

Wundheilungsstörungen. Verhütung ist möglich durch peinliche Asepsis, sorgfältige Blutstillung, behutsames Operieren, kontrollierte Flüssigkeitszufuhr (gerade so viel, daß die Gewebe nicht austrocknen, und nicht so viel, daß Gewebsödem entstehen kann), Hebung des Allgemeinzustands (Blut- oder Plasmatransfusion, Polyvitaminbehandlung), Ruhighalten des Kindes, Verhütung von Erbrechen und Meteorismus (Magendauersonde, Behebung eines Ernährungsstörung), Normalisierung der Atmung. Eine der gefährlichsten Folgen der Nahtdehiszenz (mangelhafte Peritonealnaht) ist die postoperative Eventeration. Sie deutet sich im Stadium des subcutanen Darmprolapses oft durch eine wäßrig-sanguinolente Absonderung aus den etwas geröteten Stichkanälen der Haut an. Die totale Eventeration löst einen schockartigen Zustand mit auffälliger Bewegungsarmut aus. Die prolabierten Darmschlingen werden mit einer sterilen Kompresse so lange zurückgehalten, bis die operative Versorgung beginnt. Ausgiebige Berieselung mit physiologischer Kochsalzlösung und intraperitoneale antibiotische Behandlung sind erforderlich. Die Sekundärnähte nach Wundanfrischung greifen durch alle Schichten der Bauchdecke und werden zum Teil über Tupfern geknotet. Der Verband bleibt möglichst 8—10 Tage liegen, die Fäden werden in Etappen entfernt. Darmfisteln entstehen bei Säuglingen und Kleinkindern leicht durch Wandbeschädigung während des Eingriffs, Darmnahtdehiszenz und durch hochgradigen postoperativen Meteorismus. Drains sind zu entfernen, die Haut muß bei häufigem Verbandwechsel durch Zinkpaste vor Maceration geschützt werden, bis der operative Fistelverschluß durchgeführt ist.

Störungen der Wasser-, Elektrolyt-, Protein- und Blutbilanz. Sie erfordern eine sehr differenzierte Ersatztherapie, die sich teils auf Berechnungen, teils auf das Ergebnis ununterbrochener klinischer Beobachtung des allgemeinen Verhaltens des Kindes stützt. Es muß jeweils unterschieden werden, ob ein akuter und kurzdauernder Verlust oder ein über längere Zeit fortbestehender Verlust oder ein noch zu erwartender Verlust zu decken ist. Bei und unmittelbar nach operativen Eingriffen können besonders im Neugeborenen- und Kleinkindesalter die oben genannten Verschiebungen außerordentlich schnell eintreten, so daß bei der Therapie auf Überschneidungen von Mangel- und Überschußzuständen zu achten ist. Bei Anämie und Hypoproteinämie ist große Vorsicht mit ausschließlicher Wasser-Salzzufuhr geboten. Laboruntersuchungen der blutchemischen Werte und EKG-Befunde (s. S. 70) sind in kritischen Fällen nicht zu entbehren. Dauerinfusion ist im allgemeinen so lange fortzusetzen, als Neigung zu Erbrechen besteht oder Dauersondierung durchgeführt wird, möglichst nicht länger als 48 Std wegen Thrombose- und Thrombophlebitisgefahr.

Singultus kann auf beginnende Peritonitis oder Harninfektion hindeuten. Sedative Behandlung kann mit einmaliger Magenentleerung oder Magendauersonde kombiniert werden. In schweren Fällen schützt Narkose vor Erschöpfung.

Erbrechen muß nicht primär vom Verdauungstrakt ausgehen, sondern kann psychisch oder cerebral bedingt sein. Weitere Ursachen sind Stoffwechselstörungen (Na-, Cl-Verlust, Acetonämie, Urämie, diabetisches und hepatisches Koma) und beginnende Infektion (Pharyngitis, Otitis, Pneumonie, Pyurie). Bei Säuglingen denke man an die banalen Ursachen: zu hastiges Trinken, zu große Trinkmenge, unterbliebenes Aufstoßen. Anhaltendes Erbrechen erfordert Nahrungsentzug, Flüssigkeitsersatz, Dauersondierung des Magens mit Kochsalzspülungen, eventuell operative Korrektur einer Bauchnahtdehiszenz, Perforation, Adhäsion, Eiteransammlung (DOUGLAS!).

Meteorismus kann zu schweren Atemstörungen und Kreislaufbelastung führen. Jede orale Zufuhr ist einzustellen, der Magen durch Dauersondierung zu entlasten. Darmrohr und Wärmeanwendung haben mehr Effekt als Prostigmingaben, die geblähte Darmschlingen oder Darmnähte gefährden können. Oft löst sich die Darmblähung nach Normalisierung eines Wasser-Salzdefizits.

Obstipation. Der Darm wird durch Einlauf entleert, wenn bis zum 4. Tag nach der Operation keine spontane Stuhlentleerung erfolgt. Auch im weiteren postoperativen Verlauf muß die Darmtätigkeit gelegentlich durch Kamilleneinläufe, selten durch Prostigmingaben (0,3—0,5—1,0 cm³ je nach Altersstufe) angeregt werden. Stuhlverhaltung kann mit Entwässerung zusammenhängen und kann dementsprechend behoben werden.

Ileus. Paralytischer Ileus kommt nach ausgedehnten operativen Manipulationen im Abdomen, bei Entzündung und Blutung in der Bauchhöhle, bei Sepsis und Pneumonie vor. Solange ein mechanisches Passagehindernis nicht mit Sicherheit ausgeschlossen werden kann, ist forcierte Prostigminbehandlung äußerst gefährlich. Nahrungsentzug, Entlastung des Magens durch Dauersonde, bei älteren Kindern auch Miller-Abbott-Sonde, örtliche Wärmeapplikation, Darmrohr und Sauerstoffinhalation sind dagegen immer zweckmäßig. Nur bei ungestörtem Sondenabfluß können älteren Kindern kleine orale Flüssigkeitsmengen erlaubt werden. Zur genaueren Bestimmung der intravenösen Ersatzflüssigkeit sind die Abflußmengen aus der Dauersonde zu sammeln und zu messen. Die Sondenentlastung kann beendet werden, wenn Gase per vias naturales abgehen, der Leib entspannt wird, die Peristaltik hörbar ist und die gallige Verfärbung der aus dem Magen kommenden Flüssigkeit farblos wird (durchschnittlich 2—4 Tage). Bepanthenbehandlung (1—2mal täglich ¹/₂ Ampulle) kann versucht werden.

Urinverhaltung kommt nach Operationen bei Kindern sehr selten vor. Man achte in diesen Ausnahmefällen auf Präputialentzündung, Douglas-Infiltrat. Örtliche Wärmeanwendung und Coffeingaben führen fast immer zum Erfolg. Nach Eingriffen am Rückenmark und seinen Hüllen und nach anorectalen Operationen kann Blasenentleerung durch Katheter notwendig werden. Bei der *Anurie*

(z. B. Schock, Nierenvenenstenose, Exsikkation, Harnleiterunterbindung, Niereninsuffizienz) ist im Gegensatz zur Harnverhaltung die Blase leer.

Pyurie. Interkurrente Harnweginfektion ist besonders bei Mädchen eine
häufige Komplikation des postoperativen Verlaufs. Sie verursacht Fieber,
Schüttelfrost, Erbrechen, Nahrungsverweigerung. Appendicitis und Meningitis
können vorgetäuscht werden. Auffallende Hautblässe weist auf die Diagnose
hin. Therapie: reichlich Flüssigkeit, Gaben von Sulfonamiden und Antibioticis, Wärme.

Entzündliche Erkrankungen der Luftwege. Bei Pharyngitis, Laryngitis, Tracheo-
bronchitis neben Antibioticis Inhalationen und regelmäßige Freihaltung der
Atmungswege von Schleim. Pneumonie ist trotz antibiotischer Therapie bei
Neugeborenen und Säuglingen immer noch eine der gefährlichsten postopera-
tiven Bedrohungen. Meteorismus und paralytischer Ileus als pneumonische
Begleiterscheinungen können anfangs fehlgedeutet werden.

Krämpfe können sehr verschiedenartiger Genese sein. Dementsprechend ist
die Therapie ausschließlich mit krampflösenden Medikamenten (S. 60) oft nicht
ausreichend, vielmehr muß der zugrunde liegende Schaden diagnostiziert und
behandelt werden. Ursächlich kommen in Betracht:

Hyperventilation, Hyperthermie, Intoxikation (Überangebot an Wasser und
Salzen, Hypoglykämie, medikamentöse Vergiftung, Urämie, Anurie, Acetonämie, bakterielle Allgemeininfektion), intrakranielle Prozesse (Commotio cerebri,
[Sturz aus dem Bett], Blutung, Absceß, Ödem [Überwässerung!], Geburts-
trauma), epileptoide Zustände, Rachitis (Spasmophilie, Tetanie), Tetanus.

Hyperthermie. Fast ausschließlich bei Säuglingen entwickelt sich in den
ersten 12—24 Std nach Operationen nicht ganz selten ein Schockzustand, der
unter dem Namen „Blässe und Hyperthermie" bekannt ist (s. S. 18). Diese
früher oft in wenigen Stunden zum Tod führende Komplikation ist durch die
jetzt üblichen Routinemaßnahmen vor und während des Eingriffs selten geworden. In leichten Fällen kann man mit rectalen Pyramidongaben, kalten
Packungen, Eisblasen, kalten Einläufen, genauer Einstellung der Zusammensetzung und Menge des zirkulierenden Blutes zum Ziel kommen. Mit der Pheno-
thiazinbehandlung (S. 63) werden auch schwerste Fälle beherrscht (SIEBER,
DUHAMEL, GROSS, STUCKE, KÜNZER, STRÖDER u. GEISLER, DRACHTER u. GOSS-
MANN, DANOWSKI, SCHMID, WEISSE, GROB).

Literatur

Anatomie

AREY, L. B.: Developmental Anatomy, Philadelphia and London 1947.

BECKER, J.: Krankh.-Forsch. 5, H. 5 (1927). — BLOUNT, W. P.: Knochenbrüche bei
Kindern. Stuttgart 1957. — BROCK, J.: Biologische Daten für den Kinderarzt, Bd. I/II.
1954.

DRACHTER-GOSSMANN: In Handbuch der Kinderheilkunde, 3. Aufl., Bd. IX. Leipzig
1930. — DUHAMEL, B.: Chirurgie du nouveau-né et du nourrisson. Paris 1953.

FANCONI-WALLGREN: Lehrbuch der Pädiatrie. Basel 1950.

GROB, M.: Lehrbuch der Kinderchirurgie. Stuttgart 1957. — GROSS, R.: Surgery of
infancy and childhood. Philadelphia and London 1953.

KIESEWETTER, W. B.: Pre- and postop. care in the pediatric surgical patient. Chicago
1956. — KLEINSCHMIDT: Ergebn. Anat. Entwickl.-Gesch. 28 (1929).

LEXER-REHN: Lehrbuch der allgemeinen Chirurgie, Bd. I. Stuttgart 1957. — LUST-
PFAUNDLER-HUSLER: Krankheiten des Kindesalters. München u. Berlin 1955. — LUTZ,
R. J.: Münch. med. Wschr. **1954**, 217.

MITTASCH, G.: Biologie der Person. Berlin 1926.

NELSON: Textbook of pediatrics. Philadelphia and London 1954.

OMBRÉDANNE, L.: Quelques verités premières en chirurgie infantile. Paris 1936. —
OPITZ-DE RUDDER: Pädiatric. Berlin-Göttingen-Heidelberg 1957.

Peter-Wetzel-Heiderich: Handbuch der Anatomie des Kindes. 1932. — Pfaundler, M. v.: Handbuch der Kinderheilkunde, Bd. I. 1930.

Reuss, A.: Physiologie und Pathologie des Neugeborenen. In Seitz-Amreich, Biologie und Pathologie des Weibes. München u. Berlin 1955. — Rudder, B. de: Kinderärztliche Notfallfibel. Stuttgart 1956.

Schäfer, K. H.: Pädiatrischer Röntgenatlas. Stuttgart 1955. — Schiff, F.: Biologie der Person. Berlin 1926.

Versé, H.: Arch. Kinderheilk. 155, H. 2 (1957).

Physiologie

Becker, J.: Krankh.-Forsch. 5, H. 5 (1927). — Bennholdt-Thomsen u. Ewerbeck: Pädiatrie. Berlin-Göttingen-Heidelberg 1957.

Ewerbeck u. Wechselberg: Pädiatrie. Berlin-Göttingen-Heidelberg 1957.

Fanconi-Wallgren: Lehrbuch der Pädiatrie. Basel 1950.

Graser, E.: Pädiatrie. Berlin-Göttingen-Heidelberg 1957.

Jochims, J.: Pädiatrie. Berlin-Göttingen-Heidelberg 1957.

Klinke, K.: Pädiatrie. Berlin-Göttingen-Heidelberg 1957.

Lust-Pfaundler-Husler: Krankheiten des Kindesalters. München u. Berlin 1955.

Mittasch, G.: Biologie der Person. Berlin 1926.

Opitz, H., u. H. Weicker: Pädiatrie. Berlin-Göttingen-Heidelberg 1957.

Pfaundler, M. v.: Handbuch der Kinderheilkunde, Bd. I. 1930.

Reuss, A.: Physiologie und Pathologie des Neugeborenen. In Seitz-Amreich, Biologie und Pathologie des Weibes. München u. Berlin 1955. — Rudder, B. de: In Brock, Biologische Daten für den Kinderarzt, Bd. III. 1939. — Pädiatrie. Berlin-Göttingen-Heidelberg 1957.

Salomonsen, L.: In Fanconi-Wallgren. Basel 1950. — Schmid, F.: Pädiatrie. Berlin-Göttingen-Heidelberg 1957.

Weber, H.: Vortrag 1. Dtsch. Elektrolyt-Symposion, Kassel 1957. — Willi, H.: Pädiatrie. Berlin-Göttingen-Heidelberg 1957. — Wiskott, A.: Klin. Wschr. 1933, 1293.

Krankheiten

Pathophysiologie

Bennholdt-Thomsen, C., u. H. Ewerbeck: In Opitz-de Rudder, Pädiatrie. Berlin-Göttingen-Heidelberg 1957.

Creveld, S. van: In Fanconi-Wallgren, Lehrbuch der Pädiatrie. Basel 1952.

Drachter-Gossmann: Chirurgie des Kindesalters. In Handbuch der Kinderheilkunde, Bd. IX. Leipzig 1930.

Ewerbeck, H., u. K. Wechselberg: In Opitz-de Rudder, Pädiatrie. Berlin-Göttingen-Heidelberg 1957.

Fanconi, G.: In Fanconi-Wallgren, Lehrbuch der Pädiatrie. Basel 1952. — Freudenberg, E.: In Fanconi-Wallgren, Lehrbuch der Pädiatrie. Basel 1952.

Glanzmann, E.: In Fanconi-Wallgren, Lehrbuch der Pädiatrie. Basel 1952. — Gross, R.: Surgery of infancy and childhood. Philadelphia and London 1953. — Gyllenswärd, C.: In Fanconi-Wallgren, Lehrbuch der Pädiatrie. Basel 1952.

Hövels, O.: In Opitz-de Rudder, Pädiatrie. Berlin Göttingen Heidelberg 1957.

Keuth, V.: Münch. med. Wschr. 1957, 777. — Kirchhoff u. Eichler: Med. Wschr. 1955, 290. — Klinke, K.: In Opitz-de Rudder, Pädiatrie. Berlin-Göttingen-Heidelberg 1957. — Künzer, W.: In Opitz-de Rudder, Pädiatrie. Berlin-Göttingen-Heidelberg 1957.

Lexer-Rehn: Lehrbuch der allgemeinen Chirurgie, Bd. I. Stuttgart 1957. — Lindenschmidt, Th. O.: Pathophysiologische Grundlagen der Chirurgie. Stuttgart 1958. — Lookeren Campagne, J. van: In Fanconi-Wallgren, Lehrbuch der Pädiatrie. Basel 1952.

Ombrédanne, L.: Quelques vérités premières en chirurgie infantile. Paris 1936. — Opitz, H., u. H. Weicker: In Opitz-de Rudder, Pädiatrie. Berlin-Göttingen-Heidelberg 1957.

Räihä u. Fanconi: In Fanconi-Wallgren, Lehrbuch der Pädiatrie 1952. — Rudder, B. de: In Opitz-de Rudder, Pädiatrie. Berlin-Göttingen-Heidelberg 1957.

Sieber, W. K.: In W. B. Kiesewetter, Pre and postop. care in the pediatr. surgical patient. Chicago 1956.

White, W. L.: In W. B. Kiesewetter, Pre and postop. care in the pediatr. surgical patient. Chicago 1956.

Spezielle chirurgische Erkrankungen

ALLGÖWER, M.: Verbrennungen. Berlin-Göttingen-Heidelberg: Springer 1957. — ALL-GÖWER u. SIEGRIST: Verbrennungen. Berlin-Göttingen-Heidelberg: Springer 1957. — ALL-GÖWER u. WALSER: Verbrennungen. Berlin-Göttingen-Heidelberg: Springer 1957. — AREY, J. B.: Cancer in Childhood. Boston 1952.

BODIAN and WHITE: Gt Ormond Str. J. 4, 105 (1952). — BROCK, J.: Biologische Daten für den Kinderarzt. Berlin-Göttingen-Heidelberg: Springer 1954.

CHARACHE, H.: Amer. J. Roentgenol. 76, 594 (1956).

DRACHTER-GOSSMANN: Handbuch der Kinderheilkunde, Bd. IX. Leipzig 1930. — DUHAMEL, B.: Chirurgie du nouveau-né et du nourrisson. Paris 1953.

FARBER, S.: Cancer. Boston 1956.

GRASER, E.: Pädiatrie. Berlin-Göttingen-Heidelberg: Springer 1957. — GROB, M.: Lehrbuch der Kinderchirurgie. Stuttgart 1957.

HANDY and GOLDBERG: N.Y. St. J. Med. 56, 258 (1956). — HÖVELS, O.: Pädiatrie. Berlin-Göttingen-Heidelberg: Springer 1957. — HUECK, W.: Morphologische Pathologie. Leipzig 1955.

JACOBZINER, H.: J. Pediat. 46, 419 (1955). — JOCHIMS, J.: Pädiatrie. Berlin-Göttingen-Heidelberg: Springer 1957.

KOOP, KIESEWETTER and HORN: Pediatrics 16, 652 (1955).

LODDY, L.: Riv. Clin. pediat. 53, 289 (1954).

NICOD, J. L.: Tumoren im Kindesalter. Annales Nestle, H. 10, 1957.

OEHME, J.: Pädiatrie. Berlin-Göttingen-Heidelberg: Springer 1957.

PIACENTINI e CAUCCI: Arch. ital. Chir. 81, 437 (1956).

RUDDER, B. DE: Pädiatrie. Berlin-Göttingen-Heidelberg: Springer 1957.

SCHNEIDER, E.: Lehrbuch der allgemeinen Chirurgie (LEXER-REHN), Bd. I. Stuttgart 1957. — SCHWARZ, F.: Z. Präv.-Med. 1, 193 (1956). — STRANSKY u. LACSON: Neue öst. Z. Kinderheilk. 1, 1 (1955). — STRÖDER, J.: Pädiatrie. Berlin-Göttingen-Heidelberg: Springer 1957.

WALLGREN, A.: In FANCONI-WALLGREN, Lehrbuch der Pädiatrie. Basel 1950. — WEBER, K. H.: Ärztl. Mitt. 1956, 705.

Behandlung

ALLGÖWER, M.: Verbrennungen. Berlin-Göttigen-Heidelberg 1957. — Dtsch. med. Wschr. 83, 311 (1958). — ANDREESEN, K.: Dtsch. med. J. 72, 11 (1954). — Mkurse ärztl. Fortbild. 8, 186 (1958). — ASCHENBRENNER, R.: Münch. med. Wschr. 100, 1681 (1958).

BENNHOLDT-THOMSEN, C., u. H. EWERBECK: In: Pädiatrie. Berlin-Göttingen-Heidelberg 1957. — BLOUNT, W. P.: Knochenbrüche bei Kindern. Stuttgart 1957. — BRANDIS, H. J. v.: Medizinische 36, 1187 (1954). — BREHME, K.: Frühjahrstagg d. Sächs.-Thüring. med. wiss. Ges. für Kinderkrankh., Leipzig, 1957. — BRUGSCH, TH.: Münch. med. Wschr. 100, 1683 (1958). — BÜRKLE DE LA CAMP, L.: Dtsch. med. Wschr. 82, 203 (1957).

COLEBROOK, L.: Lancet I, No 7013, 217 (1958). — COURTIN, W.: Medizinische 18, 679 (1956). — CRONE-MÜNZEBROCK, A.: Med. Klin. 53, 453 (1958). — 10. Dtsch. Therapiekongr. 1958.

DANOWSKI, T. S.: In KIESEWETTER, Pre and postoperative care in pediatric surgical patients. Chicago 1956. — DARROW, C.: J. Amer. med. Ass. 162, 1310 (1957). — DIETZ, J.: Medizinische 35, 1235 (1957). — DRACHTER, R., u. J. R. GOSSMANN: In Handbuch der Kinderheilkunde, Bd. IX. Leipzig 1930. — DROESE, K., u. G. STOLLEY: Arch. Kinderheilk. 153, 40 (1956). — DUHAMEL, B.: Chirurgie du nouveau-né et du nourrisson. Paris 1953. — DUPERTUIS, S, M., u. R. H. MUSGRAVE: In KIESEWETTER, Pre and postoperative care in pediatric. Chicago 1956.

EINOLA, H., u. S. KORTTILA: Ann. Chir. Gynaec. Fenn. 13, 161 (1957). — ENGELHARDT, A. u. W. FEKL: Ärztl. Forsch. 10, 453 (1956). — EUFINGER, H.: Ther. Ber. Bayer, 1958, S. 275. — EWERBECK, H., u. K. WECHSELBERG: In Pädiatrie, Berlin-Göttingen-Heidelberg 1957. — EYER, H.: Münch. med. Wschr. 100, 1684 (1958).

FANCONI, G.: Lehrbuch der Pädiatrie. Basel 1950. — FANCONI, G., C. E. RÄIHÄ u. S. VAN CREVELD: In FANCONI, Lehrbuch der Pädiatrie. Basel 1950. — FRENZEL, P. G.: Ther. d. Gegenw. 97, 87 (1958).

GÖTT, U.: Ärztl. Wschr. 13, 285 (1958). — GRASER, E.: In Pädiatrie. Berlin-Göttingen-Heidelberg 1957. — GROB, M.: Lehrbuch der Kinderchirurgie. Stuttgart 1957. — GROSS, R.: Surg. of infancy a. childhood. Philadelphia and London 1953.

HALHUBER, M. J.: Med. Klin. 53, 1282 (1958). — HANSEN, F.: Dtsch. med. Wschr. 79, 432, 468 (1954). — HARTENBACH, W.: Münch. med. Wschr. 100, 1776 (1958). — HECKER, W. Ch., u. H. BERG: Z. Kinderheilk. 77, 128 (1955). — Chirurg 26, 193 (1955). — HENDERSON, H. D.: Proc. Mayo Clin. I, 158 (1957). — HEUSSER, H.: Langenbecks Arch. klin. Chir. 273, 148 (1953). — HÜBNER, A.: Dtsch. med. Wschr. 83, 155 (1958). — HUNGERLAND, H.: In BROCK, Physiologische Daten für den Kinderarzt, Bd. II. 1954.

Jochims, J.: In Pädiatrie. Berlin-Göttingen-Heidelberg 1957.

Kirchhoff, K., u. E. Eichler: Med. Mschr. 9, 290 (1955). — Klinke, K.: In Pädiatrie. Berlin-Göttingen-Heidelberg 1957. — Koop, R., W. B. Kiesewetter u. C. D. Horn: Pediatrics 16, 652 (1955). — Knothe, H., u. G. Witt: Dtsch. med. Wschr. 83, 829 (1958). — Künzer, W.: In Pädiatrie. Berlin-Göttingen-Heidelberg 1957. — Künzer, W., J. Ströder u. G. Geisler: Münch. med. Wschr. 100, 1329, 1381 (1958). — Küster, F.: In Pädiatrie. Berlin-Göttingen-Heidelberg 1957. — Kuschinsky, G.: Taschenbuch der medizinischen Arzneibehandlung. Stuttgart 1956.

Laurence, D. R., E. Berman, J. N. Scragg and F. B. Adams: Lancet 1958 I, 987. — Leuterer, W.: Medizinische 9, 310 (1957). — Lexer, E., u. E. Rehn: Lehrbuch der allgemeinen Chirurgie, Bd. I. Stuttgart 1957. — Lieske, H.: Dtsch. med. Wschr. 83, 1131 (1958). — Loeber, F., u. H. Weinmann: Münch. med. Wschr. 100, 973 (1958). — Lust, K., M. v. Pfaundler u. J. Husler: Krankheiten des Kindesalters. München u. Berlin 1955. — Lutz, R. J.: Münch. med. Wschr. 96, 217 (1954).

Marget, W.: Arch. Kinderheilk. 157, 244 (1958). — Metz, H., u. K. Stehr: Münch. med. Wschr. 100, 1376 (1958). — Moschos, Ch. B., u. E. Oswald: Wien. Z. inn. Med. 38, 129 (1957).

Oehme, J.: In Pädiatrie. Berlin-Göttingen-Heidelberg 1957.

Perger, F.: Ärztl. Praxis 10, 18 (1958).

Reichel, G.: Kinderärztl. Prax. 25, 205 (1957). — Reissigl, H.: Med. Klin. 52, 1357 (1957). — Rudder, B. de: Kinderärztliche Notfallfibel. Stuttgart 1956.

Salomonsen, L.: In Fanconi-Wallgren, Lehrbuch der Pädiatrie. Basel 1950. — Schäfer, H.: Med. Klin. 52, 1232 (1957). — Schega, H. W.: 1. Dtsch. Elektrolyt-Sympos., Kassel 1957. — Schmid, F.: In Pädiatrie. Berlin-Göttingen-Heidelberg 1957. — Schneider, E.: In Lexer-Rehn, Lehrbuch der allgemeinen Chirurgie. Stuttgart 1957. — Schober, K. L.: Klinik der Gegenwart, Bd, 4, S. 207. 1957. — Schwaiger, M.: Dtsch. med. J. 5, 355 (1954). — Sieber, W. K.: In Kiesewetter, Pre and postoperative care in pediatric surgical patients. Chicago 1956. — Ströder, J.: In Pädiatrie. Berlin-Göttingen-Heidelberg 1957. — Stucke, K.: 2. Dtsch. Elektrolyt-Sympos., Kassel 1958.

Tschirren, B., u. K. Mülly: In Lexer-Rehn, Lehrbuch der allgemeinen Chirurgie. Stuttgart 1957.

Vahlquist, B.: In Fanconi-Wallgren: Lehrbuch der Pädiatrie. Basel 1950. — Versé, H.: Arch. Kinderheilk. 155, 137 (1957).

Wallgren, A.: In Fanconi-Wallgren, Lehrbuch der Pädiatrie. Basel 1950. — Weber, H.: 1. Dtsch. Elektrolyt-Sympos., Kassel 1957. — Weinmann, H., u. H. Herbrand: Münch. med. Wschr. 100, 1007 (1958). — Weisse, K.: In Pädiatrie. Berlin-Göttingen-Heidelberg 1957. — Weller, S.: Münch. med. Wschr. 100, 318 (1958). — Wiemers, K., u. E. Kern: Dtsch. med. Wschr. 81, 1746 (1956). — Willi, H.: In Pädiatrie. Berlin-Göttingen-Heidelberg 1957. — Windorfer, A.: In Pädiatrie. Berlin-Göttingen-Heidelberg 1957.

Ylppö, A.: In Fanconi-Wallgren, Lehrbuch der Pädiatrie. Basel 1950.

Anhang

Transplantationen im Kindesalter

I. Hauttransplantationen beim Kind

Von

H. Gelbke

Mit 6 Abbildungen in 17 Einzelbildern

1. Allgemeiner Teil

a) Einleitung

Es soll hier nur von den sog. *freien* Hauttransplantationen die Rede sein. Häufig werden „gestielte Lappenplastiken" auch als „gestielte Hauttransplantationen" bezeichnet. Diese sprachliche Unterteilung von „gestielten" und „freien" Transplantationen kann aber nur Verwirrung stiften. Sowohl vom biologischen als auch vom chirurgischen Standpunkt aus ist eine „gestielte Hautlappenplastik" nichts anderes als eine Gewebsmobilisation und -verschiebung. Hinsichtlich der Wundheilung ist es völlig das gleiche, ob die beiden Zipfel einer Z-Plastik mobilisiert und dann gegeneinander ausgetauscht werden, oder ob z. B. ein mit einer genügend breiten ernährenden Basis versehener Bauchhautlappen in einen Unterarmdefekt eingenäht wird. Beidemal ist der Blutkreislauf des Hautlappens — arterieller Zufluß und venöser Rückfluß — mit dem des Körpers in Verbindung geblieben.

Ganz anders liegen die Verhältnisse bei den sog. „freien" Transplantationen, jenen therapeutischen Kunstgriffen, denen einzig und allein die Bezeichnung „Transplantation" vorbehalten bleiben sollte. Immer wird das Transplantat — ganz gleich welcher Gewebsart und welcher Größe — völlig aus dem Blut- und Säftestrom des Körpers herausgenommen. Biologisch gesehen haben „Transplantation" und „Replantation" (Wiederanheilung eines abgelösten Gewebsstückes an seine ursprüngliche Stelle) viel mehr Gemeinsames miteinander als die sog. „gestielte" und die „freie" Transplantation.

Während bei vielen Gewebsarten (z. B. Knochen, Fascie, Gefäße usw.) die Meinungsverschiedenheit noch andauert, ob das Transplantat lebend einheilt oder substituiert bzw. organisiert wird, konnte dieser Streit bei der Hauttransplantation von Anfang an gar nicht aufkommen. Die Einheilungsvorgänge der transplantierten Haut laufen gleichsam unter unseren Augen ab. Es ist leicht festzustellen, ob das transplantierte Hautstück nekrotisch geworden ist, oder ob es angeheilt ist und weiterlebt. Um unseren Transplantationserfolg zu erkennen, bedarf es bei der Haut keiner komplizierten Untersuchungsmethoden. Ist doch z. B. ein großer Teil der Mißverständnisse in der Deutung der Befunde bei der Knochentransplantation darauf zurückzuführen, daß es kein eindeutiges histologisches Kriterium für die Stadien der Zellvitalität oder -nekrose gibt, insbesondere, wenn es sich gerade um die Übergänge zwischen beiden Stadien handelt. Alles, was wir im Mikroskop sehen, sind Kunstprodukte, die Zellstrukturen sind gröblich durch Entkalkungs-, Fixierungs-, Einbettungsvorgänge usw. verändert. So besteht seit den ersten Hauttransplantationen kein Zweifel, daß unter geeigneten Bedingungen das Transplantat „*lebend*" einheilt. Bei der Hauttransplantation können wir uns also sowohl vom *biologischen* als auch vom *klinischen Transplantationserfolg* leicht überzeugen.

Ein „*biologischer Transplantationserfolg*" liegt ja im eigentlichen Sinne nur dann vor, wenn die Zellen des Transplantates in ihrer Gesamtheit oder ihrer überwiegenden Mehrheit am neuen Ort weiterleben und ihre spezifischen Funktionen wieder aufnehmen. Das *Überleben der transplantierten Zellen* ist das Kriterium des „*biologischen*" Transplantationserfolges. Meistens wird mit einem biologischen Transplantationserfolg auch ein „*klinischer*" *Transplantationserfolg* erreicht. Dennoch ist bei vielen Transplantationsarten trotz des augenscheinlich fehlenden biologischen doch ein *klinischer Transplantationserfolg* gegeben. Das ist der Fall, wenn die Zellen eines Transplantates *absterben,* das Transplantat aber dann vom reaktiven, mesenchymalen Charakter tragenden Lagerbindegewebe aus *substituiert* bzw. *organisiert* wird. Solche Vorgänge sind sicherlich bei allen Homoioplastiken — sei es Knochen, sei es Knorpel — gegeben. Gerade bei den Transplantationen der Bindegewebsreihe, z. B. Knorpel, Knochen, Fascie, Fett, Arterien usw., steht — bei aller Ungewißheit des biologischen Erfolges auch bei frischen Autoplastiken — der klinische Transplantationserfolg im Vordergrund. So sicher bei der autoplastischen Hauttransplantation der biologische und so augenscheinlich der klinische Erfolg ist, so hoffnungslos sind beide, wenn homoioplastische Hauttransplantationsversuche unternommen werden.

b) Geschichtliche Vorbemerkungen

Die eigentliche Geschichte der Hauttransplantation zählt noch keine hundert Jahre, geht auf das Jahr 1869 zurück und ist an den Namen des französischen Chirurgen Jacque Louis Reverdin gebunden. Reverdin hatte beobachtet, daß bei granulierenden Wunden die Epithelisierung von stehengebliebenen kleinen Hautinseln ihren Ausgang nahm. Diese einfache Beobachtung veranlaßte ihn, auf frische und granulierende Wunden kleinste Hautstückchen von wenigen Millimetern aufzulegen. Ein Jahr später veröffentlichte George Lawson 3 Fälle, bei denen er *pfenniggroße* Hautstücke von *ganzer Hautdicke* verwandt hatte. Er hob hervor, daß das Transplantat nur auf *gesunde Granulationen* aufgebracht, dort *fixiert* werden und nur aus Haut *ohne Fettgewebe* bestehen soll. 1872 publizierte Ollier, daß er dazu übergegangen war, die *gesamte Wundfläche* mit großen Hautlappen *ganzer Dicke* zu bedecken, da hiermit ein besseres funktionelles und kosmetisches Ergebnis erreicht würde. Wieder 2 Jahre später, im Jahre 1874 auf dem 3. Kongreß der Deutschen Gesellschaft für Chirurgie, berichtete Karl Thiersch über seine Transplantationsmethode. Thiersch hebt hervor, daß der Hautlappen *sehr dünn* sein sollte und möglichst nur aus der Epidermis zu bestehen habe, weil die Anheilung um so besser erfolgt, je dünner das Transplantat ist. Vollhauttransplantationen sind dann weiter in den nächsten Jahren von den Ophthalmologen Wolfe und Krause propagiert worden. 1920 veröffentlichte W. Braun das nach ihm benannte *Pfropfungsverfahren*, bei dem kleine Hautstückchen nicht auf die Granulationen aufgelegt, sondern in die Tiefe der Granulationsmassen eingepfropft werden. Diese Methode hat viel Interesse gefunden und ist besonders von Bier außerordentlich empfohlen worden. Heute spielt dieses Verfahren keine Rolle mehr.

Wir können also feststellen, daß innerhalb von wenigen Jahren — gleich zu Beginn der klinischen Einführung der Hautverpflanzung — die wesentlichen Transplantationsmodifikationen schon in ihren Grundzügen erarbeitet worden sind: die kleinen Hautinselchen nach Reverdin, die Vollhautlappen nach Ollier bzw. später nach Wolfe und Krause, sowie die dünnen „Epidermislappen" nach Thiersch. Auf diesem Status verharrte etwa die freie Hauttransplantation langer als ein halbes Jahrhundert. Erst die Fortschritte der allgemeinen Chirurgie, wie bessere Infektbekämpfung und damit Erhöhung der Einheilungssicherheit, sowie gewisse technische Erfindungen in Form von präzisen Schneideinstrumenten haben der Hauttransplantation neue Impulse und größere Anwendungsmöglichkeiten verliehen. Hier sind besonders amerikanische Chirurgen, von denen als erster E. C. Padgett zu nennen wäre, führend hervorgetreten.

c) Anatomie der Haut

Die Anatomie ist das Fundament der Chirurgie, deshalb sind einige Bemerkungen zur Anatomie der Haut unerläßlich (s. Abb. 1). Die Haut geht aus dem Ektoderm und aus dem Mesoderm hervor. Man unterscheidet 3 Schichten, nämlich die *epitheliale Oberhaut* oder die *Epidermis*, die *bindegewebige Lederhaut* oder das *Corium* und die *Subcutis*, die vorwiegend aus lockerem Bindegewebe und *Fett* besteht. Epitheliale Oberhaut und bindegewebige Lederhaut werden anatomisch als Cutis bezeichnet. Diese beiden Schichten sind die für die Transplantation wichtigen Bestandteile der menschlichen Haut. Von manchen chirurgischen Autoren allerdings wird auch die Bezeichnung „Cutis" für den bindegewebigen Anteil der Haut verwandt, also für Lederhaut und Subcutis (Fettgewebe). So bezeichnete man z. B. als Rehnschen Cutislappen ein aus Lederhaut mit oder ohne Fettgewebe bestehendes Transplantat, von dem die Epidermis entfernt worden ist. Diese uneinheitliche Nomenklatur ist geeignet, zu Mißverständnissen zu führen.

Ferner müssen die sog. epithelialen *Anhangsgebilde* der Haut, nämlich die *Haare* und die verschiedenen *Drüsen* (Talgdrüsen und die als Knäueldrüsen bezeichneten Duft- und Schweißdrüsen) erwähnt werden. Weitere Hautanhangsgebilde wie Nägel und Milchdrüsen sind in diesem Zusammenhang weniger bedeutungsvoll.

Die Haut weist an den verschiedenen Körperstellen gewisse Aufbauunterschiede hinsichtlich der Zusammensetzung ihrer Schichten bzw. Verteilung ihrer Anhangsgebilde auf. So ist schon die Hautbedeckung der Hohlhand und die des Handrückens sehr unterschiedlich. Ganz abgesehen von der verschiedenen Nervenversorgung (erhöhtes taktiles Vermögen usw.) ist die Hohlhand haarlos und besitzt eine sehr starke Hornhautschicht, während der Handrücken behaart ist und die Haut eine schwächer entwickelte Epidermis zeigt. An manchen Stellen fehlt die sog. Subcutis völlig, z. B. am Präputium, an den Lippen und an den Augenlidern.

Aber auch bei sonst regelrechtem Aufbau ist die Dicke der Haut an den verschiedenen Körperstellen sehr unterschiedlich. Diese Dickenschwankungen gehen vorwiegend zu Lasten der verschieden stark entwickelten Lederhautschicht. So ist beispielsweise die Haut des Rückens 2—3mal so dick wie die Haut der Außenseite des Oberschenkels und 4—5mal so dick wie die Haut an der Innenseite des Oberarmes. (Es kann also ein dreivierteldicker Lappen vom Rücken dicker sein als ein Vollhautlappen von der Innenseite des Oberarmes.)

Zum Verständnis der Transplantationstechnik und der Einheilungsvorgänge ist die Kenntnis einiger feingeweblicher Einzelheiten Voraussetzung.

Morphologisch stellt die *Epidermis* ein geschichtetes Pflasterepithel mit Verhornung der oberflächlichen Partien dar. Man bezeichnet deshalb die oberflächlichen Schichten als Stratum corneum und die tieferen, noch unverhornten Schichten als Stratum germinativum (Malpighi) bzw. als Keimschicht. Im Stratum germinativum geht zeitlebens eine Zellvermehrung vor sich, um einen Ersatz für die an der Oberfläche fortwährend sich abschilfernden Zellen zu schaffen. Da die Haut zu den sich ständig erneuernden Geweben mit hoher biologischer Regenerationskraft gehört (sog. „Mausergewebe"), liegen hier besonders gute Voraussetzungen für die Transplantation vor.

Bei stark entwickelter *Epidermis*, insbesondere an den unbehaarten Hautstellen, lassen sich mikroskopisch im Stratum corneum von außen nach innen folgende 3 Schichten unterscheiden: Das *Stratum corneum im engeren Sinn*, das aus mehreren Lagen abgestorbener, verhornter, abgeplatteter und kernloser oder auch blasenförmig aufgetriebener Zellen besteht. Sie enthalten echte Hornsubstanz (Keratin). Diese oberste Schicht wird durch das sog. *Stratum lucidum*, einem glänzenden acidophilen Streifen, von der nächsten Zellschicht, dem *Stratum granulosum*, abgetrennt. Die Zellen erscheinen abgeplattet. Im Cytoplasma sind basophile Körnchen, die Keratohyalinkörner, nachweisbar. Mit der Ablagerung des Keratohyalins gehen Hand in Hand die degenerativen Kernveränderungen einher.

Unterhalb des Stratum granulosum liegt dann das *Stratum germinativum*, bei dem man wiederum 2 Zellschichten unterscheiden kann: das *Stratum spinosum*, die Stachelzellschicht, und das *Stratum basale*, das aus einer Lage Zylinderzellen besteht, deren Basalfläche fein gezahnt und mit sog. Wurzelfüßchen besetzt ist. Letztere vermitteln den Übergang zur Lederhaut. Durch diese Verzahnung ist die Verbindung zwischen Epidermis und Corium sehr fest.

An schwach pigmentierten Hautstellen finden sich Pigmentkörnchen nur im Stratum basale. Bei stärkeren Pigmentierungen können alle Schichten der Epidermis Pigment enthalten. Sehr stark pigmentierte Haut enthält neben dem Epidermispigment auch noch Coriumpigment, und zwar in Form von vereinzelten pigmentierten Bindegewebszellen.

Die Grenze zwischen Oberhaut und *Lederhaut* verläuft nicht ebenmäßig, sondern weist zahlreiche Einbuchtungen auf. Wegen dieser papillenartigen Einsenkungen der Lederhaut in die Epidermis heißt die *obere Schicht der Lederhaut* auch *Stratum papillare*. Dieser „Papillarkörper" der Lederhaut trägt die Capillarschlingen, die der Ernährung der Epidermis per diffusionem dienen. Das Stratum papillare besteht aus lockerem Bindegewebe mit sehr feinen Bindegewebsfibrillen. Es finden sich ferner feinste elastische Fasern, zahlreiche Bindegewebszellen und kleine Blutgefäße. Die *tiefere Schicht der Lederhaut* nennt man das *Stratum reticulare*, das sich von dem Stratum papillare durch stärker entwickelte Bindegewebsbündel, größere Blutgefäße und weniger Bindegewebszellen unterscheidet. Ferner findet man in der Lederhaut glatte Muskulatur als Arrectores pilorum und sog. Knäueldrüsenmuskulatur. Besonders stark ist diese glatte Muskulatur an der Genitalhaut, insbesondere am Scrotum und an den Schamlippen ausgebildet. Im Scrotum wird die Gesamtheit der Muskulatur als Tunica dartos bezeichnet.

Die Unterhaut oder die *Subcutis* schließt sich ohne scharfe Grenze der Lederhaut an und vermittelt die Verbindung der Haut mit ihrer Unterlage. Die Bindegewebsbündel sind weniger straff und enthalten zahlreiche Spalten. Der ausgesprochen lockere Bau der Subcutis ermöglicht die Verschieblichkeit der Haut auf der Fascienunterlage. Das spezifische Merkmal der Unterhaut ist das *Fettgewebe*, das je nach Körperregion, Konstitution und anderen individuellen Faktoren sehr verschieden entwickelt sein kann.

Von den *Hautanhangsgebilden* ist bemerkenswert, daß die *Haare*, die ja immer von einem *glatten Muskel* und von einer *Talgdrüse* begleitet sind, bis in die Lederhaut hineinreichen. Auch die Talgdrüsen sind bis in die Lederhaut eingesenkt. Wir unterscheiden *2 Arten von Talgdrüsen*, nämlich die *Haarbalgdrüsen* und die *freien Talgdrüsen*. Die freien Talgdrüsen finden sich an Lippensaum, Wange, Nase, Augenlid, Brustwarzen, Schamlippen, Präputium, Glans und in der Umgebung des Afters. Die *Knäueldrüsen* (*Schweißdrüsen* und *Duftdrüsen*) reichen wesentlich tiefer und gehen vielfach bis in die Subcutis. Ihr Vorkommen ist nicht an Haare gebunden. Sie finden sich sowohl an der behaarten als auch an der unbehaarten Haut. Die Schweißdrüsen sind über die ganze Haut verbreitet, besonders reichlich am Handteller und an der Fußsohle. Die *Duftdrüsen*, deren Sekret durch einen spezifischen Geruch gekennzeichnet ist, finden sich nur an bestimmten Hautstellen, so z. B. in der Achselhöhlenhaut, am Warzenhof, an der After- und Genitalhaut.

d) Die Einheilungsvorgänge bei der Hauttransplantation

Die grundsätzlichen Vorgänge, die wir von der Wundheilung her kennen, laufen auch bei der Hauttransplantation ab. Während aber bei der Heilung zweier Schnittflächen die beiden Wundpartner sich gleich aktiv verhalten, ist bei der Hautverpflanzung dem Transplantat in den ersten Tagen eine mehr passive Rolle zugeteilt. Alle bei der Wundheilung als „*Entzündung*" bezeichneten Vorgänge, wie serofibrinöse *Exsudation*, *Zellemigration* und *Gefäßproliferation*, treten auch bei der Hauttransplantation in Erscheinung. Parallel zu diesen aktiven Vorgängen des Empfängerbettes laufen *degenerative Prozesse* des Transplantates. Aus dem serofibrinösen Exsudat des Wundbettes bildet sich schon nach wenigen Stunden ein *Fibrinnetz*, das die erste provisorische Verklebung zwischen Transplantat und Empfängerstelle herstellt. Die Dicke dieser Fibrinschicht ist verschieden und nicht ohne Einfluß auf den Anheilungsvorgang. Je glatter und ebenmäßiger der Wundgrund, desto dünner ist die Fibrinschicht. und desto besser kann der Lappen mit der Unterlage Kontakt gewinnen. Zu den exsudativen gesellen sich *emigrative* Vorgänge. Es kommt zum Austritt von roten Blutkörperchen und später zum Einwandern von Leuko- und Lymphocyten. Weiterhin durchdringen Monocyten und Plasmazellen die Fibrinschicht, Die Zunahme der weißen Zellelemente geht mit einer Abnahme der roten Blutkörperchen einher. Schon am 2. Tage nach der Transplantation nehmen die *Capillarsprossen* des Wundgrundes Verbindung mit dem Lappen auf und stellen den Anschluß zu den abgeschnittenen Gefäßanteilen des Transplantates her. Nach etwa 6 Tagen ist die fibrinöse Verklebungsschicht völlig organisiert, und nach etwa 9—10 Tagen ist die Vascularisation des bindegewebigen Anteiles des Transplantates beendet.

Schon von den ersten Tagen an aber laufen mit diesen entzündlichen und regenerativen Erscheinungen *degenerative Vorgänge im Transplantat* einher. Besonders augenfällig werden diese degenerativen Prozesse in der Epidermis. Die eigentliche Hornschicht löst sich regelmäßig ab. Doch finden sich auch degenerative Erscheinungen wie Zellschrumpfung, Kernpyknose usw. bis in die Basalzellschicht. In der Lederhaut finden sich ödematöse Aufquellungen und Durchtränkungen sowie Kernschrumpfungen der Bindegewebszellen. Diese biologischen Vorgänge zeigen, daß das Transplantat nicht als Ganzes übernommen wird, sondern daß ein Nebeneinander von degenerativen und regenerativen Vorgängen das Bild der Einheilung bestimmt.

Man kann also bei den Einheilungsvorgängen vier verschiedene Phasen unterscheiden:

1. Die *Phase der interstitiellen Lymphzirkulation*, während der die Ernährung der Transplantatzellen ausschließlich durch Diffusion sichergestellt wird. Diese Phase umfaßt etwa die ersten beiden Tage. Aus der Anatomie ist nunmehr erklärlich, weshalb sich gerade die Haut ganz besonders gut zur Transplantation eignet. Einmal nämlich besitzt die Epidermis von Natur aus keine Blutgefäße, sondern ist ständig auf die Säftediffusion und auf die Lymphstromernährung angewiesen. Zum anderen besitzt die Epidermis eine große Regenerationsfähigkeit, deren morphologisches Substrat das Stratum germinativum darstellt.

2. Nach etwa 2 Tagen setzt die *Phase der Vascularisation* ein, während der die Gefäßverbindung zwischen Empfängerbett und Transplantat hergestellt wird.

3. Vom 4.—6. Tage an entwickelt sich dann die *Phase der Organisation*. Sie ist etwa am 10. Tag abgeschlossen. Selbstverständlich sind nach diesem Zeitpunkt noch nicht alle restituierenden Veränderungen am Transplantat zu Ende.

4. Die nunmehr einsetzenden Vorgänge erstrecken sich aber über Monate und Jahre. Hierzu sind zu rechnen die Reinnervation des Transplantates, bei der zuerst die sympathische Innervation wieder in Gang kommt. Auch gewisse Pigmentveränderungen des Transplantates spielen sich über Monate hinweg ab. Man könnte diese Vorgänge als *Phase der funktionellen Anpassung* bezeichnen.

2. Klinischer Teil

Die anatomischen, histologischen, patho-physiologischen Kenntnisse der Haut und der Einheilungsvorgänge sind die Voraussetzung für jedes tiefere Verständnis und für die klinische Anwendung der Hauttransplantation. Das

Augenmerk des Klinikers richtet sich also 1. auf das Empfängerbett, 2. auf das Transplantat, 3. auf die Technik der Transplantatentnahme, 4. auf die Entnahmestelle des Transplantates sowie 5. auf die Nachsorge (Verbandanordnung usw.).

a) Das Empfängerbett

Betrachten wir zunächst das *Empfängerbett*, das zur Aufnahme des Transplantates dient. Man unterscheidet *primäre* (vgl. Abb. 4 und 6) und *sekundäre* (Abb. 5) Empfängerstellen, und synonym dazu spricht man von primären und sekundären Hauttransplantationen.

Unter primärem Empfängerbett verstehen wir eine aseptische oder aseptisch hergerichtete Wundfläche (vgl. Abb. 4b). Schon bei den Darlegungen über die Einheilungsvorgänge ist hervorgehoben worden, daß das Aufnahmebett des Transplantates möglichst *glatt und ebenmäßig* zu sein hat, um Hohlräume, Blut- und Exsudatansammlungen und somit erschwerte Einheilungsbedingungen zu vermeiden. Der Operateur hat deshalb bei der Herrichtung des Transplantatbettes dafür Sorge zu tragen, daß alle Unebenheiten des Wundgrundes beseitigt werden. Ideale Transplantatauflagen bilden naturgemäß die Fascien der Muskulatur. Deshalb ist es zweckmäßig, alles subcutane, der Fascie anhaftende Fettgewebe zu entfernen. Ist aus anatomischen Gegebenheiten heraus ein völlig ebenmäßiger Wundgrund nicht herzustellen, dann muß mit entsprechenden technischen Vorkehrungen dafür Sorge getragen werden, daß das Transplantat sich den Unebenheiten des Wundgrundes anschmiegt. Selbstverständlich ist exakteste *Blutstillung* oberstes Gebot bei jeder Hauttransplantation. Es bedarf eigentlich keiner Erwähnung, daß diese Blutstillung so gewebeschonend wie möglich vorgenommen werden muß. Ist eine „mechanische" Blutstillung durch Unterbindung kleiner Arterien oder Venen erforderlich, dann soll tunlichst das Gefäß isoliert gefaßt und mit feinstem Unterbindungsmaterial (Catgut 5 Null) ligiert werden. Wir selbst ziehen die feine Ligatur der Elektrokoagulation vor, um möglichst wenig Nekrosen zu setzen. Große „Unterbindungsbürzel", die ja immer nekrotisch werden müssen, können die Einheilung stören. Es empfiehlt sich, die „mechanische" Blutstillung noch durch die sog. „chemische" Blutstillung zu unterstützen. Sicherer als durch gefäßverengende Pharmaka (Adrenalin in entsprechender Verdünnung) erscheint uns die Blutstillung durch gerinnungsfördernde Maßnahmen (temporäre Tamponade mit thrombinhaltigen Lösungen usw.). Für die Belange der Hauttransplantation dürfte die Blutstillung durch Abdichtung der Gefäße infolge Förderung der Blutgerinnung besser sein als durch Vasoconstriction, der ja eine Phase der reaktiven Vasodilatation und somit die Gefahr der Nachblutung folgt. Die Hautverpflanzung auf einen so hergerichteten aseptischen Wundgrund wird als *primäre Hauttransplantation* bezeichnet.

Unter *sekundärer Hautverpflanzung* (vgl. Abb. 5) versteht man das Auflegen von Haut auf granulierende Wundflächen. Ein *granulierendes oder sekundäres Empfängerbett* hat meistens den Vorteil, daß der Wundgrund ebenmäßig und glatt ist. Es besteht aber der Nachteil, daß jedes granulierende Empfängerbett als *infiziert* zu betrachten ist. Der Keimbesatz der Granulationen — auch wenn es sich nur um nichtpathogene Keime oder harmlose Saprophyten handelt — unterhält einen *ständigen Säftestrom* nach außen. Während man bei einem aseptischen Wundbett das Hauttransplantat dicht einnäht, würde ein solches Vorgehen bei einem granulierenden Empfängerbett unweigerlich zur Abhebung des gesamten Transplantates infolge der dauernden Wundsekretabsonderung führen. Deshalb müssen bei sekundären Transplantationen Durchtrittsstellen für die Flüssigkeit belassen werden. Dieser *Sekretdurchtritt*, der eine völlige Abhebung des Transplantates vom Wundgrund verhütet, kann entweder durch multiple Einschnitte in das Transplantat oder durch Auflegen mehrerer Transplantatstückchen (Reverdin-Läppchen oder einzelne Thiersch-Läppchen oder Hautstückchen von Briefmarkengröße) erreicht werden. Unter keinen Umständen darf eine granulierende Wundfläche mit einem einzigen großen Hautlappen, dessen Ränder durch Naht befestigt werden, vollständig bedeckt werden. Auf chemotherapeutische und antibiotische Einheilungsprophylaxe nach vorheriger bakteriologischer Keimbestimmung und Resistenztestung bei sekundären Transplantationen braucht in diesem Zusammenhange nur hingewiesen, aber nicht näher eingegangen zu werden.

b) Das Transplantat

Wenden wir nun unsere Blicke dem *Transplantat* selbst zu. Aus den bisherigen Ausführungen ergibt sich ohne weiteres, daß die Einheilungsbedingungen für das Transplantat um so *günstiger* sind, *je dünner* es ist, weil dadurch die Ernährung per diffusionem am ehesten sichergestellt und der Gefäßanschluß bzw. die Organisationsphase am schnellsten vonstatten geht. Je dicker ein Transplantat ist, desto erschwerter sind die Anheilungsbedingungen. Die *dünnen Transplantate* haben allerdings den nicht zu übersehenden *Nachteil*, daß sie *funktionell weniger widerstandsfähig* und *kosmetisch* (wegen des Niveauunterschiedes zur Umgebung und wegen der Pigmentveränderungen) *weniger ansprechend* sind. Es ist also unter gar keinen Umständen angängig, sich aus Gründen der erhöhten Einheilungssicherheit auf den Standpunkt zu stellen, immer möglichst dünne Transplantate (Thiersch-Lappen) zu verwenden. Die Wahl der Transplantatdicke ist einmal durch die Wundverhältnisse, zum anderen durch die anatomischen Gegebenheiten und schließlich durch die funktionellen und kosmetischen Anforderungen des jeweiligen Falles diktiert.

Man unterscheidet heute im wesentlichen folgende Transplantatarten (Abb. 1):

a) **Reverdin-Läppchen.** Der Entnahmemodus bedingt ihren *ungleichmäßigen Querschnitt.* Vom Zentrum zur Peripherie hin nimmt die Dicke des Transplantates ständig ab. Je nach der Entnahmetechnik kann das Zentrum den Charakter von Vollhauttransplantaten, dreiviertel- oder halbdicken Lappen haben. Nach der Peripherie zu wird ein Reverdin-Läppchen ständig dünner, bis es lediglich nur noch Epidermis enthält. Reverdin-Läppchen geben ein sehr *schlechtes kosmetisches Ergebnis*, weil damit eine unebene Hautbedeckung geschaffen wird und weil die Zwischenräume zwischen den einzelnen Läppchen durch minderwertiges Sekundärepithel ausgefüllt werden. Dieses Transplantationsverfahren dürfte heute lediglich noch in Ausnahmefällen bei Sekundärtransplantationen Berechtigung finden. Wir selbst verwenden es praktisch nicht mehr. (Auch die Entnahmestellen wirken kosmetisch störend!)

b) Der **dünne** oder **Thiersch-Lappen,** vielfach auch „Epidermislappen" genannt. Letztere Bezeichnung ist aber falsch, weil auch der dünnste Thiersch-Lappen niemals nur aus Epidermis besteht, sondern immer Teile der Lederhaut, zumindest des Papillarkörpers, mit enthält. Die vielfach geäußerte Ansicht, daß beim Thiersch-Lappen die Epidermis im Stratum germinativum durchtrennt wird, ist irrig. Wenn man so will, kann man auch den Thiersch-Lappen als einen *vierteldicken Lappen* bezeichnen. Man kann Thiersch-Lappen in einem Stück in ein primäres Wundbett einnähen oder in mehrere Einzellappen, Streifen oder Flicken unterteilt auf ein granulierendes Wundbett legen. Das *Einheilungsvermögen* ist so *groß*, daß man gegebenenfalls, wenn zwingende Gründe vorliegen, auch auf einen Kompressionsverband verzichten kann (z. B. am Hals, um eine Drosselung der V. jugularis zu vermeiden).

c) Von größter klinischer Bedeutung sind heute dank mechanisch arbeitender Schneideinstrumente die sog. **halbdicken** und **dreivierteldicken Lappen** (split-skin-graft und three-quarters-thickness-graft der Anglo-Amerikaner). Halb-

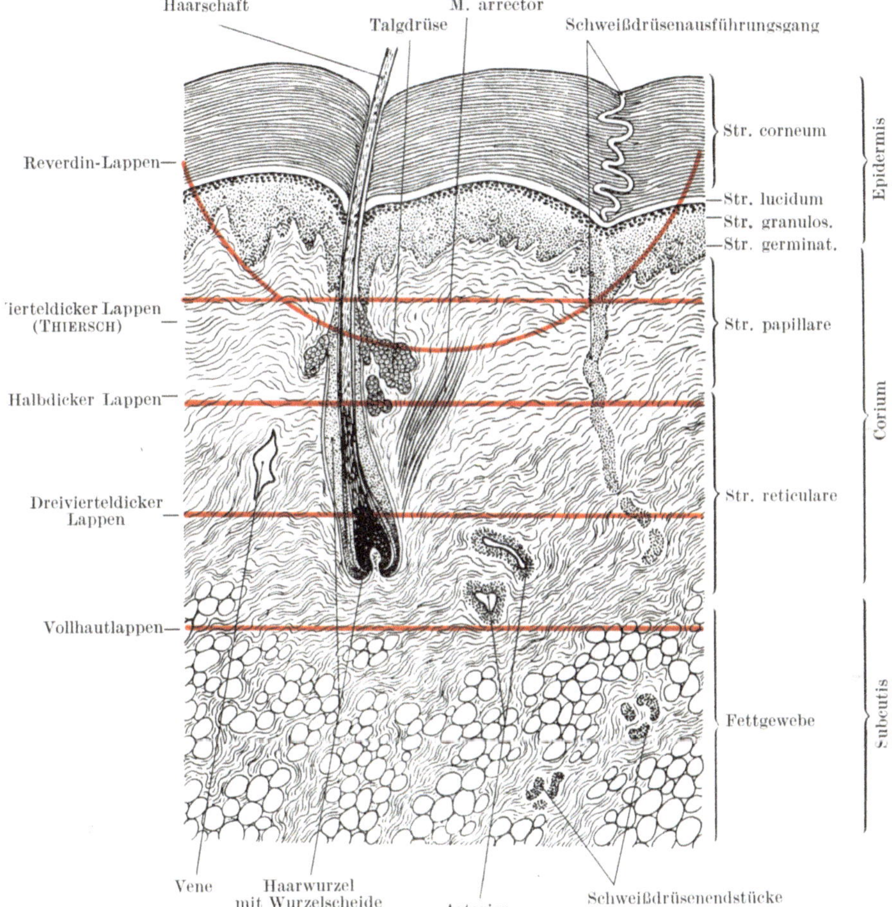

Abb. 1. Querschnitt der Haut (halbschematisch) mit morphologischen Schichten und Anhangsgebilden. Dicke der verschiedenen Transplantate

dicke und dreivierteldicke Lappen vereinigen in einem günstigen Kompromiß die Vorteile des Thiersch-Lappens hinsichtlich der *günstigen Einheilungsmöglichkeiten* mit den Vorteilen *hoher funktioneller Beanspruchbarkeit* und *guter kosmetischer Brauchbarkeit* des Vollhautlappens.

d) Unter **Vollhautlappen** versteht man Epidermis mit gesamter Lederhaut, *nicht* aber mit der Subcutis (also *ohne Fettgewebe!*).

Halbdicke, dreivierteldicke und Vollhautlappen werden bei *primären Transplantationen (aseptisches Empfängerbett!)* durch *Nähte lückenlos* in den Defekt eingefügt. Bei *granulierendem Empfängerbett (sekundäre Transplantationen)* sollte man dreivierteldicke und Vollhautlappen tunlichst vermeiden. Am besten eignen sich hier vierteldicke *Thiersch-Lappen*. Wenn man bei sekundären Transplantationen halbdicke Hautlappen verwenden will, um eine besondere funktionelle Beanspruchbarkeit zu erhalten, dann ist es zweckmäßig, das Transplantat in einzelne Streifen oder in kleinere Hautstücke von Briefmarkengröße (stamps) zu zerlegen und eine sog. „*Inselplastik*" durchzuführen. Damit ist die *Ableitung des Wundsekretes* gewährleistet und eine Abhebung des gesamten Transplantates vermieden. Wenn überhaupt, dann werden lediglich einzelne Läppchen (Inseln) vom Sekret abgehoben oder weggespült und somit kaum das gesamte Transplantationsergebnis gefährdet.

Auf andere Transplantationsarten, wie die Braunsche Hautpfropfung und die Epithelaussaat nach v. Mangoldt, braucht hier nicht eingegangen zu werden, da diese Verfahren kaum noch angewandt werden.

c) Technik der Transplantatentnahme

Zur Technik der Reverdin-Plastik ist in diesem Zusammenhang wenig zu sagen. Sie ist weitgehend bekannt. Mit der Pinzette oder mit einer eingespannten runden Nadel werden kleine Hautzipfel angehoben und mit Schere oder Messer abgetrennt. Diese etwa linsengroßen Hautstückchen werden sofort auf das Empfängerbett aufgelegt. Während man früher die einzelnen Reverdin-Läppchen in ziemlich großem Abstand voneinander aufgesetzt hat, um sie gleichsam als Epithelisierungszentren zu verwenden, werden heute (insbesondere nach Böhlers Vorschlägen) die einzelnen Reverdin-Läppchen ziemlich dicht wie Pflastersteine auf die Wunde gelegt. Es bleiben also immer größere oder kleinere Stomata, die einen Wundsekretsdurchtritt ermöglichen. Die kleinen Lücken zwischen den Reverdin-Läppchen schließen sich durch Sekundärepithelisierung. Da die Reverdin-Läppchen in der Mitte die größte Dicke haben, entsteht eine höckerige Oberfläche, die unschön wirkt und an den Stellen des Sekundärepithels funktionelle Nachteile (Rhagadenbildung, Keloidneigung usw.) aufweist.

Die klassische Entnahmemethode der Thiersch-Lappen ist bekannt. Nach Anspannung der Haut werden mit einem Rasiermesser unter sägenden Schnitten dünne Hautlappen abgetragen. Die Nachteile dieses Verfahrens sind Transplantate von ungleichmäßiger Dicke, unregelmäßiger Gestalt und ausgefransten Schnitträndern.

Es ist schon eingangs erwähnt worden, daß die zunehmende Verbreitung der Transplantation nicht zuletzt auf eine gewisse Vervollkommnung der Lappenentnahmetechnik zurückzuführen ist. Von allen Gewebstransplantationen steht sicherlich die der Haut an erster Stelle. Ein verständliches Anliegen des Operateurs mußte es sein, den Hautlappen exakt in jeder gewünschten Dicke entnehmen zu können. Man hat deshalb zunächst das sog. Thiersch-Messer mit Vorrichtungen versehen, die eine Einstellung der Lappendicke ermöglichten. Schepelmann und Blair haben solche Messer konstruiert, bei denen sich vor der Schneide eine Gleitschiene oder ein rotierender Stab befindet, deren Abstand von der schneidenden Fläche durch Mikrometerschrauben verstellbar ist. Hieraus wurden dann präzise und automatisch arbeitende Hautentnahmeinstrumente, die heute als „*Dermatome*" bezeichnet werden, entwickelt.

Wir wollen uns hier auf die Dermatome (s. Abb. 2a—c) beschränken, die wir selbst gebrauchen und mit denen wir eigene Erfahrungen gesammelt haben. Damit soll kein Wertigkeitsurteil gefällt werden. Sicherlich ist auch mit anderen Apparaten in den Händen der damit vertrauten Operateure eine ebenso gute Lappenentnahme möglich. Das erste wirklich brauchbare Dermatom ist von dem Amerikaner Earl C. Padgett erfunden worden.

Wir leben nun einmal im Zeitalter der Technisierung und der Automatisation, das auch an der Chirurgie nicht vorübergehen wird. So liegt es im Zuge unserer

Zeit, daß nach PADGETT weitere und bessere Dermatome konstruiert worden sind. Es hat nicht an Stimmen — insbesondere in älteren Chirurgenkreisen — gefehlt, die eine solche Entwicklung verurteilt haben. Hautentnahme mit Dermatomen, so schrieb z. B. W. REINHARD, sei ein mechanisiertes Verfahren und hätte mit Chirurgie nichts zu tun. Solche Stimmen, die mehr Gefühlsargumente als sachliche Gesichtspunkte vorbringen, können überhört werden, sie werden die Entwicklung nicht aufhalten. Es wäre genau so abwegig, die Erfindung und Benutzung der Schreibmaschinen zu verdammen und dafür handgeschriebene Briefe, Manuskripte und dergleichen zu fordern.

Konstruktion und Arbeitsweise des Padgettschen Dermatoms sind verhältnismäßig einfach (Abb. 2 a 1) .Das *Padgett-Dermatom* besteht aus einer halbkreisförmigen Trommel mit Seitenlängen von 10×20 cm und aus einem hin- und herbewegbaren Messer, dessen Abstand von der Trommeloberfläche um Millimeterbruchteile verstellbar ist. Mit einem *Klebstoff* wird die Haut an der Trommel angeklebt. Durch langsames Abrollen der Trommel wird die Haut etwas von der Unterlage angehoben und kann nun mit dem Messer exakt in einer ganz bestimmten Dicke geschnitten werden. Der Vorteil dieses Dermatoms ist sein verhältnismäßig einfacher Bau und die dadurch bedingten geringen Fehler- und Versagermöglichkeiten. Ein weiterer Vorteil ist, daß das entnommene Hauttransplantat zunächst fest an der Trommel kleben bleibt. Man kann deshalb das Transplantat auf der Trommelauflage zu jeder gewünschten Form, die dem Empfängerbett entspricht, zurechtschneiden. Nachteilig beim Padgett-Hoodschen Dermatom ist einmal, daß man völlig von der Haftfähigkeit des Klebstoffes abhängig ist. Versagt während des Schneideaktes die Anhaftung der Haut an der Trommel, so wird der gesamte Hautlappen zerschnitten. Ein weiterer Nachteil ist die Begrenzung des Transplantates auf eine Maximalgröße von 10×20 cm (entsprechend der Trommeloberfläche). Selbstverständlich kann man mit diesem Dermatom auch kleinere Hauttransplantate entnehmen, indem man nur kleinere Anteile der Trommel mit Klebstoff bestreicht. Will man Hautdefekte, die größer als die Trommeloberfläche sind, decken, so muß das Dermatom mehrfach angewandt werden. Es ist ferner als Vorteil anzusehen, daß das Padgett-Hoodsche Dermatom gleich gut an Hautentnahmestellen mit fester und mit nachgiebiger Unterlage arbeitet. Hautentnahmestellen mit verhältnismäßig fester oder harter Unterlage sind z. B. Oberschenkel und Rücken. Der Bauch hingegen ist eine nachgiebige Entnahmestelle, denn die Bauchdecken sind in Narkose tief eindrückbar. Das kann sich bei Dermatomen anderer Konstruktion störend bemerkbar machen, wenn der Schneideakt auf dem Anpressen des Dermatoms gegen die Unterlage beruht.

Um eine solche Konstruktion handelt es sich beim *Dermatom nach* SCHUCHARDT (Abb. 2 b). Das Instrument besteht im wesentlichen aus einem mit Hand- und Fingergriffen versehenen Metallblock, der an seiner Unterfläche eine breite Einkerbung besitzt. Vor dem Metallblock wird ein Messer hin- und herbewegt, dessen Abstand verstellbar ist, um die Lappendicke zu regeln. Durch *Aufdrücken* des Metallblockes wird die zu schneidende Haut lediglich im Bereich der Einkerbung freigegeben. Der Vorteil des Schuchardtschen Dermatoms ist, daß man Lappen von verschiedener Breite (4—10 cm) und beliebiger Länge entnehmen kann. Man kann Hautlappen von der ganzen Länge des Ober-

---

¹ Alle nachfolgenden Photos dieses Kapitels mit „Leica" — Balgeneinstellgerät — Spiegelreflexansatz — Hektor 13,5 cm. Vergleiche hierzu die Ausführungen des Verfassers im Abschnitt 1 („Grundsätzliches zur Dokumentation"), Kapitel BI („Lippen-Kiefer-Gaumenspalten").

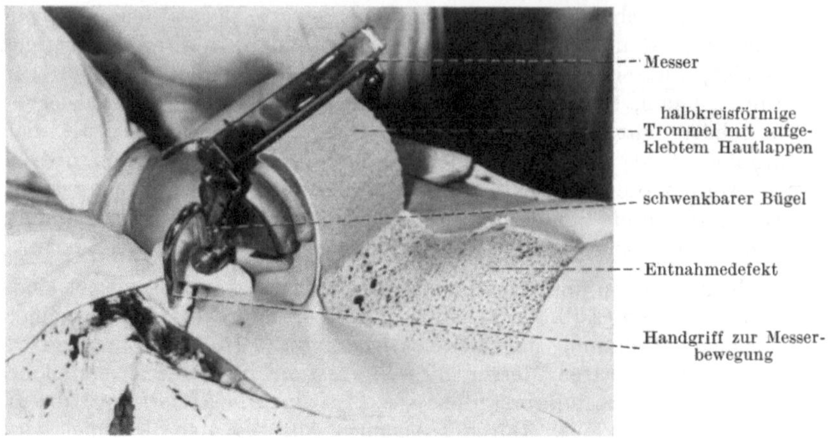
Messer
halbkreisförmige
Trommel mit aufge-
klebtem Hautlappen
schwenkbarer Bügel
Entnahmedefekt
Handgriff zur Messer-
bewegung
a

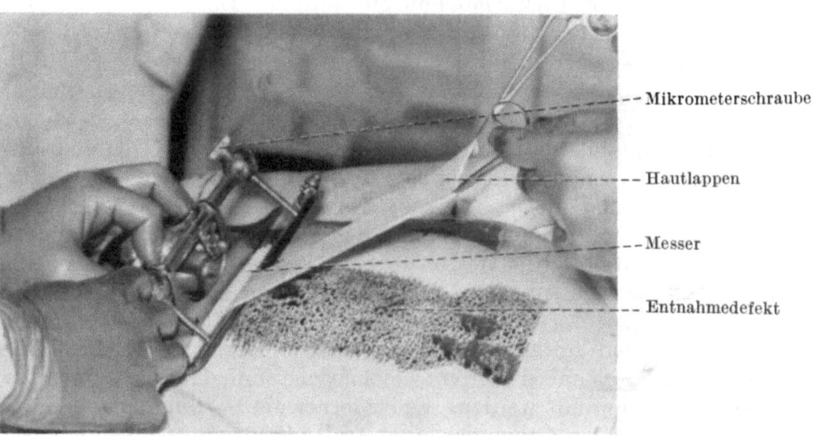
Mikrometerschraube
Hautlappen
Messer
Entnahmedefekt
b

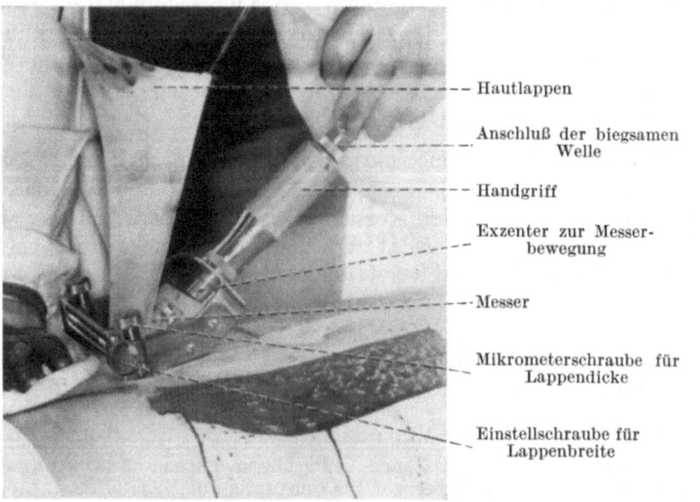
Hautlappen
Anschluß der biegsamen
Welle
Handgriff
Exzenter zur Messer-
bewegung
Messer
Mikrometerschraube für
Lappendicke
Einstellschraube für
Lappenbreite
c

schenkels, also von insgesamt 25—30 cm Länge ohne weiteres gewinnen. Das ist ein sehr großer Vorteil, wenn man große Hautbezirke (vgl. Abb. 4) mit Haut decken will. Auch das Schuchardtsche Dermatom ist keine allzu komplizierte Konstruktion. Der Nachteil ist einmal der erforderliche feste Andruck an die Haut und eine damit verbundene leichte Ermüdbarkeit der Hand, die insbesondere dann auftritt, wenn man größere Hautbezirke und mehrere Lappen entnehmen muß. Besonders gut arbeitet dieses Dermatom an Entnahmestellen mit fester Unterlage, also am Oberschenkel und am Rücken. Gewisse Schwierigkeiten können auftreten, wenn man Hauttransplantate aus der Bauchregion entnehmen muß und die Bauchdecken sehr schlaff und eindrückbar sind. Insbesondere ist eine solche Entnahme beim Säugling kaum möglich.

Unter den Dermatomen, bei denen der Schneideakt nicht mit der Hand vollzogen wird, ist das *Elektrodermatom* von BROWN (Abb. 2c) an erster Stelle zu nennen. Die Grundkonstruktion erinnert an das Schuchardtsche Dermatom. Ein sehr hochtourig elektrisch hin- und herbewegtes Messer vollzieht den Schneideakt. Die Breite des Lappens ist zwischen 5 und 10 cm verstellbar, die Lappenlänge ist beliebig. Die Entnahmestelle wird vor dem Ansetzen des Instrumentes mit einem sterilen Gleitmittel (Katheterpurin, Glycerin, Öl oder dergl.) bestrichen. Die Lappendicke wird durch 2 Mikrometerschrauben eingestellt. In wenigen Minuten können beliebig viel und beliebig große Hautlappen entnommen werden. Nach unserer Erfahrung ist das Brownsche Elektrodermatom derzeitig das beste Instrument.

Von manchen Autoren wird es als Nachteil empfunden, daß beim Elektrodermatom, Schuchardt-Dermatom und ähnlichen Konstruktionen der Hautlappen nach der Entnahme seiner natürlichen Schrumpfung verfällt. Wir haben immer einen geschrumpften und eingerollten Hautlappen ordnungsgemäß in jeden Defekt einnähen können.

Da die Haut in den verschiedenen Lebensaltern und an den verschiedenen Körperstellen starke Dickenschwankungen zeigt, ist es für den Entnahmeakt sehr schwierig, sich nach der anatomischen Bezeichnung viertel-, halb- und dreivierteldickes Transplantat zu orientieren. Im Schulkindalter geben 0,4—0,6 mm dicke Transplantate gute Resultate und dürften etwa halb- bis dreivierteldicken Lappen entsprechen. (Selbstverständlich kann ein 0,4 mm starkes Transplantat auch einmal die Qualität eines Vollhautlappens haben.) Diese Zahlen sollen lediglich bei der Dermatomeinstellung als Orientierung dienen.

Kurz nach dem Kriege (ehe uns derartige Dermatome zur Verfügung standen) haben wir uns bei Vollhauttransplantaten in einer sehr einfachen Weise beholfen. Ein Holzstab (gewöhnlicher Besenstiel von etwa 30—40 cm Länge) wurde mit festem Drellstoff umwickelt und der Drell mit kleinen Nägeln und Krampen befestigt. Der zu entnehmende Hautlappen wurde umschnitten und mit seinem Ende am Drellüberzug angenäht. Durch langsames Drehen des Stieles wurde — dem Prinzip des Padgett-Dermatoms entsprechend — die Haut von der Unterhaut

---

Abb. 2a—c. Verschiedene Dermatome in Anwendung. Operationsphotos. a Trommeldermatom nach PADGETT-HOOD. Ein dreivierteldicker Lappen vom Bauch ist entnommen. Das Transplantat klebt an der halbkreisförmigen Trommel (10 × 20 cm). Der Lappen muß noch völlig abgetrennt werden. Man sieht aber, wie mit der Trommel die angeklebte Haut angehoben wird. b Entnahme eines dünnen, etwa vierteldicken Lappens vom Oberschenkel mit dem Schuchardtschen Dermatom. Zur Länge des Transplantates kann der ganze Oberschenkel ausgenutzt werden. c Entnahme eines halbdicken Hautlappens mit dem Elektrodermatom nach BROWN. Man sieht, daß noch ein Lappen entnommen worden ist (Bauchregion beiderseits des Nabels). Die Arbeitsweise dieses Dermatoms entspricht etwa der des Schuchardtschen Gerätes. Das Elektrodermatom arbeitet bequem und zuverlässig, ist jedoch nicht ganz billig

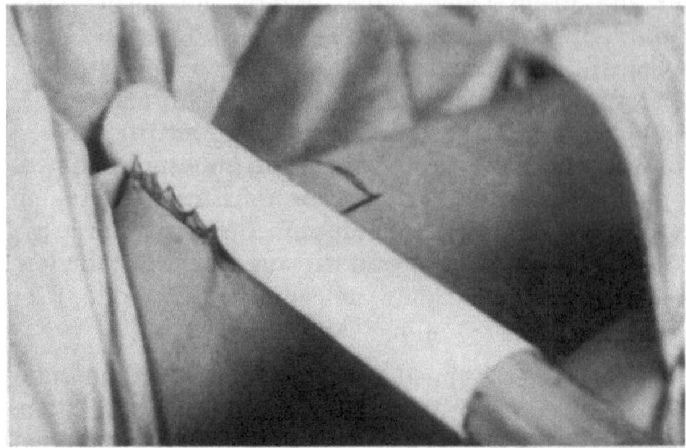

a

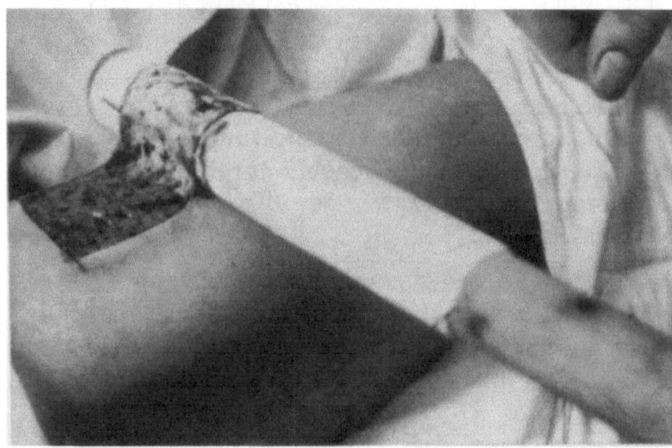

b

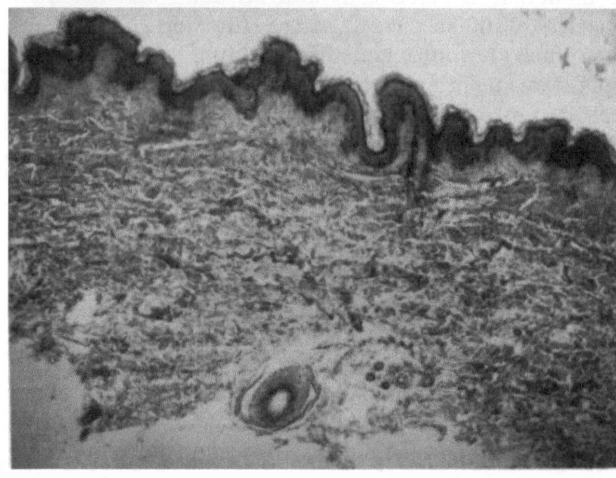

c

Abb. 3a—c. Einfache technische Behelfsmaßnahme zur Gewinnung von Vollhautlappen (Epidermis mit Corium) ohne Fett. Das vorher umschnittene Transplantat wird an einen mit Stoff (Drell, Linnen) umspannten runden Holzstiel angenäht. Durch langsames Drehen wird der Lappen ähnlich wie beim „Trommeldermatom" (Abb. 2a) angehoben. Die Grenze zwischen Lederhaut und subcutanem Fett wird dadurch deutlich markiert (b), so daß in dieser Schicht das Transplantat mit einem Skalpell mühelos abgelöst werden kann. Querschnitt durch einen so entnommenen Lappen (c)

abgehoben. Dadurch markiert sich gut die Grenze zwischen Lederhaut und Subcutis. Schnell und mühelos lassen sich so Vollhautlappen von jeder Form und Größe, denen keinerlei Fett anhaftet, entnehmen (Abb. 3a—c).

d. Das Entnahmebett

Wenden wir uns nunmehr dem *Entnahmebett* zu. Bei *viertel-*, *halb-* und *dreivierteldicken* Hautlappen (vgl. Abb. 1), d. h. bei allen Hauttransplantaten, deren *Schnittfläche innerhalb des Coriums* verläuft, epithelisiert sich bekanntlich die Entnahmestelle binnen weniger Tage oder Wochen von selbst. Diese verhältnismäßig rasche *Selbstepithelisierung* geht von den Stümpfen der abgeschnittenen Haare sowie der Schweiß- und Talgdrüsen, also *von den epithelialen Anhangsgebilden* der Haut aus.

Biologisch gesehen ist die Hautregeneration die gleiche wie bei Verbrennungen 2. Grades. Es genügt also in solchen Fällen eine der üblichen *sterilen Wundbedeckungen* (Salbe oder Silberfolien).

Ganz *andere* Verhältnisse finden sich an Entnahmedefekten von *Vollhauttransplantaten* (vgl. Abb. 3b). Hier ist als Wundgrund lediglich das subcutane Fettgewebe übrig geblieben, epitheliale Hautanhangsgebilde sind praktisch nicht mehr vorhanden. Würde man also eine Vollhautentnahmestelle so behandeln wie eine Entnahmestelle eines halbdicken Lappens, so würde die Heilung (wie bei Verbrennungen 3. Grades) zunächst *per granulationem* und dann durch *Sekundärüberhäutung von den Defekträndern her* vonstatten gehen. *Granulationsgewebe* und *Sekundärepithel* (dünn, atrophisch) führen aber zu sehr *schlechten* Heilergebnissen (Juckreiz, Ulcera, Rhagaden, Keloide usw.). Es ist deshalb nicht ratsam, Entnahmedefekte von Vollhautlappen diesem Heilungsmodus zu überlassen. Vielmehr sollte man sie nach Mobilisation der umgebenden Haut durch primäre Naht *verschließen*. Bei kleineren Defekten genügt es, das stehengebliebene subcutane Fettgewebe zu entfernen und dann den Defekt nach entsprechender Mobilisation der Umgebung durch Naht zu verschließen. Auf die verschiedenen plastischen Möglichkeiten, größere Substanzdefekte der Haut durch Einschwenken gestielter Lappen zu verschließen, kann hier nicht eingegangen werden.

Während die Versorgung und der Verband der Entnahmestelle im wesentlichen keine Schwierigkeiten bieten, ist es zweckmäßig, noch einige grundsätzliche Bemerkungen zur *Verbandanordnung der Empfängerstelle* zu machen.

e) Verbandtechnik

Aus den vorangegangenen Ausführungen lassen sich ohne weiteres die Haupterfordernisse der *chirurgischen* Versorgung der Empfängerstelle ableiten. Es wurde herausgestellt, daß durch absolute und gewebeschonende Blutstillung Nachblutungen und Wundgrundnekrosen zu vermeiden sind. Ferner wurde betont, daß möglichst Sorge zu treffen ist, einen ebenmäßigen und glatten Wundgrund zu schaffen, um dadurch blut- und sekretgefüllte Gruben und Buchten des Untergrundes zu vermeiden; gegebenenfalls ist das Transplantat durch Steppnähte an solchen gefährdeten Stellen des Wundgrundes zu befestigen.

Die Verbandanordnung verfolgt im wesentlichen 3 Hauptziele:

a) Es muß ein gleichmäßiger, aber nicht zu fester elastischer *Andruck* des Transplantates an den Untergrund erreicht werden. Dadurch sollen Nachsickerungen von Blut und Lymphe vermieden werden. Die Kompression darf unter keinen Umständen so stark sein, daß Ernährungsstörungen im Wundgrund oder im Transplantat eintreten können.

b) Es ist durch eine weitgehende — wenn möglich absolute — *Immobilisation* der Empfängerstelle dafür zu sorgen, daß keine Verschiebungen zwischen Transplantat und Wundgrund eintreten können. An besonders günstigen Körperstellen (z. B. im Bereich der Schädeldecke, der vorderen Schienbeinfläche) sind aus anatomischen Gründen derartige scherende Verschiebungen zwischen Transplantat und Untergrund von vornherein kaum möglich. Wird aber das Transplantat auf Muskulatur, Sehnen oder deren Gleitgebilde bzw. auf Gelenkgegenden aufgelegt, dann ist zu befürchten, daß durch die Bewegungen der Extremität, ja schon durch isometrische Anspannung der Muskulatur die Verklebung zwischen Transplantat und Wundgrund gestört wird. Hier genügt der Kompressionsverband allein unter gar keinen Umständen. Es müssen die benachbarten Gelenke, eventuell sogar die Erfolgsorgane der mit Hauttransplantaten bedeckten Muskeln ruhiggestellt werden. Am Vorderarm z. B. müssen nicht nur Ellenbogen- und Handgelenk, sondern auch die Finger ruhiggestellt werden, um jegliche Bewegungsmöglichkeit der Unterarmmuskeln zu verhindern. An den Gliedmaßen ist eine absolute Ruhigstellung durch entsprechend angeordnete Gipsverbände möglich. An anderen Körperstellen, z. B. im Gesichts- und Halsbereich, ist eine solche absolute Immobilisation nur in

bedingtem Maße ausführbar. Eine absolute Ruhigstellung der mimischen Muskulatur ist verbandtechnisch nicht zu erreichen. Auch im Halsbereich ist schon
die Anbringung eines guten Kompressionsverbandes aus physiologischen Gründen
unmöglich, wenn man nicht lästige venöse Stauungserscheinungen verursachen
will.

c) Im Hinblick auf den ersten Verbandwechsel, der nach etwa 10 Tagen
vorgenommen wird, ist es ratsam, *zwischen Transplantat* und komprimierendem
Verband eine *nichthaftende Trennschicht* zu legen, um *Verklebungen* zwischen

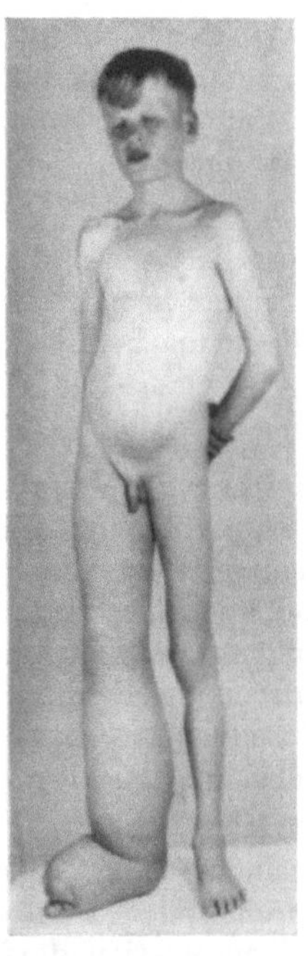
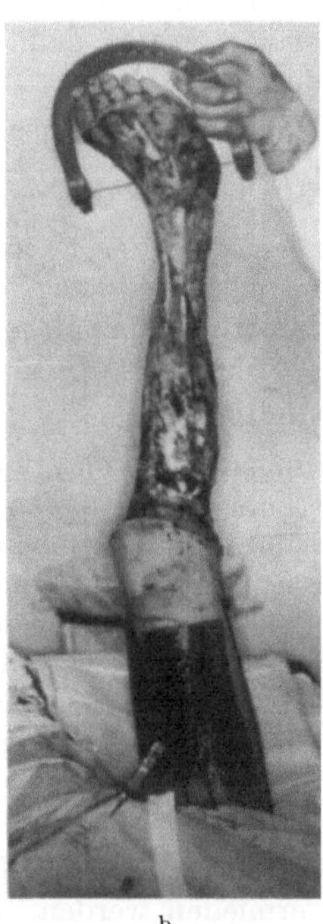
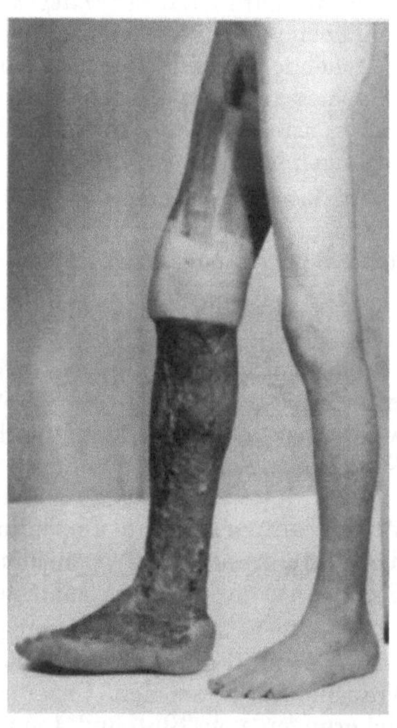

a   b   c

Abb. 4a—c. Beispiel für eine *primäre* Hauttransplantation großen Ausmaßes. (Operativ geschaffene, *aseptische*
Empfängerstelle.) a Elephantiasis des rechten Beines. b Haut und Unterhaut des Fußrückens und des gesamten
Unterschenkels (bis kurz unterhalb des Knies) wurden entfernt. Fascia cruris wird weitgehend geschont, um
einen glatten Wundgrund und eine ebene Auflagefläche für die zu transplantierende Haut zu haben. Halbdicke,
dermatomgeschnittene Haut vom Bein und Bauch wird aufgelegt. Kompressionsverband und ruhigstellender Gips
wie im Text beschrieben. (Nach Beendigung der Transplantateinnähung wird noch ein suprakondylärer Kirschner-
Draht gelegt und mit einem großen Spannbügel versehen. Beide Bügel werden im Sinne des „Transfixations-
gipses" mit eingegipst. An diesen Bügeln wird das Bein in Schwebelage aufgehängt. Dadurch liegt das Bein
„schwerelos" im Verband, der Kompressionsverband wirkt allseitig und gleichmäßig weiter ein. Bei einfacher
Bettlage würde — auch im Gipsverband — der Druck an der Beugeseite [Auflagefläche] durch die Eigenschwere
des Beines verstärkt und an der Streckseite herabgemindert werden.) c Zustand 2 Monate später

Transplantat und Verband und somit ein *Abreißen des Transplantates vom
Wundgrund zu vermeiden.* Am zweckmäßigsten ist hierfür dünne mit *Salbe*
bestrichene Gaze. Da zur prophylaktischen Infektbekämpfung ohnehin parenterale Antibiotica empfehlenswert sind, ziehen wir als Salbenverband auch
eine antibiotische Salbe (z. B. Penicillin-, Terramycinsalbe oder dergl.) vor.
Der antibiotische Salbenzusatz soll lediglich einer sekundären Keimbesiedlung
der Lappenoberfläche vorbeugen.

Im einzelnen treffen wir bei primären Transplantationen (Abb. 4a—c) an den
Gliedmaßen *folgende Verbandanordnung:* Nach Einnähen des Transplantates überzeugt man sich durch mehrfaches Andrücken, daß keine Blut- oder Luftansamm-
lungen unter dem Lappen vorhanden sind. Dann wird ein mit Penicillin- oder
Terramycinsalbe bestrichenes Gazeläppchen auf das Transplantat aufgelegt. Es

folgt nun eine dünne Lage sterilen *Zellstoffs,* der entweder aufgelegt oder in mehreren Touren um die Gliedmaße gewickelt wird. Meistens legen wir auf die

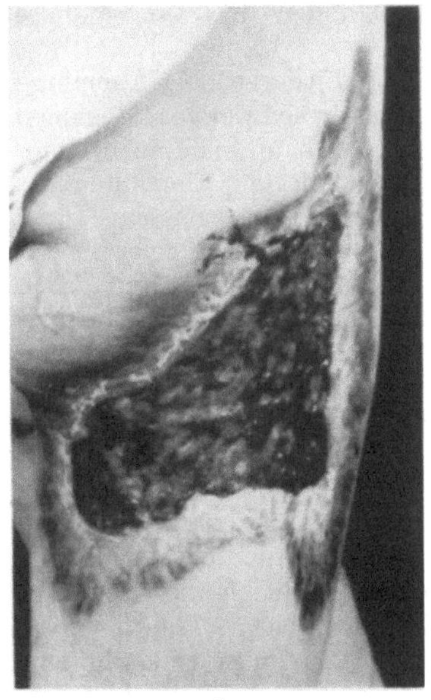

a

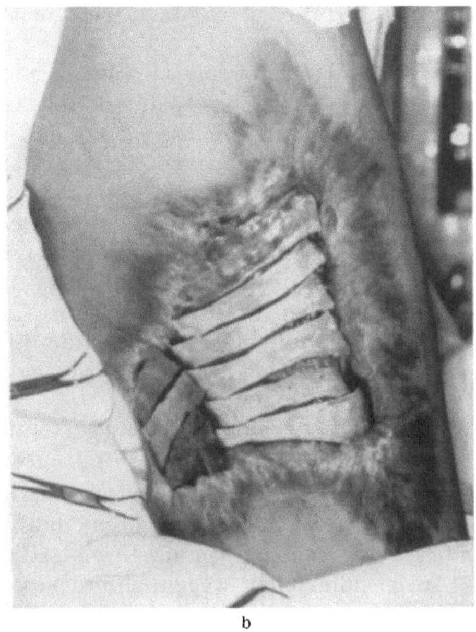

b

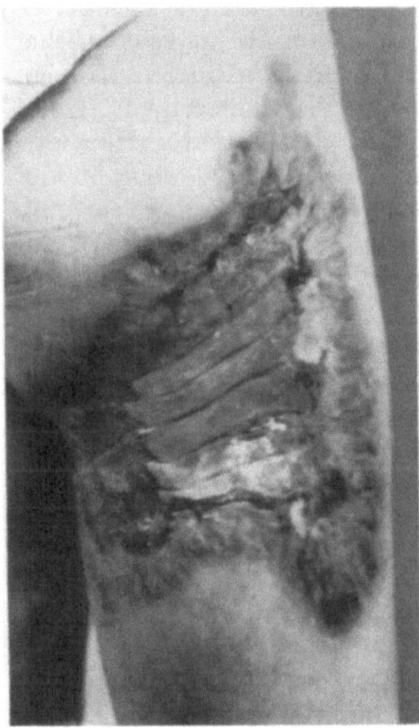

c

Abb. 5a—c. Beispiel für eine *sekundäre* Hauttransplantation. Große *granulierende Wundfläche* am Übergang vom Gesäß zum Oberschenkel. Monatelange Behandlung andernorts. Ein so großer Defekt kann sich durch Sekundärepithelisierung von den Wundrändern her nicht schließen. Der Saum der sekundären Überhäutung ist deutlich zu sehen (a). Dermatomgeschnittene vierteldicke Hautlappenstreifen werden dicht nebeneinander auf die sauberen und antibiotisch vorbehandelten Granulationen gelegt. Keine Nähte. Die kleinen Zwischenräume zwischen den Transplantatstreifen erlauben den Durchtritt des Granulationssekretes. Hautstreifen sind so gelegt, daß beim liegenden Patienten das Wundsekret nach unten absickern kann (b). Druckverband. Beckengips. Zustand 2 Wochen nach der Transplantation (c)

Zellstoffschicht ein entsprechend großes Stück *Schaumgummi,* das mit einer *elastischen Binde* weder zu locker noch zu fest angewickelt wird. Die elastische Binde ist der Hauptbestandteil des Verbandes und muß das Transplantat allseitig und gut andrücken, darf aber unter keinen Umständen zu venösen Rückstauungen oder gar zu Abschnürungen führen. Ist ein *Gipsverband* erforderlich, so legen wir um die elastische Binde nochmals eine Zellstofftour, um das spätere Entfernen des Gipsverbandes mit der Gipsschere zu erleichtern. Der Gipsverband wird in der üblichen Technik so angelegt, daß die erforderliche Ruhigstellung des Wundgebietes gewährleistet ist.

Bei sekundären Transplantationen (Abb. 5a—c) kann man grundsätzlich ähnlich vorgehen. Da ja durch Auflegung unterteilter Transplantate (Inselplastik entweder in Streifen- oder in Briefmarkenform) dafür gesorgt ist, daß der Sekretstrom der granulierenden Oberfläche abfließen kann, empfiehlt es sich, über den Salbenverband eine etwas dickere Zellstofflage anzubringen, die das Sekret gut aufsaugt.

Sehr saubere Granulationen an Körperabschnitten, die verhältnismäßig leicht ruhiggestellt werden können, erlauben unter Umständen auch verbandlose Behandlung.

Da ein komprimierender Verband jedoch immer die Sicherheit der Anheilung erhöht, sollte man ihn auch an den verbandtechnisch schwierigen Regionen anstreben. An Stirn, Schläfe, Nase und anderen Stellen kann man einen Kompressionsverband folgendermaßen anlegen: Die Fäden, die der Einnähung des Lappens in das Transplantatbett gedient haben, werden lang gelassen. Dann wird eine dünn mit Penicillinsalbe bestrichene Gazeschicht aufgelegt. Auf diese Schicht kommt ein dünnes Schaumgummistück, das vorher genau nach der Form des transplantierten Defektes zurechtgeschnitten worden ist. Die langgelassenen Fäden werden dann über diesem Schaumgummistück kreuzweise verknotet, so daß eine hinreichende Fixation des Schaumgummistückes mit leichter Kompression erreicht wird (vgl. Abb. 176, S. 349.)

f) Probleme einzelner Körperregionen, insbesondere des Gesichtes

Es sollen jetzt noch einige *Besonderheiten* bei freien Hauttransplantationen an den verschiedenen Körperstellen besprochen werden. Aus den allgemeinen Ausführungen ist leicht abzuleiten, daß bei sekundären Transplantationen vierteldicke Thiersch-Lappen als Inselplastik besonders gut geeignet sind.

Auch kann man wegen ihrer hervorragenden Einheilungstendenz *dünne Thiersch-Lappen* trotz ihrer funktionellen und kosmetischen Nachteile dort verwenden, wo das Transplantat nur als *vorübergehende Wunddeckung* gedacht ist. So deckt man heute die unvermeidlich verbleibende Wundfläche eines gestielten Hautfettlappens mit einem Thiersch-Lappen, der gleichsam als „physiologischer Verband" dient. Dadurch wird Sekundärheilung des nicht einnähbaren Lappenstieles vermieden und die Sicherheit größerer gestielter Plastiken erhöht. (Überläßt man — wie das bisher geschah — die Wundfläche gestielter Hautfettlappen der Sekundärheilung, so erschöpft sich häufig das Gewebe in der Infektabwehr oder fällt durch die Entzündungsvorgänge stärkerer Schrumpfung und Rigidität anheim. All das ist durch primäre Deckung aller Wundflächen mit Thiersch-Lappen zu vermeiden.) Weitere vorübergehende Thiersch-Deckungen können in der Tumorchirurgie der Haut nützlich sein. So empfiehlt z. B. Buff bei bösartigen Gesichtsgeschwülsten grundsätzlich den Thiersch-Lappen als provisorische Deckung, um unter dem dünnen Transplantat eventuelle Rezidive leichter und eher erkennen zu können.

Bei den meisten primären Transplantationen jedoch sind halbdicke bzw. je nach funktioneller Beanspruchung dreivierteldicke Lappen in der Regel vorzuziehen. Hier kann und soll von vornherein eine völlige und endgültige Bedeckung des Defektes angestrebt werden. Dreivierteldicke oder Vollhautlappen nimmt man tunlichst für unbekleidete Körperregionen oder für Hautbezirke, die besonderen funktionellen Beanspruchungen, vestimentärem Druck usw. ausgesetzt sind.

Besondere Aufmerksamkeit ist jedoch den Hauttransplantationen im *Gesichtsbereich* zuzuwenden. Neben funktionellen Anforderungen an das Hauttransplantat (Sonnenlicht, Nässe, Hitze, Kälte!) spielen im Gesichtsbereich *kosmetische* Belange eine entscheidende Rolle. Es ist schon eingangs hervorgehoben worden, daß jedes Transplantat (und zwar je dünner, um so stärker) gewissen Pigmentveränderungen unterworfen ist. Derartige Pigmentunterschiede machen sich im Gesicht besonders störend bemerkbar. Auch wenn das Transplantat (z. B. Vollhaut) kaum sekundären Pigmentveränderungen unterworfen ist, macht es sich bei jeder „Fernplastik" als störender und auffälliger „Flicken" im Gesicht bemerkbar (auch bei „gestielten" Plastiken!). Das liegt weniger am Transplantat als an der Eigentümlichkeit der Gesichtshaut selbst! Die farbliche Tönung der Gesichtshaut *(Teint!)* findet sich eben an der übrigen Körperhaut *nirgends* wieder (jedenfalls nicht bei der „weißen Rasse"). Es soll deshalb im Gesicht *grundsätzlich* versucht werden, etwaige Hautdefekte *durch Mobilisation der umgebenden Haut* zu decken. Das ist meistens in größerem Umfange möglich als häufig angenommen wird. Im Schläfen- und Wangenbereich sind große Hautdefekte durch Mobilisation der Umgebung durch Lappeneinschwenkung (Esserscher Rotationslappen, face-shifting usw.) zu decken. Jede Defektdeckung aus der Umgebung ist im Gesichtsbereich kosmetisch besser als die beste Hauttransplantation. Es ist besonders in der Chirurgie der gutartigen Tumoren (Hämangiome, Keloide, Naevi usw.) zu bedenken, daß nach Entfernung solcher kosmetisch störenden Veränderungen die Deckung des entstandenen Defektes mit einem freien Hautlappen in den meisten Fällen lediglich die „Auswechselung" einer kosmetischen Unzulänglichkeit gegen eine andere bedeutet. Mit „gesundem Menschenverstand" gilt es, das kleinere kosmetische Übel abzuwägen und auszuwählen. Sicherlich wirkt ein großer dunkler und behaarter Naevus (vgl. Abb. 6b) störender als ein ersetzendes Hauttransplantat. Das gleiche gilt von einem düsterroten Hämangiom, insbesondere wenn es sich wulstig aus der Umgebung der Haut heraushebt. Andererseits kann nach Entfernung eines schwach rosafarbenen Haemangioma simplex, das sich gut durch Puder und ähnliches „make up" kaschieren läßt, die wie ein Flicken aussehende transplantierte Haut das größere kosmetische Übel darstellen und eine Verschlechterung des ursprünglichen Zustandes bedeuten.

Gelegentlich allerdings ist aus technischen oder anatomischen Gründen eine Deckung des Defektes mit nachbarlicher Gesichtshaut nicht möglich. So kann man nicht die gesamte Stirnhaut durch Mobilisation der Umgebung ersetzen. Ferner ist es meistens nicht ratsam, die Haut der Nasenflügel (Abb. 6) durch Mobilisation von der Umgebung her zu ersetzen, wenn man nicht Gefahr laufen will, die Kontur der Nase zu zerstören. Auch an den Augenlidern sind oft Hauttransplantationen unumgänglich. Immer aber sollte die Hauttransplantation (wie jede Fernplastik) im Gesicht ultima ratio sein!

Wenn aber im Gesichtsbereich eine Hauttransplantation unumgänglich ist, so muß Haut gewählt werden, die möglichst dem Teint des Gesichtes gleicht und in der Folgezeit möglichst geringen Pigmentveränderungen unterworfen ist. Dazu wählt man einmal aus oben erwähnten Gründen *Vollhaut*transplantate, und zum anderen sollte man Haut verwenden, die der des Gesichtes *im Teint* ähnlich ist. Das ist *Haut der hinteren Ohrmuschel* (vgl. Abb. 6d), der *Halsregion* oder der *Supraclaviculargrube*. Am besten eignet sich die Haut der Hinterfläche der Ohrmuschel. Man hat hier allerdings den Nachteil, daß die zur Verfügung stehende Haut flächenmäßig ziemlich begrenzt ist. An zweiter Stelle rangiert Haut der Halsregion und an dritter Stelle Haut der Supraclaviculargegend. Wird Haut der hinteren Ohrmuschel zur Deckung von Gesichtsdefekten herangezogen, so muß der Entnahmedefekt — da es sich ja um Vollhauttransplantate handelt — wiederum durch Haut gedeckt werden. Da die Rückfläche des Ohres eine ziemlich verborgene Körperstelle ist, kann man zur Deckung dieses Defektes beliebige Körper- oder Extremitätenhaut verwenden und diese Haut auch halb- oder dreivierteldick nehmen. Vielen Chirurgen mag dieses Verfahren, das ja auf eine zweifache Hauttransplantation hinauskommt, als zu umständlich erscheinen. Kosmetische Rücksichten, insbesondere bei jüngeren Individuen und ganz besonders bei Mädchen, erfordern jedoch diese zusätzliche Mühe (Abb. 6a—d).

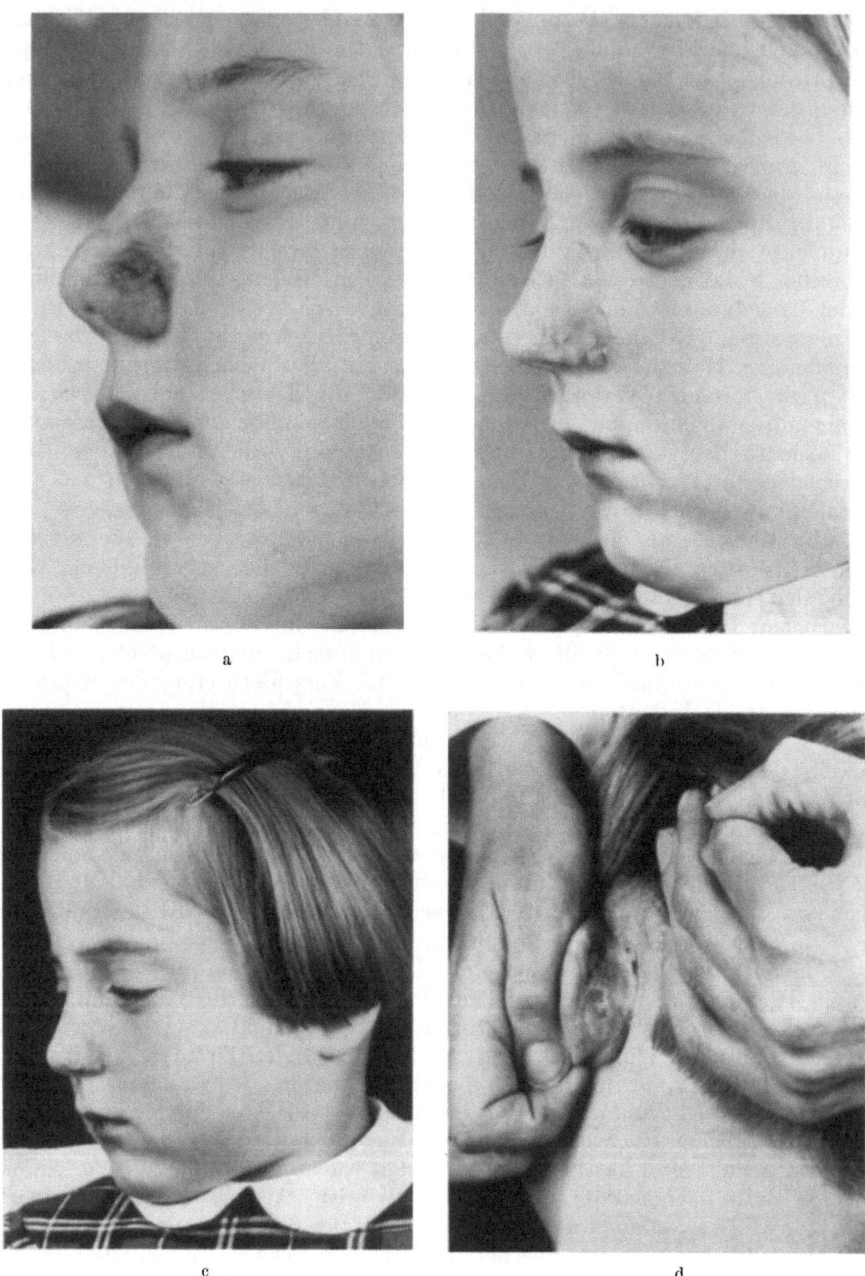

a

b

c

d

Abb. 6 a—d. Beispiel für eine *unumgängliche* Vollhauttransplantation im *Gesichtsbereich*. [Gesichtshautdefekte sollen — wenn irgend möglich — durch Mobilisation oder Einschwenkung nachbarlicher Gesichtshaut gedeckt werden. Der nach Excision dieses „Tierfellnaevus" an der linken Nasenseite entstandene Defekt würde aber bei Deckung aus der Nachbarschaft durch gestielten Lappen oder durch einfache Mobilisation zum Konturverlust der Nase oder zur Einebnung des Nasen-Wangenwinkels führen. Deshalb wurde der Defekt mit einem Vollhautlappen, der von der Rückfläche des linken Ohres entnommen wurde (d), gedeckt.] Schaumgummidruckverband, der mit den langgelassenen Fäden der Fixationsnähte des Transplantates befestigt und gehalten wurde. Zustand 3 Wochen nach dem Eingriff (b). Nach Ablauf eines Sommers mit bewußt häufiger Sonnenbestrahlung des Gesichtes (6 Monate post op.) ist der Teint-Unterschied zwischen Gesichtshaut und Transplantat nur noch minimal. Ein Transplantat vom Stamm oder von den Extremitäten würde auffällige und kosmetisch störende Pigmentdifferenzen zur umgebenden Gesichtshaut zeigen, wie das der *Entnahmedefekt hinter dem Ohr*, der mit halbdicker Oberschenkelhaut primär versorgt worden ist, zeigt (c und d)

3. Homoioplastische Hauttransplantation

Nun noch einige Worte zur homoioplastischen Hauttransplantation, deren Erforschung seit vielen Jahren größte Anstrengung und Aufmerksamkeit gewidmet wird. Bei großen Hautverletzungen, also schweren Unfällen, insbesondere bei ausgedehnten Verbrennungen, wäre es wünschenwert, die Wundflächen durch Hautmaterial anderer Menschen decken zu können, um dem Verletzten den Eingriff der eigenen Hautentnahme zu ersparen. Außerdem ist manchmal kaum noch entnahmefähige Haut beim Verletzten vorhanden.

Seit Beginn der klinischen Hauttransplantationen ist bekannt, daß homoioplastisch verpflanzte Hautstückchen, also Haut von Mensch zu Mensch, auf die Dauer nicht anheilen. Gelegentliche Mitteilungen der Literatur über gelungene homoioplastische Hautverpflanzungen sind mit größter Zurückhaltung zu betrachten und halten meist einer genauen Kritik nicht stand. Meistens handelte es sich in solchen Mitteilungen um sehr kleine Transplantate, bei denen nach einigen Wochen nicht zu unterscheiden war, ob die Einheilung von den Wundrändern her erfolgt oder ob das Transplantat wirklich eingeheilt ist. Schon LEXER hat vor dem 1. Weltkrieg diesen Standpunkt herausgestellt und betont, daß „Anheilungen des Transplantates" der „Ausheilung der Wunde" gleichgestellt worden sind. Trotz intensiver Forschungen ist das Problem der Homoiotransplantation von Haut heute kaum weiter vorangetrieben als zur Zeit LEXERs, der auf dem Chirurgenkongreß 1911 dieses Thema eingehend abgehandelt hat. Immerhin hat die spätere Forschung zahlreiche Einzelerkenntnisse erbracht. Homoioplastische Haut heilt unter günstigen Bedingungen für 3—10 Wochen an, stößt sich dann aber wieder ab. Für dieses Versagen der Hauthomoioplastik sind verschiedene Theorien aufgestellt worden. Die „haematologische Theorie" im Sinne der klassischen Blutgruppenunterschiede, die individuelle und genetische „Zellhypothese" u. a. sind heute als verlassen zu betrachten zugunsten der „*Immunitätstheorie*", die eine Antigen-Antikörperreaktion annimmt. MEDAWAR und andere glauben, „Hauttransplantationsgruppen" annehmen zu müssen (z. B. für das Kaninchen etwa 125 und für den Menschen etwa 30 solcher Gruppen). In Amerika und anderen Ländern versucht man zur Zeit in großen Forschungsanstrengungen, der Lösung der Hauttransplantationsprobleme von Mensch zu Mensch näher zu kommen, und zwar durch Beschreitung der beiden theoretisch möglichen Wege: 1. Herabsetzung der Antikörperbildung beim Empfänger, z. B. durch „Ganzkörperbestrahlung" oder ähnliche Maßnahmen, 2. durch Veränderung der Antigenizität des Spendermaterials, z. B. durch kulturelle Vorbehandlung des Transplantates in „Universalsera" und ähnliche Techniken. Diese Forschungen haben das Ziel, großangelegte „Hautbanken" (z. B. durch Hautgewinnung von frischen Leichen) zu errichten, um bei Massenkatastrophen (Atomkrieg, Massenverbrennungen) schnell und quantitativ hinreichende Hilfe bringen zu können. Heute schon steht zweifellos fest, daß die Hauthomoiotransplantation — unbeschadet der Tatsache des Nichtanheilens der Hautläppchen — die beste örtliche Verbrennungsbehandlung, sozusagen den „physiologischen Verband" darstellt. Dadurch werden Plasmaverluste, Bluteindickungen, sekundäre Infekte usw. bei ausgedehnten Verbrennungen wirksam hintangehalten.

Literatur

ANDINA, F.: Helvet. chir. Acta **19**, 378 (1952). — Erg. Chir. **38**, 177 (1953). (Ausführliche Literatur) — Langenbecks Arch. u. Dtsch. Z. Chir. **282**, 587 (1955).

BARKER, D. E.: Plastic Surg. (Baltimore) **5**, 188 (1950); **7**, 115 (1951). — BIER, A.: Dtsch. med. Wschr. **1918**. — BLOCKER, T. G.: Plastic Surg. (Baltimore) **4**, 407 (1949); **5**, 283 (1950). — BRAUN, W.: Bruns' Beitr. **25**, 211 (1899). — Zbl. Chir. **47**, 1555 (1920); **61** (1934). — Med. Klin. **1921**; **1924**. — BROWN, J. B.: Ann. Surg. **107**, 6 (1938). — Internat. Abstr. Surg.

67 (1938). — Surg. etc. **73** (1941). — Brown, J. B., and B. Cannon: Ann. Surg. **121**, 5 (1945). — Brown, J. B., and F. McDowell: Surg. etc. **72** (1941). — Ann. Surg. **115**, 4 (1942). — Buff, H. U.: Helvet. chir. Acta **16**, 4—5 (1949). — Schweiz. med. Wschr. **1950**. — Langenbecks Arch. u. Dtsch. Z. Chir. **282**, 592 (1955).

Carrel, A.: J. Amer. Med. Assoc. **59**, 523 (1912). — Converse, J. M.: Plastic Surg. (Baltimore) **5**, 247 (1950). — Conway, H., D. Joslin and R. B. Stark: Plastic Surg. (Baltimore) **8**, 194, 312 (1951).

Enderlen: Dtsch. Z. Chir. **45** (1897); **48** (1898). — Elliott, J. L., and J. L. Grown: Surgery (St. Louis) **37**, 823 (1955).

Garrè: Bruns' Beitr. **4** (1889). — Gelbke, H.: Chirurg **22**, 315 (1951). — A.M.A. Arch. Surg. **65**, 276 (1952). — Zbl. Chir. **79**, 935 (1954).

Herforth, L., u. P. Schäfer: Arch. exper. Path. u. Pharmakol. **216**, 317 (1952).

Kazanjian, V. H.: Plastic Surg. (Baltimore) **5**, 337 (1950). — Kilner, T. P., E. Peet, J. S. Calbay and D. A. Kernahan: Brit. J. Plast. Surg. **4**, 76 (1951). — Kiskadden, W. S., and A. J. McDowell: Plastic Surg. (Baltimore) **3**, 524 (1948). — Korschelt, E.: Regeneration und Transplantation, Bd. I 1927, Bd. II 1931. Berlin: Gebrüder Bornträger 1927.

Lexer, E.: Neue Deutsche Chirurgie, Bd. 26a u. b. Stuttgart: Ferdinand Enke 1924. — Arch. klin. Chir. **138** (1925). — Löfgren, L.: Acta chir. scand. (Stockh.) **102**, 229 (1956).

Macomber, W. B.: Plastic Surg. (Baltimore) **5**, 139 (1950). — Macomber, W. B., and H. S. Patton: Amer. J. Surg. **73** (1947). — Surg. etc. **84**, 97 (1947). — Marchand, F.: Dtsch. Chir. **16** (1901). — Mathews, D. N.: Lancet **1945**, 775. — McIndoe, A.: Brit. J. Plastic Surg. **2** (1950). — Medawar, P. B.: J. of Anat. **78**, 176 (1945). — Brit. Med. Bull. **3** (1945). — Brit. J. Exper. Path. **27**, 1 (1946). — Mir y Mir, L.: Plastic Surg. (Baltimore) **5**, 91 (1950).

Ollier: Bull. Acad. Méd. Paris **1**, 243 (1872). — Lyon. méd. **5** (II), 13, 225 (1895).

Padgett, E. C.: J. Amer. Med. Assoc. **98** (1932). — A.M.A. Arch. Surg. **35** (1937). — Surg. etc. **69** (1939). — Amer. J. Surg. **43** (1939). — Ann. Surg. **113**, 6 (1941). — Amer. J. Surg. **5** (1946). — Plastic Surg. (Baltimore) **2**, 368, 384 (1947).

Reinhard, W.: Die plastische Chirurgie. Stuttgart: Ferdinand Enke 1953. — Reverdin, J. L.: Bull. Soc. Chir. Paris **1869**. — Rogers, B. O.: Plastic Surg. (Baltimore) **5**, 269 (1950); **7**, 169 (1951).

Seemen, H. v.: Zbl. Chir. **31** (1942).

Thiersch, C.: Arch. klin. Chir. **17** (1874).

Ulloa, M. Gonzalez: Plastic Surg. (Baltimore) **5**, 310 (1950).

Webster, G. V., and D. R. Willard: Ann. Surg. **124** (1946). — Webster, J. P.: Surg. Clin. N. Amer. **24**, 250 (1944). — Ann. Surg. **120**, 4 (1944). — Wentscher, J.: Berl. klin. Wschr. **1896**, 979. — Dtsch. Z. Chir. **70**, 21 (1903/04). — Wittmoser, R.: Die Reverdin-Plastik. Wien: Wilhelm Maudrich 1946. — Wolfe, F.: Med. Klin. **1946**. — Wolfe, J. R.: Brit. Med. J. **1875**, 360.

Zeno, L.: Plastic Surg. (Baltimore) **2**, 549 (1947).

II. Knochen-, Knorpel-, Fascien- und Sehnentransplantationen beim Kind

Von

K. Idelberger

a) Knochentransplantationen

Die erste erfolgreiche Knochenübertragung, von der wir wissen, liegt fast 300 Jahre zurück. Job-a-Meck'ren schloß 1670 einen Schädeldefekt beim Menschen durch ein Stück der Schädelkapsel eines Hundes. Planmäßige Tierversuche wurden erst im vergangenen Jahrhundert unternommen. Die Erkenntnisse jener Zeit, die z. T. auch für uns noch Gültigkeit besitzen, sind vor allem an die Namen Ollier, Radzimowsky und Barth geknüpft. Ollier stellte fest, daß die besten Ergebnisse mit frischen autoplastischen, periostgedeckten Spänen erzielt werden. Radzimowsky beobachtete den frühzeitigen Untergang aller Knochenkörperchen, trotz Einheilung des Transplantates. Barth erkannte die Notwendigkeit des Umbaus durch schleichenden Ersatz des verpflanzten Knochens vom Lager aus. Die größte Bedeutung für die klinische Praxis haben seit dem Beginn unseres Jahrhunderts die Forschungen LEXERs und seiner Schüler gehabt. Sie sind auch heute noch richtungsweisend. In der Theorie freilich haben die verschiedensten Anschauungen einander abgelöst, ohne daß wir zu einer allseitig befriedigenden Lösung gekommen wären. Sie lassen sich im wesentlichen auf zwei Lehrmeinungen zurückführen: Die eine sieht das Prinzip im Überleben mesenchymaler Zellen im Knochenmark oder Periost des Spans, während die andere die Metaplasie pluripotenter Bindegewebselemente des Lagers als den grundlegenden Vorgang betrachtet. AXHAUSEN versuchte eine Synthese beider Vorstellungen, indem er aus einem „Gegeneinander" ein „Nacheinander" formulierte. Nach seiner Ansicht verläuft die Knochenregeneration in zwei Phasen. Die erste hat ihren Ursprung in überlebenden Osteoblasten des Transplantates. Sie beginnt wenige Tage nach der Verpflanzung, während die zweite, vom unspezifischen Bindegewebe des Lagers ausgehende, erst nach einigen Wochen einsetzt. Mechanische Einflüsse (Druck-, Zug-, Scherkräfte) spielen eine nicht zu vernachlässigende Rolle bei der Einheilung.

Die Frage des Überlebens von Zellen mit osteoblastischen Potenzen ist in der jüngsten Vergangenheit mit radioaktiven Substanzen geprüft worden. Außerhalb des Körpers kann Knochen unter Umständen lange Zeit am Leben erhalten werden. Amerikanische Autoren beobachteten an embryonalen Knochengewebskulturen von Ratten eine verbreitete Fibroblastensprossung mit gelegentlicher Osteoidbildung. Innerhalb von 14 Tagen kam es zu einem Längenwachstum der diaphysären Ossifikationszone von durchschnittlich 1 mm, bei gleichzeitiger Degeneration der Chondrocyten. Embryonale Rattenfemora blieben bei Tiefkühlung (bis —78°) etwa 3 Monate vital. Das Längenwachstum wurde allerdings eingestellt; und die Fibroblastenaktivität war vermindert. Auch menschliche Knochenkulturen zeigten eine oberflächliche Fibroblastenwucherung, sowie (gelegentlich) eine Ausdifferenzierung von Zellen des Knochenmarks. Osteoid wurde nicht gebildet. Tiefkühlung verzögerte die Fibroblastentätigkeit. Immerhin blieben auch hier tiefgekühlte 3 mm lange Knochenspänchen bis zu 77 Tagen vital. WOJTA fand, daß periostfreie Späne, die einem mit P^{32} behandelten Versuchstier verpflanzt wurden, nicht mehr radioaktiven Phosphor aufnehmen als in vitro, was für ausschließlich oberflächen-chemische Vorgänge spricht. Die Knochenhaut autoplastischer Späne speichert dagegen mitunter die 3fache Menge P^{32}. Sie scheint sich daher mit vitalen Kräften aktiv am Umbau zu beteiligen. Aber auch zellige Elemente des Endostes und der Capillaren können eine Zeitlang am Leben bleiben. Nach spätestens einer Woche sind die Knochenkörperchen sämtlich tot. Die abgestorbenen Knochenbälkchen werden durch neuen Knochen ersetzt. Die Resorption geschieht offenbar im wesentlichen humoral — also nicht durch Osteoklasie —, die Restitution durch Vermehrung der Zwischensubstanz (interstitielles Wachstum). MAATZ und Mitarbeiter nehmen an, daß das Osteoid auf ähnliche Weise entsteht wie die kollagenen Fasern, d. h. durch Konkretisierung aus einer eiweißreichen Gewebsflüssigkeit. Der schleichende Ersatz des toten Knochens ist nach MAATZ an überlebendes Weichgewebe gebunden. Daneben gibt es noch eine angiogene Callusbildung, die aber der schleichenden Substitution zeitlich nachgeordnet ist.

In welcher Weise der Prozeß der Spaneinheilung in Gang gesetzt wird, ist nach wie vor unklar. Die von BIER und LEVANDER entwickelte Induktionstheorie nimmt Nekrohormone an, die an der Oberfläche des geschädigten Knochens, wahrscheinlich aus den zugrunde gehenden Knochenkörperchen, frei werden und das pluripotente mesenchymale Gewebe zur ossären Neubildung anregen. Die einzelnen Phasen ähneln einer proliferativen Entzündung. Die Geschehnisse unterscheiden sich grundsätzlich nicht von denen bei der Knochenbruchheilung.

Mechanische Faktoren nehmen auf die Callusentwicklung maßgeblichen Einfluß (Pauwels).

Der rasche Einbau frischer autoplastischer und homoioplastischer Transplantate hängt in erster Linie von der Mitwirkung überlebender mesenchymaler Zellen ab. Der Unterschied im biologischen Wert beider ist gering. Frische heteroplastische Späne setzen der Einheilung zunächst einen deutlichen Widerstand entgegen, der offenbar durch das artfremde Eiweiß bedingt wird.

Bei Übertragungen von Hundeknochen auf Ratten, entstehen im Rattenserum gegen die Erythrocyten des Hundes gerichtete Agglutinine, die jedoch im allgemeinen nicht blutgruppenspezifisch sind. Der artfremde Knochen bzw. die in ihm enthaltenen Zelleiweiße wirken demnach als Antigene.

Kienholz und Kemkes implantierten durch Gefriertrocknung konservierten Rinderknochen in die Muskulatur von Kaninchen. Eine 3 Wochen später vorgenommene intravenöse Injektion von Rinderserum führte bei 3 von 4 Versuchstieren zum tödlichen anaphylaktischen Schock. Bei gleichzeitiger Implantation und Injektion traten in 3 von 5 Fällen scharf umschriebene Wundnekrosen auf. Die Stärke der Sensibilisierung hängt entscheidend von der Größe der verpflanzten Knochenstücke ab. Nach irreversibler Denaturierung des Transplantateiweißes unterbleibt die Sensibilisierung. Heterotransplantate, besonders vom Rind und Pferd, deren Eiweiße erhalten sind, sollten deshalb nicht mehr verwandt werden. Die von den Autoren übertragenen Späne entsprachen größenordnungsmäßig den beim Menschen üblichen. Man muß daher auch beim Menschen mit anaphylaktischen Komplikationen bei einer späteren Injektion von artfremdem Serum oder bei einer Frischzellentherapie rechnen.

Denaturierte Heterotransplantate rufen eine geringere Hemmung der Assimilationsvorgänge hervor. Sie werden aber relativ oft als Fremdkörper behandelt, d. h. sie heilen tot ein oder werden ausgestoßen.

Das Spanlager beteiligt sich maßgeblich an der Einheilung. Die Güte des Lagers ist wichtiger als die biologische Wertigkeit des Transplantates. Ein ersatzkräftiges Lager kann alle Arten von Spänen assimilieren; dagegen wird der beste Span unter Umständen in einem ersatzschwachen Lager resorbiert. Ersatzkräftig sind vor allem Lager, die vom gesunden Knochen gebildet werden, z. B. die Rinne zwischen den Dornfortsätzen und den hinteren Bogenpartien der Wirbel. Ausgesprochen ersatzschwach sind Weichteillager, aber auch Pseudarthrosen.

Die Schnelligkeit des Einbaus wird unter anderem auch durch die Größe der Spanoberfläche wesentlich mitbestimmt. Sie ist bei ausschließlich aus Spongiosa bestehenden Transplantaten am höchsten, bei reinen Corticalisspänen am geringsten. Spongiöses Material ist besonders im ersatzschwachen Lager resorptionsgefährdet. Biologisch-minderwertige Corticalisstücke werden häufig nicht revitalisiert.

Die absolute Größe des Transplantates spielt ebenfalls eine Rolle. Lexer empfahl seinerzeit den „Knochenprügel". Da der vollständige Umbau sich aber um so schwieriger gestaltet und um so länger dauert je dicker das Transplantat war, hält man sich besser an die Vorschrift Bürkle de la Camps: einen seiner Stützfunktion angemessenen Span zu wählen, nicht zu dick und nicht zu dünn, denn der zu schmächtige Span frakturiert.

Der Periost ist bei frischen auto- und homoioplastischen Knochen ein wertvoller osteogenetischer Bestandteil, der aber nur dann seiner ihm zugedachten Aufgabe gerecht werden kann, wenn er bald Anschluß an die Gefäßversorgung des Lagers erhält. Eine sorgfältige Naht Periost zu Periost ist daher von entscheidender Bedeutung. Die Knochenhaut konservierter Transplantate ist tot und daher eher nachteilig. Sie muß deshalb vor der Verpflanzung entfernt werden.

Da überlebende Zellen für die Spaneinheilung nicht ausschlaggebend sind, kann man auch konservierten Knochen verwenden. BÜRKLE DE LA CAMP hat an die Konservierung folgende Bedingungen geknüpft: 1. die osteogenetische Substanz des Knochens darf nicht zerstört werden; 2. das in den Knochenzellen und Blutgefäßen enthaltene Eiweiß soll sich möglichst wenig verändern; 3. das Fett darf sich nicht zersetzen; 4. die mineralischen Bestandteile müssen weitgehend erhalten sein; 5. die grobmechanischen Eigenschaften und die Strukturen sollten gewahrt bleiben. Außerdem muß der Spender gesund sein. Zum Ausschluß einer Lues empfiehlt sich die Durchführung der von DAHR modifizierten *Chediak*schen Trockenblutreaktion, für die ein Blutstropfen genügt. Das Alter des Spenders spielt offenbar keine entscheidende Rolle.

Die z.Zt. beste Methode der Knochenkonservierung ist die *Tiefkühlung* in Luft, Paraffin oder durch Gefriertrocknung im Hochvakuum nach LESLIE. Größere Knochen müssen, ehe sie der Gefriertrocknung unterworfen werden, eine Vorbehandlung durch Eintauchen in flüssige Gasgemische oder Kohlensäuren-Alkoholschnee erfahren. Die in evakuierten Ampullen eingeschmolzenen Konserven sind praktisch unbegrenzt haltbar. Bakterien, Viren, Spermien bleiben vital, wenn eine bestimmte Restfeuchtigkeit garantiert ist. Die Zellen höher organisierter Gewebe gehen dagegen zugrunde. Das trifft auch für den Knochen (einschließlich Periost) zu. Der Tiefkühlung ebenbürtig ist nach unseren Erfahrungen die *Konservierung in Palavit* (IDELBERGER[1]).

Man bettet den steril entnommenen Knochen, nach kurzem Einlegen in eine Penicillinlösung, in eine vorgepreßte sterilisierte Schale aus Plexiglas ein und gießt so viel angeteigtes Palavit nach, daß der Span allseitig bedeckt ist. Der glasklare flüssige Kunststoff erstarrt nach etwa 5 min und umgibt nun den Span wie Bernstein einen tertiären Einschluß.

Die Konserve ist bei Zimmertemperatur praktisch unbegrenzt haltbar und erfordert keinerlei Wartung.

Zum Gebrauch wird der Palavitmantel, nach mehrstündiger Sterilisierung in einer der gebräuchlichen Lösungen, durch einen Meißelschlag gesprengt und der Span herausgenommen. Er entspricht makro- und mikroskopisch, sowie hinsichtlich seiner Festigkeit dem tiefgekühlten Knochen.

Gut bewährt haben sich auch die in *Tyrodelösung* mit Serumzusatz bei Kühlschranktemperatur aufgehobenen Späne. Sie sind allerdings nur wenige Wochen haltbar, da bald autolytische Vorgänge einsetzen. Biologisch weniger wertvoll sind nach LENTZ in *Cialit* konservierte Transplantate. Cialit[2] ist, wie die amerikanischen *Merthiolate*, ein organisch gebundenes Quecksilberpräparat. Die Assimilation der Späne ist anfänglich gehemmt. Ausgekochter oder macerierter Knochen widersetzt sich der Einheilung lange Zeit und ist darum biologisch minderwertig.

Die Prüfung der Wertigkeit geschieht am besten mit dem Maatzschen „*Spongiosatest*". Dabei werden mit einer Rohrstanze von 5 mm Durchmesser 1,5—2 cm lange Spongiosazylinder aus dem unteren Femur- oder oberen Humerusende des Versuchstieres entnommen und nach der Konservierung in gleicher Weise bei demselben oder einem anderen Tier wieder eingesetzt. Als Leerversuch dient ein „Lochtest".

Für die Experimente kommen in erster Linie Hunde großwüchsiger Rassen in Frage. Kaninchen sind als ungewöhnlich starke Knochenbildner ungeeignet.

Schon 2 Tage nach der Verpflanzung eines frischen autoplastischen Knochenzylinders sind die peripheren Knochenzellen abgestorben, die mehr zentral gelegenen pyknotisch oder in Auflösung begriffen. Das Mark ist teilweise nekrotisch. Die an das Transplantat angrenzenden geschädigten Knochenbälkchen des Lagers sind mit Osteoblasten besetzt, die hie und da etwas Osteoid gebildet

---

[1] Hersteller: Kulzer & Co. Bad-Homburg v.d.H.
[2] Hersteller: Farbwerke Höchst.

haben. Nach 2 weiteren Tagen haben die erhaltenen Markgefäße des Zylinders Anschluß an das Gefäßnetz des Lagers gefunden. Die toten Trabekel des Transplantates sind nun auch von Osteoblastensäumen und Osteoid umgeben. Nochmals 2 Tage später hat sowohl im Zylinder als auch im Spanlager die Osteoidbildung zugenommen. Die Entwicklung ist im Lager jedoch weiter fortgeschritten als im Transplantat. Vereinzelten neugebildeten Knochenbälkchen in der Nachbarschaft von Capillaren stehen Resorptionserscheinungen an den abgestorbenen Bälkchen gegenüber. Die Knochenhöhlen im Spongiosazylinder sind eine Woche nach der Verpflanzung sämtlich leer. Die Grenzflächen zwischen dem toten und neugebildeten Knochen weisen keinerlei Spuren einer osteoclastischen (lacunären) Resorption auf, sondern sind völlig glatt. Es handelt sich demnach vorwiegend um einen *schleichenden Ersatz* (Barth, Marchand).

In frischen homoioplastischen Transplantaten tritt, im Gegensatz zu autoplastischen, frühzeitig ein aus Lympho- und Leukocyten sowie Plasmazellen bestehendes Granulationsgewebe auf, dem sich an manchen Stellen Osteoblastenhaufen zugesellen. Der Umbau geschieht auch hier durch schleichende Substitution. Die Entwicklung ist etwas langsamer als beim autoplastischen Knochen. Bei frischen heteroplastischen Spänen dringt der Callus des Lagers nur zögernd in die Randgebiete des Zylinders ein. Seine Markräume füllen sich teils mit Bindegewebe, das die Knochenbälkchen überzieht, teils bleibt der Knochen unaufgeschlossen liegen. Eine lacunäre Resorption ist nur an wenigen Stellen sichtbar.

Während sich die Unterschiede zwischen auto- und homoioplastischen Transplantaten schon nach 14 Tagen verwischen, widersetzt sich heteroplastischer Knochen längere Zeit dem Umbau. Er beteiligt sich auch niemals aktiv am Umbau wie der autoplastische und — in geringerem Maße — auch der homoioplastische Span. Die Hemmung ist bei toten heteroplastischen Transplantaten kleiner. Die schleichende Substitution beschränkt sich lange auf die äußere Grenzzone. Das Zentrum wird von einem zellreichen Granulationsgewebe eingenommen. Auch bei toten autoplastischen und homoioplastischen Transplantaten ist der Umbau verzögert. Das Granulationsgewebe dringt allmählich gegen das Zentrum vor; ihm folgt die Callusbildung in weitem Abstand.

Lentz, dessen histologische Befunde wir in ihren Hauptzügen wiedergaben, hat auch Verpflanzungen in die Muskulatur, also in ersatzschwachem Lager durchgeführt. Den lebhaftesten Umbau zeigen frische autoplastische Transplantate. Sie bleiben durch Callusbildung und schleichenden Ersatz über lange Zeit erhalten, selbst wenn vorwiegend spongiöser Knochen benutzt wurde. Auch frische homoioplastische Transplantate lassen relativ bald — wenn auch nicht so früh und so ausgiebig wie autoplastische Späne — Callus und schleichende Substitution erkennen. Bei ihnen dominiert jedoch die lacunäre Resorption durch Osteoclasten. Die homoioplastischen Konserven folgen zögernd in der Reihenfolge ihrer biologischen Wertigkeit. Die resorptiven Vorgänge überwiegen in allen Fällen die Knochenneubildung, so daß spongiöse Transplantate nach einiger Zeit vollkommen verschwinden. An ihre Stelle tritt eine derbe bindegewebige Narbe. Corticalisspäne werden verkleinert, ihre Reste durch Bindegewebe eingekapselt.

Transplantate von Blutsverwandten sind anderen homoioplastischen nicht überlegen. Auch die Blutgruppe ist ohne Einfluß.

Die homoioplastischen Späne werden entweder bei Amputationen gewonnen oder frischen Leichen (innerhalb der ersten 6 Std nach dem Exitus) entnommen. In jedem Falle sollte ein Knochenstück zur bakteriologischen Untersuchung eingeschickt werden. Da Bakterien bei der Tiefkühlung überleben, ist bei dieser Konservierungsart die größte Vorsicht geboten.

Indikationen: Bei der Überlegung, welches Transplantat man wählt, muß man in erster Linie die voraussichtliche Ersatzkraft des Lagers berücksichtigen. Für *Defektpseudarthrosen* kommt nur ein kräftiger autoplastischer Knochenspan in Frage. Bei *gewöhnlichen Falschgelenken*, die im Kindesalter allerdings praktisch nie vorkommen, hat sich am meisten die sog. Umkehrplastik bewährt. Ist diese aus irgendeinem Grunde nicht möglich, kann man auch hochwertige homoioplastische Transplantate verwenden. Besser als der „onlay-graft" *Phemisters*, der unter das Periost geschoben wird, ist die genaue tischlermäßige Einfügung des nicht zu kurzen Spans in eine breite, bis in die Spongiosa reichende Längsnute. Das Narbengewebe der Pseudarthrose wird dabei nicht angetastet. Die Zahl der Mißerfolge mit homoioplastischem Material ist gerade bei den Pseudarthroseoperationen relativ groß. Es fragt sich jedoch, ob sie allein auf das weniger qualifizierte Knochenmaterial oder auf sonstige Fehler zurückzuführen sind. Sehr wesentlich ist die exakte *Ruhigstellung im Gipsverband,* in der auch die beiden benachbarten Gelenke eingeschlossen werden müssen. Schon bei größeren autoplastischen Spänen vergehen 4 Monate bis zur belastungsfähigen Einheilung. Vorzeitige Belastung führt leicht zu Spanbrüchen. Die kritische Zeit ist die 12. und 13. Woche. Der beginnenden Einheilung folgt im Röntgenbild das Stadium der *Spanatrophie,* die Phase der *Spanverdichtung* und schließlich die *funktionelle Anpassung.* Erst wenn der Kalksalzgehalt sich normalisiert hat, ist der verpflanzte Knochen belastungsfähig. Stattliche homoioplastische Transplantate brauchen je nach ihrer Konservierungsart unter Umständen bedeutend länger als 4 Monate. Manche Konservierungsmittel, z. B. Cialit, beeinträchtigen die primäre Festigkeit der Späne. Durch die zusätzliche Verwendung von Spongiosa zum Corticalisspan kann man die Einheilungsbedingungen erheblich verbessern.

Weniger anspruchsvoll als Pseudarthrosen, die immer als ersatzschwache Lager zu betrachten sind, ist z. B. die *Pfannendachplastik* (bei der kongenitalen Hüftluxation). Resorptionen kommen auch hier manchmal vor. Sie sind indessen seltener dem Transplantat zur Last zu legen als Fehlern der Indikation oder der Technik. Auch autoplastische Späne werden resorbiert, wenn die funktionelle Beanspruchung fehlt, oder wenn sie bei extremer Coxa valga gezielt dem Druck des Schenkelkopfes ausgesetzt sind. Ähnliches gilt für die *Eden*sche Operation der *habituellen Schulterluxation.* Das früher vielfach geübte Verfahren, den Span in eine Periosttasche zu implantieren, ist wohl heute meist zugunsten der besseren tischlermäßigen Einkeilung in den knöchernen Pfannenrand aufgegeben worden. Um Erfolg zu haben, muß man das Transplantat außerdem an die Stelle bringen, an der der Humeruskopf die Pfanne verläßt. Zwar bildet sich bei Spanresorption eine derbe bindegewebige Narbe; sie genügt aber durchaus nicht immer, um ein Rezidiv zu verhüten.

Arthrorisen, die man heute nur noch als vordere und hintere Anschlagsperre am Fuß (bei paralytischem Hacken- bzw. Fallfuß) ausführt, lassen sich genau so gut mit biologisch-hochwertigen homoioplastischen Transplantaten durchführen, wenn man ihnen die notwendige Zeit zur Einheilung läßt. — Für die *extraartikuläre Arthrodese* bevorzugen wir autoplastisches Material, wenn es sich um die Verriegelung eines spezifisch erkrankten Gelenkes handelt. Der Lagerknochen ist bei der Tuberkulose meist ersatzschwach, da er der geschädigten perifokalen Zone angehört. Das Röntgenbild zeigt dementsprechend eine ausgedehnte Atrophie, die auch vor der Corticalis nicht Halt macht. Voraussetzung für das Gelingen der Übertragung ist, daß die beiden Spanenden durch Nutung reichlich Kontakt mit der Spongiosa des Lagers gewinnen und die frei überspannte Strecke so kurz wie möglich gehalten wird. Spanresorptionen sind häufig durch spezifisches Granulationsgewebe bedingt, das bekanntlich osteoclastische Fähigkeiten besitzt. Wird der Span, wie bei der (intraartikulären) Schulterarthrodese (etwa wegen eines poliomyelitischen Schlottergelenkes bei funktionstüchtiger Hand und voll funktionsfähigem Serratus post.), nur zusätzlich zur Überbrückung des Zwischenraumes zwischen Acromion und Humerus benutzt, so kann man auch homoioplastischen Knochen verwenden.

Fusionsoperationen der Wirbelsäule werden in Deutschland gewöhnlich als extraartikuläre Verriegelung, durch Anlagerung des Spanes an die Dornfortsätze ausgeführt. Der Eingriff kommt bei älteren Kindern relativ oft vor (bei tuberkulöser Spondylitis und schweren Skoliosen). Man benötigt viel Knochen, dessen Beschaffung beim Patienten manchmal gar nicht möglich ist. Der Ausweg über die homoioplastische Konserve wird daher hier besonders dankbar begrüßt. Die Versteifung der skoliotischen Hauptkrümmung geschieht am besten durch einen einzigen kräftigen Corticalisspan, den man im Schraubstock entsprechend zurichtet. Lücken zwischen Span und Lager, zu dem auch die hinteren Bogenanteile gehören sollten, werden durch Spongiosa ausgefüllt. Dagegen kann man bei der Fusion eines tuberkulös erkrankten Wirbelsäulenabschnittes statt eines soliden Spanes ebensogut einen „Knochensalat“ verpflanzen, da hier dem Transplantat zunächst keine statischen Aufgaben zugemutet werden.

Intraartikuläre Arthrodesen lassen sich im allgemeinen ohne fremden Knochen durchführen. In den meisten Fällen genügt die Anfrischung der Gelenkflächen. Beim Kind spielt nur die Verriegelung des unteren Sprunggelenkes eine größere Rolle (paralytische Klump- und Knickfüße, konservativ nicht zu beeinflussende kontrakte Plattfüße). Zum Ausgleich der Valgusstellung muß ein Span zwischen die entknorpelten Flächen der Articulatio talo-calcanea post. gelegt werden, der jedoch wegen seiner geringen Größe leicht der hinteren Tibiacorticalis entnommen werden kann. Die Verriegelung des oberen Sprunggelenkes gelingt am sichersten mit einer *Matti*-Plombe. Ein größerer Knochenwürfel wird der Vorderfläche von Talus und Tibia entnommen, entknorpelt, zerkleinert und wieder eingesetzt.

Von den großen Gelenken kommt einzig das Schultergelenk im späten Kindesalter (Poliomyelitis) für die intraartikuläre Versteifung in Frage.

Die von Phemister angeregte *Epiphysenverriegelung* mit einem Knochenspan zur Unterbindung des Wachstums auf der gesunden Seite bei Verkürzungen der kranken Extremität ist wohl überall zugunsten der *Blount*schen temporären Epiphyseodese (mit Stahlklammern) aufgegeben worden.

Gelegenheit zur Verwendung von Fremdspänen bieten ferner manche Fälle von habitueller Patellarluxation, die durch eine Hypoplasie des lateralen Condylus femoris bedingt sind. Durch Unterfütterung mit einem keilförmig zugeschnittenen Span wird die äußere Bande des Patellargleitlagers gehoben. Da es sich um ein ersatzkräftiges Lager handelt, ist jedes stabile homoioplastische Transplantat geeignet.

Bei der Auffüllung ausgeräumter *Knochencysten* oder bei der Hebung von *Impressionsfrakturen* (Tibiakopf) können auch weiche Fremdspäne verwendet werden. Ausgeräumte tuberkulöse Knochenherde sollte man dagegen nach Möglichkeit mit autoplastischem Material beschicken.

Die plastische Deckung von Schädeldefekten geschieht bei kleineren Defekten durch einen gestielten Periost-Knochenlappen, bei größeren durch halbierte autoplastische Knochenstücke.

Trotz der Bedeutung, die das Periost bei Autotransplantationen besitzt, sollte man sich jedoch bei größeren Spänen fragen, ob man es nicht im Interesse einer rascheren Wiederauffüllung des Defektes besser an Ort und Stelle beläßt. In diesem Falle muß die Knochenhaut sorgfältig abgeschoben und später durch Naht wiedervereinigt werden. Die Untersuchungen STUCKEs haben gezeigt, daß Frakturen an der Entnahmestelle nicht so selten sind. Unser heutiges Wissen erlaubt uns in vielen Fällen statt autoplastischer Transplantate biologisch-wertvolle homoioplastische Konserven zu verwenden. Die Konservierungs-verfahren sind einfach genug, um auch kleineren Krankenhäusern die Einrich-tung einer eigenen Knochenbank zu ermöglichen. Bedingung ist freilich, daß der Arzt gründlich mit den Voraussetzungen für eine erfolgreiche Verpflanzung vertraut ist.

b) Die Knorpeltransplantation

So ähnlich das Verhalten des Knorpels und Knochens bei der Verpflanzung auf den ersten Blick erscheinen mag, in Wirklichkeit bestehen doch beträchtliche Unterschiede. Die Knochenzellen — auch die frischen autoplastischen Materials — werden nach einer Woche nekrotisch; der tote Knochen wird durch „schlei-chende Substitution" umgebaut. Der frische autoplastische Knorpel bleibt dagegen vital. Seine Regenerationsfähigkeit ist allerdings gering. Kleine auto-plastische Knorpelstücke, die in das Netz der Versuchstiere verpflanzt werden, sind nach 12 Wochen resorbiert, größere erweisen sich noch nach 18 Wochen vital und zeigen Proliferationen des Perichondriums. Bei der experimentellen Verletzung von hyalinem Knorpelgewebe wird der Schnittspalt zunächst mit Fibrin ausgefüllt, in das nach einer Woche vom Perichondrium her und dem umgebendem Bindegewebe Fibroblasten einwachsen. Gleichzeitig mit dem Auftreten eines Granulationsgewebes sezerniert das knorpelige Wundbett eine hyaline Substanz. Mitosen von Knorpelzellen, sowie neu gebildete polymorphe Zellen werden nur in geringer Zahl und relativ spät beobachtet. Erst nach etwa 4 Monaten ist der Defekt durch ein unvollkommenes hyalines Regenerat über-brückt.

Auch frische homoioplastische Transplantate können längere Zeit über-leben, wie sich im *Warburg*schen Versuch, durch den Nachweis kontinuierlicher Stoffwechseltätigkeit, zeigen läßt. Der wenig veränderte Glykogengehalt der Chondrocyten spricht ebenfalls in diesem Sinne. Heteroplastischer Knorpel geht wesentlich rascher zugrunde. Er steht daher in seiner biologischen Wertig-keit an letzter Stelle. Frische und konservierte Heterotransplantate werden nach etwa 18 Monaten resorbiert. Das Lagerbindegewebe dringt dabei in den Knorpel ein und ersetzt ihn.

Nur wo das Transplantat ständige Bewegungen erfährt, bleibt es mitunter länger erhalten. Reoperationen zeigten den Knorpel von einer Kapsel aus weiß-glänzendem, gefäßarmem Bindegewebe umgeben. Die Knorpeloberfläche war von einem Pseudoepithel überzogen, das der Endothelauskleidung akzessorischer Schleimbeutel glich. Bei Übertragungen von Rinderknorpel auf den vom Periost entblößten Unterkieferknochen wurde in seltenen Fällen ein knöcherner Ersatz beobachtet, wobei die Knochenbälkchen Inseln versprengten Knorpels enthielten.

Durch aktive Immunisierung des Wirtes kommt es bei wiederholten Ver-pflanzungen von Fremdknorpel derselben Art zu einer zunehmend beschleunigten Resorption, während neuerliche Übertragungen von Knorpel einer anderen Tier-art normal lange toleriert werden.

Auch homoioplastische Knorpelkonserven unterliegen der allmählichen Auf-lösung mit Ersatz durch Bindegewebe. Das kosmetische Ergebnis wird dadurch aber meist nicht beeinflußt.

Die *Konservierung* geschieht in gleicher Weise wie beim Knochen. Die besten Resultate liefert auch hier die Tiefkühlung im Hochvakuum und die Einschließung in Palavit. Thyrodelösungen ergeben ein begrenzt haltbares Material. Organische

Quecksilberverbindungen (Merthiolate, Cialit) sind ebenfalls brauchbar. Gekochter Knorpel wird in vitro durch mucolytische Enzyme rasch aufgelöst; ungekochter Knorpel zeigt sich wesentlich widerstandsfähiger. Die sehr ähnlichen Verhältnisse in vivo lassen darauf schließen, daß auch hier Enzyme, insbesondere aus Fibroblasten stammende Kollagenasen, die schnelle Resorption der gekochten Implantate besorgen. Die Auflösung betrifft in erster Linie die Knorpelgrundsubstanz. Aber auch die demaskierten Fasern sind verändert. Häufig schließt sich eine frühzeitige Einlagerung von Kalksalzen an.

Ungekochter homoioplastischer Knorpel zeigt erst nach etwa 60 Tagen eine beginnende Depolymerisierung in den Randzonen. Sie ist meist nur mit metachromatischen Färbungen nachweisbar. Zu diesem Zeitpunkt sind die verpflanzten Knorpelstücke schon weitgehend bindegewebig eingekapselt. Gekochter Knorpel ist demnach ebenso wie gekochter Knochen für die Übertragung wenig geeignet.

Wenn irgend möglich wird man daher, besonders im Kindesalter, körpereigenes Material benutzen. Es bietet die größten Chancen vital zu bleiben und nicht resorbiert zu werden. Wo kein Eigenknorpel zur Verfügung steht, kann man frische homoioplastische, notfalls auch biologisch-hochwertige homoioplastische Konserven verwenden.

Die *Hauptindikationen* für eine Knorpel-Transplantation liegen auf dem Gebiet der plastischen Gesichtschirurgie. Nasen-, Kinn- und Ohrmuschelkorrekturen, Knochendefekte der Stirnbeine, sowie knöcherne Defekte des Thorax lassen sich durch Verpflanzung von Knorpelstücken mit guter Aussicht auf Erfolg durchführen. Auch zur Auskleidung der Pfanne bei Hüftgelenkplastiken sind knorpelige Transplantate geeignet. Hier genügen homoioplastische Konserven oder auch tierisches Material. Für Gesichtskorrekturen nimmt man am besten Eigenknorpel (längsgespaltene Rippen), den man in kleinere Stücke zerschneidet. Sie werden durch das Lagerbindegewebe zu einer Einheit verschmolzen.

Peer hat für den Ersatz des äußeren Ohres kleingeschnittenen Knorpel in eine vielfach perforierte Vitalliumschale von der Form der Ohrmuschel gelegt und subcutan in die Bauchwand eingepflanzt. Mesenchymales Gewebe dringt durch die Löcher der Vitalliumform und verbindet die Knorpelstücke zu einem einheitlichen Gebilde, das anschließend als Ohrersatz transplantiert werden kann.

Die starke Bindegewebsentwicklung nach einer Knorpelübertragung läßt die Methode auch zur Deckung nach Hernien-Rezidivoperationen geeignet erscheinen.

Bei der Verwendung von Konserven und tierischem Knorpel muß die Gesundheit des Spenders gesichert sein. Außerdem empfiehlt sich die bakteriologische Untersuchung der Gewebe vor der Konservierung und eine Vorbehandlung mit antibiotischen Lösungen. Das Perichondrium wird bei Homoio- und Heterotransplantaten entfernt.

c) Die Transplantation von Sehnen und Fascien

Die *freie Transplantation von Sehnen* spielt heute, dank der Arbeiten von Bunnell, eine bedeutende Rolle in der Wiederherstellungschirurgie der Hand. Die Hauptindikation bilden Verletzungen im sog. „Niemandsland der Hand", das ist das Gebiet zwischen der distalen Querfalte der Palma manus und einer Linie, die etwas peripher der Mittelgelenke der Finger 2—5, bzw. ein wenig proximal des Daumenendgelenkes verläuft. In diesem Bereich führen weder primäre noch sekundäre Sehnennähte zu einer brauchbaren Gleitfunktion. Da man hier kein Risiko eingehen kann, kommt nur die Autotransplantation in Frage. Homoioplastische Sehnen sehen zwar nach der Verpflanzung äußerlich wenig verändert aus, sterben jedoch ab und werden innerhalb von 6 Wochen schleichend ersetzt. Ihre Neigung zu Verklebungen ist wesentlich größer als bei autoplastischem Material.

Die übertragenen Sehnen und Fascienstücke ernähren sich in der ersten Zeit, ehe sie Anschluß an die Gefäße des Lagers gewinnen, durch Diffusion aus der umgebenden Lymphe und den Gewebssäften. Nekrotische Bezirke finden sich nur im Innern. Schon nach 11 Tagen sieht man neugebildete Zellen und Fasern, die an die Stelle der Nekrosen treten. Auch das Lager zeigt reichliche Proliferationen von jugendlichem Gefäßbindegewebe. Die Einheilung geht relativ rasch vonstatten. Die anfänglich stark geschwollene Sehne gewinnt nach etwa 3 Wochen ihre Form und annähernde Länge zurück und ist nach 5 Wochen belastungsfähig. Bereits 2 Wochen vorher kann man mit vorsichtig dosierten Übungen beginnen. Die Wiederherstellung durch eine Sehnentransplantation dauert demnach nur eine Woche länger als die Heilung einer Sehnennaht. Die verpflanzte Sehne unterscheidet sich späterhin weder makroskopisch noch mikroskopisch von normalem Sehnengewebe. Eine gewisse Anpassung durch Hypertrophie ist möglich. Großkalibrige Sehnen müssen durch einen derben Fascienstreifen (oder durch einen Teil der Tricepssehne), der nicht gedoppelt werden darf, um die Ernährung während der ersten Wochen nicht zu gefährden, ersetzt werden.

Die Transplantate sollen ein wenig länger sein als der Defekt, weil eine geringe Schrumpfung eintritt. Leichte Infektionen stören die Einheilung nur vorübergehend, schwerere führen dagegen meist zur Ausstoßung.

Als *Material für den Sehnenersatz* an der Hand stehen in erster Linie entbehrliche Nachbarsehnen, z. B. die Sehne des Palmaris longus (die nur in 20% der Fälle fehlt), des Flexor digit. subl. — falls der tiefe Beuger intakt ist — oder die Sehnen abgerissener oder amputierter Finger zur Verfügung. Auch die langen Strecksehnen der 2.—5. Zehe können ohne funktionelle Einbuße benutzt werden. Die Sehne des Ext. hall. long. kommt wegen ihrer Bedeutung für den Gehakt nur ausnahmsweise in Frage. Da der Extensor digit. brevis der 5. Zehe mitunter fehlt, muß man den distalen Stumpf ihrer Longus-Sehne mit der Brevis-Sehne der 4. Zehe vernähen. Fascienstreifen sind für die Hand ungeeignet, weil sie zu Proliferationen neigen. Die Mitnahme einer dünnen Schicht des Paratenon ist vorteilhaft, wenn auch nicht unbedingt notwendig.

Die freie Sehnenverpflanzung wird im allgemeinen wegen der Infektionsgefahr als Zweitoperation in einigem Abstand von der Erstversorgung der Handverletzungen ausgeführt.

Fascienstreifen sind unter Umständen auch als Konserven brauchbar. Die Konservierung erfolgt durch Tiefkühlung oder mit chemischen Mitteln. Für heikle Aufgaben verdienen körpereigene Gewebe in jedem Fall den Vorzug. Heterotransplantate werden bindegewebig ersetzt. Die Gefahr der Ausstoßung verbietet ihren Gebrauch um so mehr, als Eigenfascien meist in genügender Größe und ohne wesentliche Belastung für die kleinen Patienten zur Verfügung stehen.

Fascien-Transplantationen sind als Dura-Ersatz, zur Festigung der Bauchwand bei Hernien-Rezidivoperationen, bei der habituellen Schulter- und Patellarluxation auch im Kindesalter gelegentlich notwendig. Sie wurden früher (und vielleicht wieder?) vor allem als Interpositum bei plastischen Eingriffen an den Gelenken benutzt.

Literatur

AKAMINE, RALPH, MILTON B. ENGEL u. BERNHARD G. SARNAT: Histochemische Untersuchungen an Knorpelimplantaten. J. Bone Jt Surg. A **36** (1954). — ALBEE, F. H.: Grundsätze der Knochentransplantation. Erfahrungen über 3000 Transplantationen. J. Amer. med. Ass. **81**, 1429 (1923). — ASADA: Über die Histogenese und die Ossifikation des Callus. Arch. klin Chir. **177**, 199 (1927). — AXHAUSEN, G.: Die histologischen und klinischen Gesetze der freien Osteoplastik auf Grund von Tierversuchen. Arch. klin. Chir. **88**, 23 (1909). — Ist die

klassische Osteoblastenlehre bei der freien Knochentransplantation unhaltbar geworden?
Chirurg **22**, 163 (1951). — Axhausen, W.: Experimentelle Untersuchungen zur Theorie der
induzierten Knochenneubildung (Levanter). Arch. klin. Chir. **266**, 381 (1950). — Die Quellen
der Knochenneubildung nach freier Knochenüberpflanzung. Dtsch. Chirurg.-Kongr. 1951 in
München. — Die Knochenregeneration — ein zweiphasiges Geschehen. Zbl. Chir. **77**, 435 (1953).
Biologische Grundlagen der freien Knochenüberpflanzung. J. int. Chir. **1953**,. Nr 3, 341.
    Barth, A.: Über histologische Befunde nach Knochenimplantationen. Arch. klin. Chir.
46, 409 (1893). — Histologische Untersuchungen über Knochenimplantationen. Beitr. path.
Anat. **17**, 65 (1895). — Bastos, A. M.: Erfolgreiche und mißlungene Sehnentransplantationen.
Chirurg. ortop. Traum. **1**, 5 (1936). — Beykirsch, A., u. H. Meyer: Transplantation von
Sehnengewebe bei Tieren. Beitr. klin. Chir. **148**, 630 (1930). — Biesalski, J., u. L. Mayer:
Physiologische Sehnentransplantation. Berlin: Springer 1916. — Block, W.: Die normale
und gestörte Knochenbruchheilung. In: Neue Deutsche Chirurgie, Bd. 62. Stuttgart:
Ferdinand Enke 1940. — Boehler, J.: Die Knochenbank des Wiener Unfallkrankenhauses.
Wien. klin. Wschr. **1950**, 390. — Boehler, J., u. G. Ruppe: Weitere Erfahrungen mit der
Knochenbank. Arch. orthop. Unfall-Chir. **45**, 164 (1952). — Brentano: Beitrag zur Knochen-
überpflanzung in Röhrenknochendefekten. Verh. dtsch. Ges. Chir. **1908** (I), 41. — Brunner,
Hans: Über das Schicksal autogenen Rippenknorpels bei Transplantation in die Nase.
Plast. reconstr. Surg. **4**, 439—444 (1949). — Bürkle de la Camp, H.: Erfahrungen mit der
Kältekonservierung von Knochengewebe und der Verpflanzung homoioplastischer Knochen-
transplantate. Medizinische **1953**, 449. — Knochenkonservierung und Verwendung konservierten Knochens. Dtsch. Chir.-Kongr. München 1954. — Bunnell, S.: Chirurgie der Sehnen.
Practice of surgery Dean Lewis, vol. III. Hagerstown, Md.: W. F. Prior & Co. 1927. —
Wiederherstellung der verletzten Hand. Rocky Mtn med. J. **20**, 269 (1938).
    Campbell, C. J., T. Brower, D. G. Macfadden, E. B. Payne u. J. Hoherty: Experi-
mentelle Studien über das Schicksal von Knochentransplantaten. J. Bone Jt Surg. A **35**, 332
(1953). — Christie, H. K.: Homoplastische Knochen- und Knorpelüberpflanzung. J. Surg.
19, 320—334 (1950).
    Davis, J. S., u. J. A. Hunnicut: Die knochenbildende Wirkung des Periostes. Ann.
Surg. **61**, 671 (1950). — Dupertuis, S. M.: Wachstum junger, autoplastischer menschlicher
Knorpeltransplantate. Ann. Meet, Amer. Assoc. of Plastic Surgeons, Boston 1948.
    Flourens: Theoretische Grundlagen der Knochenbildung, S. 42—48. Paris 1847. Gaz.
méd. Paris **1859**, 527.
    Galliee, W. E.: Weitere Ergebnisse mit Sehnen- und Fascien-Transplantationen. Trans.
west. surg. Ass. **46**, 47 (1937). — Galliee, W. E., u. D. E. Robertson: Die Knochentrans-
plantation. J. Amer. med. Ass. **70**, 1135 (1918). — Gelbke, H.: Tierexperimentelle Untersuchungen zur Frage der Knochenbildung. Arch. klin. Chir. **264**, 518 (1950). — Gibson,
Thomas, u. W. Brian Davis: Das Schicksal aufbewahrter Rinderknorpelimplantate beim
Menschen. Brit. J. plast. Surg. **6**, 4—25 (1953). — Ginestet, G.: Heteroplastik mit Knorpel.
Presse méd. **1954**, 1191—1192. — Gohrbandt, E.: Homoio-Hetero- und Alloplastik. Ref.
Dtsch. Chir.-Kongr. 1954. — Guilleminet, Stagnara u. Dubost-Perret: Knochentrans-
plantation: homogene und heterogene Transplantationen. Rev. Orthop. **36**, 511 (1950).
    Haas, S. L.: Knorpel- und Knochenregeneration. Surg. Gynec. Obstet. **19**, 604 (1914). —
Der Einfluß des Periostes und des Endostes in der Wiederherstellung transplantierter Knochen.
Arch. Surg. (Chicago) **8**, 535 (1924). — Hackethal, K. H.: Unsere Erfahrungen mit tief-
gekühlten homologen Knochenbanktransplantaten. Dtsch. Chir.-Kongr. in München 1954. —
Ham, A., u. Stuart Gordon: Die Quelle der Knochenneubildung bei Implantation von
Knorpelspänen in die Muskulatur. Brit. J. plast. Surg. **5**, 154—160 (1952). — Ham, A. W.:
Histologische Untersuchungen über Frühstadien der Knochenneubildung. J. Bone Jt Surg.
12, 1827 (1930). — Harada, M.: Experimentelle Studie am Knorpelspan aus dem Darmbein-
rand und seine klinische Verwendung. Wakayama med. Rep. **1** (1953). — Herbert, J. J.,
u. J. Paillot: Durch Gefriertrocknung konservierte Knochenspäne. Resultate und Indikationen. Mém. Acad. Chir. **76**, 372 (1950). — Konservierte Knochenspäne. 3-Jahres-Er-
fahrungen. Rev. Orthop. **36**, 514 (1950). — Herz, M.: Ergebnisse der Sehnentransplantation.
Chirurg **1**, 555 (1929). — Hesse, F.: Der Heilungsverlauf in der Sehnenscheide nach Sehnen-
nähten. Arch. klin. Chir. **169**, 252 (1932).
    Idelberger, K.: Palavit in der operativen Orthopädie. Verh. dtsch. orthop. Ges.
(42. Kongr.) **1954**. — Knochenkonservierung in Palavit und durch Gefriertrocknung. Verh.
dtsch. orthop. Ges. (43. Kongr.) **1955**. — Idelberger, K., u. Claus Hoffmann: Über eine
neue Methode der Knochenkonservierung durch Gefriertrocknung im Hochvakuum. Z.
Orthop. **86**, H. 2 (1955).
    Josselin, de, de Jong u. Eykman van der Kemp: Experimentelle Untersuchungen über
die Autotransplantation von Knochengewebe. Beitr. path. Anat. **79**, 268 (1928). — Judet, J.,
u. R. Judet: Tierische Knochenspäne in der menschlichen Chirurgie. Acta orthop. belg. **19**,
139 (1953).

Koch, H.: Experimentelle Studien über Knochenregeneration. Beitr. klin. Chir. **132**, 364 (1924). — Koontz, A. R., u. R. T. Shackelford: Vergleichende Ergebnisse in der Anwendung von lebender und konservierter Fascie als Knochennahtmaterial. Surgery **9**, 493 (1941). — Küntscher, G.: Einfluß von Zug- und Druckkräften auf die Bruchheilung. Chirurg **8**, 444 (1936). — Zbl. Chir. **1938**, 174. — Neuere Erkenntnisse über das Geschehen der Knochenbruchheilung. Arch. klin. Chir. **267**, 586 (1951).

Läwen, A.: Zur Histologie des freitransplantierten periostbedeckten Knochens beim Menschen. Arch. klin. Chir. **90**, 469 (1909). — Lentz, W.: Beitrag zur Grundlagenforschung zur Knochenbildung. Vortrag auf der Med. Ges. Kiel am 4. 2. 1954. — Die Grundlagen der Transplantation von freiem Knochengewebe. Stuttgart: G. Thieme, 1955. — Leriche, R., u. A. Policard: Die Probleme der normalen und pathologischen Knochenphysiologie. Paris: Mason & Cie 1926. — Levander, G.: Über Knochenneubildung bei Knochentransplantation. Zbl. Chir. **1934**, 409. — Lexer, E.: Die freien Transplantationen. Neue Deutsche Chirurgie, 26, B I. 1924. — 20 Jahre Transplantationsforschung in der Chirurgie. Arch. klin. Chir. **138**, 251 (1925). — Lindahl, O., u. S. Orell: Untersuchungen über Knochenextrakte. Acta chir. scand. **101**, 136 (1951).

Maatz, R., W. Lentz u. R. Graf: Die Knochenbildungsfähigkeit konservierter Späne. Ein Beitrag zur Knochenbank. Zbl. Chir. **77**, 1376 (1952). — Experimentelle Grundlagen der Transplantation konservierter Knochen. Arch. klin. Chir. **275**, 850 (1952). — Der Spongiosatest von Knochentransplantaten. J. Bone Jt Surg. A **36**, 721 (1954). — Marrangoni, A. G.: Das Schicksal gefrorener homogener Knochentransplantate. Amer. J. Surg. **82**, 378 (1951). — Mason, M. L., u. H. S. Allen: Heilungsergebnisse nach Sehnenverletzung. Experimentelle Untersuchungen über die Belastbarkeit. Ann. Surg. **113**, 424 (1941). — Mason, M. L., u. C. H. Shearon: Der Heilungsverlauf bei der Sehnennaht. Untersuchungen über Sehnennähte und Sehnentransplantationen. Arch. Surg. (Chicago) **25**, 615 (1932). — Matti, H.: Über freie Transplantation von Knochenspongiosa. Arch. klin. Chir. **168**, 236 (1932). — Mayer, L.: Die physiologische Methode der Sehnentransplantation. Surg. Gynec. Obstet. **22**, 182 (1916). — McEven: Die osteogenen Faktoren in der Entwicklung und Wiederherstellung von Knochen. Ann. Surg. **6**, 289 (1887).

Oberdalhoff, H.: Experimentelle und kritische Studien zur Frage der Knochenregeneration. Arch. klin. Chir. **260**, 109 (1947). — Einfluß mechanisch-funktioneller Kräfte auf die feineren Vorgänge der Knochenneubildung. Dtsch. med. Wschr. **1948**, 291. — Orell, S.: Studien über Knochentransplantation und Knochenneubildung. Acta chir. scand. **74**, Suppl., 31 (1934). — Experimentell-chirurgische Studie über Knochentransplantate und ihre Anwendung in der Chirurgie. Dtsch. Z. Chir. **232**, 701 (1937). — Untersuchungen über die Implantation von Os purum, os novum und Knochengranulat. Acta orthop. belg. **18**, 162 (1952).

Peer, Lyndon, A.: Knorpel-Transplantationen. Brit. J. plast. Surg. **7**, 250—262 (1954). — Ausgedehnte Anwendung von fein zerschnittenem Knorpel als Transplantatmaterial. Plast. reconstr. Surg. **14** (1954). — Pelliciari, D.: Wiederherstellung von Columella und Nasenspitze durch mehrfach zusammengesetzte freie Transplantate. Bericht über zwei Fälle. Plast. reconstr. Surg. **4**, 98—104 (1949). — Phemister, D. u. B.: Knochenwachstum und Wiederherstellung. Ann. Surg. **101**, 261 (1935). — Posch, Josef: Primäre Sehnennaht und Sehnentransplantate bei Handverletzungen. Arch. Surg. (Chicago) **73**, 609—624 (1956).

Reynolds, F. C., D. R. Olliver u. R. Ramsey: Klinische Untersuchung über mit Merthiolate behandelte Knochenspäne. J. Bone Jt Surg. A **33**, 873 (1951). — Ring, P. A.: Transplantation von Epiphysenknorpel (eine experimentelle Untersuchung). J. Bone Jt. Surg. B **37**, 642 (1955). — Röhlich, K.: Über die Transplantation periost- und markloser Knochenstücke. Z. mikr.-anat. Forsch. **51**, 633 (1942). — Roth, H.: Die Konservierung von Knochengewebe für Transplantationen. Wien: Springer 1952.

Sarnat, Bernard, G., u. Daniel M. Laskin: Knorpel und Knorpelverpflanzung. Surg. Gynec. Obstet. **99**, 521 (1954). — Sicard, A., et J. P. Binet: Transplantation konservierter menschlicher Knochen. Mém. Acad. Chir. **76**, 274 (1950). — Sieber, E.: Ergebnisse mit kältekonservierten homoioplastischen Knochenspänen, speziell bei der Pseudarthrosen-Operation nach Phemister. Dtsch. Chir.-Kongr. in München 1954. — Starr, C. L.: Erfahrungen mit der Sehnenübertragung in der Armee. J. Bone Jt. Surg. **4**, 3 (1922). — Steindler, A.: Sehnentransplantation am Arm: Amer. J. Surg. **44**, 260 (1939). — Subba Rao, K. V.: Experimentelle Untersuchung über die Regeneration von Knorpel. J. Path. Bact. **67** (1954). — Swart, H., u. M. S. Henderson: Sehnentransplantation bei der paralytischen Fallhand. Proc. Mayo Clin. **9**, 377 (1934).

Tappeiner, v.: Zur Frage der Transplantationsfähigkeit des Epiphysenknorpels und des Gelenkknorpels. Z. ges. exp. Med. 1, H. 5 (1913).

Willich: Die Rolle des Knochenmarkes bei der freien autoplastischen Knochentransplantation im Tierversuch. Zbl. Chir. **1925**, 36, 2082. — Wilson, Ph. D.: Erfahrungen über den Gebrauch von gefrorenen homogenen Knochentransplantaten. J. Bone Jt. Surg. B **33**, 301 (1951).

Die Anaesthesie im Säuglings- und Kleinkindesalter

Von

G. Ressel

Mit 38 Abbildungen

Die Fortschritte der Anaesthesie in den letzten 10 Jahren sind nicht zu übersehen, aber noch immer ist die Narkose kein Schlaf, sondern eine Intoxikation. Die heute noch unzulänglichen zahlreichen Anaesthesiemethoden verlangen bei der hohen Individualisierung des kindlichen Organismus ein außerordentlich starkes Einfühlungsvermögen. Standardtechniken — darin sind sich alle Vertreter dieses Faches einig — können für die Anaesthesie im Kindesalter nicht gegeben werden.

Im vorliegenden Lehrbuch sollen gangbare, vom Autor seit 6 Jahren geübte Techniken zu den allgemein eingeführten gestellt und das Wesentliche der in der Praxis wichtigen physiologischen Grundüberlegungen vor Augen geführt werden.

1. Anatomische und physiologische Besonderheiten des Kindesalters

Wer sich mit Kindernarkosen zu befassen hat, wird bemerken, daß wesentliche Unterschiede zu Narkosen bei Erwachsenen bestehen. Es ist daher nicht immer ohne weiteres möglich, die bei Erwachsenen üblichen Methoden bei Kindern anzuwenden. Da die Besonderheiten des Respirationssystems, des Kreislaufsystems, der Wärmeregulation, des Stoffwechsels und des Wasserhaushaltes bereits im allgemeinen Teil (Lutz) abgehandelt wurden, darf ich darauf hinweisen.

Das kindliche Atemzentrum ist gegenüber Narkotica sehr empfindlich. Ein Atemstillstand tritt viel plötzlicher ein als beim Erwachsenen. Schnappatmung, wie sie bei Äthernarkosen beim Erwachsenen als Zeichen einer beginnenden Atemlähmung auftritt, kann völlig fehlen. Andererseits kann auch in flacher Narkose Auxillaratmung bestehen, insbesondere dann, wenn aus irgendwelchen Gründen die Sauerstoffversorgung des Organismus nicht gewährleistet ist. In diesen Fällen kann das schnappende Inspirium noch Stunden nach dem Eingriff, lange nach dem Erwachen, bestehenbleiben. Jeder Atemstillstand, der länger als 30 sec dauert, muß mit künstlicher Sauerstoffbeatmung behandelt werden. Bei Ätherüberdosierung genügt es, mit Maske und Beutel die Lungen zu insufflieren. Alle zur Zeit verwendeten Narkotica sind in der Lage, einen Atemstillstand hervorzurufen.

Während der Narkose steigt die Atemfrequenz oft auf über 60/min beim Säugling und über 40/min beim Kind. Als ursächliche Faktoren kommen in Frage: Obstruktion der Luftwege, Diffusionsstörungen im Alveolarepithel, vermehrter Widerstand in den verwendeten Narkosesystemen, ungenügende Ausscheidung von Kohlendioxyd infolge zu großen Totraumes oder ungenügender Respiration, chirurgische Reize in flachen Narkosestadien, zu geringer Sauerstoffgehalt in den Narkosegasen, Vorhandensein atmungsstimulierender Narkotica.

Der schmale Durchmesser der Luftwege wird schon bei geringen Schleim-
mengen eine erhebliche Erhöhung des Strömungswiderstandes und damit eine
Vermehrung der Atmungsarbeit mit sich bringen. Nach der Formel

$$R = \frac{1}{\pi \cdot r^4} \cdot K \cdot V$$

ändert sich der Strömungswiderstand R mit der Länge des durchströmten Rohres und mit der 4. Potenz des Radius des Rohres bei gleichem Durchflußvolumen und gleicher Viscosität des durchströmenden Mediums (Poiseuillesches
Gesetz). Jede Verkleinerung des Querschnittes wird daher sogleich eine vermehrte Zwerchfellaktivität auslösen, mit inspiratorischer Einziehung der unteren
Thoraxapertur bei gleichzeitigem Heben des Brustkorbes und des Bauches. Da
die Atmungsmuskulatur des Säuglings noch sehr schwach ist, entwickelt sich
schnell eine Atmungsinsuffizienz.

Herz-Kreislaufsystem. Wie die Atmung ist auch der Kreislauf des Säuglings
sehr variabel. Die Pulsfrequenz während der Narkose wechselt in den ersten
Lebensmonaten zwischen 80 und 180/min. Bei älteren Kindern sollte eine Pulsfrequenz zwischen 70 und 140 keinen Grund zur Beunruhigung geben (LEIGH,
BELTON). Respiratorische Arrhythmien und Sinusarrhythmien sind bei Säuglingen normal. Das Säuglingsherz ist sehr empfindlich gegenüber vagalen Reizen.
So vermag schon eine leichte Liquordrucksteigerung, wie sie beim Pressen auftritt,
die Pulsfrequenz erheblich herabzusetzen. Bei der Einleitung der Narkose mit
Äther kann immer wieder beobachtet werden, daß die Pulsfrequenz bis auf 180/min
ansteigt und im nächsten Moment auf 60/min fällt, wenn der Säugling die Atmung
anhält und preßt.

Beim älteren Kind gewinnt der Einfluß von Reflexmechanismen auf die
Pulsfrequenz an Bedeutung.

Tachykardie kann hervorgerufen werden durch: 1. Beklemmungen oder Angst-
zustände vor der Operation. 2. Atropin oder Scopolaminprämedikation. Hierbei ist zu bemerken, daß Scopolamin einen geringeren Pulsanstieg hervorruft
als Atropin. 3. CO_2-Anstieg im Blut durch insuffiziente Anaesthesietechnik.
4. Drohender Schock. 5. Vom Operationsfeld her ausgelöste Schmerzreize in
flachen Narkosestadien. 6. Hypoxie. Ein Abfall in der arteriellen Sauerstoffsättigung kann schon eine Pulsfrequenzsteigerung hervorrufen, bevor eine Cyanose
in Erscheinung tritt. 7. Störungen im Reizleitungssystem (selten).

Als Ursache für eine *Bradykardie* kommen in Frage:

1. Ansteigen des vagalen Tonus bei der Einleitung der Narkose mit Cyclopropan oder Trichloräthylen. Durch entsprechende Prämedikation mit Atropin
kann dieser Zustand verhindert werden. Bei anhaltender Bradykardie kann
Atropin auch langsam intravenös appliziert werden.

2. Während intrathorakaler Eingriffe kann eine Bradykardie durch chirurgische Einwirkung ausgelöst werden. Dieses Vorkommnis ist bei Erwachsenen
häufiger als bei Kindern.

3. Schwere Hypoxie führt kurz vor dem Herzstillstand zur Bradykardie.
Der Herzschlag wird immer langsamer, um schließlich in diastolische Asystolie
überzugehen. Unter diesen Umständen führt Atropinmedikation nicht zu
einem Anstieg der Pulsfrequenz. Wenn die Ätiologie einer erheblichen Bradykardie nicht gesichert ist, sollte schon aus Gründen der Differenzierung Atropin
mediziert werden.

Die normale Prämedikation oder die rectale Einleitung der Narkose bedingt
oft einen Abfall des Blutdruckes. Während des 1. Lebensjahres ist die Kenntnis
des Blutdruckes während der Narkose von untergeordneter Bedeutung, da dieser
erheblichen Schwankungen unterworfen ist, die keine sicheren Schlüsse auf

die Kreislaufsituation zulassen. Anstiege auf 150—160 mm Hg systolisch während Äthernarkosen sind keine Seltenheiten.

Die indirekte Messung kann durch eine engangelegte Armmanschette und ein auf die Ellenbeuge aufgeklebtes Membranstethoskop erfolgen. Die Breite der Manschette soll 2,5 cm nicht überschreiten. In den ersten Lebensmonaten begnügt man sich damit, das Stethoskop auf die Herzgegend zu kleben, wodurch man in die Lage versetzt wird, die Herztöne und die Atmung zu beobachten.

Wärmeregulation. In den ersten 6 Lebensmonaten ist die Wärmeregulation mangelhaft entwickelt. Während operativer Eingriffe sinkt die Körpertemperatur ab. Durch Wärmflaschen kann versucht werden, die Temperatur auf ihrem normalen Niveau zu halten. Bei Kindern, die älter sind als 6 Monate, besteht die Neigung zum Temperaturanstieg während Operationen. Das ist nicht wünschenswert, da hierdurch der Stoffwechsel und der Sauerstoffbedarf des Organismus steigt. Bingler und McQuiston empfehlen Kühlmatratzen, die es erlauben, die Temperatur zu regulieren. Im Bedarfsfalle können diese auch mit heißem Wasser gefüllt werden. Es ist günstig, die Temperatur um 1—2° zu senken. Bei geschlossenen oder halb geschlossenen Narkosesystemen ist auf häufigeren Wechsel der Absorberkanister Wert zu legen. Die erhitzten Behälter werden in Eiswasser gekühlt.

2. Die Vorbereitung der Narkose

Die Vorbereitung der Kinder für die Anaesthesie beginnt am Tage vor der Operation. Vor jeder Allgemeinnarkose muß am Abend vor dem Operationstage der Darm entleert werden. Das geschieht bei älteren Kindern durch Gabe eines starken Abführmittels, bei kleinen Kindern und Säuglingen durch einen rectalen Einlauf. Der Grund für die Entleerung des Darmes liegt in der Vorsorge vor Stuhlausscheidungen während der Operation, außerdem hilft diese Maßnahme einen postoperativen Temperaturanstieg zu verhüten.

a) Die psychische Vorbereitung. Eine der Aufgaben des Anaesthesisten ist es, die Psyche seiner Patienten zu schonen. Alle seine Bemühungen werden jedoch vergeblich sein, wenn die Zusammenarbeit zwischen ihm und dem Chirurgen mangelhaft ist. Nichts ist unter den heutigen Möglichkeiten in der Medizin antiquierter als ein schreiendes, strampelndes Kind, das in furchtbarer Angst kämpfend auf den Operationstisch gezerrt wird, wo ihm eine Maske aufs Gesicht gestülpt wird und es unter heißen Tränen bettelnd, schreiend oder tobend seinen Weg in die Narkose antritt.

Das Wichtigste bei der psychischen Vorbereitung des Patienten ist, mit ihm bekannt zu werden und sein Vertrauen zu gewinnen. Der Anaesthesist soll häufig die Kinderstation besuchen, so daß ihn die Zimmernachbarn des neuen Patienten schon freudig begrüßen. Eine Tüte Bonbons oder gelegentlich Schokolade werden ihm die Freundschaft der Kinder sichern helfen. Fragen der kleinen Patienten muß er freundlich und geduldig beantworten. Die meisten Kinder gewinnen schnell Zutrauen, wenn sie den Eindruck bekommen, hier sollen sie nicht überlistet werden. Interesse an ihren Spielsachen, vielleicht ein kurzes Spiel, wird die Einleitung der Narkose am nächsten Tag erheblich erleichtern.

Während der Zeit der Einleitung der Narkose ist die Unterhaltung des Vortages fortzusetzen. Stephen empfiehlt, den Mundschleier dabei fortzulassen, da durch diesen oft der Kontakt zum Kind gestört wird. Es gibt gelegentlich jedoch unbeeinflußbare Kinder, mit denen ein Kontakt nicht möglich ist. Hier muß dann der kürzeste Weg zur Narkoseeinleitung gewählt werden.

b) Die medikamentöse Vorbereitung. Neben der psychischen Vorbereitung zur Narkose hat die Prämedikation einen entscheidenden Einfluß auf den Narkoseverlauf. Bei älteren Kindern, die ihren Operationstermin erfahren, ist die Gabe eines Schlafmittels am Abend vor der Operation angezeigt. Die Dosierung wird am zweckmäßigsten nach der Gewichtsformel (CLARK) von der Erwachsenendosis abgeleitet. Kinderdosis = Erwachsenendosis $\times \dfrac{\text{Körpergewicht in kg}}{70}$, oder nach einer aus der Dosierung nach der Körperoberfläche hergeleitete Faustregel (AUGSBURGER). Kinderdosis vom 1. Lebensjahre an: $D = 4 \times$ Alter in Jahren + 20% der Erwachsenendosis. Die Dosierung der Arzneimittel wird in gewissen Grenzen von jedem Arzt anders gehandhabt, so weichen auch die in der Literatur angegebenen Werte erheblich voneinander ab. Eine tabellarische Darstellung kann daher nur als Anhaltspunkt dienen. Je nach Art und Schwere der Erkrankung, nach dem Entwicklungszustand werden die Dosen individuell variiert werden müssen. Allgemein ist zu bemerken, daß Kleinkinder und Säuglinge gegenüber Schlafmitteln, Atropin und Scopolamin eine geringere Empfindlichkeit aufweisen, während Morphin und dessen Derivate im Säuglingsalter sehr schlecht vertragen werden.

Als Schlafmittel haben sich bei Kindern von 2—14 Jahren Luminal und Somnifen gut bewährt, siehe Tabelle 1. Sind Schmerzen vorhanden, so darf man sich nicht auf Schlafmittel beschränken, sondern muß zusätzlich ein wirksames Analgeticum verabfolgen. In der Kinderpraxis hat sich uns das Narcophin bewährt.

Tabelle 1

Alter	Gewicht kg	Luminal 20% mg	Luminal 20% cm³	Somnifen 20% mg	Somnifen 20% cm³	Narcophin 0.1% mg	Narcophin 0.1% cm³
3—6 Monate	5— 7,5	40	0,20	60	0,3		
6—12 Monate	7,5—10,5	55	0,27	80	0,4		
1—2 Jahre	10—12,5	65	0,32	90	0,45		
2—3 Jahre	12,5—14,5	80	0,4	105	0,5	2,5	0,25
3—4 Jahre	14,5—16,5	90	0,45	120	0,60	3,0	0,30
4—5 Jahre	16,5—18,5	100	0,5	130	0,65	4,0	0,4
5—6 Jahre	18,5—22,0	110	0,55	160	0,8	5,0	0,5
6—7 Jahre	22,0—24,5	120	0,6	180	0,9	6,0	0,6
7—8 Jahre	24,5—27,0	130	0,65	200	1,0	7,0	0,7
8—9 Jahre	27,0—29,5	140	0,7	220	1,1	8,0	0,8
9—10 Jahre	29,5—32,5	150	0,75	260	1,3	9,0	0,9
10—11 Jahre	32,5—35,0	160	0,80	300	1,5	10	1,0
11—12 Jahre	35,0—38,0	170	0,85	350	1,75	10	1,0
12—14 Jahre	38,0—49,0	200	1,0	400	2,0	10	1,0

Die Prämedikation hat u. a. die Aufgabe, die Speichel- und Bronchialsekretion zu dämpfen. Übermäßige Schleimproduktion des Respirationstraktes ist eine häufige Ursache für Obstruktion des Respirationstraktes mit Hypoxie. Eine ausreichende medikamentöse Vorbereitung setzt die Menge der Narkotica herab, sie soll die vagalen Reflexe dämpfen, eine Analgesie hervorrufen und postoperatives Erbrechen vermindern.

Im Gegensatz zu den anglo-amerikanischen Ländern wird in Deutschland bei Säuglingen und Kleinkindern kaum Morphium zur Narkosevorbereitung verwendet. Der Grund liegt in der starken depressorischen Wirkung auf Atmung und Kreislauf. Sehr gut eignen sich Barbiturate, Atropin und Scopolamin zur Prämedikation. Durch ihre starke sedative Wirkung reduzieren die Barbiturate die Dosis der Narkotica. Sie verhüten gleichzeitig das Auftreten von Krämpfen während der Narkose und wirken antiemetisch. Als Nachteil der Barbiturate sind die Depression der Atmung (bei großen Dosen) und gelegentliche Erregungszustände während der Einleitungsphase zu nennen.

Atropin und Scopolamin helfen durch Hemmung der Speichel- und Bronchialsekretion freie Atemwege zu erhalten. Scopolamin hat eine stärkere und länger anhaltende Wirkung als Atropin. Sie stellen durch ihre parasympathische Wirkung einen Schutz gegen vagale Reize dar. Scopolamin hat außerdem einen sedativen Effekt. Als Nachteil haftet diesen Stoffen ihre steigernde Wirkung auf den Puls, die Temperatur und den Stoffwechsel an. Bei Überdosierung kommt es leicht zu Krämpfen. Die Höhe der Prämedikation richtet sich nach dem Entwicklungszustand des Kindes. Der sicherste Führer hierbei ist das Gewicht. Einen weiteren Einfluß haben der Zustand des Kindes und die Anaesthesieform. So wird bei Spinal- und Lokalanaesthesie die Prämedikation höher bemessen werden müssen als bei Allgemeinnarkose.

Tabelle 2

Alter	Gewicht kg	Atropin 0,05 % mg	Scopolamin mg	Dolantin mg
0—18 Monate	3,5—11,0	0,15	0,1	—
18 Monate bis 3 Jahre	11,0—14,5	0,2	0,15	—
3—4 Jahre	14,5—16,5	0,3	0,2	30
4—5 Jahre	16,5—18,3	0,35	0,2	35
5—6 Jahre	18,3—21,4	0,4	0,22	40
6—7 Jahre	21,4—24,0	0,45	0,22	45
7—8 Jahre	24,0—27,0	0,5	0,25	50
8—12 Jahre	27,0—38,0	0,5	0,25	55—65

Fiebernde Patienten benötigen weniger Atropin oder Scopolamin zur Hemmung der Bronchialsekretion.

Die Prämedikation kann subcutan oder in eiligen Fällen langsam intravenös verabfolgt werden. Die Kinder werden kurz vor dem Einstich gewarnt. Es ist psychologisch nicht richtig, den Kindern schon lange vor der Injektion mitzuteilen, was sie zu erwarten haben. Ebensowenig ratsam ist es, ohne vorherige Anmeldung zu stechen. Atropin, Scopolamin und Barbiturate sollen bei subcutaner Applikation 30—40 min vor dem Narkosebeginn gegeben werden.

3. Die rectale Basisnarkose

Als psycheschonende Narkoseeinleitung nimmt die rectale Applikation von Narkotica in der Kinderanaesthesie einen breiten Raum ein. Die Vorteile der rectalen Narkose liegen auf der Hand. Die Kinder schlafen in ihrem Bett ein und erwachen ohne eine Erinnerung wie aus einem traumlosen Schlaf. Die Narkoseeinleitung durch Inhalationsnarkotica ist wesentlich erleichtert. Besonders wertvoll ist die rectale Narkoseeinleitung bei Kindern, die mehrfach narkotisiert werden müssen. Ein weiterer Vorteil liegt in der antiemetischen Wirkung der rectalen Narkotica.

Andererseits hat die rectale Anaesthesie einige Nachteile. Einmal instilliertes Narkoticum kann nicht mehr leicht entfernt werden, d. h., die Steuerbarkeit ist gering. Die Anaesthesieform ist zeitraubend und verlangt einen größeren Aufwand an Pflegepersonal. Trotzdem sollte die rectale Narkose, wenn keine Kontraindikation besteht, in jedem Falle angewendet werden. Asworth geht so weit, daß er fordert, kein Kind sollte bei Bewußtsein den Operationssaal erreichen, es sei denn, es bestünde ein akuter Notfall, bei dem Eile geboten ist. Auch Hügin, Gravenstein, Weinstein, Levy u. v. a. treten für die allgemeine Anwendung der rectalen Narkose in der Kinderanaesthesie ein.

Als *Indikation* für die rectale Narkoseeinleitung ist heute jede Allgemeinnarkose vom 12. Lebensmonat an zu betrachten, wenn keine Kontraindikationen vorliegen. Auch bei Bronchographien, bei Herzkatheteruntersuchungen und Angiokardiographien hat sich diese Narkoseeinleitung gut bewährt. So verwenden wir selbst bei sauerstoffuntersättigten Kindern mit angeborenen Vitien rectale Barbituratnarkosen in Kombination mit Rauwolfiaalkaloiden, Atropin und subcutanen Barbituratgaben (Somnifen). Nur bei extremen Cyanosen mit Dekompensationserscheinungen wenden wir nach Atropinprämedikation Äther an.

Kontraindikationen gegen eine rectale Narkose liegen vor:

1. Bei Operationen im Bereich des Dickdarms.

2. Bei Colitis oder Proctitis, wobei durch zu schnelle Resorption die Gefahr der Überdosierung besteht.

3. Bei Intoxikation durch Ileus, schwere Leberschaden und Nierenparenchymerkrankungen muß vor der rectalen Narkose gewarnt werden. Auch bie sehr kachektischen Patienten ist diese Narkoseform nicht ratsam. In solchen Fällen genügen schon geringe Mengen von Inhalationsnarkotica, um eine ausreichende Schlaftiefe zu erzeugen. Die Excitation ist hier ohnehin schwach.

Die praktische Durchführung der rectalen Narkose

Medikamentöse Vorbereitung. Zur medikamentösen Vorbereitung verabfolgen wir ähnlich wie GRAVENSTEIN und SCHOSTOK bei erregten Kindern am Abend vor der Operation ein Schlafmittel (Somnifen). Am Operationsmorgen 50 min vor Operationsbeginn Atropin oder Scopolamin in der oben angegebenen Dosierung und 30 min danach den rectalen Einlauf. Für die rectale Vorbereitung gilt der Grundsatz, jede übertriebene Darmreinigung zu vermeiden. Seifeneinläufe reizen unnötig den Darm und sind besser durch reine Wasser- oder Glycerin-Wassereinläufe zu ersetzen. Bei älteren Kindern (ab 8 Jahren) wird am Vorabend nach oraler Gabe eines Abführmittels ein Reinigungseinlauf vorgenommen. Am Operationstage werden, wie ANSCHÜTZ vorschlug, keinerlei Reinigungsmaßnahmen mehr getroffen.

Der Narkoseeinlauf wird schon auf Station in einem ruhigen, abgedunkelten Zimmer vorgenommen. Kleine Kinder werden in Rückenlage gebracht und mit der linken Hand die Beine angehoben, während die rechte den Katheter mit aufblasbarer Manschette (FOWLEY) 4—6 cm tief in den After einführt. Ein weiteres Vorschieben ist nicht ratsam, da die Resorptionsfähigkeit des Dickdarmes zum Coecum hin zunimmt. Eine zu schnelle Anflutung des Narkoticums kann schwere Atemdepressionen hervorrufen. Bei Verwendung von Barbituraten wird wegen der kleinen Flüssigkeitsmenge der Katheter mit einigen Kubikzentimetern Wasser durchgespült. Die Infusion soll langsam erfolgen, etwa innerhalb einer Minute. Nach dem Einfließen des Mittels wird der Katheter durch einen Stöpsel verschlossen und 20—30 min belassen. Beckenhochlagerung ist wegen der Gefahr des Aufsteigens der Infusionslösung zu vermeiden. Die Resorption des Narkoticums geht nicht mit der Wasserresorption parallel, wie STRAUB für das Avertin nachgewiesen hat. Hiernach wird das Mittel wesentlich schneller resorbiert als Wasser. Eine Darmspülung bei Überdosierung wird daher nutzlos sein, auch wenn aus dem Darm noch Infusionsflüssigkeit abfließt, da der Hauptteil des Avertins schon in den ersten 20 min resorbiert wird, während von dem infundierten Wasser erst nach 2 Std ein entsprechender Prozentsatz in die Blutbahn übergegangen ist.

Die rectalen Narkotica. Das älteste rectal verwendete Narkoticum ist der *Äther.* Schon 1 Jahr nach der Entdeckung der Ätherinhalationsnarkose wurde Äther erstmalig zu Narkosezwecken rectal verwendet (PIROGOW und ROUX 1847). Wegen schwerer Entzündungen und Nekrosen des Darmes kam diese Methode bald in Verruf.

Cervello führte 1882 das *Paraldehyd* zur rectalen Verwendung in die Anaesthesie ein. Es gehört eigentlich zu den Schlafmitteln. Obwohl es sich durch eine sehr geringe Toxicität auszeichnet, konnte es sich nicht allgemein durchsetzen. Es wird in einer Dosierung von 0,5 g/kg Körpergewicht in 10%iger Lösung verabfolgt.

1903 führte Krawkow die rectale *Hedonalnarkose* ein. Wegen der schwachen Wirkung, der gelegentlich beobachteten Atmungsstörungen und Nierenschädigungen wurde dieses Mittel bald wieder verlassen.

Die rectale Applikation von *Magnesium* findet heute nur noch in der Behandlung von Tetanusfällen und Eklampsie seinen Platz. Sie wurde erstmalig 1905 von Meltzer und Auer publiziert. Die Dosierung ist etwa 0,5 g/kg in 10%iger Lösung (Magnorbin). Wegen der unsicheren Wirkung muß eine aufgezogene Injektionsspritze mit 25%iger Calciumgluconat- oder Calciumchloridlösung bereitgehalten werden, welche als Antidot gilt.

Einen wesentlichen Fortschritt bedeutete die Einführung des *Avertins* in die rectale Narkose. Es ist ein Tribromäthylalkohol. Die Anwendung dieses Mittels nahm einen beträchtlichen Aufschwung, als man von der anfangs erstrebten Vollnarkose (Melzner, Kirschner) abging und zu der besser verträglichen Basisnarkose überging. Der wichtigste Grund für diese Wandlung war die ungünstige Wirkung von Avertin auf Atmung und Kreislauf. Stark herabgesetzte Atmung mit Cyanose, herabgesetztes Herzminutenvolumen, Dilatation des Herzens, Verlangsamung des Herzschlages (Parsons), verzögerte Nierenausscheidung, verminderte Alkalireserve mit starker Säuerung des Blutes (Fuss und Wymer) zwangen zum Verlassen der tiefen Avertinnarkose. Tierexperimentell konnte eine leberschädigende Wirkung bei chronischem Gebrauch nachgewiesen werden. Der Abbau von Avertin erfolgt durch Paarung an Glucuronsäure (Eichholtz).

Bei der Anwendung des Mittels als Basisnarkose ist die schädigende Wirkung wesentlich geringer. Die Narkosesterblichkeit von Avertin ist nach Schloessmann 4:10000 gegenüber 1:10000 bei Äther.

Avertin kommt als flüssige Lösung zur Verwendung. 1 cm³ der Stammlösung entspricht 1 g Avertin, sie enthält daneben noch 0,5 g Amylenhydrat. Bei Überschreiten einer Temperatur von 40% spaltet es Bromwasserstoff, Dibromacetaldehyd und Bromvinylalkohol ab. Diese Substanzen sind giftige Stoffe, die zu Nekrosen der Darmschleimhaut und Intoxikationen führen können. Die Bereitung der Infusionslösung verlangt daher eine große Verantwortung. Es muß vor Applikation des Mittels die Kongorot-Probe angestellt werden, die jedoch beim Vorhandensein von geringen Mengen toxischer Stoffe versagen kann (Adriani). *Der Indicator färbt eine zersetzte Avertinlösung blau.* Ein weiterer Test ist die 5%ige Alkohol-Dimethylamino-Azo-Benzollösung, von der ein Tropfen genügt, um eine verdorbene Avertinlösung rot zu färben. Die Lösung muß stets frisch angesetzt werden.

Avertin wird in 2,5%iger Lösung verwendet. Die Dosis wird nach dem Gewicht berechnet. 0,1 g/kg Körpergewicht sollte nicht überschritten werden. Bei reduzierten oder geschwächten Kindern ist die Dosis zu vermindern. Je jünger die Kinder, um so mehr Narkoticum muß relativ gegeben werden, um gleiche Schlaftiefe zu erreichen. Die Schwere der Erkrankung wird weiter die Dosis beeinflussen. Die Tabelle 3 stellt daher nur eine grobe Richtlinie dar.

In jüngster Zeit gewinnen die *Barbiturate* für die rectale Narkose in steigendem Maße an Bedeutung. Rectidon, Eunarcon und Evipan lösten die Avertinnarkose ab. Als wesentlicher Vorteil ist die geringere Toxicität und der kürzere

Nachschlaf zu nennen. Die Dosierung ist 0,03—0,04 g/kg Körpergewicht in 10%iger Lösung (Evipan und Eunarcon).

Die Einführung der *Thiobarbiturate*, Pentothal, Thiopenthal, Trapanal in die rectale Narkose bezeichnet SCHOSTOCK als einen neuen Abschnitt auf diesem Gebiet. Nachdem die rectale Pentothalnarkose 1939 von WEINSTEIN publiziert worden war, wurde sie in wenigen Jahren in den anglo-amerikanischen Ländern allgemein üblich. Hervorzuheben ist die außerordentlich gute Verträglichkeit und die geringgradige Beeinträchtigung der Atemtätigkeit (MARBURY). Der Kulminationspunkt der Wirkung ist nach etwa 20 min erreicht. Nach dieser Zeit soll die Inhalationsnarkose beginnen. Der Nachschlaf ist kurz. In den meisten Fällen sind die Kinder nach Beendigung der Operation und Absetzen der Inhalationsnarkose im sog. safe state.

<table>
<tr><td colspan="3">Tabelle 3. Dosierungsschema bei 2,5%iger Avertin-Lösung und einer Dosis von 0,1 g/kg</td><td colspan="3">Tabelle 4. Dosierungsschema für Pentothal 40 mg/kg</td></tr>
<tr><td>Gewicht
kg</td><td>Avertin „flüssig"
g</td><td>Menge der fertigen Lösung
cm³</td><td>Gewicht
kg</td><td>Pentothal
g</td><td>Menge der fertigen Lösung
(cm³ 5%ig)</td></tr>
<tr><td>6</td><td>0,6</td><td>24,0</td><td>6</td><td>0,24</td><td>4,8</td></tr>
<tr><td>8</td><td>0,8</td><td>32,0</td><td>8</td><td>0,32</td><td>6,4</td></tr>
<tr><td>10</td><td>1,0</td><td>40,0</td><td>10</td><td>0,40</td><td>8,0</td></tr>
<tr><td>12</td><td>1,2</td><td>48,0</td><td>12</td><td>0,48</td><td>9,6</td></tr>
<tr><td>14</td><td>1,4</td><td>56,0</td><td>14</td><td>0,56</td><td>11,2</td></tr>
<tr><td>16</td><td>1,6</td><td>64,0</td><td>16</td><td>0,64</td><td>12,8</td></tr>
<tr><td>18</td><td>1,8</td><td>72,0</td><td>18</td><td>0,72</td><td>14,4</td></tr>
<tr><td>20</td><td>2,0</td><td>80,0</td><td>20</td><td>0,80</td><td>16,0</td></tr>
<tr><td>22</td><td>2,2</td><td>88,0</td><td>22</td><td>0,88</td><td>17,6</td></tr>
<tr><td>24</td><td>2,4</td><td>96,0</td><td>24</td><td>0,96</td><td>19,2</td></tr>
<tr><td>26</td><td>2,6</td><td>104,0</td><td>26</td><td>1,04</td><td>20,8</td></tr>
<tr><td>28</td><td>2,8</td><td>112,0</td><td>28</td><td>1,12</td><td>22,4</td></tr>
<tr><td>30</td><td>3,0</td><td>120,0</td><td>30</td><td>1,20</td><td>24,0</td></tr>
<tr><td>32</td><td>3,2</td><td>128,0</td><td>32</td><td>1,28</td><td>25,6</td></tr>
<tr><td>34</td><td>3,4</td><td>136,0</td><td>34</td><td>1,36</td><td>27,2</td></tr>
<tr><td>36</td><td>3,6</td><td>144,0</td><td>36</td><td>1,44</td><td>28,8</td></tr>
<tr><td>38</td><td>3,8</td><td>152,0</td><td>38</td><td>1,52</td><td>30,4</td></tr>
<tr><td>40</td><td>4,0</td><td>160,0</td><td>40</td><td>1,60</td><td>32,0</td></tr>
<tr><td>42</td><td>4,2</td><td>168,0</td><td>42</td><td>1,68</td><td>33,6</td></tr>
<tr><td>44</td><td>4,4</td><td>176,0</td><td>44</td><td>1,76</td><td>35,2</td></tr>
<tr><td>46</td><td>4,6</td><td>184,0</td><td></td><td></td><td></td></tr>
</table>

WEINSTEIN und LIGHT gaben eine Dosis von 20—30 mg/kg an, während DODEK, KATZMANN und TONN 40 mg/kg empfehlen. Wir haben uns nach anfänglichen Unterdosierungen mit mangelhafter Wirkung zu der hoheren Dosis entschieden. Das Mittel wird in 5%iger Lösung verabfolgt.

4. Die klinischen Zeichen der Narkose im Kindesalter

Die erste exakte Beschreibung der klinischen Zeichen für die Narkosetiefe geht auf GUEDEL zurück. Danach wird die Tiefe der Narkose in 4 große Gruppen unterteilt. I. Rauschstadium, II. Excitationsstadium, III. Toleranzstadium, IV. Asphyxiestadium. Bei Stadium III werden nochmals 4 Untergruppen unterschieden. Obwohl in jüngster Zeit nach elektroencephalographischen Studien von ARTRUSIO auch das I. Stadium drei gut zu definierende Untergruppen erkennen läßt, möchten wir hier der allgemein eingeführten Stadieneinteilung folgen. Die in der Abb. 1 angegebenen Zeichen gelten nur für Inhalations-

narkotica, insbesondere für Äther. Bei sehr kurz wirkenden Narkotica wie
Vinethen oder Chloräthyl werden manche Stadien übersprungen. Barbiturate
haben eine andere Stadieneinteilung. Die Bestimmung der Narkosetiefe wird
um so schwieriger, je mehr Mittel gleichzeitig verwendet werden. Es ist daher

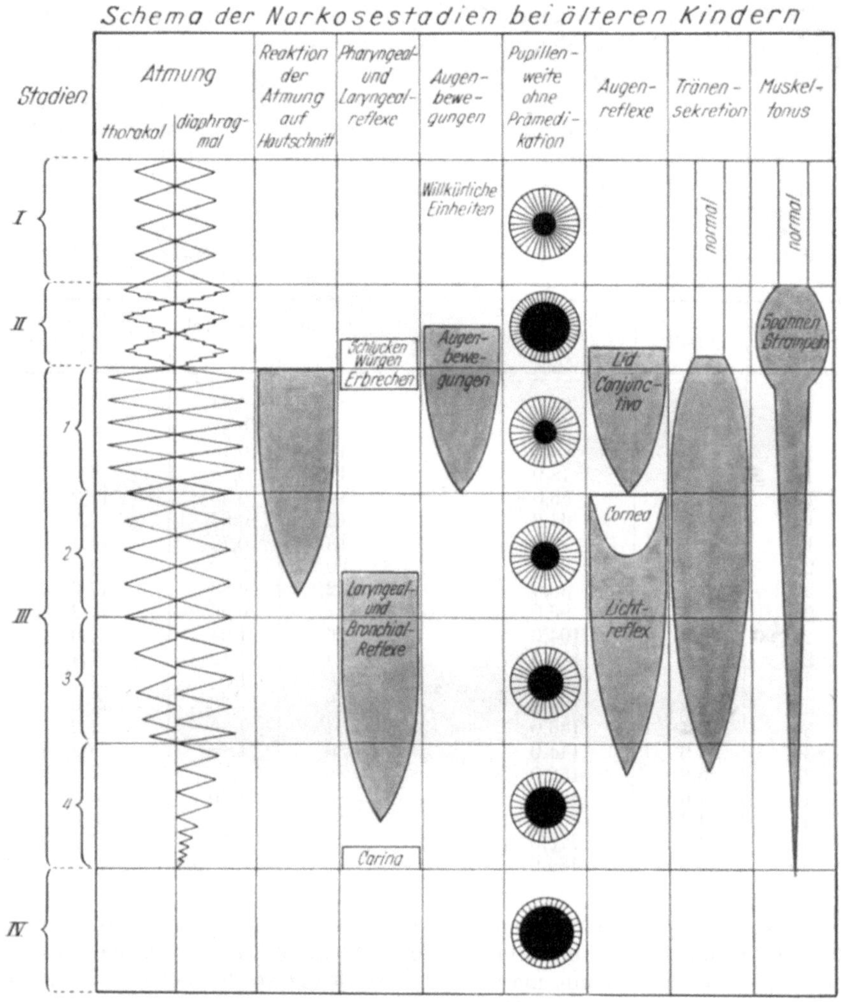

Abb. 1. Stadienschema für die Äthernarkose, modifiziert nach Guedel

dringend erforderlich, daß sich der Lernende zunächst mit den klinischen Zeichen
bei Verwendung nur eines Narkoticums vertraut macht, um nach Erlangung
einer genügenden Sicherheit auch bei einer Abwandlung der Narkosezeichen
die Narkoseführung zu beherrschen. Am besten eignet sich zum Lernen die
Äthernarkose, da bei ihr fast immer alle Stadien deutlich die angegebenen
Zeichen aufweisen und eine große Spanne von der zu flachen Narkose bis zum
Atemstillstand besteht. Selbst wenn die Atmung steht, ist durch künstliche
Atmung der Patient ohne Mühe am Leben zu erhalten. Das Herz stellt erst bei
extremer Überdosierung seine Tätigkeit ein. Bei jeder Narkosetechnik müssen
die Atmung und der Kreislauf für die Beurteilung der Narkosetiefe den Aus-

schlag geben. Bei Kindern über 2 Jahren gleichen die Zeichen weitgehend denen der Erwachsenen. Neugeborene und Säuglinge dagegen weisen deutliche Abweichungen in ihrem Verhalten auf (s. Abb. 2).

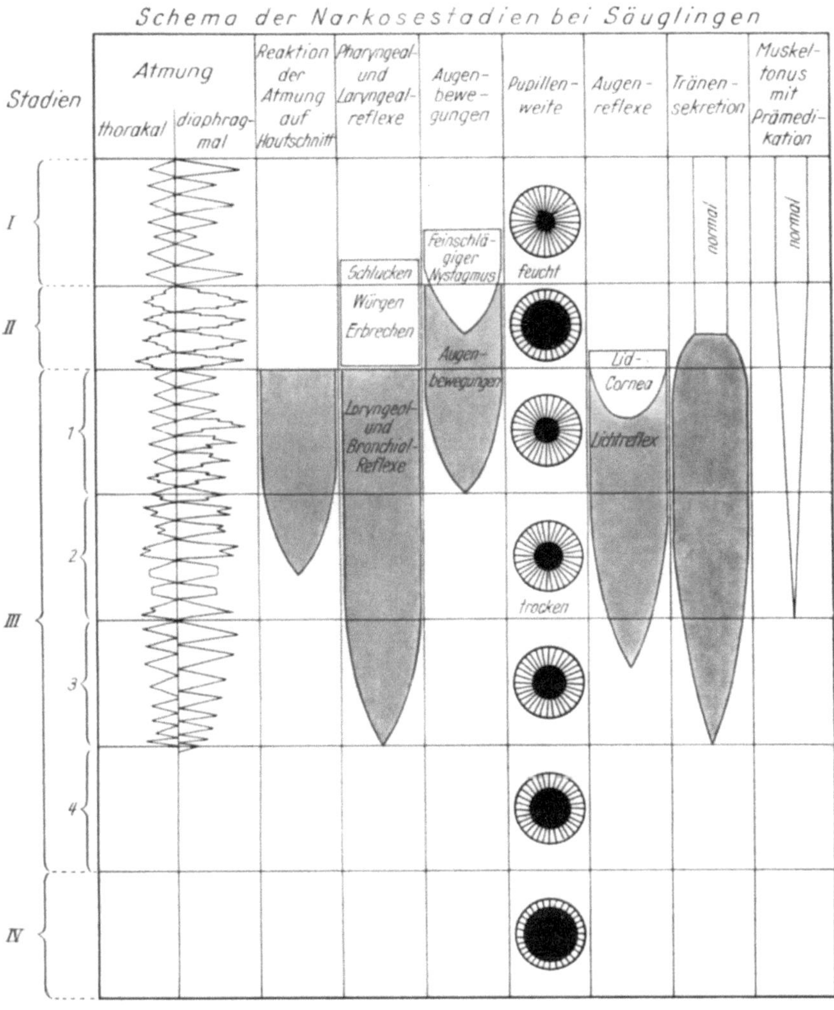

Abb. 2. Stadienschema für die Inhalationsnarkose bei Säuglingen, modifiziert nach LEIGH und BELTON

Das Neugeborene hat eine wesentlich geringere Schmerzempfindlichkeit als das ältere Kind. Frühgeborene können geradezu analgetisch sein. Wenn zur Prämedikation Analgetica verwendet werden, so kann mit sehr geringen Mengen Narkotica völlige Analgesie erzielt werden.

Wie oben schon erwähnt, ist die Atmung beim Neugeborenen vorwiegend abdominal. Die Atemtätigkeit ist sehr unregelmäßig. Im III. Stadium kann jederzeit diphasische Schnappatmung auftreten, bis zum Erwachen und länger.

Am Ende des I. Stadiums und während des II. Stadiums kann beim Säugling Nystagmus beobachtet werden. Aktivität der Augäpfel ist bis ins Stadium III_1 zu sehen.

Die Weite der Pupillen ist im Säuglingsalter ein sehr unsicheres Narkosezeichen, da durch die Atropin- oder Scopolaminvorbereitung die Pupillen fast immer weit stehen. Auch der „Eyelid-Reflex" ist bei vielen Säuglingen nur schwer auslösbar. Es ist sicherer, sich auf den Konjunktival- und Lichtreflex zu verlassen. Pharyngeal, Laryngealreflexe, Tränensekretion und die Atmungsanregung durch den Hautschnitt verhalten sich ähnlich wie im späteren Kindesalter. Der Muskeltonus ist bei Säuglingen schwach, lediglich im II. Stadium steigt er etwas an, um im III. bald wieder stark abzufallen.

Bei Verwendung von Curare verschwindet ein großer Teil der Reflexe. Einen gewissen Anhalt können noch der Lichtreflex und die Tränensekretion geben, die in tieferen Narkosestadien erlöschen.

Bei Erwachen durchwandert das Kind in der Regel die Narkosestadien rückläufig. Das Wiedererscheinen der Reflexe hält sich weniger streng an die Reihenfolge wie bei der Einleitung der Narkose.

5. Die Narkoseeinleitung

Als die zur Zeit beste Methode zur Einleitung der Narkose beim Kind muß die rectale Basisnarkose bezeichnet werden. Diese Anaesthesieform ist oben ausreichend beschrieben. Sind Hinderungsgründe vorhanden, oder handelt es sich um ein Neugeborenes oder einen Säugling unter 6 kg, so müssen andere Wege beschritten werden. LEONHARDT beschreibt als ausgezeichnete Narkoseeinleitung ein Verfahren, bei welchem durch ein halbgeschlossenes System kurzzeitig Lachgas zugeführt wird, welches nach dem Einschlafen durch ein Lachgas-Sauerstoffgemisch ersetzt wird. Die Methodik hat sich an der Göttinger Klinik gut bewährt. Der weniger erfahrene Anaesthesist kann zur Einleitung Äther durch eine Schimmelbusch-Maske applizieren. Um den Totraum der Maske zu reduzieren, ist unter diese ein Schlauch zu leiten, durch den ein Sauerstoffgasstrom von 1—2 Liter/min fließt. Die Inspirationsluft enthält dann etwa 30—40% Sauerstoff und wesentlich weniger Kohlensäure als während der Tropfnarkose ohne Sauerstoffzufuhr. Das Wichtigste bei der Einleitung ist, daß der Patient gut prämediziert ist, und daß die Anflutung des Äthers langsam erfolgt. Die Maske wird unter Auftropfen von Äther langsam gesenkt.

Chloräthyl halten wir für die Narkoseeinleitung bei Kindern für nicht geeignet. Die zahlreichen Beobachtungen von Atmungs- und Herzrhythmusstörungen müssen bedenklich stimmen. Höhere Konzentrationen können nach REIN starke Coronarconstrictionen hervorrufen, worauf wahrscheinlich die meisten Todesfälle zurückzuführen sind.

Eine schonende Narkoseeinleitung stellt die Verabfolgung eines 20%igen Cyclopropan-Sauerstoffgemisches dar. Wegen des hohen Preises des Cyclopropans wird sich wohl diese Einleitungsmethode in Deutschland nicht durchsetzen können.

Wenn aus Gründen der Operation eine Tropfinfusion angelegt worden ist, kann in jedem Lebensalter Barbiturat zur Narkoseeinleitung verwendet werden. Säuglinge vertragen diese Narkosemittel gut. Die Dosis richtet sich nach dem Gewicht (etwa 20 mg/kg).

In manchen Fällen hat sich uns die Einleitung mit dem sog. Schlafhund bewährt (s. Abb. 3). Das gut prämedizierte Kind darf mit einem Plastiktier spielen, aus dessen Kopf ein Lachgasstrom bläst. Der Anaesthesist richtet unauffällig diesen Strom auf Nase und Mund des Patienten unter ständigem beruhigendem Einreden. Die Kinder werden meistens recht schnell müde, wonach ohne Widerstand eine Maske aufgesetzt werden kann.

Bei der Einleitung mit der offenen Tropfmethode mit Vinethen-Äther muß bei einer normalen Prämedikation besonders gut auf die Psyche des Kindes eingegangen werden. Sobald der Patient auf den Operationstisch gelegt wird, muß der Anaesthesist die Aufmerksamkeit des Kindes zu gewinnen suchen. Wohlwollend muß er ein Gespräch beginnen. Er darf hierbei keineswegs die Mitwirkung einer anderen Person dulden. Nur wenn das Kind ganz auf ihn fixiert ist, wird es ihm in schwierigeren Fällen gelingen, den kleinen Patienten psychotherapeutisch zu beeinflussen. Einige Kinder halten die Maske gern selbst, andere wiederum mögen sie nicht berühren, manche dulden nicht einmal ein Näherbringen. Nur in seltenen Fällen helfen strenge, laute Kommandos. Es erfordert einige Übung, bis der Anaesthesist eine Kunstfertigkeit in seiner Psychotherapie erreicht.

Wichtig ist, daß der Einleitungsraum ruhig ist, und daß keine Hilfsperson die Aufmerksamkeit des Kindes ablenkt.

Für die Einleitung mit Vinethen benötigt man etwa 5—10 cm³. Die Einleitungszeit ist 1—2 min. Wenn keine Fragen mehr beantwortet werden, wird

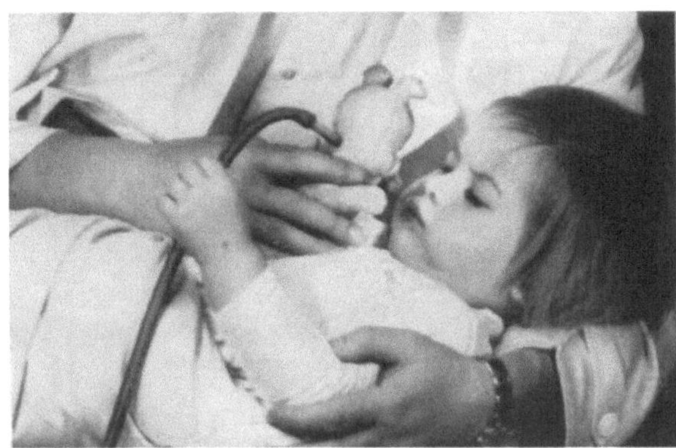

Abb. 3. Narkoseeinleitung mit Hilfe des sog. Schlafhundes. Durch den Kopf eines Plastiktieres ist eine Glasröhre geleitet, die mit einem Narkosegerät verbunden ist. Ein relativ starker Lachgasstrom, der dem Maul des Tieres entströmt, wird gegen Mund und Nase des Kindes gerichtet

einige Sekunden weitergetropft und danach möglichst schnell die ganze Maske mit Äther benetzt. Die Wirkung von Vinethen hält etwa 6 min an. In dieser Zeit muß die Äthernarkose eingeleitet sein.

6. Narkosemethoden im Kindesalter

Wie oben schon erwähnt, kann keine heute gebräuchliche Narkosemethode als ideal angesehen werden. Die gute Technik soll folgende Forderungen erfüllen:

1. Freihaltung der Atemwege.
2. Möglichkeit des Wechsels oder der gleichzeitigen Verabfolgung mehrerer Narkotica.
3. Geringstmöglicher In- und Exspirationswiderstand.
4. Verringerung des mechanischen und physiologischen Totraumes.
5. Möglichkeit der sofortigen Anwendung assistierter oder kontrollierter Atmung.

Nach diesen Gesichtspunkten sollen hier die wichtigsten Anaesthesiemethoden diskutiert werden.

a) Offene Tropfmethode

Noch immer ist die offene Tropfnarkose als die sicherste Narkoseart bei Säuglingen und Kleinkindern zu bezeichnen, insbesondere in der Hand von weniger geübten Anaesthesisten. Außer für Äther, als dem Mittel der Wahl, eignet sie sich für die Anwendung von Vinethen, Chloräthyl und Chloroform. Früher, als die Tropfnarkose in den Operationssälen die einzige Narkoseform war, wurde sie kunstgerechter angewendet. In den letzten Jahren scheint sich bei vielen jungen Anaesthesisten die Meinung entwickelt zu haben, diese Methode sei für einen Berufsanaesthesisten zu simpel. Daher verfügen viele Anaesthesisten heute weder über genügende Erfahrung in dieser Technik, noch sind sie in der Lage, diese fachgerecht vorzunehmen. Eine vorsichtig und geschickt ausgeführte Äthertropfnarkose kann wesentlich schonender sein als eine schlecht geleitete „moderne Narkose". An der Tropfnarkose sollte der Anaesthesieschüler die Zeichen der Narkose studieren, bis er die nötige Sicherheit in der Beurteilung der Narkosetiefe erlangt hat. Die Vorteile liegen besonders für den „Gelegenheitsanaesthesisten" in der einfachen Anwendung. Er braucht sich nicht um mechanische Systeme zu kümmern, sondern kann seine Aufmerksamkeit ganz der Beobachtung des Patienten und der Erhaltung freier Atemwege widmen (s. Abb. 4).

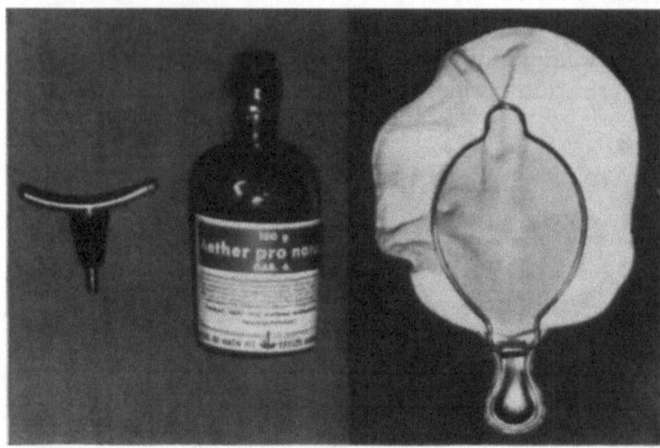

Abb. 4. Äthertropfflasche und -maske

Wenn bei der Anwendung von Äther eine starke Atemdepression eintritt, wird durch Entfernen der Maske vom Gesicht die Blutkonzentration in wenigen Minuten stark absinken. Kommt die Atmung innerhalb 30 sec nicht wieder, so muß mit Maske und Beutel mit Sauerstoff beatmet werden. Der Vorteil bei der Anwendung von Äther liegt weiter in seiner großen therapeutischen Breite und in der großen Spanne zwischen dem Eintritt eines Atem- und Herzstillstandes. Vinethen, Chloräthyl und Chloroform sind wesentlich toxischer als Äther, besonders wenn sie für längere Narkosen verwendet werden. Chloräthyl und Chloroform sollten daher heute kaum noch zur Anwendung kommen.

Nachteilig ist bei der Maskentropfnarkose der relativ hohe In- und Exspirationswiderstand.

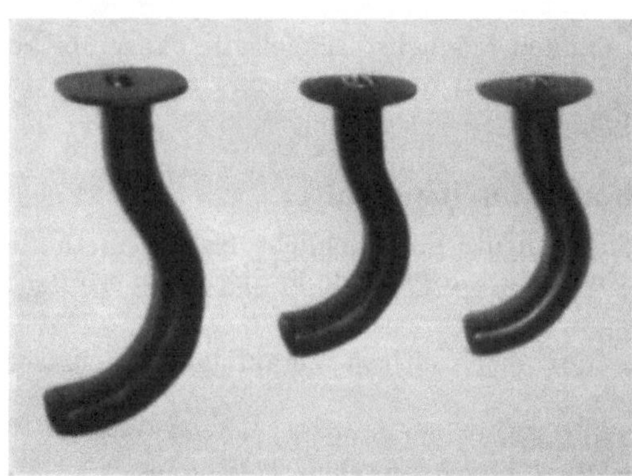

Abb. 5. Oropharyngealtubi zur Freihaltung der Atemwege (Guedel-Tubi)

Wenn ein Säugling durch mehrere Lagen von Mull längere Zeit hindurch atmet, steigt die Atmungsarbeit erheblich. Der Raum unter der Maske vergrößert den Totraum, so daß es bei größeren Masken leicht zu einer CO_2-Akkumulation kommen kann. Durch den großen Totraum bei relativ kleinem Atemvolumen sinkt der O_2-Gehalt der Inspirationsluft auf 15—17%, was ein Absinken der arteriellen Sauerstoffsättigung zur Folge hat (Faulconer, Latterell). Diese Technik erlaubt keine Maskenbeatmung. Der Nachteil, der durch die Totraumvergrößerung bedingt ist, kann beseitigt werden, wenn mittels eines Schlauches ein Sauerstoffstrom von 1 bis 2 Liter/min unter die Maske geleitet wird. Ein Fluß von 2 Litern/min erhöht nach eigenen Untersuchungen je nach Größe der Maske die Sauerstoffkonzentration der Inspirationsluft auf 30—40%.

Die verwendete Maske soll möglichst klein gehalten werden. Das Gesicht ist vor der Narkose mit Hautkreme einzufetten. Zum Schutz der Augen gegen Austrocknung und Verätzung mit Narkoticum ist Handschuhgummi über die Bulbi zu legen. Die Freihaltung der Atemwege kann durch oropharyngeale Gummitubi unterstützt werden (Abb. 5). Die Tubi dürfen erst eingeführt werden, wenn die Würg- und Brechreflexe erloschen sind.

b) Insufflation

Die Insufflationsnarkose war lange Zeit eine allgemein gebräuchliche Methode zur Narkose bei Operationen im Kopf- oder Halsberich. Man versteht darunter das Einfließenlassen von Narkosegemischen in die oberen Luftwege. In der Regel wird hierbei die Narkose rectal oder mit einer Schimmelbusch-Maske eingeleitet. Die Insufflation dient nach Erreichen des Toleranzstadiums zur Aufrechterhaltung der Anaesthesie. In den letzten Jahren hat diese Narkosetechnik an Bedeutung verloren. Sie wurde von vorteilhafteren Methoden abgelöst und wird heute noch dort angewendet, wo genügende Kenntnisse auf dem Gebiet der Endotrachealnarkose fehlen.

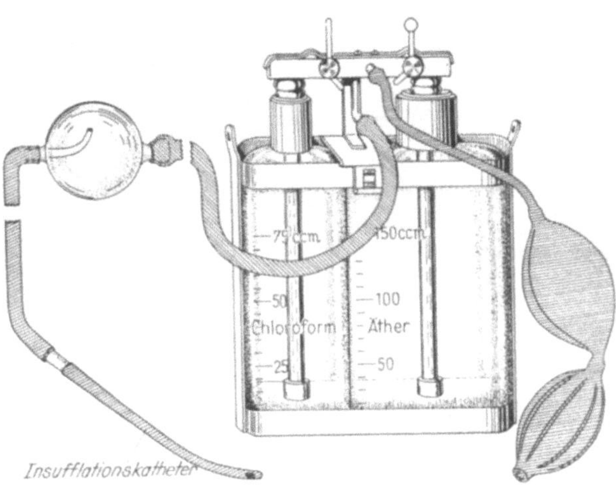

Abb. 6. Braunsches Insufflationsnarkosegerät. Durch ein Handgebläse wird ein Gasstrom erzeugt, der durch Äther oder Chloroform geleitet werden kann

Bei der *oropharyngealen* Insufflation wird ein Gummischlauch oder ein sog. Mundhaken eingeführt. Der Gummischlauch soll in Höhe des Zungengrundes zu liegen kommen und muß zur Vermeidung von Bißkompression durch einen Mundtubus geschützt werden. Der Metallhaken besitzt an seinem Ende eine Anzahl von Öffnungen, durch die das Narkosegas austreten kann, und wird in einen Mundwinkel eingesetzt. Außerdem gibt es Mundtubi und Mundsperrer mit eingearbeiteten Röhren, die der Weiterleitung des Narkosegemisches dienen. Der Gasstrom kann durch ein Handgebläse erzeugt werden oder durch ein vorgeschaltetes Narkosegerät.

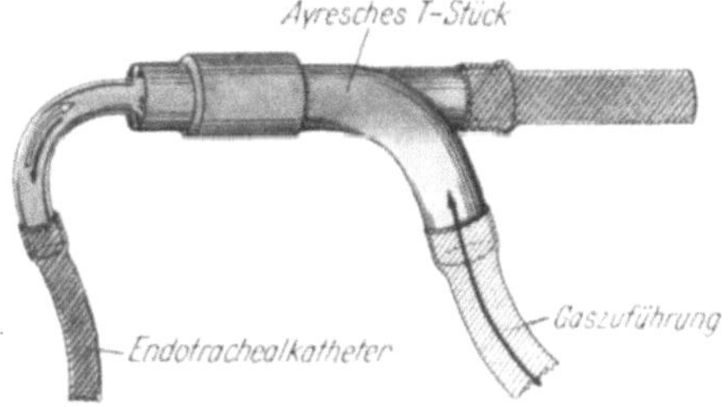

Abb. 7. Ayresche Narkosetechnik. Ein Arm eines Metall-T-Stückes wird durch ein Zwischenstück mit dem Trachealkatheter, ein anderer mit dem Gaszuführungsschlauch verbunden. Der dritte Schenkel steht in offener Kommunikation mit der freien Atmosphäre

Zur *nasalen* Insufflationsnarkose wird nach Anaesthesie der Schleimhäute ein Nasenkatheter in den Mesopharynx eingeführt. Diese Methode war bei Operationen im Mundbereich gebräuchlich (Lippenspaltenverschluß, Gaumenspaltenverschluß).

Die *endotracheale* Insufflationsnarkose wurde von ELSBERG und LILIENTHAL in die Klinik eingeführt. Sie schoben einen Katheter bis zur Bifurkation vor und ließen rhythmisch Sauerstoff einfließen, wodurch es zu einer gewissen Ventilation kam.

Der bei einer Insufflationsnarkose aufzuwendende Gasstrom muß relativ groß sein, beim Säugling etwa 7 Liter/min, beim 12jährigen 16—20 Liter je min. Die einfachste Art der Erzeugung des Gasstromes ist das Durchblasen

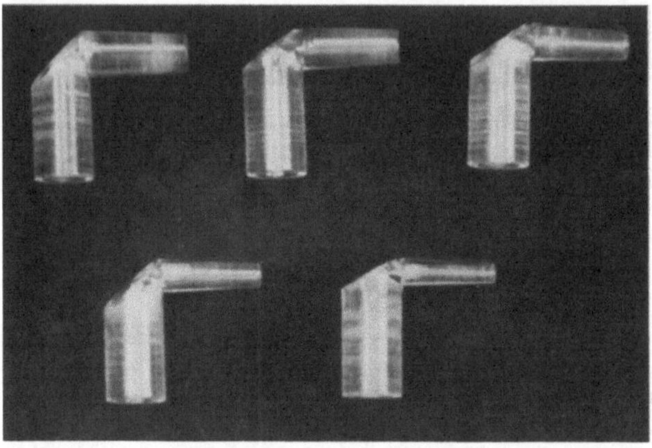

Abb. 8. Plastikzwischenstücke mit Gasaustrittsöffnung in der Frontplatte, welche eine Bronchialtoilette ohne Lösen des Katheters zuläßt

von Luft durch einen Ätherbehälter mittels eines Handgebläses (s. Abb. 6).

Bei toxischen Kindern hat diese Narkoseform den Vorteil einfachen Anwendung und der guten Elimination der Kohlensäure durch ständige Auswaschung des pharyngealen Totraumes mit Frischgas. Kräftige Kinder dagegen sind manchmal nur schwer in einem genügend tiefen Narkosestadium zu halten. Bei heißem Wetter und bei fiebernden Kindern wirkt sich der kühle Gasstrom günstig aus.

Nachteilig ist die Möglichkeit der Aspiration von Schleim und Mageninhalt. Der sehr starke Narkosegasstrom verteilt sich im Raum und trägt beiAnwendung vonÄthergemischen nicht zu einem besseren Verhältnis zwischen Anaesthesist und Chirurg bei. Der kalte Gasstrom stimuliert die Laryngeal- und Hustenreflexe, so daß die Anaesthesie unnötig tief gehalten werden muß. Es besteht nicht die Mög-

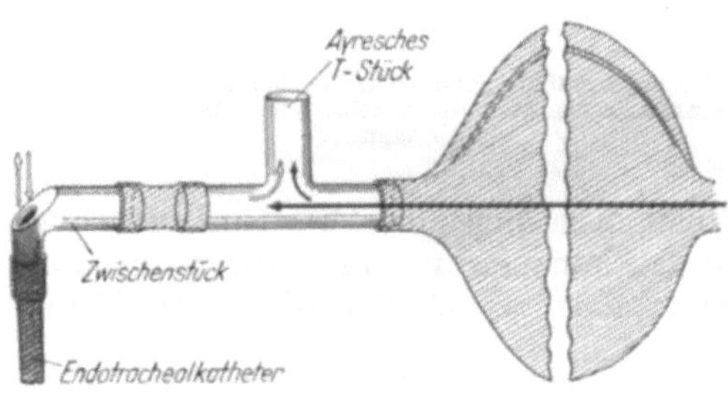

Abb. 9. Schematische Darstellung der modifizierten Ayreschen Narkosetechnik. In Verlängerung des Trachealkatheters befindet sich eine dem Katheterlumen entsprechende Öffnung. Wird diese Öffnung bei Spontanatmung nicht verschlossen, so besitzt dieses System einen sehr geringen Exspirationswiderstand und einen außerordentlich kleinen Totraum. Das Ayresche T-Stück kann weggelassen werden. Es ist dann jedoch erforderlich, mit der Gaszufuhr unter 3 Liter/min zu bleiben. Der mechanische Totraum ist in der Abbildung grau getönt

lichkeit, sicher eine schonende Beatmung vorzunehmen. Bei der endotrachealen Insufflation mit Überdruck bei Atemstillständen sind bei Laryngospasmus Blutungen durch Lungenrupturen beschrieben worden (GEORG). Durch den schlecht kontrollierbaren Druck im Bronchialsystem kommt es leicht zu Überdruck mit Blutrückstromhemmung zum rechten Herzen und einem vermehrten Widerstand im kleinen Kreislauf.

1937 publizierte AYRE eine Narkosemethode, die die Vorteile der Insufflationsnarkose mit den Vorteilen der endotrachealen Technik verband (s. Abb. 7).

Ein Arm eines Metall-T-Stückes wird durch ein Zwischenstück mit dem Endotrachealkatheter, ein anderer mit dem Gaszuführungsschlauch verbunden. Der dritte Schenkel steht in offener Kommunikation mit der freien Atmosphäre. Das System ist sehr einfach und sicher. Der Exspirationswiderstand ist gering, ebenso der tote Raum. Zur künstlichen Beatmung wird die freie Öffnung des T-Stückes während der Inspiration mit einem Finger verschlossen. Der kontinuierlich fließende Gasstrom dehnt die Lungen aus. Während der Exspiration entweicht die Atemluft aus der jetzt freigegebenen Öffnung des T-Stückes. Durch das Fehlen eines Atembeutels haftet dem System bei der passiven Beatmung eine gewisse Starrheit an. Der endobronchiale Druck ist nicht sicher zu kontrollieren, daneben ist es sehr schwer, das Atemvolumen abzuschätzen. Da zum Absaugen von Sekret bei der eben genannten Methode der Katheter vom Zwischenstück abgezogen werden muß und hierbei die Gefahr besteht, daß entweder der Katheter aus dem Kehlkopfeingang herausgleitet oder aspiriert wird, haben wir ein Zwischenstück angegeben (RESSEL), das uns ermöglicht, ohne Lösen des Katheters abzusaugen (s. Abb. 8—10). In Verlängerung des Trachealkatheters befindet sich eine dem Katheterlumen entsprechende Öffnung, durch die jederzeit ein Saugschlauch eingeführt werden kann. Wird die Öffnung wahrend der Narkose bei Spontanatmung nicht verschlossen, so haben wir ein System mit dem geringstmöglichen Totraum und sehr geringem Exspirationswiderstand. Der Systemtotraum, der zwischen Trachealkatheterende und Kommunikationsöffnung mit der Außenluft liegt, beträgt in unserem Falle etwa 0,5 cm³. Sprudlernahe befindet sich ein T-Stück mit einem kleinen Atembeutel. Zur Beat-

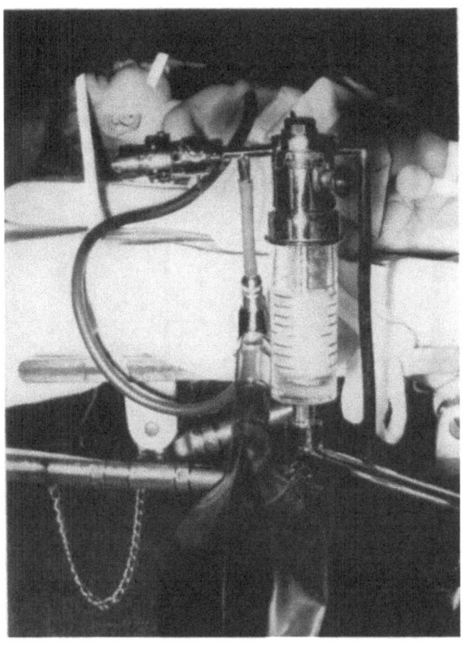

Abb. 10. Darstellung der modifizierten Ayreschen Narkosetechnik in Betrieb

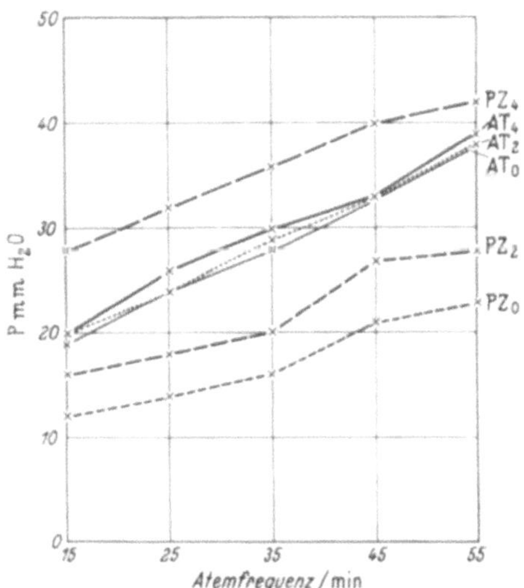

Abb. 11. Exspirationsdruckkurven des Ayreschen T-Stückes (AT) und des Plastikzwischenstückes (PZ) bei konstantem Atemvolumen unter Veränderung der Atemfrequenz und des Narkosegaszuflusses. Die Zahlen hinter den Kurvenbezeichnungen geben den Narkosegaszufluß in Liter/min an. Zum Beispiel $PZ_2 =$ Exspirationsdrucke bei Anwendung des Plastikzwischenstückes bei einem Gaszufluß von 2 Liter/min. Der Exspirationsdruck und damit der Exspirationswiderstand ist beim Plastikzwischenstück bis zu einem Gasfluß von 3 Liter/min kleiner als beim Ayreschen T-Stück

mung wird ähnlich wie bei der Haglundschen Anordnung bei der Inspiration mit einem Finger der linken Hand das Loch im Zwischenstück verschlossen, während die rechte den Atembeutel komprimiert. Die Zwischenstücke haben sich insbesondere bei Lippenspaltenoperationen bewährt. Stört der nach vorn entweichende Ätherdampf die Arbeit des Operateurs, so wird das in diesen Fällen stets katheternahe liegende Ayresche T-Stück geöffnet und das Loch im Zwischenstück mit Leukoplast verklebt. Bei geschlossenem T-Stück ist es ratsam, mit der Frischgaszufuhr nicht über 3 Liter/min zu gehen, da sonst der Exspirationswiderstand zu groß wird. Bei einer Frischgaszufuhr von weniger als 3 Liter/min ist der Exspirationswiderstand geringer als beim Ayreschen T-Stück (s. Abb. 11). Um das Kind gegen einen unabsichtlich zu stark eingestellten Gasstrom zu schützen, ist es ratsam, das Überdruckventil auf 3 cm H_2O einzustellen. Bei der Verwendung eines Äthersprudlers wird das System mit trockenen Narkosegasen beschickt. Das führt zu einem unnötig hohen Wasserverlust

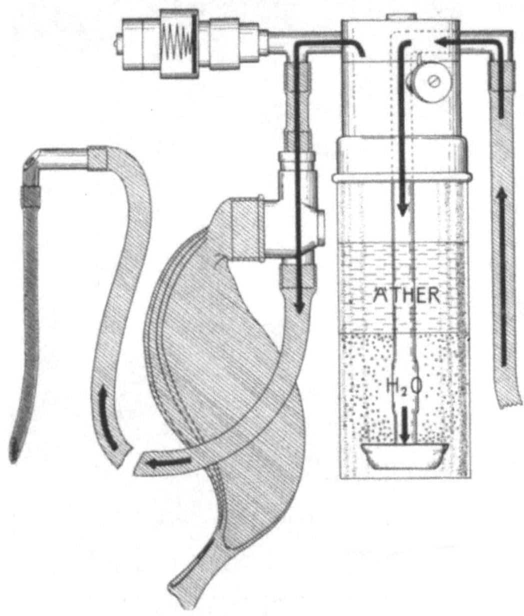

Abb. 12. Schematische Darstellung der modifizierten Ayreschen Narkosetechnik. Im Glasbehälter ist Äther mit Wasser unterschichtet. Die Sauerstoffbläschen perlen zunächst durch die Wasserschicht, nehmen Feuchtigkeit auf und wandern anschließend durch die Ätherschicht

und zu einer Austrocknung der Schleimhäute des Respirationstraktes. Es ist daher ratsam, in den Glasbehälter des Sprudlers eine etwa 7 cm hohe Wasserschicht zu füllen und auf diese eine 2—4 cm hohe Ätherschicht (Abb. 12). Wegen des geringeren spezifischen Gewichtes von Äther schwimmt dieser oben. Die Sauerstoffbläschen müssen daher zunächst durch die Wasserschicht perlen, nehmen Feuchtigkeit auf und wandern anschließend durch die Ätherschicht. Die Wirksamkeit der Methode ist aus der Hygrometerkurve ersichtlich (s. Abb. 13).

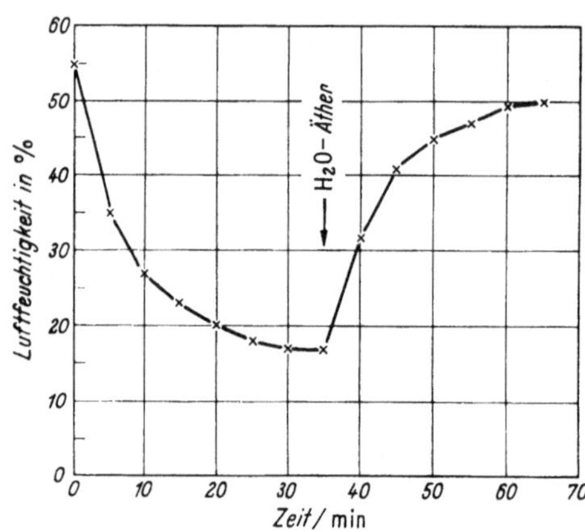

Abb. 13. Die Kurve zeigt die Veränderung der Luftfeuchtigkeit in einer Gaskammer von 1 Liter Inhalt, welche zunächst von einem im Äthersprudler erzeugten O_2-Äthergemisch durchströmt wurde. An der mit einem Pfeil bezeichneten Stelle wurde der Äther im Sprudler mit Wasser von 7 cm Höhe unterschichtet

c) Die halbgeschlossene Technik (Partial Rebreathing Technique)

Unter dieser Technik ist ein System zu verstehen, bei welchem nahe der Gesichtsmaske ein Atembeutel angebracht ist, in welchen ein Teil der Exspirationsluft rückgeatmet wird, der andere Teil entweicht durch ein Ausatmungsventil. Um eine CO_2-Akkumulation zu verhüten, ist es not-

wendig, eine große Menge Frischgas zuzuführen. Die Menge soll dem Atemminutenvolumen entsprechen oder etwas darüber liegen (Abb. 14).

Diese Methode eignet sich gut zur Einleitung der Narkose. Eine Überblähung
der Lunge ist bei geöffnetem Exspirationsventil nicht möglich. Der Exspirationswiderstand ist etwas größer als bei der Ayreschen Technik. Es besteht die Möglichkeit, sofort auf kontrollierte Atmung überzugehen. Nachteilig ist die An-

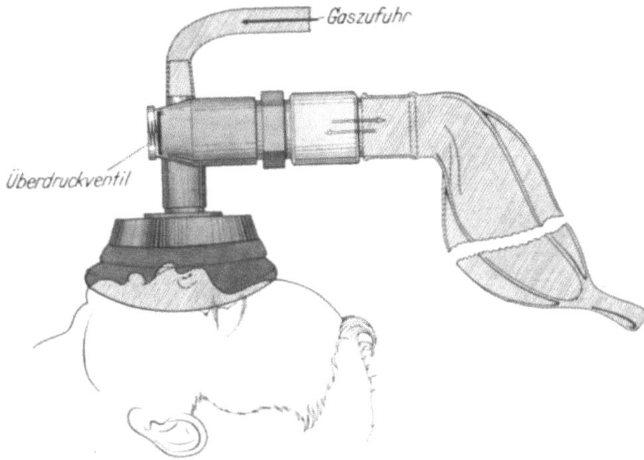

Abb. 14. Halbgeschlossene Narkosetechnik. Ein Teil der Exspirationsluft wird in den Atembeutel zurückgeatmet,
der andere Teil entweicht durch ein Exspirationsventil. Um eine CO_2-Akkumulation zu verhüten, ist es notwendig,
eine große Menge Frischgas zuzuführen. Die Menge soll dem Atemminutenvolumen entsprechen oder etwas
darüber liegen. Der Totraum ist in der Abbildung grau getönt

wendung von großen Gasvolumina und die Möglichkeit einer CO_2-Akkumulation,
wenn die Frischgaszufuhr klein ist. Tiefe Narkosestadien können mit dieser
Methode nur mit Mühe erreicht werden. Dieser Nachteil kann umgangen werden,
wenn die Möglichkeit besteht, intravenös Barbiturate und Muskelrelaxantien zu
verabfolgen.

d) Non rebreathing-Technik

Eine sehr gebräuchliche Methode in der Kinderanaesthesie ist das 1948 von
LEIGH und KESTER (43) angegebene Verfahren zur Operation von Lippenspalten.

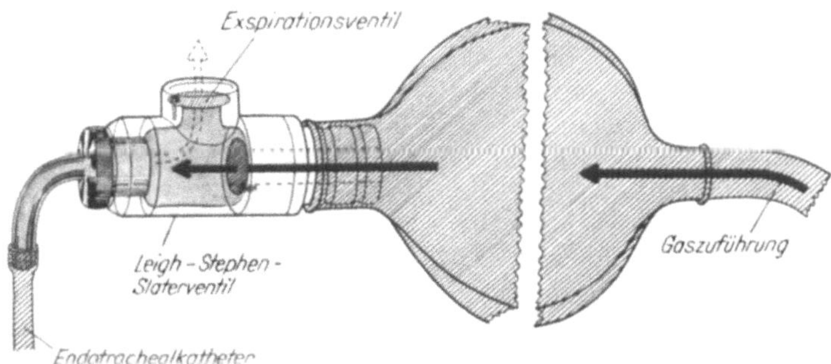

Abb. 15. Leigh-Stephen-Slater-System. Zwischen Atembeutel und Trachealkatheter ist ein Doppelventilstück
geschaltet. Während der Inspiration wird bei geschlossenem Ausatmungsventil Narkosegas aus dem Atembeutel
eingeatmet. Die Exspirationsluft entweicht in die freie Atmosphäre. Der mechanische Totraum ist in der
Abbildung grau getönt

Es besteht aus einem Doppelventilstück, welches zwischen Atembeutel und Endotrachealkatheter geschaltet wird. Noch im gleichen Jahr erschien eine Veröffentlichung von STEPHEN und SLATER, die ein ähnliches Ventilstück beschrieb,

bei welchem die Metallplättchenventile durch Gummiventile ersetzt waren (Abb. 15). Dadurch konnte der Exspirationswiderstand weiter gesenkt werden.

Der Systemtotraum beträgt nur 9 cm³, was etwa dem physiologischen Totraum eines schwachen Neugeborenen entspricht. Der Atembeutel ist auf der einen Seite mit dem Ventilstück, auf der anderen mit einem Zuführungsschlauch verbunden, der zu einem Narkoseapparat führt. Während der Inspiration wird bei geschlossenem Ausatmungsventil Narkosegas aus dem Atembeutel eingeatmet. Die Exspirationsluft entweicht in die freie Atmosphäre.

Nach Stephen ist der Inspirationswiderstand bei einem Durchflußvolumen von 15 Liter/min 1,75 cm H_2O, der Exspirationswiderstand 1,0 cm H_2O.

Bei der passiven Beatmung wird während der Inspiration mit dem Daumen der linken Hand das Ausatmungsventil verschlossen, während die rechte Hand

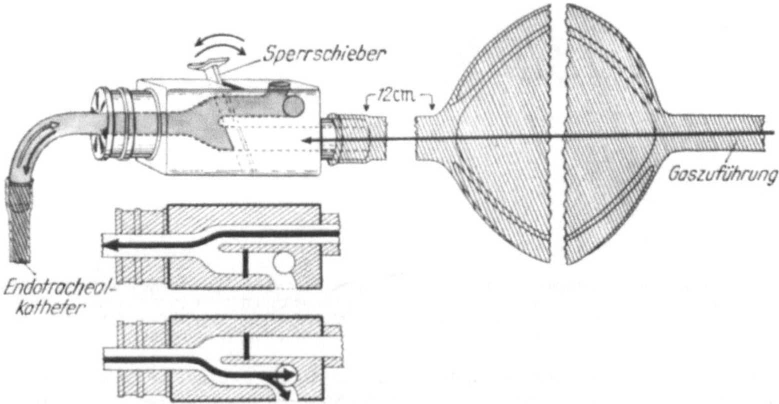

Abb. 16. Haglund-System. In einen Aluminiumblock ist ein Y-förmiges Rohrsystem eingefräst, dessen Schenkel mit Hilfe eines Sperrschiebers geschlossen oder freigegeben werden können. Der Schieber wird manuell betätigt. Der mechanische Totraum ist in der Abbildung grau getönt

auf den Atembeutel drückt. Während der Exspirationsphase wird das Ausatmungsventil freigegeben. Die Tiefe der Narkose kann bei dieser Methode sehr schnell und beliebig verändert werden.

Als Nachteil ist der große Verbrauch an Narkosegas zu nennen, denn auch bei dieser Methode muß der Gaszufluß etwa so groß wie das Atemminutenvolumen oder etwas größer sein. Die Nonrebreathing-Technik kann mit und ohne endotracheale Intubation angewendet werden. Zur Einleitung eignet sich diese Methode wenig, da die Konzentration des Narkoticums nicht sehr hoch wird.

Haglund konstruierte ein System, bei dem die Ventile durch Sperrschieber ersetzt sind. In einen Aluminiumblock ist ein Y-förmiges Rohrsystem eingefräst, dessen Schenkel mit Hilfe eines Sperrschiebers geschlossen oder freigegeben werden können. Der Schieber wird manuell betätigt. Es handelt sich auch hierbei um ein sog. Nonrebreathing-System, da durch den exspiratorischen Verschluß des Zuführungsweges keine Rückatmung von Atemgasen eintritt (Abb. 16).

e) Geschlossene Technik mit CO_2-Absorption

α) Pendelsystem

Das System kann mit Maske oder endotrachealer Intubation angewendet werden. Es besteht aus denselben Bestandteilen wie die Anordnung bei der Nonrebreathing-Technik. Statt des Ventilstückes ist ein CO_2-Absorber zwischen Endothrachealkatheter und Atembeutel geschaltet. Der Atemwiderstand ist gering. Er liegt zwischen dem bei der Nonrebreathing-Technik und dem des

Kreislaufsystems. Mit entsprechend kleinen Kanistern kann diese Methode schon in Altersklassen ab 18 Monaten angewendet werden. Für die Größe des Kanisters sind 2 Faktoren wesentlich. Der Behälter muß groß genug sein, damit das Atemgas genügend lange mit dem Absorbens in Kontakt bleibt und die chemische Reaktion stattfinden kann; bei einem zu kleinen Kanister wird das Gas zu schnell den Absorber passieren, die CO_2 wird nicht vollständig eliminiert sein. Bei einem zu großen Kanister ist der tote Raum des Systems ungünstig, zumal dieser mit zunehmender Erschöpfung des Atemkalkes ansteigt. Der Absorberinhalt soll jeweils der Größe des normalen Atemvolumens des Kindes entsprechen. Es ist darauf zu achten, daß die Absorber nicht zu heiß werden. Die Atemkalkbehälter sind daher alle 15 min umzudrehen, alle 30 min zu wechseln und zwischendurch mit Eiswasser zu kühlen (Abb. 17).

Der Vorteil des Pendelsystems liegt in seinem relativ geringen Atemwiderstand und in seiner Möglichkeit, sofort zur assistierten oder kontrollierten Atmung überzugehen. Die Beatmung ist hierbei mit besonderer Weichheit möglich; das Atemvolumen kann gut kontrolliert werden.

Nachteile sind die Gefahr der Überhitzung

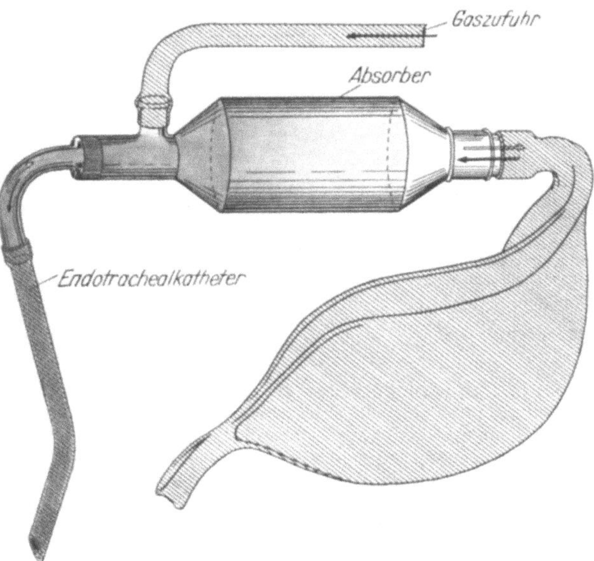

Abb. 17. Pendelsystem. Zwischen Trachealkatheter und Atembeutel ist ein CO_2-Absorber geschaltet. Der Atemwiderstand liegt zwischen dem bei der Nonrebreathing-Technik und dem des Kreislaufsystems. Der mechanische Totraum ist in der Abbildung grau getönt

der Kinder durch zu heiße Atemgase, die unhandliche Anbringung des Absorbers, die sich besonders bei Operationen im Bereich des Kopfes bemerkbar macht und die Gefahr der CO_2-Akkumulation bei Erschöpfung des Absorbers oder bei Säuglingen wegen der Vergrößerung des mechanischen Totraumes.

β) Kreislaufsystem

Während in der Erwachsenenanaesthesie das Kreislaufsystem eine allgemein übliche Anaesthesiemethode geworden ist, wird sie in der Kinderanaesthesie erst in schulpflichtigem Alter wünschbar. Der Grund liegt in dem relativ hohen Atemwiderstand, den die Ventile verursachen und dem großen Totraum. ADRIANI und GRIGGS haben sich um eine Verbesserung der Methode bemüht, indem sie katheternahe besonders widerstandsarme Ventile einbauten und das Y-Stück durch ein Zwischenstück ersetzten, welches eine exakte Trennung der Ein- und Ausatmungsgase sichert. Zur Auswaschung der CO_2-haltigen Gase aus dem Maskenkörper dient ein Gummiballon, durch welchen ein Gasstrom in die Maske geblasen werden kann. Die Anordnung erlaubt auch endotracheale Narkosen (Abb. 18).

Die Vorteile des Kreislaufsystems gegenüber dem Pendelsystem sind die Möglichkeit, vom Kopf des Patienten mit dem Absorber abzurücken, die niedrigere Temperatur der Atemgase und die bessere Ausnutzung des Absorbers.

Als Nachteil ist der relativ hohe Atemwiderstand zu nennen.

Kreislaufsysteme mit gut gepflegten Ventilen und einem besonders kleinen Y-Stück können schon ab 4—5 Jahren verwendet werden.

Eine Erweiterung der Indikation zur Anwendung des Kreislaufsystems ergab sich nach der Einführung der Wechseldruckbeatmung mit dem Beatmungsbalgen in die Kinderanaesthesie. Die richtig angewendete Wechseldruckbeatmung hat neben der Ausschaltung des Exspirationswiderstandes noch den Vorteil, auf die Hämodynamik günstig einzuwirken durch Erhöhung des Druckgefälles von den extrathorakalen zu den intrathorakalen Venen. Sie vermag außerdem den Liquordruck unter das normale Niveau zu senken und gewinnt daher in der Hirnchirurgie und bei Eingriffen am Auge zunehmend an Bedeutung.

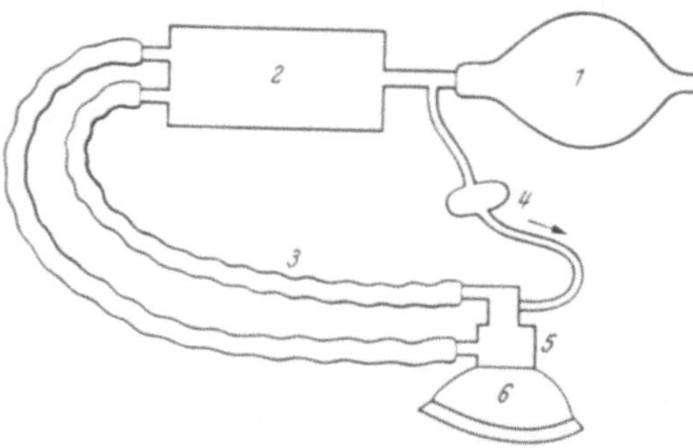

Abb. 18. Schematische Darstellung des Kreislaufsystems nach ADRIANI und GRIGGS. *1* Atembeutel; *2* CO_2-Absorber; *3* Faltenschläuche; *4* Gummiballon, durch den zusätzlich CO_2-freies Gas in den Maskenkörper geblasen werden kann. *5* Ventilstück; *6* Maskenkörper

7. Technik der endotrachealen Intubation

Der kindliche Kehlkopf liegt relativ höher als der des Erwachsenen, da er nach J. W. ECKENHOFF seinen physiologischen Descensus noch nicht durchgemacht hat. Der Kehldeckel ist relativ länger und hat mehr V-förmigen Querschnitt (STEPHEN, BELTON) und liegt oft nicht so dicht dem Kehlkopfeingang an. Die engste Stelle des Trachealeingangs liegt beim Kind nicht im Bereich der Stimmritze, sondern in Höhe des meist leicht gekanteten Ringknorpels.

Die Bifurkation steht bedeutend höher als beim Erwachsenen. Der Kehlkopf-Bifurkationsabstand ist beim Neugeborenen 2,5—3,5 cm, was bei der endotrachealen Intubation zur Vermeidung der endobronchialen Intubation Beachtung verdient.

Mit dem Erlangen einer größeren Fertigkeit im Intubieren nahm bei uns der Anteil der Narkosen unter Verwendung endotrachealer Intubation an der Gesamtzahl zu. Je schonender der Eingriff vorgenommen wird, um so mehr werden die Vorteile der Intubation die Nachteile überwiegen.

Was gewinnen wir mit dem Einführen eines Katheters in die Trachea ?

1. Wir umgehen alle Komplikationen, die durch eine Verlegung der Luftwege eintreten können, da durch den Katheter ein unbehindertes Ein- und Ausströmen der Atemgase gesichert wird.

2. Der physiologische Totraum, der den Nasen-, Mund- und Rachenraum umfaßt, wird verkleinert. Das führt zu einer besseren Eliminierung der CO_2, so daß die Narkose ruhiger, die Muskelentspannung besser wird und damit die Narkose flacher gehalten werden kann.

3. Der endopulmonale Druck kann mühelos kontrolliert werden, was mit anderen Worten die jederzeitige passive Beatmung bei Atemstillständen und bei geöffnetem Thorax zuläßt.

4. Der Anaesthesist ist in die Lage versetzt, vom Kopf des Patienten abzurücken. Es gibt eine große Anzahl von Eingriffen, die erst durch diese Maßnahme möglich wurden oder zum mindesten mit viel größerer Ruhe und Sicherheit ausgeführt werden können.

5. Die Möglichkeit der intra- und postoperativen trachealen Absaugung von Bronchialsekret sichert einen leichteren postoperativen Verlauf, insbesondere reduziert sie pulmonale Komplikationen.

Die Vorteile werden erkauft durch Nachteile und Komplikationen, die um so weniger häufig auftreten, je besser die Intubationstechnik beherrscht wird. Es sollen daher Intubationen im Kindesalter nur von Anaesthesisten vorgenommen werden, die genügend lange Gelegenheit hatten, die Technik an Erwachsenen zu üben.

a) Komplikationen bei der Intubation

1. Bei Kindern zwischen 6 und 8 Jahren sitzen die oberen Schneidezähne manchmal nur noch in der Gingiva. Beim Einführen des Laryngoskops können diese daher sehr leicht herausgebrochen werden. Der Verlust loser Milchzähne ist zwar kein wesentlicher Nachteil für das Kind, sollte jedoch nach Möglichkeit vermieden werden, da die ersten Zähne neben ihrer Kaufunktion noch die Aufgabe eines Platzhalters für das endgültige Gebiß haben. Daneben besteht die Gefahr der Blutung und der Aspiration. Wenn ein herausgebrochener Zahn nicht im Naso- oder Oropharyngealraum aufgefunden werden kann, ist unverzüglich eine Röntgenaufnahme zu veranlassen, um eine Aspiration in die Trachea auszuschließen. Um diesen Situationen vorzubeugen, benutzen manche Anaesthesisten Heftpflasterstreifen, welche sie über die obere Zahnreihe kleben.

2. Verletzungen der Lippen, der Zunge, der hinteren Rachenwand, der Tonsillen und des Larynx sollten bei einem geübten Anaesthesisten nicht mehr auftreten. Solche Verletzungen können zu unangenehmen Blutungen mit Blutaspiration führen. Erschwerend wirkt sich bei Blutungen im Mundbereich immer die Sichtbehinderung während der Intubation aus. Wenn bei einer Blutung nicht unmittelbar danach die Intubation gelingt, muß der Kopf zur Aspirationsvorsorge in leichte Hängelange gebracht und das Blut aus dem Rachen abgesaugt werden.

Nicht vermeiden lassen sich manchmal Blutungen der hinteren Rachenwand bei der nasalen Intubation. Der Katheter, der den unteren Nasengang passiert hat, stößt gegen die hintere Pharyngealwandung und kann oft nur nach leichter Arrosion der Schleimhaut nach unten weitergeführt werden. Bei gut vorgebogenen und gut gleitfähigen Kathetern ist dieses Vorkommnis selten.

3. Postnarkotische entzündliche Veränderungen im Kehlkopfbereich sind bei guter Reinhaltung des Instrumentariums, insbesondere der Katheter, (SMITH) selten. Das früher gefürchtete Glottisödem haben wir an der Klinik noch nie in einer Art erlebt, die eine Tracheotomie erfordert hätte. SLATER und STEPHEN fanden bei 2026 Kinderintubationen kein Glottisödem, das einen ernsteren Grad erreichte. SMITH brauchte nach 3000 Kinderintubationen keinmal tracheotomieren, nur in 6 Fällen kam es zu einer leichten Obstruktion der Luftwege. CRISPELL und HAMPTON dagegen berichteten über 2 Glottisödeme bei 337 Kinderintubationen. Es mußten beide Fälle tracheotomiert werden. PENDER konnte an Hand einer Statistik der Mayoklinik nachweisen, daß die Komplikationen nach Narkosen unter Verwendung endotrachealer Intubation im Kindesalter prozentual nicht höher liegen als bei Erwachsenen. Es sollte daher das Alter des Kindes keine Kontraindikation für eine Intubation bilden. Infektionen der Trachea, der Bronchien und Lungen kommen nach MILNE und MACKENZIE nach nasotrachealer Intubation häufiger vor als nach orotrachealer (MILNE). Der Grund hierfür liegt offenbar in der Verschleppung von infektiösem Material (Streptokokken) aus dem Nasenraum in die tieferen Luftwege (SMITH). Erkrankungen der oberen Luftwege stellen daher schon eine relative Kontraindikation für die endotracheale Intubation dar (ZÜRN und SCHAFNITZL).

4. Als seltene Spätkomplikation nach endotrachealer Intubation treten in seltenen Fällen nach langen Narkosen Larynxgranulome auf (KAMSLER).

5. Bei Säuglingen und kleinen Kindern ist der Abstand zwischen Kehlkopf und Bifurkation oft nur wenige Zentimeter. Es kann daher der Katheter leicht

in den rechten Hauptbronchus eintreten, so daß nur eine Lunge beatmet wird, andererseits gleitet ein zu kurzer Katheter leicht aus dem Kehlkopf heraus.

6. Der Katheter kann besonders bei stark rekliniertem Kopf während der Operation abgeknickt werden, was einer Obstruktion der oberen Luftwege gleichkommt.

7. Ein brüskes Extubationsmanöver kann zu einem Laryngospasmus führen, der jedoch zumeist keine bedrohlichen Formen annimmt.

b) Instrumentarium zur endotrachealen Intubation

Die Gerätschaften müssen vor Beginn der Narkose bereitgelegt werden. Die Größe der Verhältnisse unterliegt einer breiten Variation. Es ist daher eine größere Auswahl von Laryngoskopblättern, Kathetern und Zwischenstücken vorzubereiten. Von den vielen zur Zeit auf dem Markt angebotenen Laryngoskopen haben sich uns, wie den meisten Autoren Modelle bewährt, die dem MacIntosh-Laryngoskop ähneln. Sie werden mit auswechselbaren Blättern geliefert und können mit geraden und gekrümmten Spateln besetzt werden (s. Abbildung 19). Die Art und Größe der Spatel muß sich selbstverständlich nach den Verhältnissen richten, die man im einzelnen vorfindet. Die Laryngoskopblätter werden unmittelbar nach dem Gebrauch für 2—3 Std in eine 70%ige Alkohollösung gelegt und danach mit einem sterilen Tuch getrocknet.

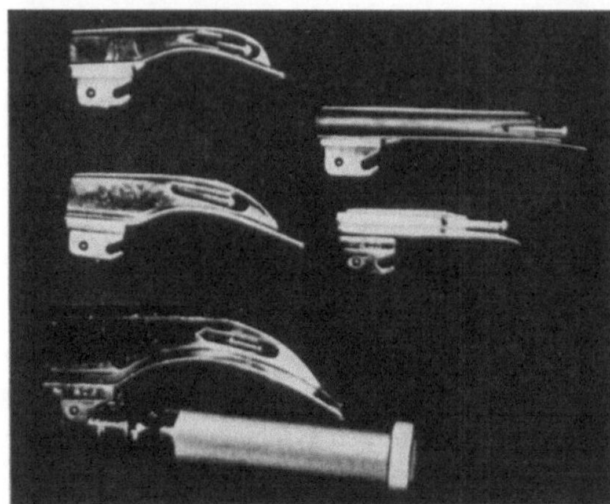

Abb. 19. MacIntosh-Laryngoskop mit auswechselbaren Blättern verschiedener Form und Größe

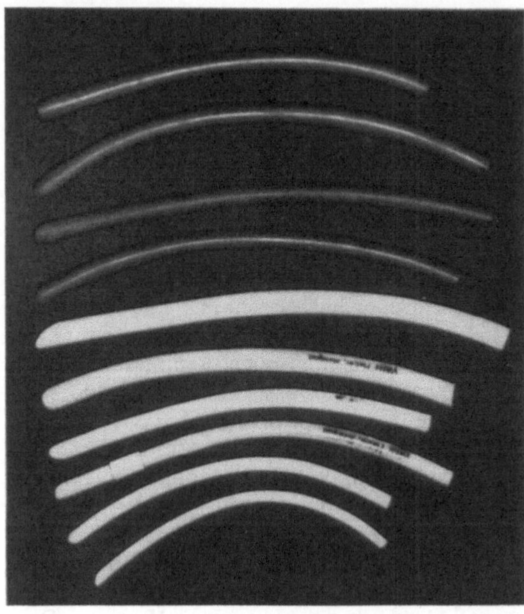

Abb. 20. Deming- und Plastikkatheter

Eine gewisse Übung verlangt die richtige Wahl der Katheter in den verschiedenen Altersklassen. Zur Beatmung und Atelektasensprengung bei Frühgeborenen verwenden wir Gummikatheter nach Deming Nr. 10—14. Für Neugeborene eignen sich dieselben Katheter, Plastikkatheter oder Katheter nach Loennecken (Abb. 20). Cole-Tubi verwenden wir nur noch selten, da der mechanische Totraum unnötig vergrößert wird und die Katheter am Übergang vom dickeren in den dünneren, endotracheal gelegenen Teil leicht abknicken. Für Kinder bis zu einem Jahr können alle 3 genannten Kathetersorten verwendet werden. Die Katheter sollen so dünnwandig wie möglich sein, da, wie an anderer Stelle schon ausgeführt, der Atmungswiderstand umgekehrt proportional der 4. Potenz des Radius ansteigt. Es soll der Tubus gewählt werden, der eben noch die Ringknorpelenge passiert. Bei gut eingepaßtem Tubus bildet sich durch den Trachealschleim eine Dichtung zwischen Tubus und Trachealwand. Um ein zu tiefes Eindringen des Katheters in die Trachea zu verhüten, wird etwa 2,5 cm vom trachealen Katheterende entfernt ein aus einigen Windungen Leukoplast bestehender Gürtel angewickelt. Der Gürtel dient außerdem zur besseren Abdichtung. Beim Loennecken-Tubus besteht die Sperre aus einem olivenförmigen Wulst, der den Vorteil hat, mit dem Katheter zusammen sterilisiert werden zu können.

Für die Länge des Tubus gilt als Faustregel bis zum Alter von 2 Jahren der Abstand von der Nasenspitze zum Ohrläppchen plus 2 cm. Bei älteren Kindern sollen 2,5 cm hinzugerechnet werden. Für die nasale Intubation soll die Länge die $1\frac{1}{2}$fache Distanz Nasenspitze-Ohrläppchen betragen. Diese Regel darf nicht als unbedingt zutreffend betrachtet werden. Sie soll dem Lernenden einen Anhalt bieten. In der Tabelle werden die Katherlängen und -stärken für die verschiedenen Altersklassen aufgeführt. Es empfiehlt sich immer neben der angegebenen Größe einen dickeren und einen dünneren Katheter vorzubereiten (s. Tabelle 5).

Tabelle 5. *Stärke und Länge von Trachealtuben in verschiedenen Lebensaltern.* (Durchschnittswerte)

Alter	Charrière	Magill Gummi	Portex Magill	Länge oral cm	nasal
Frühgeborene	10—14	00	0	10	—
Neugeborene bis 3 Monate	12—16	00	0	11	12
3—9 Monate	14—19	0	1	11,5	13
9—18 Monate	20	1	2	12,5	14
$1\frac{1}{2}$—$2\frac{1}{2}$ Jahre	22	2	3	13,5	15
$2\frac{1}{2}$—5 Jahre	23—24	3	4	15,5	17
5—7 Jahre	26	4	4	17	19
7—9 Jahre	27—29	5—6	5	18	20
9—12 Jahre	30	7	6—7	19	21
12—14 Jahre	32—34	—	—	20	22

Die Reinigung der Tubi erfolgt möglichst unmittelbar nach der Extubation mit Bürste und warmem Wasser. Das Lumen dünner Katheter wird mit einem Pfeifenreiniger gesäubert. Danach werden sie für 2—3 Std in 70%igen Alkohol gelegt. Die Aufbewahrung soll in geschlossenen Kästen erfolgen. Zur Erhaltung einer Krümmung erhält jeder Katheter einen gebogenen Mandrin.

Gleitmittel verwenden wir nur bei der nasotrachealen Intubation. Die Katheter werden unmittelbar vor der Intubation aus warmem Wasser geholt. Einen Nachteil konnten wir bei dieser Methode gegenüber dem früher geübten ,,Schmieren" nicht konstatieren. Die Verwendung von Lokalanaesthetica zur Ausschaltung der Hustenreflexe halten wir wegen der nachfolgenden Gefahr der Aspiration eher für schädlich. Im Säuglingsalter sind die Kehlkopfreflexe ohnehin schwach und leicht erschöpfbar, der Larynx gewöhnt sich relativ schnell an den Fremdkörperreiz.

Gegen Bißkompression wird bei Säuglingen eine kleine Gazerolle zwischen die Kiefer geschoben und mit Leukoplast befestigt. Bei größeren Kindern wird wie bei Erwachsenen ein Guedel-Tubus neben den Katheter eingelegt.

e) Orotracheale Technik

Der Lernende wird am sichersten gehen, wenn er sich an feste Regeln hält. Die Intubation kann beginnen, wenn das Kind so tief narkotisiert ist, daß die Kiefermuskulatur entspannt und die pharyngealen und laryngealen Reflexe erloschen sind. Das Narkosegerät muß betriebsbereit in greifbarer Nähe stehen, die Laryngoskoplampe auf genügende Helligkeit geprüft sein.

1. Zur Intubation wird ein kleines Kissen unter den Kopf des Kindes gelegt, damit die Kopflängsachse gegenüber der Körperlängsachse in eine Art Bajonettstellung gelangt. Die früher geübte Reklination des Kopfes hat sich als Nachteil erwiesen, da die Kehlkopfachse dann in einen Winkel zur Mundachse gerät (Abb. 21a und b).

2. Der feuchte und evtl. auf einen vorn abgebogenen Katheterführer gezogene Tubus wird rechts neben den Kopf des Kindes gelegt.

3. Das Laryngoskopblatt wird in Gebrauchsstellung gebracht und mit der linken Hand erfaßt.

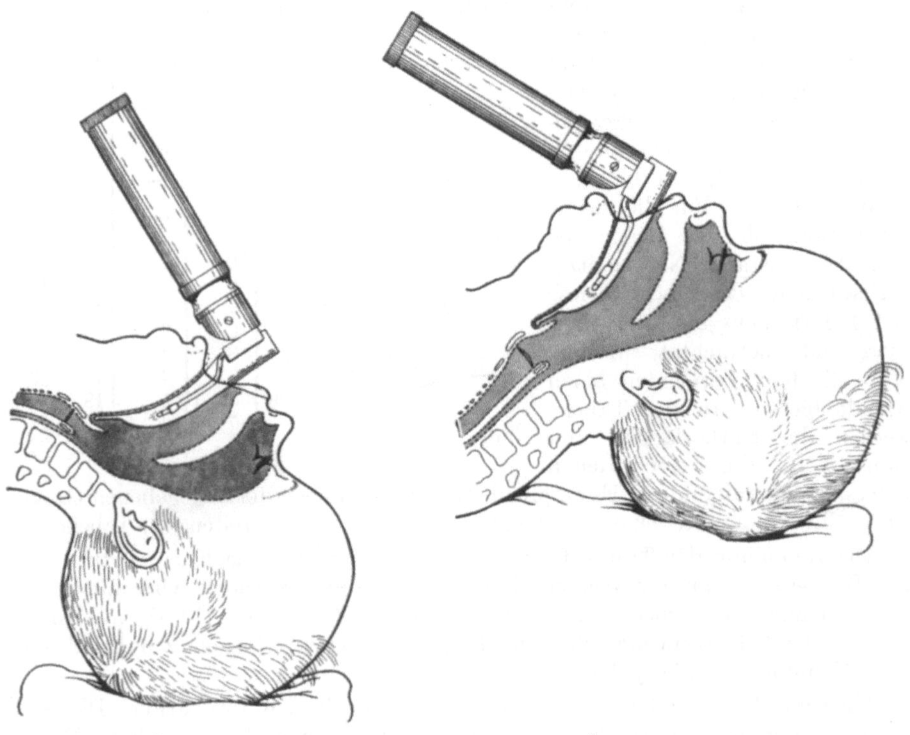

Abb. 21a. Bei der extremen Reklination des Kopfes während der Intubation gerät die Achse des Kehlkopfes in eine Winkelstellung zur Mundachse. Der Kehlkopfeingang ist schwer darzustellen

Abb. 21b. Durch Unterlegen eines Kissens unter den Kopf des Kindes wird die Kopflängsachse gegenüber der Körperlängsachse in eine Art Bajonettstellung gebracht. Hierdurch wird der Knick in der Mund-Kehlkopfachse gestreckt. Die Darstellung des Kehlkopfeinganges gelingt leicht

4. Erst im letzten Moment wird die Äthermaske vom Gesicht des Kindes entfernt.

5. Die rechte Hand drückt das Hinterhaupt fußwärts und extendiert dabei die vordere Halsseite.

6. Der Unterkieferbogen wird zwischen Daumen und Mittelfinger der rechten Hand gefaßt, während der Zeigefinger beim Einführen des Laryngoskopblattes durch Abschieben der Unterlippe eine Verletzung derselben verhütet.

7. Das Laryngoskop wird mit der linken Hand rechts neben der Zunge bis in Höhe der Epiglottis eingeführt, wobei die Spatelspitze auf die Mittellinie zustrebt.

8. Die linke Hand hebt mit dem Laryngoskop den Unterkiefer vorwärts und aufwärts. Verboten ist hierbei ein Hebeln, wobei die obere Zahnreihe als Stützpunkt dient. Nach dieser Bewegung kommt zumeist schon der Kehlkopfeingang

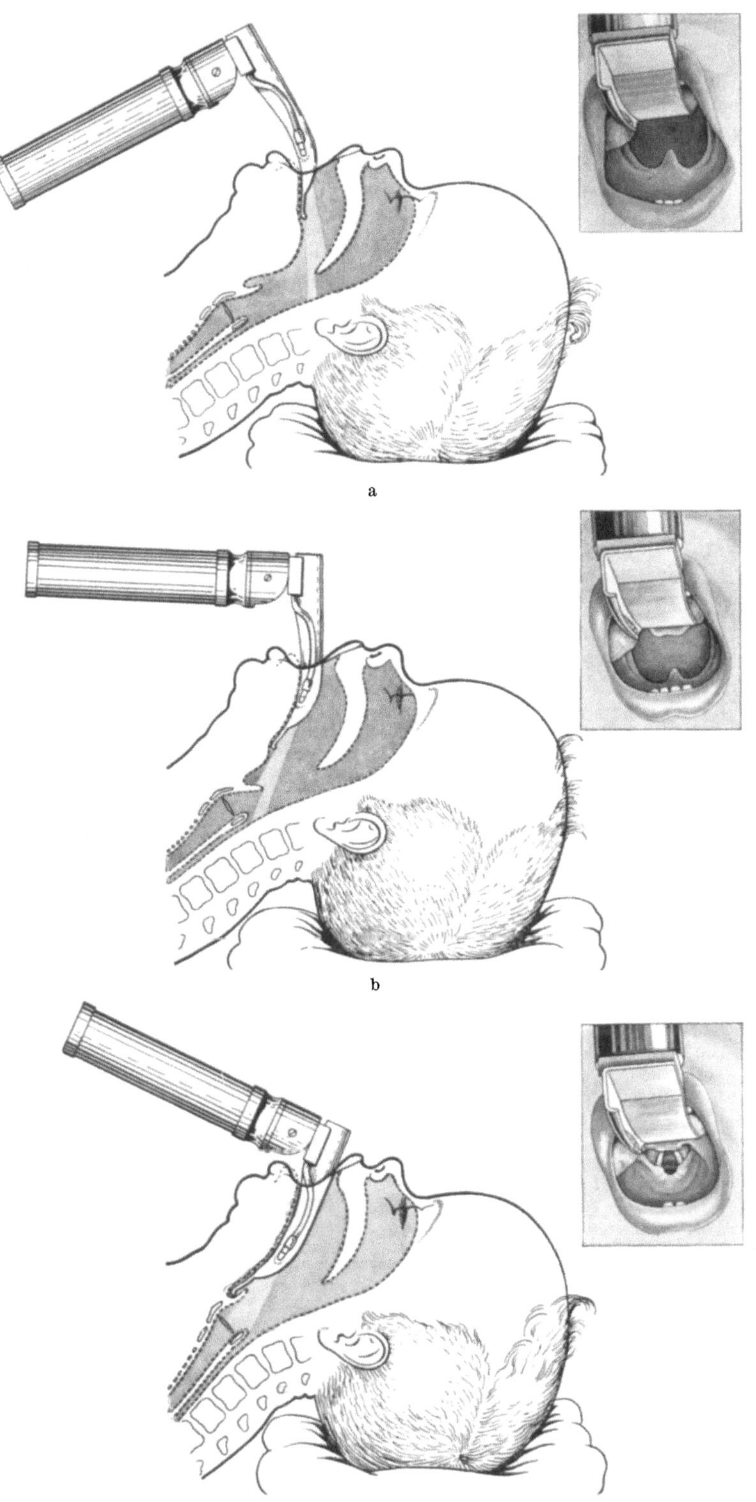

Abb. 22a—c. Stellung des Laryngoskopes im Mundraum mit den entsprechenden Gesichtsfeldausschnitten wie sie der Intubateur zu Gesicht bekommt

zur Darstellung. Wenn nur die Epiglottis zu sehen ist, liegt es fast immer daran, daß die Spatelspitze noch nicht die Fossa glossoepiglottica erreicht hat.

9. Sind die Stimmlippen zu sehen, so wird der Katheter mit gebeugten Fingergelenken gegriffen und zart, möglichst ohne vorher andere Teile des Rachens berührt zu haben, in die Trachea eingeführt. Der Kehlkopfeingang muß während des Einführens zu sehen sein.

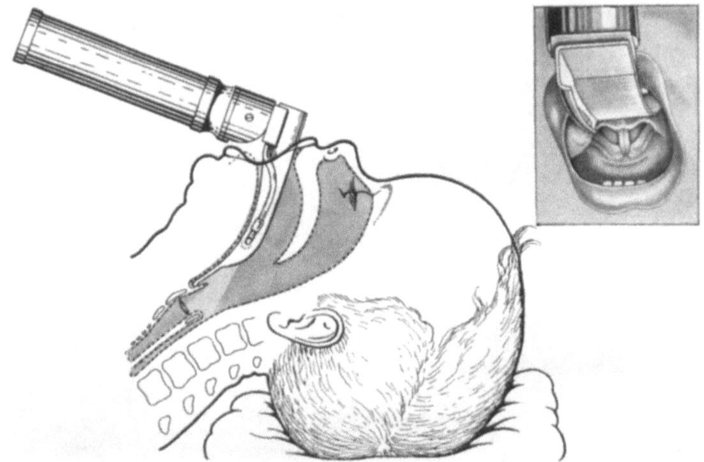

Abb. 23. Ansicht des Kehlkopfeinganges bei geschlossener Glottis. Dieses Bild kommt häufig zur Darstellung bei mechanischer Reizung des Larynx in zu flacher Narkose

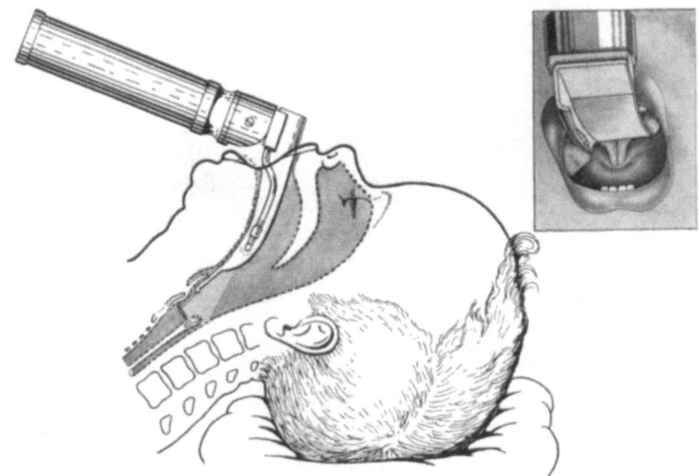

Abb. 24. Kehlkopf im Zustande eines Laryngospasmus. Im Gegensatz zum reflektorischen Glottisschluß handelt es sich hier um eine ernste Komplikation

10. Das Laryngoskop wird vorsichtig entfernt, wobei die rechte Hand den Katheter fixiert.

11. Der Kopf wird in seine normale Lage gebracht und der Katheter zusammen mit der Gazerolle mit Heftpflaster an der Gesichtshaut befestigt.

12. Das auf dem Trachealtubus befindliche Verbindungsstück wird an das Narkosegerät angeschlossen.

Die Abb. 22a—c lassen die Stellungen des Laryngoskops mit den entsprechenden Blickfeldausschnitten erkennen.

Beim Einführen des Laryngoskops können folgende Schwierigkeiten auftreten:

1. In zu flacher Narkose schließt sich die Glottis (Abb. 23), sobald der Larynx irritiert wird. Man schiebt in dieser Situation den Katheter bis dicht vor den Kehlkopfeingang und wartet, bis sich die Stimmritze zur Inspiration öffnet. In diesem Moment schiebt man rasch den Katheter vor. Der weniger Geübte sollte jedoch lieber erst die Narkose vertiefen, ehe er den Kehlkopf traumatisiert. Auf keinen Fall darf der Katheter durch die geschlossenen Stimmlippen gebohrt werden.

2. Bei Kindern mit latenter Tetanie oder bei nichtprämedizierten Kindern kann es zu einem Laryngospasmus kommen. Er tritt besonders leicht auf, wenn

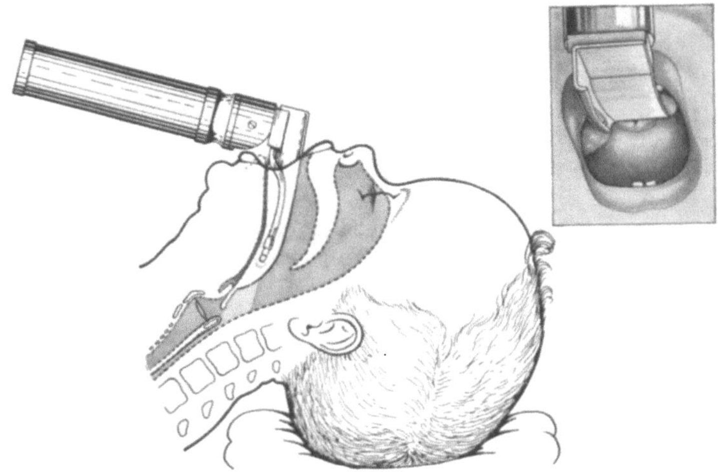

Abb. 25. Situationsbild bei zu tief eingeführtem Laryngoskop

durch den Laryngoskopspatel die dem Kehlkopf zugekehrte Seite der Epiglottis berührt wurde (Abb. 24). Diese Situation ist im Gegensatz zu der unter 1. beschriebenen sehr ernst. Wir haben vor einigen Jahren auf diese Weise einen Patienten verloren. Bei vorhandenen Dauertropfinfusionen ist unverzüglich eine große Menge eines ultrakurzwirkenden Muskelrelaxans (Succinyl) zu verabfolgen. Durch die maximale Muskelentspannung fällt der Kehlkopf nach 20—30 sec in Kadaverstellung. Ist keine Möglichkeit zur intravenösen Applikation von Muskelrelaxantien gegeben, so ist unverzüglich die Coniotomie vorzunehmen. Bis zum Eintreffen des Tracheotomiebesteckes kann durch eine dicke Kanüle, die in die Membrana cricothyreoidea gestochen wird, mittels einer 20- oder 50 cm³-Injektionsspritze Luft in den Bronchialbaum hinein- und wieder herausgesogen werden. In dem oben erwähnten Falle löste sich der Spasmus erst, als das Herz stand. Die sofort erfolgte Thorakotomie und Herzmassage unter O_2-Beatmung kam zu spät.

3. Da der Kehlkopf des Kindes relativ sehr hoch liegt, wird das Laryngoskop leicht zu tief eingeführt und verdeckt den größten Teil des Trachealeinganges (Abb. 25). Es genügt hierbei, den Spatel etwas zurückzuziehen, um die Sicht freizubekommen.

4. Gelegentlich kommt ein Bild zur Darstellung, wie es die Abb. 26 zeigt. Hier hat sich die beim Kind besonders lange Epiglottis umgeschlagen und auf den

Kehlkopfeingang gelegt. Auch hierbei genügt es, den Spatel um einige Millimeter zurückzuziehen, um den Trachealeingang freizubekommen.

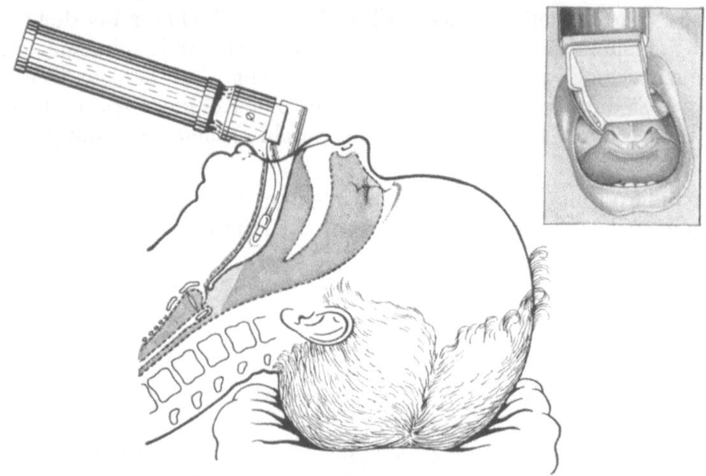

Abb. 26. Situationsbild bei zu tief eingeführtem Laryngoskop, wobei sich die bei Kindern relativ lange Epiglottis umgeschlagen hat

d) Die blinde orale Intubation

In Notfällen, wenn kein Laryngoskop zur Verfügung steht oder wenn die Laryngoskopbeleuchtung einmal plötzlich defekt ist, besteht die Möglichkeit, bei guter Entspannung des Patienten und einem gekrümmten Katheter bei starker Reklination und Vorziehen des Unterkiefers blind zu intubieren. Gillespie gibt an, daß bei einer Serie von 100 erwachsenen Patienten 60 auf diese Weise intubiert werden konnten. Bei Kindern wird man sicherer mit der Kuhnschen Tubage oder der blinden nasalen Intubation zum Ziel kommen.

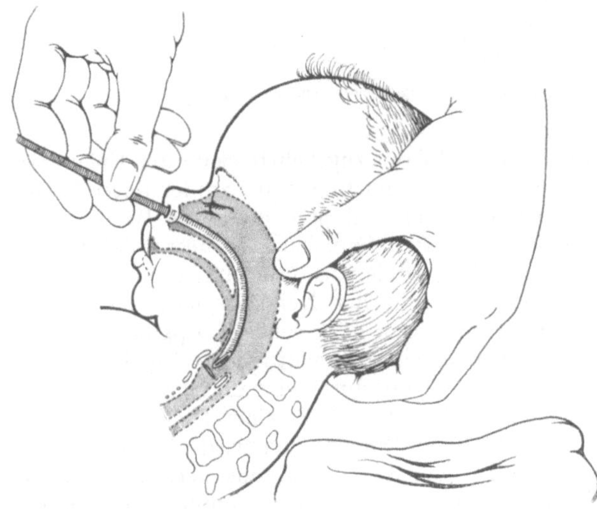

Abb. 27. Blinde nasale Intubation. Der Kopf wird angehoben, wenn der Katheter etwa die Höhe der Epiglottis erreicht hat. Dadurch erhält der Nasen-Rachen-Kehlkopfschlauch eine annähernd gleichmäßige Krümmung, der Oesophagusmund ist geschlossen

Zur Kuhnschen Tubage nimmt der Anaesthesist rechts neben dem Kind Aufstellung und führt den linken Zeigefinger bis zur Epiglottis ein. Dann wird die Epiglottis mit der Fingerbeere nach vorn gedrückt und mit der rechten Hand ein durch einen Führungsdraht stark gekrümmter Katheter unter Fühlungnahme mit der linken Zeigefingerspitze an dieser vorbei in den unmittelbar darunter liegenden Kehlkopfeingang geführt.

e) Die blinde nasale Intubation

Bei Vorliegen einer Kieferklemme kann man gelegentlich gezwungen sein, blind nasal zu intubieren. Hierzu eignen sich stärker gekrümmte Katheter. Der mit einem Gleitmittel vorbehandelte Katheter wird durch ein Nasenloch bis in Höhe der Epiglottis eingeführt. Dann wird der Kopf des Kindes angehoben (Abb. 27) und ein Ohr der Öffnung des Katheters genähert. Unter drehenden Bewegungen des Katheterendes wird die vor dem Kehlkopfeingang liegende Katheterspitze

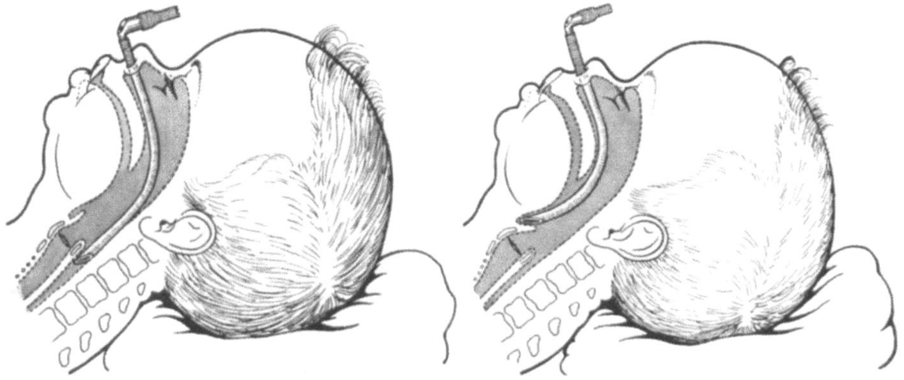

Abb. 28. Fehlposition des Trachealkatheters. Der Katheter liegt mit seiner Spitze im Oesophaguseingang

Abb. 29. Fehlposition des Katheters. Der Katheter hat sich in der Fossa glosso-epiglottica verfangen

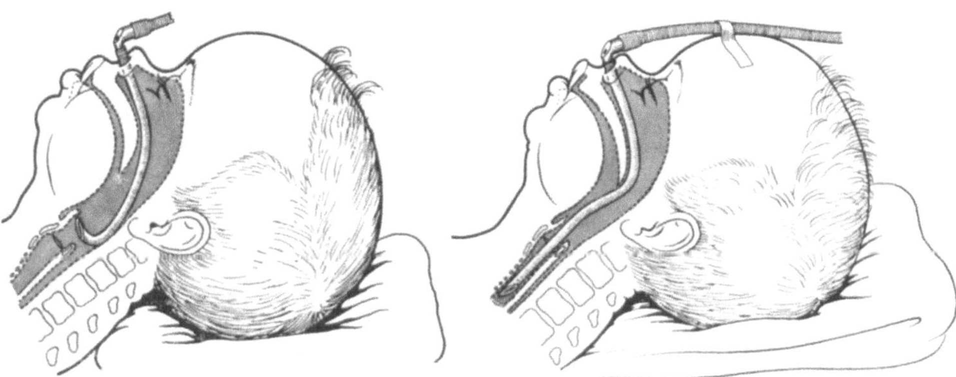

Abb. 30. Fehlposition des Katheters. Der Katheter stieß gegen die Hinterfläche der Epiglottis und wurde beim Vorschieben abgeknickt

Abb. 31. Richtige Lage des Trachealkatheters bei nasaler Intubation

in die Lage gebracht, in der das Atemgeräusch am lautesten zu vernehmen ist. In dieser Situation wird der Katheter schnell vorgeschoben, um einem Glottisverschluß zuvorzukommen. Meist gelingt dieses Manöver nicht beim ersten Male. Es wird dann durch Drehung des Kopfes mit der Katheterspitze die günstigste Position gewissermaßen abgetastet. Zu warnen ist vor jeglicher Gewaltanwendung. Es sind auf diese Weise Trachealperforationen mit tödlicher Mediastinitis vorgekommen. Beim Auftreten von Blutungen ist der Kopf tief zu lagern und durch das andere Nasenloch das Blut abzusaugen. Die häufigste Komplikation ist das Eindringen des Katheters in den Oesophagus (Abb. 28) oder in die Fossa glossoepiglottica (Abb. 29). In beiden Fällen verschwindet sofort das Atemgeräusch. Es ist hierbei der Katheter bis zum Wiederauftreten des Atemgeräusches zurückzuziehen und dann unter Veränderung der Kopfhaltung erneut kurz vorzuschieben. Manchmal stößt der Katheter gegen die nach hinten sehende Fläche der Epiglottis

und wird dadurch beim Vorschieben abgeknickt, ohne in den Kehlkopf einzu-
treten (Abb. 30). Das Atemgeräusch kann hierbei noch zu hören sein. Man darf

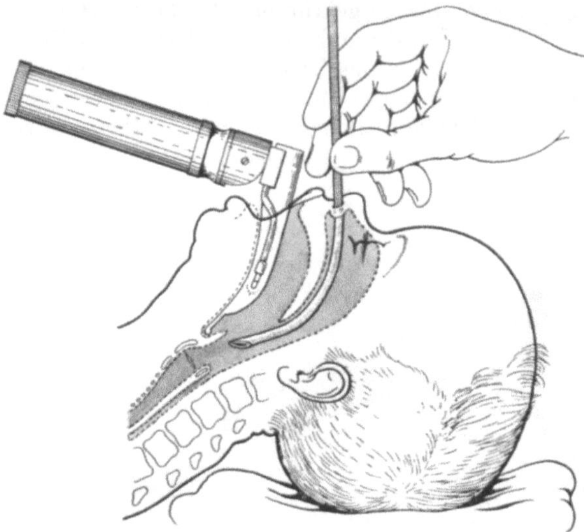

Abb. 32. Nasale Intubation unter Sicht. Während mit Hilfe des Laryngoskops der Kehlkopfeingang dargestellt ist, dirigiert die andere Hand
die Katheterspitze in den Kehlkopfeingang

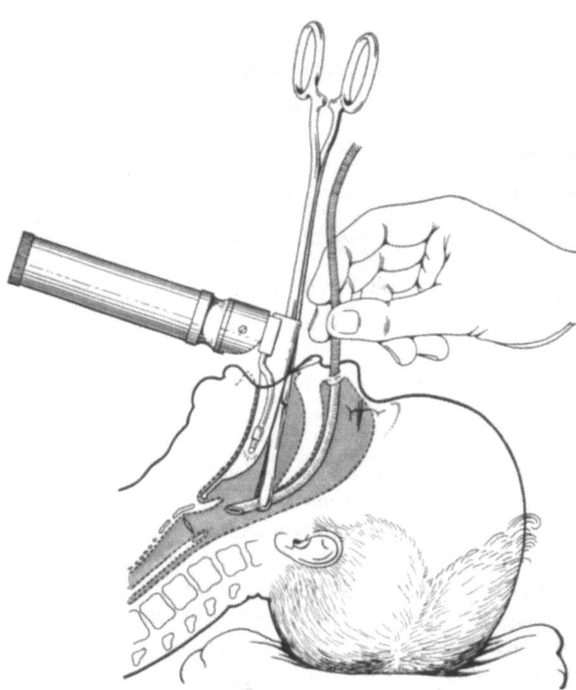

Abb. 33. Nasale Intubation unter Sicht mit Zuhilfenahme
einer Kornzange

sich mit dieser Lage des Katheters nicht zufrieden-
geben, da meistens recht bald der Katheter ent-
weder vollkommen abge-knickt wird oder das Lu-men gegen die Kehlkopf-wand gerät und damit verschlossen wird. Wenn es durch Drehen des Kopfes nicht gelingt, den Katheter in die richtige Lage zum Kehlkopfeingang zu brin-gen, gelingt es manchmal leicht, durch seitliches Hin-und Herschieben des Kehl-kopfes mit der freien Hand von außen, diesem die richtige Position zu geben (Abb. 31).

f) Die nasale Intubation unter Sicht

Wesentlich einfacher gestaltet sich die nasale Intubation, wenn man in der Lage ist, nach dem Vorschieben des Katheters bis in den Mesopharynx, ein Laryngoskop in den Mund einzuführen und den Kehlkopfeingang darzu-stellen. In den meisten Fällen gelingt es, durch leichtes Drehen des Kathe-ters an seinem freien Ende, die Katheterspitze durch die Glottis zu dirigieren (Abb. 32). Gelingt das nicht, so wird die Kathe-terspitze etwa 1 cm von ihrem Ende entfernt mit einer Kornzange gefaßt und vor den Trachealeingang gehalten. Die Hand einer Hilfsperson schiebt dann auf Kommando den Kathe-ter vor (Abb. 33).

Nach erfolgter Intubation müssen die Atemexkursionen des Thorax beobachtet
werden. Stärkere Einziehungen der Supraclaviculargruben und des Zwerchfell-

ansatzes sowie der Nasenflügel sind immer Anzeichen einer gestörten Ventilation. Als Ursache kommen toxische oder mechanische Faktoren in Frage. Zu der toxischen Ursachengruppe gehören Atmungsstörungen infolge Überdosierung von Narkoticum. Wenn eine Überdosierung von Narkoticum ausgeschlossen werden kann, ist es zweckmäßig, die Möglichkeiten mechanischer Atmungsbehinderungen systematisch durchzugehen. Eine Abknickung des Katheters ist durch Nachtasten mit dem Zeigefinger leicht auszuschließen. Die endobronchiale Intubation kann durch Auskultation diagnostiziert werden. Schwieriger ist die Beurteilung der Frage, inwieweit der eingeführte Katheter dem Ventilationsbedarf des Kindes gerecht wird. Ein zu englumiger Tubus kann die Atmungsarbeit auf ein Vielfaches steigern und das Bild einer Dyspnoe erzeugen. Bronchialsekret, was sehr häufig die Ursache für eine angestrengte Atmung ist, wird oft schon aus der Entfernung an den Rasselgeräuschen zu erkennen sein. Der sehr selten auftretende Bronchiolospamus ruft einen meist exspiratorischen Stridor hervor und hat ein charakteristisches, beiderseits zu hörendes Giemen im Gefolge.

g) Lokalanaesthesie

Örtliche Betäubung wurde vor einigen Jahren häufig bei der Pyloro-Myotomie an sehr schwachen Kindern angewendet. Mit den meisten Kinderchirurgen sind wir dazu übergegangen, alle Bauchoperationen im Säuglingsalter in Allgemeinanaesthesie vorzunehmen.

Bei der Infiltrationsanaesthesie an Kindern unter 3 Monaten ist zu beachten, daß der Anaesthesielösung kein Vasoconstringens zugesetzt wird. Es genügt eine 0,5%ige Novocainlösung. Mehr als 15 cm³ sollten nicht verabfolgt werden.

h) Leitungsanaesthesie, Spinalanaesthesie

Die Blockade von Nervenstämmen hat in der Kinderanaesthesie keine große Bedeutung. Die starke Krampfbereitschaft von Kindern bei Verabfolgung von Lokalanaesthetica und die wiederholt beschriebenen Herzstillstände durch Unverträglichkeit oder versehentlich intravasale Applikation verhinderten eine allgemeine Verwendung. Am kleinen Kind verbietet schon allein das damit verbundene psychische Trauma die Anwendung der Leitungsanaesthesie.

Wegen ihrer fehlenden Wirkung auf die Psyche hat die Spinalanaesthesie im Kindesalter nur eine begrenzte Anwendung gefunden. Bei Kindern im schulpflichtigen Alter mit akuten Erkrankungen und vollem Magen und bei ausgetrockneten Patienten mit einer starken Elektrolytverschiebung kann die Wahl der Spinalanaesthesie manchmal gerechtfertigt sein. Die Technik ist nicht schwieriger als beim Erwachsenen. Die Wirbelsäule läßt sich gut krümmen und damit die Dornfortsätze weit voneinander bringen. Als Anaestheticum sind am gebräuchlichsten Novocain und Pantocain.

Die Dosis ist:

	Lösung	Menge
Novocain . .	1—5%	10 mg/Lebensjahr
Pantocain . .	0,5%	1 mg/Lebensalter

Nach normaler Prämedikation wird in einem leichten Lachgasrausch vorsichtig eine kleine Hautquaddel mit Lokalanaestheticum gesetzt und die Nadel bei Unterbauchoperationen zwischen dem 4. und 5. Lendenwirbeldornfortsatz eingeführt. Das Auffinden des Lumbalkanals bereitet fast nie irgendwelche Mühe. Die Lagerung nach der Injektion wird wie beim Erwachsenen vorgenommen. Erforderlich ist, Puls, Blutdruck und Atmung zu überwachen. Da die Breite der Blutdruck-Manschette für die Höhe des gemessenen Druckes eine wesentliche Rolle spielt, sollten 3—4 verschiedene Größen vorrätig gehalten werden. Während des Eingriffes wird durch eine sehr flache Lachgasnarkose das Sensorium gedämpft. Bei Blutdruckabfällen werden wie beim Erwachsenen Analeptica verabfolgt. Die Dosis richtet sich nach dem Gewicht. Erbrechen scheint nach Leigh und Belton seltener aufzutreten, wenn während der Lumbalanaesthesie Lachgas verabfolgt wird.

8. Anaesthesiemittel

Von einem Narkosemittel werden 3 Wirkungskomponenten gefordert. Eine schlaferzeugende, eine analgetische und eine muskelentspannende Wirkung. Bei den meisten Anaesthesiemitteln steht *eine* Wirkung im Vordergrund. Die anderen treten erst in Dosierungen auf, die mit einer starken Depression der Atmung, einer Myokardirritation oder erheblichen Beeinträchtigungen von Stoffwechselorganen wie der Leber einhergehen. Da die Kompensationsbreite im Kindesalter relativ geringer ist als beim Erwachsenen, werden die kritischen Grenzen eher erreicht werden. Man kombiniert daher heute soweit möglich, verschiedene Narkotica unter der Vorstellung, die Blutkonzentrationen so gering wie möglich zu halten und damit weit unter der toxischen Dosis zu bleiben bei gleichzeitig genügender Schlaftiefe, Analgesie und Muskelentspannung. Es ist von größter Wichtigkeit, daß der Anaesthesist die Wirkungen der einzelnen Narkotica kennt und die Kombination den Verhältnissen im einzelnen Fall anpaßt.

a) Barbiturate

Während noch von wenigen Jahren vor der Anwendung von Barbituraten bei Kindern abgeraten wurde, erfreuen sich diese mit zunehmender Erfahrung in der Beurteilung der Narkosezeichen einer steigenden Beliebtheit. Sie werden allerdings im Operationsraum selten allein angewandt, sondern meist in Kombination mit anderen narkotischen Agentien. Als Schlafmittel dienen sie zur Prämedikation, in rectaler Verabfolgung als Basis narkoticum, bei intravenöser Applikation zur Unterstützung schwacher Narkotica wie Lachgas. In der letztgenannten Anwendungsform reduziert es die Menge stark toxisch wirkender Mittel, verringert postoperatives Erbrechen und Nausea. Auf Station kann es zur Unterbrechung von Krämpfen Anwendung finden, indem z. B. je nach Alter 0,1—0,3 g Evipan intravenös in 5%iger Lösung verabfolgt wird, bis die Wirkung der subcutan verabreichten Barbiturate einsetzt. Bei Beobachtung der Ventilation ist eine Überdosierung leicht zu vermeiden. Auch für schmerzhafte Verbandswechsel bei älteren Kindern und bei Bluttransfusionen ist die Anwendung von Barbituraten vorteilhaft.

Dosierung. Da keine wesentlichen Unterschiede zwischen den z. Z. gebräuchlichen kurzwirkenden Barbituraten bestehen, soll hier als allgemein eingeführtes Präparat das Evipan besprochen werden. Das Mittel soll in der Anaesthesie bei Kindern nicht in der üblichen 10%igen, sondern in 5%iger Lösung verwendet werden, da bei der stärkeren Verdünnung eine genauere Dosierung vorgenommen werden kann. Die Tiefe der Narkose kann am besten aus der Größe der Atmung geschlossen werden. Verläßliche Zeichen sind weiter die Reaktion auf Schmerzreize und Lid- und Cornealreflex. Ein Schema für die Höhe der Gabe kann bei Kindern für die intravenöse Anwendung von Barbituraten nicht gegeben werden, da die Kinder sehr verschieden stark reagieren. Bei Kindern unter 2 Jahren schwankt die Einleitungsdosis zwischen 0,05 und 0,2 g Evipan. 12jährige vertragen oft schon 0,6 g. Besonders vorsichtig muß bei Schwerkranken vorgegangen werden. Das Mittel muß hier in sehr kleinen Portionen fraktioniert gegeben werden, wobei nach jeder Gabe zu warten ist, bis die Wirkung in Erscheinung tritt. Paravenöse Injektionen sind sehr schmerzhaft. Es sind jedoch Nekrosen noch nicht beschrieben worden.

Bei jeder intravenösen Narkose muß die Möglichkeit vorhanden sein, Sauerstoff mit Maske und Atembeutel zu verabfolgen, da bei zu schneller Injektion regelmäßig kurzdauernde Atemstillstände eintreten. Starke Prämedikation oder Spinalanaesthesie verstärken die atemdepressorische Komponente der Barbiturate. Bei solcher Vorbehandlung ist daher besondere Vorsicht geboten.

Kinder, die einen Leber- oder Nierenschaden haben, dürfen nur sehr kleine Dosen erhalten, da in diesen Fällen die Wirkung prolongiert ist. Bei Überdosierung kann der lange Nachschlaf durch Coramin abgekürzt werden ($1—5 \text{ cm}^3$ der handelsüblichen 25%igen Lösung bei 2—12 Jährigen).

Barbiturate allein rufen erst in sehr tiefen Narkosestadien eine genügende Analgesie hervor. Es ist daher günstig, eine sehr flache Barbituratnarkose mit einem analgetisch wirkenden Narkoticum wie Lachgas oder Cyclopropan zu kombinieren. Auch die Kombination mit Lokalanaesthesie hat sich bewährt.

b) Inhalationsnarkotica und ihre Anwendung im Kindesalter

Diäthyläther. Die relative Ungefährlichkeit hat der Äthernarkose in der Kinderanaesthesie einen breiten Raum gesichert. Es ist eines der wenigen Mittel, die bei guter Muskelspannung (III, 3) noch eine genügend große Lungenbelüftung gewährleisten. In flachen Narkosestadien kommt es zu einer echten Hyperventilation. Erst im Stadium III, 3 wird das Ausgangsventilationsvolumen erreicht (RESSEL und VOGEL). Zwischen dem Eintritt einer Atemlähmung und einem Herzstillstand bleibt ein breites Intervall.

Bei längeren, tiefen Äthernarkosen tritt durch Adrenalinausschüttung und Beeinträchtigung der Insulinproduktion eine Erhöhung des Blutzuckerspiegels auf. Die Tätigkeit der parenchymatösen Organe ist herabgemindert, insbesondere die Funktion von Leber und Nieren. Unter der Wirkung von Äther kommt es zur Ausschüttung der Blutdepots und damit zur Vermehrung der zirkulierenden Blutmenge. Die Hirngefäße werden erweitert, der intrakranielle Druck steigt an. Bei Erkrankungen, die mit einem erhöhten Hirndruck einhergehen, ist daher die Äthernarkose kontraindiziert. Durch Reizung der Schleimhaut wird die Bronchialsekretion angeregt, gleichzeitig kommt es zu einer Erschlaffung der Bronchialmuskulatur. Der übermäßigen Schleimsekretion muß durch Gabe von Vagolytica wie Atropin oder Scopolamin entgegengewirkt werden. Die Herzleistung ist bei Äther bis weit ins Toleranzstadium hinein erhöht. Die Anwendungsformen sind bei der Besprechung der Anaesthesiemethoden abgehandelt worden.

Divinyläther (Vinethene). Zur Narkoseeinleitung und Kurznarkose eignet sich dieser Stoff in der Kinderanaesthesie sehr gut. Bei mäßiger Tropfenfolge tritt nach 1—2 min eine Analgesie und Bewußtlosigkeit ein. Länger als 10 min sollte eine Vinethennarkose nicht ausgedehnt werden, da bei länger dauernder Anwendung zentrale Lebernekrosen beobachtet wurden. Die Explosibilität entspricht der des Äthers. Geöffnete Flaschen sind nach 12 Std unbrauchbar. Bei Säuglingen unter 6 Monaten sollte wegen der Gefahr der leicht auftretenden Überdosierung Divinyläther nicht verwendet werden. Gelegentlich wurden Krämpfe beobachtet, die mit Atemstillstand und Cyanose einhergingen. Die Konvulsionen sind mild und können in der Regel mit Sauerstoffapplikation und Entfernung der Vinethene-Maske schnell behoben werden. Krämpfe treten auf, wenn die Tropfenfolge zu schnell war. Die gesteigerte Tränen- und Schleimsekretion kann durch Atropin-prämedikation verhütet werden.

Chloräthyl und Chloroform werden wegen der Gefahr des Kammerflimmerns durch Nebennierenstimulierung nur noch selten in der Kinderanaesthesie verwendet. Der Herzstillstand kann vor dem Atemstillstand eintreten. An vielen in- und ausländischen Kliniken wurde daher die Anwendung grundsätzlich verboten.

Lachgas. Das bei 28° unter 50 Atm. flüssig werdende Gas ist eines der wertvollsten Narkotica, die wir kennen. Bis zu einer Konzentration von 80% bei 20% Sauerstoff beeinträchtigt es weder den Stoffwechsel noch die Atmung oder die Herztätigkeit. Bei 60—70% tritt Bewußtseinstrübung ein. Analgesie kann schon mit geringeren Konzentrationen erzielt werden. Eine vollständige Anaesthesie wird allerdings erst bei 85—90% Lachgas erreicht. Um Hypoxien zu vermeiden, müssen daher zur Vertiefung der Narkose andere Mittel hinzugegeben werden. Die Einleitung mit Lachgas ist bei den Anaesthesiemethoden abgehandelt worden.

Äthylen. In vielen pharmakologischen Eigenschaften gleicht das Äthylen dem Lachgas. Es ist etwas stärker wirksam und kann für Eingriffe, die keine Muskelerschlaffung erfordern, als alleiniges Narkoticum verwendet werden.

Sauerstoff-Äthylengemische sind in Konzentrationen von 3—80% explosiv. Sein spezifisches Gewicht ist leichter als Luft. Der unangenehme knoblauchähnliche Geruch verbunden mit den eben genannten Nachteilen verhinderten seine allgemeine Einführung.

Cyclopropan. Wegen des hohen Preises ist Cyclopropan auf die Verwendung im geschlossenen System beschränkt und damit in der Kinderanaesthesie nur begrenzt anwendbar. Cyclonpropan hat eine parasympathicomimetische Wirkung und sensibilisiert das Reizleitungssystem des Herzens und das Vasomotorenzentrum im Hypothalamus. Eine gleichzeitig vorhandene Erhöhung des Adrenalinspiegels im Blut ruft leicht kardiale Arrhythmie hervor. Es sind daher bei der Cyclopropannarkose alle Noxen, die eine Adrenalinausschüttung hervorrufen könnten, auszuschalten, so z.B. auch Lokalanaesthesie mit Adrenalinzusatz. Die Arrhythmien sind häufig bedingt durch heterotope Reizbildung, partiellen oder kompletten atrioventrikulären Block. Gelegentlich auftretende ventrikuläre Tachykardie kann bis zum Herzstillstand bei Kammerflimmern führen. Bei zu brüsker Einleitung sind reflektorische Herzstillstände beobachtet worden.

Der Vorteil des Cyclopropans liegt darin, daß schon 20—25% des Gases genügen, um das dritte Narkosestadium zu erreichen. Schon 3—5% Cyclopropan rufen eine Analgesie hervor. Dadurch ist die Möglichkeit gegeben, hohe Konzentrationen von Sauerstoff zu verabfolgen. Die Einleitungszeit ist kurz, etwa 5 min. Cyclopropan führt sehr rasch zu Atemdepressionen. Es wird daher gern mit Äther kombiniert, da Äther in schwachen Konzentrationen die Atmung anregt. Außerdem wirkt Äther als Adrenolyticum vorbeugend gegen Arrhythmien.

In Konzentrationen von über 50% verursacht es Laryngo- und Bronchospasmus. Die während Cyclopropannarkosen häufig zu beobachtenden Sickerblutungen aus dem Operationsgebiet sind auf seine capillarerweiternde Wirkung zurückzuführen. Die Nierenfunktion wird durch das Mittel während der Narkose herabgesetzt, steigt jedoch nach dem Erwachen wieder an. Die Leber wird in ihrer Funktion generell nicht beeinträchtigt. In den meisten Fällen ist ein leichter Anstieg des Blutzuckers während der Anaesthesie zu beobachten.

In Kombination mit Sauerstoff ist Cyclopropan in Konzentrationen von 2,45—63,1% explosibel.

Zur Einleitung wird ein 30%iges Cyclopropan-Sauerstoffgemisch gegeben bis zum Eintritt des Stadium Analgeticum. Dann wird die Cyclopropankonzentration verringert. Es empfiehlt sich, zur Aufrechterhaltung der Narkose Lachgas-Äther zu verwenden und Cyclopropan nur zur kurzzeitigen Vertiefung der Anaesthesie zuzuführen.

c) Muskelrelaxantien in der Kinderanaesthesie

Auch in der Kinderanaesthesie hat die Einführung von Muskelrelaxantien eine Wandlung hervorgerufen. Der Hauptvorteil bei der Anwendung dieser Mittel ist die Möglichkeit guter Entspannung in flachen Narkosestadien, was früher nur in toxischer Narkosetiefe zu erreichen war.

Die depolarisierenden Substanzen wie Succinylcholin sind nach STEAD beim Säugling unwirksam, während gegen die repolarisierenden Mittel der Curaregruppe eine Überempfindlichkeit besteht. Auf Grund der Beobachtung von lang dauernden Atemdepressionen postoperativ, nach Anwendung von Curare bei Säuglingen, begrenzt STEPHEN die Gabe von Muskelrelaxantien auf Kinder über 3 Jahre. LEIGH und BELTON geben keine Altersbegrenzung an, weisen aber auf die Empfindlichkeit des Säuglings gegen diese Mittel hin. Als Dosis hat sich bei Kindern über 12 Monaten 1 E D-Tubocurarinchlorid/kg bewährt oder 1 mg auf 7,5 kg. Bei der gleichzeitigen Anwendung von Äther ist die Dosis auf ein Drittel zu reduzieren. Zur exakteren Dosierung ist es zweckmäßig, die Lösung mit Aqua dest. auf das 5fache zu verdünnen. Zur Intubation hat sich zur besseren Entspannung der Kiefermuskulatur die Applikation von kleinen Dosen Curare bewährt. Man geht so vor, daß in flacher Äther-Cyclopropan- oder N₂O-Narkose eine Vene punktiert und fraktioniert sehr kleine Mengen des Mittels injiziert werden, bis die notwendige Entspannung erreicht ist. Eine Gefahr besteht darin, daß bei vollem Magen Fremdmaterial im Augenblick der Erschlaffung der Kardia im Oesophagus hochfließt und aspiriert wird. Es darf daher dieses Verfahren nur von geübten Anaesthesisten und bei der Anwesenheit von Sauggeräten angewendet werden.

Äther potenziert die muskelerschlaffende Wirkung von Curare, was CULLEN u. a. auf die Eigenschaft des Äthers zurückführt, auf die Nervmuskelverbindung im Sinne eines Synapsgiftes zu wirken. Auch Pentothal verstärkt die Curarewirkung (LUNDY). Neben der Erzeugung eines kompetitiven neuromuskulären Blockes besitzt Curare die Eigenschaft, Histamin freizusetzen (ALAM; SCHILD und GREGORY; LAMBERT und ROSENTHAL). Hierdurch kann eine Bronchoconstriction hervorgerufen werden (WEST, FREY, JUST, v. LÜTTICHAU), eine vermehrte Tränen- und Schleimproduktion und ein Blutdruckabfall, der bei Kindern jedoch durch die große Elastizität der Gefäßwände kaum in Erscheinung tritt. Diese Nebenwirkungen müssen bei der Verwendung von Curare im Auge behalten werden, um eine hypoxische Schädigung der Kinder zu verhüten.

Als Antidot kann Pyridostigmin, Mestinon oder Prostigmin verwendet werden. Intravenös injiziert vermag Pyridostigmin die 1—2fache Dosis Curare unschädlich zu machen, Prostigmin die 10—15fache Dosis. Zur Vorbeugung von Überleitungsstörungen ist es günstig, etwa 10 min vor Gabe des Antidots je nach Alter 0,2 bis 0,5 mg Atropin zu verabfolgen. Die Anwendung dieser Mittel kommt nur in Frage, wenn die Atmung am Ende der Operation noch deprimiert ist. Eine sorgfältige postoperative Beobachtung der Patienten mit eventueller Sauerstoffinhalation ist erforderlich.

Im Kindesalter darf Curare nur angewendet werden, wenn die Atmung kontrolliert werden kann, d.h., wenn endotracheal intubiert ist.

9. Spezielle Anaesthesieprobleme

Für jeden chirurgischen Eingriff beim Kind gibt es eine Reihe von An-aesthesiemethoden, mit denen der Anaesthesist arbeiten kann. Die Ansichten über die jeweils beste Anaesthesieform gehen in der Literatur auseinander. Im folgenden sollen gangbare Methoden bei Operationen nach Körperregionen geordnet diskutiert und spezielle Probleme besprochen werden.

a) Anaesthesie bei neurochirurgischen Eingriffen

Die wichtigsten Probleme bei der Anaesthesie während neurochirurgischer Eingriffe im Kindesalter sind: die Vermeidung eines intrakraniellen Druck-anstieges und die Verhütung von Hypoxie und CO_2-Retention.

Wegen der Unruhe der Kinder wird stets Allgemeinanaesthesie angewendet. Zur Vorbereitung der Narkose haben sich am besten Barbiturate (Luminal, Somnifen) und Atropin oder Scopolamin bewährt. Alkaloide sind wegen der Gefahr der intrakraniellen Drucksteigerung und der Atemdepression kontra-indiziert (Hunter). Bei Eingriffen am Hirn sollte in jedem Lebensalter die endotracheale Intubation vorgenommen werden. Die Einleitung kann entweder bei rectaler Basisnarkose in Lachgas-Äther oder intravenös mit Barbiturat-Succinyl vorgenommen werden. Bei jeder Hirnoperation muß die Möglichkeit gegeben sein, Blutverluste durch intravenöse Zufuhr auszugleichen. Es wird daher in den meisten Fällen nötig sein, die V. saphena magna vor dem Malleolus tibiae freizulegen und eine Tropfinfusion anzuschließen.

Günstige Systeme sind bei Säuglingen die Ayresche Anordnung oder die ver-schiedenen Arten der Non-rebreathing-Technik. Bei Kindern über 2 Jahren bei besonders klein gehaltenen Zwischenstücken kann im geschlossenen System nach ausgeschalteter Spontanatmung mit Wechseldruck beatmet werden. Durch eine gutgeführte Wechseldruckbeatmung ist es möglich, den intrakraniellen Druck um mehrere Zentimeter H_2O zu senken (Ressel). Diese Beatmungsform setzt eine gute Kenntnis der Atmungsphysiologie voraus und sollte nicht von Ge-legenheitsanaesthesisten vorgenommen werden.

Zur Aufrechterhaltung der Anaesthesie eignen sich am besten Lachgas und Barbiturate. Chloroform und Chloräthyl werden wegen ihrer Nebenwirkungen auf das Herz auch in der Neurochirurgie abgelehnt. Chloräthyl hat außerdem eine liquordrucksteigernde Komponente (Woringer). Äther steigert ebenfalls den intrakraniellen Druck, vermehrt die Operationsblutung und ist wegen der Explosibilität bei der Anwendung von Elektrokoagulation ungeeignet. Ähnliche Nachteile wie Äther bietet das Cyclopropan. Bei Vermeidung einer Hypoxie hat Lachgas nur einen ganz geringfügigen drucksteigernden Effekt. Barbiturate dagegen senken den intrakraniellen Druck. Die Dämpfung der Hirnrinde mit der guten Kombinationsmöglichkeit mit Lachgas und hochprozentigen Sauerstoff-gemischen lassen lang dauernde Narkosen bei guter Sauerstoffversorgung des Gehirns zu. Als Nachteile wären die gelegentlichen Atemdepressionen und die postoperative Unruhe zu nennen (Durshordwe, Hewer, Kern, Woolf, Wechsler, Dripps und Kety).

Künstliche Blutdrucksenkung ist beim Kinde nur in Ausnahmefällen möglich, da durch die gute Elastizität der Gefäßwände nach Gabe von Hexamethonium oder ähnlichen Präparaten ein nennenswerter Blutdruckabfall nicht eintritt. Von der Anwendung von potenzierter Narkose und Hypothermie sind wir weit-gehend abgekommen, da der postoperative Verlauf, insbesondere hinsichtlich Lungenkomplikationen, hierbei wesentlich ungünstiger ist.

Die Wirksamkeit der Wechseldruck- oder leichten Unterdruckbeatmung zur Herabsetzung des intrakraniellen Druckes zeigte sich am folgenden Beispiel: Ein 5jähriger Junge kam mit einer 5 cm tiefen, 8 cm langen und 4 cm breiten Impressionsfraktur im Bereich des linken Schläfenlappens zur Aufnahme. Die Verletzung war durch eine Diskusscheibe entstanden. Bei bestehender tiefer Bewußtlosigkeit wurde endotracheal intubiert und ein modifiziertes Ayresches System angeschlossen. Zu Beginn der Operation verschlechterte sich zunehmend die Atemtätigkeit, und schließlich stellte sich nach einigen schnappenden Atemzügen ein Apnoezustand ein. Wir hielten das Kind für verloren, versuchten als Ultima ratio die eingetretene Hirnschwellung durch Unterdruckbeatmung zu beeinflussen. Wenige Minuten danach setzten einzelne Atemzüge ein, die allmählich in eine normale Atmung übergingen. Die Hebung des Imprimats konnte fortgesetzt werden. Der postoperative Verlauf war völlig ungestört.

Die intravenöse Flüssigkeitszufuhr ist bei Hirnoperationen möglichst gering zu halten. Bei Säuglingen ist gegenüber der physiologischen Kochsalzlösung der 5%igen Glucoselösung der Vorzug zu geben, da die postoperative Kochsalzausscheidung herabgesetzt ist und die Gefahr einer Flüssigkeitsretention besteht. Blutverluste sind jedoch sofort durch mengenmäßig entsprechende Transfusionen auszugleichen.

Bei Eingriffen am Rückenmark gelten ähnliche Methoden als günstig wie bei Hirnoperationen, ebenso bei diagnostischen Eingriffen. Bei letzteren ist eine endotracheale Intubation nicht unbedingt erforderlich. Rückenmarksoperationen in Bauchlagerung sind möglichst bei Spontanatmung durchzuführen. Die intermittierende Überdruckbeatmung wirkt sich durch den relativ hohen endobronchialen Druck während der Inspiration ungünstig auf die Füllung des rechten Herzens aus und führt über einen erhöhten Venendruck zu einem Liquordruckanstieg. Alle neurochirurgischen Eingriffe werden bei uns wegen der geringeren Blutung in Kombination mit Lokalanaesthesie der Haut vorgenommen. Die örtliche Betäubung hat daneben den Vorteil, daß die Narkose flacher und damit weniger toxisch gehalten werden kann.

b) Die Anaesthesie bei Lippen-Kiefer-Gaumenspalten

Lippen-Kiefer-Gaumenspalten-Operationen wurden in den letzten Jahren nur noch an wenigen Kliniken ohne endotracheale Narkose vorgenommen. Die früher übliche intermittierende „sterile" Äthertropfnarkose, bei der gelegentlich das Operationsfeld mit Mageninhalt verschmutzt wurde, die Lokalanaesthesie, die an die Geduld des Operateurs hohe Anforderungen stellte und ein unruhiges Operationsfeld bot, sowie die Insufflationsnarkose, die keinen sicheren Schutz vor Aspiration und keine Möglichkeit zur passiven Beatmung gab, sind überholt.

Der heutige Stand der Operationstechnik, die vom Operateur eine hohe Kunstfertigkeit, ja Künstlerschaft verlangt, ist nur möglich an einem ruhigen Operationsfeld. Der Operateur muß sich ganz auf den Eingriff konzentrieren können und nicht durch die Sorge um das Leben des Kindes belastet sein.

Die Diskussion über den günstigsten Operationstermin ist im chirurgischen Teil abgehandelt. Der Anaesthesist wird es bei Lippenspaltenoperationen fast immer mit 3—6monatigen Säuglingen zu tun haben, bei Gaumenspaltenoperationen mit 4—6jährigen.

In den letzten 6 Jahren haben wir an der Klinik für Lippenspaltenoperationen eine ganz bestimmte Narkosetechnik entwickelt, die mit größter Pedanterie nach festen Grundregeln gehandhabt wird. Das brachte uns allmählich den Vorteil ein, daß jede kleine Veränderung im normalen Ablauf der Narkose frühzeitig registriert und behandelt werden konnte.

Vorbereitung. Jedes Kind wird einige Tage vor der Operation aufgenommen und beobachtet. Es muß mit Sorgfalt eine Pneumonie oder Erkrankung der oberen Luftwege ausgeschlossen werden. Bestehen außer der Spaltbildung noch andere Veränderungen (Herzfehler usw.), so wird das Kind einer internistischen Vorbehandlung zugeführt. Die Wartetage vor dem Eingriff haben außerdem den Zweck, das Kind an die fremde Umgebung und veränderte Ernährung zu gewöhnen. Ernährungsstörungen stellen ebenso wie Erkrankungen der oberen Luftwege eine temporäre Kontraindikation gegen den Eingriff dar.

Die Prämedikation besteht in Atropin in der oben angegebenen Dosierung. Zur Einleitung wird entweder die offene Äthertropfnarkose oder Lachgas-Sauerstoff-Äther verwendet. Bei genügender Entspannung ist ein Ausstopfen der Spalte zur Intubation nur selten nötig. Schwierigkeiten kann gelegentlich ein mobiler Zwischenkiefer bereiten. Hier muß das Laryngoskopblatt von der Seite eingeführt werden und erst in Höhe der Epiglottis die Mittellinie erreichen. Besondere Lippenspaltenspatel werden von uns nicht benutzt. Der Katheter liegt immer orotracheal und nie nasal, da die Nase bei der modernen Operationstechnik in das Operationsfeld mit einbezogen wird (Abb. 34). Es werden Gummi- oder Plastikkatheter verwendet, die in ihrer ganzen Länge das gleiche Lumen besitzen. Mit einem feuchten Gazestreifen wird der Hypo- und Mesopharynx so austamponiert, daß der Katheter schließlich in der Mundhöhle fest steht. An den Katheter wird das modifizierte Ayresche System angeschlossen, welches einen besonders geringen Exspirationswiderstand hat, eine endobronchiale Absaugung ohne Lösen des Katheters von seinen Verbindungen ermöglicht und die Applikation von feuchten Atemgasen gewährleistet. Der Zuführungsschlauch wird nach unten abgeleitet und auf der Brust des Kindes mit Leukoplast befestigt. Zur Weiterführung der Narkose werden ein Lachgas-Sauerstoffgemisch 1:1 und Äther verwendet. Atmung und Pulsfrequenz werden durch ein auf die Herzgegend aufgeklebtes Stethoskop mit flacher Schlauchableitung kontrolliert. Vor jeder Lippenspaltenoperation wird eine Venae sectio der V. saphena magna an der Innenseite des Malleolus tibiae ausgeführt und eine Glucoseinfusion angeschlossen. Jeder Blutverlust wird schon während der Operation durch Citratblutinfusion ausgeglichen. Postoperativ kommen schwächere Kinder für einige Stunden in ein Sauerstoffzelt mit einem O_2-Gehalt von 40%.

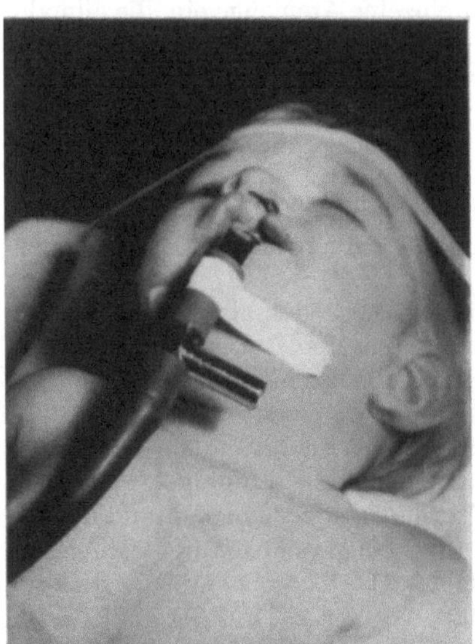

Abb. 34. Situationsbild bei Anwendung der modifizierten Ayreschen Technik

Selbstverständlich lassen sich Lippenspaltenoperationen auch mit der Nonrebreathing-Technik oder dem ursprünglichen Ayreschen System vornehmen (Abb. 35, 36).

c) Die Anaesthesie bei intrathorakalen Eingriffen

Bei allen Eingriffen, die mit einer Eröffnung des Thorax einhergehen, ist die endotracheale Intubation unumgänglich. Eine besondere Beachtung muß der größtmöglichen Geringhaltung des In- und Exspirationswiderstandes geschenkt werden. Durch die Kontinuitätsverletzung der Thoraxhöhle fällt ein Teil der elastischen Kräfte für die Unterstützung der Exspiration aus. Von erheblicher Bedeutung ist das Freihalten der Atemwege und die Beseitigung von Sekret. Auf eine gute Belüftung der Lungen ist größter Wert zu legen. Bei längeren Eingriffen, insbesondere an blausüchtigen Kindern, muß der Operateur gebeten werden, den Eingriff alle 20 min zu unterbrechen, um die atelektatische Lunge der erkrankten Seite zu blähen. Wegen der Gefahr der Okklusionsatelektase ist zum Blähen kein reiner Sauerstoff zu verwenden. Bei Thoraxoperationen soll die Narkose so ober-

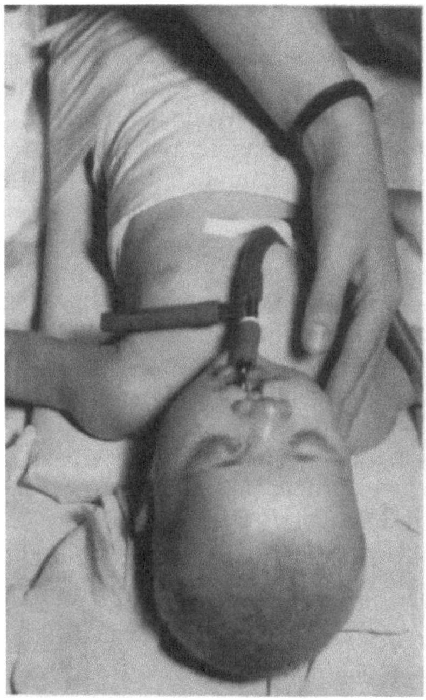

Abb. 35. Situationsbild bei Anwendung der Ayreschen Narkosetechnik

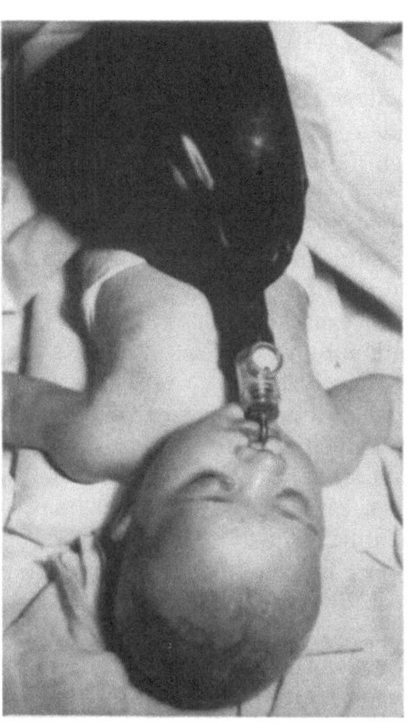

Abb. 36. Situationsbild bei Anwendung der Leigh-Stephen-Slater-Technik

flächlich wie möglich gehalten werden. Bis zum 4. Lebensjahr ist die Non-rebreathing-Technik oder die offene Methode in der Modifikation nach AYRE angezeigt. Nach dem 4. Lebensjahr kann entweder das to- and fro System Verwendung finden oder das Kreislaufsystem mit besonders leicht gängigen Ventilen und einem kleindimensionierten Y-Stück. Das Kreislaufsystem kann auch schon bei jüngeren Kindern angewendet werden, wenn mit Wechseldruck, bei manometrischer Kontrolle der Drucke, beatmet werden kann. Die Wechseldruckbeatmung im Kleinkindesalter verlangt eine gewisse Erfahrung mit dieser Beatmungsmethode, da leicht eine Atelektase angesaugt werden kann. Es ist empfehlenswert, die freiliegende Lunge hinsichtlich ihres Füllungszustandes zu beobachten.

Die Allgemeinanaesthesie bei Herzoperationen wird mit Scopolamin oder Atropin und Barbituraten prämediziert. Die Art der Narkose wird an den einzelnen Zentren verschieden gehandhabt. Bei uns erfolgt die Einleitung in der Regel mit Lachgas-O$_2$-Äther. Kurz nach Beginn der Narkose legt ein Assistent am Bein eine intravenöse Dauertropfinfusion an. In ausreichender Narkosetiefe wird unter Vermeidung von Atemstillständen intubiert. Die Weiterführung der Narkose erfolgt mit Lachgas-Sauerstoff im Verhältnis 1:1, geringen Mengen Barbituraten und zum Schutz des Herzens gegen Arrhythmien mit kleinen Dosen Äther (McQuiston). Während der Operation einsetztende Bradykardie kann bedingt sein durch chirurgische Reize (Vaguserregung) oder durch Anoxie. In jedem Fall soll versucht werden, durch intravenöse Gabe von Atropin (0,2—0,5 mg) diesen Zustand zu beseitigen. Reflektorische Bradykardien lassen sich auf diese Weise gut beeinflussen. Hypoxische Bradykardien sprechen nicht auf Atropin an. In solchen Fällen ist durch O_2-Zufuhr meist eine Normalisierung der Herzfrequenz zu erzielen. Länger dauernde Bradykardie ist immer ein schlechtes Zeichen. Bei Kindern über 18 Monaten können Muskelrelaxantien verwendet werden. Die Dosierung richtet sich nach dem Alter und dem Gewicht des Kindes. Wegen der verhältnismäßig geringgradig entwickelten Muskulatur sind Säuglinge gegenüber curariformen Stoffen empfindlich. Sie reagieren mit lang dauernden Atemstillständen. Kardiale Arrhythmien sind im Kindesalter selten. Wenn sie jedoch auftreten, fällt sehr häufig der Blutdruck, während die Pulsfrequenz ansteigt. Ventrikuläre Arrhythmien sprechen gut auf Gaben von Novocainamid an. Je nach Alter werden 25—100 mg intravenös verabfolgt.

Leigh und Belton empfehlen, fur Vorbereitung 3—4 Tage vor der Operation einen Pneumothorax auf der zu eröffnenden Seite anzulegen, um den Organismus an die vermindere Arterialisierung zu gewöhnen und die Lunge der anderen Seite präliminar zu veranlassen, die Oxygenierung weitgehend allein zu bewerkstelligen. Nach der Eröffnung des Thorax ist die Umstellung für den Körper nach dieser Vorbehandlung nicht so groß. Nach unseren Erfahrungen ist diese Vorbehandlung nicht unbedingt erforderlich.

Wenn bei der Präparation am Herzbeutel kardiale Irregularitäten auftreten, können kleine Dosen Atropin intravenös gegeben werden. Gut bewährt hat sich die Infiltration der Umgebung des Vagus mit 1%igem Procain oder Novocain. Bei der Unterbindung oder Durchtrennung des *offenen Ductus Botalli* ist charakteristisch der fast regelmäßige Anstieg des diastolischen Druckes nach der Unterbindung. Da nach dieser Operation die Kreislaufsituation wesentlich günstiger ist als vor der Operation, ist es selten nötig, postoperativ Sauerstoff zu verabreichen. Ebenso ist die Gabe von Blut nur in Ausnahmefällen notwendig.

Besondere Probleme stellt die Anaesthesie bei der *Pulmonalstenosesprengung*. Die Patienten sind cyanotisch, haben einen hohen Hämoglobingehalt und eine hohe Erythrocytenzahl. Die Sauerstoffreserve ist gering. Bei diesen Kindern warnen Leigh und Belton vor einer präliminaren Pneumothoraxbehandlung. Mit der Zufuhr von Blut muß besonders zurückhaltend verfahren werden. Postoperativ beobachtet man häufig Blutdruckabfälle, die zumeist auf eine akute Rechtsinsuffizienz zurückgeführt werden können. Die Zufuhr großer Mengen von Blut in dieser Situation führt sehr leicht zum akuten Rechtsversagen.

Bei der Operation der *Mitralstenose* ist die Gefahr der Embolie gegeben, da im linken Herzohr in einem hohen Prozentsatz ausgedehnte Thromben zu finden sind. Während der Sprengung der Klappe treten fast regelmäßig Extrasystolen auf. Der in die Mitralklappe eingeführte Finger soll nicht länger als 4 Herzschläge verweilen, da diese Maßnahme einem kurz dauernden Kreislaufstillstand gleichkommt. Das Einführen kann jedoch unbedenklich mehrfach wiederholt werden (s. auch Zürn, Lehrbuch der Anaesthesiologie). Im fortgeschrittenen Stadium der Krankheit findet man häufig eine durch den hohen Druck im kleinen Kreislauf entstandene Lungenfibrose. Es ist daher auf einen hohen Sauerstoffanteil im Atemgas zu achten. In schweren Fällen kann die Verabreichung von reinem Sauerstoff notwendig werden.

Papper und McDermott empfehlen bei der *Fallotschen Tetralogie* zur Operationsvorbereitung einige Tage vor der Operation Aderlässe von 50—250 cm³, um die Polyglobulie zu vermindern. Die Autoren füllen den Kreislauf anschließend mit Plasmainfusionen wieder auf. Zürn empfiehlt, die Kinder schon 1 Std vor Operationsbeginn in ein Sauerstoffzelt zu bringen. Zur Prämedikation wird von ihm und anderen Morphin in einer Dosierung von 1 mg/Lebensjahr verwendet. Eigentümlicherweise vertragen diese Patienten Morphin in relativ hoher Dosis gut, ohne mit einer stärkeren Atemdepression zu reagieren. Die eintretende Beruhigung führt zu einer objektiven Verbesserung des Allgemeinzustandes. Die Bronchialsekretion ist abgeschwächt, die vagalen Reflexe gedämpft. Die Anwendung von Curare während der operativen Phase wird von McQuiston als nachteilig geschildert, da hierdurch die angestrengten Atembewegungen, die als Warnzeichen bei Hypoxie gelten, unterdrückt werden. Bei leichter Hyperventilation verschafft jedoch die Curaremedikation dem Operateur ein wesentlich ruhigeres Operationsfeld, wodurch wiederum die Anastomosenaht exakter gelegt werden kann. Zudem muß, wenn das oben genannte Warnzeichen auftritt, der Eingriff ohnehin so oder so beendet werden, da während der Herstellung der Anastomose die Gefäßklemmen nicht geöffnet werden können. Mit der Zufuhr von Blut muß bei der Fallotschen Tetralogie sehr vorsichtig verfahren werden, da nach der Öffnung der Anastomose die meist hochgradige Polyglobulie eher schädlich als nützlich ist. Als günstig hat sich die Verabfolgung von 300—400 cm³ 5%iger Glucoselösung erwiesen. Nach der Operation verbleiben die Kinder in den ersten Stunden in einem Sauerstoffzelt mit einem Gehalt von 40% Sauerstoff. Sobald wie möglich ist oral Flüssigkeit zuzuführen.

Die Thoraxeröffnung bei der *Aortenisthmusstenose* geht wegen der oft ausgedehnten Anastomosen zwischen der Mammaria interna und Intercostalarterien mit einer starken Blutung einher. Der Blutverlust muß schon während der Thoraxeröffnung ausgeglichen werden. Kurz vor der Abklemmung der Aorta ist die Blutzufuhr zu drosseln, um nicht eine weitere Blutdruckerhöhung in der oberen Körperhälfte heraufzubeschwören. Die Öffnung der Gefäßklemme soll nur ganz langsam erfolgen, damit es durch Versacken des Blutes in der unteren Körperhälfte nicht zu einem stärkeren Blutdruckabfall kommt. Die Infusion ist während dieser Phase der Operation zu beschleunigen. Zürn empfiehlt die Anwendung von blutdrucksenkenden Pharmaka kurz vor dem Abklemmen der Aorta und von Sympathicomimetica nach der Anastomosenöffnung.

Bei der *Concretio pericardii* besteht meistens durch ringförmige Einengung der Einmündungsstelle der großen Venen eine venöse Stauung. Wenn die Krankheit länger als 1 Jahr besteht, ist mit einer Atrophie des Herzmuskels zu rechnen. Nach der Befreiung des Herzens aus seinem Panzer kommt es dann leicht zu einer irreversiblen Dilatation. Wegen der Gefahr der weiteren Blutrückstromhemmung ist möglichst keine intermittierende Überdruckbeatmung anzuwenden, sondern Wechseldruckbeatmung. Selbstverständlich müssen immer größere Mengen von Citratblut bereitgestellt werden, da es beim Ablösen der Kalkschalen leicht zu Einreißen der Herzmuskulatur kommen kann. Die Zufuhr von Blut muß jedoch unter größter Zurückhaltung erfolgen. Die von einigen Autoren empfohlene Anwendung von Phenothiazinderivaten zur Dämpfung von vegetativen Reflexen halten wir für überflüssig.

(Die Anaesthesie bei intrakardialen Eingriffen in Hypothermie wird im Kapitel Herzchirurgie abgehandelt.)

Eine eigene Gruppe von Problemen bieten Kinder mit Bronchiektasen oder Lungenabscessen, sog. feuchte Lungenfälle. Während uns beim Erwachsenen die Bronchusblockade mit Bronchusblockern oder Doppellumenkathetern zur Verfügung steht, läßt die Kleinheit des kindlichen Bronchialsystems solche Maßnahmen nur in Ausnahmefällen zu. Dibold beschrieb einen kleinen Bronchusblocker, der auch bei kleineren Kindern unter bronchoskopischer Sicht in den erkrankten Bronchus eingeführt werden kann und einen äußeren Durchmesser von nur 2,5 mm hat. Bei Kindern unter 6 Jahren bildet der Verlust von 2,5 mm lichter Weite der Trachea schon einen bedenklichen Zuwachs des Atmungswiderstandes. Wir halten es daher bei kleinen Kindern für besser, durch präoperative „Lagerungsdrainage" und krankengymnastische Maßnahmen die Sekretmenge zu verringern und zur Intubation einen normalen Trachealkatheter zu verwenden, durch den während des Eingriffes häufig Sekret abgesaugt wird. Nach dem 7. Lebensjahr kann zur Abdichtung die sog. Crafoordsche Tamponade benutzt werden (Abb. 37). Bronchoskopisch wird ein an einem Seidenfaden befestigter Tupfer in den zu blockierenden Hauptbronchus eingeführt, welcher entweder durch den eröffneten Bronchus oder nach der Operation durch Ziehen am Faden entfernt

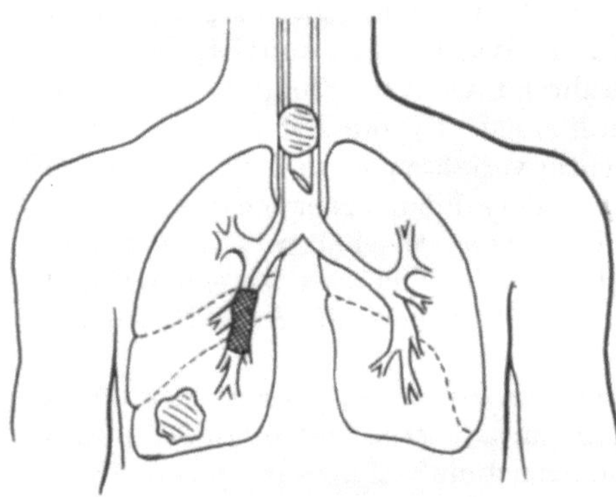

Abb. 37. Bronchusblockierung durch Gazetampon nach CRAFOORD

werden kann. Wird eine Bronchusblockade nicht vorgenommen, so kann das Überlaufen von Sekret vom kranken in den gesunden Lungenflügel durch eine entsprechende Lagerung verhütet werden. Nach ROSENTHAL ist es günstig, bei rechtsseitiger Lagerung den Oberkörper so weit zu senken, daß der rechte Hauptbronchus nach abwärts geneigt verläuft. In linker Seitenlagerung ist dieser Effekt nicht leicht zu erzielen, da der linke Hauptbronchus in einem Winkel von 40—45° abzweigt. Der Oberkörper müßte hierzu sehr tief gesenkt werden. In dieser Stellung wäre aber ein intrathorakaler Eingriff nicht möglich. Er rät daher in diesem Falle, den Oberkörper so weit zu heben, daß der kranke Hauptbronchus nach abwärts verläuft. Das Überlaufen aus dem rechten Bronchus wird durch wiederholtes Absaugen während der Operation vermieden.

Da heute bei der Operation der *Oesophagusatresie* wegen des besseren Zuganges im allgemeinen der transpleurale Weg gewählt wird, ist die endotracheale Intubation unumgänglich. Eine Prämedikation ist nicht unbedingt erforderlich. Wenn eine Austrocknung der Gewebe besteht, sind subcutane Infusionen von Kochsalz und Glucoselösungen, kombiniert mit Vitamin K und C, angezeigt. Als günstig hat sich die präoperative Gabe von Sauerstoff in einem Zelt erwiesen. Zu vermeiden ist die Applikation durch eine Maske unter Überdruck, was leicht über die tracheooesophageale Fistel zu einer Magenblähung führt. Unmittelbar vor der Operation wird in Lokalanaesthesie eine Beinvene freigelegt und eine Tropfinfusion mit 5%iger Glucoselösung angeschlossen. Die Intubation erfolgt am besten ohne Narkose. Die Kehlkopfreflexe sind bei Neugeborenen nur schwach. Das Kind gewöhnt sich schnell an den Fremdkörper. Die Einleitung mit der bei Säuglingen üblichen Äthernarkose hat sich bei den Kindern mit Oesophagusatresie nicht bewährt. Durch das Husten und Pressen kann es leicht zu einem Übertritt von Oesophagusinhalt ins Bronchialsystem kommen.

Die Intubation soll möglichst ohne Verletzung der Schleimhaut des Kehlkopfes vorgenommen werden. Jede Traumatisierung kann zu einem Kehlkopfödem führen. Magill-Deming oder Plastiktuben in den Stärken Charrière 11—14 sind in gleicher Weise geeignet. Da der kindliche Kehlkopf leicht nach vorn gekantet ist, müssen die Katheter kurz vor ihrem trachealen Ende eine Krümmung besitzen.

Das Leigh-, Stephen-, Slater-Ventil hat sich bei uns ebenso bewährt wie die modifizierte Methode nach AYRE. Die Narkose kann mit einem Cyclopropan-Sauerstoffgemisch (15%) oder mit Äther-Sauerstoff aufrechterhalten werden. Während der Herstellung der Anastomose hat sich die Gabe von 0,5—1,0 mg Curarin bewährt. Die Naht ist dann nicht den manchmal störenden Zwerchfellkontraktionen ausgesetzt. Bis zur Eröffnung des Thorax soll der Säugling spontan atmen. Erst wenn die Pleurahöhle eröffnet ist, wird auf kontrollierte, intermittierende Überdruckbeatmung mit möglichst geringen inspiratorischen Drucken übergegangen. Größte Sorgfalt ist auf die Freihaltung der Luftwege zu legen. Bei der oft schon bestehenden Pneumonie führt schon eine geringe Menge von Sekret im Bronchialbaum zur Hypoxie. Am besten geeignet zur Bronchialtoilette sind weiche Plastikkatheter, die in verschiedenen Stärken bereitliegen sollen (Abbildung 38). Jeder Blutverlust soll möglichst schon während des Eingriffes ersetzt werden. Man muß sich immer wieder vor Augen halten, daß ein Blutverlust von 1 cm³ beim Neugeborenen einem solchen von 18 cm³ beim Erwachsenen entspricht. Die Geschwindigkeit der Infusion soll 3 cm³/min nicht überschreiten, da

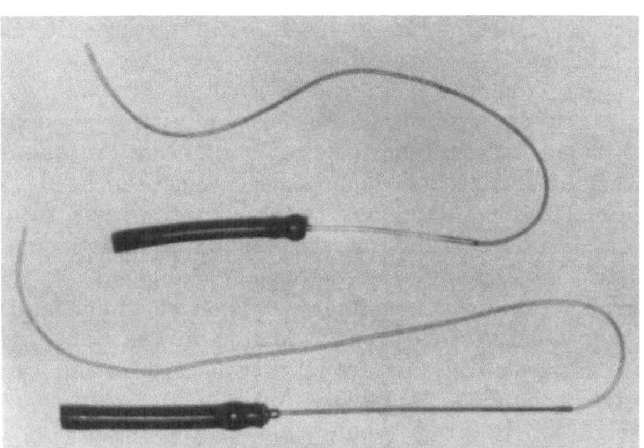

Abb. 38. Weiche Plastikkatheter zur Sekretabsaugung aus dem Bronchialbaum von Säuglingen

es sehr leicht zu einer Überlastung des rechten Herzens kommt. So verloren wir ein Kind unmittelbar nach der Operation, als nach einem entsprechenden Blutverlust etwa 100 cm³ Citratblut in einem Zeitraum von 30 min in den Sinus occipitalis infundiert wurden.

Nach Verschluß der Thoraxwunde wird in der Göttinger Klinik stets eine Saugdrainage für die Dauer von 3—4 Tagen angelegt. Der Verband ist wegen der möglichen Behinderung der Thoraxexkursionen klein zu halten. In den ersten Stunden nach der Operation wird das Kind in ein Sauerstoffzelt oder besser in einen Inkubator gebracht. Auch postoperativ ist auf Sekretanhäufung in den Luftwegen zu achten und regelmäßig abzusaugen. Einige Autoren empfehlen die routinemäßige bronchoskopische Absaugung, die gegebenenfalls mehrfach wiederholt werden soll. Kochsalzinfusionen sind zu vermeiden, da Säuglinge leicht mit Fieber und Ödemen reagieren. Die Säuglingsniere ist nach MARIOTT, McCANCE und YOUNG schon unter günstigen Bedingungen nur begrenzt in der Lage, NaCl auszuscheiden. Die Kochsalzausscheidung ist in der postoperativen Phase weiter herabgesetzt. Es ist daher günstiger, 5%ige Glucoselösung zuzuführen. Die in 24 Std zugeführte Menge soll sich zwischen 60 und 120 cm³/kg bewegen. Die orale Flüssigkeitsaufnahme beginnt am 3.—4. Tage.

d) Die Anaesthesie in der Abdominalchirurgie

In keinem anderen Gebiet der Chirurgie gehen die Ansichten über die Art des Anaesthesieverfahrens so weit auseinander wie in der Abdominalchirurgie. Der Erfahrene wird mit mehreren Methoden zum gleichen Ziel kommen. Nach

Berücksichtigung der pathophysiologischen Gegebenheiten werden die Gewohnheit und die technischen Möglichkeiten den Ausschlag geben.

Von entscheidender Bedeutung für den störungsfreien Verlauf wird bei toxischen, dehydrierten Kindern die prä- und postoperative Behandlung sein. Proteinmangelzustände mit herabgesetzter Darmmotilität, Vermehrung der interstitiellen Flüssigkeit und Gefahr des Lungenödems, herabgesetzter Leberfunktion mit gesteigerter Empfindlichkeit gegenüber Narkotica (Hugill; Miller und Whipple) und größerer Schockgefährdung (Uhl u. Mitarb.) müssen vor dem Eingriff, wenn irgend möglich, ausgeglichen werden. Die Empfindlichkeit gegenüber Curare ist bei Kaliummangelzuständen erheblich heraufgesetzt (Dripps; Li u. Mitarb.).

Jede Operation, bei der Erbrechen auftreten kann, soll in endotrachealer Narkose vorgenommen werden. Eine dringende Indikation zur Intubation besteht bei allen Ileuszuständen.

Wenn die letzte Nahrungsaufnahme vor weniger als 4 Std vor Narkosebeginn erfolgte, ist der Magen auszuhebern, es sei denn, die Krankheitssituation läßt einen Aufschub der Operation zu. Eine Ausnahme machen hochakute Notfälle und kurz dauernde Lachgasnarkosen, die nicht über das Rauschstadium hinaus geführt werden, wenn das Instrumentarium zur Intubation in greifbarer Nähe liegt und die Anwendung von Sauerstoff und Sauggeräten möglich ist.

In den ersten 6 Lebenswochen genügt es bei manchen Bauchoperationen Lokalanaesthesie mit geringen Mengen von Lachgas (1:1) und Äther zu kombinieren. Oberniedermayr verwendet in der Bauchchirurgie des Säuglingsalters fast ausschließlich die Intubationsnarkose, wenn es sich um länger dauernde Eingriffe handelt (mündliche Mitteilung).

Meyer-Burgdorff empfiehlt örtliche Betäubung. Zur Ablenkung wird dem Kind ein in Zuckerlösung getauchter Tupfer in den Mund gesteckt. Nach dem 1. Lebensjahr beginnt die Indikation zur rectalen Narkoseeinleitung. Nach dem 10. Jahr macht die intravenöse Einleitung im allgemeinen keine Schwierigkeiten. Zur Weiterführung der Narkose eignet sich in den meisten Fällen Lachgas-Äther. Muskelrelaxantien dürfen bei Kindern nicht ohne endotracheale Intubation angewendet werden, da die Intercostal- und Zwerchfellmuskulatur sehr unterschiedlich reagiert. Oft genügen schon relativ sehr kleine Dosen, um eine sehr starke Atemdepression hervorzurufen. Eine empfehlenswerte Hilfe zur Erleichterung der Peritonealnaht und Verhütung des postoperativen Erbrechens ist die intraoperative Entleerung des Magens mittels einer Nasensonde. An einer Reihe von Kliniken wird die Magenentleerung bei Säuglingen routinemäßig am Ende einer jeden Operation vorgenommen.

10. Komplikationen während der Allgemein-Narkose

Entsprechend der Häufigkeit ihres Auftretens sollen die Komplikationen von seiten des Respirationstraktes zuerst besprochen werden, danach diejenigen des Zirkulations-, des gastrointestinal- und neuromuskulären Systems.

a) Respiratorische Komplikationen

Die häufigste Ursache von Cyanose ist eine Verlegung der Atemwege. Große Tonsillen, die Epiglottis, das Gaumensegel oder der Zungengrund können sich dem Luftstrom in den Weg legen. Bei Entspannung der Muskulatur kommt es leicht durch Rückfall des Unterkiefers zu einem Anlegen der Zunge an die hintere Rachenwand. So entsteht ein Ventilmechanismus, der wohl eine Exspiration zuläßt, die Inspiration aber mehr oder weniger behindert. Es läßt sich durch

den Esmarch-Heibergschen Handgriff der Kiefer so vorziehen, daß die Atemwege
frei werden. Zu beachten ist, daß gleichzeitig der Mund etwas geöffnet wird.
Sollte diese Maßnahme nicht zum Ziel führen, so beseitigt oft der Guedelsche
Rachentubus die Obstruktion. Der Tubus darf jedoch nicht im Stadium I eingeführt werden, da die Würg- und Brechreflexe in diesem Stadium noch nicht
erloschen sind. Zu einem teilweisen Verschluß der Glottis kommt es leicht,
wenn der Oropharyngealtubus zu früh eingeführt wird oder das Inhalations-
narkoticum, insbesondere Äther, zu schnell anflutet. Es entsteht dann das sog.
High pitched crowing sound, ein hochfrequentes inspiratorisches Juchzen. In
der Regel hört dieses unangenehme Geräusch nach Applikation von Sauerstoff
und Vertiefung der Narkose auf. In besonders irritablen Fällen beseitigt selbst
tiefste Narkose diesen Zustand nicht. Wenn die Ventilation erheblich beeinträchtigt ist, hilft hierbei nur die endotracheale Intubation.

Die im Ausland vielfach angewendeten Nasopharyngealtuben können wegen
der Gefahr der oft recht beträchtlichen Blutungen aus der Nasenschleimhaut
oder dem adenoiden Gewebe nicht empfohlen werden.

Eine zu geringe Dosis Atropin oder Scopolamin zur Prämedikation oder die
zu späte Injektion führen gelegentlich zu einer starken Schleimproduktion
in den Luftwegen. Die Verschleimung kann so stark sein, daß schwere Cyanosen
auftreten. Je jünger das Kind, um so sorgfältiger muß auf das Vorhandensein
von Sekret in den Atemwegen geachtet werden. In schweren Fällen, wenn es
nicht gelingt, durch nasotracheales Absaugen die Luftwege freizuhalten, muß
die endotracheale Intubation vorgenommen werden. Eingedickter Schleim ist
postoperativ oft die Ursache für die Okklusionsatelektasen, die leicht zu
Bronchopneumonien Anlaß geben. In der Regel genügt es schon, die Narkose
zu vertiefen, um die Schleimproduktion einzudämmen.

Bei kleinen Kindern sind die pharyngealen, laryngealen und trachealen
Reflexe wesentlich leichter auszulösen als im Erwachsenenalter. Besonders
gefürchtet ist der Laryngospasmus, der gern auftritt, wenn in zu flacher Narkose
Intubationsversuche unternommen werden, wobei die reflexogenen Zonen am
Kehlkopfeingang gereizt werden. Es sind tödliche Laryngospasmen mit reflek-
torischem Atemstillstand beschrieben worden. Jede Hypoxie verursacht eine
erhöhte Reflexbereitschaft und bei Zunahme des Muskeltonus auch eine vermehrte
Anspannung der Kehlkopfmuskeln. Durch die angespannten Stimmbänder wird
die Atmung stridorös, die Ventilation wird dadurch weiter behindert, was wiederum
zu einer stärkeren Hypoxie führt. In solchen Situationen genügt schon das Einführen des Laryngoskops, um einen Laryngospasmus auszulösen. Es ist daher
günstig, bei dem Auftreten von stridoröser Atmung kurz vor der Intubation
Sauerstoff zu verabfolgen, wodurch die Reflexerregbarkeit herabgesetzt wird.
Bei einem manifesten Laryngospasmus darf mit konservativen Maßnahmen
nicht zuviel Zeit vertan werden. Wenn nicht die Möglichkeit der sofortigen
intravenösen Gabe von kurz wirkenden Muskelrelaxantien vorhanden ist, darf
man nicht mit Gewalt versuchen, einen Katheter durch den Kehlkopf zu bohren.
Hier hilft nur die schnell ausgeführte Coniotomie.

Bronchospasmus tritt bei Kindern weniger häufig auf als bei Erwachsenen,
er ist jedoch oft zu beobachten, wenn saurer Mageninhalt aspiriert wurde.

Diffusionsstörungen stellen sich regelmäßig ein, wenn ein Lungenödem entsteht. In solchen Situationen gilt es einerseits die Ursache des Ödems soweit wie
möglich zu beheben, andererseits soviel Ödemflüssigkeit wie möglich abzusaugen
und unter leichtem Überdruck Sauerstoff zu applizieren.

Ein vermehrter Systemwiderstand wird in gewissem Grade schon durch
jede endotracheale Intubation hervorgerufen. Erheblich ansteigen kann dieser

durch ein teilweises Abknicken des Katheters im Rachen. Darüber wurde ausführlicher bei der Beschreibung der Narkosesysteme berichtet.

Jede durch Narkotica bedingte Einschränkung der Respiration wird zu einer Frequenzsteigerung der Atmung führen, solange das Atemzentrum noch auf CO_2 anspricht. Das Zuführen von Kohlensäure mit der Atmungsluft bei Atemstillständen infolge Überdosierung von Narkotica ist nicht nur nutzlos, sondern auch schädlich, da die Erregbarkeit des Atemzentrums gegenüber CO_2 bei Überdosierung erlischt (s. auch Ressel und Vogel) und durch die mangelnde Belüftung ohnehin schon eine CO_2-Akkumulation im Organismus besteht.

Schmerzreize in flachen Narkosestadien führen sowohl zu einer Steigerung der Atemfrequenz als auch zu einer Atemvolumensteigerung. Je jünger das Kind, um so eher erlöschen die schmerzreflektorisch bedingten Atmungsveränderungen.

Zu geringer Sauerstoffgehalt in den Narkosegasen führt über die Chemoreceptoren des Glomus caroticum (Heymanns) zunächst zu einer Frequenzsteigerung, schließlich zu Unregelmäßigkeiten und Atemstillstand.

Während der Einleitung mit Äther bei kleinen Kindern tritt bei zu schneller Anflutung des Narkoticums durch Reizung der Trigeminusfasern in der Nasenschleimhaut ein reflektorischer Atemstillstand auf, der unabhängig von der arteriellen Sauerstoffsättigung ist. Es genügt hierbei, die Maske zu lüften und die Ätherkonzentration zu verringern. Bei Kindern mit guter Atropinisierung ist diese Komplikation sehr selten. Ganz allgemein sind im Kindesalter Atemstillstände viel häufiger als beim Erwachsenen. Der Säugling verändert alle Augenblicke seine Atemfrequenz und Atemtiefe. Kurz dauernde apnoische Phasen nach vorheriger kurzer Hyperventilation sind nichts Außergewöhnliches. Da bei manchen Kindern die Narkosebreite sehr gering ist, muß bei Atemstillständen immer an eine Überdosierung von Narkoticum gedacht werden. Alle Apnoezustände, die länger als 30 sec andauern, sind durch passive Beatmung mit Sauerstoff zu behandeln. Durch festes Aufpressen der Maske und intermittierenden Druck auf den Atembeutel gelingt es fast immer, einen ausreichenden Ventilationseffekt zu erzielen.

Die Aspiration von Erbrochenem ist eine wesentlich häufigere Komplikation, als weithin angenommen wird. Beecher konnte durch präoperatives Einbringen von Farben in den Magen nachweisen, daß 25 % aller Narkotisierten Mageninhalt aspirieren.

Besonders gefährdet sind Kinder mit Ileuszuständen. Hier bietet selbst die präoperative Magenausheberung keinen genügenden Schutz, da während der Narkoseeinleitung Dünndarminhalt in den Magen nachfließen kann. Bei intravenöser Einleitung und Anwendung eines Muskelrelaxans kommt es bei Ileuszuständen durch Erschlaffung der Kardia zu einer Regurgitation von Mageninhalt. Die hochfließenden Massen können so groß sein, daß der Mund-Rachenraum überflutet wird und eine Intubation nicht vorgenommen werden kann. Wenn es in dieser Situation nicht gelingt, durch einen starken Sauger das Fremdmaterial zu entfernen, schwebt der Patient in größter Erstickungsgefahr. Es empfiehlt sich daher in solchen Fällen, die eingeführte Magensonde nicht zu entfernen, sondern durch eine Hilfsperson den Magen auch während der Narkoseeinleitung absaugen zu lassen.

Zustände von Hyperpnoe mit einer Atemfrequenz von über 100/min ist bei Säuglingen keine Seltenheit, insbesondere bei Verwendung von Äther zur Anaesthesie. Äther ruft in flachen Narkosestadien eine Erregbarkeitssteigerung des Atemzentrums im Sinne von Gesell, Loeschke u. a. hervor. Eine erhebliche Atemfrequenzsteigerung bringt jede Kohlensäureakkumulation mit sich. Bei Verwendung von Masken bei kleinen Kindern kommt es infolge des vergrößerten Totraumes sehr leicht zu einer ungenügenden CO_2-Eliminierung. Es muß daher ständig Fremdgas zugeführt werden, um den Maskenkörper mit CO_2-freiem Gas auszuwaschen. Bei der Schimmelbusch-Maskennarkose kann durch Einsetzen eines sog. Mundhakens oder eines Schlauches Sauerstoff verabfolgt werden. Der Gaszufluß soll mindestens die Hälfte des entsprechenden Ventilationsvolumens betragen. Auch beim Vorhandensein einer metabolischen Acidose kann die Atemfrequenz gesteigert sein. LEIGH und BELTON empfehlen eine Antiacidoselösung nach BOURNE und STEHLE, die aus 2,5 g Kaliumcarbonat, 9 g Na_2HPO^6 und 1000 g H_2O besteht. Die Lösung wird rectal in einer Dosierung von 20 cm³/kg appliziert.

Außerordentlich störend für den Operateur kann Singultus sein, der häufig bei Operationen im Oberbauch auftritt. Es handelt sich hierbei um ruckartige Zwerchfellkontraktionen, die keine Beziehungen zum normalen Atemrhythmus haben. Wir finden diese Komplikation vorwiegend in flachen Narkosestadien und bei geringgradiger Curarisierung. Für die Behandlung von Singultus ist es wesentlich, daß schon während des 2. oder 3. Schlages Gegenmaßnahmen ergriffen werden. Wenn der Reflex erst gebahnt ist, gelingt es nur sehr schwer, diese Komplikation zu beseitigen. Vielfach hört der Singultus auf, wenn der bisherige Atemrhythmus unterbrochen und die Atmung für 10 sec in Inspirationsstellung angehalten wird. Danach ist die Beatmung inspirationsbetont vorzunehmen. Durch das erhöhte Lungenvolumen wird die Inspirationstendenz abgeschwächt (HERING, BREUER, HESS). Bei dieser Behandlungsform ist sorgfältig auf den Kreislauf zu achten, da jede intrapulmonale Drucksteigerung zu einer venösen Rückflußbehinderung führen kann. Manchmal läßt sich durch Änderung der Narkose der Reflex durchbrechen, z. B. durch kurzzeitigen Übergang von intravenöser Narkose auf Inhalationsnarkose oder durch Umschaltung auf reinen Sauerstoff. Gelegentlich führt die intravenöse Verabfolgung kleiner Dosen von Atropin zum Erfolg. Beim intubierten Patienten können schließlich große Dosen von Muskelrelaxantien die Zwerchfelltätigkeit ausschalten. Allein schon die Vielzahl der angegebenen Behandlungsmethoden beweist, daß es eine ursächliche Therapie des Singultus noch nicht gibt.

b) Komplikationen des Kreislaufsystems

Die klinischen Zeichen einer Kreislaufdepression im Kindesalter sind: feuchte, kalte Haut, Blässe, verlängerte Capillarfüllungszeit, herabgesetzter Blutdruck. Die frühesten Zeichen sind: kalte Hände und Füße mit leichter Akrocyanose. Als Ursache dafür während der Anaesthesie kommt am häufigsten eine periphere Vasoconstriction als Ausdruck einer Zentralisation oder ein herabgesetztes Herzminutenvolumen aus mannigfaltiger Ursache in Betracht. Der Anaesthesist sollte sein Augenmerk auf 2 Hauptursachen richten:

1. Auf das chirurgische Trauma, worunter der weiter gefaßte Begriff der Stressreaktion (SELYE) fällt, und den Blutverlust.

2. Auf die Möglichkeit einer Kreislaufschädigung durch die Anaesthesie.

Die pathophysiologischen Veränderungen beim Schock sollen hier nicht besprochen werden.

Die häufigste Ursache bei Narkosetodesfällen im Säuglingsalter ist Anoxie. Das Auftreten von Cyanose ist ein sicheres Zeichen von Hypoxie. Diese tritt nur auf, wenn 5—6 g reduziertes Hämoglobin in 100 cm³ Blut vorhanden sind (GROSSE-BROCKHOFF). Bei einem Säugling mit einem normalen Hämoglobingehalt bedeutet das eine arterielle Sauerstoffsättigung von 70—75%, also etwa 20—25% weniger als die normale arterielle Sättigung. Cyanose während Anaesthesie ist immer ein behandlungsbedürftiger Zustand. Der Säugling ist ohnehin mit seiner Sauerstoffversorgung wesentlich schlechter daran als der Erwachsene, denn für einen Sauerstoffverbrauch von 7,8 cm³/kg/min gegenüber 3,9/kg/min beim Erwachsenen steht ihm nur etwa ein Drittel der Atemfläche je Kilogramm zur Verfügung. Der Ausgleich erfolgt durch die Tachypnoe und das relativ größere Herzminutenvolumen. Ein Neugeborenes von 3500 g wird 27,3 cm³ O_2/min aufnehmen. Bei einem RQ von 0,85 müssen 23,2 cm³ CO_2 ausgeschieden werden. Dafür sind bei einem alveolären CO_2-Gehalt von 6% 385,7 cm³ alveoläre Belüftung nötig. Das bedeutet, daß es bei einem Atemvolumen von 20 cm³ und einem Totraum von 14 cm³ 64 Atemzüge je Minute machen muß, um den alveolären CO_2-Druck auf 40 mm Hg zu halten.

Die Widerstandskraft des kindlichen Organismus gegenüber Sauerstoffmangel ist relativ sehr groß. Sie scheint in Zusammenhang zu stehen mit der dauernden Hypoxie während des Fetallebens. Möglicherweise spielt hierbei unter anderem die stark entwickelte und später involvierende Nebennierenrinde eine Rolle, wofür die Beobachtung spricht, daß die Involution beim blausüchtigen Kinde ausbleibt.

Die Behandlung der Kreislaufdepression hat die Behebung ihrer Ursachen zum Ziel. Eine zentrale Stellung nimmt in der Schocktherapie die Auffüllung des Gefäßsystems ein. Wichtig ist, daß ein möglichst gleichwertiger Ersatz des verlorenen Blutes schon während des Blutverlustes vorgenommen wird. Erst an zweiter Stelle steht die Behandlung mit vasoconstrictorischen Mitteln. Bei der Verabfolgung von Analeptica und Analgetica zur Schockbekämpfung ist im Kindesalter Zurückhaltung geboten. Bei jeder Kreislaufdepression ist die Gabe von hochprozentigem Sauerstoff angezeigt.

Herz-Kreislaufstillstand

Mit der Zunahme der intrathorakalen Eingriffe hat auch die Zahl der Herzstillstände zugenommen. Snyder und Chaffin gaben die Häufigkeit von Herzstillständen bei Herzoperationen mit 5—7% an.

Man unterscheidet beim Herz-Kreislaufstillstand zwischen einem *primären*, durch ein Versagen des Herzens selbst bedingten, und einem *sekundären*, durch Versagen des peripheren Kreislaufes hervorgerufenen. Als Ursache für einen primären Herzstillstand kommen folgende Faktoren in Frage: Hypoxämie kann über eine Adynamie des Herzmuskels und einer Sensibilisierung des N. vagus einen Herzstillstand auslösen. Kohlensäureretention verzögert die Überleitung und führt über eine extreme Bradykardie zum Herzstillstand. Beim posthyperkapnischen Phänomen kommt es bei zu schneller Beseitigung einer Hyperkapnie zu Kammerflimmern. Die Ursache liegt offenbar in einer durch die Hyperkapnie ausgelöste Hyperkaliämie (Young, Sealy, Harris, Botwin). Eine Erniedrigung des p_H unter 7,0 löst einen Herzblock aus (Andrus, Carter).

Reize vom Magen-Darm- oder Respirationstrakt können über das Vaguszentrum zur Asystolie führen (vago-vagaler Reflex). Reizung besonders empfindlicher reflexogener Zonen im Bereich des Carotissinus, der Aorta oder der Pulmonalarterien ist in der Lage, eine erhebliche Bradykardie und Stillstand auszulösen.

Chloroform und Chloräthyl führen gelegentlich bei der Einleitung der Narkose über eine Coronarconstriction zu einem Herztod (weiße Asphyxie, Sekundenherztod, Synkope). Zu schnelle Injektion von Barbituraten ist wegen ihrer parasympathicomimetischen Wirkung gefährlich. In hoher Konzentration rufen Cyclopropan und Isopropylchlorid Herzmuskelschädigungen, Reizleitungsstörungen und Kammerflimmern hervor. Jedes Narkoticum führt bei Überdosierung zu einer Lähmung des Atem- und Vasomotorenzentrums und schließlich zum Herzstillstand.

Besonders gefährdet sind Kinder mit Herzerkrankungen. Schon kleine Störungen im blutchemischen Gleichgewicht können einen Herzstillstand auslösen.

Entscheidend für den Ausgang eines Herzstillstandes ist die Zeit zwischen seinem Eintritt und dem Beginn der Behandlung. Mit dem Überschreiten der 5 min-Grenze wird die Aussicht auf ein Weiterleben ohne cerebrale Anoxieschäden sprunghaft schlechter (COLE). Die klinische Diagnose ist relativ einfach zu stellen. Das Kind wird plötzlich grau-blau, die Pupillen werden weit. Der Puls ist nicht tastbar, die Herztöne nicht hörbar, die Atmung setzt aus. Schwierig ist klinisch die Differenzierung zwischen dem sog. schwachen Herz mit eben noch wahrnehmbaren Kontraktionen und Kammerflimmern oder Asystolie.

Zur Behandlung des Herzstillstandes müssen die folgenden Maßnahmen so schnell wie möglich, am besten gleichzeitig vorgenommen werden: *Kopftieflagerung, endotracheale Intubation, Sauerstoffbeatmung* und *Freilegung des Herzens zur Herzmassage*. Mit intrakardialen Injektionen von Adrenalin oder Procain sollte man sich nach meiner Meinung nicht aufhalten, obwohl der Versuch, mit 0,5 mg Adrenalin intrakardial im allgemeinen empfohlen wird. Wenn das Herz frei liegt, wird die weitere Behandlung von den Gegebenheiten bestimmt. Bei Asystolie wird zusätzlich zur Herzmassage Adrenalin 0,1—0,5 mg und nach einigen Minuten Calciumchlorid 10%ig, 1—5 cm³ intrakardial injiziert. Sehr günstige Erfolge hat hierbei die intraarterielle Transfusion aufzuweisen (GÜTGEMANN, NISSEN, SCHOSTOK). Bei *Kammerflimmern* wird elektrisch oder pharmakologisch defibrilliert. Die elektrische Defibrillierung kann in Einzel- oder Serienschocks vorgenommen werden, die pharmakologische durch Kaliumchlorid 7,5%ig, 1—5 cm³ intrakardial, in wiederholten Gaben. Nach der Defibrillation kann die Tonisierung des Herzmuskels wie bei der Asystolie mit Calciumchlorid erreicht werden. Bei Kammerflimmern oder hochgradiger Cyanose des Herzmuskels darf kein Adrenalin verwendet werden (GÜTGEMANN).

Zur Behandlung eines schweren Kollapses, der einen Herzstillstand vortäuscht, z. B. bei massivem Blutverlust, ist die intraarterielle Bluttransfusion sehr geeignet.

Wenn unter der Behandlung wieder ein regelmäßiger Herzschlag eingetreten ist, so darf die Herzmassage nicht sogleich wieder aufgegeben werden. Sie muß vielmehr noch 15—30 min die spontanen Kontraktionen unterstützen. Als weitere Maßnahmen kommen zur Tonisierung Strophantininjektionen, außerdem hohe Dosen von Vitamin B und C in Frage. Die Sauerstoffzufuhr ist über einige Stunden fortzusetzen, ebenso langsame Bluttransfusionen.

c) Gastrointestinale Komplikationen

Bei manchen Kindern entwickelt sich im Verlauf der Anaesthesie eine Magenerweiterung. Der Magen füllt sich in kurzer Zeit mit Luft und behindert durch Zwerchfellhochstand die Respiration. Die Ursache dieser Erscheinung ist noch nicht restlos geklärt. Bei einer Beatmung mit Überdruck durch eine Maske oder bei einem dauernden Luftschlucken während der Narkoseeinleitung ist der Entstehungsmechanismus leicht zu erklären. Eine extreme Blähung des Magens wird jedoch auch bei endotracheal intubierten Kindern beobachtet. Es ist daher empfehlenswert, nach jeder Operation einen Magenschlauch einzuführen und durch Kompression des Oberbauches evtl. vorhandene Luft entweichen zu lassen.

Die Aspiration von Mageninhalt ist eine gefürchtete Komplikation in der Notfallchirurgie. Eine sorgfältige Befragung der Angehörigen muß vorgenommen werden um herauszufinden, wie lange vor dem Unfall oder der plötzlichen Erkrankung die letzte Nahrung einverleibt wurde. Wenn seit der letzten Nahrungsaufnahme bis zum akuten Ereignis weniger als 4 Std verstrichen waren, muß der Magen entleert werden. Den Operationstermin hinauszuschieben, um eine natürliche Leerung des Magens abzuwarten, ist wenig sinnvoll, da nach einem Unfallschock die Magen-Darmtätigkeit oft zum Erliegen kommt. Es sind Fälle beschrieben worden, in denen über 9 Std nach dem Unfall der Magen mit Nahrung angefüllt war. Die sicherste Methode, den Magen zu entleeren, ist, Erbrechen hervorzurufen. Das kann geschehen durch Reizung der hinteren Rachenwand mit dem Finger oder durch Einführung eines dicken Magenschlauches. Das Problem des vollen Magens kann umgangen werden durch Anwendung von Spinal- oder Lokalanaesthesie.

d) Zentralnervensystem

Kinder mit einem Alter unter einem Monat sind weniger schmerzempfindlich als ältere Kinder. Es ist sicher, daß diese schon mit minimalen Dosen von Narkotica chirurgischen Maßnahmen ausgesetzt werden können. Es spricht manches dafür, daß die schmerzperzipierenden Zentren noch nicht ausgereift sind.

Das Nervensystem des Säuglings antwortet auf äußere Einwirkungen eher mit generalisierten Krämpfen als das des Erwachsenen. Als krampfauslösende Ursachen sind zu nennen: Hypoxie, CO_2-Akkumulation, Hyperthermie, Dehydratation, Störungen im Säure-Basen-Gleichgewicht, Prämedikation mit Atropin oder Scopolamin. Die Kompensationsfähigkeit des Kindes bei Einwirkung mehrerer Faktoren ist gering. In der Krampfprophylaxe ist es wichtig, alle die genannten Ursachen im Auge zu behalten und so viele Faktoren wie möglich zu eliminieren. Mit dem Eintreten von Krämpfen muß sofort Sauerstoff verabfolgt werden. Wenn möglich, ist die endotracheale Intubation vorzunehmen. Als krampflösende Pharmaka sind kurz wirkende Barbiturate zu nennen.

Literatur

ADRIANI, J.: The chemistry of anesthesia. Oxford: Blackwell scientific Publ. 1946. — ALAM, M.: Liberation of histamine from selectal muscle by curare. J. of Physiol. **95**, 148 (1939). — ANDRUS, E. C., and E. P. CARTER: The development and propagation of the excitory process in the perfused heart. Heart **11**, 97 (1924). — AYRE, P.: Endotracheal anesthesia for babies with special reference to harelip and cleft palate operations. Anesth. a. Analg. **16**, 330—333 (1937).

BINGLER, J. A., and W. O. McQUISTON: Body temperatures during anaesthesia in infants and children. J. Amer. Med. Assoc. **146**, 551—556 (1951). — BOOTHBY, BERKSON and DUNN: Amer. J. Physiol. **116**, 468 (1936).

COLE: Cardiac massage in the treatment of arrest of the heart. Arch. Surg. **64**, 175 (1952). — CRISPELL, L. S., and L. J. HAMPTON: Laryngeal edema complicating endotracheal anesthesia in children, casereports. Connecticut Med. J. **14**, 98—99 (1950). — CULLEN, S.: The clinical use of curare. Vortr. auf dem Meeting of Amer. Soc. of Anesthesiologists am 4. Nov. 1951 in Washington.

DARROW, D. C.: Body-fluid physiology: The role of potassium in clinical disturbances of body water and electrolytes. New England J. Med. **242**, 978—1014 (1950). — DENTON, R. L.: Zit. nach C. R. STEPHEN, Elements of pediatric anaesthesia. Springfield: Ch. C. Thomas 1954. — DIBOLD, E.: Narkoseprobleme bei Lungenoperationen im Kindesalter. Anaesthesist **4**, 75 (1955). — DODEK, S. M., and S. KATZMANN: Pentothal sodium as a rectal analgesic during labor. Med. Ann. Distr. Columbia **13**, 325 (1944). — DRIPPS, R. D.: Abnormal respiratory response to various „curare" drugs during surgical anesthesia: Incidence, etiology and treatment. Ann. Surg. **137**, 145—155 (1953). — DURSHORDWE, J. G.: Anesthesia in neurosurgery. Current. Res. Anesth. a. Analges. **21**, 61—74 (1942).

ECKENHOFF, J. W.: Some anatomic considerations of the infant larynx influencing endotracheal anesthesia. Anesthesiology **12**, 401 (1951). — EICHHOLTZ: Die Rectalnarkose mit E 107. Arch. klin. Chir. **148**, 94—95 (1927). — ELSBERG: Berl. klin. Wschr. **1910**, 957. — Med. Rec. **77** (1910). — Ann. Surg. **1911**.

Faulconer, A., and K. E. Latterell: Tensions of oxygen and ether vapor during use of the semi-open, air-ether method of anesthesia. Anesthesiology 10, 247—259 (1949). — Frey, R., O. Just u. E. v. Lüttichau: Der Bronchospasmus als Narkosekomplikation. Langenbecks Arch. u. Dtsch. Z. Chir. 286, 363 (1951). — Fuss u. Derra: Klin. Wschr. 1932. — Dtsch. Z. Chir. 236 (1933).

Georg: Amer. J. Surg. 31, 71 (1917). — Gillespie, Noel A.: Die Endotrachealnarkose. Theodor Oppermann 1953. — Gravenstein, J. S.: Über einen schonenden Narkosebeginn bei Kindern. Anaesthesist 1, 107—110 (1952). — Guedel, A.: Inhalation anesthesia. New York: Mac Millan Company 1937. — Gütgemann, A.: Herzstillstand und Wiederbelebung. Langenbecks Arch. u. Dtsch. Z. Chir. 273, 214—219 (1953).

Haglund, Göran: The semiopen technics in pediatric anesthesia. Acta chir. scand. (Stockh.) 102, 374—377 (1952). — Hering u. J. Breuer: Sitzgsber. Akad. Wiss. Wien, Math.-naturwiss. Kl. II 58, 909 (1868). — Hess, W. R.: Die Regulierung der Atmung. Leipzig: Georg Thieme 1951. — Hewer, A. J. H.: Anesthesie in neurosurgery. Acta neurochir. (Wien) 2, 319—333 (1952). — Heymanns, C.: Le sinus carotidien. Paris: Doin 1933. — Hügin: Die Grundlagen der Inhalationsnarkose. Basel: Benno Schwabe & Co. 1951. — Hugill, J. T.: Liver function and anesthesia. Anesthesiology 11, 567—588 (1950). — Hunter, A. R.: Die Schmerzbetäubung bei intrakraniellen Operationen. Anaesthesist 3, 65—69 (1954). — The present position of anesthesia for neurosurgery. Proc. Roy. Soc. Med. 45, 427—431 (1952).

Kamsler, P. M.: Laryngeal granuloma following endotracheal intubation. Current Res. Anesth. a. Analges. 32, 51—56 (1953). — Kern, E.: L'anesthesie general en neurochirurgie. Anesth. et Analg. 6, 96—100 (1947). — Kirschner: Ein neues Verfahren der Allgemeinbetäubung. Zbl. Chir. 1929, 1894. — Krawkow: Zit. nach Federow u. Jeremitsch, Über allgemeine Hedonalnarkose. Zbl. Chir. 1910, 316.

Lambert, E. H., and S. R. Rosenthal: Liberation of a histaminelike substance on stimulation of sympathetic nerves. Proc. Soc. Exper. Biol. a. Med. 44, 235 (1940). — Lasner, J.: Le metabolisme du potassium, ses modifications chez les operes. Cahiers d'Anesth. 1953, 5, 55—73. — Leigh, M. D., and M. K. Belton: Pediatric anaesthesia. New York: Macmillan & Co. 1949; 1951, S. 37. — Leigh, M. D., and H. A. Kester: Endotracheal anesthesia for operations on cleft lip and cleft palate. Anesthesiology 9, 32 (1948). — Leonhardt, K.: Probleme und Technik der Anaesthesie beim Säugling und Kleinkind. Chirurg 26, 175 (1955). — Levy, D. M.: Psychic trauma of operations in children and a note on combat neurosis. Amer. J. Dis. Childr. 69, 7 (1945). — Li, T. H., B. R. Jacobs, D. M. Aviado and C. F. Schmidt: Early respiratory depression by curare and curare-potassium antagonism. J. of Pharmacol. 104, 149—161 (1952). — Lilienthal: Surg. etc. 13, 221 (1911). — Luke: Surg. etc. 16, 204 (1913). — Lundy, J. S. u. Mitarb.: Annual report for 1950 and 1951 of the sektion of anesthesiology. Proc. Staff. Meet. Mayo Clin. 26, 281 (1951).

Marbury, B. E.: A study of the blood-oxygen saturation in children under rectal pentothal anesthesia. Anesthesiology 11, 589 (1950). — Mariott, H. L.: Water and salt depletion. Springfield Ill.: Ch. C. Thomas 1950. — Mayrhofer, O.: Lehrbuch der Anaesthesiologie, S. 443. Berlin: Springer 1955. — McCance, R. A., and W. F. Young: The sekretion of urine by newborn infants. J. of Physiol. 99, 265—282 (1941). — McQuiston, W. O.: Arch. Surg. 61, 892 (1950). — Anesthesiology 10, 590 (1949). — Meltzer and Auer: Amer. J. Physiol. 1, 15 (1905). — Melzner: Zur Beurteilung der Rectalnarkose mit E 107. Arch. klin. Chir. 148, 698 (1927). — Meyer-Burgdorff, G.: Über Anaesthesiemethoden in der Säuglingschirurgie. Anaesthesist 2, 143—145 (1953). — Miller, L. L., and G. H. Whipple: $CHCl_3$ liver injury increases as protein stores decrease-N-metablism. Amer. J. Med. Sci. 199, 204 (1940). — Milne, R. M. P., and J. R. Mackenzie: Brit. Med. J. 1939, 1136.

Nissen, R.: Herzstillstand während Operationen, Wiederbelebung des Herzens. Chirurg 22, 529 (1951).

Papper, E. M., and T. F. McDermott: Surg. Clin. N. Amer. 32, 665 (1952). — Parsons: Some pharmacological aspects of avertin. Brit. Med. J. 1929, 709—712. — Pender, J. W.: Endotracheal anesthesia in children: Advances and disadvances. Anesthesiology 15, 495 bis 506 (1954). — Pirogow u. Roux: Zit. nach Lehrbuch der Anaesthesiologie von Frey, Hügin, Mayrhofer, S. 372. Berlin-Göttingen-Heidelberg: Springer 1955. Ebenso: Cervello,

Randall, H. T., D. V. Habif, J. S. Lockwood and S. C. Werner: Potassium deficiency in surgical patients. Surgery (St. Louis) 26, 341—363 (1949). — Rees, G. J.: Brit. Med. J. 1950, No 4694, 1419—1422. — Reid, C., H. Stephenson and W. Hinton: Cardiac Arrest. A. M. A. Arch. Surg. 64, 409 (1952). — Rein, H.: Erg. Physiol. 32, 28 (1931). — Klin. Wschr. 1932, No 5, 219; 1933, No 1. — Ressel, G. J.: Über eine Modifikation der Ayreschen Kindernarkosetechnik mit vergleichenden experimentellen Untersuchungen des Exspirationswiderstandes und der Atemgasfeuchtigkeit. Anaesthesist 5, 68—71 (1956). — Ressel, G., u. H. Vogel: Zur Veränderung der Atmungsregulation in Lachgas-Äthernarkose. Anaesthesist 5,

148—150 (1956). — Robinow, Wododbury u. Hamilton: Zit. nach C. A. Smith, The physiology of the newborn infant. Springfield, Ill.: Ch. C. Thomas 1945. — Rosenthal, A.: Narkoseprobleme bei Lungenoperationen im Kindesalter. Anaesthesist 3, 208 (1954).

Schild and Gregory: The liberation of histamine by curare. Internat. Physiol. Congr. Oxford Abstr. of Comm. 288, 1947. — Schostok, P.: Lehrbuch der Anaesthesiologie von Frey, Hügin, Mayrhofer. Berlin-Göttingen-Heidelberg: Springer 1955. — Schostok, P., u. A. G. Weyer: Über die Verhütung und Behandlung von Zwischenfällen bei der modernen Narkose. Bruns' Beitr. 187, 448—476 (1953). — Selye, H.: Einführung in die Lehre vom Adaptationssyndrom. Stuttgart: Georg Thieme 1953. — Slater, H. M., and C. R. Stephen: Anesthesia for infants and children—Non-rebreathing technic. A.M.A. Arch. Surg. 62, 251—259 (1951). — Smith, Clement A.: The physiology of the newborn infant. Springfield, Ill.: Ch. C. Thomas 1945. — Smith, R. M.: The previation of tracheitis in children following endotracheal anesthesia. Current Res. Anesth. a. Analges. 32, 102—112 (1952). — Snyder, W., M. Snyder and L. Chattin: Cardiac arrest in infants and children. Arch. Surg. 66, 714 (1953). — Stead, A. L.: The response of the newborn infant to muscle relaxants. Brit. J. Anesth. 27, 124—130 (1955). — Stephen, C. R.: Technics in pediatrics anesthesia. The non-rebreathing method. Anesthesiology 13, 77—85 (1952). — Stephen, C. R., H. M. Slater: A none-resisting, non-rebreathing valve. Anesthesiology 9, 550—552 (1948).

Tonn, G. R.: Experience with rectal ,,pentothal" sodium in obstrics. South. Med. J. 39, 154 (1946).

Uhl, J. W., H. M. Livingstone and J. G. Allen: Anesthetic management for massive intraabdominal resections. Amer. J. Surg. 81, 554—561 (1951).

Wechsler, R. L., R. D. Dripps and S. S. Kety: Blood flow and oxygen consumption of the human brain during anesthesia produced by thiopenthal. Anesthesiology 12, 308—314 (1951). — Weinstein, M. L.: Rectal pentothal sodium: A new pre- and basal anesthetic drug in the practice of surgery. Anesth. a. Analg. 18, 221 (1939). — Weinstein, M. L., and G. A. Light: Basal anesthesia with pentothal sodium. The use of pentothal sodium rectally as a basal anesthetic: Based on experience with 1500 cases. Anesth. a. Analg. 22, 68 (1943). — Rectal sodium pentothal in 2500 anesthesias. Anesth. a. Analg. 27, 343 (1948). — West, R.: The pharmacology of curare. Proc. Roy. Soc. Med. 25, 1107 (1932); 28, 565 (1935). — Woolf, J. J.: Acute hypertension with sodium pentothal anesthesia in neurologic surgery. Ann. Surg. 122, 1146—1152 (1945). —Woringer, Brogly et Schneider: Anesth. et Analg. 8, 649 (1951). — Wymer: Zbl. Chir. 39, 2459 (1927). — Schmerz usw. 4, 19 (1931).

Young, Glenn, Sealy, Harris and Botwin: The effects of hypercapnia and hypoxia in the response of the heart to vagal stimulation. Surg. etc. 93, 51 (1951).

Zürn, L., u. I. Schafnitzl: Über die Möglichkeiten der artefiziellen Infektion mit Pneumonieerregern bei der intratrachealen Narkose. Langenbecks Arch. u. Dtsch. Z. Chir. 271, 540—546 (1952).

Spezielle Chirurgie des Kindesalters

A. Chirurgische Erkrankungen der Haut und Unterhaut

Von

W. Düben

Mit 18 Abbildungen in 42 Einzelbildern

Allgemeine Vorbemerkungen

Morphologisch bestehen zwischen der Haut des Kindes und der des Erwachsenen keine prinzipiellen, sondern lediglich quantitative Unterschiede, die in der geringen Widerstandsfähigkeit der Säuglingshaut gegenüber mechanischen Einflüssen zum Ausdruck kommen und mit zunehmender funktioneller Beanspruchung allmählich ausgeglichen werden. Obwohl jede Operation mit dem Hautschnitt beginnt, wird die Haut als „chirurgisches Organ" oft recht stiefmütterlich behandelt, und es bleiben funktionell und kosmetisch störende Narben zurück, die durchaus vermeidbar wären. Jede Schnittführung bedarf deshalb sorgfältiger Planung und hat sich den topographischen Verschiedenheiten der Langerschen Spaltlinien anzupassen, die bereits beim Kind in endgültiger Form bestehen und durch Wachstumsprozesse keine Änderung mehr erfahren. Die Kenntnis regionärer Unterschiede der Anatomie und Physiologie der Haut ist nicht nur von theoretischem, sondern von großem praktischem Wert für Operationen und ganz besonders für Hauttransplantationen. Im Zusammenhang hiermit sei nur auf die verschiedene Beschaffenheit der Haut der Beuge- und Streckseite der Hand und aller Gelenke und auf die Eigenheiten der Gesichtshaut und der Haut des Genitales hingewiesen. Die Pigmentunterschiede und die bei Hauttransplantationen zu erwartenden Farbwechsel beanspruchen ebenfalls allgemein-chirurgisches und noch mehr plastisch-chirurgisches Interesse. Die Operationstechnik betreffend ließen sich genügend Gründe dafür anführen, daß auch die Haut und nicht zuletzt das Subcutangewebe einer besonders schonenden „atraumatischen" Behandlung bedürfen, eine Erkenntnis, die längst nicht jedem Chirurgen zur Gewohnheit geworden ist. Wissen wir doch vom Subcutangewebe bestimmter Gliedabschnitte wie der Hohlhand, Achillessehnenregion und Fußsohle, daß es hochempfindlich ist und auf traumatische Reize mit einer das übliche Maß überschreitenden narbigen und fibrösen Umwandlung reagiert.

Ohne vollständig zu sein, wurden nur einige allgemeine und spezielle chirurgische mit der Haut und dem Unterhautgewebe verknüpfte Fragen angeschnitten. Sie dürfen nicht als zweitrangig angesehen werden, sondern sind praktisch wichtig und oft von erfolgsentscheidender Bedeutung.

1. Angeborene Leiden

a) Mißbildungen

Bei der Darstellung der *Mißbildungen* der Haut und des Unterhautgewebes wird das Schwergewicht auf die einer Therapie zugänglichen Formen gelegt und auf entwicklungsgeschichtliche Vorgänge nur so weit eingegangen, wie es für das Verständnis der Pathomorphologie notwendig erscheint. Die angeborenen Defekte der Bauchdecke werden an anderer Stelle im Zusammenhang mit den Baucherkrankungen abgehandelt.

Hand und Fuß bestehen im frühen Entwicklungsstadium aus einem Blastemgewebe, welches einmal für die Weiterentwicklung der subcutanen Weichteile und Hautgebilde entscheidend ist und außerdem gleichzeitig als Matrix für das Skleroblastem auch die spätere Skeletanlage beeinflußt. Die Aufgliederung der Skeletanlage in einzelne Fingerstrahlen geht der entsprechenden Differenzierung der Weichteile zeitlich voraus. Für die Mißbildungen der primitiven Weichteilplatte gilt allgemein, daß gleichzeitig bestehende knöcherne Fehlbildungen oder Defekte immer sekundärer Natur sind. Die ursprünglich richtig angelegten Skeletelemente werden nämlich durch den zu engen Weichteilschlauch in der Weiterentwicklung gehemmt, verunstaltet oder überhaupt unterdrückt.

In der Gruppe der Mißbildungen durch Störungen des äußeren Weichteilblastems und des Ektoderms werden 2 Haupttypen, und zwar die Syndaktylien mit in transversaler Richtung gehemmter Ausbreitung der primitiven Anlage und die Spalthand- und Spaltfußbildungen mit keilförmigen Weichteil- und Knochendefekten, unterschieden.

Aus chirurgisch-technischen Gründen unterteilt man die Syndaktylien wieder in cutane, fibröse und knöcherne Formen.

Bei den **cutanen Syndaktylien** gibt es alle Schweregrade von den totalen, auch als Löffelhand bezeichneten, bis zu den auf einzelne Finger beschränkten Schwimmhautbildungen, die den 3. und 4. Strahl am häufigsten betreffen. Die häutigen Membranen können sich nur auf die basalen Abschnitte erstrecken oder vereinigen die Finger in ganzer Länge. Sie sind um so breiter und dehnbarer, je weniger Finger hierdurch verbunden sind, und umgekehrt.

Eine Behandlung der Syndaktylien ist aus funktionellen und kosmetischen Gründen angezeigt. Selbst bei günstig gelagerten Ausgangsbedingungen — wenn dorsales und volares Blatt der Schwimmhaut dicht beieinander liegen und nur durch einen schmalen Gewebsspalt getrennt sind — darf man sich nicht zu einer einfachen Durchtrennung und Vereinigung der Wundränder verleiten lassen, weil es regelmäßig zum Rezidiv im basalen Fingerabschnitt kommt und die in den Commissurenbereich fallenden Narben funktionell und auch sonst störend wirken. Zwischen Daumen und Zeigefinger ist die Schwimmhaut meistens sehr breit ausgespannt und zur Anwendung einer Z-Plastik besonders geeignet. Der Längsschnitt wird über dem Hautkamm und der seitliche Schnitt in Daumennähe an der Dorsalseite angelegt, damit die beugeseitige Narbe günstig placiert wird. Wegen der großen funktionellen Beanspruchung der Interdigitalfalten sind Hautlappen mit einem subcutanen Polster freien Hautlappen vorzuziehen, weil diese den hohen Anforderungen nicht genügen.

Die Operation beginnt mit der Umschneidung dreieckförmiger Hautlappen mit proximaler Ernährungsbasis. Dabei verfalle man nicht in den Fehler, die Ausmaße des Lappens zu unterschätzen. Sie sind dann richtig bemessen, wenn die Lappenspitze bis in Höhe der unteren Querfalten der Mittelgelenke reicht. Nach Spaltung der übrigen Schwimmhaut in Längsrichtung werden die mobilisierten Hautlappen nach der gegenüberliegenden Seite eingeschlagen und ihre entsprechenden Wundränder durch Nähte vereinigt. Zur Deckung der Wundflächen an den Fingerseiten werden Vollhaut- oder dicke Dermatomlappen verwendet. Mit dieser Methode haben wir in funktioneller und kosmetischer Hinsicht gute Ergebnisse erzielt und im Verlaufe einer mehr als 6jährigen Beobachtungszeit keine dermatogenen Kontrakturen gesehen, über die im neueren amerikanischen Schrifttum berichtet wird. Sie werden auf lineäre Narbenschrumpfung zurückgeführt. Wegen dieser dem Verfahren anhaftenden Nachteile wurden kleine technische Abänderungen getroffen und die Nahtlinien an mehreren Stellen durch eingeschaltete Hautbrücken unterbrochen. Mit einem kleinen bogenförmigen Schnitt werden dorsaler und volarer Wundrand an zwei verschiedenen Stellen so eingekerbt, daß die Konvexität an der Streckseite

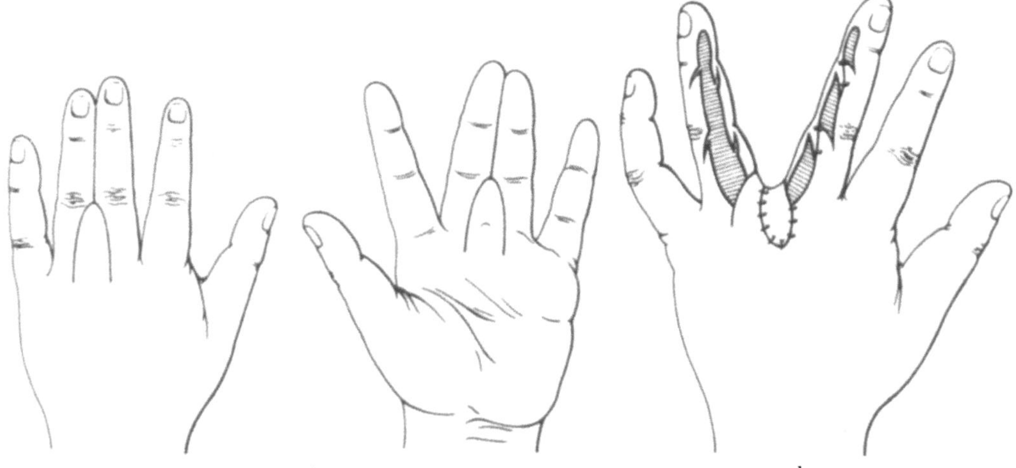

a   b

Abb. 1a u. b. a Schnittführung zur Bildung Zellerscher Läppchen an der Dorsal- und Volarseite. b Halbmondförmige Einkerbung der Wundränder am Ringfinger, die mobilisierten Hautläppchen am Mittelfinger sind durch Naht vereinigt

nach fingerspitzenwärts gerichtet ist und an der Volarseite in entgegengesetzter Richtung verläuft (Abb. 1b). Nach Ablösung von der Unterlage entstehen halbmondförmige Hautläppchen, deren Wundränder sich zwanglos aneinanderbringen lassen. Eigene Erfahrungen hiermit belaufen sich erst auf wenige Fälle, so daß ein Werturteil über diese technisch zweifellos etwas schwierigere und auch zeitraubendere Methode noch nicht abgegeben werden kann. Sind gleichzeitig mehrere Finger verwachsen, dann sollte man sich bei der Operation zunächst mit der Trennung eines Fingerpaares begnügen und 2—3 Monate verstreichen lassen, bevor weitere Korrekturen in Angriff genommen werden. Auf die Verbandtechnik ist große Sorgfalt zu verwenden, damit die Hautläppchen fest an den Wundgrund gepreßt werden und alle Voraussetzungen für eine Anheilung der Transplantate gewährleistet sind. Zwischen die Finger wird ein Schaumgummipolster oder Stahlwolle gepackt und darüber ein geschlossener Gipsverband angelegt. Den ersten Verbandwechsel nimmt man 12 Tage nach der Operation, und nicht früher, vor.

Schwimmhäute lassen sich noch auf anderem Wege durch Nutzbarmachung des Prinzips der Z-Plastik beseitigen, deren Schnittführung in der Abb. 3 aufgezeichnet ist. Zur Markierung für die an der gegenüberliegenden Seite anzulegenden Hautschnitte werden Kanülen an den Schnittpunkten der zentralen und seitlichen Arme des Z's durch die Haut gestochen. Das Anwendungsgebiet

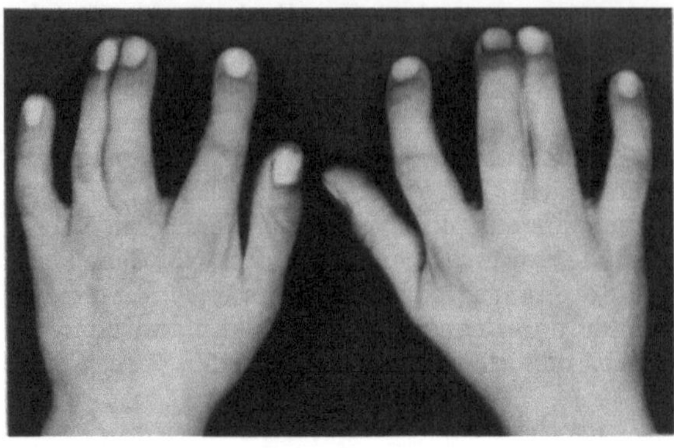

a

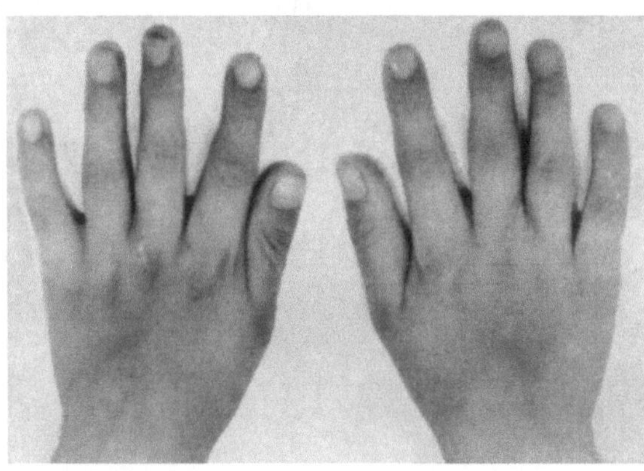

b

Abb. 2 a u. b.   a Syndaktylie beider Hände, 5jähriges Mädchen.
b Operationsergebnis 10 Monate später

dieses Verfahrens ist auf die Fälle mit breit angelegten Schwimmhäuten beschränkt und bringt für eng zusammengewachsene Finger keinerlei Vorteile, denn diese machen nämlich immer Hauttransplantationen erforderlich.

Die Auffassungen über den günstigsten Zeitpunkt für die Operation gehen teilweise noch weit auseinander. Auf Grund der feinen anatomischen Verhältnisse und der damit verbundenen operativ-technischen Schwierigkeiten hat man den Eingriff früher in die späte Kindheit und sogar bis in das Erwachsenenalter verlegt. Derartige Einwände sind inzwischen hinfällig geworden, seitdem die Operationstechnik auch am kleinen Objekt nach jeder Richtung hin verbessert und vervollkommnet worden ist. Zeigen sich deutliche Wachstumsstörungen der Finger, das ist gar nicht selten der Fall, dann operieren wir schon Ende des zweiten und sonst aus psychischen Rücksichten für das Kind noch vor der Einschulung im 6. Lebensjahr.

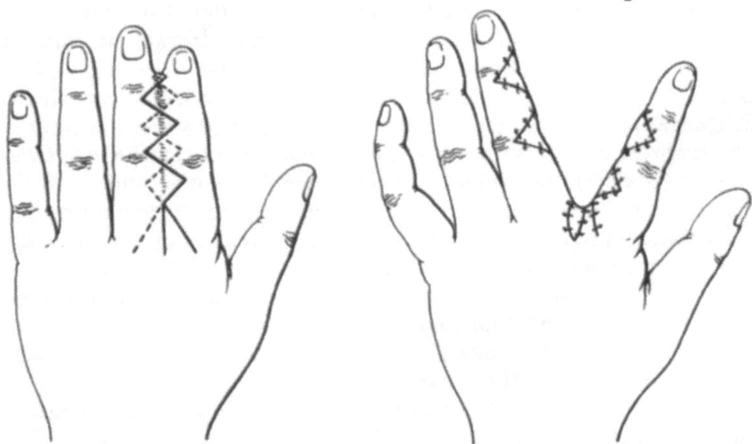

Abb. 3.   Technik der Schwimmhautkorrektur nach dem Prinzip der Z-Plastik

Bei der **ossären Syndaktylie** tauchen dann technische Schwierigkeiten auf, wenn die Finger nur eine gemeinsame Nagelplatte haben. Sonst unterscheidet sich das operative Vorgehen von dem bei der Weichteilsyndaktylie nur dadurch, daß die knöchernen Verbindungen der Endphalangen mit einem Meißelschlag durchtrennt werden müssen.

Eine operative Behandlung der häufig gleichzeitig bestehenden **Zehensyndaktylie** ist nicht notwendig, zumal Funktion und Statik des Fußes hierdurch keinen Schaden erleiden und kosmetische Belange am Fuß naturgemäß in den Hintergrund treten.

Spalthand und **Spaltfuß** sind mitunter vergesellschaftet und kommen bisweilen sogar doppelseitig vor. Die funktionellen Leistungen solcher Hände sind nur minimal oder überhaupt nicht beeinträchtigt, so daß allein kosmetisch-ästhetische Gesichtspunkte für einen operativen Verschluß des Spaltes ins Feld geführt werden können. Ebensowenig wirken sich Spaltbildungen des Fußes störend auf die Gangfähigkeit und Standfestigkeit des Beines aus. Allerdings benötigen die Kinder wegen der Verbreiterung des Vorfußes besondere Maßschuhe, so daß eine soziale Indikation zur Beseitigung des Spaltes durchaus ihre Berechtigung hat und um so eher vertretbar ist, als auch das verstümmelnd wirkende Äußere des Fußes hierdurch besserungsfähig ist. An beiden Seiten des Spaltes werden schmale Hautstreifen excidiert und die dorsalen und volaren Ränder durch Nähte verschlossen, wie bei dem Spaltfuß der Abb. 4 geschehen ist.

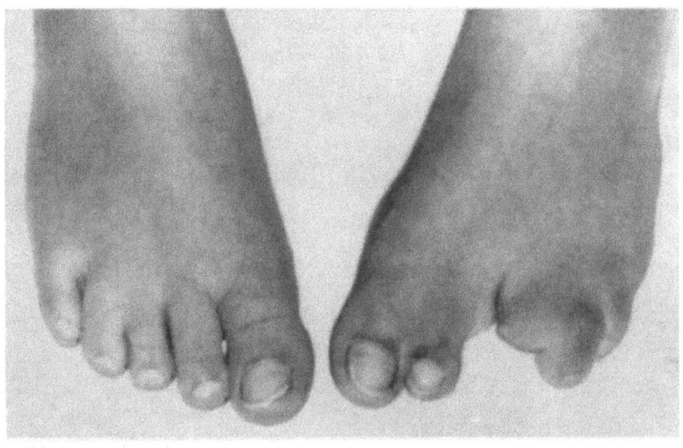

a

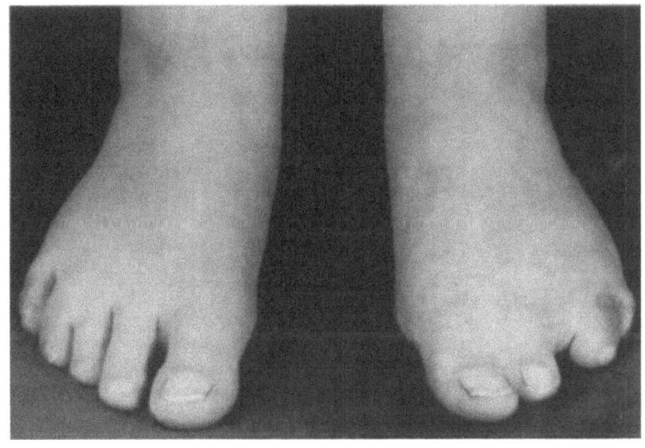

b

Abb. 4a u. b. a Spaltfuß links. b Nach operativem Verschluß des Spaltes

α) Riesenwuchs

Echte Riesenwüchsigkeit darf überhaupt nur dann angenommen werden, wenn alle Gewebsschichten des betroffenen Gliedes an den hyperplastischen Vorgängen beteiligt sind, also auch der Knochen eine Vergrößerung erfahren hat. Die örtlichen Befunde weichen beim angeborenen umschriebenen Riesenwuchs immer in einer Richtung voneinander ab und stimmen niemals völlig überein. Hinsichtlich der Lokalisation und Ausbreitung werden mehrere Typen unterschieden, eine halbseitige und bilateral symmetrische Form sowie Monohyperplasie und partielle Hyperplasie, zwischen denen es fließende Übergänge gibt. Mit der Riesenwüchsigkeit sind oftmals teleangiektatische Naevi oder sonstige Gefäßanomalien kombiniert, die als Syndrome bezeichnet und zusätz-

lich mit Eigennamen verbunden werden. Die Ätiologie des Riesenwuchses ist,
obwohl zum Gegenstand zahlreicher theoretischer Erörterungen und Bearbei-
tungen gemacht, noch weitgehend ungeklärt.

Das klinische Bild ist so eindrucksvoll, daß diagnostische Schwierigkeiten
kaum aufkommen, wenn man von leichten, den Rahmen physiologischer Schwan-

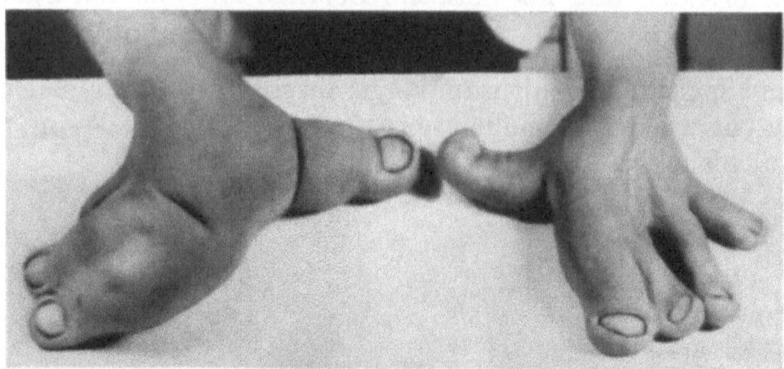

a

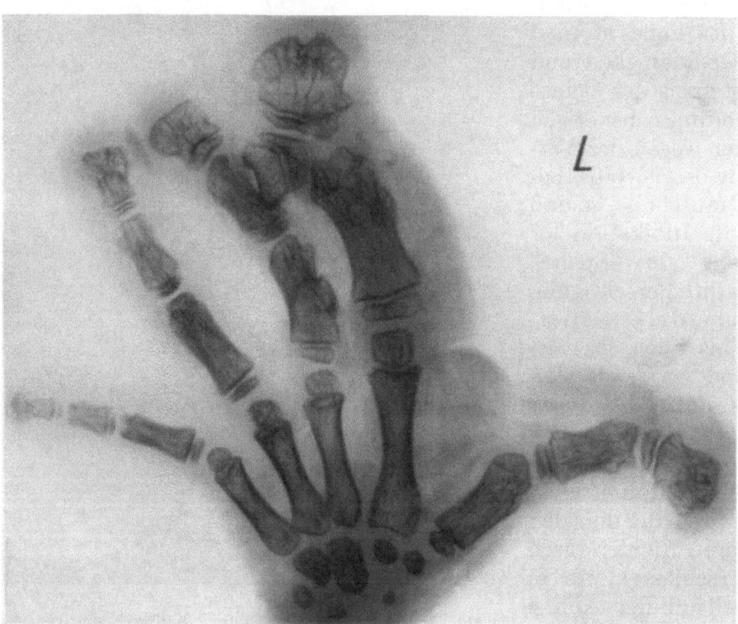

b

Abb. 5a u. b. a Doppelseitiger asymmetrischer Riesenwuchs. 7jähr. ♂, b Röntgenbild der
linken Hand

kungen nur wenig überschreitenden Formen absieht. An der oberen Gliedmaße
sind Riesenwüchse besonders schwerwiegend, weil sie während der Wachstumsperiode unaufhaltsam fortschreiten und zu monströsen Verunstaltungen führen,
die therapeutisch kaum zu beeinflussen sind. Ein Beispiel für bilaterale, aber
nicht völlig symmetrische Riesenwüchsigkeit bilden die Hände des 7jährigen
Jungen der Abb. 5a und b. Ausgenommen waren davon lediglich der völlig
normal entwickelte 4. und 5. Finger der rechten Hand. Betrifft die Vergrößerung
nur einen Strahl, dann entschließt man sich zu frühzeitiger Absetzung des entsprechenden Fingers. Handelt es sich dagegen um eine Monohyperplasie des
Weichteilblastems, also einen sog. falschen Riesenwuchs, dann können Ver-

kleinerungen des Weichteilmantels temporäre Besserungen des Zustandes bewirken. Allerdings müssen derartige Eingriffe meistens mehrfach wiederholt werden. Riesenwüchse der unteren Gliedmaße bieten insofern aussichtsreichere

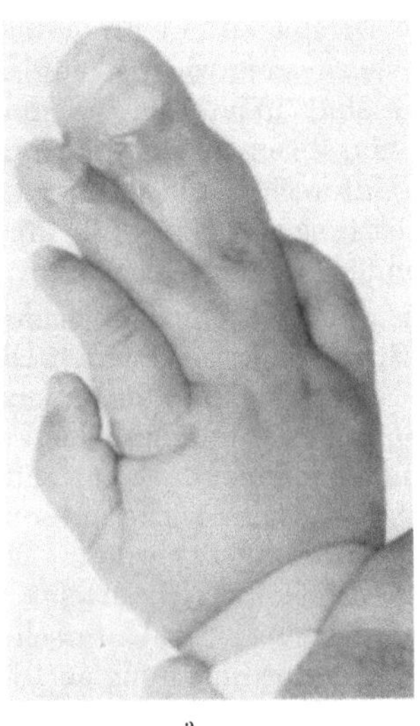

a

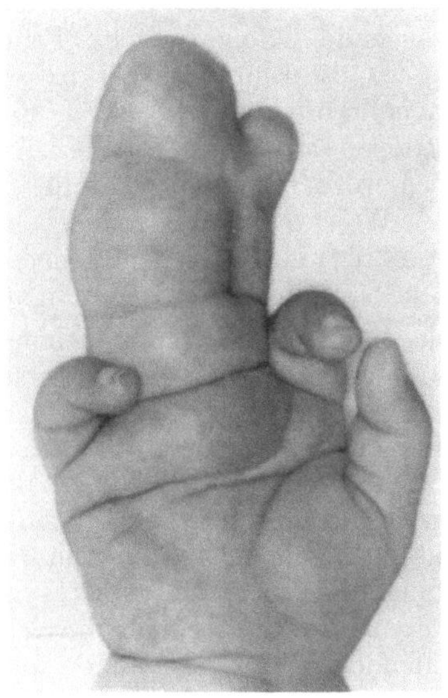

b

Behandlungsmöglichkeiten, als wenigstens das Längenwachstum des Knochens operativ gebremst und damit ein Angleich an das kürzere normale Bein erzielt werden kann.

β) Elephantiasis

Die beim Kind vorkommende Elephantiasis der unteren Gliedmaßen ist immer kongenitalen-hereditären Ursprungs. Es braucht hier nicht auf den ganzen ätiologischen Fragenkomplex eingegangen werden. Nach Untersuchungen von Scriba wird das feingewebliche Bild von quantitativen und qualitativen Veränderungen der Lymphgefäße beherrscht, die einmal häufiger als normalerweise und zum anderen auch kavernomartig erweitert sind. Dagegen treten Ausfälle elastischer Fasern und sklerotische Umwandlungen des Bindegewebes in den Hintergrund, die bei erworbenen Formen dominieren.

Schon bei der Geburt erscheint das betroffene Bein etwas dicker. Sein Umfang

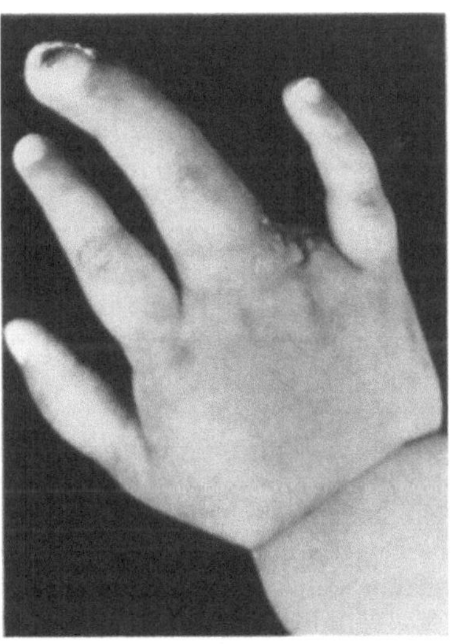

c

Abb. 6a—c. a u. b Riesenwuchs der Finger 3 und 4 mit Syndaktylie bei 2½ Jahre altem Mädchen. c Ringfinger exartikuliert, Weichteilmantel des Mittelfingers verkleinert

nimmt während des Wachstums immer mehr zu, bis es zu unförmigen, auf den Unterschenkel und Fuß beschränkt bleibenden Schwellungen kommt. Manchmal manifestieren sich die eindrucksvollen und nicht zu verkennenden klinischen Merkmale erst zwischen Kindheit und Ausgang der Pubertät. Solche abflußgestörten Gliedmaßen neigen zeitlebens zum Hautaufbruch und zu rezidivierenden Entzündungen, die zum Verschluß noch funktionstüchtiger Lymphbahnen führen und dadurch das Grundleiden zunehmend verschlimmern.

Zur Beseitigung solcher Zustände wurden viele Wege beschritten und dabei weder mit konservativen noch mit bisher üblichen operativen Maßnahmen überzeugende Erfolge erzielt. Früher angewandte Operationsmethoden gingen davon aus, die Blutzufuhr zu drosseln oder durch Drainagen mit Fremdmaterial den Lymphabfluß zu verbessern. Sie haben sich ebensowenig wie die keilförmigen Resektionen aus den Weichteilen bewährt und sind inzwischen wieder aufgegeben worden. An ihre Stelle sind radikale Verfahren mit Entfernung des ganzen Weichteilmantels samt oberflächlicher Unterschenkelfascie (BLOCKER, SCHUCHARDT) getreten, von denen sich schon jetzt sagen läßt, daß Rezidive nicht zu befürchten sind und man auch befriedigende Dauererfolge erhoffen kann.

Die Möglichkeiten einer schonenden Anaesthesie und antibiotischen Prophylaxe lassen diesen großen, sich über viele Stunden erstreckenden Eingriff zumutbar erscheinen, für dessen Gelingen die Beherrschung der operativen Technik und Erfahrung bei freien Hauttransplantationen unerläßliche Voraussetzung ist. Zuerst wird die intakte und gesund erscheinende Haut mit dem Dermatom in langen breiten Streifen von etwa 0,6—0,8 mm Dicke entnommen, die bis zu ihrer Verwendung in Kochsalzlösung aufbewahrt werden. Die Begrenzung des Operationsgebietes im Knie- und Knöchelbereich erfolgt durch zirkuläre Hautschnitte, die durch einen in Längsrichtung des Unterschenkels verlaufenden Schnitt verbunden werden. Unter sorgsamer Schonung des Schienbeinperiostes und der Muskelfascien wird der ganze Weichteilmantel einschließlich oberflächlicher Unterschenkelfascie so abgeschält, daß glatte Wundflächen entstehen. Am oberen und unteren Rand beläßt man das Fettgewebe teilweise, um einen allmählichen Übergang von der Hautdecke zum Wundbett unter Vermeidung toter Räume zu schaffen, die eine Anheilung des Transplantates gefährden würden. Die Blutstillung hat sehr sorgfältig mit heißen Kochsalzkompressen und thrombingetränkten Platten unter sparsamster Verwendung von Unterbindungsmaterial zu geschehen. Auf das bluttrockene Wundgebiet werden dann die Dermatomlappen transplantiert und ihre Ränder untereinander und mit dem Hautrand durch Nähte vereinigt. Während der Nachbehandlungsperiode wird das Bein für 3—4 Wochen freischwebend an 2 Kirschner-Bügeln aufgehängt, die am Tibiakopf und Fersenbein angebracht werden. Hierdurch lassen sich Druckschäden an der Gliedmaße sicher vermeiden. Vorher werden mit Penicillinsalbe bestrichene Mullplatten auf die Wundflächen gelegt und das ganze Bein mit mehreren Zellstofftouren und abschließend mit Gipsbinden umwickelt. Der erste Verbandwechsel wird 12 Tage nach der Operation vorgenommen. Über den Zeitpunkt der Operation läßt sich nur soviel sagen, daß er wegen der drohenden Gefahrenmomente nicht zu lange hinausgeschoben werden sollte. Wir sind die Elephantiasis bei mehreren Kindern im Alter von 13—15 Jahren operativ angegangen (s. GELBKE, Hauttransplantationen).

γ) Schnürfurchen

Schnürfurchen an den Extremitäten bilden nicht allein ein interessantes Objekt für Mißbildungsforschung, sondern bedürfen meistens einer operativen Beseitigung und sind deshalb auch praktisch wichtig. Häufiger werden davon Finger und Zehen, weiter proximalwärts liegende Gliedabschnitte nur seltener betroffen. Mit der früher üblichen und heute nicht mehr haltbaren Bezeichnung „amniogene Abschnürung" wurde das hierfür angeschuldigte ursächliche Moment zum Ausdruck gebracht. Man stellte sich nämlich vor, daß die Schnürungen durch amniotische Stränge zustande kommen, die sich schlingenförmig um die Gliedmaße legen, so daß die Kinder mit Strangulationsmarken an Arm oder Bein geboren werden. Dieser rein mechanische Erklärungsversuch hat jedoch keine allseitige Zustimmung gefunden, sondern es wurde eine ganze Anzahl von Gegenargumenten geltend gemacht, die den Anstoß zu ätiologischen Deutungen in anderer Richtung gaben. Das häufige Zusammentreffen mit endo-

genen Mißbildungen, die immer wieder zu beobachtende Regelmäßigkeit der Lage der Schnürringe und schließlich das doppelseitige Vorkommen ringförmiger Weichteileindrücke waren mit der Amniontheorie nicht ohne weiteres in Einklang zu bringen. Obwohl das zur Strangulation führende Geschehen weiterhin unaufgeklärt ist, besteht Grund zu der Annahme, daß endogene Faktoren dabei maßgeblich im Spiele sind und die Zahl echter amniotischer Schnürungen demgegenüber verschwindend klein ist. Das gilt in gleicher Weise für die Spontanamputationen. Nach der Meinung MATZNERs können die Untersuchungen von BLECHSCHMIDT über die frühembryonale Strukturentwicklung der Gliedmaßen zur Klärung des

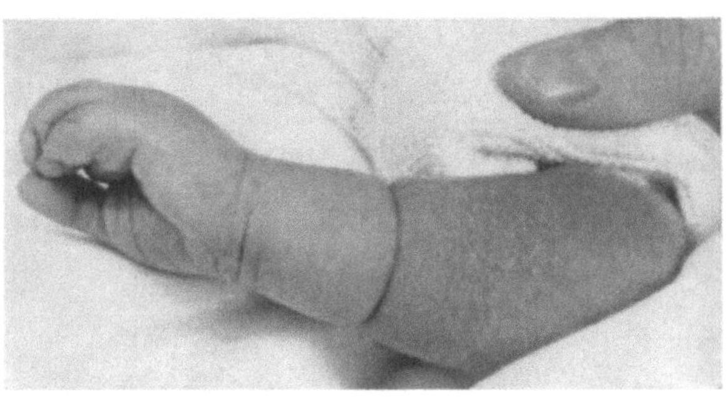

a

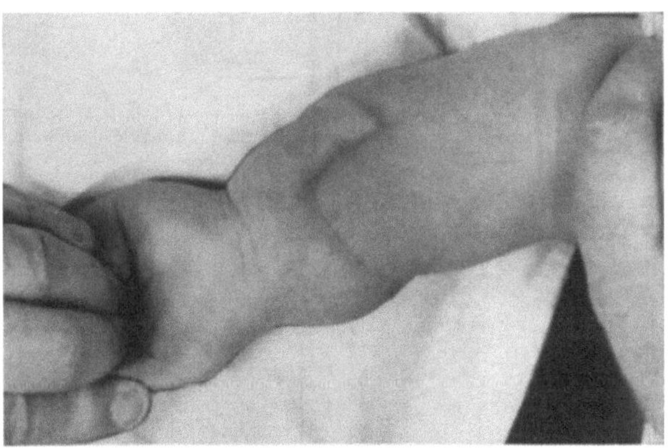

b

Abb. 7a u. b. a Schnürring des Unterarmes mit Syndaktylie sämtlicher Finger. b Ansicht der Beugefläche nach Z-Plastik

Ganzen beitragen. Vom Autor wurde bei 15 mm großen Embryonen eine proximal zirkuläre Ausrichtung des Bindegewebes unter dem Ektoderm beobachtet, die sich zu Schnürungen ausbilden können, falls der normale Entwicklungsvorgang gestört wird.

Es kommen alle Schweregrade von partiellen bis zu vollständigen und von mehr oberflächlichen bis zu tiefgreifenden, den ganzen Weichteilmantel durchsetzenden Schnürfurchen vor. Die ringförmigen Eindrücke bestehen aus starren und unnachgiebigen Haut-Weichteilnarben, die am peripher davon liegenden Gliedabschnitt Ödeme mit Lymphstauung entstehen lassen. Diese mehr oder weniger schweren Zirkulationsstörungen verschlimmern sich allmählich mit dem Wachstum, so daß die Ernährung des distalen Gliedanteiles oft so schwer geschädigt wird, daß nur die Absetzung als letzter Ausweg übrigbleibt.

Oberflächliche und partielle Schnürfurchen erfordern im allgemeinen keine Behandlung, es sei denn, daß eine solche aus kosmetischen Rücksichten gewünscht wird. Über die Operationsindikation bei mittelschweren und schweren

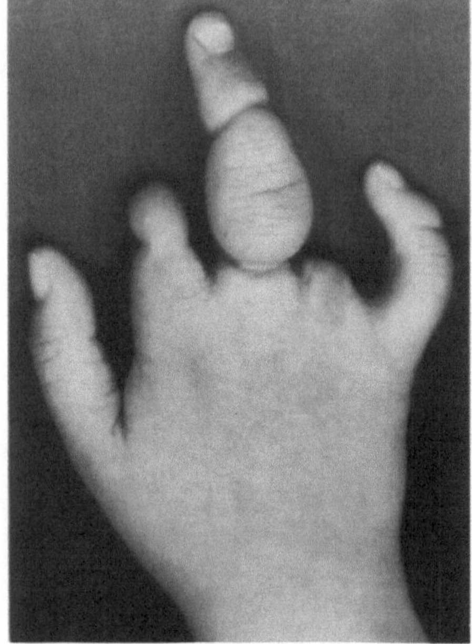
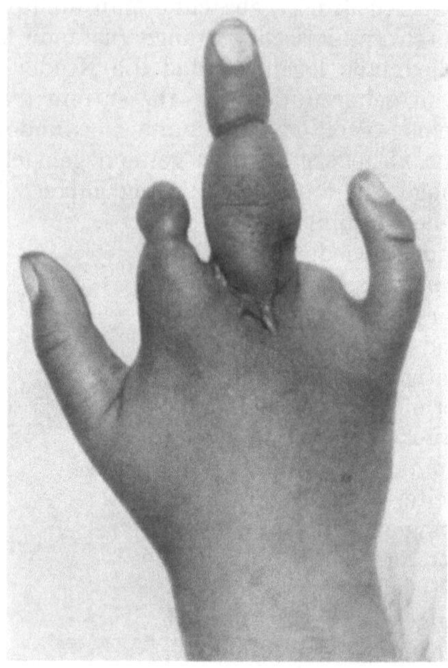

a   b

Abb. 8a u. b. a Kongenitale Fingeramputationen mit multiplen Schnürfurchen. b Operationsergebnis nach Z-Plastik des proximalen Schnürringes

Schnürungen braucht kein Wort verloren werden. Sind Stauungserscheinungen vorhanden, dann soll die Korrektur möglichst frühzeitig, am besten bald nach

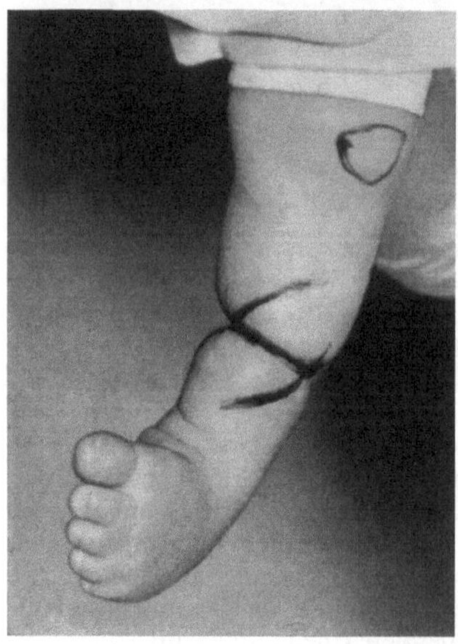

Abb. 9. Schnürfurche mit markierter Schnittführung

der Geburt erfolgen. Der einzig gangbare und erfolgversprechende Weg besteht in der Unterbrechung des Schnürringes an einer oder mehreren Stellen mit Hilfe von Z-Plastiken. Dabei wird der mittlere Schenkel des Z's in unmittelbarer Nähe und parallel zur Schnürfurche angelegt, die mit einem schmalen Hautstreifen herausgeschnitten wird. Die Erzielung eines optimalen Längengewinnes setzt voraus, daß die Querschnitte mit dem zentralen Schenkel einen Winkel von etwa 60° bilden und alle Hautschnitte etwa gleichlang sind. Kommt man mit einer einfachen Z-Plastik nicht zum Ziele, dann ist es in jedem Falle besser, die Korrektur in mehreren Sitzungen mit Zwischenräumen von einigen Monaten vorzunehmen, um die Ernährung der auszutauschenden Hautfettlappen nicht unnötig zu gefährden. Die Präparation hat sehr sorgfältig ohne Verletzung von Gefäßbahnen oder Nerven zu geschehen. Die Erfolgsaussichten sind bei tiefen, den ganzen Weichteilmantel durchsetzenden Eindrücken mit der nötigen Zurückhaltung zu beurteilen. Selbst bei wenig aussichtsreich erscheinenden Befunden bringt die rechtzeitig durchgeführte Plastik oft deutliche Besserungen der Abflußstörungen, so daß Amputationen erfolgreich verhindert werden können, vorausgesetzt, daß zum Zeitpunkt der Operation noch keine irreversiblen Gewebsschäden bestehen. Im Bereich besonders tiefer Schnürringe wurden mehrfach Pseudarthrosen beobachtet, für die die strangulierende Wirkung des Schnürringes eine Teilursache bildete. Ätiologisch haben sie nichts mit der angeborenen Verbiegung des Unterschenkels im Varussinne zu tun, die häufig eine Pseudarthrose zur Folge hat. MATZNER u. a. haben nach operativer Beseitigung des Schnürringes und anschließender Ruhigstellung der Gliedmaße im Gipsverband knöcherne Ausheilungen erzielt.

b) Geschwülste einschließlich Gefäß- und Farbmale
α) Feuermale und Hämangioblastome

Unter dem Sammelbegriff „Hämangiom" laufen sowohl Blutgefäßmale als auch echte Angioblastome, die in erster Linie aus therapeutischen Gründen streng auseinandergehalten werden müssen. Sie unterscheiden sich einmal im klinischen Bild und weichen auch in ihrer morphologischen Struktur voneinander ab. Durch ihre Häufigkeit im Kindesalter sind sie zu einem praktisch wichtigen Arbeitsgebiet für den Chirurgen und Strahlentherapeuten geworden.

Die Gruppe der Naevi teleangiectatici umfaßt nach der Schnyderschen Einteilung der Hämangiome zwei klinisch unterscheidbare Formen, und zwar die

a) fakultativ mit Mißbildungen vergesellschafteten und die

b) medianen Naevi, auch blasse Feuermale genannt.

Zu a). Die im Hautniveau liegenden blauroten Flecke, auch als Naevi vinosi bezeichnet, bringt das Kind bereits in endgültiger Form und Größe mit auf die Welt. Sie besitzen also keine eigene Wachstumstendenz, sondern vergrößern sich nur proportional dem Körperwachstum und kommen im Gesicht und an den Extremitäten vor. Über ihre segmentäre Anordnung im Versorgungsgebiet der Trigeminusäste — entsprechende Beobachtungen werden auch an den Gliedmaßen immer wieder gemacht — soll sich hier nicht geäußert werden, zumal die damit zusammenhängenden Fragen noch offen sind. Das gilt in gleicher Weise auch für die umstrittene Bezeichnung „fissurale Naevi", mit der zum Ausdruck gebracht wird, daß Beziehungen zu embryonalen Spaltbildungen bestehen sollen.

Die Pathogenese der Feuermale ist bislang ungeklärt. SCHNYDER denkt an angeborene funktionelle Störungen der Gefäßinnervation oder kongenitale Gefäßschwächen.

Kombinationen von Blutgefäßmalen mit anderen Mißbildungen, wie Weichteil- und Knochenhyperplasien u. a., werden allgemein als Syndrome bezeichnet, von denen eine ganze Reihe bekannt sind. Zum Sturge-Weber-Syndrom gehören neben segmentär angeordneten Feuermalen des Gesichtsbereiches angiomatöse Veränderungen der Hirnhäute mit intrakraniellen Verkalkungen und ein Glaukom des Auges der Herdseite. Die kennzeichnenden Gefäßveränderungen des Parkes-Weber-Syndroms bestehen in arterio-venösen Anastomosen bei gleichzeitig vorhandenen Weichteil- und Knochenhyperplasien. Unter dem Begriff des v. Hippel-Lindau-Syndroms verstehen wir eine Angiomatosis der Retina und der cerebellaren Leptomeninx. Eine Summation von Mißbildungen stellt schließlich das Syndrom von Klippel-Trenaunay dar, es umfaßt einen bereits beim Jugendlichen vorhandenen Naevus flammeus mit Krampfadern an der riesenwüchsigen Gliedmaße.

Eine weitgehend erfolgssichere und auch zu guten kosmetischen Ergebnissen führende unblutige Behandlung der Feuermale gibt es nicht. Weil die Feuermale kaum strahlenempfindlich sind, hat man versucht, sie auf mechanischem Wege durch Abreiben mit Schmirgelpapier oder Bearbeitung mit hochtourigen Schleifgeräten zur Abblassung zu bringen. Dabei wurden, ebenso wie mit der Vereisung durch Kohlensäureschnee, immer nur graduelle Aufhellungen erzielt, aber die Naevi nicht zum Verschwinden gebracht. Neuerdings beseitigt man sie in Amerika mittels besonderer Tätowierungsverfahren. Es wurde bereits über Frühergebnisse berichtet, die in kosmetischer Hinsicht jedenfalls besser als nach operativer Entfernung und Ersatz durch freie Hautlappen sein sollen. Spätergebnisse dieses Verfahrens liegen allerdings noch nicht vor. Am erfolgssichersten ist immer die einfache Excision, die aber wegen der meist ausgedehnten Bezirke nur selten ohne plastische Deckung mit freien oder gestielten Hautlappen durchführbar ist; es sei denn, daß eine Beseitigung durch Serienschnittexcision technisch möglich ist.

Zu b). Nackengegend, Nasenwurzel und Stirnmitte sind vorwiegend der Sitz mittelständiger blasser Feuermale, die sich während der ersten Lebensjahre mehr und mehr zurückbilden und größtenteils völlig verschwinden, so daß eine Behandlung nur selten einmal notwendig wird.

Die *Hämangioblastome* gliedert SCHNYDER klinisch in planotuberöse, tuberöse und tiefsitzende kavernöse Formen.

Ihre Größe ist sehr unterschiedlich und kann in extremen Fällen das Ausmaß einer Männerhand erreichen und darüber noch hinausgehen. Zum Zeitpunkt der Geburt findet sich häufig nur ein kleiner roter erhabener Fleck, der sich dann rasch vergrößert und dem Tempo des allgemeinen Körperwachstums scheinbar vorauseilt. Wenn man einerseits das Wachstum für ein besonderes Kennzeichen des Geschwulstcharakters der Angioblastome hält, so kann man andererseits durchaus gegenteiliger Ansicht sein und ihnen ebensogut jede eigene Wachstumspotenz absprechen, weil sie sich nämlich nur während der Wachstumperiode vergrößern. In gleichem Sinne spricht, daß ein schon jahrelang ruhendes Hämangiom niemals wieder zu wachsen beginnt.

Von den planotuberösen bis zu den tuberösen Angiomen gibt es klinisch und morphologisch alle Übergänge. Die als Knoten oder gelappt erscheinenden Gebilde sind durchweg voluminöser, und ihre Konsistenz ist mehr schwammig.

Kavernöse Hämangiome liegen in der Subcutis und bestehen aus blutgefüllten Venen und Hohlräumen. Ihre Hautdecke ist häufig sehr dünn, neigt zum Aufbruch und zur Sekundärinfektion. Im Bereich epiphysärer Gliedabschnitte können sie das Knochenlängenwachstum fördernd beeinflussen.

Die weitere Entwicklung der Angiome kann in völlig verschiedenen Bahnen verlaufen. Von den planotuberösen Formen wissen wir, daß sie sich teilweise spontan zurückbilden, während andere wieder allmählich bis zum Abschluß des Körperwachstums größer werden und sich dann zeitlebens nicht mehr verändern. Ein kleiner Teil wächst in den ersten Lebenswochen und -monaten dagegen unaufhaltsam weiter, bis die nach Auffassung einiger Autoren in jedem Falle vorbestimmte Größe erreicht ist. Hierdurch verschlechtern sich die örtlichen Verhältnisse, und es drohen Gewebszerfall und Sekundärinfektionen der ulcerierten Wundflächen. Sitz und Verlauf der Hämangiome können — das trifft besonders für das Gesicht zu — ihrem biologischen Verhalten nach als bösartig gelten und zu lebensbedrohlichen Zuständen für den Säugling und das Kleinkind führen.

Was die Therapie anbelangt, so werden an dieser Stelle nur die Möglichkeiten einer operativen Beseitigung bedacht.

Der in jedem Falle einfachen Diagnose stehen oftmals große therapeutische Schwierigkeiten gegenüber, so daß die Hämangiome, und das gilt in gleicher Weise auch für die Lymphangiome, in ganz besonderem Maße einer individuellen Behandlung bedürfen und sich hierfür keine allgemein gültigen Richtlinien aufstellen lassen. Es ist einleuchtend,

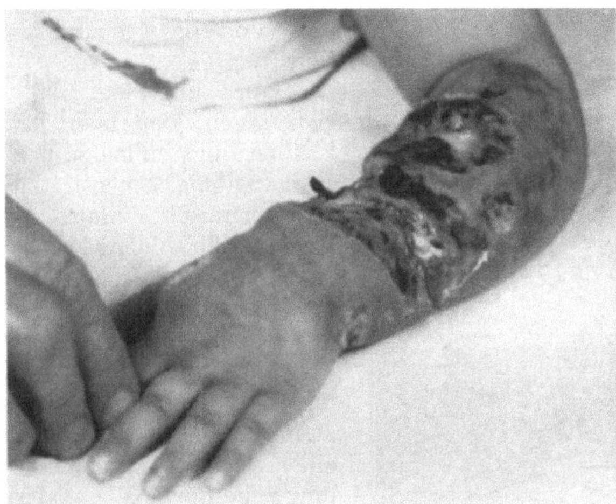

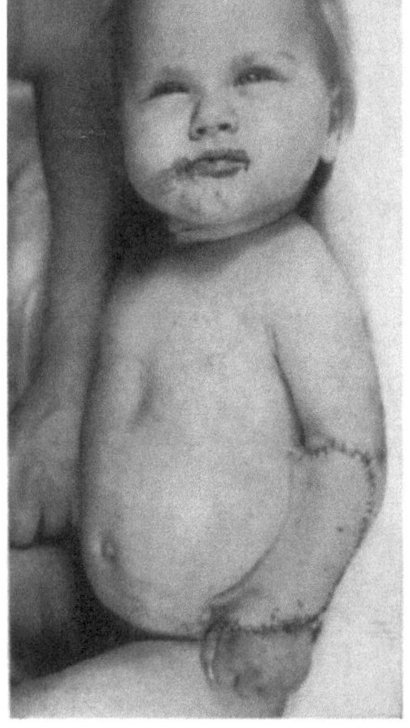

a   b

daß die Ausrottung mit dem Messer am schnellsten zum Ziele und auch zu gutem kosmetischem Ergebnis führt, solange das Hämangiom klein ist und sich der entstehende Weichteildefekt durch einfache Mobilisierung der benachbarten Weichgewebe oder Hautverschiebungen verschließen läßt. Dieser günstige Zeitpunkt einer operativen Beseitigung liegt im Säuglings- oder Kleinkindesalter und ist verpaßt, sobald eine beträchtliche Größenzunahme erfolgt ist. Große, sich über weite Flächen ausdehnende Hämangiome machen dagegen blutreiche plastische Eingriffe erforderlich, die auf die jeweilige

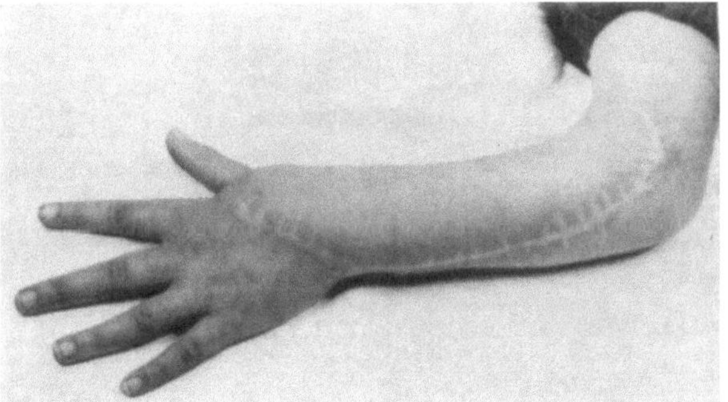

c

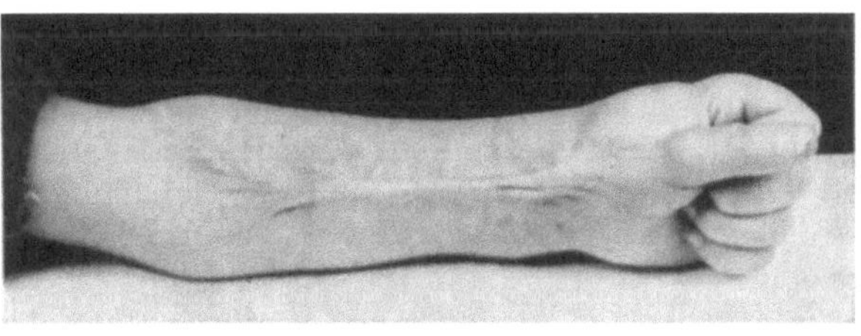

d

Abb. 10a—d. a Unter der Röntgenbestrahlung zerfallenes kavernöses Hämangiom bei 8 Monate altem Kind. b Plastik mit Bauchlappen. c u. d Ergebnis 7 Jahre p. op.

Situation abgestimmt und dann meistens auf mehrere Sitzungen verteilt werden müssen. An Hand praktischer Beispiele wird im Abschnitt über Gesichtshämangiome hierüber noch zu sprechen sein. Strahlenbehandlung und Operation können in sinnvoller Weise kombiniert werden, so daß zunächst das Gefäßnetz teilweise verödet und damit das Hämangiom unter Kontrolle gebracht wird. Einige Monate später wird es dann operativ angegangen. Die nicht zu unterschätzenden Gefahren der Blutungsneigung und des Blutverlustes sind hierdurch zwar nicht ausgeschaltet, aber doch so erheblich herabgemindert, daß sich der Operateur diese Vorteile gern zunutze macht.

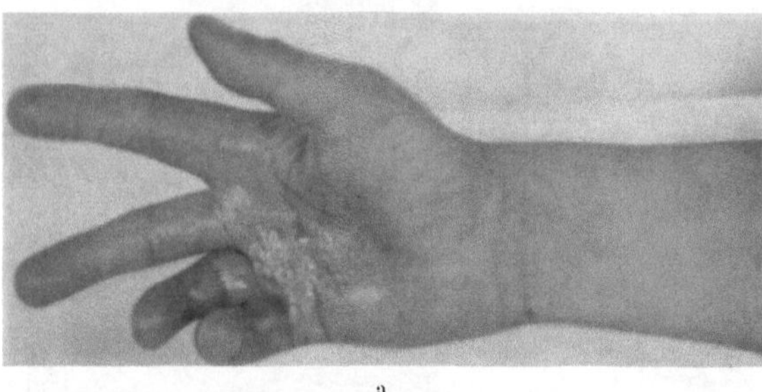
a

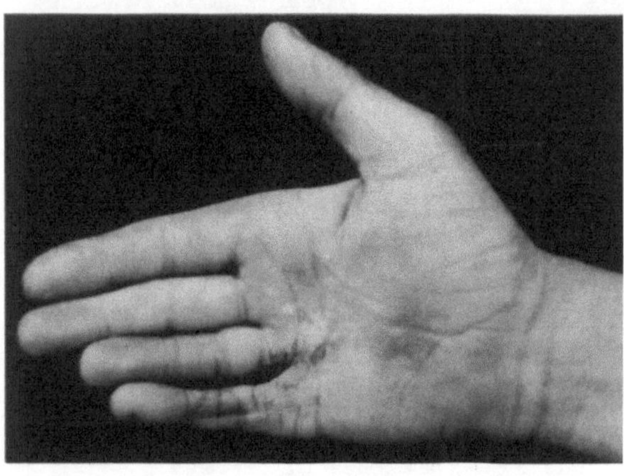
b

Abb. 11a u. b. a Dermatogene Fingerkontrakturen nach Röntgenbestrahlung eines Hohlhandhämangioms. b 5 Jahre nach operativem Ausgleich mit freiem Hautlappen

Ganz allgemein läßt sich sagen, daß man bei kleinen und mittelgroßen Hämangioblastomen zu der technisch einfach zu bewerkstelligenden Excision raten sollte und ganz besonders dann, wenn eine Größenzunahme unverkennbar ist. Voluminöse und großflächige Hämangiome werden zunächst einer Bestrahlungsbehandlung zugeführt. Bleibt der gewünschte Erfolg aus, dann ist nichts versäumt, und die Operation kann auch später jederzeit noch vorgenommen werden. Falls die manchmal sehr dünne Hautdecke unter der Bestrahlung oder ohne äußere Ursache aufbricht und das Tumorgewebe geschwürig zerfällt, dann bleibt keine andere Wahl, als den von der Geschwulst eingenommenen Bezirk sofort im Gesunden zu excidieren und den Weichteildefekt mit einer Verschiebe- oder Lappenplastik zu verschließen, um die Gefahren einer Sekundärinfektion von vornherein abzuwenden. Diesen Weg mußten wir bei einem 6 Monate alten Kind beschreiten (Abb. 10 a—d). Nach vollständiger Entfernung des unter der Bestrahlung zerfallenen Hämangioms des linken Armes entstand ein ausgedehntes Wundgebiet, das mit einem Bauchfettlappen gedeckt wurde. Bei der Einnähung des Transplantates wurde darauf gesehen, daß keine der Sekundärheilung überlassene Wundflächen bestehenblieben. Falls das technisch nicht möglich ist, sind die am Lappenstiel verbleibenden Wunden mit freien Hauttransplantaten zu versehen.

Bei kavernösen Hämangiomen kann man von einer Strahlenbehandlung bestenfalls temporäre Besserungen erhoffen, die für kaum zu umgehende Operationen von großem Vorteil sind. Häufig erfüllt aber die in der nichtoperativen Therapie einen breiten Platz einnehmende Strahlenbehandlung die daran geknüpften Erwartungen nicht in allen Punkten und es bleiben depigmentierte häßliche Narben zurück, die besonders im Gesicht störend wirken. Auch sonstige mit einer Bestrahlungsnarbe verbundene Nachteile müssen in Kauf genommen werden. Neigt sie doch, wie jede andere Narbe auch, zur Schrumpfung und Kontraktur, die zwangsläufig funktionelle und später auch anatomische Schäden am Gelenkapparat zur Folge hat, die schwierig zu beseitigen und bisweilen gar nicht zu beheben sind. Die Abb. 11 bringt hierfür ein Beispiel mit dermatogenen Fingerkontrakturen, die innerhalb von 12 Jahren nach einer vorausgegangenen Röntgenbestrahlung eines Hämangioms der Hohlhand entstanden waren. Die strahlengeschädigten Hautbezirke wurden herausgeschnitten und freie Hautlappen entsprechender Dicke auf die Wundflächen transplantiert. Inzwischen sind seit der Operation 6 Jahre vergangen, und die Hand hat nichts von ihrer Funktionstüchtigkeit eingebüßt. Sie ist zwar deutlich kleiner geblieben als die andere Hand, so daß die damals verabfolgten Strahlendosen offenbar groß genug waren, um einen wachstumshemmenden Effekt auf den Knochen auszuüben.

Der Vollständigkeit halber seien auch die als *Rankenangiome* bezeichneten kongenitalen arteriovenösen Verbindungen mit aufgeführt, sie beruhen ebenfalls auf embryonalen Fehlbildungen. An den Gliedmaßen bewirken sie durch Zunahme der Länge und des Umfanges eine Hypertrophie und führen am Kopf zu schweren Entstellungen. Damit verbundene kardio-vasculäre Störungen sind meistens unbedeutend und nicht so schwerwiegend wie bei erworbenen arteriovenösen Kommunikationen. Ihre Beseitigung ist mit großen technischen Schwierigkeiten verbunden und führt keineswegs immer zum gewünschten Erfolg.

β) Lymphangiome

Die als Tumoren des Kindesalters bezeichneten Lymphangiome sind insgesamt wesentlich seltener als Hämangiome. Morphologisch werden 2 Erscheinungsformen, und zwar die einfachen und die kavernösen Lymphangiome, unterschieden. Aus bestimmten später noch zu erläuternden Gründen wird das Hygroma cysticum congenitum nicht im Zusammenhang hiermit, sondern unter den Erkrankungen des Halses aufgeführt. Allgemein werden die Lymphangiome als gutartige, von den Lymphgefäßen abstammende Neubildungen aufgefaßt, deren Ätiologie noch vollkommen dunkel ist.

Beide Lymphangiomarten kommen häufiger im Gesicht vor und führen an der Lippe und Zunge zu monströsen Verunstaltungen, die unter der Bezeichnung Makrocheilie und Makroglossie bekannt sind. Seltener haben sie ihren Sitz in der Genitalregion oder an den Gliedmaßen und bilden polster- oder kissenartige Weichteilschwellungen, die palpatorisch schwer oder überhaupt nicht abgrenzbar sind. Wenn größere Gliedabschnitte vom Lymphangiom betroffen und durchsetzt sind, entstehen elephantiastische Bilder. Gleichzeitiges Vorkommen mit partiellem Riesenwuchs oder anderen Gefäßanomalien ist häufiger beobachtet und beschrieben worden. Bringen Inspektions- und Palpationsbefund keine Klärung, dann kann im Zweifelsfall die positiv ausfallende Prüfung der Durchsichtigkeit als diagnostisches Hilfsmittel mit herangezogen werden.

Die Behandlung der Lymphangiome entspricht in ihren wesentlichen Grundzügen der der Hämangiome und ist, obwohl kosmetische Mängel durch Farbunterschiede hierbei nicht bestehen, keineswegs leichter. Sie sollte in einer möglichst radikalen Exstirpation des geschwulstig veränderten Bezirkes bestehen. Dieses Ziel ist nur in langwieriger und mühsamer Präparation und selbst dann nicht immer erreichbar, weil sich die Grenzen des Tumors wenig abheben oder überhaupt nicht erkennbar sind, so daß die gewünschte Radikalität nicht gewährleistet sein kann. Rezidive sind deshalb häufig und erfordern neue Eingriffe, die mit noch größeren technischen Schwierigkeiten verbunden sind. Man hüte sich vor allzu ausgedehnten Hautablösungen, die leicht Ernährungsstörungen zur Folge haben, und begnüge sich zunächst lieber mit einer partiellen Exstirpation des Lymphangioms und entferne den Rest besser in einer zweiten Sitzung Wochen oder Monate später.

Gesichtslymphangiome müssen wegen der großen Infektionsneigung besonders ernst genommen werden, weil hierdurch nicht allzu selten das Leben von Säuglingen und Kleinkindern gefährdet wird, so daß schon aus diesem Grunde eine Entfernung zum frühestmöglichen Zeitpunkt anzustreben ist.

γ) Pigmentnaevi

Den Pigmentmalen ist in den letzten Jahren nicht allein aus operativ-technischen, sondern auch aus biologischen Gründen erhöhte Aufmerksamkeit geschenkt worden. Den Anlaß hierzu gaben die von den Amerikanern ALLEN und SPITZ vorgenommene Einteilung der Pigmentgewächse und die für klinische Belange daraus ableitbaren Schlüsse.

Über den Geschwulstcharakter der aus einer abnormen Keimanlage hervorgehenden und sich durch späte Ausdifferenzierung entwickelnden Pigmentnaevi dürften keine Zweifel mehr bestehen. Im Initialstadium findet man nesterförmige Anhäufungen sogenannter Naevuszellen in den Basalschichten der Epidermis. Die Zellen sind zur Farbstoffbildung befähigt und geben die bekannte Dopa-Reaktion, bei der farblose Vorstufen des Pigmentes in Melanin übergeführt werden. In einer weiteren Entwicklungsphase lösen sich die Zellkomplexe aus den Lagern der Epidermis, von UNNA als „Abtropfung" bezeichnet, und gelangen in die Cutis, in der sie sich infiltrativ ausbreiten. Nach den Untersuchungen von UNNA sind die Naevuszellen epidermogener Herkunft und stammen von präformierten Zellen, den Melanoblasten, ab. Andere Autoren neigen mehr dazu, in neuralen Zellelementen die Muttersubstanz zu sehen. MASSON denkt dabei an Zellen der Schwannschen Scheide, hingegen hält FEYRTER die Endothelzellen der periendoneuralen Hülle für das Ursprungsgewebe. Die sich innerhalb der Epidermis abspielenden Vorgänge kommen später zum Abschluß, so daß mikroskopisch nur noch intradermale Naevuszellansammlungen erkennbar sind.

Die von amerikanischer Seite vorgeschlagene Unterteilung der Naevuszellnaevi in mehrere Typen:

Junctional nevus, Compound nevus, Intradermal nevus,
Blue nevus und Juvenile melanome

basiert auf der verschiedenen Lokalisation der spezifischen Zellen, die entweder nur in der Epidermis oder nur in der Cutis oder in beiden Gewebsschichten nachweisbar sind. Aus den eben genannten Anordnungsmöglichkeiten lassen sich Rückschlüsse auf Wachstumstendenz und Reifegrad des Gewächses ziehen, die als Maßstab für die biologische Wertigkeit benigner Pigmentmale gelten.

Der Junctional-Naevus bevorzugt Hohlhand und Fußsohle und tritt häufig bei Jugendlichen in den Präpubertätsjahren auf, d. h. man wird erst zu diesem Zeitpunkt darauf aufmerksam, nachdem das Mal eine bestimmte Größe erreicht hat. Die Naevuszellen liegen in Nestern und Haufen, ein für reife Naevi kennzeichnender dreischichtiger Aufbau fehlt. Nach heute herrschender Auffassung gelten die Junctionalnaevi als Vorläufer der Melano-Malignome, ohne bislang etwas über die Häufigkeit bösartiger Übergänge aussagen zu können. Selbst wenn dieser Prozentsatz noch so gering sein sollte, ergeben sich daraus wichtige therapeutische Folgerungen, die in einer vorsorglichen Entfernung solcher Male zu bestehen hätten. Um das übliche Operationsrisiko nicht zu überschreiten, müßte die Beseitigung noch vor Erreichung des Pubertätsalters in Angriff genommen werden. Gleichzeitig würden damit auf traumatischen Einflüssen beruhende Gefahrenmomente ausgeschaltet, von denen Pigmentgeschwülste des Fußes und der Hand zeitlebens bedroht sind, und die, wie wir wissen, einer malignen Entartung Vorschub leisten können.

Der Kombinationstyp zeichnet sich ebenfalls durch weitere Wachstumspotenz aus. Die Zellgruppen liegen vorwiegend im Corium, und es ist teilweise ein mehrschichtiger Aufbau vorhanden.

Intradermale Naevi sind mit den Muttermalen identisch. Sie stellen ruhende und ausgereifte Gewächse dar, von denen Hohlhand, Fußsohle und Scrotum verschont bleiben. Ihre Oberfläche kann mehr glatt oder warzig (Naevus verrucosus) beschaffen, aber auch von einem Haarpelz (Naevus pilosus) besetzt sein.

Besonderer Hervorhebung bedarf das juvenile Melanom, dessen biologischer Charakter etwa mit dem eines Gewächses vergleichbar wäre, das eine Mittelstellung zwischen den Naevuszellnaevi einerseits und den Melanomalignomen anderseits einnimmt. Über seine weitere Entwicklung ist wenig bekannt, so daß auch keine genauen Angaben über die Häufigkeit maligner Umwandlungen vorliegen. Den Zellen fehlen jedoch Zeichen der eigentlichen Malignität. Hierin unterscheiden sie sich vom Melanomalignom. Trotzdem fällt dem auf diesem Sektor weniger erfahrenen Pathologen die Abgrenzung manchmal schwer. Juvenile Melanome bevorzugen das Gesicht und treten in den Jahren vor der Pubertät in Erscheinung. Klinisch sind sie vom Naevuszell-Naevus *nicht* zu unterscheiden.

Als besondere Untergruppe werden noch die blauen Naevi aufgeführt, von denen einige Autoren behaupten, daß sie völlig harmlos sind, während andere wieder maligne Entartungen beobachtet haben wollen. Histogenetisch weichen sie insofern von den übrigen Pigmentmalen ab, als die pigmentbildenden Zellen offenbar vom mesodermalen und nicht vom ektodermalen Gewebe abstammen.

Der Dermatologe MIESCHER hat sich kürzlich gegen diese Einteilung ausgesprochen, die deshalb irreführend sei, weil damit lediglich verschiedene Stadien ein und desselben Entwicklungsvorganges unbegründeterweise als verschiedene Geschwulsttypen charakterisiert werden. Vom Autor wurde dann weiter gefolgert, daß jedem intradermalen Naevus eine epidermale Entwicklungsstufe vorausgegangen sein muß. Die Einwände MIESCHERs und die mannigfachen, in diesem Abschnitt nur gestreiften, Fragen einer ätiologischen, morphologischen und biologischen Betrachtung der Pigmentgewächse zeigen deutlich die auf allen Gebieten bestehende Lückenhaftigkeit.

Klinisch gleicht ein Pigmentmal dem anderen, so daß sich keine sichere Handhabe für die in biologischer Hinsicht bedeutsame Unterscheidung bietet. Der aus der Vorgeschichte zu ermittelnde Zeitpunkt des ersten Sichtbarwerdens, die zu beobachtende Wachstumstendenz und der für einzelne Typen kennzeichnende Sitz können immer nur mit gewissem Vorbehalt dem einen oder anderen Geschwulsttyp zugeordnet werden, so daß die spezielle Diagnosestellung teilweise recht schwierig und manchmal überhaupt nicht möglich ist.

Melanomalignome als bösartige Formen geschwulstartiger Veränderungen von Pigmentzellen sind beim Kind große Seltenheiten, das schließt nicht aus, daß differentialdiagnostische Erwägungen in dieser Richtung hin und wieder notwendig sind.

Den klinischen Symptomen der Bösartigkeit ist nichts hinzuzufügen, sie dürften jedem Chirurgen aus eigener Erfahrung vom Erwachsenen her geläufig sein. Mit dem Risiko maligner Entartung sind vorwiegend die Junctional-Naevi und die juvenilen Melanomalignome und solche Naevi belastet, die während der Pubertät auftreten und dann plötzlich zu wachsen beginnen.

In der Regel birgt die operative Beseitigung von Pigmentmalen beim Kind keine Gefahren, und man kann sich bedenkenlos dazu entschließen, zumal es bislang *niemals* vorgekommen ist, daß ein klinisch gutartiger Naevus hierdurch bösartig geworden ist. Spricht der klinische Befund eher für ein juveniles Melanom oder für einen Junctional-Naevus, dann dürfen nur radikale Maßnahmen mit Entfernung des Tumors weit im Gesunden zur Anwendung kommen und nicht

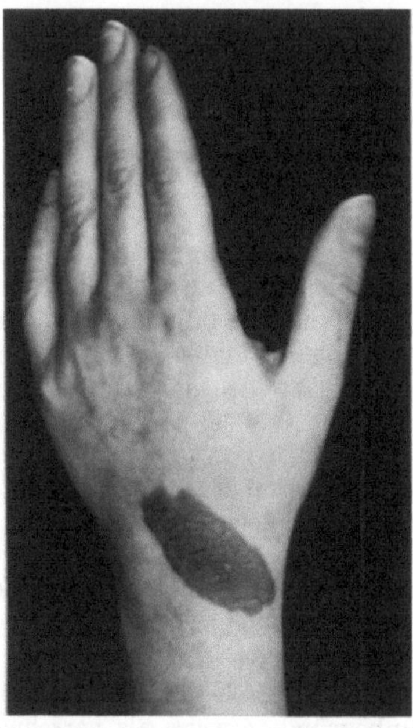
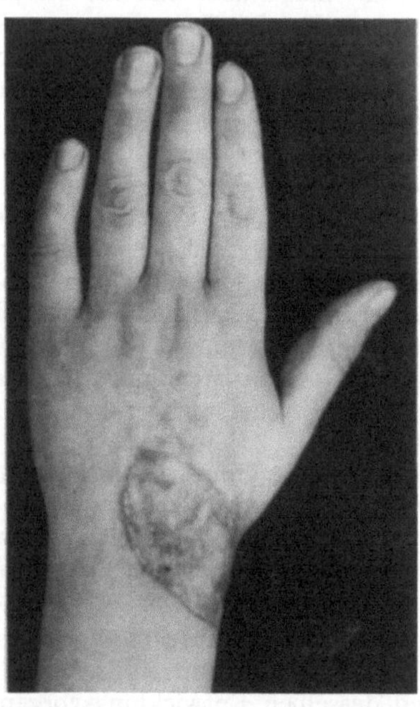

a   b

Abb. 12a u. b. a Intradermaler Naevus vor Behandlungsbeginn (12jähr. ♂). b Nach Excision und freier Hautplastik

etwa schrittweise Verkleinerungen, die beispielsweise beim intradermalen Naevus erlaubt sind. Wissen wir doch vom Erwachsenen her, daß auch harmlos erscheinende Naevi nach Irritationen, also auch Excisionen, plötzlich zu bösartigem Wachstum übergehen und außerordentlich schnell metastasieren können. Die Indikationsstellung zur Operation ist aber beim Erwachsenen ohnehin eine ganz andere und erfordert größere klinische Erfahrung und operative Zurückhaltung als beim Kind. Die dem Operateur genügend Spielraum lassende Wahl des Verfahrens hat sich dem Sitz und Ausmaß des Gewächses anzupassen. Wenn es technisch möglich ist, wird der pigmentierte Hautbezirk excidiert und ein Wundschluß durch Hautmobilisierung bewerkstelligt. Bei ausgedehnten intradermalen Naevi kann die Beseitigung in mehreren Sitzungen vor sich gehen, indem von den Randgebieten her Hautstreifen excidiert werden. An nicht exponierten Körperstellen können größere pigmentierte Bezirke einfach herausgeschnitten und die Wundflächen mit freien Hautlappen verschlossen werden. Bezüglich der dabei zu beachtenden technischen Einzelheiten kann auf den Abschnitt über Hauttransplantationen verwiesen werden. Aus oben genannten Gründen wird man sich zu überlegen haben, ob präventive operative Beseiti-

gungen eines als Junctionalnaevus oder juveniles Melanom erkannten Pigment-
gewächses ratsam erscheinen, um von den Kindern die in der Zukunft drohenden
Gefahren abzuwenden.

δ) Dermoide und Epidermoide

Dermoide sind cystenartige Gebilde mit einer aus Epithel bestehenden Hülle,
die sich — entsprechend der Cohnheimschen Vorstellung — durch Keimver-
sprengung entwickeln. Sie kommen beim Verschluß embryonaler Spalten oder
Furchen zustande, indem Zellverbände in tiefere Gewebsschichten verlagert
werden. Prädilektionsstellen hierfür sind äußerer Augenwinkel, Mundboden-
bereich und Steißbeingegend. Obwohl die Dermoide schon bei der Geburt vorhanden sind, vergehen bis zur sichtbar werdenden Anschwellung gewöhnlich
mehrere Jahre, beim Dermoid des Steißbeines Jahrzehnte, so daß die Diagnose
erst in den späteren Jahren und meistens auf Grund der begleitenden Fistel
gestellt wird.

Differentialdiagnostische Betrachtungen brauchen im allgemeinen nicht
angestellt werden, weil der Sitz pathognomonisch für Dermoide ist. Von den
Epidermoiden können sie klinisch nicht unterschieden werden. Dabei handelt
es sich ebenfalls um fissurale Fehlbildungen mit einer nur aus Epidermis bestehenden Kapsel, während die Wandung von Dermoidcysten auch Hautanhangsgebilde wie Talg- und Schweißdrüsen und Haare enthält.

Die Therapie der Dermoide besteht in einer operativen Ausschälung des
Cystenbalges von kleinen Hautschnitten aus, die so anzulegen sind, daß die
Narbe kosmetisch nicht stört. Bei der Präparation ist sehr sorgfältig vorzu-
gehen, damit die Cystenwand nicht einreißt und unbemerkt Teile davon zurückbleiben, die zum Rezidiv führen. Vereiterte Cysten werden zunächst incidiert,
der Eiter entleert und dann später vollständig ausgeschält.

ε) Teratome

Sie setzen sich aus Abkömmlingen aller 3 Keimblätter zusammen und kommen
als ausgereifte und unreife Formen vor. Von den zuletzt genannten ist bekannt,
daß sie alle klinischen Merkmale der Bösartigkeit besitzen, unkoordiniert wachsen
und zur Metastasierung neigen. An dieser Stelle werden nur die Teratome im
sacrococcygealen Bereich und in der Submentalregion bedacht, während alles
Wissenswerte über Teratome des Mediastinums, Retroperitonealraumes und
Hodens in den entsprechenden Kapiteln gesagt wird.

Von den zahlreichen pathogenetischen Deutungsversuchen wird hier nur die
Buddesche Erklärung, und zwar deswegen bewußt genannt, weil sie am ehesten
überzeugt und in den Ergebnissen der Speemann-Mangoldschen Transplanta-
tionsversuche mit Verpflanzung von Teilen der dorsalen Urmundlippe in andere
Keimbezirke eine objektive Stütze gefunden hat. Danach hat man sich die Entstehung der Teratome so vorzustellen, daß durch Entwicklungsstörungen Zellen
von der Urmundlippe des Embryos abgesprengt werden, die zur Bildung von
Gewebe aller 3 Keimblätter befähigt sind.

Sacrococcygeale Teratome kommen hauptsächlich bei Mädchen vor. Schon
bei der Geburt kann der äußerlich sichtbare Tumoranteil die Ausmaße eines
Kindskopfes erreichen und den ganzen Bereich zwischen Anus und Sacrum aus-
füllen. Gar nicht selten bestehen gleichzeitig noch andere Mißbildungen wie
Analatresie, Spina bifida oder Klumpfüße.

Differentialdiagnostisch ist in erster Linie an eine Meningocele bzw. Myelo-
Meningocele zu denken, deren Hautdecken dünn und transparent sind (s. Bd. II,
Kap. G. Chirurgie des zentralen und peripheren Nervensystems).

Mit der Operation darf in Anbetracht drohender Hautulcerationen und Sekundärinfektionen und weil schließlich auch eine maligne Entartung zu befürchten ist, nicht länger zugewartet werden, es sei denn, daß der Allgemeinzustand des Kindes einen solchen Eingriff nicht zumutbar erscheinen läßt. Vorher ist durch eine trochoskopische Untersuchung zu klären, ob Verbindungen mit dem Darmrohr bestehen. Die Operation beginnt mit der Umschneidung zweier türflügelförmiger Hautfettlappen an der Tumorbasis, die später zum Wundschluß verwandt werden. Bei der nach allen Seiten durchzuführenden Mobilisierung des Tumors und Präparation seines Stieles ist darauf zu achten, daß die Ablösung vom Rectum ohne Verletzung der Wandschichten geschieht. Ob das Steißbein oder Teile davon reseziert

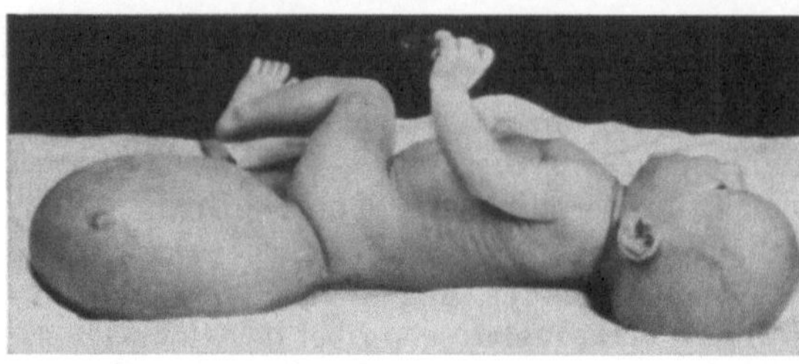

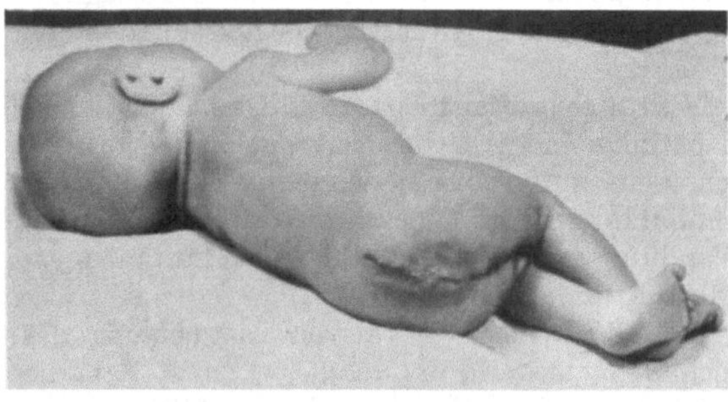

Abb. 13a u. b. a Sacrococcygeales Teratom (15 Wochen alter Säugling). (Nach Pflüger 1956). b Zustand 14 Tage p. op. (Nach Pflüger 1956)

werden müssen, hängt von der jeweiligen Situation ab. Bei dem Säugling der Abb. 13 sind wir ohne eine solche Resektion ausgekommen. Der kinderarmdicke Tumorstiel ließ sich von der Rectumhinterwand stumpf abschieben, von der Spitze und Innenfläche des Steißbeines mußte er scharf abgetrennt werden. In die sacrale Wundhöhle wurde etwas Thrombinschaum eingelegt und die Wunde nach entsprechender Kürzung der seitlichen Hautlappen verschlossen. Spätere Kontrolluntersuchungen ergaben eine einwandfreie und kräftige Sphincterfunktion.

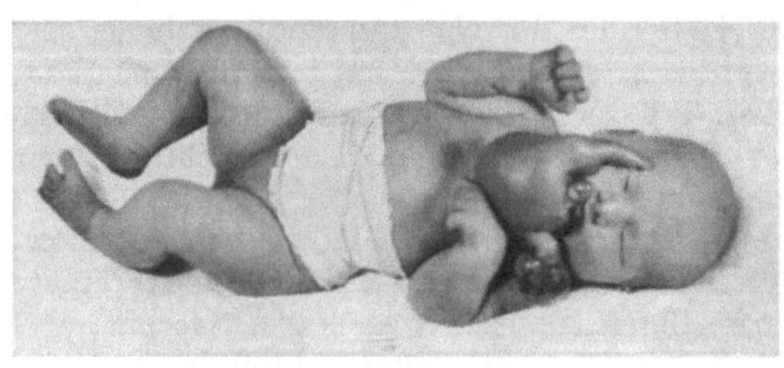

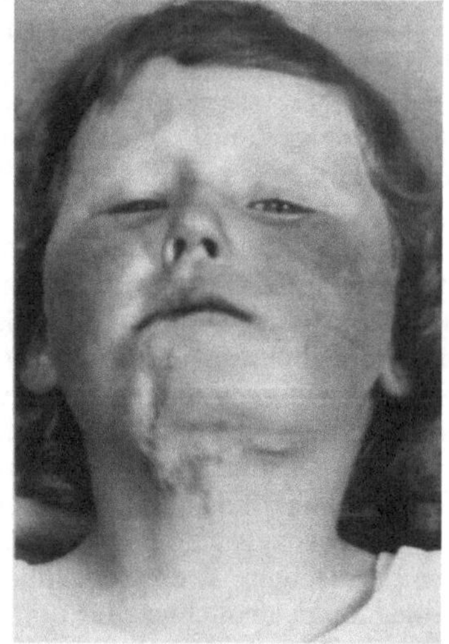

Abb. 14a u. b. a Triphyllisches submentales Teratom bei 3 Tage altem ♀. (Nach Pflüger 1956.) b Nach der Reoperation mit Entfernung einer Knorpelplatte und Z-Plastik, Kind jetzt 6 Jahre alt

Das submentale triphyllische Teratom der Abb. 14 mit Knochenanteilen und Darmanlagen wurde am 3. Lebenstage in Intubationsnarkose abgetragen.

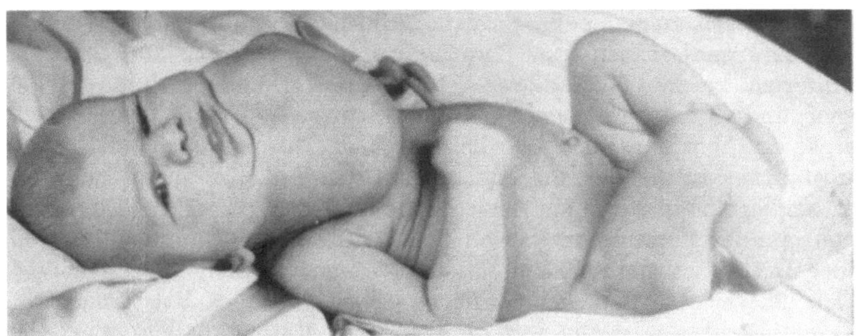

a

Vier Jahre später entfernten wir eine plattenförmige osteofibromatöse Wucherung, verschlossen den Defekt mit Hilfe einer Z-Plastik und leiteten eine Behandlung der Zahnstellungsanomalien und des offenen Bisses ein. Die Beseitigung des der Submentalregion breitbasig aufsitzenden kindskopfgroßen Teratoms der Abb. 15 ließ sich von einem linksseitigen um die Tumorbasis geführten Hautschnitt aus vornehmen. Bei der Entfernung überschüssiger Hautpartien wurde darauf gesehen, daß die Nahtlinie parallel zu den Querfalten des Halses verlief. Nachoperationen waren bei dem inzwischen 17 Jahre alt gewordenen Mädchen weder wegen eines Rezidivs noch wegen ungünstiger Narbenverhältnisse erforderlich. Am Aufbau des Teratoms waren alle 3 Keimblätter beteiligt, dabei überwogen die knorpeligen Anteile.

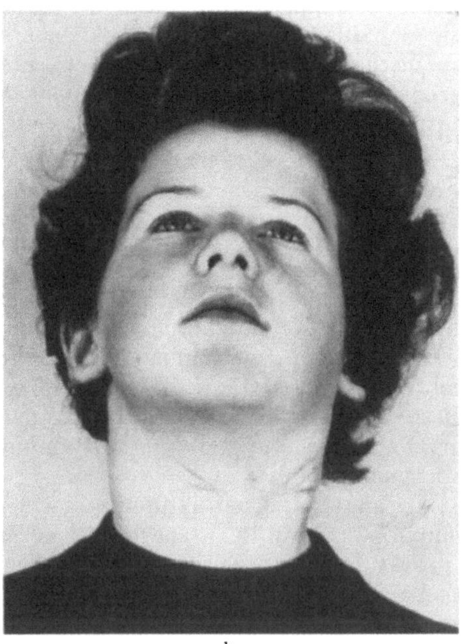

b

Abb. 15a u. b. a Kindskopfgroßes submentales Teratom, 6 Monate altes Mädchen. b 16 Jahre nach operativer Entfernung. Befriedigende Narbenverhältnisse

2. Verletzungen, Verbrennungen und ihre Folgen

Für die Versorgung von Wunden ergeben sich beim Kind keine besonderen Gesichtspunkte, sie richtet sich nach den üblichen Regeln der Wundausschneidung Weil örtliche Einbringungen von Antibiotica und Chemotherapeutica in Puderform zu keiner entscheidenden Verbesserung der sonstigen Heilungsergebnisse geführt haben, verzichtet man besser darauf. Sie wirken sich Beispielsweise bei Handwunden sogar nachteilig aus, indem die fatalen Narbenbildungen und Verklebungen der Gleitgewebe hierdurch noch begünstigt werden. Wenn keine spannungsfreie Hautnaht erzielbar ist, werden die Gewebsdefekte mit einem Thiersch- oder Dermatomlappen verschlossen. Lassen die Wundverhältnisse einen störungsfreien Heilverlauf erhoffen, dann kann man die Hautlappen auch bei der Erstversorgung ruhig etwas dicker schneiden und sich dabei nach den jeweiligen funktionellen Ansprüchen richten. Freie Hautlappen können ebensogut zum Wundschluß am Hand- und Fußrücken bei bloßliegenden Sehnen verwendet werden, ohne daß funktionell störende Adhäsionen zu befürchten sind. Die gestielten Lappenplastiken vom Bauch, auch in Form der Muff-Plastik, sind wegen ihrer zahlreichen Nachteile — unbequeme Verbandanordnung, Sekundärheilungen und Nachoperationen zur Entfettung — immer mehr verdrängt worden, so daß ihnen nur noch ein beschränkter Anwendungsbereich zukommt. Bei Substanzverlusten der Fingerspitze darf der Knochen nicht mehr gekürzt werden, sondern man verschließt die Wunden durch plastische Eingriffe. Für Abkappungen der Fingerkuppe ist ein Thiersch-Lappen gewöhnlich ausreichend. Falls der Defekt etwas größer ist, kommt man mit einer Verschiebeplastik zum Ziel. Mitverletzungen des Knochens erfordern neues Polstermaterial, das durch einen gestielten Haut-Fett-Lappen vom Daumenballen oder von der Streckseite des Nachbarfingers (cross-flap) herangeschafft wird. Die Entnahmestelle des Lappens wird sofort mit einem freien Hautlappen gedeckt und ebenso die Wundfläche des Lappenstieles, um so jede Sekundärheilung von vornherein auszuschalten. Bei großen und buchtenreichen Wunden, das trifft auch für primäre Hautplastiken größeren Ausmaßes zu, sollte man mit einer parenteralen antibiotischen Prophylaxe nicht engherzig sein und die sich hierdurch bietenden Vorteile ausnutzen. Es gilt als selbstverständlich, daß die Wundversorgung schon aus psychischen Gründen für das Kind wesentlich häufiger in Allgemeinnarkose und nur selten in örtlicher Betäubung vorgenommen wird.

Narben nach Sekundärheilungen, Verbrennungen und eitrigen Infektionen sind deshalb so gefürchtet, weil sie infolge ihrer Schrumpfungstendenz in hohem Maße kontrakturgefährdet sind. Außerdem bringen sie noch weitere in der Neigung zur Keloidbildung und zum Aufbruch bestehende Nachteile mit sich. Werden Falten der Hohlhand oder Fingerbeugeseite von Narben rechtwinkelig gekreuzt, dann ist die Gefahr späterer Kontrakturen besonders groß, so daß man diese unliebsamen Folgen schon bei der Erstversorgung vor Augen haben und die Verlaufsrichtung derartiger Wunden gleich durch eine primäre Z-Plastik korrigieren sollte.

Dermatogene Kontrakturen beeinträchtigen nicht allein die Funktion, sondern führen zwangsläufig zu anatomischen Schäden am Sehnen-, Kapsel- und Bandapparat der beteiligten Gelenke, die sich später nur selten vollständig beseitigen lassen. An den Fingern können sie sich außerdem hemmend auf das Längenwachstum auswirken. Alle diese Gefahrenmomente lassen deswegen eine operative Beseitigung der bei Kindern besonders häufigen Verbrennungskontrakturen dringlich erscheinen und erlauben keinen längeren Aufschub. Der dabei einzuschlagende Weg muß auf den jeweiligen Schweregrad des Befundes abgestimmt werden. Leichte und mittelschwere Kontrakturen werden durch einfache oder multiple Z-Plastiken (MORESTIN) korrigiert. Zur Erzielung des größtmöglichen Längengewinnes, der sich vorher genau berechnen läßt, werden die seitlichen Hautschnitte in einem Winkel von 60⁰ angelegt, sie sollen etwa ebensolang sein wie der in senkrechter Richtung verlaufende Schenkel. Die mobilisierten Hautläppchen wechselt man dann gegeneinander aus (Abb. 16).

Zum Ausgleich erheblicher Kontrakturen werden freie Hautlappen oder seltener gestielte Hautfettlappen benötigt. Das gesamte Narbengewebe wird dabei bis in gesunde Gewebsschichten radikal entfernt und der Wundgrund mit Dermatomlappen entsprechender Dicke gedeckt. Voraussetzung für einen glatten Heilverlauf ist ein gut vascularisierter Wundgrund und eine exakte Verbandanordnung, die einen engen Kontakt zwischen den Wundflächen herstellt. Gestielte Lappenplastiken sind dann notwendig, wenn das ganze Subcutangewebe verlorengegangen oder narbig ist und durch neues Polstermaterial ersetzt werden muß. Das trifft besonders für tiefgreifende Verbrennungsnarben der Hohlhand zu. Auch hierbei ist auf die Verbandanordnung viel Sorgfalt zu verwenden.

Keloide entstehen bei jeglicher Wundheilung und besonders oft nach Verbrennungen, von denen Kinder häufiger betroffen sind. Man kann sie als den harten Fibromen nahestehende Bindegewebswucherungen auffassen, die im Narbenbereich als wulst- oder plattenartige Gebilde imponieren. Sie wirken

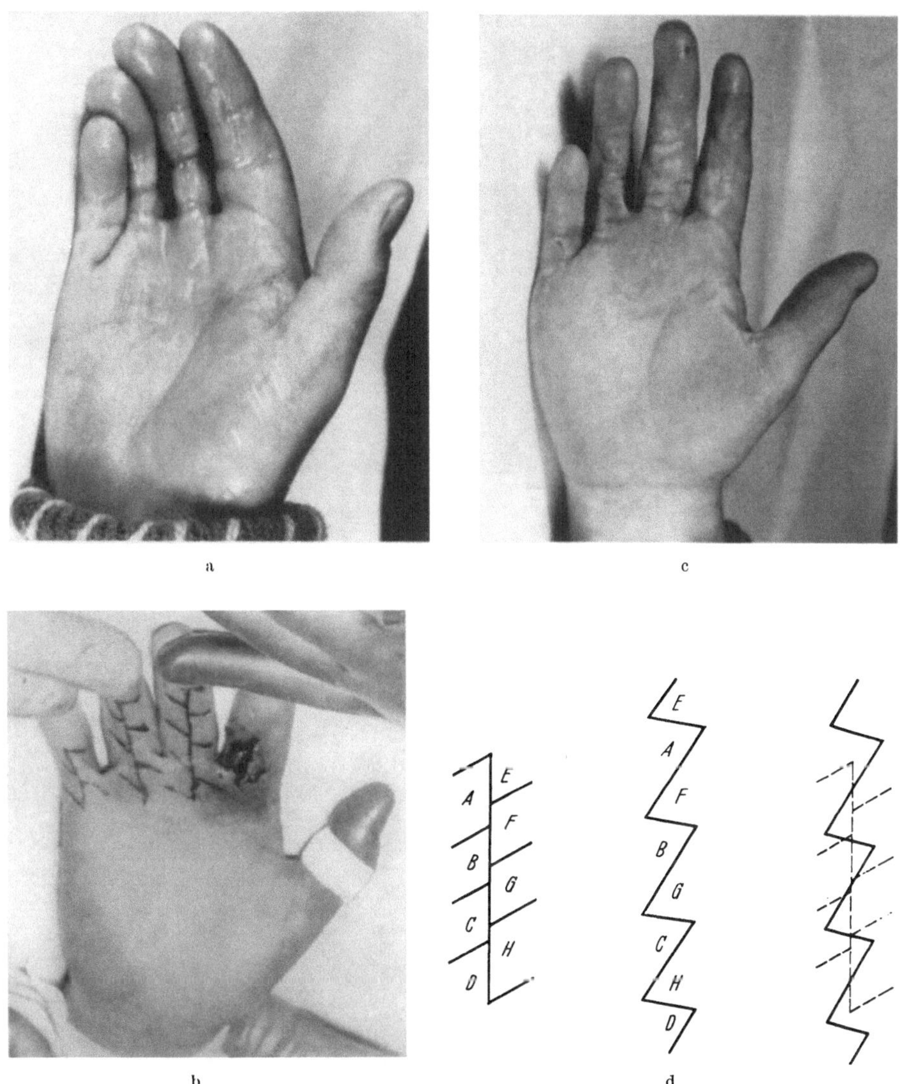

Abb. 16a—d. a Dermatogene Fingerkontrakturen. b Schnittführung angezeichnet. c Ergebnis einige Monate post op., Streckung nicht mehr behindert. d Schematische Darstellung des Prinzips der multiplen Z-Plastik

kosmetisch störend und behindern an den Gliedmaßen auf Grund oft damit verbundener Narbenkontrakturen die Funktion mehr oder weniger schwer. Meist rufen sie auch lästigen Juckreiz hervor. Über die noch manche Frage offen lassende Ätiologie läßt sich nur so viel sagen, daß die Neigung zur Keloidbildung sicher nicht allein auf einer angeborenen Disposition beruht, sondern dabei auch noch für uns unbekannte endogene und exogene Faktoren mit im Spiel sind.

Auf die zahlreichen für die Behandlung der Keloide beschrittenen Wege kann hier nicht eingegangen werden. Neuerdings mit der lokalen Hydrocortison-Therapie erzielte Erfolge sind wenig überzeugend, so daß sie wieder verlassen

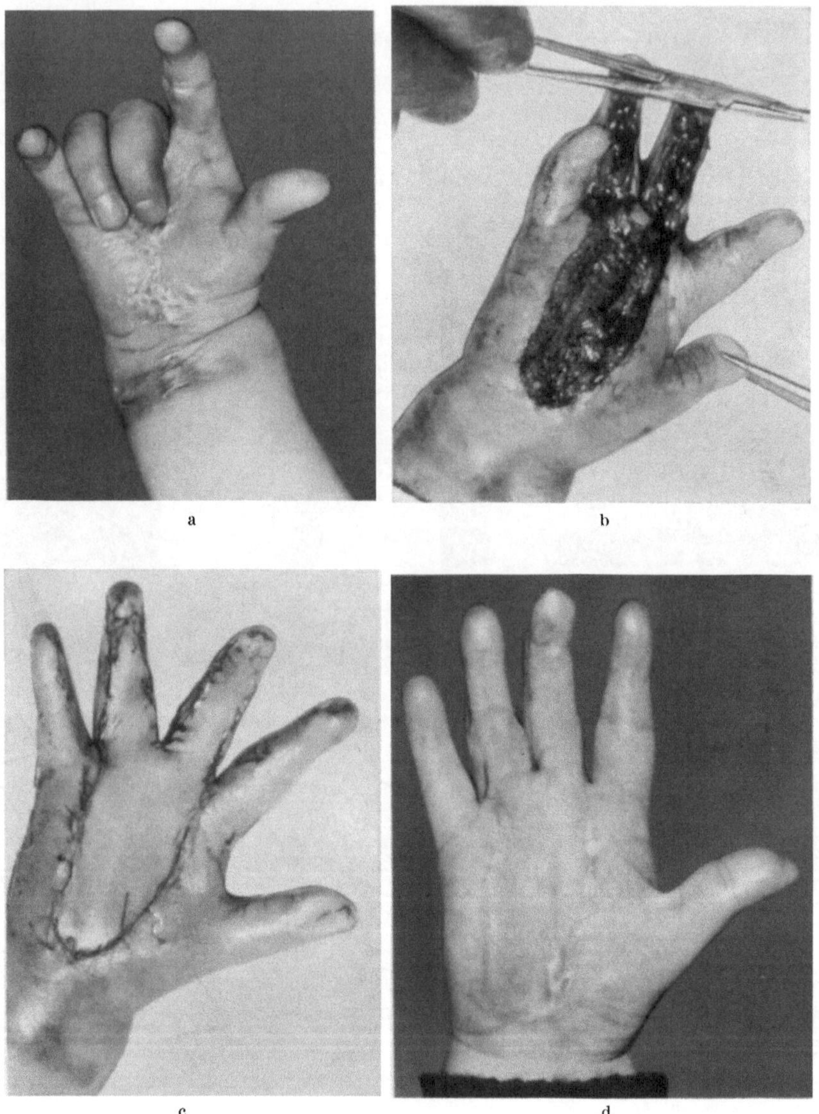

Abb. 17a—d. a 2jähr. Mädchen mit Verbrennungskontrakturen. b Nach Excision der Narben. c Wund-flächen mit freien Hautlappen verschlossen. (Langenbecks Arch. klin. Chir. **287** (1957)]. d Befund 10 Monate p. op. [Langenbecks Arch. klin. Chir. **287** (1957)]

worden ist. Die besten Ergebnisse verspricht immer noch eine Kombinations-behandlung mit Excision und Röntgennachbestrahlung. Bei der Operation, die in einer Ausschneidung der Narbe im Gesunden besteht, ist jede unnötige Traumatisierung zu vermeiden, und die Naht der Wundränder wird besonders fein gehalten. Ausgedehnte Keloide mit Kontrakturen bzw. Flügelfellen in der Achselhöhle, Kniekehle oder im Handbereich erfordern große Eingriffe mit

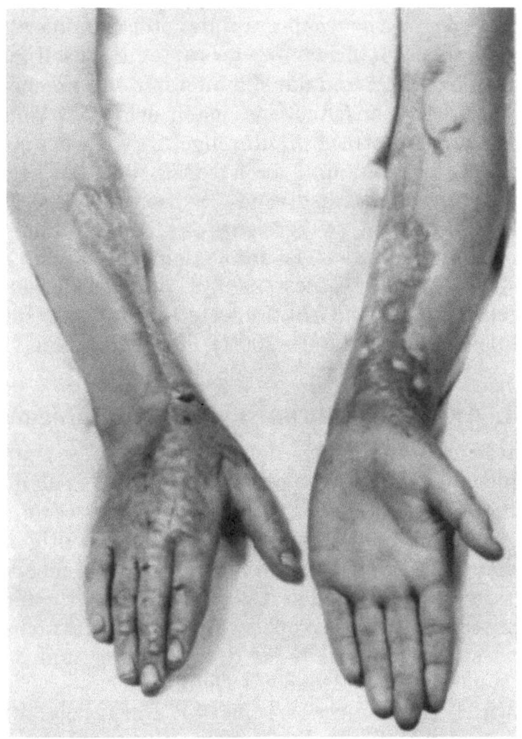

a

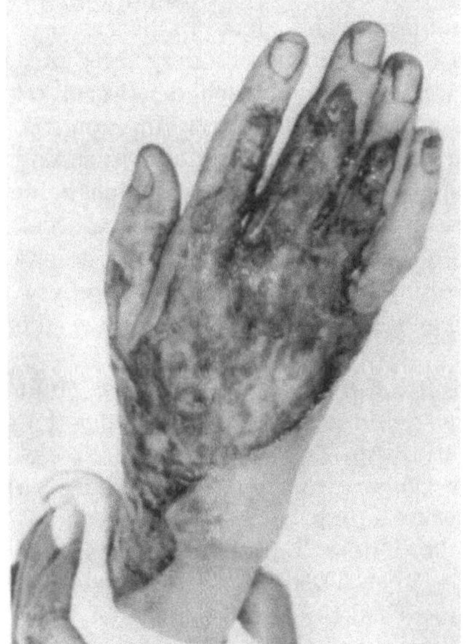

b

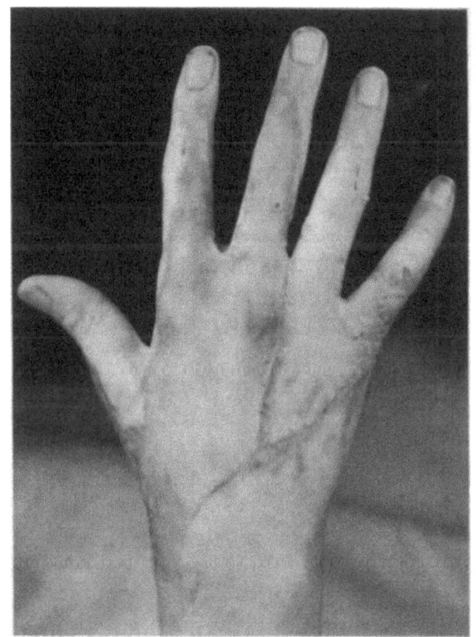

c

Abb. 18a—c. a Verbrennungsnarben und Keloide beider Hände und Unterarme (14 Jahre alter Junge).
b Das ganze Narbengebiet ist entfernt. c Ergebnis 8 Monate später

Hauttransplantationen. Die im Anschluß an eine drittgradige Teerverbrennung
beider Hände und Unterarme entstandenen Keloide der Abb. 18 brachen im

Bereich der Fingergelenke immer wieder auf und störten außerdem durch dauernden Juckreiz, so daß der 14jährige Junge auf eine Beseitigung drängte. Sie wurden in 2 Sitzungen excidiert und die Wunden mit entsprechend dicken Dermatomlappen verschlossen und anschließend, nach erfolgter Anheilung der Transplantate, eine Röntgennachbestrahlung durchgeführt. Der Juckreiz verschwand nach der Operation schlagartig, und auch sonst war das Ergebnis kosmetisch und funktionell durchaus zufriedenstellend. Selbst wenn die Nahtstellen wieder als narbige Wülste erscheinen, so erreicht die Keloidbildung im allgemeinen nicht die früheren Ausmaße, und es ist immer eine deutliche Besserung zu verzeichnen. Die Bestrahlung hat spätestens mit dem Entfernen der Fäden einzusetzen. Es genügen relativ kleine fraktionierte Dosen von je 100—150 r O.D., die bis zu einer Gesamtmenge von 1200—2000 r O. D maximal verabfolgt werden.

3. Akute und chronische Entzündungen

Unter den akuten Entzündungen der Haut und des Unterhautzellgewebes erlangen beim Kind nur der Furunkel und das Erysipel größere praktische Bedeutung, während Karbunkel und Schweißdrüsenabscesse bei weitem nicht die Rolle spielen wie beim Erwachsenen. Wenn gleichzeitig mehrere Furunkel bestehen oder nacheinander auftreten, sprechen wir von einer Furunkulose, die den Allgemeinzustand des kindlichen Organismus mehr oder weniger schwer durch Fieber, Schüttelfröste und Appetitlosigkeit beeinträchtigt. Damit verbundene Ernährungsstörungen bilden für den Säugling und das Kleinkind eine ernste, manchmal sogar lebensbedrohende Gefahr.

Während sich die Behandlung des isolierten Furunkels auf örtliche konservative oder operative Maßnahmen beschränkt, führt bei der Furunkulose eine gezielte antibiotische Therapie, die auf den Erreger und das Ergebnis einer Resistenzprüfung abgestimmt wird, meistens zum Erfolg. Die Behandlung von Ernährungsstörungen überträgt man zweckmäßigerweise dem Pädiater. Der Heilungsvorgang kann durch Stichincisionen reifer Furunkel oder, falls notwendig, durch breite Spaltung beschleunigt werden. Wenn sich der Furunkel in die Nachbarschaft ausbreitet, kommt es zur Phlegmone oder Lymphangitis, die dann entsprechende Behandlungen erfordern. Schließlich können Furunkel den Ausgangspunkt für eine schwere allgemeine Eiterung bilden, die sich beim Kind und Jugendlichen häufiger an den epiphysären Abschnitten langer Röhrenknochen manifestiert und dann zur Osteomyelitis führt. Paranephritische Abscesse, Nierenkarbunkel, eitrige Gelenkentzündungen und eine Staphylokokken-Speticämie stellen weitere schwerwiegende Komplikationen dar, die heutzutage selten sind.

Die Behandlung der *chronischen* und *spezifischen Entzündungen* der Haut wie die Tuberkulosen, Tuberkuloide und Lues, gehören in das Gebiet der Pädiatrie bzw. Dermatologie. Hiervon bildet nur die Tuberculosis cutis colloquativa insofern eine Ausnahme, als sich der Chirurg mit ihr zwangsläufig zu beschäftigen hat, weil sie häufig als Sekundärerkrankung bei Knochen-, Gelenkund Drüsentuberkulosen auftritt. Auf eine besondere Darstellung kann verzichtet und auf die entsprechenden Abschnitte über Tuberkulose der einzelnen Gewebe verwiesen werden. Für die cervico-faciale Aktinomykose und die beim Kind seltenen thorakalen und abdominalen aktinomycotischen Fisteln ergeben sich keine besonderen Gesichtspunkte. Die damit verbundenen diagnostischen Schwierigkeiten und therapeutischen Probleme dürften jedem Chirurgen ohnehin geläufig sein.

Literatur zum Kapitel „Chirurgische Erkrankungen der Haut und Unterhaut" s. S. 374.

B. Chirurgische Erkrankungen im Bereich von Kopf und Hals

Von

H. Gelbke und W. Düben

Mit 199 Abbildungen in 421 Einzelbildern

I. Kopf

1. Lippen-Kiefer-Gaumenspalten

Von

H. Gelbke

a) Häufigkeit und Erscheinungsformen

Die seitlich vom Zwischenkiefer gelegene ein- oder beidseitig vorkommende Lippen-Kiefer-Gaumenspalte ist nach den Extremitätenmißbildungen (Klumpfuß, sog. kongenitale Hüftverrenkung, Polydaktylie, Syndaktylie usw.) die häufigste angeborene Mißbildung überhaupt und in praktischer Hinsicht die bedeutungsvollste aller Fehlbildungen im Gesichtsbereich. Nach R. H. Ivy

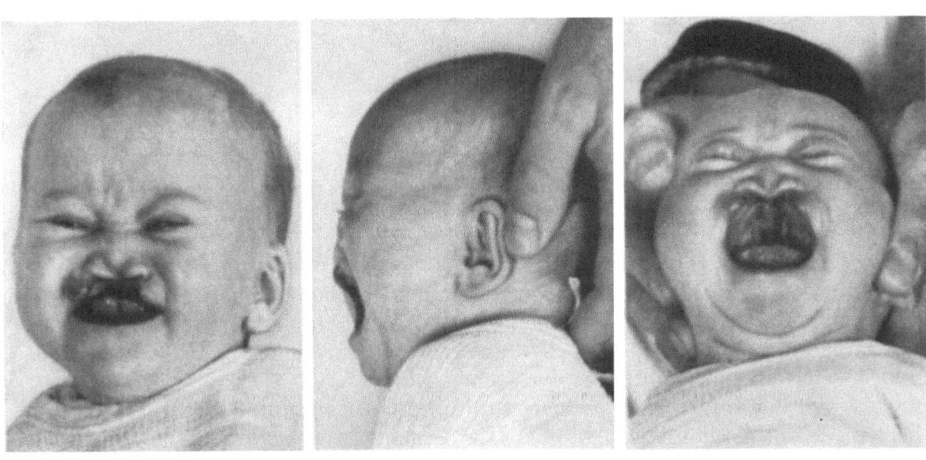

abc

Abb. 1a—c. Arhincephalie mit Fehlen des Zwischenkiefers, sog. mediane Kieferspalte. (Beobachtung der Chirurgischen Abteilung der Universitäts-Kinderklinik München — Oberniedermayr)

(Statistik von Pennsylvanien USA.) entfielen 1951—1955 auf 1,2 Millionen Geburten rund 9800 Mißbildungen; davon betrafen rund 3500 die Extremitäten, 2800 Kopf und Gesicht, 880 Urogenitalsystem, 780 Wirbelsäule, 520 Bauch und Intestinum, 400 Kardiovaskularsystem, 300 Blut und blutbildende Organe, 300 Cysten und Tumoren, 290 Brust und Lungen, 140 Ohr, 20 Hals, 20 Nase. Die Einzeldiagnosen lauteten der Häufigkeit nach: Klumpfuß (1800 Fälle), Lippen-Kiefer-Gaumenspalte (1270 Fälle), Spina bifida (710 Fälle), Polydaktylie der Hand (700 Fälle), Hypospadie (580 Fälle), angeborener Herzfehler (370 Fälle), dann Erythroblastose, Mongoloismus usw. Auf mehrere hundert Lippen-Kiefer-Gaumenspalten entfällt nur eine der übrigen Gesichtsspalten. Hier kennen wir:

1. die mediane, in der Mitte der Nase liegende Spalte (Abb. 1 u. 2) (Spaltnase);
2. die mediane Unterkieferspalte, die je nach Schweregrad Unterlippe, Kiefer und Zunge durchsetzen kann;
3. die schräge Gesichtsspalte, die vom lateralen Oberlippenanteil zur Mitte des Orbitabodens zieht, so daß sich Lippen- und Konjunktivenschleimhaut berühren (Abb. 3 u. 4);
4. die quere, vom Mundwinkel zum Ohr verlaufende Gesichtsspalte.

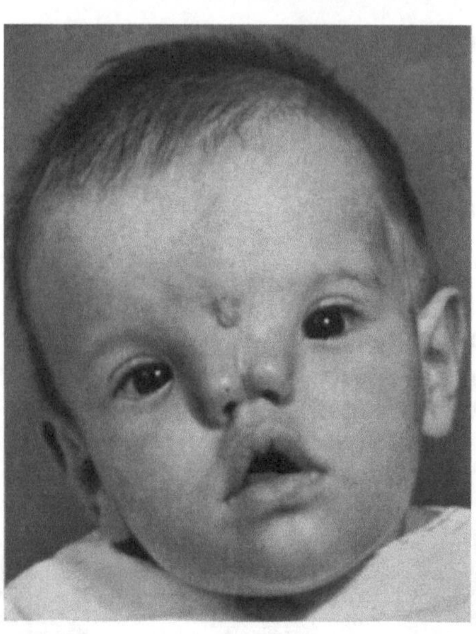

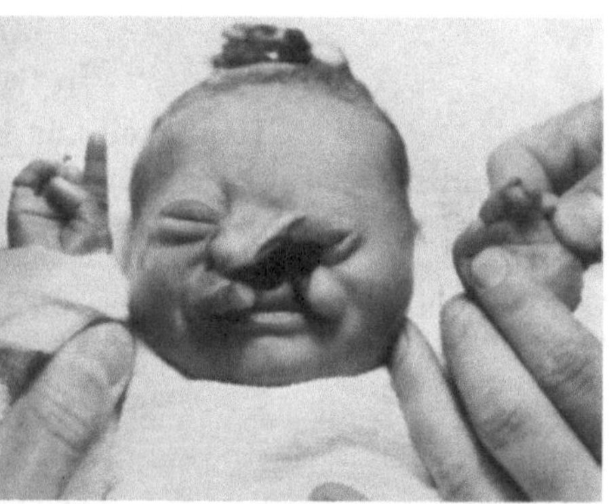

Gar nicht selten (in etwa 10% der Fälle) ist die typische Lippen-Kiefer-Gaumenspalte mit anderen Mißbildungen im Gesichtsbereich, an inneren Organen oder an den Extremitäten verbunden, z. B. mit Ohrdeformitäten, mit Herz- und Gefäß-

Abb. 2   Abb. 3

Abb. 2. Mediale Nasenspalte — Doggennase. (Beobachtung der Chirurgischen Abteilung der Universitätskinderklinik München — OBERNIEDERMAYR)

Abb. 3. Schräge Gesichtsspalte. (Beobachtung der Chirurgischen Abteilung der Universitätskinderklinik München — OBERNIEDERMAYR)

vitien, mit Klumpfüßen, Syndaktylien usw., so daß sich alle nur möglichen Kombinationen leichten und schweren Grades ergeben können.

Eine auffallende Herabsetzung der geistigen Fähigkeiten besteht bei den Spaltträgern keineswegs. Man hat an großem Material etwa 1% Idiotismus und 5% unterdurchschnittliche Begabung gefunden.

Gelegentlich findet man bei einer typischen Spaltbildung *Unterlippengrübchen* beiderseits der Medianlinie (Abb. 5). Hierbei handelt es sich um harmlose Blindsäckchen der Unterlippenschleimhaut, deren Beseitigung durch ovaläre Excision keinerlei Schwierigkeiten bereitet.

Die Lippen-Kiefer-Gaumenspalten können in verschiedenen Ausmaßen vorkommen: einseitig oder beidseitig, durchgehend, nur einen oder zwei der drei Konstituenten betreffend sowie alle sich daraus ergebenden Kombinationen.

Am häufigsten findet sich die einseitige durchgehende Lippen-Kiefer-Gaumenspalte (über $^1/_3$ aller Beobachtungen). Dann folgt die Spalte des weichen Gaumens, die häufig auch den hinteren Anteil des harten Gaumens mehr oder minder weit mitbetrifft ($^1/_5$ der Fälle). Ein knappes Sechstel stellen die beidseitigen durchgehenden Spalten, die sog. Wolfsrachen. Häufig, und zwar nicht nur im Volksmund, werden aber auch einseitige durchgehende Lippen-Kiefer-Gaumenspalten oder auch isolierte Gaumenspalten „Wolfsrachen" genannt. Die isolierte einseitige Lippenspalte (Hasenscharte) macht etwa $^1/_6$ der Kranken aus und durchsetzt häufiger die gesamte Lippenhöhe als nur den unteren Anteil. Am seltensten sind beiderseitige alleinige Lippenspalten. Jedoch schwanken die Angaben der verschiedenen Autoren über die Verteilung der einzelnen Spaltarten beträchtlich. Regionale Verschiedenheiten mögen hierbei eine Rolle spielen.

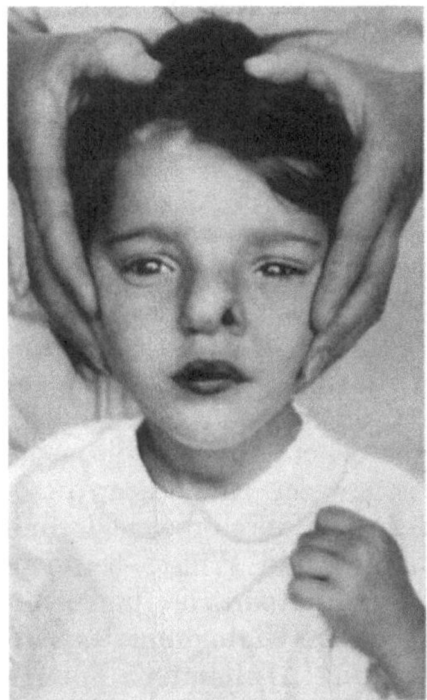

Abb. 4. Seitliche Nasenspalte. (Beobachtung der Chirurgischen Abteilung der Universitätskinderklinik München — OBERNIEDERMAYR)

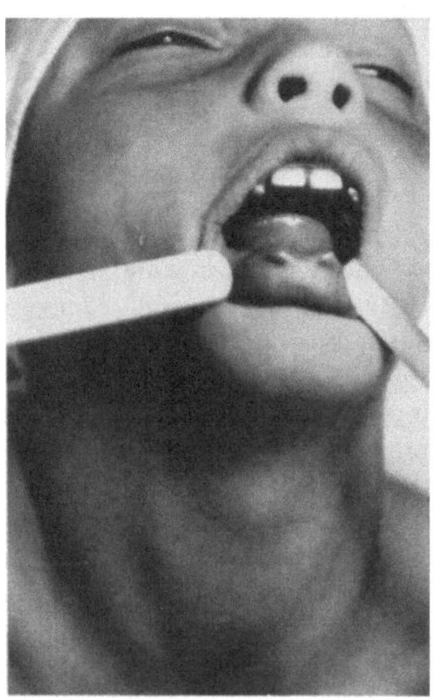

Abb. 5. Angeborene „Unterlippenfisteln", blindsackartige epitheliale Einstülpungen. (Beobachtung der Chirurgischen Abteilung der Universitätskinderklinik München — OBERNIEDERMAYR)

Übereinstimmend wird die merkwürdige Feststellung getroffen, daß die linke Seite häufiger betroffen ist als die rechte. Eine Erklärung dafür steht offen.

b) Entstehung

α) Kausale Genese

Die üblichen Sippenuntersuchungen haben bisher keinen ganz sicheren Erbgang erkennen lassen, denn es finden sich bei über der Hälfte der Probanten keine weiteren Spaltbildungen in der Sippe. Bei den familiär belasteten Fällen zeigt sich vorwiegend ein unregelmäßig recessiver Erbgang, gelegentlich aber auch ein unregelmäßig dominanter.

Die Auszählung unter Geschwistern hat durchweg geringere Werte als 1:4 (Kranke zu Gesunden) ergeben, ein Quotient, der bei einfachem recessivem Erbgang zu erwarten wäre. Ein Spaltträger hat mit einem gesunden Partner meist normale Nachkommen. Bei eineiigen Zwillingen ist auffallend oft nur einer Spaltträger, der andere normal.

FOGH-ANDERSEN hat in Dänemark sehr gründliche Sippenforschungen bei Spaltträgern angestellt und kommt zu der Auffassung, daß der wesentliche Faktor der Spaltenentstehung doch in der Erblichkeit zu suchen ist. Er unterscheidet zwei genetisch voneinander verschiedene Mißbildungen: 1. Hasenscharten mit oder ohne Gaumenspalte und 2. isolierte Gaumenspalten. Hasenscharten mit oder ohne Gaumenspalte fand er meist bei Männern und stellte einen vorwiegend recessiven Erbgang fest. Isolierte Gaumenspalten sind von dominantem Erbgang und finden sich häufiger bei Frauen.

Da wir aber auch keine sicheren Beweise für eine exogene Entstehung der Spalten haben, wird vermutet, daß außerdem Spalten durch Spontanmutationen auftreten können. Man nimmt ferner an, daß nur die Neigung zu dieser Mißbildung, die häufig nicht manifest wird, vererbt wird und daß gewisse ungünstige Umstände bei der intrauterinen Entwicklung im Sinne irgendwelcher wachstumsschädigenden Faktoren wie Sauerstoff- und Vitaminmangel, Toxoplasmosen u. v. a. eine Rolle spielen (Gabka). Untersuchungen an Mäusen und Hunden (Steiniger, Veau, Töndury) scheinen für diese Annahme zu sprechen.

β) Formale Genese

In den meisten, auch neueren, chirurgischen Lehrbüchern werden die Lippen-Kiefer-Gaumenspalten immer noch als einfache Hemmungsbildungen auf der Basis der Dursy-Hisschen Lehre von den Gesichtsfortsätzen und deren Verwachsung dargestellt. Die übrigen an typischer Stelle immer wieder vorkommenden Gesichtsspalten ließen sich in diese Theorie gleichsam als deren Bekräftigung in didaktisch einprägsamer Weise einordnen. Es hat aber noch kein Mensch ein embryonales Entwicklungsstadium gesehen, in dem die sog. Gesichtsfortsätze durch wirkliche Spalten getrennt gewesen sind, denn diese Gesichtsfortsätze sind in Wirklichkeit nur Wülste, die sich durch mehr oder minder tiefe Furchen voneinander abheben. Diese Furchen und Wülste beruhen auf einer ungleichmäßigen Mesenchymverteilung, wie anatomische und embryologische Untersuchungen zweifelsfrei gezeigt haben. Die Umbildung des embryonalen Gesichtes erfolgt also nicht durch Verwachsung bestimmter „Fortsätze", sondern durch Verstreichung der Furchen, die allmählich durch den Wachstumsdruck des unter dem Epithel gelegenen Mesenchyms zustande kommt (Töndury).

Die von Lehrbuch zu Lehrbuch mitgeschleppte Dursy-Hissche Theorie, daß die Lippen-Kiefer-Gaumenspalte eine reine Hemmungsmißbildung ist, muß auf Grund der Untersuchungen von Fleischmann, Hochstetter, Politzer, Veau, Töndury, Stark u. a. endgültig als falsch bezeichnet werden und aus Unterricht und Diskussionen verschwinden.

Es kann heute kein Zweifel mehr darüber herrschen, daß die Entstehung der Lippen-Kieferspalten engstens mit der Nasenhöhlenentwicklung verbunden ist. (Vom plastik-chirurgischen Standpunkt betrachtet, gibt es keine auch noch so gering ausgebildete Lippenspalte, die nicht mit einer mehr oder minder starken Deformierung des Naseneinganges vergesellschaftet wäre.)

Auf Grund eigener mikroskopischer Untersuchungen an zwei menschlichen Hasenschartenembryonen, ergänzt durch Beobachtungen an Mäuse- und Hundeembryonen, sowie unter kritischer Würdigung des Schrifttums und Zugrundelegung normaler entwicklungsgeschichtlicher Befunde nimmt Töndury zu diesem Fragenkomplex etwa in nachfolgendem Sinne Stellung:

Die großen Verschiedenheiten in den Manifestationsformen der Hasenscharten lassen *verschiedene* Bildungsarten vermuten. Gemeinsam ist eine Entwicklungsstörung der spaltseitigen Nasenhöhle.

Die erste Anlage der Nasenhöhle erscheint sehr früh als Verdickung der Epidermis. Durch Höherwerden der seitlichen Begrenzungsränder nimmt die Nasenplacode Taschenform an. Der laterale Begrenzungsrand wächst nach unten vor und legt sich dem medialen Rand an. Damit beginnt ein epithelialer Verschmelzungsprozeß, der von hinten nach vorn fortschreitet und die Nasentasche bis auf die kleine äußere Nasenöffnung abschließt. Dieser Vorgang dauert nur wenige Tage, beginnt bei etwa 36 Tage alten Embryonen und ist am 40. Tag bereits abgeschlossen.

Durch das Aneinanderlegen der beiden Nasenwülste kommt es zur Ausbildung eines Epithelstranges, der Nasenhöhlenboden und Mundhöhlendach miteinander verbindet und als *Epithelmauer* (HOCHSTETTER) bezeichnet wird. Diese erscheint bei Embryonen von 10 mm SSL und ist bei solchen von 13 mm SSL bereits verschwunden, da sie durch das von beiden Seiten vorwachsende Mesenchym ersetzt wird. Occipital wandelt sich die Epithelmauer zur Membrana bucco-nasalis um und reißt schließlich durch; so bilden sich die primitiven Choanen. Eine Störung dieses epithelialen und mesenchymalen Verschmelzungsvorganges führt zur Hasenscharte (Abb. 6).

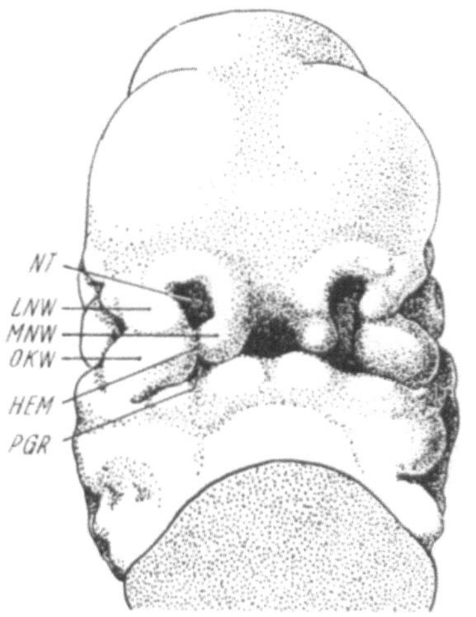

Unter Zugrundelegung der Einteilung: a) einfache Hasenscharte = isolierte Oberlippenspalte, b) vollständige Hasenscharte = Lippen-Kieferspalte, c) Hasenscharte mit einer mehr oder minder breiten Simonartschen Gewebsbrücke am Nasenloch zwischen den Spalträndern nimmt TÖNDURY folgende Bildungsstörungen an:

a) Eine einfache Hasenscharte entsteht infolge vorzeitigen Stillstandes des oben beschriebenen Verschmelzungsprozesses der die Nasentasche begrenzenden Wülste. Die Hochstettersche Epithelmauer kann oral zu kurz geraten, so daß Oberkieferwulst und medialer Nasenwulst vorn getrennt bleiben (entsprechend einer tiefen Einkerbung der Oberlippe).

b) Eine Lippen-Kieferspalte (vollständige Hasenscharte) entsteht, wenn die Epithelmauer überhaupt nicht gebildet wird, d. h. die epitheliale Verschmelzung der die Nasentasche umgebenden Wülste ausbleibt. Es handelt sich also um eine primäre Spaltbildung des embryonalen Gesichtes. TÖNDURY hat einen solchen Fall beschrieben, der als beweisend anzusehen ist, da sich der Embryo im Moment der Fixation im entscheidenden Stadium befand. Die Spalte lag links, während rechts eine normal angelegte Epithelmauer, in Auflösung begriffen, gefunden wurde. STEINIGER und REED berichten von gleichartigen Befunden bei Mäusekeimlingen. Nach Beobachtungen von STEINIGER kann eine vollständige Hasenscharte auch infolge Durchbruches großer Cysten, die im Bereiche der Epithelmauer liegen und als Hasenschartencysten bezeichnet werden, zustande kommen. In diesem Falle ist die Hasenscharte eine sekundäre Rißbildung des embryonalen Gesichtes. Es liegen übrigens Beobachtungen vor, die darauf hinweisen, daß dieser Bildungsmodus einer Hasenscharte auch beim Menschen vorkommen kann.

Schließlich wurde von VEAU die Möglichkeit der Persistenz einer normal angelegten Epithelmauer über die normale Zeit hinaus oder ihres nur teilweisen Ersatzes durch Mesenchym diskutiert. Unter der Zugwirkung der wachsenden Nachbarschaft könnte dann diese zarte Epithellamelle einreißen, so daß sekundär eine Spalte resultiert.

Abb. 6. Schematische Darstellung eines Embryos von 13 mm SSL mit linksseitiger durchgehender Spalte an der Stelle der primitiven Gaumenrinne. Die Hochstettersche Epithelmauer fehlt hier (primäre, aber *pathologische Rißbildung* des fetalen Gesichtes!). Die rechtsseitige Entwicklung ist normal. *LNW* lateraler Nasenwulst (fälschlich lat. Nasenfortsatz genannt); *MNW* medialer Nasenwulst; *OKW* Oberkieferwulst; *NT* Nasentasche; *HEM* Hochstettersche Epithelmauer; *PGR* primitive Gaumenrinne. (Abb. aus TÖNDURY: Fortschritte der Kiefer- und Gesichtschirurgie, Bd. 1. Stuttgart: Georg Thieme 1955)

c) Hasenscharten mit Weichteilbrücken entstehen auf verschiedenen Wegen. Die Epithelmauer kann oral zu kurz geraten und occipital in stärkerem Maße unter Bildung der primären Choane zerstört worden sein. Hasenschartenbrücken können möglicherweise auch als Überreste der Wandung einer Hasenschartencyste entstehen.

Es ist nun wichtig, über die zeitlichen Verhältnisse dieser kritischen Entwicklungsphase eine klare Vorstellung zu haben. Da das Schicksal der Hochstetterschen Epithelmauer das der Hasenscharte ist, entwickelt sich diese zwischen dem 36. und 45. Tag der embryonalen Entwicklung, also sehr früh. Alle evtl. diskutablen äußeren Noxen (Sauerstoffmangel, Toxoplasmosen usw.) müssen zu diesem Zeitpunkt zur Einwirkung kommen.

Ebenfalls zu einer völligen Ablehnung der klassischen Hisschen Theorie kommt Stark, der in neuester Zeit die bisher größte Anzahl von Hasenschartenembryonen untersucht hat. Die gesamte Weltliteratur beinhaltet bis jetzt 11 Embryonen mit Lippen-Kiefer-Gaumenspalten: zwei davon wurden von Hochstetter (Wien), einer von Maurer und Höpke (Heidelberg), einer von Stoer (Holland), zwei von Töndury (Schweiz) und fünf von Stark (New York) beschrieben. Stark nimmt an, daß Lippe und Praemaxilla zunächst als epithelialer Wall angelegt werden, in dem 3 Mesodermhaufen, die besagten Wülste bildend, sich befinden. Diese Mesodermhaufen vergrößern sich und verschmelzen untereinander und bilden dadurch die normale Oberlippe und Praemaxilla. Wenn ein seitlicher Mesodermhaufen fehlt, entsteht eine typische Spalte an entsprechender Stelle. Fehlt die mittlere Mesodermansammlung, so entsteht eine mediane Spalte. Fehlen die beiden seitlichen Mesodermmassen, dann resultiert eine bilaterale Spalte.

Damit wird das sog. Simonartsche Band von Stark als Überbleibsel der nicht genügend durch Mesoderm gestützten Epithelanlage, die auf Zug einreißt, gedeutet, im Gegensatz zu Maurer und Höpke, die in diesem Band einen mesodermalen Überbrückungsversuch einer primären Spaltbildung sehen.

Welche von den verschiedenen modernen Theorien in allen ihren Einzelheiten zutreffend sein mag, wird weitere Forschung zu entscheiden haben. Sicher ist aber der „klassischen" Theorie der Boden entzogen. Sie wurde an Hand eines macerierten und ungenügend fixierten Embryos aufgestellt, der mit den technischen und optischen Hilfsmitteln des vorigen Jahrhunderts untersucht worden ist.

Abgesehen von anatomisch-embryologischen Argumenten führt Stark auch folgende Einwände gegen die sog. „klassische" Theorie ins Feld: 1. Das sog. Simonartsche Band deutet eher auf ein Auseinanderweichen unter Zug hin als auf Verschmelzungsvorgänge. 2. Die Rhinolalia aperta läßt auch bei makroskopisch intaktem Gaumen einen Anlageschaden der Muskulatur als mesenchymale Entwicklungsstörung vermuten. 3. Beim Lippenkniff (unvollständige isolierte Lippenspalte ohne Kieferspalte) kann der seitliche Schneidezahn fehlen. Auch das Fehlen des seitlichen Schneidezahnes allein kann als abortive Hasenschartenanlage gedeutet werden und weist auf einen Mesodermmangel hin. 4. Die „klassische Theorie" mußte für die mediane Spalte eine sekundäre Teilung des unpaarigen „Stirnfortsatzes" annehmen.

Es ist hier deshalb verhältnismäßig breit auf die Embryologie der Lippen-Kiefer-Gaumenspalten eingegangen worden, weil es erfahrungsgemäß schwerer ist, eingebürgerte falsche Vorstellungen — hier die Hissche Theorie von den nicht vereinigten Gesichtsfortsätzen — zu eliminieren, als fundierte Erkenntnisse sich einbürgern zu lassen.

Die Entstehung der isolierten Gaumenspalte, deren dominanter Erbgang im Unterschied zur recessiven Lippen-Kieferspalte auf eine gesonderte genetische Einheit hinweist (FOGH-ANDERSEN), ist eine andere als die der Lippen-Kieferspalten. Die isolierte Gaumenspalte ist eine reine *Hemmungsmißbildung*, d. h. ein persistierendes embryologisches Entwicklungsstadium. Die Verschiedenartigkeit von Gaumenspalten und Lippen-Kieferspalten geht auch daraus hervor, daß erstere sich gut experimentell erzeugen lassen, letztere jedoch niemals.

c) Allgemeine Gesichtspunkte zum Operationstermin

Absoluter Schwerpunkt der Chirurgie ist die *Therapie*, alleiniger Wertmesser der endgültige *Erfolg*. Unter diesem Gesichtspunkt stehen wir bei den Lippen-Kiefer-Gaumenspalten vor 2 Fragen: 1. Wann? 2. Wie? Beide Fragen werden ganz verschieden beantwortet, denn weder hinsichtlich des Operationstermines noch hinsichtlich des Operationsverfahrens sind auch nur annähernd kongruente Ansichten vorhanden. Es kann hier im wesentlichen nur unsere Auffassung umrissen werden.

Die Beantwortung dieser Fragen ist im Grunde von der Form bzw. von dem Ausmaß der Spaltbildung abhängig, wobei jeweils verschiedene Probleme im Vordergrund stehen, je nachdem, ob es sich um die Lippe oder um den Gaumen (insbesondere den harten Gaumen) handelt und ob eine einseitige oder beidseitige Spalte vorliegt.

α) Operationstermin der Lippenspalten

Die Frage nach dem Zeitpunkt der Lippenplastik wird heute verhältnismäßig einheitlich dahingehend beantwortet, daß die Lippenspalte innerhalb der ersten Lebensmonate operiert werden soll, gleichgültig, ob es sich dabei um eine isolierte Lippenspalte oder um eine Lippen-Kiefer-Gaumenspalte, um ein- oder doppelseitiges Vorkommen handelt.

Es gibt Chirurgen, die solche Kinder am 1. oder 2. Lebenstag operieren mit der sicherlich nicht ungerechtfertigten Begründung, daß ein Neugeborenes absolut gesund ist (falls eine kongenitale Lues oder ähnliches ausgeschlossen ist) und daß eine solche Sofortoperation den Eltern, insbesondere der Mutter, einen erheblichen psychischen Schock erspart bzw. herabmindert. (Wir wissen aus der Neugeborenenchirurgie der Darmmißbildungen usw., daß dem Säugling in den ersten Lebenstagen große Eingriffe zugemutet werden können, sachgemäße Anaesthesie, Vor- und Nachbehandlung vorausgesetzt.)

Meist aber bekommt man die Kinder nicht am 1. oder 2. Lebenstag zur Operation. Man soll dann unter allen Umständen den Ikterus neonatorum und den physiologischen Gewichtssturz vorübergehen lassen und dem Säugling genügend Zeit geben, sich mit den extrauterinen Lebensbedingungen auseinanderzusetzen. Wann man sich auch immer zur Operation entschließt, muß man sicher sein, daß keine Ernährungsstörungen oder Allgemeininfekte vorliegen. Die Gewichtskurve muß ansteigende Tendenz erkennen lassen. Als Faustregel kann gelten, daß im allgemeinen diese Bedingungen nach 3 Monaten erreicht sind.

Wir selbst haben uns, da die Spaltbildung keinen lebensbedrohlichen Zustand darstellt, bisher nicht zur Sofortoperation am 1. oder 2. Lebenstage entschließen können und operieren die Lippe durchweg im 4. oder 5. Lebensmonat. Sollte das Kind zu diesem Zeitpunkt gerade an einer interkurrenten Gesundheitsstörung (auch leichten Grades) leiden, wird die Operation schadlos für einige

Wochen oder auch Monate zurückgestellt. Nach entsprechender und psychologisch richtiger Aussprache mit den Eltern dürfte man in den seltensten Fällen hier auf absolute Uneinsichtigkeit stoßen.

Das für die Sofortoperation gelegentlich vorgebrachte Argument der Ernährungsschwierigkeit und Infektgefährdung der Luftwege wird sicherlich überschätzt. Es gibt auch bei schwersten Formen keine unüberbrücklichen Fütterungsschwierigkeiten. Sollte das Stillgeschäft infolge der erschwerten Saugfähigkeit nicht in Gang kommen, dann muß mit besonders gearbeiteten Saugern oder mit dem Löffel gefüttert werden. Selbstverständlich soll, wenn kein Stillhindernis seitens der Mutter vorliegt, möglichst abgepumpte Muttermilch gegeben werden. Auf sonstige Gesichtspunkte der Ernährung und Pflege kann hier nicht eingegangen werden. Das ist in jedem pädiatrischen Lehrbuch nachzusehen.

Von zahnärztlich orientierten Operateuren wird gelegentlich vorgebracht, man sollte bei einseitigen Spalten erst operieren, wenn die ersten Milchschneidezähne durchgebrochen sind, um Kieferwachstumsstörungen zu vermeiden, also frühestens im 6.—8. Lebensmonat. Wir haben vereinzelt Kinder mit 8—12 Monaten operiert und keinen signifikanten Unterschied in der nachfolgenden Entwicklung festgestellt.

Bei einseitigen Spalten kann man also im 4. Lebensmonat, aber auch schadlos einige Monate später die Plastik durchführen. Wichtigster Gesichtspunkt ist, daß die Kinder sonst völlig gesund sind. Insbesondere ist auf Infekte, Ernährungsstörungen, Rachitis usw. zu achten. Ein guter Index ist die ansteigende Gewichtskurve. Bei der Operation sollte der Säugling zumindest etwa 5 kg wiegen.

Bei den bilateralen kompletten Spalten schieben wir die Operation nur unter zwingendsten Gründen über den 4. Lebensmonat hinaus auf. Je länger man hier wartet, um so schwerer können sich die Repositionsprobleme des prominenten Zwischenkiefers gestalten. Die Prominenz kann sich verstärken, die Alveolarkämme können zusammenrücken, so daß die Praemaxilla keinen Platz mehr zwischen ihnen findet, um nur einige Schwierigkeiten anzudeuten.

Wenn man von den verschiedenen Operateuren die Ergebnisse bei extremen Früh- und extremen Spätoperationen sieht und die verschiedensten dabei angewandten Verfahren berücksichtigt, wenn man gute und schlechte Ergebnisse bei allen Methoden und zu jedem Operationstermin findet, so drängt sich der Gedanke auf, daß die endlosen Diskussionen um die Art des Verfahrens und den Zeitpunkt des Eingriffes zweitrangig sein mögen, daß vielmehr — wie so oft in der Chirurgie — das persönliche Können des Operateurs entscheidend ist. Selbst wenn alle Kranken nach einer vereinbarten Methode und in einem vereinbarten Lebensalter operiert würden, wäre es fraglich, ob die Erfolgsqualitäten auch dann unterschiedsloser als heute wären. Gewebsschonendes Operieren, „chirurgisches Fingerspitzengefühl", etwas Talent für plastische Gegebenheiten u. v. a. — kurz gesagt: Imponderabilien, über die man nicht rechten kann und die es dennoch gibt, — sind von mindestens ebenso großer, vielleicht noch größerer Bedeutung als die Objektivitäten, mit denen wir uns hier auseinanderzusetzen haben.

β) Operationstermin der Gaumenspalten

Während hinsichtlich des Operationstermins für die Lippen-Plastik sich die Ansichten ungefähr auf einen Nenner bringen lassen, gehen die Meinungen über den günstigsten Termin für den Gaumenspaltenverschluß stärkstens auseinander.

Es ist vielleicht in diesem Rahmen der Hinweis angebracht, daß der totale Verschluß der Lippenspalte *und* der Gaumenspalte in einer Operationssitzung im frühkindlichen Alter aus vielen Gesichtspunkten heraus nicht ausgeführt wird. Das Operationsrisiko würde nicht nur ins Unverantwortliche ansteigen, sondern es müßte auch aus weiter unten ersichtlichen Gründen mit schlechten Spätresultaten gerechnet werden. Bei älteren Kindern und Erwachsenen kann ein Gaumenspaltenverschluß mit völliger Lippenplastik als einzeitiger Eingriff erwogen werden und ist auch von uns in vereinzelten Fällen durchgeführt worden.

Während es sich, wie später ersichtlich sein wird, bei der Operation der Lippenspalte vorwiegend um kosmetische Probleme der Lippen- und Nasenform handelt, treten bei dem Gaumenspaltenverschluß zwei andere Probleme in den Vordergrund, die sich um die Sprachbildung einerseits und um Kieferwachstum und Zahnstellung andererseits gruppieren. Je nach Betonung des einen oder anderen Problems ergeben sich die Einstellungen der verschiedenen Autoren zum Operationstermin des Gaumenspaltenverschlusses. Zwei Ansichten stehen sich gegenüber, nämlich die der Verfechter der Frühoperation und die der Anhänger der Spätoperation.

Die Anhänger der sog. Frühoperation der Gaumenspalte stellen die Probleme der Sprachbildung in den Vordergrund. Sie wollen die Gaumenspalte beseitigt wissen, ehe das Kind zu sprechen beginnt, d. h. ehe die Sprachbildung fixiert ist. Von dieser Seite wird also für den Gaumenspaltenverschluß im 2. Lebensjahr und früher eingetreten. Selbstverständlich wird auch der begreifliche Wunsch der Eltern, die Mißbildung so bald wie möglich endgültig beseitigt zu haben, als Argument mit ins Feld geführt. Zahlreiche Chirurgen jedoch haben die Frühoperation verlassen. Es hat sich nämlich gezeigt — und hier kommt der Kieferorthopäde zu Wort —, daß die guten Anfangsergebnisse der Frühoperation im Laufe des weiteren Lebens häufig zerstört werden, indem mehr oder minder starke Oberkieferdeformitäten und Bißanomalien als praktisch kaum korrigierbare Dauerschäden resultieren können.

Klinische, röntgenologische, anatomische und anthropologische Untersuchungen haben ergeben, daß das Wachstum des Gesichtsskeletes, das von allen Knochenoberflächen und Suturen ausgeht, bis zum 5. Lebensjahr rund 80% seines Gesamtausmaßes erreicht. Das trifft besonders für Oberkiefer- und Breitenwachstum des Gaumens zu. Nach dem 5.—6. Lebensjahr spielt das von den Knochenoberflächen ausgehende Gesichtswachstum eine praktisch zu vernachlässigende Rolle und lokalisiert sich vorwiegend auf die Suturen. Die Nahtverbindungen der einzelnen Schädelknochen übernehmen bis etwa zum 20. Lebensjahr das restliche Gesichtswachstum, das sich dann vorwiegend in Zunahme in sagittaler und cranio-caudaler Richtung manifestiert. Das Unterkieferwachstum geht vom Gelenkkopf und von der Hinterfläche der Mandibel aus.

Jeder Eingriff, der im frühen Kindesalter in nennenswertem Ausmaß das Skelet traumatisiert, trägt die Gefahr in sich, das endgültige Wachstum unverhältnismäßig stärker zu beeinflussen, als das der Fall sein würde, wenn der gleiche Eingriff zu einem Zeitpunkt erfolgte, in dem das Skelet den größten Teil seines möglichen Wachstums bereits hinter sich gebracht hat. Da bei jedem totalen Gaumenspaltenverschluß das Mucoperiost des harten Gaumens mobilisiert werden muß und damit gewisse Narbenbildungen und Wachstumsschädigungen unvermeidbar sein dürften, sind Kieferdeformitäten und Bißanomalien, die man häufiger nach dem Frühverschluß der Totalspalte als nach den Spätoperationen sieht, durchaus verständlich. Je eher man also die Gaumenspalte verschließt, um so größer kann die Wachstumsschädigung sein! Auch bei den reinen Lippenspaltenoperationen im 3.—4. Lebensmonat sind Schädigungen des Oberflächenwachstums der Maxilla durch die immer notwendige Wangenmobilisation möglich. Doch können und müssen diese Alterationen in Kauf genommen werden. Man soll dieses Risiko der Wachstumsschädigung durch gewebsschonende Operationstechnik und epiperiostale Wangenmobilisation herabzumindern versuchen.

Theoretisch wäre es also das Sicherste und Beste, die Gaumenspalte erst in der Adoleszenz zu verschließen. Tatsächlich zeigen auch solche Patienten mit bis in die Adoleszenz unberührt gebliebenen Gaumenspalten im allgemeinen geringere Kieferwachstumsstörungen, kaum eine Mikrognathie oder relative Progenie und nur leichtere Bißanomalien. Doch darf hier kein Dogma aufgestellt werden! Denn es gibt ganz zweifellos Patienten mit Kieferverformungen und Bißanomalien erheblicheren Grades, bei denen keine Gaumenspaltenoperation in früher Kindheit vorgenommen worden ist!

Man sollte nicht vergessen, daß hier eine wahrscheinlich genbedingte Mißbildung vorliegt und daß nicht alle Spätdeformitäten vermeidbare Behandlungsfolgen sind, wie das manche allzu einseitig orientierte Bearbeiter gern hinstellen. Es ist eine *extreme* Spätoperation aus sozialen, psychologischen und psychischen Gründen sowie aus Gesichtspunkten der Schul- und Berufsausbildung praktisch in einem zivilisierten Gemeinwesen kaum durchführbar. Es muß also ein *allen* Gesichtspunkten gerecht werdender Kompromiß gewählt werden. Unter Berücksichtigung der Wachstumsgegebenheiten einerseits und der einschneidenden Bedeutung der Einschulung für ein Kind andererseits scheint der zweckmäßigste Zeitpunkt des Gaumenspaltenverschlusses das Jahr vor dem Schulbeginn, also das 5. oder 6. Lebensjahr zu sein. Eingriffe, die keine Verletzungen des Skeletes mit sich führen, wie z. B. partielle Spalten des weichen Gaumens, kann man auch schon früher vornehmen. Man hat also grundsätzlich bei einer späteren Operation wesentlich bessere Aussichten auf gute Dauerergebnisse, wenn man auch in Kauf nehmen muß, daß die Kinder *zunächst* die typische Gaumenspaltensprache, das offene Näseln, haben. Man muß dann aber immer wieder der begreiflichen Ungeduld der Eltern durch vernünftige Begründungen entgegenwirken.

Das Argument gegen die Spätoperation, daß sich vermehrte Racheninfekte, Ernährungsschwierigkeiten usw. dauernd gesundheitsschädigend auswirken, hat keinerlei objektive Überzeugungskraft. Auch lernen die im 5. oder 6. Lebensjahr operierten Gaumenspaltenkinder nicht schlechter sprechen als die Frühoperierten. Andererseits bleiben irreversible Oberkieferwachstumsstörungen der Frühoperierten nicht ohne Einfluß auf den Sprachmodus, so daß der anfängliche Vorteil auf diesem einen Sektor auch noch verlorengehen kann. Es darf auch nicht vergessen werden, daß die Sprachbildung nicht nur von einer anatomisch genauen Wiederherstellung des Gaumens abhängt, sondern daß an einer einwandfreien Sprache *viele* andere Faktoren, nicht zuletzt der Intelligenzgrad des Kindes und die Sorgfalt der elterlichen Erziehung, beteiligt sind. Jeder Erfahrene kennt genügend Fälle mit mangelhafter Sprachbildung trotz anatomisch gerechter Gaumenplastik, die einen wohlgeformten, genügend langen und gut beweglichen Gaumen erzielt hat. Andererseits sieht man Patienten mit anatomisch schlechtem Gaumen, die einwandfrei sprechen können. Beide Beobachtungen erweisen die Sprache als ein multifaktorielles Geschehen. Selbstverständlich schafft eine gute Plastik die besten Voraussetzungen für eine gute Sprache.

Ohne logopädische und phoniatrische Fragen ausführlich abhandeln zu können, seien in diesem Zusammenhang folgende Gesichtspunkte, die bei Sprachdefekten berücksichtigt werden müssen, kurz erwähnt:

Zunächst sei an die Beziehungen zwischen Hörvermögen und guter Sprache erinnert. Schwerhörige haben häufig wegen mangelnder Eigenkontrolle Sprachdefekte. Es ist eine häufige Tatsache, daß bei nicht wenigen Gaumenspaltenträgern Gehörstörungen mehr oder minder ausgeprägten Ausmaßes anzutreffen sind. Ferner finden sich neurogen (zentral oder peripher) bedingte Sprachdefekte (supranucleäre Sprachdefekte, Sprachstörungen nach Encephalitis, Meningitis usw.). Auch ein angeborener „kurzer Gaumen" (ohne Spaltbildung) soll nach manchen Autoren zum „offenen Näseln" führen können, desgleichen ein „idiopathisch weiter Pharynx" oder ein solcher nach Tonsillektomie oder Entfernung der Rachenmandeln (Adenoidektomie). Schließlich sei noch an die sog. submuköse Gaumenspalte erinnert. In der Gaumenmittellinie findet sich eine einfache Epithelduplikatur, die Muskulatur ist hier nicht vereinigt und deshalb insuffizient (insbesondere der für die Sprache so wichtige Levator veli palatini). Dieser Zustand wird häufig verkannt. Durch eine typische Gaumenspaltenoperation ist hier leicht Abhilfe zu schaffen.

Bei der Erörterung des Gaumenspaltenverschlusses sowie der sprachverbessernden Operationen wird auf diese Gesichtspunkte noch zurückzukommen sein.

Zusammenfassend gilt nach all diesen Gesichtspunkten für uns als Faustregel für den Operationstermin: Die Lippenplastik wird im 4. Lebensmonat, die Gaumenplastik im 5. Lebensjahr (und später) ausgeführt.

Diese Richtlinien kann man beibehalten, auch wenn es Fälle gibt, bei denen trotz Frühoperation keine Spätdeformitäten des Kiefers aufgetreten sind oder wenn nach Spätoperationen auch einmal Bißanomalien sichtbar werden. Man soll sich an die Regel und nicht an die Ausnahme halten, zumal im Einzelfall die subtilen Faktoren individueller und gewebsschonender Operationstechnik meist kaum einer retrospektiven Beurteilung zugänglich sind.

Schon jetzt hebt sich die Problemtrias der Lippen-Kiefer-Gaumenspalten und deren Behandlung ab:

1. allgemein- und plastisch-chirurgische Probleme,
2. zahnärztliche, odontologische bzw. kieferorthopädische Probleme,
3. sprachliche bzw. phoniatrische und logopädische Probleme.

d) Operationstechnik einseitiger Lippenspalten

α) Allgemeine Gesichtspunkte der Lippen- und Naseneingangsplastik

Wenn die Frage nach dem „Wann", wie wir eben sahen, für die Lippenplastiken ziemlich einheitlich beantwortet wird, so erscheint die Antwort auf die Frage nach dem „Wie" geradezu verwirrend im Hinblick auf die zahlreichen Methoden und ihre Modifikationen.

Da es nicht in unserer Absicht und in diesem Rahmen liegen kann, *alle* Methoden darzustellen und sich mit ihnen kritisch auseinanderzusetzen, soll versucht werden, einige Grundsätzlichkeiten herauszustellen, um daraus das Besondere verständlich zu machen.

Wie wir oben anführten, stehen bei der Lippenspaltenplastik *kosmetische* Gesichtspunkte im Vordergrund. Daß es sich aber andererseits nicht um kosmetische Luxuschirurgie handelt, ist leicht einzusehen, denn Gesichtsentstellungen sind für ihre Träger in allen Lebensabschnitten und auf vielen Lebenssektoren eine schwere Beeinträchtigung. Von den seelischen Auswirkungen der unbekümmerten Grausamkeit seitens gesunder Kinder im Spiel- und im Schulalter angefangen über die Schwierigkeiten im beruflichen Wettbewerb bis zu der Beeinträchtigung in späteren kontrasexuellen Beziehungen wird es für diese

Stiefkinder der Natur zahlreiche verborgene und offensichtliche Komplikationen geben, die zu schweren Störungen des extro- und introvertierten Lebens der Persönlichkeit führen müssen. Wir haben es also bei der Beseitigung dieser Fehlbildungen mit einer plastischen Chirurgie vornehmster Art zu tun, denn jeder Angehörige einer Kulturnation dürfte Anspruch auf ein menschenwürdiges und nichtentstelltes Aussehen haben.

Es kann sich also bei der Operation von Lippenspalten nicht nur um den sog. — oft mit recht einfachen Methoden zu bewerkstelligenden — „*Verschluß*" der Lippenspalte handeln, sondern es muß eine dem ästhetischen Gefühl des modernen Menschen entsprechende optimale *Plastik* angestrebt werden.

Ehe wir uns den plastik-chirurgischen Problemen und deren operativen Lösungsmöglichkeiten zuwenden, ist eine genaue Analysierung der zu korrigierenden Deformitäten angezeigt.

Wenn auch die *Breite der Spalte* in transversaler Richtung besonders auffallend ist und deshalb dem Laien und auch dem Arzt besonders imponiert, so soll gleich vorweggenommen werden, daß dieser Befund weder hinsichtlich des sicheren Verschlusses noch hinsichtlich des kosmetischen Ergebnisses die Hauptschwierigkeit operativ-technischer Art in sich birgt. Viel erschwerender ist unseres Erachtens die *sagittale Niveaudifferenz* (vgl. Abb. 27 usw.) zwischen Alveolarkamm einerseits und türflügelartig hervorgedrehtem Zwischenkiefer andererseits, weil hierdurch, wie wir später sehen werden, eine zwangsläufige Schiefstellung der Nasenbasisebene hervorgerufen wird. Auch sehr schräg verlaufende Lippenstümpfe bilden kein nennenswertes plastik-chirurgisches Hindernis.

Neben den *Kiefer-* und *Lippenweichteilverhältnissen* gilt unsere Aufmerksamkeit den *Nasendeformierungen* (vgl. Abb. 21—28). Wir finden stets einen *schräg gestellten Nasensteg*, einen mehr oder minder weit ausgezogenen und *abgeflachten Nasenflügel* sowie eine abgeschrägte und *zu breite Nasenspitze*. Die Nasenverformungen finden sich ebenfalls bei den isolierten Lippenspalten, sogar bei solchen, die nur die halbe Höhe der Lippe durchsetzen, wenn auch hier in weniger auffälligem Ausmaß.

Aus dieser Analyse ergibt sich, daß die Lippenspaltenplastik 2 Hauptprobleme aufwirft, nämlich erstens ein *Oberlippen-* und zweitens ein *Naseneingangsproblem*.

Das Oberlippenproblem verlangt die Schaffung einer möglichst naturgetreuen Oberlippe (s. Abb. 21—28).

Wie soll nun eine Lippe nach den ästhetischen Vorstellungen der weißen Rasse aussehen?

1. Die Oberlippe darf in cranio-caudaler Richtung nicht zu lang sein, sonst wirkt sie häßlich.

2. Die Oberlippe muß in sagittaler Richtung genügend dick sein, insbesondere aber im unteren Drittel ein wenig vorgeworfen erscheinen, was speziell dem kindlichen Mund einen schmollenden und gefälligen Ausdruck (pouting effect) verleiht.

3. Die Lippe muß beweglich sein, wenn Mimik und feinere Ausdrucksfähigkeit, ein Specificum des Menschen, nicht aufs schwerste beeinträchtigt werden sollen. Narbig starre, adhärente und vestibulumlose Lippen sind zu vermeiden.

4. Das Lippenrot muß leicht evertiert bleiben und den typischen geschwungenen Verlauf nehmen. Dieser sog. „Amorbogen" des Oberlippenrotverlaufes ist besonders für Mädchen ein kosmetisch wichtiger Faktor.

5. Die rechten und linken Lippenhälften müssen symmetrisch, insbesondere aber gleich hoch sein.

Was das Naseneingangsproblem anbelangt, so muß die Beseitigung folgender Verformungen angestrebt werden, die sich in verschiedenem Ausmaße stets vorfinden:

1. Der Nasensteg und das Septum stehen schief. Die Nasenspitze ist mit dem Nasensteg zur Spaltseite hin verzogen.

2. Der Nasensteg ist oft zu kurz.

3. Die Nasenspitze ist abgeschrägt und verbreitert, weil der Scheitelpunkt der Nasenflügelknorpel auseinandergewichen ist. Das beruht darauf, daß spaltseitig der Nasenflügelknorpel anstatt eines spitzwinkligen einen stumpfwinkligen Übergang zum Crus mediale besitzt.

4. Das Crus laterale des krankseitigen Nasenflügels ist abgeflacht, sein Knorpel (Nasenflügelknorpel) weist keine Konvexität auf, sondern ist gestreckt.

5. Bei durchgehenden Spalten fehlt der Nasenboden. Die Lateraldisplazierung des Nasenflügelansatzes richtet sich nach der transversalen Breite der Spalte.

Entscheidender vom therapeutischen Standpunkt aus als die Weite der Lücke in transversaler Richtung ist die sagittale Niveaudifferenz zwischen Praemaxilla und Alveolarkamm, weil dadurch eine schiefe Ebene für den zu schaffenden Nasenboden resultieren muß.

Das Operationsziel muß sein, eine möglichst weitgehende Normalität und Symmetrie der Nasenlöcher herzustellen (s. Abb. 21—28). Dadurch wird der Chirurg vor 5 Einzelprobleme der Naseneingangsplastik gestellt:

a) Schaffung eines Nasenbodens in gleicher Höhe wie an der gesunden Seite ohne Fistelbildung zum Vestibulum oris.

b) Geraderichtung des Septums und der Columella.

c) Gegebenenfalls Verlängerung des Nasensteges.

d) Verschmälerung der Nasenspitze.

e) Krümmung des Nasenflügels zur Konvexität und dadurch Herstellung eines längsovalen Nasenloches.

Jede rationelle Korrektur displazierter Gewebsanteile (und alle genannten Partien von Lippe und Naseneingang sind mehr oder minder displaziert) *kann nur darin bestehen, daß die derangierten und verformten Gewebsanteile völlig von einander und von der Unterlage gelöst werden. Sie müssen so weit gegeneinander beweglich gemacht werden, daß sie modellierbar sind und in der neuen, möglichst normalen und vom Operateur gewünschten Position zur Verheilung gebracht werden können.*

Der Operateur hat also zunächst eine Mobilisations- und Repositionsaufgabe zu lösen und dann durch Nähte für die Fixation der Gewebe in der neuen Lage zu sorgen.

Es ist von vornherein klar, daß sich *alle* Naseneingangsprobleme weder allein von den Oberlippen- und Vestibulumincisionen, wie sie bei der Lippenplastik angelegt werden, noch allein von den üblichen intranasalen Incisionen, wie sie in der kosmetischen Nasenchirurgie Anwendung finden, lösen lassen.

Nasenbodenbildung, Geraderichtung des Nasensteges und des Septums sowie Modellierung der basalen Nasenflügelteile lassen sich von den üblichen Oberlippen- und Vestibulumschnitten aus bewerkstelligen.

Nasenstegverlängerung, Nasenspitzenverschmälerung und Konvexitätsbildung des apikalen Nasenflügelanteiles bedürfen eines besonderen Zuganges, der bei uns in einer V-förmigen Incision an der Nasenspitze besteht.

Betrachtet man die zahlreichen Operationsmethoden, so kann vorweggenommen werden, daß der größte Teil diesen soeben herausgestellten Anforderungen aus technischen Gründen nicht genügen kann.

Man kann sämtliche für die Lippenspalten angegebenen Operationsmethoden in zwei große Gruppen einteilen, nämlich einmal die mit linearer Schnittführung und zum anderen die mit abgewinkelter Schnittführung und Lappenbildung. Diese beiden operativen Wege zeichnen sich schon in den Anfängen der Lippenspaltenchirurgie ab und sind an die Namen Langenbeck und Hagedorn geknüpft.

Bei kritischem Vergleich beider Möglichkeiten ist summarisch folgendes zu sagen:

Die Methode linearer Schnittführung hat als die technisch einfachere die meisten Anhänger. Veau und Axhausen, die Altmeister dieses Gebietes, haben so operiert. Es ist jedoch mit dieser Methode nicht möglich, den unteren Lippenanteil füllig zu gestalten und den Verlauf des Amorbogens zu modellieren. Vor allem aber birgt sie die Gefahr in sich, daß infolge unvermeidlicher linearer Narbenschrumpfung die Oberlippe am Lippenrot kerbig nach oben und am Naseneingang kerbig nach unten eingezogen wird. In schweren Fällen entstehen sanduhrförmige Verunstaltungen der Oberlippe.

Die Methoden der abgewinkelten und läppchenbildenden Lippenschnittführungen, deren beste die nach Le Mesurier ist, haben demgegenüber erhebliche Vorteile. Es wird durch die Läppchenbildung Material ins untere Drittel der Lippe gebracht, wodurch diese voll und schmollend gestaltet wird. Der hauptsächlichste Vorteil dieser Methode liegt aber darin, daß durch die abgewinkelte Naht linearer Narbenzug vermieden wird, so daß eine sekundäre Verunstaltung des Erstergebnisses nicht eintritt. Diese winklig unterbrochene Narbe ist ein plastik-chirurgisches und allgemein wichtiges Prinzip, das in einer so minutiösen Chirurgie nicht vernachlässigt werden darf, und ist in technisch-handwerklicher Hinsicht als „Gewebsverschachtelung" treffend gekennzeichnet. Schließlich kann man mit dieser Schnittführung je nach Winkelgröße der Schnitte zum Lippenrot noch den Verlauf des Amorbogens modellieren.

Die Schwierigkeiten dieser Methode liegen in der Exaktheit ihrer Durchführung. Es können bei unsachgemäßer Technik sowohl Asymmetrien des Lippenrotverlaufes als auch unregelmäßige Lippenhöhen resultieren.

β) Spezielle Durchführung der Lippen-Naseneingangsplastik

Wir operieren alle unsere Kinder unter Schockprophylaxe in intratrachealer Intubationsnarkose, die absolute Steuerbarkeit und höchste Narkosesicherheit gewährleistet. Der Tubus wird transoral eingeführt und über die gesunde Unterlippenseite so abgeleitet, daß die Lippe nicht in transversaler Richtung verzogen wird.

Der Kopf wird mit Heftpflasterstreifen unverrücklich am Operationstisch befestigt. Der intratracheale Tubus und eine zusätzliche Abstopfung des Rachens mit feuchten Gazestreifen verhüten die Aspiration von Blut und Schleim und damit die früher so gefürchtete Aspirationspneumonie. Der Operateur hat den Vorteil, ungestört durch die sonst so lästigen Abwehrbewegungen des Säuglings, unbeeindruckt durch das Schreien des Kindes bei Lokalanaesthesie und ohne die aus Furcht vor dem Schock übliche Hast und Eile seine genauestens vorgeplante, filigrane Arbeit durchführen zu können. Die Größenrelationen des Operationsfeldes werden nicht durch Aufquellung des Gewebes mit Anaesthesieflüssigkeit verändert. Für Flüssigkeitsersatz durch Bluttransfusionen oder Plasmainfusionen wird gesorgt. Der Wert einer Blutbank ist auch hier unschätzbar. Man muß bei einer Oberlippen-Nasenlochplastik mit einem Blutverlust von 50—150 cm³ rechnen, der bei einem Säugling keineswegs gering erachtet werden darf, sondern einem Blutverlust von mindestens einem Liter beim Erwachsenen gleichzusetzen ist. Man darf nicht glauben, daß eine wirklich sorgfältig durchgeführte Lippenplastik für einen Säugling eine „kleine Operation" ist.

Zuerst werden die Größenverhältnisse abgemessen und mittels eines Steckzirkels genau die Schnittführung bestimmt und aufgezeichnet. Man benutzt hierfür eine sterile Farblösung nach folgendem Rezept:

Brillantgrün 1,0
Kristallviolett. 1,0
Alkohol 50,0
Aqua destillata 50,0

Es wird zunächst an der gesunden Seite der Ansatz des Nasenflügels am Nasensteg durch einen Punkt (X) markiert. Von hier aus wird parallel zum Philtrum eine Linie bis zum Lippenrot (Y) gezogen und diese Linie (XY) ausgemessen. Sie ist zumeist 12 mm lang. Damit ist die normale Lippenhöhe bestimmt. Die kranke Lippenseite soll am Ende des Eingriffes genau die gleiche Höhe haben. Den Punkt X teilt man an der Spaltseite in 2 Punkte (A und a) auf, die an entsprechender Stelle am Nasensteg und Nasenflügelansatz angezeichnet werden. Diese beiden später zu vereinigenden Punkte bilden den Anfang der Schnittführung, die medial etwa mit einem spiegelbildlichen L und lateral mit einem schrägstehenden T vergleichbar ist. Es ist manchmal zweckmäßig und ergibt einen besser geformten Amorbogen, wenn man den Fuß des umgekehrten L (BC) durch eine spitzwinklig aufgesetzte Linie (CB) verdoppelt. In der Regel wird die Lippenhöhe XY der gesunden Seite in drei gleichlange Abschnitte unterteilt. (Wenn also XY 12 mm lang ist, dann ist jeder der 3 Abschnitte 4 mm lang.)

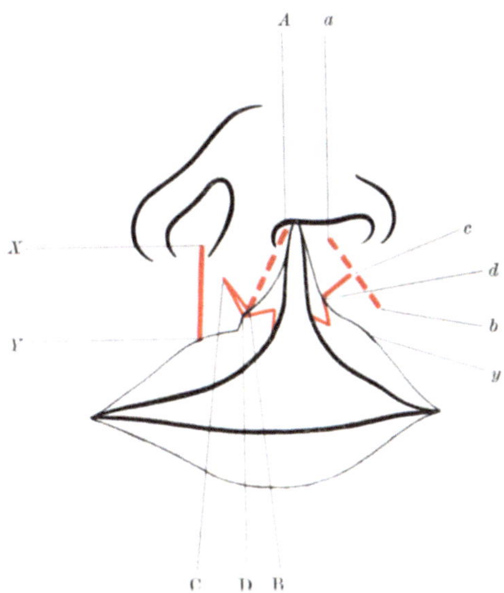

Abb. 7. Planung und Aufzeichnung der Lippenschnittführung nach LeMesurier (Regelfall). Einzelheiten siehe Text! Diese chirurgische Arithmetik und Geometrie ist unerläßliche Voraussetzung für ein gutes Ergebnis

Nun beträgt die senkrechte, bei A beginnende, dem medialen Spaltrand parallel laufende Linie (AB) des umgekehrten L 8 mm und die beiden daraufgesetzten Abschnitte (BC) und (CD) genau 4 mm. Der bei a beginnende, dem lateralen Spaltrand parallel verlaufende Querbalken (ab) des schräg liegenden T ist ebenfalls 8 mm lang. Genau in seiner Mitte bei c wird senkrecht bis an das Lippenrot der Spalte heranreichend ein 4 mm langer Schnitt (cd) aufgesetzt. Das Viereck $bcdy$ wird dann rechtwinklig heruntergeklappt und in BCD eingefügt. Die Gesamthöhe der Lippe beträgt danach AB plus DE entsprechend ab plus cd (Abb. 7).

Die Lippenhöhe wird ungleichmäßig, wenn die Längen AB plus BC bzw. ab plus bc nicht die Länge der Strecke XY ergeben. Werden diese Schnitte zu klein gewählt, dann entsteht eine zu kurze Oberlippe (Abb. 8a). Sind diese Schnitte zu groß, dann erhält man auf der operierten Seite eine zu lange Oberlippe (Abb. 8b).

Bei manchen Spaltformen ist es zweckmäßiger, die Längs- und Querschnitte nicht wie eben im Verhältnis 2:1 aufzuteilen, sondern je nach Notwendigkeit im Verhältnis 3:1 oder sogar 5:1 abzumessen. Das Grundsätzliche der Schnittführung bleibt gewahrt. Bei der Aufteilung der Längs- und Querschnitte im Verhältnis 3:1 betrüge bei einer gesunden Lippenhöhe von 12 mm die Strecke AB 9 mm und die Strecke BC 3 mm. Wir messen die Schnitte so aus, daß AB plus BC (und die entsprechenden Schnitte an der lateralen Seite) genau den Betrag der gesundseitigen Lippenhöhe ergeben. Es muß jedoch hier erwähnt werden, daß LeMesurier, der Autor dieser Methode, die Schnitte um etwa 20—25% länger anlegt, als die Lippenhöhe der gesunden Seite ergibt. Wenn

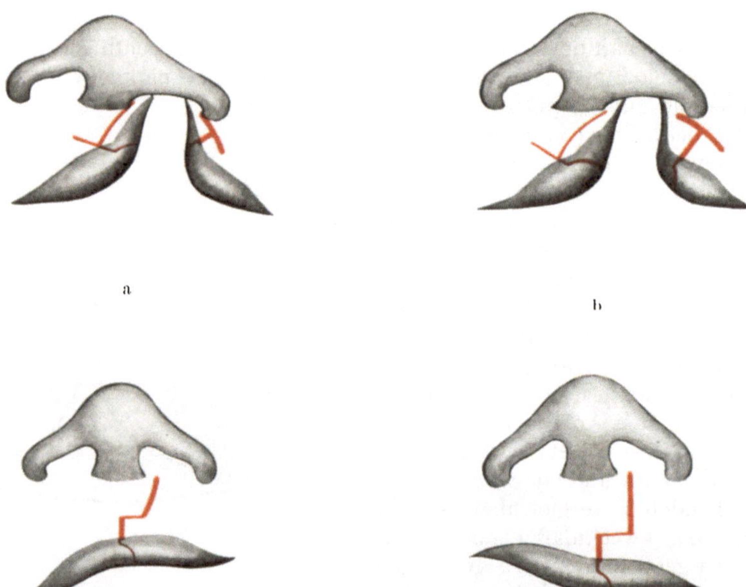

Abb. 8a u. b. Ungenaue Planung und Durchführung („genial-freihändige" Schnittlegung!) können leicht ungleich hohe Lippenseiten (a zu kurz, b zu lang) ergeben. Sind die Schnitte einmal gelegt, so können sie praktisch nicht mehr korrigiert werden!

also die gemessene Lippenhöhe XY 12 mm beträgt, so wählt LeMesurier eine Schnittlänge, bei der AB plus BC (und die korrespondierenden Schnitte an der lateralen Seite) 15 mm ergeben. Nach LeMesuriers Erfahrungen reduziert dann die Kontraktion der incidierten Lippenpartien die Schnittlänge zu den Maßen der gesunden Seite. Wir sind diesem Vorschlag, den LeMesurier in seiner letzten, 7 Jahre nach seiner ersten Mitteilung erfolgten Veröffentlichung macht, noch nicht gefolgt und haben bei unserer Technik auch noch keine Veranlassung hierzu gesehen. Möglicherweise liegt die Erklärung in der Verschiedenheit seiner und unserer Muskel-, Schleimhaut- und Vestibulumnähte.

Durch das laterale Viereck $bcdy$ wird Material dem unteren Oberlippendrittel zugefügt. Es entsteht somit eine leicht schmollende, im unteren Drittel füllige Oberlippe mit evertiertem Lippenrot (pouting effect). Der Schwung des Amorbogens richtet sich nach dem Winkel CD (an der lateralen Seite cd) zum Lippenrot bzw. nach dem Abstand der Punkte b und C vom Lippenrot. Je näher diese Distanz, bzw. je spitzer der Winkel ist, desto steiler wird der Amorbogen. Je weiter dieser Abstand, bzw. je stumpfer dieser Winkel ist, desto flacher wird der Amorbogen. Sind die Entfernungen dieser Punkte bzw. die Winkel auf beiden Seiten verschieden, so entsteht ein asymmetrischer Amorbogen (Abb. 9).

Ist die Oberlippenschnittführung markiert, so wird sogleich auch die V-förmige Schnittführung an den oberen Begrenzungen der Nasenlöcher aufgezeichnet. Die beiden Schenkel des V müssen lang genug sein, um etwa die Hälfte der Nasenflügelrundung zu umfassen. Die Spitze des V liegt in der Mitte des Nasensteges (Abb. 10).

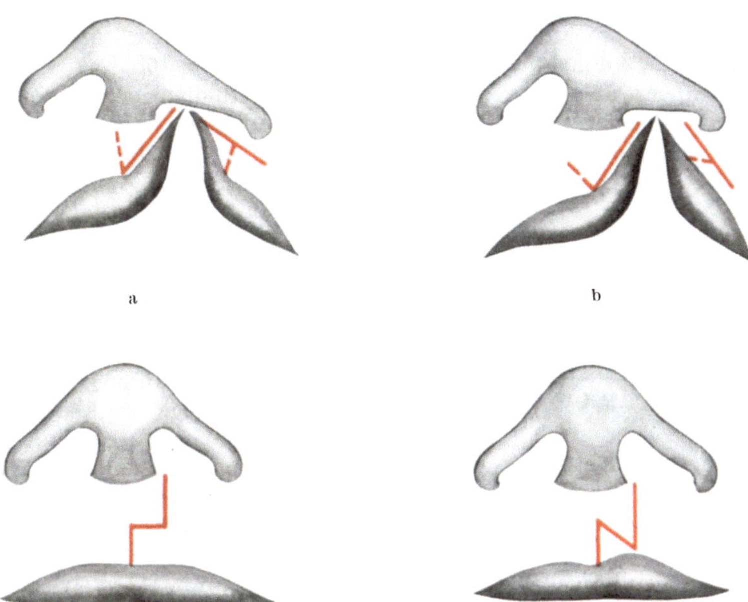

Abb. 9a u. b. Abhängigkeit des Lippenrotschwunges von Lage und Winkel der Querschnitte zum Lippenrot sowie vom Abstand der Enden der Längsschnitte von der Lippenrot-Lippenweißgrenze (vgl. Abb. 10 und 19). a stumpfe Winkel ergeben einen sehr flachen „Amorbogen". b ein stumpfer und ein spitzer Winkel ergeben einen ungleichmäßigen Amorbogen

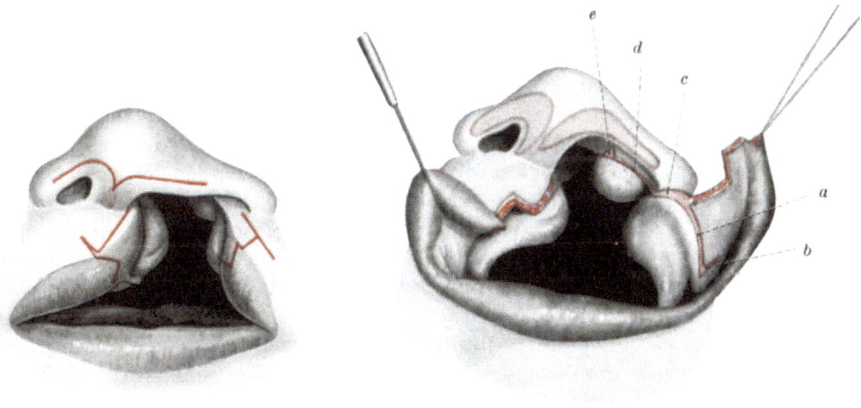

Abb. 10   Abb. 11

Abb. 10. Die gesamte „äußere" Schnittführung zur Oberlippen- und Naseneingangsplastik (vgl. Abb. 7)

Abb. 11. Die Oberlippenschnitte sind durchgeführt. Das zwischen a, c, d (Abb. 7) gelegene Lippengewebe ist weggefallen. Das Lippenviereck b c d y ist heruntergeklappt. Die Incision B, C, D ist entfaltet. Die „innere" Schnittführung an der lateralen Seite: Einschnitte in die Vestibulumumschlagfalte (a) zur epiperiostalen Wangenmobilisation (vgl. Abb. 12). Am lateralen Ende ist ein senkrechter Schnitt (b) in die Vestibulumschleimhaut geführt, um die „Vornähung" zu ermöglichen (vgl. Abb. 17 u. 18). Der Vestibulumeinschnitt (a) verläuft entlang der Anheftungsstelle des Nasenflügels in das Naseninnere (c). Von dieser Stelle aus werden inneres und äußeres Nasenflügelblatt voneinander getrennt (vgl. Abb. 12). Vor der unteren Muschel wird das innere Nasenflügelblatt (nach dem in Abb. 12 gezeigten Operationsakt) parallel zum Nasenlochrand bis zur Nasenlochkuppe incidiert (d). Gelegentlich muß am Ende dieses Schnittes ein entsprechendes Dreieck (e) aus dem inneren Blatt herausgeschnitten werden (vgl. Abb. 47 u. 48)

Entsprechend den aufgetragenen Linien wird dann die Lippe mit glattem Schnitt, der sofort alle Schichten durchsetzt, aufgetrennt. Es empfiehlt sich, von dem Punkt D aus ein mit der Spitze nasenlochwärts gerichtetes Lippenrotdreieck zu bilden und mit einem Haltefaden zu versehen. Am Punkt d wird eine entsprechende Kerbe ins Lippenrot geschnitten. Dieses Lippenrotdreieck wird dann bei der Naht in die kontralaterale Kerbe eingefügt, um wiederum eine winklig unterbrochene Narbe im Lippenrot zu schaffen, damit auch hier kein Lippenkniff durch Narbenzug entstehen kann (Abb. 10).

Dann wird wie üblich die Umschlagfalte des Vestibulum oris eingeschnitten (Abb. 11) und je nach Schwere des Befundes die Wange ausgiebig epiperiostal mobilisiert, um eine absolut spannungsfreie Naht bei dem Spaltenverschluß zu ermöglichen (vgl. Abb. 12). Am lateralen Ende jedes Vestibulumschnittes wird ein mehrere Millimeter langer, senkrechter Schnitt in die Wangenschleimhaut hinein ausgeführt (vgl. Abb. 17), der die Materialgewinnung zur Vornähung der Vestibulumschleimhaut nach medial ermöglicht.

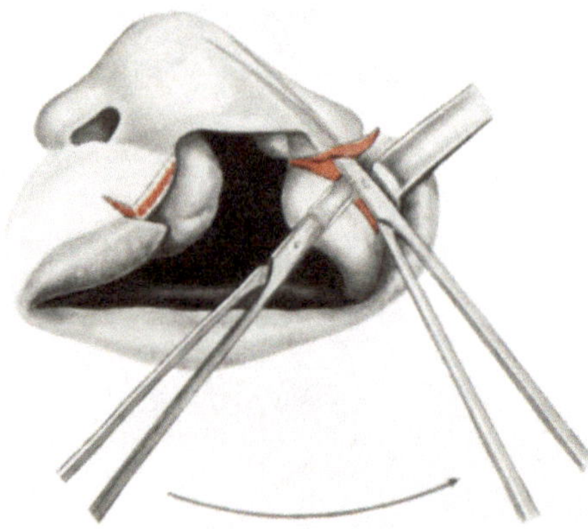

Abb. 12. Ablösung der Wange vom Oberkiefer und Dissektion der beiden Nasenflügelblätter. Einzelheiten im Text

Der Nasenflügel wird ebenfalls von der knöchernen Unterlage abgetrennt. Auch an der gesunden Seite empfiehlt sich eine — allerdings nicht so ausgiebige — Wangenmobilisation, um gleichzeitig das Philtrum und das häutige Septum geradezurichten. In die Wundtaschen werden temporär thrombingetränkte Tampons zur Blutstillung eingelegt. Die Incisionen der Vestibulumschleimhaut werden dann an den Spalträndern entlang etwa 0,5—1 cm weit in die Nase hinein weitergeführt.

Medial wird die Septumschleimhaut nahtgerecht abgelöst. In entsprechenden Fällen muß nicht nur das häutige Septum, sondern auch der vordere Teil des knorpligen Septums durch submuköse Darstellung und basale Eintrennung geradegerichtet werden. Lateral wird mit einer Schere zwischen die beiden Blätter des Nasenflügels eingegangen, und beide Blätter werden bis zur Nasenspitze durch Spreizen und Schließen der Schere voneinander getrennt (Abb. 12). Der Sinn dieses Vorgehens ist die Dissektion des displazierten, flach ausgezogenen Nasenflügels. Wird nämlich das innere Blatt des Nasenflügels später eingerollt und an die angefrischte Septumschleimhaut genäht, so muß es sich stärker krümmen als das äußere, d. h. es muß sich gegen das äußere Blatt verschieben können. Das ist aber nur nach vorheriger Trennung beider Blätter voneinander möglich. Meistens gelingt auch nun die Einrollung des Nasenflügels noch nicht befriedigend, so daß man vor der unteren Muschel eine senkrechte Incision des inneren Blattes hinzufügen muß. Gelegentlich ist es notwendig, aus diesem dissezierten und vor der Muschel parallel zum Nasenlochrand eingetrennten inneren Nasenflügelblatt ein Dreieck zu excidieren (s. Abb. 11 u. 47). Dieses Dreieck hat seine Spitze nasenlochwärts und seine Basis am Schnittrand vor der Muschel. Die Größe dieses Dreieckes und seine Position mehr nasenspitzenwärts oder mehr zum Nasenflügelansatz hin probiert man am besten durch Einrollen des Nasenflügels aus.

Ehe der Nasenboden endgültig hergerichtet und genäht wird, erfolgt jetzt entsprechend der V-förmigen Aufzeichnung die Incision im Bereich der Nasenspitze. Durch Scherendissektion zwischen Nasenflügelknorpel und Weichteilen legt man die Anatomie der Nasenspitze frei (Abb. 13). An der Spaltseite kommuniziert die Nasenspitzen- mit der basalen Nasenflügeldissektion. Die apikale Hälfte der Nasenflügelknorpel und Teile der Dreiecksknorpel müssen gut und übersichtlich dargestellt werden. Die Crura medialia sind voneinander zu trennen und werden ebenfalls mobilisiert und dargestellt. Bei stark verbreiterten und abgeflachten Nasenspitzen kann es ratsam sein, etwas Bindegewebe, das zwischen den medialen Schenkeln der Nasenflügelknorpel liegt, zu entfernen.

Hiermit ist der erste Akt, nämlich die Mobilisation der Gewebe, beendet. Nun kann mit der Reposition und Modellierung begonnen werden. Die erwünschten und neugewonnenen Gewebspositionen werden sofort durch entsprechende Nähte fixiert und gehalten. Im einzelnen fährt man etwa folgendermaßen fort: Von Nasenflügel zu Nasenflügel wird eine Doppelstoppdrahtnaht (s. Abb. 14 u. 19) gelegt, deren eine Seite aber noch nicht verplombt wird. (Diese Naht ist die gleiche wie bei der Hypospadieoperation nach DENIS BROWNE.) Dann wird eine Positionsnaht in die oberste Abwinklung des LeMesurierschen Schnittes gelegt, aber noch nicht geknüpft. Nun sieht man, an welcher Stelle die erste Nasenbodennaht, die das innere Nasenflügelblatt mit der Columella vereinigen soll, gelegt werden muß. Auch diese Naht (mittelstarke Seide) wird zunächst noch nicht geknüpft, sondern mit 2 Gefäßklemmen gehalten. Jetzt wird mit einem feinen Hauthäkchen die Nasenspitze in der Mitte der V-Incision emporgehoben. Dadurch stellen sich die Nasenlöcher längsoval.

Jetzt sieht man am besten, wie groß das oben erwähnte Dreieck, das aus dem inneren

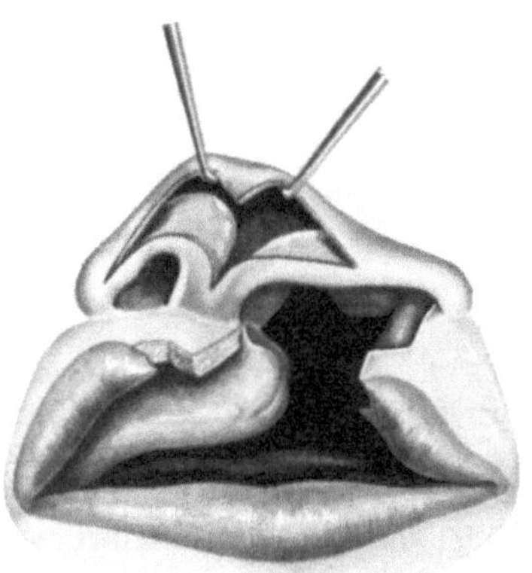

Abb. 13. Beide Nasenflügelknorpel sind freipräpariert. Gelegentlich muß zwischen den Crura medialia gelegenes Bindegewebe, das die Nasenspitze verbreitert, entfernt werden. Die laterale Dissektion kommuniziert mit dem Schnitt *d* in Abb. 11, so daß das laterale innere Nasenflügelblatt eine Art Brückenlappen bildet

Nasenflügelblatt ausgeschnitten werden soll, sein muß. Dieses Dreieck ist notwendig, damit das krankseitige Nasenloch nicht den üblichen häßlichen Knick in der Mitte der Rundung bekommt (vgl. Abb. 50b). Die Schnittränder des Dreieckes kann man mit einer feinen Catgutnaht wieder aneinanderfügen. Notwendig ist das jedoch nicht.

So wie man die Nasenlochform wünscht und wie sich dementsprechend die Nasenflügelknorpel von selbst aneinanderlegen, werden sie jetzt mit 3—4 feinsten Catgutnähten miteinander vereinigt (Abb. 14). Die abgeflachte Nasenspitzenhälfte der Spaltseite wird dadurch hochgenäht, d. h. gehoben. Gleichzeitig wird die Nasenspitze verschmälert. Durch diese Nähte werden ebenfalls die an der Nasenspitze auseinanderweichenden Crura medialia der Nasenflügelknorpel aneinandergelegt. Dadurch ergibt sich von selbst, daß die V-Incision sich zu einem Y umwandelt (Abb. 15). Der Hautverschluß wird nach dem V-Y-Prinzip durchgeführt, wodurch automatisch eine Verlängerung der Columella erzielt wird. Die krankseitige Nasenspitzenhebung sowie die Nasenspitzenverschmälerung und Columellaverlängerung durch die V-Y-Naht bringen es mit sich, daß die beiden Endpunkte der V-Incision einander genähert werden. Die beiden V-Arme sind nun länger als die beiden Y-Schenkel, d. h. der elevierte dreieckige Hautlappen der Nasenspitze ist relativ zu groß (Abb. 16). Im allgemeinen ist es das beste, jederseits am Ende der V-Incision 2 Burowsche Dreiecke zu excidieren. (Lediglich bei Sekundärplastiken ergeben sich einige Änderungen, die weiter unten abgehandelt werden sollen.)

Einzelnähte mit feinster Seide verschließen die Nasenspitzenincision (siehe Abb. 19). Damit sind Nasenstegverlängerung, Nasenspitzenverschmälerung und ovaläre Formung des Nasenloches beendet.

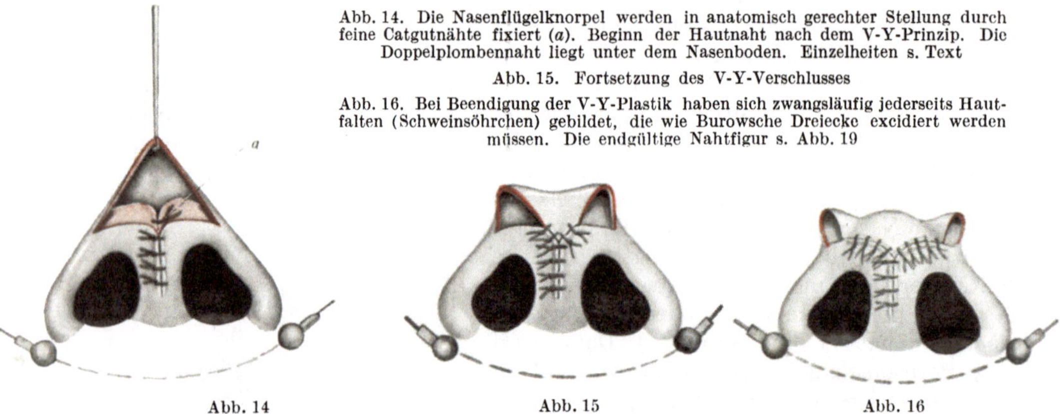

Abb. 14. Die Nasenflügelknorpel werden in anatomisch gerechter Stellung durch feine Catgutnähte fixiert (*a*). Beginn der Hautnaht nach dem V-Y-Prinzip. Die Doppelplombennaht liegt unter dem Nasenboden. Einzelheiten s. Text

Abb. 15. Fortsetzung des V-Y-Verschlusses

Abb. 16. Bei Beendigung der V-Y-Plastik haben sich zwangsläufig jederseits Hautfalten (Schweinsöhrchen) gebildet, die wie Burowsche Dreiecke excidiert werden müssen. Die endgültige Nahtfigur s. Abb. 19

Abb. 14   Abb. 15   Abb. 16

Jetzt werden Septum und Columella geradegestellt und der Nasenboden mit 2—3 mittelkräftigen Seidennähten verschlossen, indem das innere Nasenflügelblatt an die Columella bzw. an die vordere Septumschleimhaut angeheftet wird.

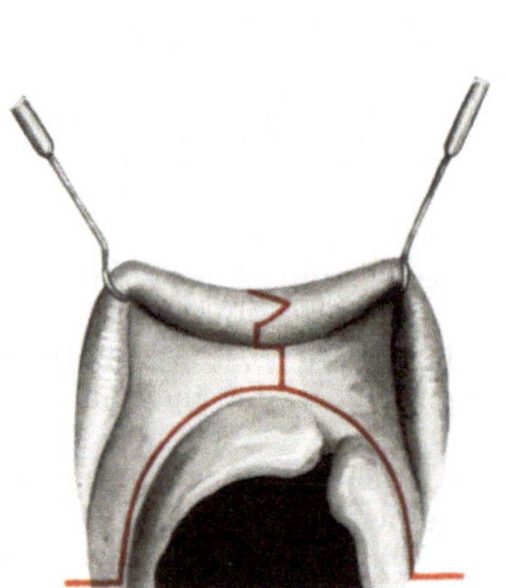

Abb. 17. Wundrandverlauf im Vestibulum

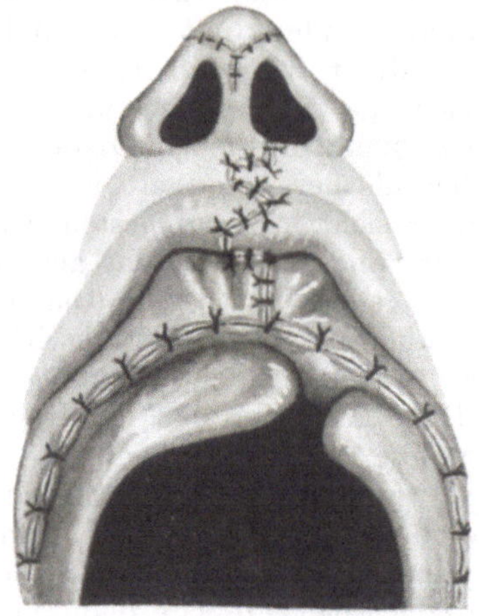

Abb. 18. Nahtverlauf nach „Vornähung" der Vestibulumschleimhaut. Auf diese „inneren" Nähte ist die gleiche Sorgfalt zu verwenden wie auf die sichtbaren Nähte!

Zum Schluß wird das innere Nasenflügelblatt in der jeweiligen Position wieder am äußeren durch einige Matratzennähte angeheftet. Ein mit 2 Nadeln bewehrter Seidenfaden wird von innen eingestochen, jedesmal an der Nasenflügelfalte herausgeführt und über einem feinen Gazeröllchen locker geknotet (vgl. Abb. 20).

Wir verzichten bewußt auf die oralseitige Epithelbedeckung des Naseneingangsbodens und überlassen diese Wundflächen schadlos der Selbstepithelisation. Das Aufsteppen eines palatinalen Lappens, der nach Veau ja im Hinblick auf

Wachstumsstörungen des Oberkiefers und harten Gaumens in so frühem Alter nicht unbedenklich ist, unterlassen wir ebenso wie andere komplizierte und keineswegs sichere Schleimhauteindrehungen aus Nase oder Vorhof. Nachteile oder Heilungsstörungen konnten wir bei diesem Verzicht auf oralseitige Epithelbedeckung des Nasenbodens nicht beobachten.

Nun wird die Lippenwunde dreischichtig verschlossen. Zuerst werden etwa 2—4 Muskelnähte aus 3 Null Catgut so gelegt, daß sich die korrespondierenden Hautecken zwanglos ineinanderlegen. Dann werden feinste, nur die Haut fassende Seidennähte gelegt. Alle korrespondierenden Ecken müssen sich exakt und spannungslos ineinanderfügen. Diese Lippennähte sollen so locker geknüpft

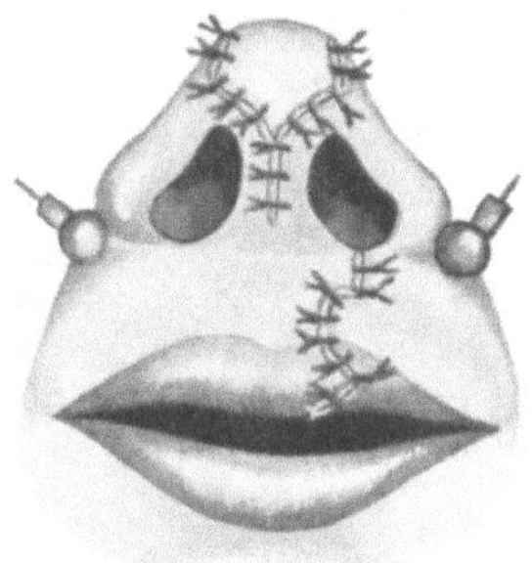

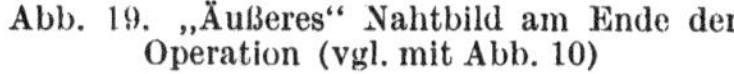

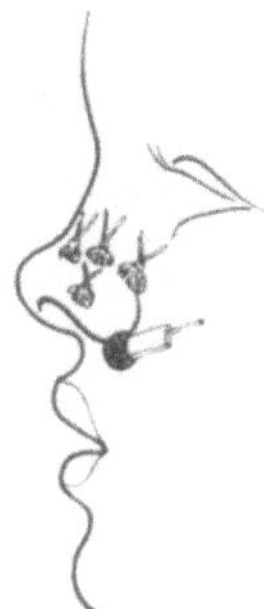

Abb. 19. „Äußeres" Nahtbild am Ende der Operation (vgl. mit Abb. 10)

Abb. 20. Schematische Lage der über Bäuschchen geknüpften Matratzennähte, mit denen die getrennten Nasenflügelblätter wieder (nunmehr in richtiger Position!) miteinander vereinigt werden

werden, daß sich die Wundränder gerade berühren und ein Einschneiden der Nähte infolge der postoperativen Schwellung vermieden wird. Die äußere Naht ist eine kosmetische und keine Haltenaht.

Lippenrot und Vestibulumschleimhaut werden mit Catgut genau so exakt genäht wie die äußere Haut. Die Schleimhautnaht wird bis zur Vestibulumumschlagfalte heraufgeführt. An Stellen, an denen noch Muskelzwischenräume im Schnittgebiet vorhanden sind, wird die Schleimhaut als vertikale Matratzennaht gelegt. Durch die oben erwähnten senkrechten Incisionen in die seitlichen Mobilisationsschnitte der Vestibulumschleimhaut (Abb. 17) ist Material zur Vornähung nach AXHAUSEN verfügbar gemacht worden. Nach der Vornähung kann man mit einigen Catgutnähten den Schnittrand der mobilisierten Vestibulumschleimhaut an den gingivalen Schnittrand annähen, was zur weiteren Entlastung der Lippennaht beiträgt (Abb. 18).

Mund und Rachen werden vor der Extubierung gründlich ausgesaugt. Ein Entspannungsbügel nach DENIS BROWNE (vgl. Abb. 26c) wird mit 2 Heftpflasterstreifen angelegt. Dadurch werden die mobilisierten Wangen- und Lippenweichteile beiderseits medialwärts geschoben und in dieser Position gehalten. Das allgemeinchirurgisch-orthopädische Prinzip, daß ein Muskel im kontrahierten und nicht im gedehnten Zustand zusammenheilen soll, wird dadurch verwirklicht. Dieser Bügel erübrigt alle durchgreifenden Entspannungsnähte der Lippe, die häufig störende und kaum korrigierbare Quernarben zurücklassen.

Im allgemeinen, eine gute Narkose vorausgesetzt, sind die Kinder am Ende des Eingriffes wach. Ist der Allgemeinzustand nicht völlig befriedigend, stehen thermokonstante Sauerstoffzelte zur Verfügung. Antibiotica in therapeutischen Dosen werden routinemäßig gegeben. Die Wunde wird verbandlos behandelt und durch sorgfältiges Abtupfen saubergehalten. Am 5. Tag werden alle Seidenfäden entfernt, eine Prozedur, die äußerst sorgfältig — gegebenenfalls vom

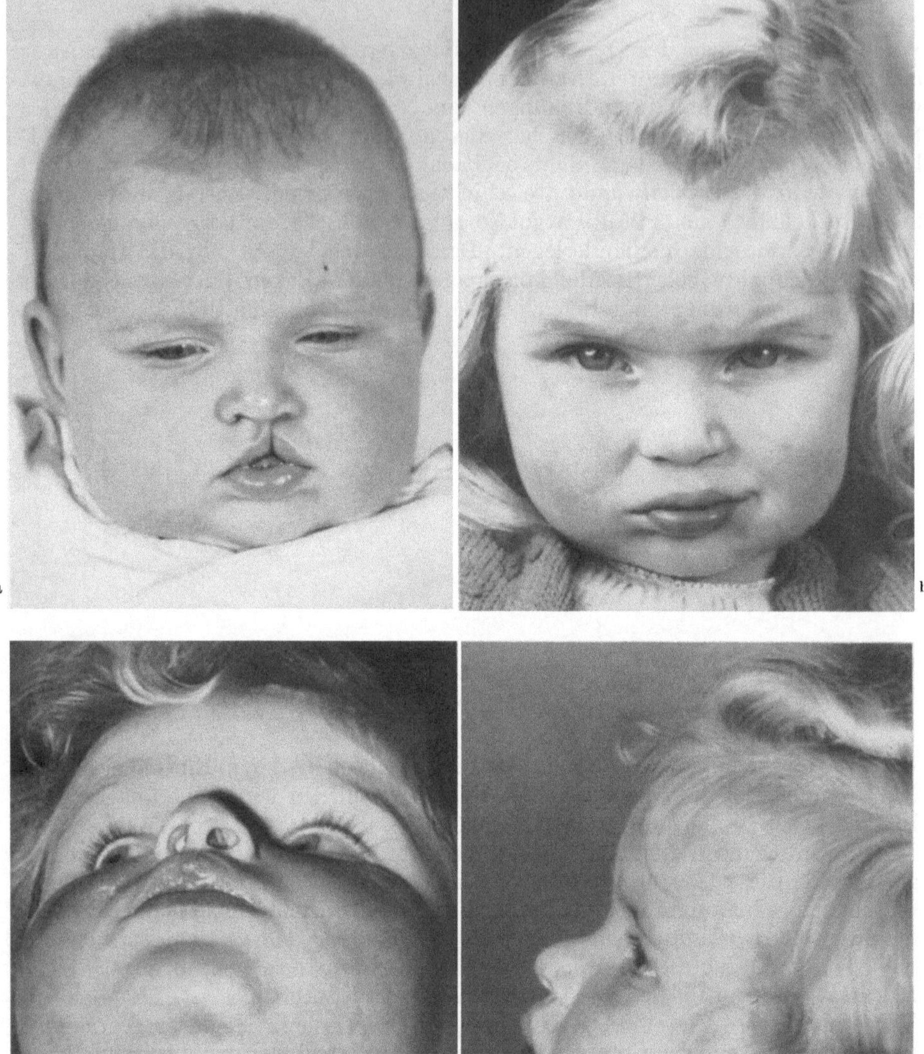

Abb. 21 a—d[1]. Unvollständige, etwa $^1/_3$ der Lippe durchsetzende Spalte (a). Operation im 4. Lebensmonat nach LeMesurier. Keine Naseneingangsplastik. Gutes Lippenergebnis (b) 14 Monate post op.: symmetrische Lippe, regelmäßiger Amorbogen, evertiertes Lippenrot, keine sekundären Narbenverziehungen. Auch im Profilbild (d) alle Kriterien einer kosmetisch einwandfreien Lippe: „pouting effect", kurze Oberlippe. Lediglich im Frontalbild bei zurückgeneigtem Kopf (c) erkennt man die Asymmetrie der Nasenlöcher. Diese Fotoaufsicht ist die wichtigste. Wäre sie z. B. hier weggelassen worden, hätte man ein einwandfreies Ergebnis einer Hasenschartenplastik vortäuschen können. Hier ist nur das Oberlippenproblem gelöst, das Naseneingangsproblem jedoch nicht. Dieses Kind wurde operiert, ehe wir unsere Methode der einzeitigen Oberlippen- und Naseneingangsplastik entwickelt hatten.

[1] Alle nachfolgenden Fotos dieses Kapitels mit „Leica"-Balgeneinstellgerät — Spiegelreflexansatz — Hektor 13,5 cm. Vgl. hierzu die Ausführungen des Verf. im Abschnitt L („Grundsätzliches zur Dokumentation").

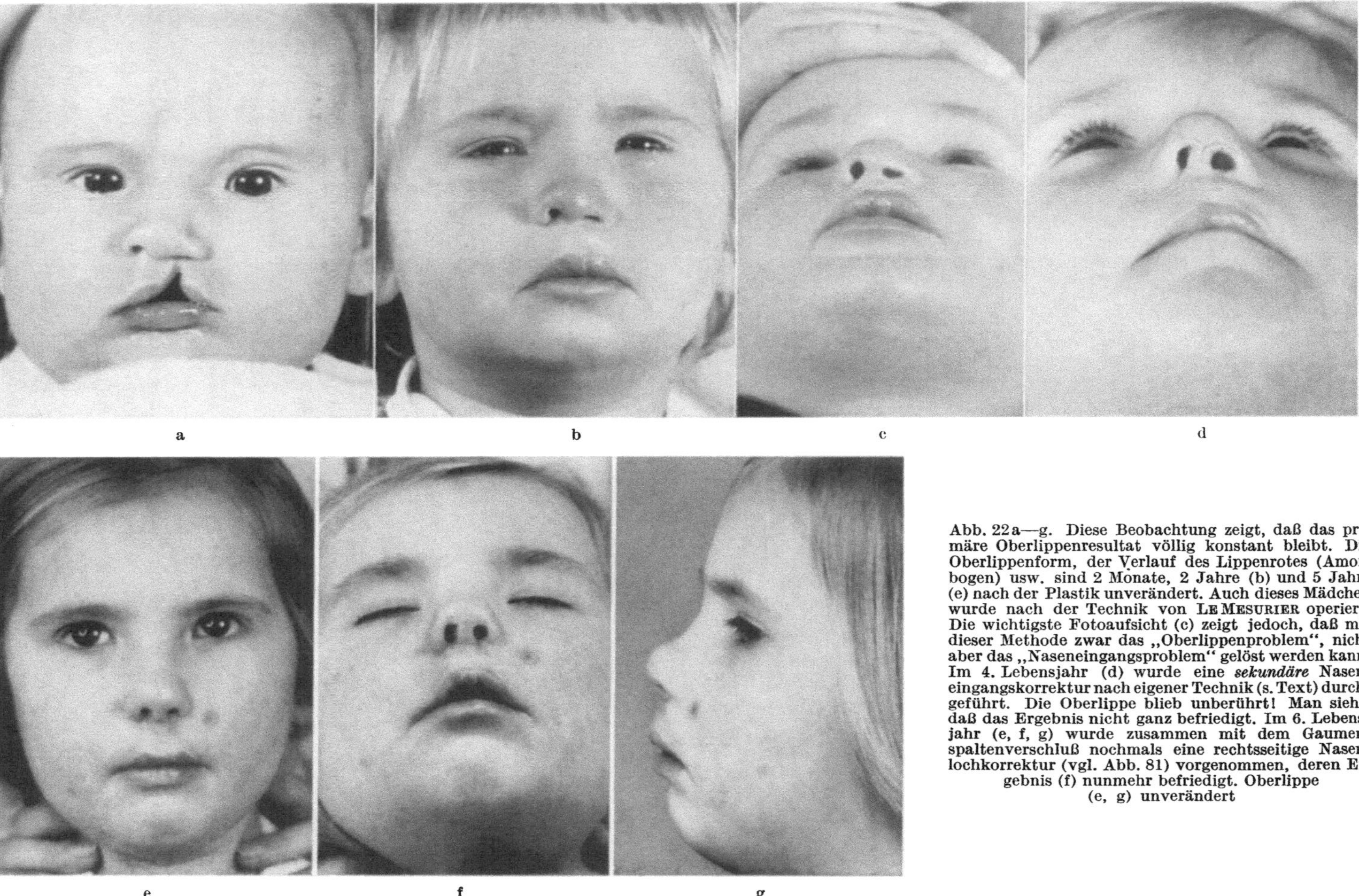

Abb. 22a—g. Diese Beobachtung zeigt, daß das primäre Oberlippenresultat völlig konstant bleibt. Die Oberlippenform, der Verlauf des Lippenrotes (Amorbogen) usw. sind 2 Monate, 2 Jahre (b) und 5 Jahre (e) nach der Plastik unverändert. Auch dieses Mädchen wurde nach der Technik von Le Mesurier operiert. Die wichtigste Fotoaufsicht (c) zeigt jedoch, daß mit dieser Methode zwar das „Oberlippenproblem", nicht aber das „Naseneingangsproblem" gelöst werden kann. Im 4. Lebensjahr (d) wurde eine *sekundäre* Naseneingangskorrektur nach eigener Technik (s. Text) durchgeführt. Die Oberlippe blieb unberührt! Man sieht, daß das Ergebnis nicht ganz befriedigt. Im 6. Lebensjahr (e, f, g) wurde zusammen mit dem Gaumenspaltenverschluß nochmals eine rechtsseitige Nasenlochkorrektur (vgl. Abb. 81) vorgenommen, deren Ergebnis (f) nunmehr befriedigt. Oberlippe (e, g) unverändert

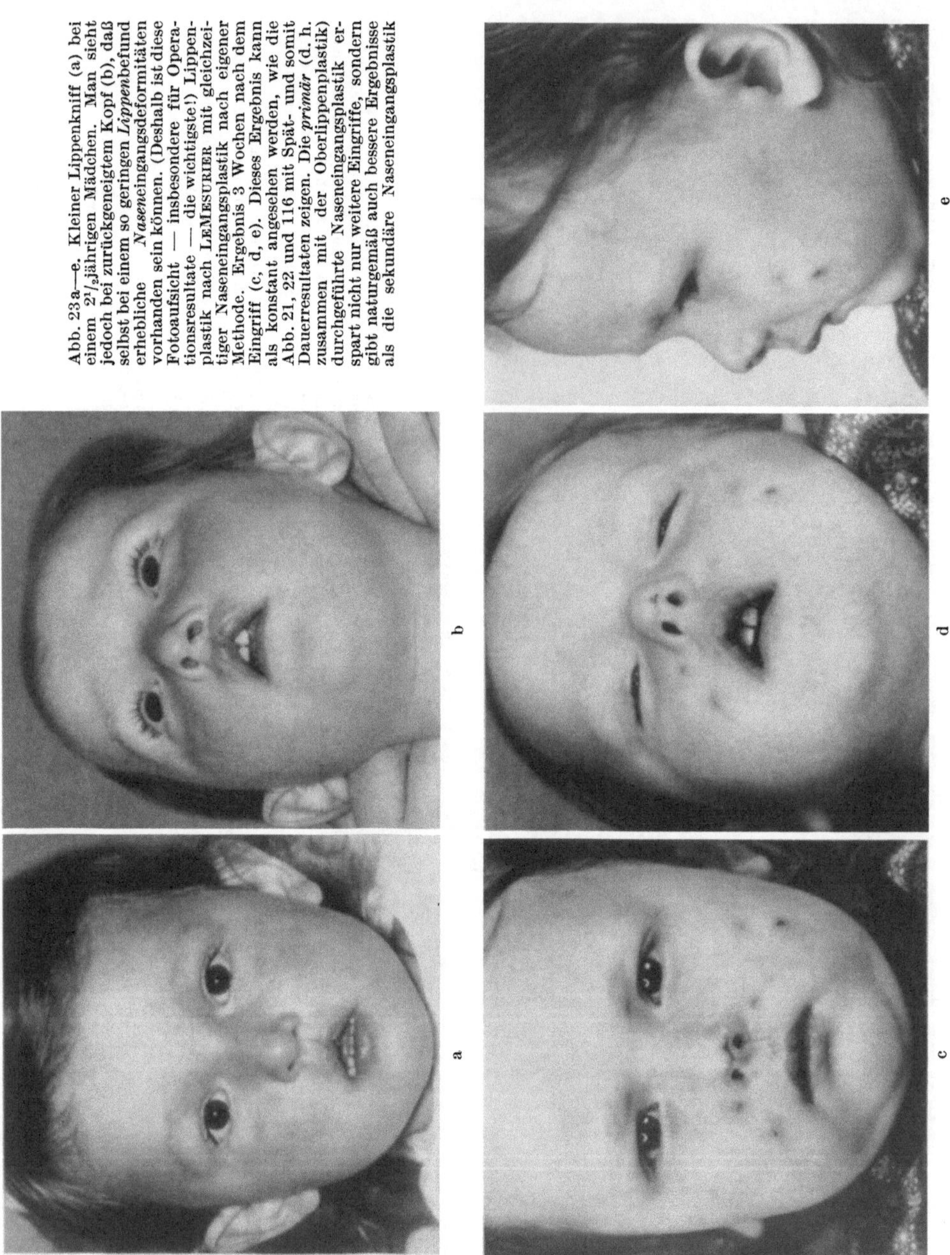

Abb. 23a—e. Kleiner Lippenkniff (a) bei einem 2½jährigen Mädchen. Man sieht jedoch bei zurückgeneigtem Kopf (b), daß selbst bei einem so geringen *Lippen*befund erhebliche *Nasen*eingangsdeformitäten vorhanden sein können. (Deshalb ist diese Fotoaufsicht — insbesondere für Operationsresultate — die wichtigste!) Lippenplastik nach LeMesurier mit gleichzeitiger Naseneingangsplastik nach eigener Methode. Ergebnis 3 Wochen nach dem Eingriff (c, d, e). Dieses Ergebnis kann als konstant angesehen werden, wie die Abb. 21, 22 und 116 mit Spät- und somit Dauerresultaten zeigen. Die *primär* (d. h. zusammen mit der Oberlippenplastik) durchgeführte Naseneingangsplastik erspart nicht nur weitere Eingriffe, sondern gibt naturgemäß auch bessere Ergebnisse als die sekundäre Naseneingangsplastik

Operateur selbst — mit einer feinen Maniküreschere und mit Hilfe einer Lupenbrille durchgeführt werden sollte. Die Doppelstoppdrahtnaht und der Entspannungsbügel werden etwa am 10. Tag entfernt.

Die Methode nach LeMesurier in Verbindung mit der von uns entwickelten Naseneingangstechnik ist für alle Lippenspalten anwendbar, gleichgültig ob es sich um einen einfachen Lippenkniff oder um eine sehr breite Lippen-Kiefer-Gaumenspalte handelt. In Abb. 46 ist die den besonderen Verhältnissen eines

Lippenkniffes angepaßte Schnittführung dargestellt, wie sie ähnlich auch bei sekundären Verbesserungsplastiken angewandt werden kann.

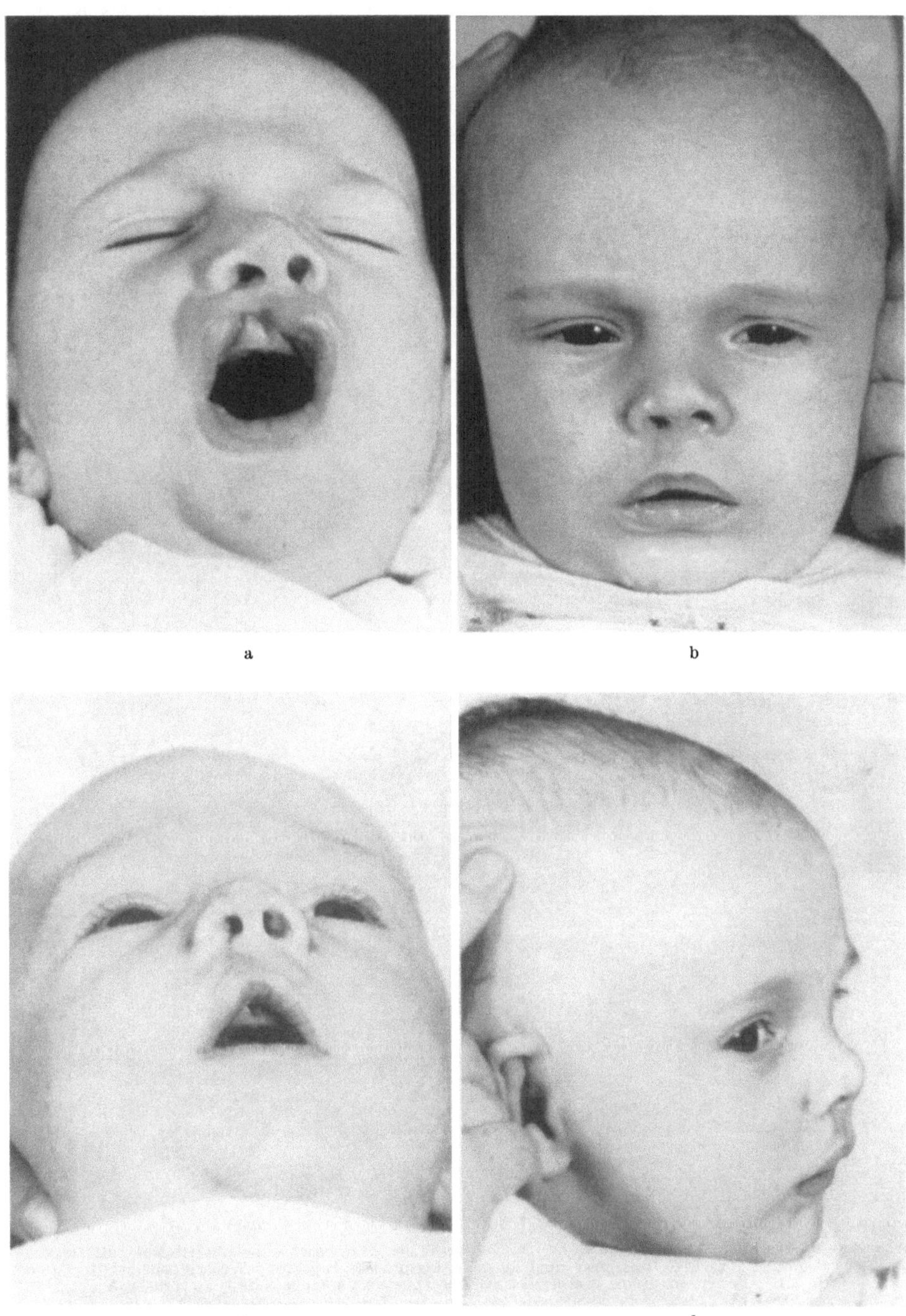

Abb. 24a—d. Diese Spalte durchsetzt etwa die Hälfte der Oberlippe. Die Deformierung des rechten Nasenloches ist entsprechend ausgeprägt (a). Im 4. Lebensmonat wurden Oberlippen- und Naseneingangsplastik einzeitig durchgeführt. b—d Zustand bei der Entlassung $2^1/_2$ Wochen nach der Operation. Einwandfreies kosmetisches Oberlippen- und Naseneingangsergebnis

Die Breite der Spalte in frontaler Richtung macht keine nennenswerten Verschlußschwierigkeiten, wenn man beide Wangen und den Naseneingang genügend mobilisiert. Das Geheimnis eines komplikationslosen Heilungsverlaufes ist die

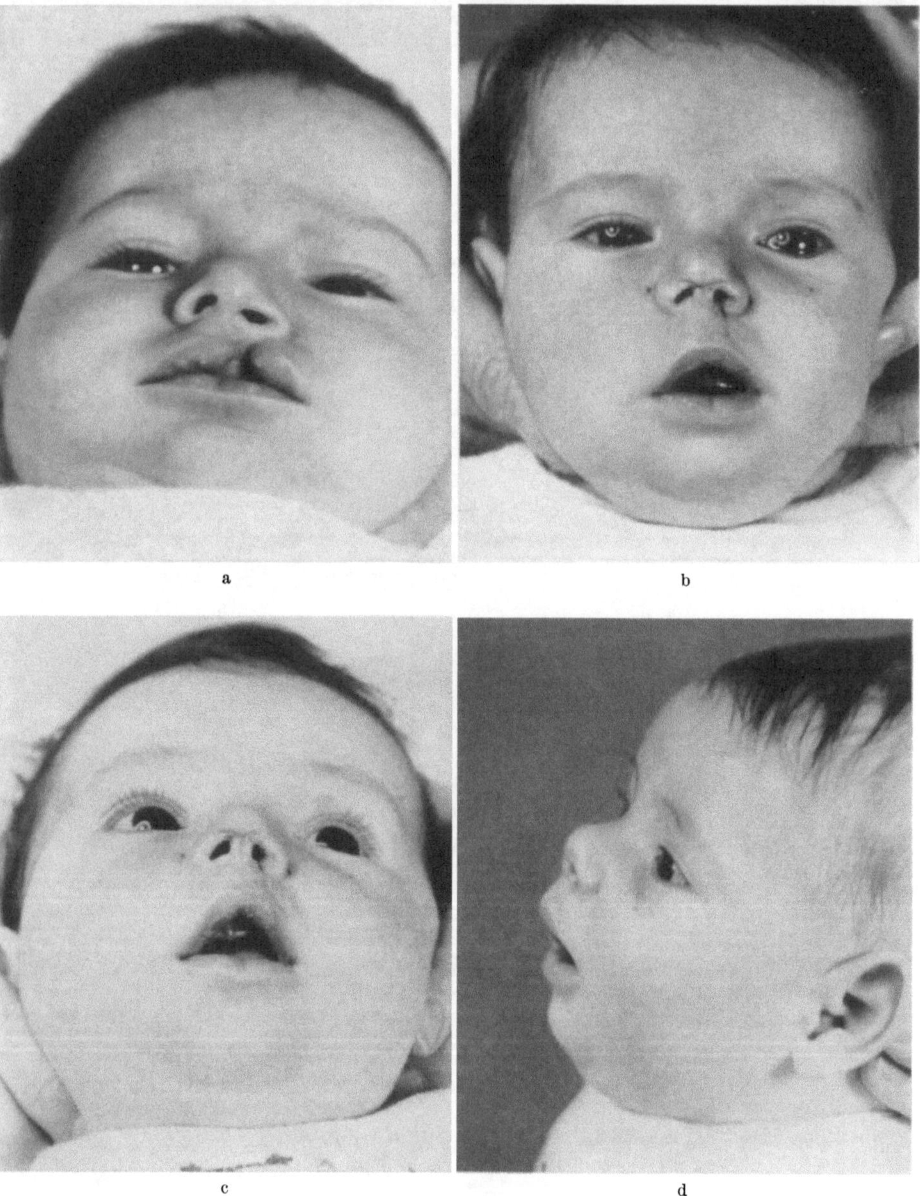

Abb. 25a—d. Die Spalte durchsetzt etwa drei Viertel der Lippe. Man beachte die stärkere Deformierung des Naseneinganges (a). Einzeitige Oberlippen- und Naseneingangsplastik. Ergebnis 2 Wochen nach der Operation (b—d). Alle Kriterien einer ansprechenden Oberlippe und unteren Nase sind vorhanden

spannungsfreie Naht, ein allgemein chirurgisches Prinzip, das keiner weiteren Erläuterung bedarf. Bei genügender Mobilisation der Weichteile und exakter dreischichtiger Naht der Lippe unter Zuhilfenahme der Doppelplombendrahtnaht

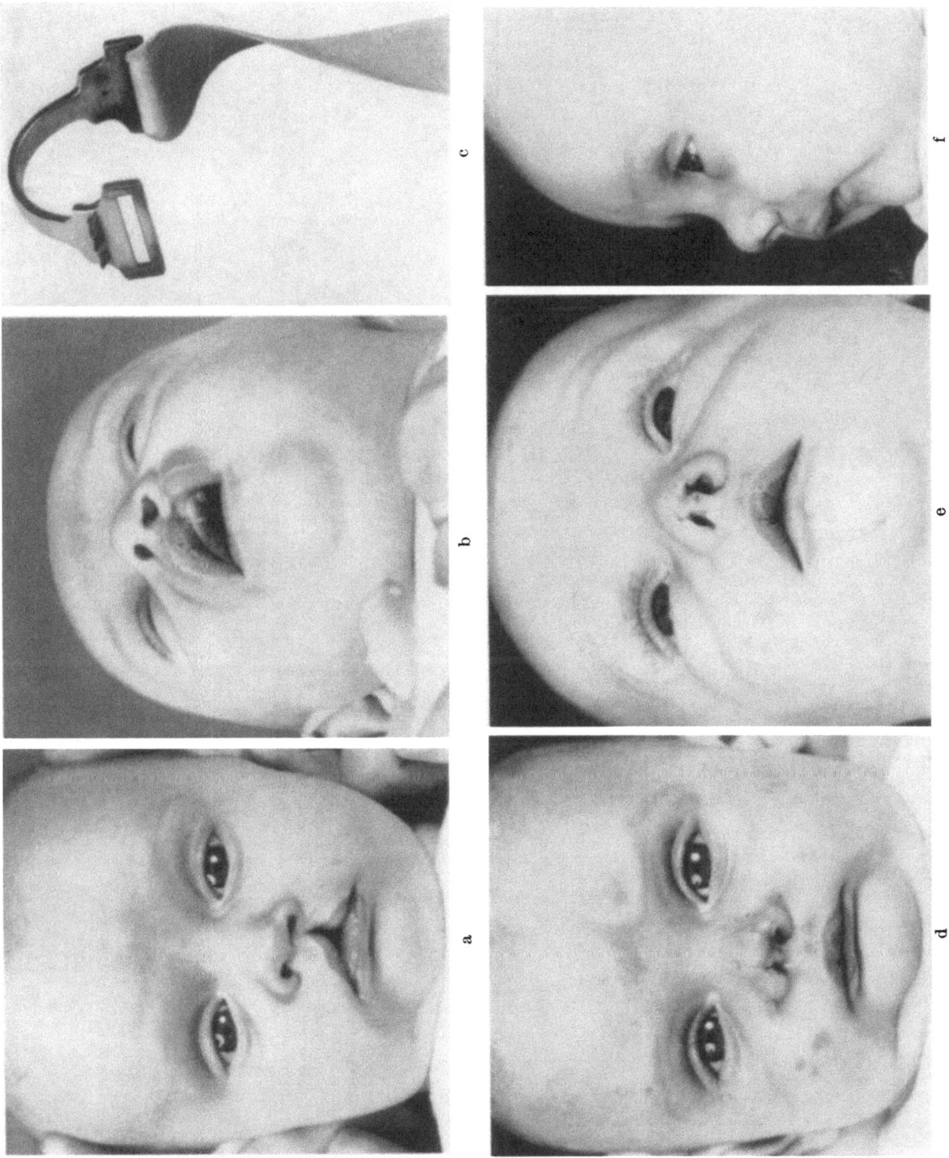

Abb. 26a—f. 3 Monate alter Junge. Oberlippen- und Naseneingangsplastik, deren Schwierigkeiten bei *diesem* Spalttyp immer unterschätzt werden. Ergebnis 2 Wochen nach dem Eingriff (d, e, f). Entspannungsbügel nach DENIS BROWNE, an einer Seite mit einem Leukoplaststreifen, der durch den Schlitz gezogen und an den Zähnchen oberhalb des Schlitzes befestigt wird (c)

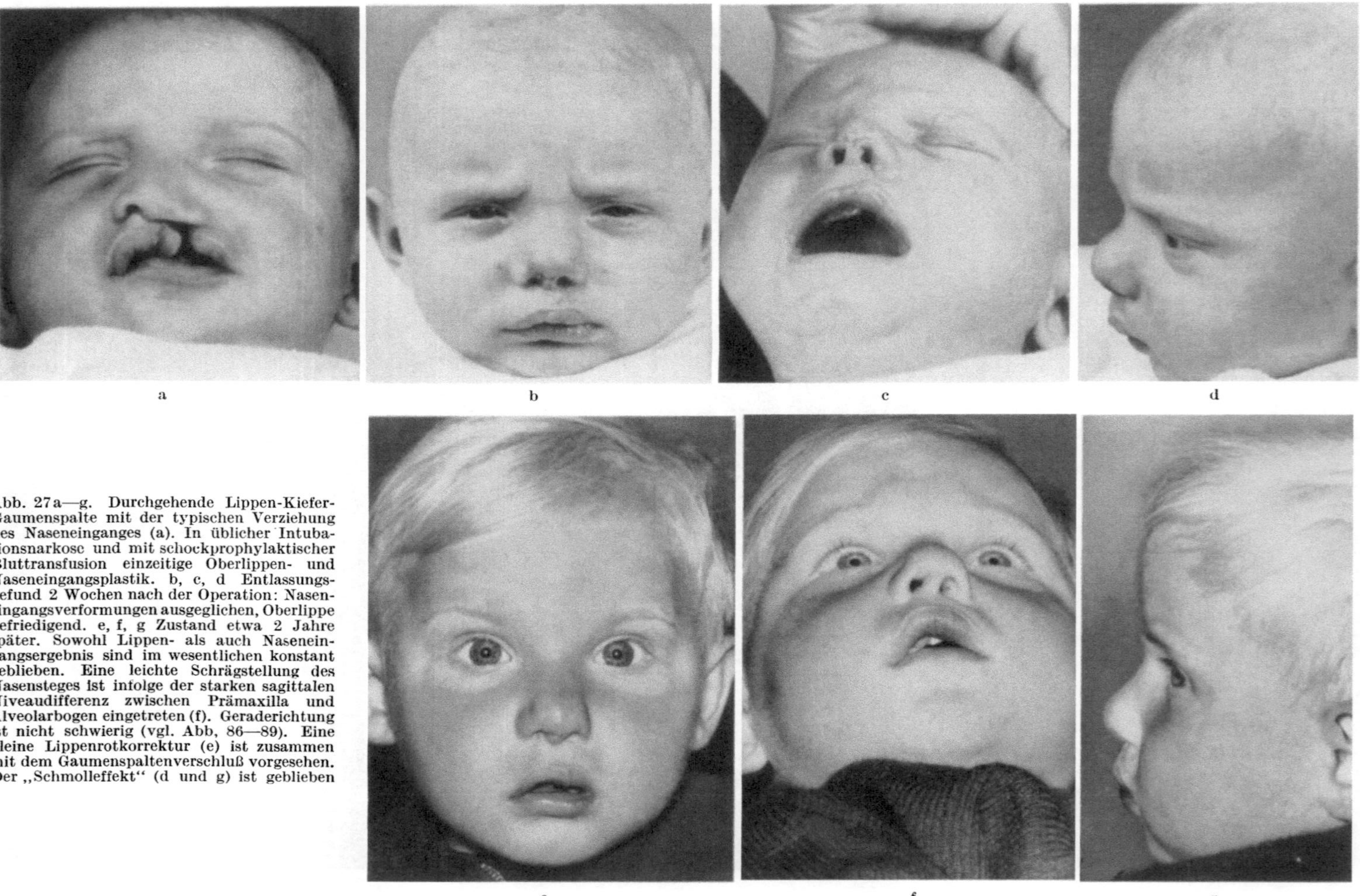

Abb. 27a—g. Durchgehende Lippen-Kiefer-Gaumenspalte mit der typischen Verziehung des Naseneinganges (a). In üblicher Intubationsnarkose und mit schockprophylaktischer Bluttransfusion einzeitige Oberlippen- und Naseneingangsplastik. b, c, d Entlassungsbefund 2 Wochen nach der Operation: Naseneingangsverformungen ausgeglichen, Oberlippe befriedigend. e, f, g Zustand etwa 2 Jahre später. Sowohl Lippen- als auch Naseneingangsergebnis sind im wesentlichen konstant geblieben. Eine leichte Schrägstellung des Nasensteges ist infolge der starken sagittalen Niveaudifferenz zwischen Prämaxilla und Alveolarbogen eingetreten (f). Geraderichtung ist nicht schwierig (vgl. Abb, 86—89). Eine kleine Lippenrotkorrektur (e) ist zusammen mit dem Gaumenspaltenverschluß vorgesehen. Der „Schmolleffekt" (d und g) ist geblieben

am Naseneingang und des Denis Browneschen Entspannungsbügels (s. Abb. 26 c) ist uns noch keine Spalte dehiszent geworden, obwohl wir alle äußeren Nähte mit feinsten Stichen als kosmetische Nähte anlegen. Die Sorge um die Wunddehiszenz einer solchen Plastik braucht bei sachgemäßer Technik, die den Gesetzen der allgemeinen Chirurgie gehorcht, nicht größer zu sein als z. B. die Sorge um einen Platzbauch nach Laparotomie.

e) Operatives Vorgehen bei doppelseitigen Lippen-Kiefer-Gaumenspalten

α) Allgemeine Gesichtspunkte

Cum grano salis kann man sagen, daß sich bei den doppelseitigen Spalten die Probleme, Schwierigkeiten und Mühen verdoppeln, man aber nur halb so gute Ergebnisse bekommt wie bei den einseitigen Spalten. Die sich um diese schwersten Formen der Lippen-Kiefer-Gaumenspalten gruppierenden Probleme sind durchaus noch im Fluß. Es gibt bis heute keine Patentlösung, ein unbefriedigender Rest bleibt immer.

Alle erörterten Gesichtspunkte hinsichtlich des Operationstermins und des anzustrebenden Operationsergebnisses gelten auch hier.

Folgende Gegebenheiten treten aber erschwerend hinzu:

1. In sehr vielen Fällen ist der Zwischenkiefer durch den mangelnden Gegendruck des M. orbicularis oris, durch excessives Wachstum des Vomer und wahrscheinlich auch begünstigt durch den Druck des Zungenspieles weit nach vorn geschoben, so daß sich große sagittale Niveaudifferenzen zwischen der Praemaxilla und den Alveolarkämmen ergeben. Oft hängt der Zwischenkiefer wie ein Geierschnabel unter der Nasenspitze. In besonders ungünstigen Fällen hat sich binnen kürzester Zeit, oft schon zum Zeitpunkt der Operation, die Spalte zwischen den beiden Alveolarbögen verengt. Für den Zwischenkiefer besteht dann keine Möglichkeit mehr, sich spontan zwischen die Alveolarbögen einzufügen.

2. Der Nasensteg ist extrem kurz. Die Nasenspitze ist deshalb herabgezogen.

3. Ein sich abhebendes Philtrum fehlt.

4. Muskulatur ist in den die Preamaxilla bedeckenden Weichteilen nicht vorhanden.

5. Ein Vestibulum oris ist im Zwischenkieferbereich nicht ausgebildet.

Wir haben es hier mit einer der schwersten lebensfähigen Mißbildungen überhaupt zu tun.

Früher hat man oft kurzer Hand den Zwischenkiefer entfernt (LORENZ u. a.), weil die erheblichen sagittalen Niveaudifferenzen zwischen Praemaxilla und seitlichen Lippenstümpfen kaum überbrückbare technische Schwierigkeiten zu bieten schienen. Es soll gleich vorweggenommen werden, daß diese Methode absolut schlecht und verwerflich ist, weil dadurch schwerste Gesichtsverkrüppelungen entstehen, die im späteren Leben umfangreiche und eingreifende Plastiken erfordern.

Ferner hat man (v. BARDELEBEN) das Vomer submukös osteotomiert oder durch Keilresektion verkürzt. Auch diese Methode zeigte schlechte Spätergebnisse und ist deshalb in schwersten Mißkredit geraten. Es zeigte sich nämlich, daß erhebliche Kieferdeformitäten und Bißanomalien resultierten. So ist dann jahrzehntelang die primäre operative Rückverlagerung des Zwischenkiefers ein absolutes „noli me tangere" gewesen.

Weiterhin hat man zweizeitig eine provisorische Weichteilverbindung zwischen den seitlichen Lippenstümpfen und der Zwischenkieferbedeckung, die praktisch nur aus Haut und Schleimhaut besteht, hergestellt und es nunmehr

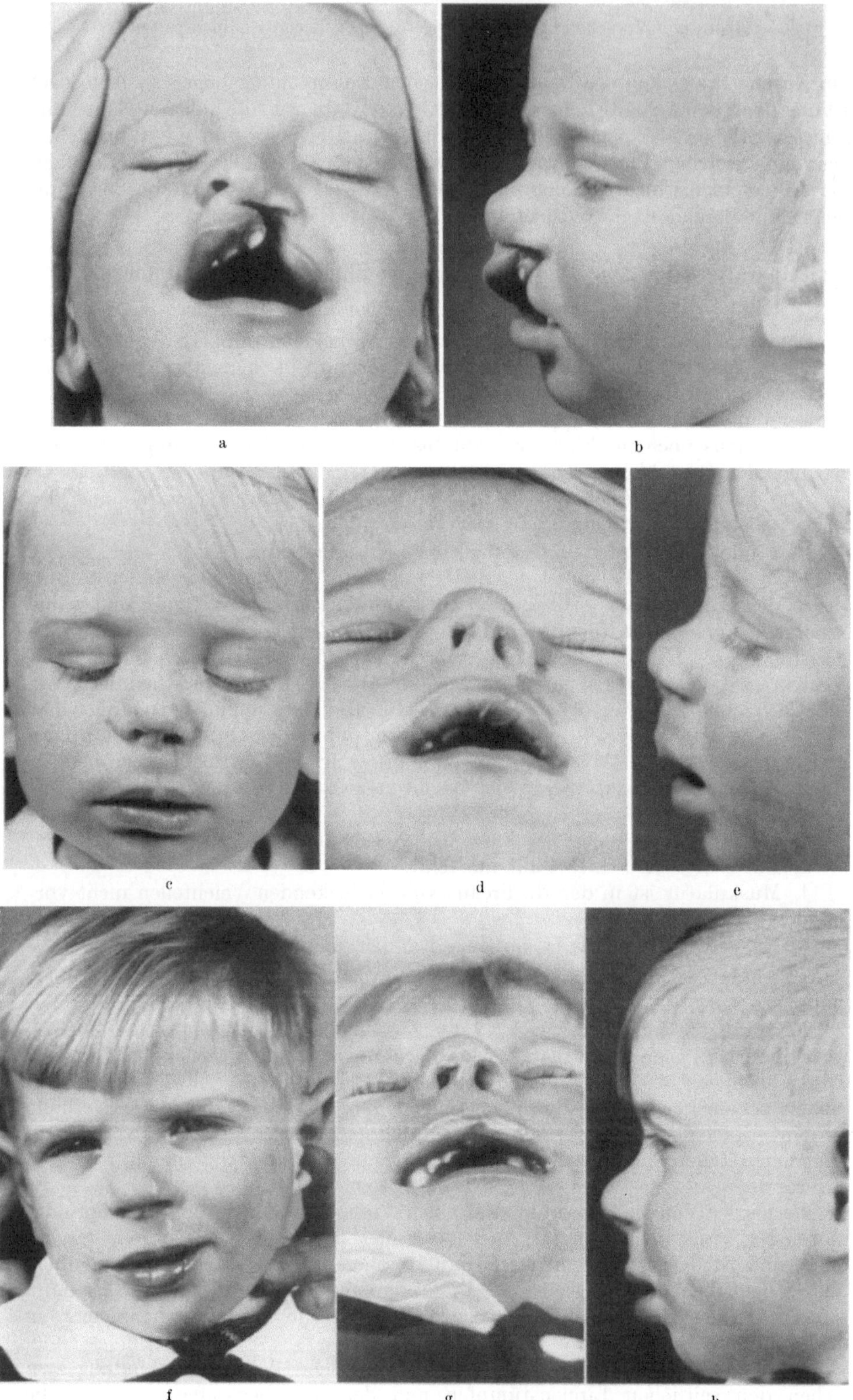

Abb. 28 a—h. (Abbildungsunterschrift s. S. 229)

der wirksamen Muskelaktion des Orbicularis oris überlassen, das Vomerwachstum zu bremsen. Dadurch verlagert sich der Zwischenkiefer in vielen, aber durchaus nicht in allen Fällen, spontan zwischen die Alveolarfortsätze, falls deren Abstand sich nicht vorher so stark verengt hat, daß die Praemaxilla keinen Platz mehr zwischen ihnen finden kann. In diesen Fällen greifen, dem Zwange folgend, selbst entschiedenste Gegner der primären Rückverlagerung (AXHAUSEN u. a.) nach 1—2 Lebensjahren zur operativen Einfügung des Zwischenkiefers.

Es fehlt aber bisher noch eine befriedigende Antwort auf die sofort sich erhebende Frage, warum praktisch der gleiche Eingriff, wenn er im 2. Lebensjahr durchgeführt wird, hinsichtlich der Kieferdeformität so erheblich risikoloser sein soll, als wenn er primär angewandt würde. Aus den allgemeinen Ausführungen wissen wir, daß zwar grundsätzlich jegliche Kieferskeletoperation im frühen Alter Spätgefahren in sich birgt, daß aber bis zum 5. oder 6. Lebensjahr keine wesentlichen Änderungen dieser Situation zu erwarten sind.

Aus den eben geschilderten Besonderheiten der bilateralen Lippen-Kiefer-Gaumenspalten mit prominenter Praemaxilla ergibt sich ohne weiteres, daß jede alleinige Weichteiloperation ein Provisorium sein muß. Es wird hiermit niemals möglich sein, annehmbare kosmetische und funktionelle Ergebnisse zu erzielen. Die Nasenflügel und Nasenlöcher werden — zumal bei getrenntem beidseitigem Vorgehen — meist ungleichmäßig, die Nasenspitze bleibt herabgezogen. Eine direkte Vereinigung der Orbicularis oris-Stümpfe ist unmöglich. Die Lippe muß im mittleren Anteil vestibulumlos und somit adhärent, starr und mimisch ausdruckslos bleiben. Es kann kein Zweifel bestehen, daß zahlreiche mehr oder minder eingreifende und diffizile Verbesserungsplastiken notwendig werden, von kieferorthopädischen Maßnahmen gar nicht zu sprechen, die generell hier unumgänglich sind.

Es haben aus dieser unbefriedigenden Situation heraus deshalb in letzter Zeit besonders anglo-amerikanische Autoren sich wieder der primären operativen Rückverlagerung des Zwischenkiefers zugewandt (HUFFMAN, DENIS BROWNE, MATTHEWS, SHEARER u. a.).

Indem man einerseits die Ursachen der bisherigen Fehlschläge zu analysieren suchte und andererseits sich über autoritätsbetonte Doktrine einseitig orientierter Fachkreise hinwegsetzte, hat man unter Einsatz neuzeitlicher chirurgischer Mittel (Intubation, Bluttransfusion, subtilere Technik usw.) diesen bereits verlassenen Weg aufs neue beschritten. Insbesondere hat der aus anderen kinderchirurgischen Sparten bekannte Engländer DENIS BROWNE (1949) eine sachlich durchaus diskutierbare Technik angegeben und nicht bestreitbar gute Resultate seiner operativen Zwischenkieferrückverlagerung vorgewiesen. Da in der Chirurgie nur Tatsachen zählen und in mancher als sicher geltenden Lehrmeinung mehr theoretisierende Spekulation steckt, als deren Verkünder und Gläubige anzunehmen geneigt sind, kann weder an den Gedankengängen noch an den operativen Erfolgen DENIS BROWNES stillschweigend vorbeigegangen werden.

Die durchweg unbefriedigenden Resultate *aller* Verfahren bei schweren Fällen rechtfertigen jedenfalls weitere Anstrengungen und Nachprüfungen auch

---

Abb. 28a—h. Durchgehende, sehr breite Lippen-Kiefer-Gaumenspalte mit starker sagittaler Niveaudifferenz zwischen hervorgedrehter Prämaxilla und Alveolarkamm (a—b). Das Kind wurde erst mit 14 Monaten zur Operation gebracht. Einzeitige Lippen- und Naseneingangsplastik in unserer Technik. c—e Entlassungsbefund (vgl. Abb. 9: Amorbogen könnte stärker betont sein!). f—h Zustand 1½ Jahre später. Nennenswerte sekundäre Verformungen sind nicht eingetreten. Die Resultate der LeMesurierschen Operation und ebenso die unserer Naseneingangsplastik bleiben im wesentlichen konstant. (Weitere Beispiele für jahrelange Konstanz der Ergebnisse in den Veröffentlichungen von LeMESURIER und von GELBKE)

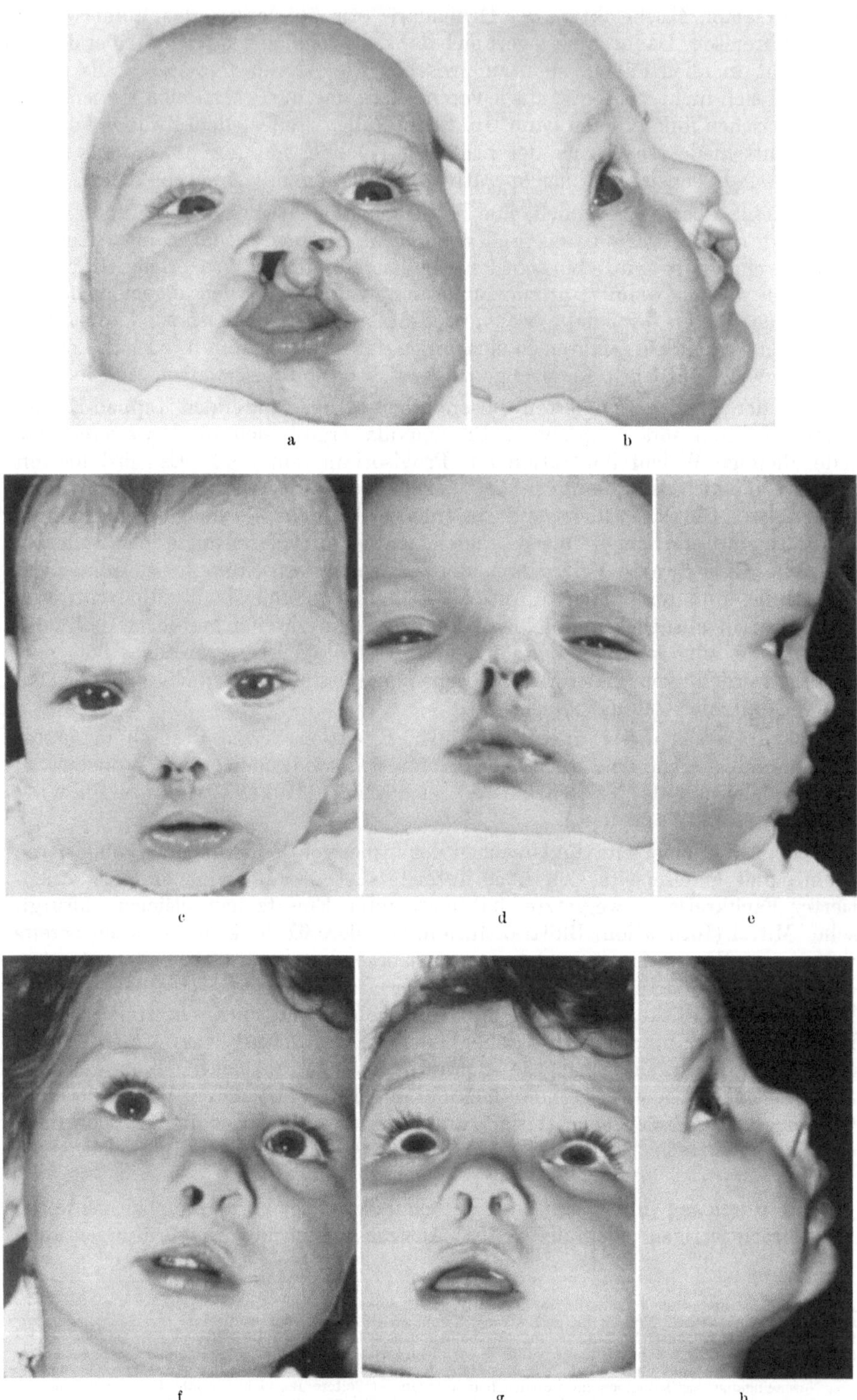

Abb. 29a—h. (Abbildungsunterschrift s. S. 231)

auf diesem Wege. In schweren Fällen kann man also nach der Denis Browneschen Methode vorgehen, sollte aber grundsätzlich, wenn es technisch unter Erreichung eines passablen Ergebnisses möglich ist, ohne Knochenoperation auszukommen versuchen (Abb. 29). Die Fortschritte allgemein-chirurgischer Art machen eine zweizeitige Weichteiloperation unter dem Aspekt des Schockes nicht mehr notwendig. Wir verschließen also aus kosmetischen Gründen und der Symmetrie halber beide Seiten immer zugleich (Abb. 30). Bei stärkerer Zwischenkieferprominenz gehen wir nach Denis Browne vor, setzen in einem ersten Eingriff den Zwischenkiefer zurück und schließen 4 Wochen später die Weichteilplastik an (beide Seiten in einer Sitzung).

Das neuerdings von dem englischen Kieferorthopäden McNeil angegebene und von einigen deutschen Kliniken in Erprobung genommene unblutige Redressement des prominenten Zwischenkiefers (Abb. 31) scheint hoffnungsvolle neue Aspekte zu eröffnen. Es wird hier auf den kieferorthopädischen Abschnitt von Derichsweiler verwiesen.

β) Spezielle Technik der Lippenplastik für schwerste Grade bilateraler Lippen-Kiefer-Gaumenspalten

αα) *Primäre blutige Rückverlagerung des Zwischenkiefers nach Denis Browne*

Denis Browne macht für die bisherigen schlechten Ergebnisse der blutigen Zwischenkieferrückverlagerung die im Bereich des Vomer selbst durchgeführte Osteotomie oder Keilresektion verantwortlich. Nach seiner Auffassung zeigt das Vomer selbst kein vermehrtes Wachstum, wenn der Zwischenkiefer prominent ist. Vielmehr ist ein vor dem Vomer, also zwischen Vomer und Praemaxilla gelegener Knochenabschnitt (praevomerine bone) für die excessive Vorlagerung des Zwischenkiefers verantwortlich zu machen. Dieser prävomerine Knochenabschnitt allein darf und kann schadlos reseziert werden.

Als zweiten Gesichtspunkt für ein gutes Gelingen führt Denis Browne an, daß mit geeigneten technischen Maßnahmen entsprechend den allgemeinen knochenchirurgischen Gesetzen dafür Sorge zu tragen ist, daß die seitlich wundgemachte Praemaxilla knöchernen Kontakt zu beiden — oder mindestens zu einem — ebenfalls wundgemachten Alveolarkammende findet. Wir wissen, daß absolute Immobilisation der wesentlichste Bestandteil jeglicher Knochenheilung und ossären Überbrückung darstellt. Ohne besondere technische Maßnahmen für eine absolute Fixation des rückverlagerten Zwischenkiefers ist eine ossäre Heilung der prävomerischen Resektionsstelle bzw. knöcherne Überbrückung zwischen den Wundflächen der Praemaxilla und des Alveolarkammes nicht zu erwarten. Das ständige, besonders aber bei der Nahrungsaufnahme, sich auswirkende Zungenspiel des Säuglings verhindert eine solche Immobilisation, wenn nicht durch besondere Maßnahmen dem entgegengewirkt wird.

Der dritte Leitgedanke der Denis Browneschen Technik ist die Schaffung eines im Bereich der zentralen Lippenportion ausgebildeten Vestibulum oris

---

Abb. 29a—h. Lippen-Kiefer-Gaumenspalte, rechts durchgehend, links die Hälfte der Oberlippe durchsetzend. Man beachte den sehr kurzen Nasensteg, die Verbreiterung der Nasenspitze, die Abflachung der Nasenflügel und die starke Niveaudifferenz zwischen Prämaxilla und rechtem Alveolarkamm. Die den Zwischenkiefer bedeckenden Weichteile enthalten keine Muskulatur. Ein Vestibulum oris vor dem Zwischenkiefer fehlt (a, b). In einer Operationssitzung Lippenplastik sinngemäß nach LeMesurier mit gleichzeitiger Naseneingangskorrektur. Kein Eingriff am Skelet. c—e Ergebnis etwa 3 Wochen nach dem Eingriff. Wenn kein vollwertiges Philtrum vorhanden ist (Unterschied zu einseitigen Spalten, bei denen es lediglich deformiert angelegt ist), gelingt die primäre Bildung eines Amorbogens nicht (c). Die Substanzkorrelation zwischen Ober- und Unterlippe muß zwar zu Lasten der Oberlippe gestört sein, liegt aber noch innerhalb der tragbaren Grenzen. Ein hinreichender „pouting effect" ist noch vorhanden (e). Nasensteg durch V-Y-Plastik genügend lang, Naseneingangsverhältnisse befriedigend (d). Zustand $1^1/_2$ Jahre später (f—h) beweist die Konstanz des Ergebnisses. Spätere Feinkorrekturen am rechten Nasenboden sowie am Lippenrotverlauf der Oberlippe (sekundäre Bildung eines Amorbogens entspr. Abb. 53) vorgesehen

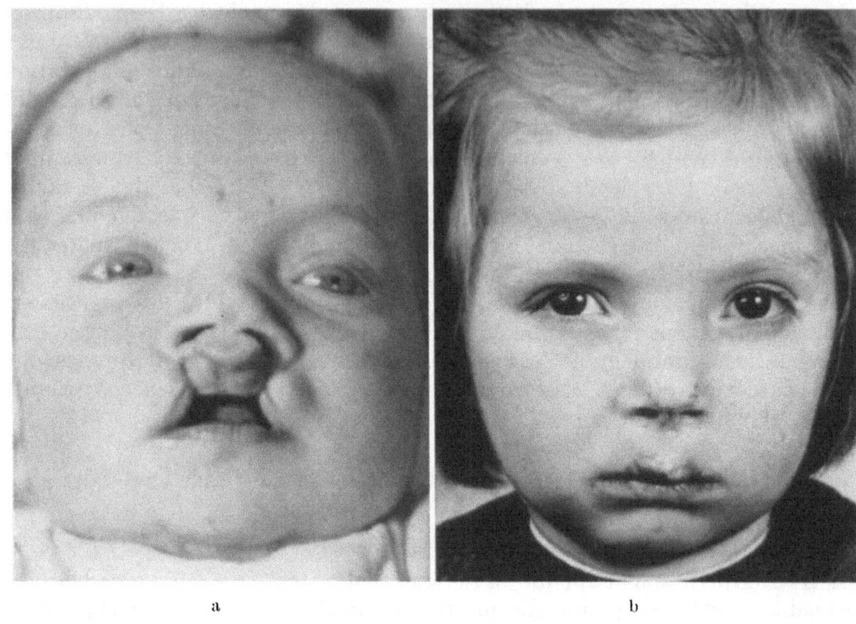

a   b

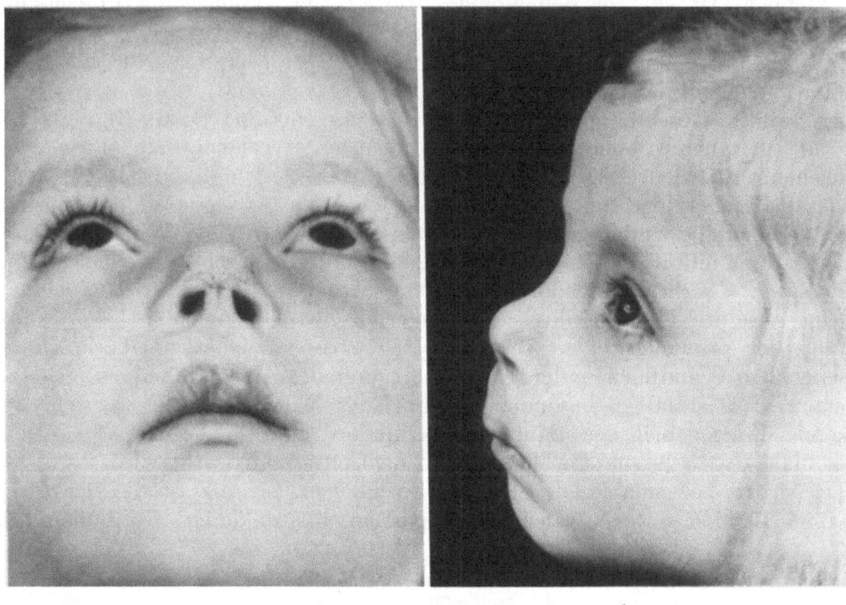

c   d

Abb. 30a—d. Bilaterale Lippen-Kiefer-Gaumenspalte mit Simonartscher Gewebsbrücke an der Basis des rechten Nasenloches (a). Breite Nasenspitze, abgeflachte Nasenflügel, sehr kurze Columella, kein zentrales Vestibulum oris, keine Muskulatur in den Weichteilen des „Bürzels". Die Prominenz der Prämaxilla erlaubt gerade noch ohne vorherige Rückverlagerung die beiderseitige Lippenplastik in einer Operationssitzung. Der Lippenverschluß wurde hier ohne Eingriff am Skelet in einer Sitzung nach dem Denis Browneschen Modus unter V-förmiger Herrichtung des zentralen Lippenweißes durchgeführt, die Naseneingangsplastik als sekundärer Eingriff. Hier konnte primär ein Amorbogen geschaffen werden. Vier Jahre später Naseneingangskorrektur, kleinere Verbesserungen am Lippenrotverlauf und Gaumenverschluß (b—d). Profilverbesserungen sind durch kieferorthopädische Maßnahmen zu erhoffen

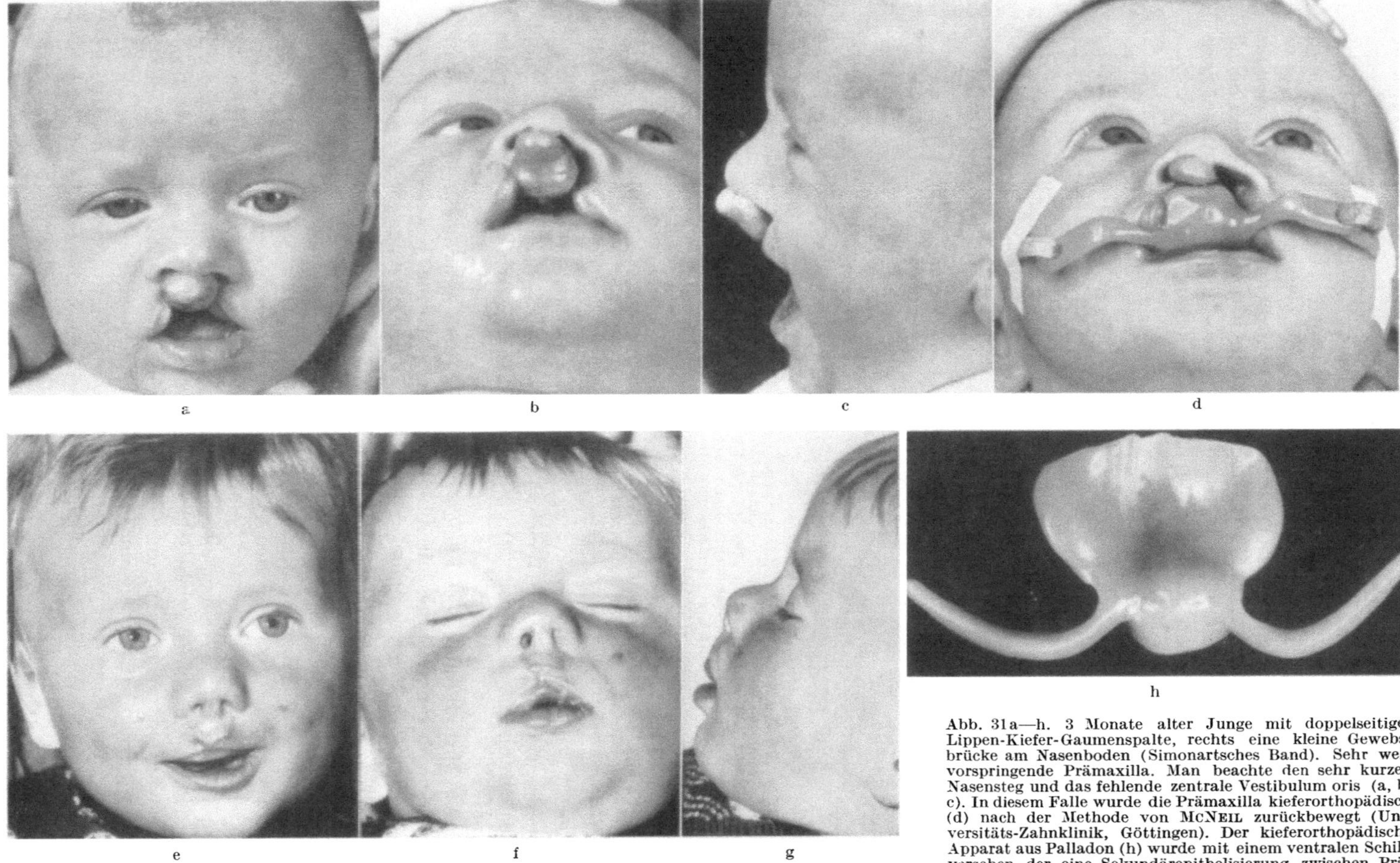

Abb. 31a—h. 3 Monate alter Junge mit doppelseitiger Lippen-Kiefer-Gaumenspalte, rechts eine kleine Gewebsbrücke am Nasenboden (Simonartsches Band). Sehr weit vorspringende Prämaxilla. Man beachte den sehr kurzen Nasensteg und das fehlende zentrale Vestibulum oris (a, b, c). In diesem Falle wurde die Prämaxilla kieferorthopädisch (d) nach der Methode von McNeil zurückbewegt (Universitäts-Zahnklinik, Göttingen). Der kieferorthopädische Apparat aus Palladon (h) wurde mit einem ventralen Schild versehen, der eine Sekundärepithelisierung zwischen Prämaxilla und operativ abgelösten Weichteilen erzwingt und somit die Schaffung eines zentralen Vestibulum oris ermöglicht (s. Text). Man sieht (d), wie durch diese Modifikation die bedeckenden Weichteile vom Zwischenkiefer ferngehalten werden. e, f, g Zustand am Ende des 1. Lebensjahres. (Weichteilplastik wie im Text beschrieben)

und die Vermeidung einer stark herabgezogenen Nasenspitze durch Loslösung
der Weichteilbedeckung vom Zwischenkiefer.

Die Operation wird in verhältnismäßig flach gehaltener intratrachealer
Intubationsnarkose durchgeführt. Wegen der relativ starken Blutung wird
schon während der Operation eine Bluttransfusion gegeben. Man muß etwa
100—250 cm³ gruppengleiches Blut bereitstellen. Wir nehmen Blutkonserven aus
der Blutbank. Bei uns hat sich die Operation am hängenden, auf dem Schoß
des Operateurs liegenden Kopf bewährt. Man kann aber ebensogut bei stark
rekliniertem Kopf neben dem Tisch stehend oder sitzend operieren.

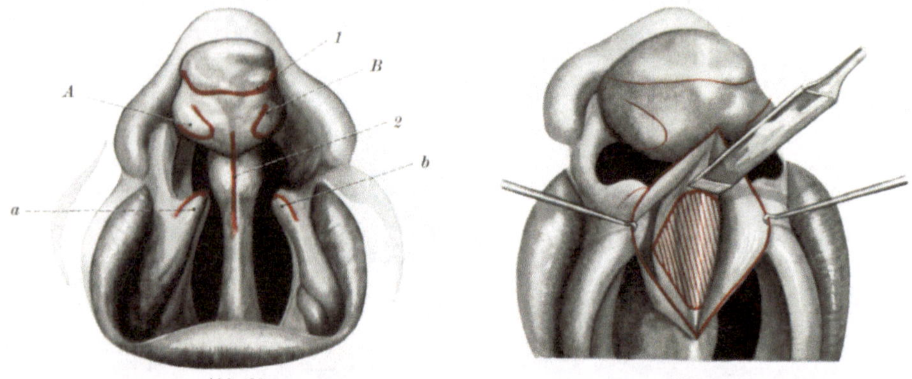

Abb. 32   Abb. 33

Abb. 32. Operative Rückverlagerung des sehr weit vorspringenden Zwischenkiefers nach Denis Browne. Schnittführung rot eingezeichnet. *1* Schnitt zur Loslösung der den Zwischenkiefer bedeckenden „Philtrumweichteile"
und zur Vertiefung des Vestibulum oris (s. Abb. 34). *2* Schnitt über dem „prävomerinen Knochen" (vgl. Abb. 33).
A und *B* Läppchenbildung am Zwischenkiefer. Diese Läppchen bedecken die Wundflächen der entsprechenden
Läppchen *a* und *b* an den Enden der Alveolarkämme. Die durch die Läppchenabhebung entstandenen Wundflächen am Zwischenkiefer und an den Alveolarbögen werden zur Vereinigung gebracht (vgl. Abb. 34). Ist der
Abstand zwischen den Alveolarbögen größer als die Breite des Zwischenkiefers, dann wird nur an einer Seite
der Kontakt hergestellt. (Die Schnitte *B*, *b* entfallen dann)

Abb. 33. Aus dem „prävomerinen Knochen", gekennzeichnet durch die Verdickung kurz hinter der Prämaxilla,
wird submucös ein Dreieck entfernt. Die Länge der Basis dieses Dreieckes richtet sich nach dem Grad der Pro-
trusion des Zwischenkiefers. Man soll eher zu wenig als zu viel entfernen, d. h. es ist besser, wenn die Prämaxilla
ein wenig vor dem Alveolarniveau steht als umgekehrt

Zuerst wird die vordere Weichteilbedeckung des Zwischenkiefers bis zum
Nasensteg abpräpariert (Abb. 32). Mehrere spritzende Arterien erfordern Blutstillung.

Dann wird durch einen Längsschnitt über dem prävomerinen Knochen-
bezirk das Mucoperiost gespalten und der prävomerine Knochen (nicht das
Vomer selbst!) mit einer feinen Stilleschen Hohlmeißelzange oder mit einem
Meißelchen submukös so weit entfernt, daß sich der Zwischenkiefer gerade in
die Alveolarlücke schieben läßt (Abb. 33). Auf keinen Fall soll man ihn hinter
die normale Linie zurückbringen, sondern ihn eher ein wenig vorstehen lassen.
Das gespaltene Mucoperiost wird durch feine Catgutnähte wieder verschlossen.

Ist die Distanz zwischen den Alveolarenden größer als die Zwischenkiefer-
breite, dann wird nur an einer Seite knöcherner Kontakt angestrebt, also im
Prinzip eine einseitige Kieferspalte hergestellt. Bei engem Alveolarabstand wird
beiderseitige Verheilung ermöglicht. Dazu werden sowohl am Alveolarkamm
als auch an entsprechender Stelle des Zwischenkiefers unter Erhaltung alter-
nierender Schleimhautlappen Knochenwundflächen geschaffen, die genau aneinander passen müssen. Der am Alveolarkamm gestielte Mucoperiostlappen deckt
dann durch entsprechende Vernährung die prämaxillare, ebenfalls durch Lappenentnahme entstandene Wundfläche. Der prämaxillare Mucoperiostlappen bedeckt die alveolare Wundfläche.

Nun folgt ein entscheidender Akt, der die unverrückliche Immobilisation des rückverlagerten Zwischenkiefers für 2—3 Wochen bewerkstelligt und der außerdem die Wiedervereinigung der losgelösten Philtrumweichteile mit der vorderen Zwischenkieferwundfläche verhindert. Diese Wundfläche wird zur Schaffung eines Vestibulum oris der Selbstepithelisierung überlassen.

Für diesen Akt benötigt man ein kleines, an beiden Enden durchlochtes, leicht gebogenes Metallstückchen mit 2—3 dornähnlichen Spitzen („retaining bar with spikes" nach DENIS BROWNE). Die kleinen Spitzen werden in die vordere Wundfläche des Zwischenkiefers eingedrückt. Mit einer Drahtnaht, die durch beide Alveolarkämme, durch die beiden Löcher der Metallplatte und durch das Nasenseptum (um ein Herunterrutschen zu vermeiden) geführt wird, erfolgt die endgültige Ruhigstellung und Anpressung der Praemaxilla (Abb. 34). Gleichzeitig wird durch diese Maßnahme die Wiedervereinigung zwischen Präemaxilla und ihren abgelösten Weichteilen verhindert und somit durch Sekundärepithelisierung die Schaffung eines Vestibulum oris ermöglicht.

Begreiflicherweise erheben sich, wie DENIS BROWNE selbst zugibt, einige Bedenken gegen die Drahtnaht durch die Alveolarkämme, weil mit Verletzung von Zahnkeimen gerechnet werden muß. Auch bei der Wundmachung des Zwischenkiefers und der alveolaren Seite können sich solche Zahnkeimverletzungen ereignen. Aus diesem Grunde verwenden andere Autoren, wie z. B. MATTHEWS, lediglich 2 Nadeln, die übereinander durch den Zwischenkiefer bis ins Vomer vorgetrieben werden und am Ende mit einem großen Kopf versehen sind. Doch erscheint uns hierdurch die für die Knochenwundheilung erforderliche Immobilisation nicht so zuverlässig zu sein. Auch ist die Selbstepithelisation der Zwischenkiefervorderfläche nicht so sicher zu erzwingen.

Zu dem obigen Einwand ist folgendes zu sagen: Bei diesen schweren Spaltbildungen kommt es in allen, auch noch so konservativ behandelten Fällen zu Dentitionsstörungen, Bißanomalien, Zahndefekten usw., so daß im späteren Leben, sowohl aus kaufunktionellen als auch aus kosmetischen Gründen, kieferorthopädische Maßnahmen oder gar Zahnersatz, Brücken usw. erforderlich sind. Das von zahnärztlicher Seite aus begreiflichen Gründen immer wieder so in den Vordergrund gestellte Zahnproblem ist aber nur *eines* unter den oben aufgeführten 3 Hauptproblemen. Es gilt, an Hand von Spätergebnissen abzuwarten, inwieweit sich nach der Denis Browneschen Operation wirklich ernsthafte Störungen einstellen.

Unsere bisherigen Ergebnisse sind jedoch durchaus ermutigend genug, um diesen Weg weiterzuverfolgen. Zu den Ergebnissen des unblutigen Redressements können wir selbst auf Grund unserer eigenen Erfahrungen noch nicht Stellung nehmen. Dieser Methode jedoch widmen wir größte Aufmerksamkeit und sind bemüht, einen technischen Weg zu finden, um gleichzeitig mit dem unblutigen Redressement durch Lösung der Philtrumbedeckung vom Zwischenkiefer primär die Vorteile einer Vestibulumbildung zu ermöglichen.

ββ) *Verschluß der Lippenweichteile*

Etwa 3—4 Wochen nach dieser Operation erfolgt der beiderseitige Lippenverschluß. Wenn eine operative Zwischenkieferrückverlagerung nicht notwendig oder irgendwie vermeidbar ist, wird sofort die Lippe in einer Sitzung verschlossen. Rückverlagerung und Lippenweichteilplastik in einer Sitzung sind für den Säugling auch unter moderner Schockbekämpfung zu risikoreich.

Das Bestreben bei dieser Operation muß sein, ein Vestibulum oris und ein evertiertes, gut geschwungenes Lippenrot zu schaffen sowie die Muskelstümpfe des M. orbicularis oris miteinander zu vernähen. Das Naseneingangsproblem kann bei diesen schweren Spaltformen zusammen mit der Oberlippenplastik nicht immer restlos gelöst werden, weil der Nasensteg primär viel zu kurz ist. Nasenstegverlängerungen und Nasenflügelmodellierungen sind gegebenenfalls weiteren Eingriffen vorbehalten. Wir versuchen jetzt jedoch grundsätzlich, unsere oben beschriebene Naseneingangstechnik auch bei der Weichteilplastik bilateraler Spalten einzeitig zur Anwendung zu bringen. Für die Oberlippenplastik muß man das gesamte Lippenrot und das hintere Sekundärepithel des zentralen philtrumähnlichen „Weichteilbürzels" entfernen. Das hintere Epithel des „Bürzels" hat sich nach der Rückverlagerungsoperation per secundam gebildet und wird in diesem Eingriff wieder entfernt, während es auf der Oberfläche der Praemaxilla belassen wird.

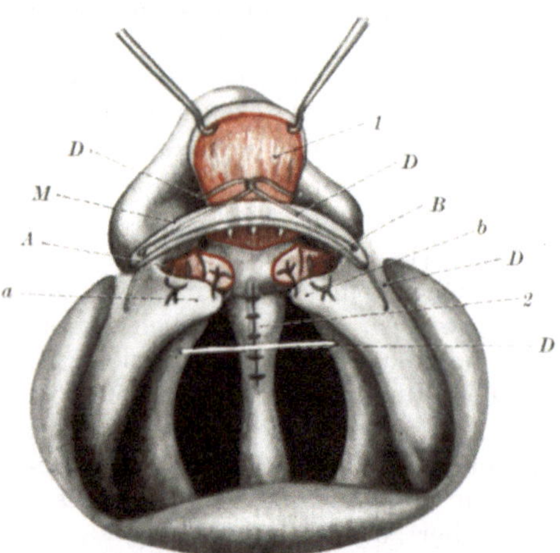

Abb. 34. Zustand am Ende der Rückverlagerung. Die Vomerwunde (2) ist verschlossen. Die am Zwischenkiefer und an den Alveolarkämmen gebildeten Wundflächen berühren sich, und die Läppchen (Aa, Bb) decken sich. In der Wundfläche des Schnittes 1 liegt der mit kleinen Zähnchen versehene Metallbügel (M), der die Sekundärepithelisierung erzwingt und mittels der Drahtnaht (D) die reponierte Prämaxilla immobilisiert. Bezeichnungen wie in Abb. 32, Einzelheiten siehe Text (vgl. Abb. 43c)

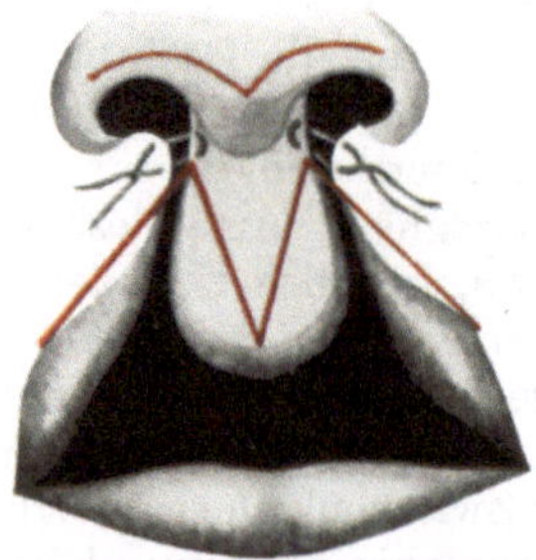

Abb. 35. Lippenplastik nach Denis Browne bei doppelseitigen Spalten. Die Wangenmobilisation von den Vestibulumeinschnitten aus ist nicht mitgezeichnet. Sie entspricht sinngemäß Abb. 11 und 12. Der V-förmige Schnitt an der Nasenspitze gehört nicht zur Originaltechnik Denis Brownes, sondern ist als eigenes Vorgehen des Verfassers (vgl. Abb. 7, 13—16, 47 und 48) hinzugefügt. — Oberlippenschnittführung Denis Brownes rot eingezeichnet. Die Nasenbodennaht ist gelegt

Es gibt nun 2 Möglichkeiten, die Lippenplastik einzeitig an beiden Seiten durchzuführen:

Entweder schneidet man das zentrale Lippenweiß viereckig zu, dann hat die ganze Prozedur Ähnlichkeit mit LeMesuriers Technik (vgl. Abb. 29, 31, 44, 45). Oder man hält sich an die Vorschrift von Denis Browne (vgl. Abb. 30, 42, 43), der die zentrale Lippenweißportion dreieckig, etwa V-förmig, herrichtet, um dadurch einen betonten Amorbogen zu erhalten.

Zunächst die Beschreibung der Operationstechnik von Denis Browne, die in der Eigenwilligkeit der Planung und Durchführung etwas befremden mag. Die einzelnen Operationsakte sind:

1. Mundwinkelumstechung.

2. Ausgiebige beiderseitige Wangenmobilisation in üblicher Weise von Einschnitten der Vestibulumumschlagfalten aus.

3. Loslösung der Nasenflügelansätze von der Unterlage und Dissektion des inneren Nasenflügelblattes. Die beschriebene Eintrennung des inneren Nasenflügelblattes muß hier nahe am Nasenflügeleingang erfolgen, um die Luftdurchgängigkeit nach der Einrollung zu gewährleisten.

4. Jetzt wird eine Wundfläche von einigen Millimetern am Nasenflügelansatz geschaffen. Denis Browne betont, daß er nicht genau die Nasenflügel-

wurzel zum Annähen an das Septum nimmt, sondern den kurz darunter liegenden Oberlippenbezirk.

5. Am Septum, ein wenig innerhalb des Naseneinganges, wird ebenfalls eine Wundfläche geschaffen und die Septumschleimhaut nahtgerecht eleviert.

6. Diese unter 4. und 5. geschaffenen Wundflächen werden durch kräftige Seidennähte vereinigt (Abb. 35). Wir führen auch hier wie bei den einseitigen Spalten eine Drahtplombennaht unter dem Nasenboden hindurch und leiten sie beiderseits zur Nasenflügelrinne hinaus, um bessere Entspannung zu haben.

7. Jetzt wird das zentrale Lippenweiß V-förmig zugeschnitten und alle Schleimhaut entfernt.

8. In Höhe der unteren Spitze des V-förmigen Lippenweißes wird beiderseits mittels eines 1—2 mm dicken Hornhauttrepans die Oberlippe an der Grenze zwischen Lippenrot und Lippenweiß in ganzer Dicke durchbohrt. Diesen kleinen Lochdefekt durch den Hornhauttrepan hält DENIS BROWNE für sehr wichtig, um ein besseres Herunterklappen des Lippenrotzipfels zu ermöglichen.

9. Von dieser Bohrstelle wird ein glatter Schnitt zu der Wundfläche des Naseneinganges gelegt.

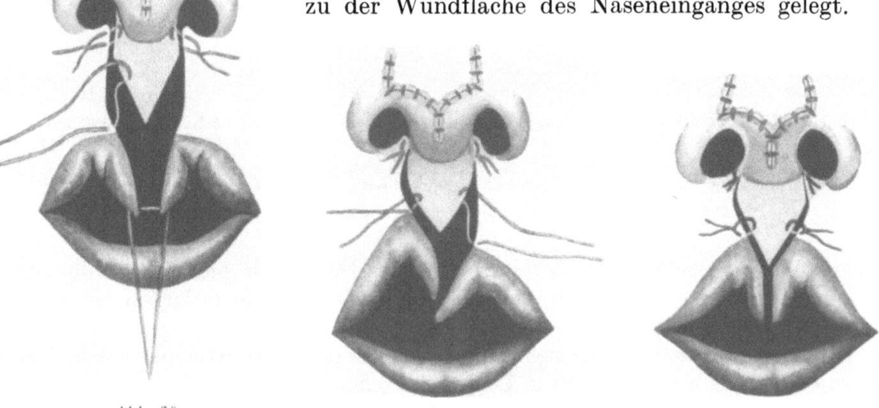

Abb. 36
Abb. 37
Abb. 38

Abb. 36. Naseneingangsplastik in eigener Modifikation beendet (s. oben). Die Lippenrot-Lippenweißgrenze wird seitlich an das V-förmig zugeschnittene Philtrum angeheftet

Abb. 37. Das gleiche Vorgehen an der anderen Seite

Abb. 38. Das überschüssige Lippenrot wird so weit gestutzt, daß ein zentrales „Tuberculum" im Lippenrot entsteht. In der hier abgebildeten Anordnung wird die Naht vollendet (vgl. Abb. 30, 42, 43)

10. Von den so entstandenen Lippenrotzipfeln wird mit feiner gerader Schere der noch verbliebene Lippenweißsaum entfernt. Die Lippenrotzipfel werden nun an Haltefäden herabgezogen (Abb. 36).

11. Die beiden Bohrstellen werden jederseits in der Mitte (oder an der unteren Hälfte) des Lippenweißdreiecks angenäht. Dadurch entsteht 1. ein Amorbogen und 2. kann die Muskulatur der seitlichen Lippenstümpfe in den unteren zwei Dritteln der Lippe miteinander vereinigt werden (Abb. 37).

12. Feine Nähte des Lippenweiß' und Lippenrots in der Weise, daß ein kleines medianes „Tuberculum" aus Lippenrot entsteht. Dieses Tuberculum spricht DENIS BROWNE als wesentlich an. Dazu müssen selbstverständlich die Lippenrotzipfel entsprechend getrimmt werden (Abb. 38).

13. Muskel- und Schleimhautnähte entweder in Schichtnähten oder durchgreifend in der üblichen vertikalen Matratzennaht.

14. Anlegung des Entspannungsbügels.

Man muß sich sicherlich erst mit dieser eigenwilligen Technik vertraut machen, doch sind die Ergebnisse von Denis Browne überzeugend.

Es können aber auch das zentrale Lippenweiß viereckig zugeschnitten und die seitlichen Lippenanteile sinngemäß nach LeMesurier hergerichtet werden, ein Vorgehen, das wir in der Mehrzahl der Fälle bevorzugt haben (Abb. 39, 40, 41). Da wir es hier mit einem breiten zentralen und muskellosen Anteil zu tun haben, ist es ratsam, die Lemesurierschen Schnitte nicht durch die ganze Lippendicke zu legen, sondern nur durch die äußere Haut. Muskulatur und Schleimhaut der seitlichen Lippenanteile soll man für die beiderseitige Vereinigung hinter dem

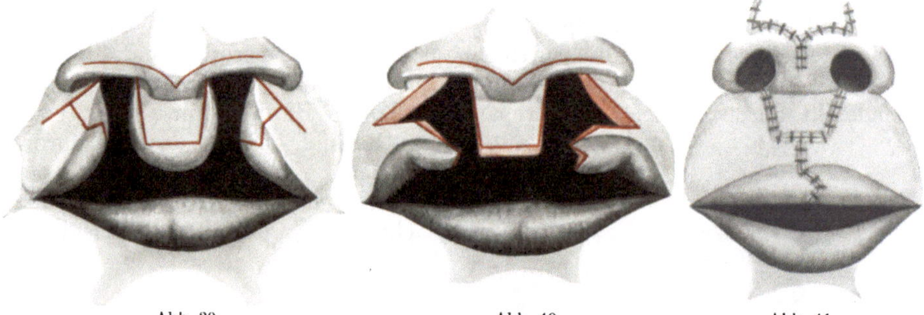

Abb. 39   Abb. 40   Abb. 41

Abb. 39. Lippenplastik bei doppelseitigen Spalten in sinngemäßer Technik nach LeMesurier unter gleichzeitiger eigener Naseneingangsplastik (vgl. Abb. 7, 10—20). Aufzeichnung der Schnittführung

Abb. 40. Viereckige Zuschneidung des Philtrums und Aufklappung der seitlichen Lippenstümpfe. Die ausgiebige und entscheidende Wangenmobilisation ist nicht mit eingezeichnet

Abb. 41. Äußeres Nahtbild am Ende der Operation (vgl. Abb. 44, 45)

zentralen Lippenviereck zu erhalten suchen. Daß auch hier eine millimetergenaue Planung und Aufzeichnung der Schnittführung erforderlich ist, bedarf keines Hinweises mehr.

In vielen Fällen kann man (sowohl bei der Weichteilplastik nach dem Denis Browneschen als auch nach dem LeMesurierschen Modus) in dieser Operationssitzung gleich noch die Nasenspitzen- und Nasenflügelmodellierung hinzufügen (vgl. Abb. 29, 31, 44, 45), wie sie für die einseitige Spaltplastik vom Autor angegeben worden ist. Durch die V-Y-Plastik wird eine merkliche Verlängerung des Nasensteges erreicht. Trotzdem bleibt der Nasensteg gelegentlich auch jetzt noch zu kurz, so daß zu einem späteren Zeitpunkt eine Nasenstegverlängerung von der Basis aus durchgeführt werden muß. Man kann sich dann hier der üblichen Lexerschen Technik oder besser eines dreizipfligen Lappens (Blair) aus der Oberlippe bedienen, wie es weiter unten noch beschrieben wird.

f) Sekundäre Verbesserungsplastiken schlecht operierter Lippenspalten

α) Allgemeine Gesichtspunkte

Es gibt eine ganze Reihe sowohl einseitiger als auch beidseitiger Lippenspalten, bei denen aus irgendeinem Grunde sekundäre Verbesserungsplastiken

Abb. 42a—i. Bilaterale Lippen-Kiefer-Gaumenspalte mit prominenter Prämaxilla (a). Im 4. Lebensmonat zweizeitig nach der Originalmethode von Denis Browne operiert. Ergebnis 5 Monate später: Nasensteg zu kurz, Nasenlöcher queroval mit seitlichem Knick (b). Im Alter von 3 Jahren wurde eine typische Nasenstegverlängerung nach Lexer unter Einfügung eines kleinen autoplastischen Knochenspänchens durchgeführt (c). Gaumenspaltenverschluß mit 5 Jahren (f). d und e zeigen im Frontal- und Profilbild den Zustand zu diesem Zeitpunkt. Der Nasensteg ist immer noch zu kurz, die Nasenlöcher und die Nasenspitze sind zu breit, die caudale Hälfte der Lippe weicht zu stark zurück (fehlender „pouting effect"). g—i Nasenlöcher nochmals im V-Y-Verfahren korrigiert und gleichzeitig die Oberlippe im unteren Drittel mit Fascie unterfüttert (vgl. Abb. 54—59). Später soll noch die „hängende" Columella beseitigt werden

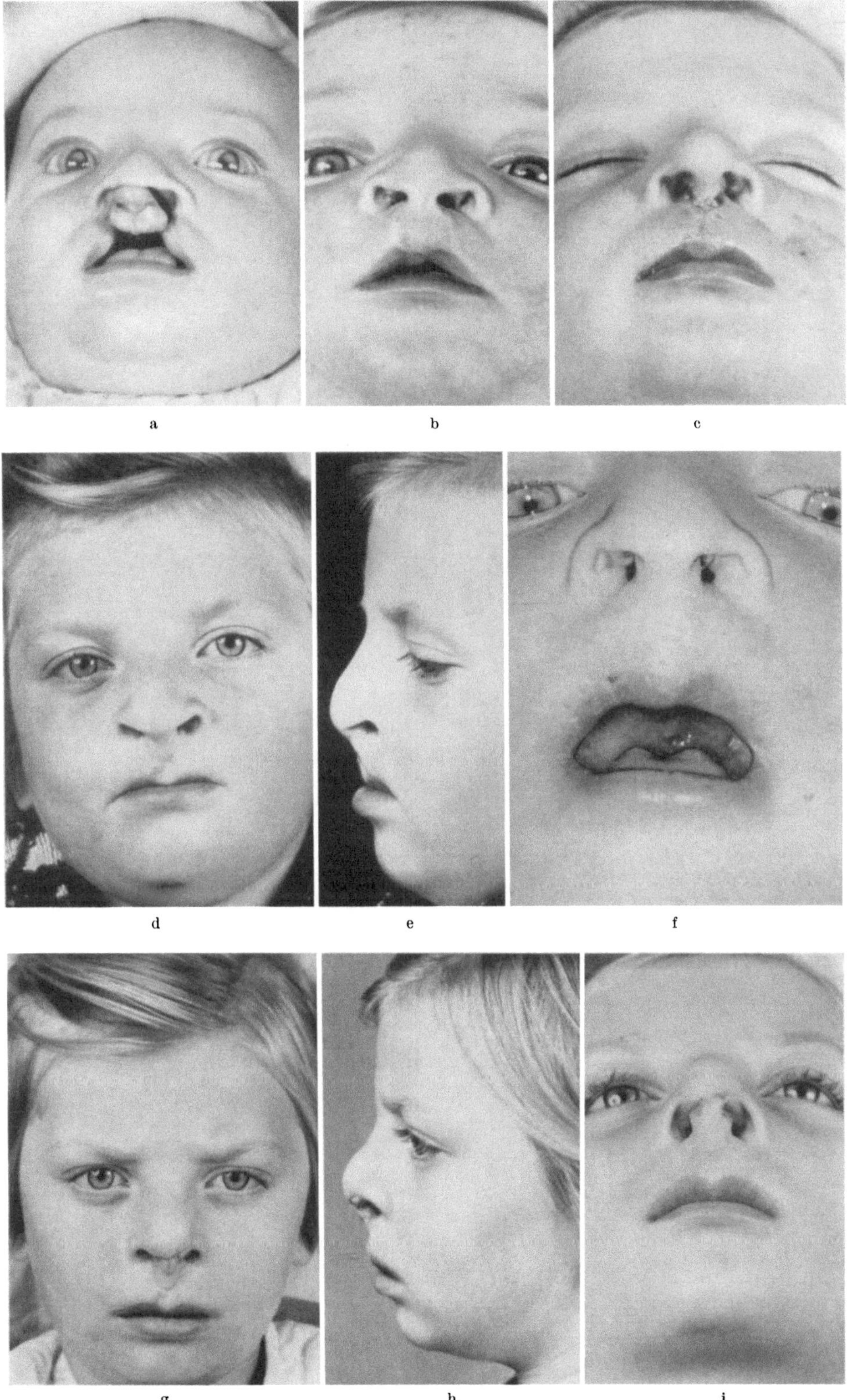

Abb. 42 a—i. (Abbildungsunterschrift s. S. 238)

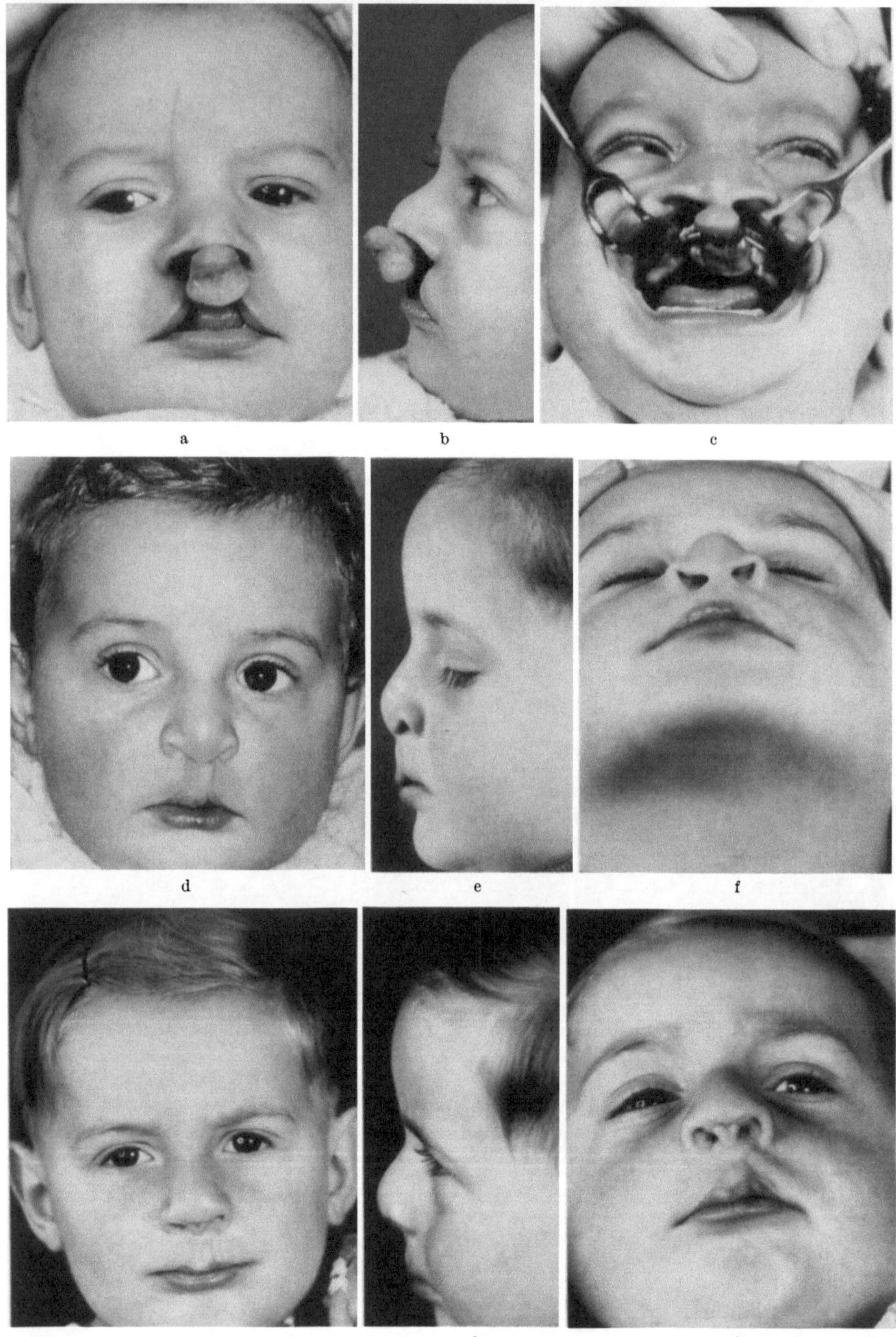

Abb. 43a—i. Durchgehende Lippen-Kiefer-Gaumenspalte mit stark vorspringendem Zwischenkiefer (a, b).
Im 4. Lebensmonat nach DENIS BROWNE zweizeitig operiert. In der 1. Sitzung wurde der Zwischenkiefer durch
Keilresektion aus dem prävomerinen Knochen unter Schaffung eines zentralen Vestibulum oris zurückverlagert.
Der Abstand der Alveolarbögen war so weit, daß nur an der linken Seite Kontakt zwischen Prämaxilla und
Alveolarkamm hergestellt werden konnte. c Zustand 2 Wochen nach dem ersten Eingriff: zwischen Prämaxilla
und Philtrum ein Stahlbügel, der die Immobilisation der Knochenwunden und die Sekundärepithelisation des
zentralen Vestibulums erzwingt. In der 2. Sitzung 3 Wochen später Weichteilverschluß nach der Originaltechnik
von DENIS BROWNE. Ergebnis 6 Monate später d—f. Die Naseneingangsverhältnisse sind völlig unbefriedigend.
Nasensteg zu kurz, Nasenspitze herabgezogen und zu breit, Nasenlöcher quergestellt und mit seitlichem Knick.
Mit $2^1/_2$ Jahren in einem 3. Eingriff Nasenstegverlängerung nach BLAIR und Nasenlochkorrektur in eigener Technik
(vgl. Abb. 13—16 und 94—97). g—i Ergebnis 4 Monate später

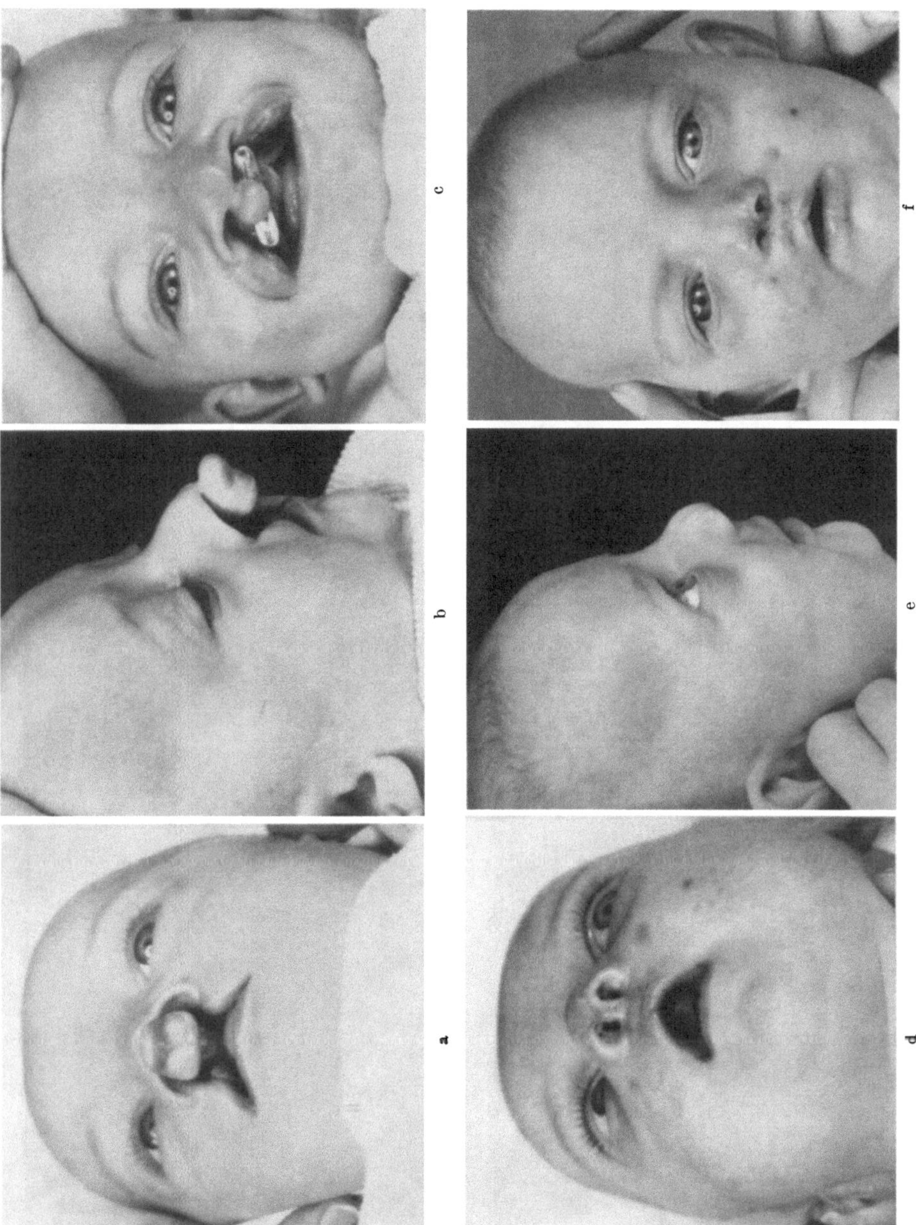

Abb. 44a—f. Durchgehende bilaterale Spalte mit stark vorspringendem Zwischenkiefer. Man beachte das fehlende Vestibulum oris vor dem Zwischenkiefer. Ein Nasensteg ist praktisch nicht vorhanden (a, b). Mit 5 Monaten blutige Rückverlagerung der Prämaxilla (vgl. Abb. 32—34) nachDENISBROWNE(c).— 3 Wochen später Weichteilverschluß: Oberlippenplastik sinngemäß nach LEMESURIER (vgl. Abb. 39—41), Naseneingangsplastik nach eigener Methode (vgl. Abb. 13 bis 16). Primäres Ergebnis 3 Wochen nach dem 2. Eingriff (d—f). Man beachte die Naseneingangsverhältnisse. Die Umgestaltung des Lippenrotverlaufes zu einem „Amorbogen" kann (entsprechend Abb. 53)später (eventuell bei der Gaumenplastik) erfolgen

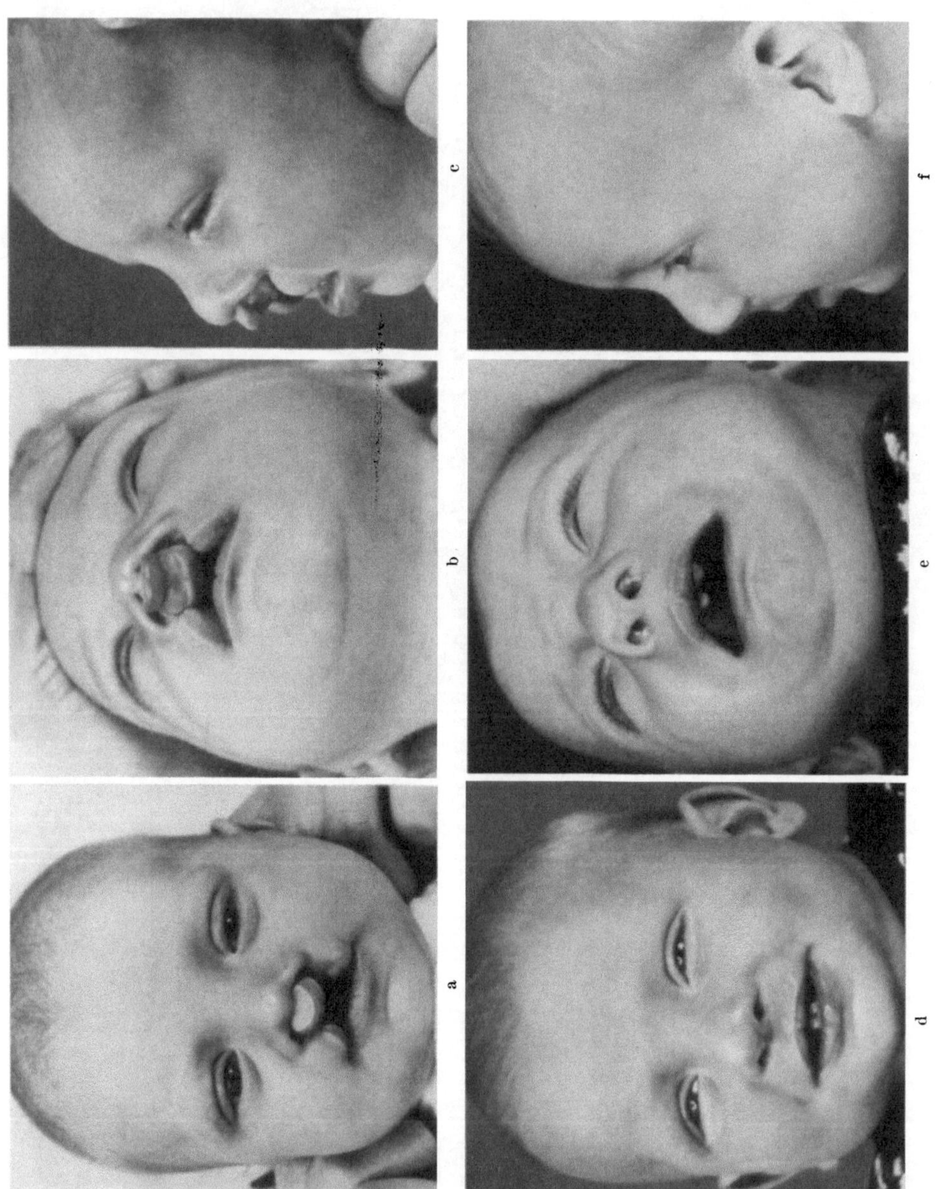

Abb. 45a—f. Bilaterale Lippen-Kiefer-Gaumenspalte mit stark vorspringendem Zwischenkiefer (rechts eine schmale Gewebsbrücke am Nasenboden). Man beachte die Kürze der Columella (a—c). — Mit 3 Monaten blutige Rückverlagerung des Zwischenkiefers nach Denis Browne. Drei Wochen später Oberlippen- und Naseneingangsplastik in eigener Technik wie im Text beschrieben. Ergebnis 10 Monate später (d—f) (vgl. Abb. 32—34, 39—41).

notwendig werden. Bei den schwersten Fällen bilateraler Spalten wird das wohl meistens — auch in den Händen geübter Operateure — in irgendeinem Ausmaß erforderlich werden.

Solche Nachoperationen können alle nur denkbaren Ausmaße annehmen. Die ganz leichten Narbenkorrekturen können hier übergangen werden. Bei den mittelschweren und schwersten Fällen kann man immer wieder einige typische Spätdeformitäten feststellen.

Bei einseitigen, nach einer Methode linearer Schnittführung operierten Spalten findet man sanduhrförmige Oberlippen mit einer nach aufwärts gerichteten Kerbe am Lippenrot und einer nach abwärts gerichteten Einziehung am Nasenloch als Folgen der linearen Narbenschrumpfung. Das spaltseitige Nasenloch ist zu groß und basal verbreitert. Der Nasenflügel und die Nasenspitze sind abgeflacht, der Nasensteg steht schief. Bei den bilateralen Spalten finden sich Nasenloch- und Lippendeformitäten oft beiderseits. Hinzu kommt eine starke Verkürzung des Nasensteges mit herabgedrückter Nasenspitze. Das meist fehlende Vestibulum oris im Frontzahnbereich beeinträchtigt nicht nur die Mimik, sondern verhindert die Aufrichtung der Nasenspitze. Von Kiefer- und Bißanomalien, die kieferorthopädischer Maßnahmen bedürfen, soll hier nicht die Rede sein.

Es stehen nun verschiedene plastische Verfahren zur Verfügung.

Ist noch genügend Oberlippensubstanz vorhanden, d. h. ist bei der Erst-operation nicht unnötig viel Lippengewebe weggeschnitten worden, so empfiehlt sich:

β) Reoperation nach LeMesuriers Prinzip (einseitig oder beidseitig) mit gleich-zeitiger Naseneingangskorrektur von einem V-förmigen Nasenspitzeneinschnitt aus
(Abb. 46—48)

Bei dieser völligen Replastik unter totaler Auftrennung der Lippe mit Wangen- und Nasenflügelmobilisation sowie Modellierung des Naseneinganges haben wir es mit einer *sinngemäß* angewandten Technik der Primärplastik zu tun, die sowohl bei einseitigen als auch bei bilateralen schlecht operierten Lippenspalten anwendbar ist. Jeder Operateur weiß allerdings, daß durch die erste Operation die Erfolgsaussichten der Sekundärplastik erschwert sind. Zu dieser Technik ist hier nicht mehr viel hinzuzufügen, da sie eingangs genauestens beschrieben worden ist. Es muß nur betont werden, daß praktisch immer eine *völlige* Re-operation erforderlich ist und daß man mit alleinigen oberflächlichen Haut-korrekturen keine befriedigenden Ergebnisse erzielen kann.

Alle displaciert gebliebenen Gewebsanteile und anatomischen Substrate müssen aufs neue und in ausreichendem Maße mobilisiert und verschiebbar gemacht werden. Nur so können sie zu der gewünschten Form umgestaltet und zur Verheilung gebracht werden. Es ist völlig falsch und führt immer zu Enttäuschungen, wenn man sich an Stelle von hinreichenden Mobilisationen auf die Dehnbarkeit der Gewebe verläßt. Der amerikanische Plastikchirurg J. B. Brown hat diese Gedanken folgendermaßen formuliert: Man muß bei der Lippenplastik von der Vorstellung ausgehen, an Holz und nicht an Gummi zu arbeiten.

Die abgewinkelte Lippenschnittführung muß den jeweils vorliegenden Ver-hältnissen angepaßt, sorgsam geplant, genauestens abgemessen und vorher auf-gezeichnet werden.

Meistens ist bei Reoperationen eine ganz typische Schnittführung nicht möglich (Abb. 46). Die an der Medialseite liegende Figur des spiegelbildlichen L muß ebenso wie die laterale Figur des schrägstehenden T oft in eine Z-Figur

umgeformt werden. Dadurch wird eine abgewinkelte Narbe, d. h. eine Gewebsverschachtelung erreicht und das Wesen der Operation gewahrt. Es wäre ein
müßiges Beginnen, für meist atypische Operationen ein Schema aufstellen zu
wollen. Etwas „plastisches Empfinden" und räumliche Vorstellungsgabe sind unerläßlich, denn die graduellen Unterschiede in den Ergebnissen liegen in den kaum beschreibbaren Nuancen der speziellen Anwendung eines generellen Operationsverfahrens.

Auch die Naseneingangskorrektur kann grundsätzlich nach den oben beschriebenen Gesichtspunkten und Techniken gleichzeitig durchgeführt werden (Abb. 47, 48).

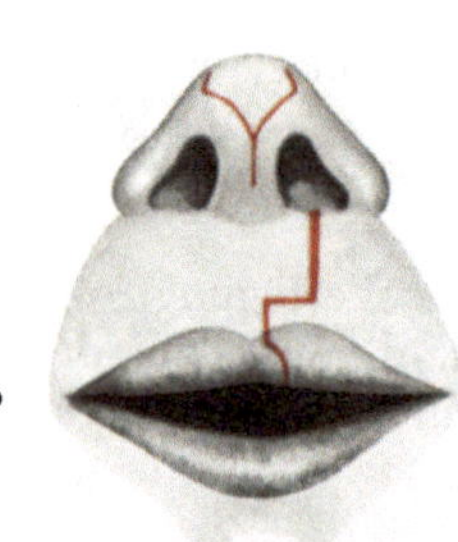

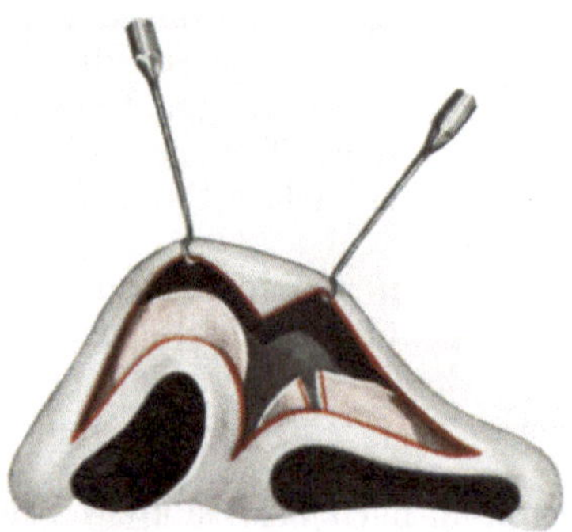

Abb. 46a u. b. Bei völligen Reoperationen der Oberlippe nach dem Modus von LeMesurier muß die Schnittführung (a) den jeweiligen Verhältnissen angepaßt werden. Die Planung ist oft mehr oder minder atypisch. Hier ist nur eine der vielen möglichen Schnittführungen aufgezeichnet. Ist nicht zu viel Lippensubstanz in der Erstoperation geopfert worden, kann die Bildung eines Amorbogens (b) gelingen (vgl. Abb. 49, 51)

Abb. 47. Grundsätzlich soll auch die sekundäre Naseneingangsplastik genau so wie die Primärplastik durchgeführt werden. Doch zwingen auch hier atypische Verhältnisse zu besonderem Vorgehen. Häufig ist es nötig, das in Abb. 11 beschriebene Dreieck (e) aus dem inneren Nasenflügelblatt nur durch eine nach vorn zu verlaufende (dicht am Septum geführte) Incision zu ersetzen

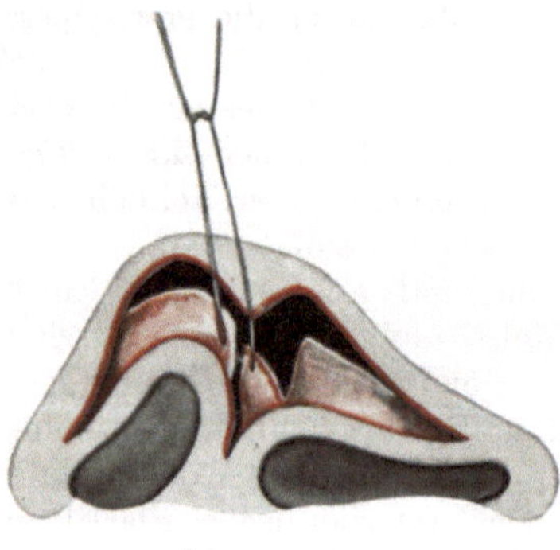

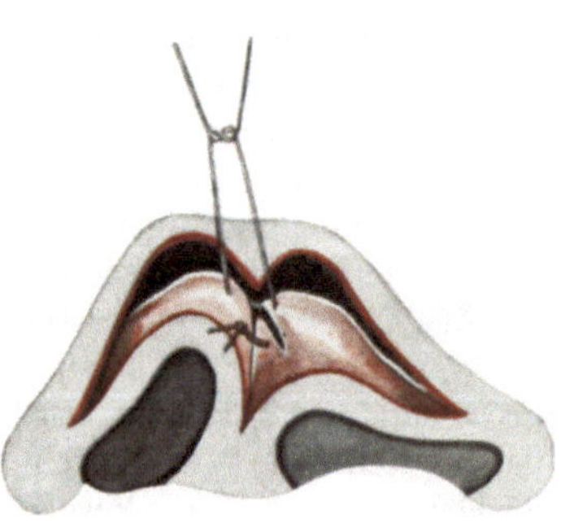

Abb. 48a u. b. a Der mediale Teil dieser Incision wird, nachdem das Bindegewebe zwischen den Crura medialia entfernt worden ist, an die gesunde Seite geheftet. Der laterale Anteil wird, um eine bessere Wölbung der Nasenspitze zu bekommen, aufwärts rotiert und oberhalb angenäht (vgl. Abb. 14—16 und Abb. 19)

Gelegentlich ist es jedoch notwendig, bei der Nasenspitzenverschmälerung einige besondere Gesichtspunkte zu beachten. Manchmal ist es nicht möglich, in der oben beschriebenen Technik den spaltseitigen Nasenflügelknorpel so weit zu heben, daß er die Höhe des gesundseitigen Nasenflügelknorpels erreicht. Es hat sich dann als zweckmäßig erwiesen, das gesundseitige Nasenloch entsprechend

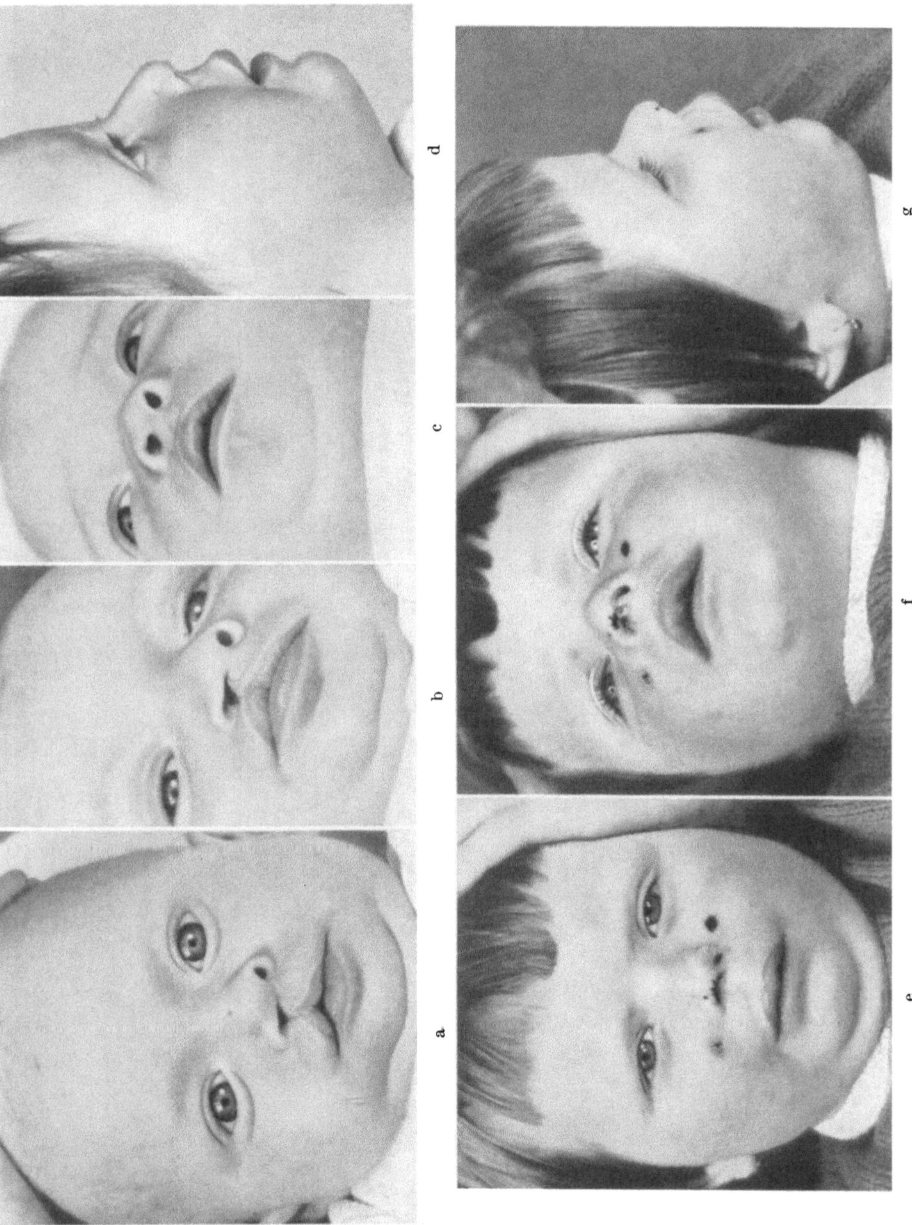

Abb. 49a—g. 4 Monate altes Mädchen, andernorts wegen rechtsseitiger Lippenspalte operiert. Unzureichendes Lippen- und Naseneingangsergebnis (a, b). Replastik nach LeMesuriers Technik unter alleiniger Korrektur der Lippe. Zu diesem Zeitpunkt haben wir noch Lippen- und Naseneingangsplastik in 2 Sitzungen durchgeführt. Die Naseneingangsverformungen sind deshalb (c) nur unvollkommen beseitigt. Breite Nasenspitze, querovale Nasenlöcher sind geblieben, während die basalen Naseneingangsverformungen vom vestibulären Zugang aus beseitigt worden sind. An der Oberlippe ist keine Korrektur weiter durchgeführt worden. Drei Jahre später (d) ist auch im Profilbild die plattgedrückte und hängende Nasenspitze erkennbar. Im Alter von 4 Jahren wurde eine alleinige Naseneingangsplastik von dem V-förmigen Nasenspitzenschnitt und von einem entsprechenden Vestibulumzugang aus durchgeführt. e, f, g Ergebnis 2½ Wochen nach der Operation. Man beachte (e) die unveränderten Oberlippenverhältnisse, die weitgehende Egalisierung der Nasenlöcher (f) und die Bildung einer Nasenspitze unter gleichzeitiger Verlängerung des Nasensteges (g). — Heute allerdings würden wir Oberlippen- und Naseneingangsplastik in einer Operationssitzung durchführen

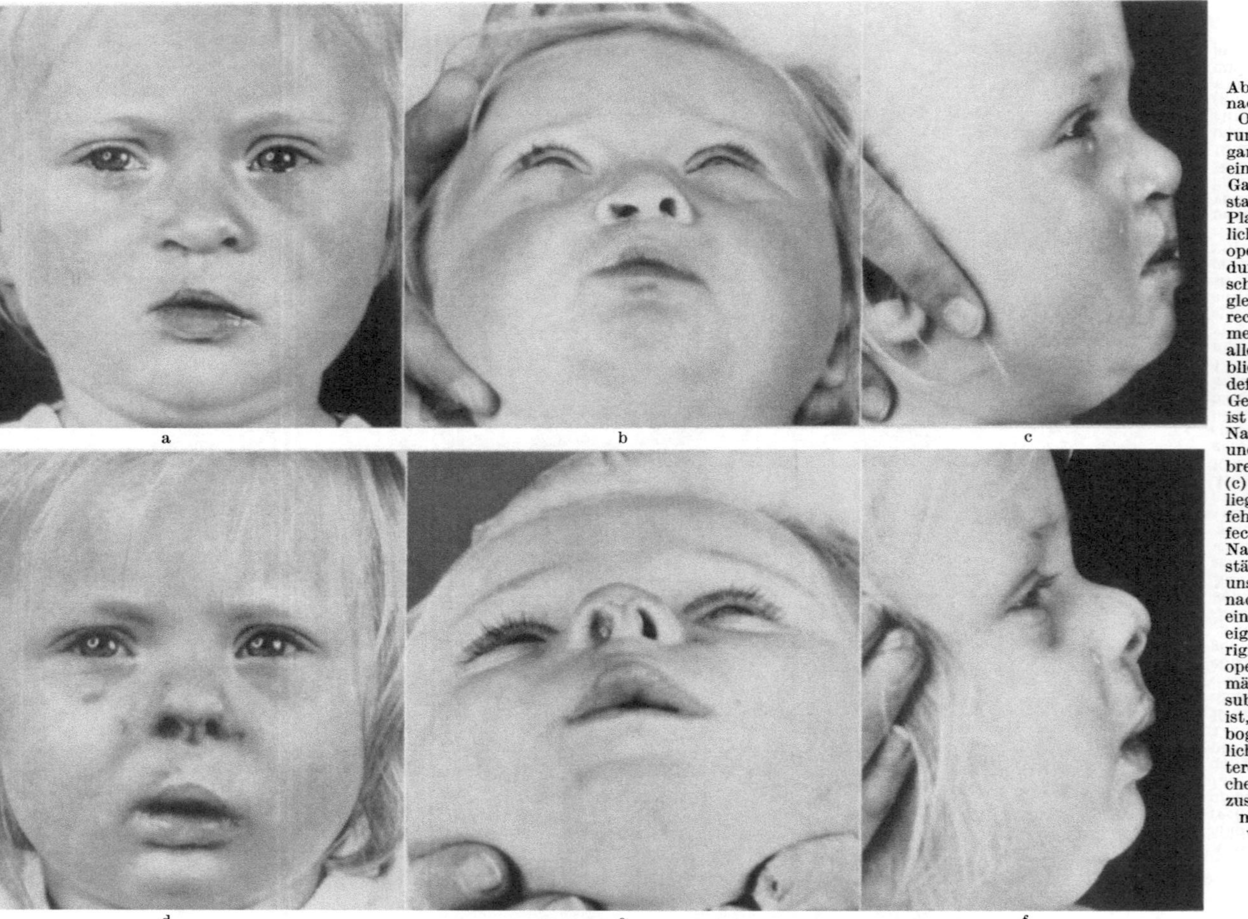

Abb. 50a—f. Andernorts nach AXHAUSEN (lineäre Oberlippenschnittführung, keine Naseneingangskorrektur) operierte einseitige Lippen-Kiefer-Gaumenspalte. a—c Zustand 9 Monate nach der Plastik. Man sieht deutlich die Einziehung der operierten Lippenseite durch die lineäre Narbenschrumpfung mit der ungleichen Lippenhöhe rechts und links paramedian(a).Im Frontalbild allein kommen die verbliebenen Naseneingangsdeformierungen nicht zur Geltung. Das Nasenloch ist queroval, der rechte Nasenflügel abgeflacht und die Nasenspitze verbreitert (b). Im Profilbild (c) sieht man die eng anliegende Oberlippe mit fehlendem „pouting effect" und die hängende Nasenspitze. — Vollständige Replastik nach unserer Technik (Lippe nachLEMESURIER,Naseneingang nach unserem eigenen Verfahren korrigiert). Da bei der Erstoperation verhältnismäßig viel Oberlippensubstanz geopfert worden ist, war eine gute Amorbogenbildung nicht möglich und muß einem weiteren Eingriff (entsprechend Abb. 53, eventuell zusammen mit dem Gaumenspaltenverschluß) vorbehalten bleiben

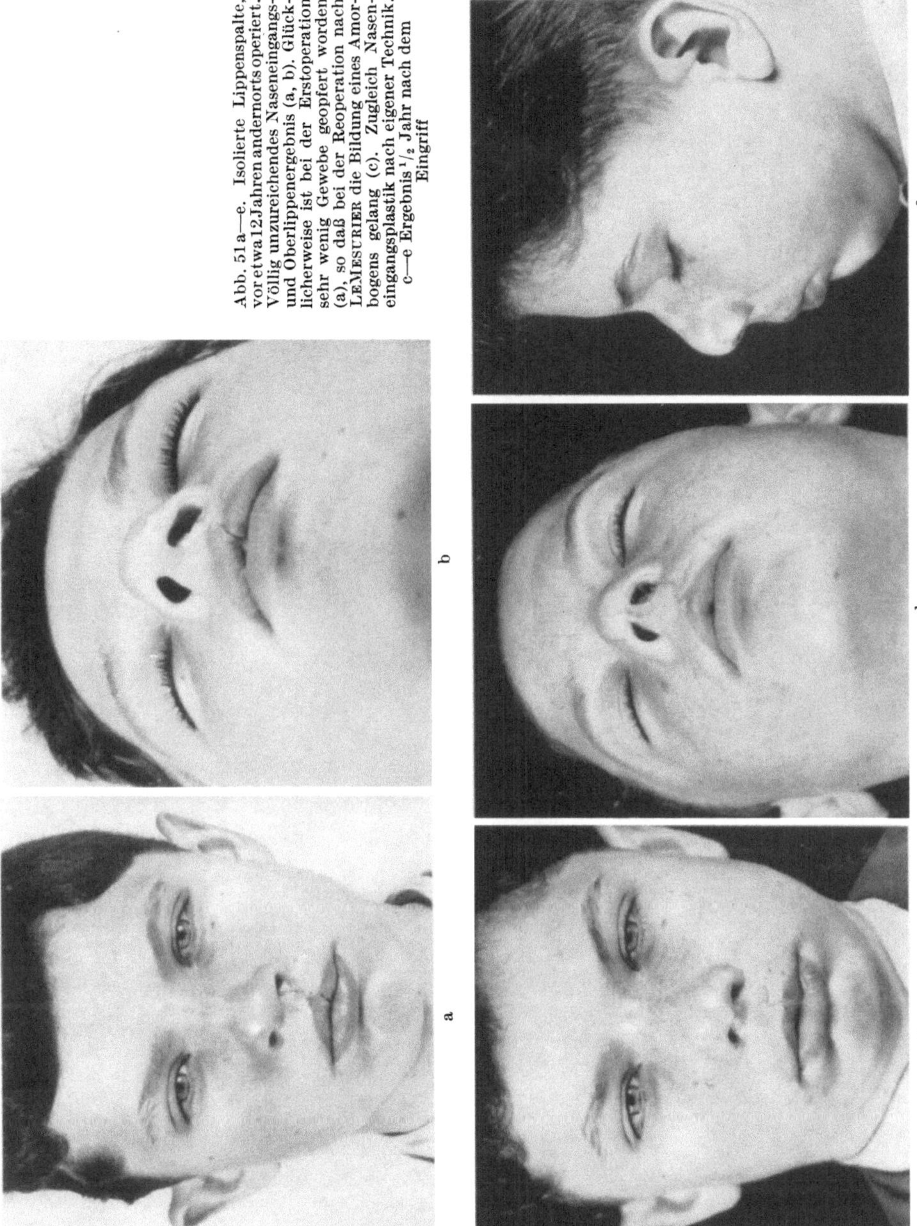

Abb. 51 a—e. Isolierte Lippenspalte, vor etwa 12 Jahren andernorts operiert. Völlig unzureichendes Naseneingangs- und Oberlippenergebnis (a, b). Glücklicherweise ist bei der Erstoperation sehr wenig Gewebe geopfert worden (a), so daß bei der Reoperation nach LeMesurier die Bildung eines Amorbogens gelang (c). Zugleich Naseneingangsplastik nach eigener Technik. c—e Ergebnis ½ Jahr nach dem Eingriff

Abb. 81 basal etwas zu verkleinern. In anderen Fällen ist es zweckmäßig, den Nasenflügelknorpel und die Schleimhaut an der oberen Zirkumferenz des gesundseitigen Nasenloches mit zu excidieren und es dadurch zu verkleinern.

Es gibt eine ganze Reihe von Fällen, bei denen auch dieses Verfahren nicht ausreicht, die Nasenlöcher zu egalisieren. Trotz dieser Maßnahmen bleibt die krankseitige Hälfte der Nasenspitze immer noch tiefer, d. h. sie erscheint eingedrückter als die gesundseitige. In solchen Fällen kann man die Niveaudifferenz dadurch

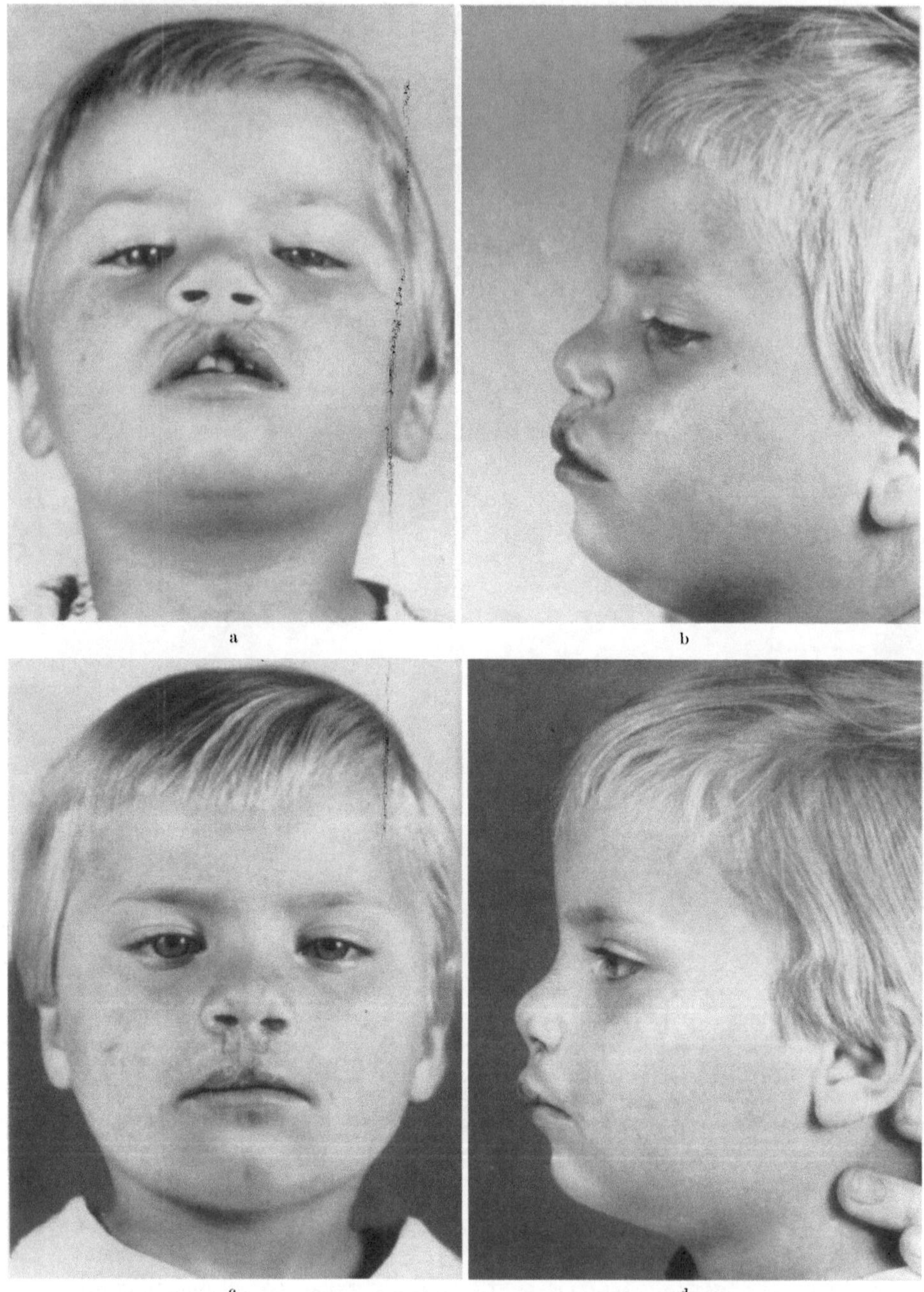

Abb. 52a—d. Unvollständige, bilaterale Lippenspalte, vor 4 Jahren andernorts operiert (a, b). Mittlerer Oberlippenanteil ist zu kurz geblieben. Reoperation der Lippe nach LeMesuriers Prinzip. Ergebnis 3 Wochen nach
dem Eingriff (c, d). — Die Nasenlochverbesserung haben wir damals noch nicht einzeitig mit der Lippenplastik
durchgeführt, sondern für eine spätere Sitzung vorgesehen, zu der das Kind nicht wieder gebracht worden ist,
weil die Eltern mit dem Resultat zufrieden waren. Bei der sehr leichten Form doppelseitiger Spaltbildung war
ein leidliches Vestibulum oris vorhanden und konnte durch Vornähung der Wangenschleimhaut bei der Replastik
noch vertieft werden. Eine der wenigen bilateralen Spalten, die eine Replastik nach dem Modus der Erstoperation
mit befriedigenden Erfolgsaussichten erlaubt. In der Regel ist die Abbe-Estlandersche Plastik vorzuziehen.
Bei schweren Fällen sollte man zur Replastik nur dann Zuflucht nehmen, wenn die Eltern nach gebotener
Aufklärung die Genehmigung zur Abbe-Plastik nicht geben

ausgleichen, daß man ein Stückchen Knorpel auf den krankseitigen Nasenflügelknorpel auflegt. Dieses Knorpeltransplantat kann man entweder aus der Teilresektion des gesundseitigen Nasenflügelknorpels gewinnen oder aber auch aus dem knorpeligen Septum entnehmen. Die Entnahme von Knorpel aus dem Septum ist von der Septumbasis her, von wo das Nasenseptum ja zur Geraderichtung mobilisiert wird, gut möglich. In solchen Fällen der Unterfütterung der krankseitigen Nasenspitzenhälfte mit Knorpel ist es nicht zweckmäßig, am Ende des krankseitigen Schenkels der V-förmigen Incision ein Burowsches Dreieck zu entnehmen, weil hier Hautmaterial gespart werden muß. Man muß sich damit begnügen, nur am gesundseitigen Ende der V-Incision ein etwas längeres Burowsches Dreieck zu entfernen.

γ) Kleinere Verbesserungen der Oberlippenkontur

Hat man nach völlig unzureichenden primären Ergebnissen eine Reoperation in der eben beschriebenen Weise durchgeführt, dann kann man bei manchen Fällen noch folgende kleinere Mängel feststellen, die sich nicht sofort haben beseitigen lassen.

1. Bei Replastiken ist es auch nach dem Le Mesurierschen Verfahren häufig nicht möglich, einen sog. Amorbogen des Lippenrotes zu bilden. Das trifft dann zu, wenn in der Erstplastik zu viel Lippengewebe, insbesondere der Philtrumgegend, geopfert worden ist.

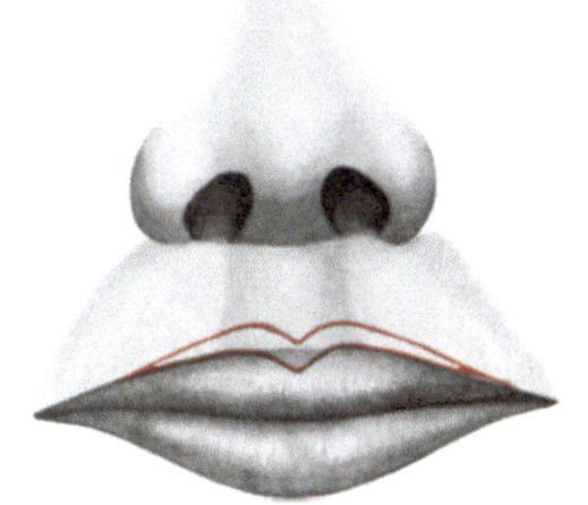

Abb. 53. Sekundäre Bildung eines typischen Lippenrotverlaufes (Amorbogen) durch entsprechende Excision. Es ist jedoch keineswegs gleichgültig, ob man den typischen Lippenrotschwung bei der primären Operation nach LeMesurier (vgl. Abb. 21, 22, 23 usf.) oder sekundär durch Lippenweiß-Lippenrotexcision herstellt (Abb. 60). Normalerweise wird die Grenze zwischen Lippenrot und Lippenweiß durch eine feine kammartige Erhebung (vgl. Abb. 27c) markiert, die bei der hier abgebildeten Korrektur meist wegfällt und durch eine Narbe ersetzt wird. Selbst bei gut gelungenen sekundären Amorbogenbildungen vermißt man diese zarte Erhebung zwischen Lippenrot und Lippenweiß, ein erneutes Beispiel dafür, daß bei Gesichtsplastiken „Kleinigkeiten" von großer Bedeutung sind

Es ist nun nicht mehr schwer, in einem weiteren kleinen Eingriff dem Lippenrot den typischen Verlauf zu geben (Abb. 53). Man zeichnet sich die gewünschte Form des Lippenrotverlaufes auf und excidiert das Lippenweiß, das zwischen dieser Markierung und dem Lippenrot sich befindet.

2. In einigen Fällen wiederum fällt im Profil der mangelnde „pouting effect" auf. Das untere Lippendrittel ist nicht vorgeworfen, sondern eng an die Schneidezähne angeschmiegt und zeigt gelegentlich sogar eine gewisse Entropionierungstendenz. Diese Situation findet man besonders bei solchen Patienten, die hinsichtlich der Indikationsstellung Grenzfälle zwischen der Reoperation nach Le Mesurier oder der Abbe-Plastik darstellen. Das sind die Kranken, bei denen die weniger aufwandreiche Replastik nach dem Modus der Erstoperation gerade eben noch angängig ist und denen man die große Abbe-Plastik (s. unten) ersparen möchte.

Hier kann man nach dem Vorschlage von Pickrell durch Unterfütterung mit autoplastisch verpflanzter Fascie oder Sehne entscheidende kosmetische Verbesserungen erreichen. Man kann die Sehne des M. palmaris longus oder einen Streifen aus der Fascia lata transplantieren. Da wir letzteres bevorzugen und sich genügend viel Material aus dem Maissiatschen Streifen von zwei Knopflochschnitten aus mit Hilfe eines Fascienstrippers gewinnen läßt, sei dieses Verfahren kurz dargestellt.

An der Außenseite des Oberschenkels werden im Abstand von 15—20 cm zwei kleine, etwa 1,5 cm lange Querschnitte bis auf die Fascie angelegt. Dicht

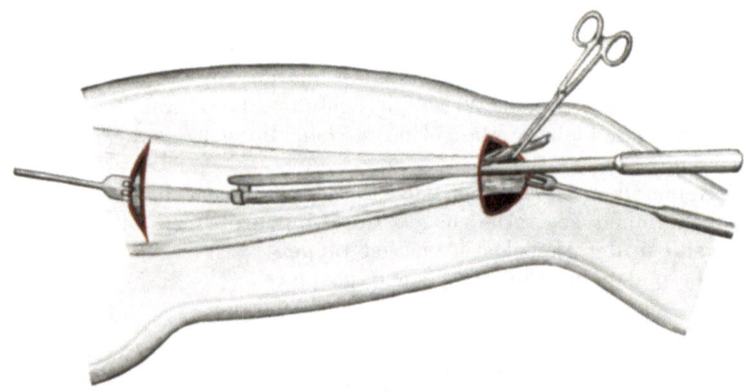

Abb. 54. Subcutane Entnahme eines Fascienstreifens mit dem Fascienstripper von zwei kleinen Einschnitten aus. Dieses Verfahren erspart dem Operateur Zeit und dem Patienten eine lange (und deshalb kosmetisch störende) Narbe an der Außenseite des Beines. Die Fascie sollte man immer aus dem Maissiatschen Streifen, der ja als die „Sehne" des M. tensor fasciae latae angesehen werden kann, entnehmen

oberhalb der Fascie wird mit Schere und Finger das Unterhautgewebe zwischen den beiden Knopflochschnitten tunneliert. An der unteren Incision wird der Anfang eines Fascienstreifens von 5—10 mm Breite eingeschnitten und dieser

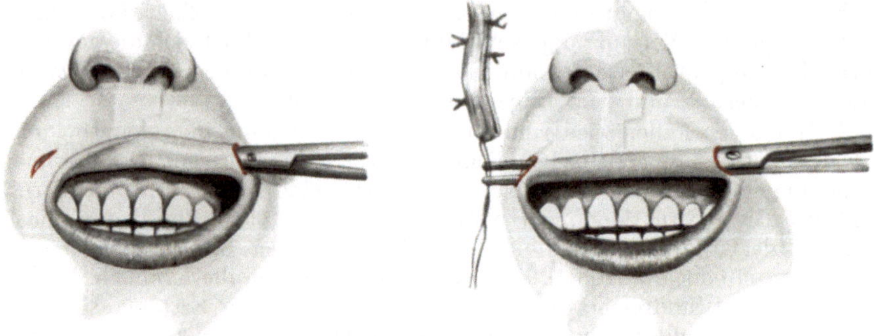

Abb. 55Abb. 56

Abb. 55—58. Fascienunterfütterung der Oberlippe, um diese (bei fehlendem „pouting effect") füllig zu gestalten. Tunnelierung im Lippenrot- und unteren Oberlippenbereich von zwei seitlichen Schnitten aus. Der Tunnel soll *vor* dem M. orbicularis oris liegen (vgl. Abb. 59 b). Die zusammengefaltete und in sich vernähte Fascie wird eingeführt und an den Seiten mit der Muskulatur vernäht

Zipfel mit einer Kocher-Klemme gefaßt. Die restliche Länge läßt sich mühelos mit dem Fascienstripper schneiden (Abb. 54). Je nach Bedarf kann man so einen oder mehrere Fascienstreifen entnehmen.

Der Fascienstreifen wird nun in einer Ausdehnung, die etwas größer als die Breite des Mundes ist, mehrfach übereinandergelegt. Mit einigen Catgutnähten werden die einzelnen Lagen untereinander befestigt (Abb. 56). Von zwei kleinen Incisionen etwas oberhalb der Mundwinkel wird die Oberlippe im Bereich des Lippenrotes (vor dem M. orbicularis oris) tunneliert (Abb. 55). Hier wird das

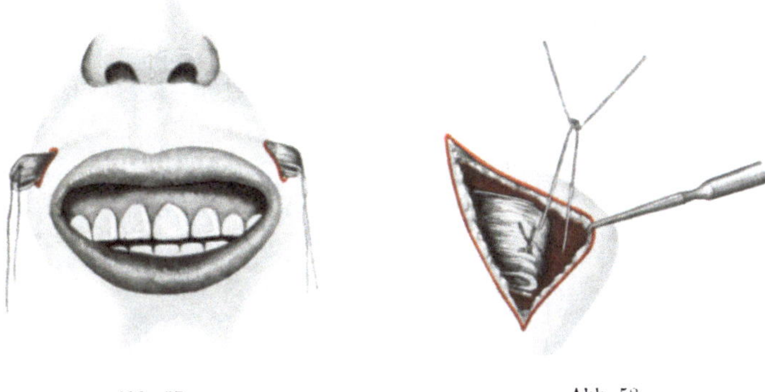

Abb. 57 Abb. 58

Transplantat eingefügt (Abb. 57) und an den Enden verankert (Abb. 58). Es ist wichtig, nicht zu viel und nicht zu wenig Fascie bzw. Sehne zu verwenden (Abb. 59).

Auch diesen kleinen Eingriff führen wir in Intubationsnarkose durch, um nicht durch die lokale Infiltrationsanaesthesie die Oberlippe zum Aufquellen zu bringen und uns dadurch die exakte Beurteilung zu erschweren, wieviel Fascie für ein optimales Ergebnis unterfüttert werden muß (Abb. 60). In anderen Fällen kann man bei zu eng anliegender Oberlippe durch nochmalige „Vornähung" der Wangenschleimhaut (vgl. Abb. 17 u. 18) und des Vestibulums ein besseres Oberlippenprofil („Schmolleffekt") erzielen.

δ) Abbe-Plastik

Die Einfügung eines entsprechenden Stückes aus der Unterlippe (Stein-Estlander-Abbesche Plastik) ist dann indiziert, wenn ein quantitatives Gewebsmißverhältnis zwischen Ober- und Unterlippe besteht, das durch den Material-

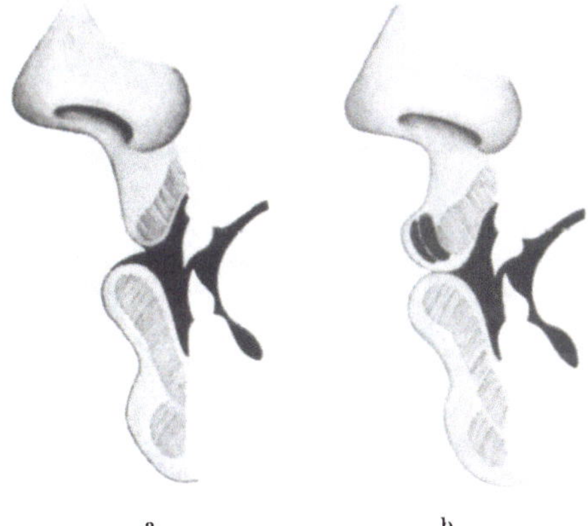

a b

Abb. 59 a u. b. Schematische Darstellung der Lage des Fascientransplantates und der Wirkungsweise dieser Unterfütterungsoperation nach PICKRELL (vgl. Abb. 60)

wegfall der Replastik noch auffälliger werden müßte. Wenn die Oberlippe in transversaler Richtung gegenüber der Unterlippe verkleinert ist, muß eine Entropionierung des Oberlippenrotes, eine feste Anpressung der Oberlippe auf Oberkiefer und Zähne und eine kompensatorische, schnutenförmige Vorwulstung der Unterlippe entstehen. Diese angespannte und eng dem Alveolarkamm anliegende Oberlippe wird für die maxilläre Wachstumshemmung und relative Progenie verantwortlich gemacht.

In allen solchen Fällen einer quantitativen Mißrelation zwischen Ober- und Unterlippengewebe muß ein Ausgleich dadurch geschaffen werden, daß das

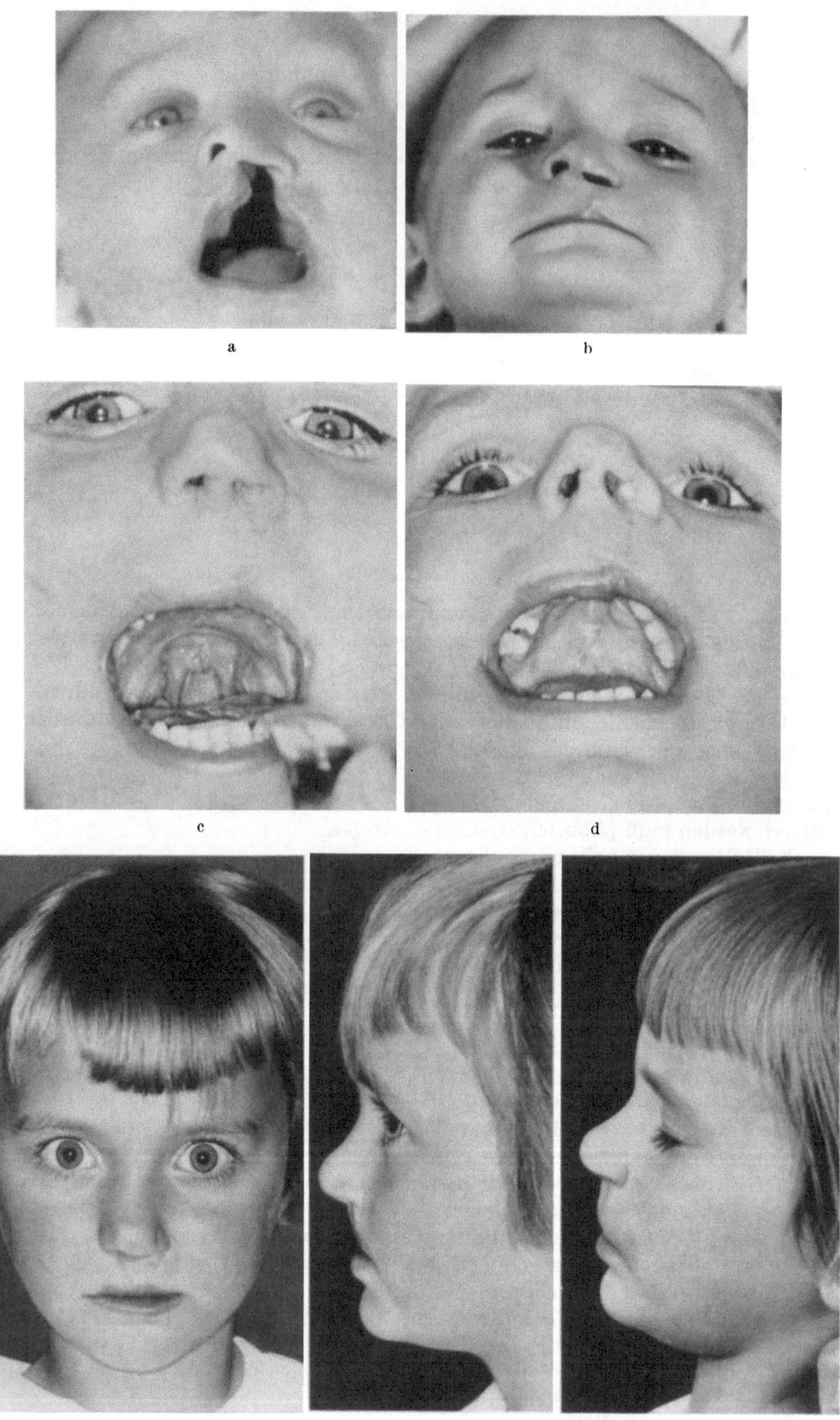

Abb. 60a—g. (Abbildungsunterschrift s. S. 253)

„Zuwenig" der einen Lippe aus dem relativen „Zuviel" der anderen Lippe aufgefüllt wird.

Auch wenn der Nasensteg enorm kurz ist, kann der Abbeschen Operation
der Vorzug gebühren, weil man die Philtrumhaut zur Nasenstegverlängerung
(gegebenenfalls unter Einfügung eines die Nasenspitze hebenden Knochenspanes) verwenden kann. Das spärliche zentrale Lippenrot kann außerdem als
alveolare Schleimhautbedeckung beim fehlenden Vestibulum oris Verwendung

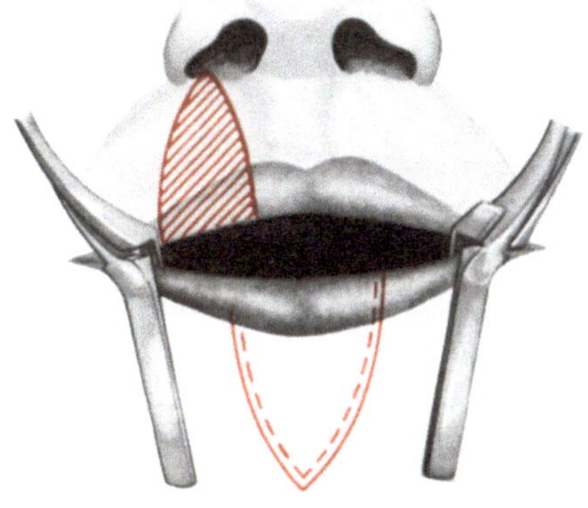
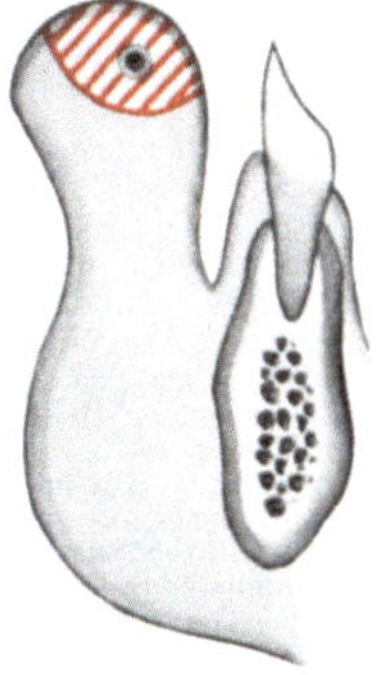

Abb. 61   Abb. 62

Abb. 61. Abbe-Plastik. Ein Oberlippensubstanzdefekt (rot gestrichelt) soll durch einen gestielten Unterlippenschwenklappen ersetzt werden (vgl. Abb. 75). Die ausgezogene rote Linie bedeutet den äußeren Schnitt, die
gestrichelte rote Linie den Schnittverlauf im Vestibulum. Um den Lappenstiel so klein wie möglich zu halten
und trotzdem die A. orbicularis oris nicht zu gefährden, führt man den äußeren Schnitt bis ins Lippenrot hinein,
läßt den Vestibulumschnitt aber etwas mehr caudal enden (vgl. Abb. 62). Während der Umschneidung des
Unterlippenlappens helfen eingesetzte weiche Klemmen, Blut zu sparen

Abb. 62. Lage der A. orbicularis oris und die Größe des ernährenden Stieles (rot gestrichelt) schematisch
(vgl. Abb. 61)

finden, so daß sich mit dem Abbeschen Schwenklappen ein passabler Mundvorhof im mittleren Oberlippenbereich herstellen läßt.

Der präzisen Durchführung wegen empfiehlt sich auch hier die Intubationsnarkose, und zwar transoral, wenn Korrekturen am Naseneingang mit vorzunehmen sind, oder seltener transnasal, wenn es sich lediglich um Lippenverbesserungen handelt.

Bei schlecht operierten einseitigen Spalten wird man meist dreieckige Lappen
paramedian (s. Abb. 75) und bei schlecht operierten bilateralen Spalten viereckige
Lappen zentral (s. Abb. 79, 80) als Philtrum einfügen müssen.

Das gute Gelingen der Plastik hängt auch hier wieder von der präzisen Abmessung und exakten dreischichtigen Einfügung des Schwenklappens ab. Es
ist Vorsorge zu treffen, daß der Lappen möglichst ohne Spannung und sofort in
seine endgültige Position eingenäht werden kann. Deshalb soll man den ernährenden Stiel so schmal wie möglich gestalten, ohne allerdings die ernährende
A. orbicularis oris zu verletzen (Abb. 61). Wenn man sich vergegenwärtigt,

---

Abb. 60a—g. Einseitige durchgehende Lippen-Kiefer-Gaumenspalte (a) nach VEAU-AXHAUSEN anderweitig
operiert (b). Gaumenspaltenverschluß (c—d) und völlige Reoperation nach LEMESURIER unter Korrektur des
linken Naseneinganges (e—f). Bei c ist das Gaumensegel in Phonationsstellung zu sehen (gut beweglich). Bei d
sieht man das Gebiet des harten Gaumens und kann die korrigierten Naseneingangsverhältnisse überblicken.
Ein „Amorbogen" ließ sich bei der ersten Replastik nach LEMESURIER nicht mehr herstellen (vgl. Abb. 50). In
einer weiteren kleinen Operation (vgl. Abb. 53) wurde der Lippenrotverlauf korrigiert. e und f zeigen die Verhältnisse nach dieser Lippenrotkorrektur. Während im Frontalbild das Ergebnis recht befriedigend erscheint,
erkennt man im Profilbild f, daß die Oberlippe nicht füllig genug ist. Infolge geringer Materialknappheit
weicht das untere Lippendrittel zurück, der „pouting effect" fehlt. [Andererseits war der Gewebsverlust (b)
nicht so erheblich, daß eine Abbe-Plastik indiziert war!] Durch Unterfütterung des caudalen Oberlippendrittels
mit Fascie (Abb. 53—54) wurde das störende Zurückweichen des Lippenprofils beseitigt (g)

daß dieses Gefäß mehr vestibulumnahe verläuft, so ergibt sich, daß man den Schnitt der gestielten Seite außen bis ins Lippenrot führen kann, innen allerdings nicht ganz so hoch gehen darf (Abb. 62). Meistens wird der Stiel viel zu massig gehalten, so daß eine genaue Lippenrotadaptation zwischen eingedrehtem

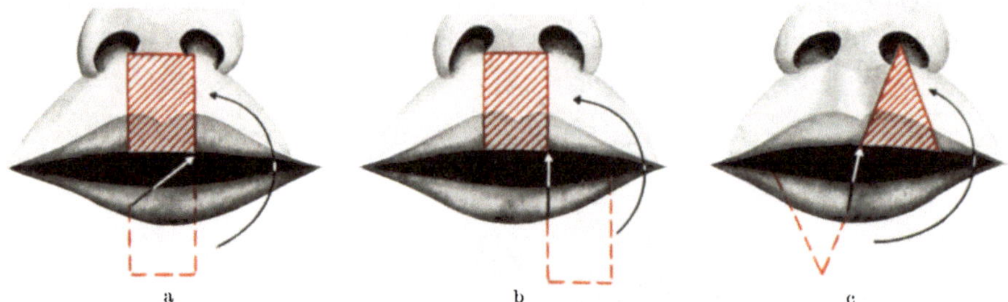

Abb. 63a—c. Schematische Darstellung der Lagebeziehungen des Schwenklappens zum Defekt. a Ungünstige Planung! Der Schwenklappen liegt dem Defekt genau gegenüber. Wird der Lappen eingeschwenkt (großer gebogener Pfeil), so müssen Ober- und Unterlippe quer gegeneinander verschoben werden, um die zueinandergehörenden Schnittflächen zu vereinigen. Es entsteht Querspannung (schräger gerader Pfeil), insbesondere am Lappenstiel. b Günstige Planung! Der Schwenklappen ist etwas seitlich versetzt (vgl. Abb. 79). Es ist grundsätzlich gleichgültig, ob nach links oder rechts (c), es muß lediglich der ernährende Stiel medial liegen! Jetzt entstehen beim Einschwenken des Lappens in den Defekt (gebogener Pfeil!) keine Querspannungen. Lappenstiel und korrespondierende Oberlippenwunde liegen sich direkt gegenüber (gerader Pfeil). c Grundsätzlich die gleichen Gesichtspunkte wie b bei einem dreieckigen Lappen (vgl. Abb. 64b)

Lappen und seitlichen Lippenstümpfen primär gar nicht möglich ist und sekundär nur unter erneuter Gewebsopferung erreicht werden kann.

Ein weiterer, im allgemeinen nicht genügend berücksichtigter Gesichtspunkt ist, den Lappen möglichst nicht gegenüber vom Defekt, wie es in den meisten

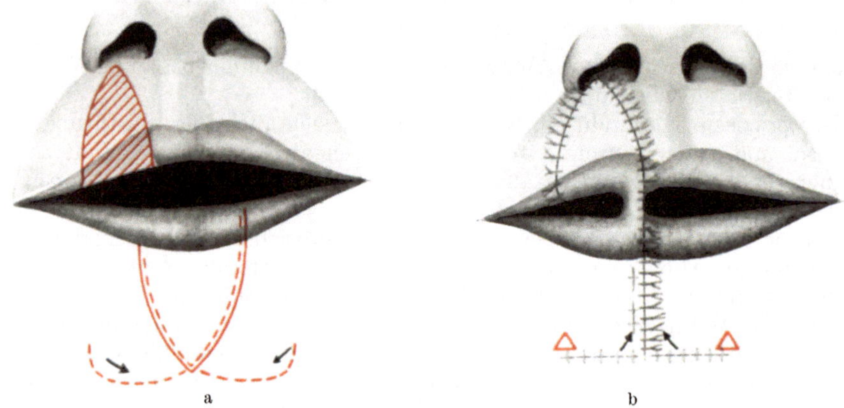

Abb. 64a u. b. Versorgung des Entnahmedefektes nach Einfügung des Unterlippenlappens in die Oberlippe (vgl. Abb. 63: keine Verziehung in querer Richtung zwischen Ober- und Unterlippe!). Rotgestrichelte Linie (a) Incision der Vestibulumschleimhaut, um die „Vornähung" (vgl. analog dazu Abb. 17, 18) zu ermöglichen

Operationszeichnungen dargestellt ist, zu entnehmen, sondern ihn nach rechts oder links etwa um Lappenbreite zu versetzen. Dadurch werden Querspannungen nach der Einnähung vermieden (Abb. 63).

Den Entnahmedefekt verschließt man am zweckmäßigsten unter Mobilisation des Unterlippenvestibulums und entsprechender Vornähung der Schleimhaut (Abb. 64), um Kerbenbildung an der Unterlippe durch die lineare Narbe hintanzuhalten.

In vielen Fällen wird eine Naseneingangskorrektur in üblicher Technik unvermeidlich sein. In manchen Fällen kann eine Nasenspitzenhebung durch *Nasenstegverlängerung*, in anderen Fällen eine Nasenverkürzung notwendig werden.

Zur Nasenstegverlängerung (vgl. Abb. 90—97) kann man die Philtrumhaut verwenden. Besser als die Lexersche V-förmige Schnittführung ist eine sternförmige Umschneidung der für die Nasenstegverlängerung benötigten Philtrumhaut (BLAIR). Dabei kommen die seitwärts auslaufenden Dreiecke der sternförmigen Umschneidung in die Mitte des Septums und verhindern ein allzu

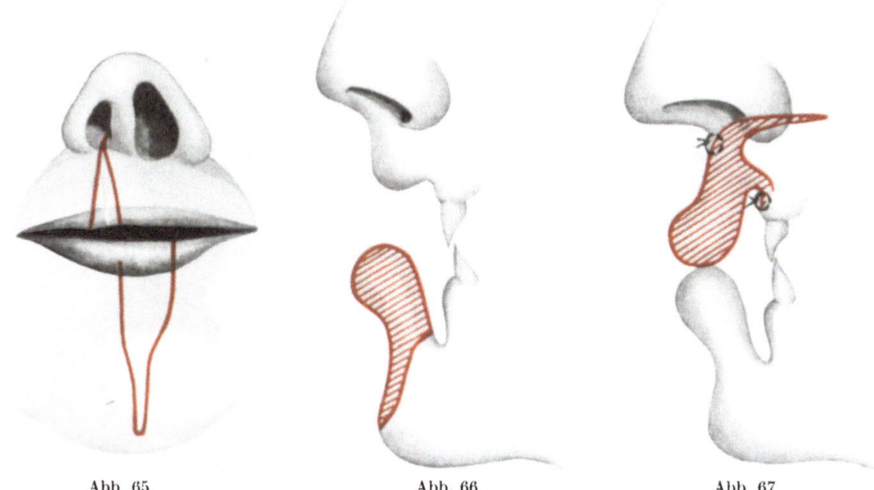

Abb. 65   Abb. 66   Abb. 67

Abb. 65. Vergrößerung eines zu kleinen Nasenloches zusammen mit einer Abbe-Plastik durch Schaffung eines neuen Nasenbodens (vgl. Abb. 77). Der zum Kinn auslaufende Zipfel bildet den neuen Nasenboden (vgl. Abb. 67)

Abb. 66. Der in Abb. 65 umschnittene Unterlippenlappen im Sagittalschnitt

Abb. 67. Der Unterlippenlappen ist in die Oberlippe eingefügt. Der „Kinnzipfel" bildet den neuen Nasenboden und erweitert entsprechend das Nasenloch. (Vgl. Abb. 68, 69)

starkes Zurückweichen des häutigen Septums hinter das Niveau der Nasenflügel. Gelegentlich sind auch nach dieser generellen Verbesserungsplastik noch nachträgliche Nasenflügel- und Nasenspitzenkorrekturen erforderlich (s. dort).

Bei manchen Fällen unzureichend operierter ein- oder beidseitiger Lippenspalten ist — ein- oder beidseitig — das Nasenloch infolge unnötiger Gewebsopferung während der Erstoperation viel zu klein (s. Abb. 65, 68), so daß die Nasenatmung entweder stark erschwert oder völlig unmöglich ist (s. Abb. 77, 78). Das ist besonders dann der Fall, wenn in den Voroperationen versucht wurde, durch äußere Umschneidung des Nasenflügels die Naseneingangsdeformitäten zu korrigieren, ein Unterfangen, das so gut wie immer zu enttäuschenden Ergebnissen führen muß und das man deshalb nicht anwenden sollte. Werden nun gar bei einem solchen Vorgehen Teile des Nasenflügels excidiert, dann muß zwangsläufig das Nasenloch zu eng werden. Zur funktionellen und kosmetischen Verbesserung dieses Zustandes muß die innere Epithelauskleidung des Nasenloches durch Heranschaffung von Hautmaterial vergrößert werden.

Ist in solchen Fällen aus oben erwähnten Gesichtspunkten ohnehin eine Abbe-Plastik indiziert, so ist es am zweckmäßigsten, das Kaliber eines verengten Nasenloches durch Bildung eines neuen Nasenbodens zu erweitern. Das hierzu erforderliche Epithelmaterial liefert ein sinngemäß gestalteter Unterlippenschwenklappen. Bei einseitigen Spalten wird dem Schwenklappen ein zum

Kinn auslaufender Zipfel angefügt (Abb. 65), der nur aus Haut und Unterhautzellgewebe besteht (Abb. 66). Dieser den Nasenboden bildende Zipfel wird meist exzentrisch zum Hauptanteil des Abbe-Lappens liegen, der ja auch aus Muskulatur und Vestibulumschleimhaut bestehen muß. Im Sagittalschnitt (s. Abb. 66) ist dieser für den Nasenboden bestimmte Zipfel (Abb. 67) also höchstens halb so dick wie der für den Lippenaufbau bestimmte Hauptanteil.

Bei doppelseitigen Nasenbodenplastiken wird der Abbe-Lappen mit zwei seitlichen Zipfeln versehen („Schwalbenschwanz-Lappen"), um beide Nasenlöcher vergrößern zu können (Abb. 68). Bei der Einfügung dieses neuen Nasenbodens ist darauf zu achten, daß gute Wundflächen der basalen Septumschleimhaut (medial) und des inneren Blattes des Nasenflügels (lateral) durch einige

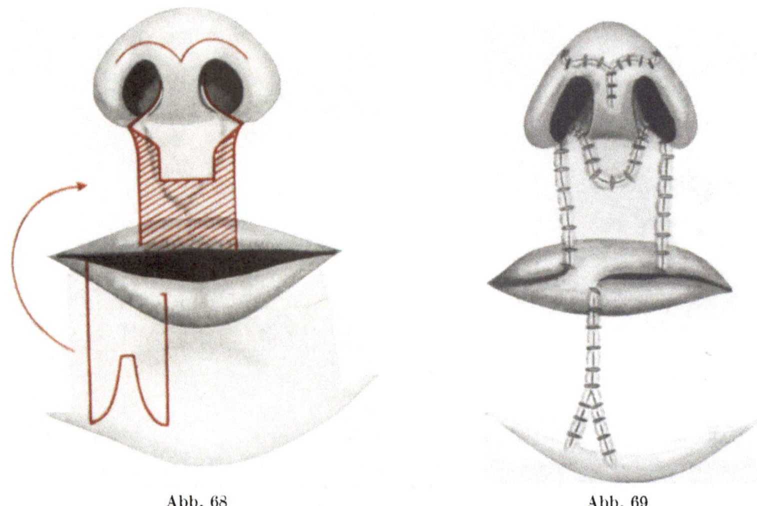

Abb. 68Abb. 69

Abb. 68. Vergrößerung beider Nasenlöcher unter Schaffung neuer Nasenböden durch einen schwalbenschwanzartig auslaufenden Abbe-Lappen. Man kann auch gleichzeitig eine Nasenspitzenplastik nach dem V-Y-Prinzip (vgl. Abb. 13—16) sowie eine Nasenstegverlängerung nach Lexer oder Blair (vgl. Abb. 94—97) hinzufügen (vgl. Abb. 78)

Abb. 69. Der Unterlippenlappen ist eingefügt, die beiden „Schwalbenschwänze" bilden jetzt das Epithel für den Nasenboden jederseits (vgl. hierzu Abb. 65—67)

Knopfnähte mit dem zipfelförmigen Ausläufer des Abbe-Lappens zur Verheilung gebracht werden (Abb. 69). Ferner ist darauf zu achten, daß am Nasenboden ein wirklicher Wundgrund zur Aufnahme dieses Zipfels hergerichtet ist. Bei Restlücken zur Mundhöhle ist alles nasale Epithel zu exstirpieren, damit die Wundfläche des „Kinnzipfels" anheilen kann.

Auf die bei der Abbe-Plastik auftretenden Probleme, ein Vestibulum oris zu bilden, wird später einzugehen sein (s. Abb. 73, 74).

Jedem Chirurgen muß klar sein, daß es sich bei einer solchen Abbeschen Plastik, zumal wenn sie mit einer Nasenkorrektur verbunden ist, nicht um einen kleinen Eingriff handelt. Schonende, moderne Narkose, Schockprophylaxe durch Blut- oder Flüssigkeitsersatz, gegebenenfalls gesteuerte Blutdrucksenkung sind ratsam. Postoperative Infektprophylaxe durch Antibiotica dürfte heute selbstverständlich sein.

Auf ein Problem bei der Abbeschen Plastik im Kindesalter muß noch aufmerksam gemacht werden: Der gesamte Schwenklappen ist allseitig von Narbenbarrieren eingerahmt. Es fragt sich, ob dieses eingefügte, narbig umrandete Lippenstück in gleicher Weise mit der übrigen Lippe mitwächst. Wir gestalten deshalb bei Kindern den Schwenklappen gern etwas länger (vgl. Abb. 79) und nehmen die anfänglichen kosmetischen Mängel einer etwas zu langen Oberlippe in Kauf unter dem Aspekt, daß man zwar nach Wachstumsabschluß eine etwas zu lange Oberlippe mittels eines „Armbrustbogenschnittes" (RAGNELL) leicht verkürzen, aber eine zu kurze Oberlippe nur sehr schwer verlängern kann.

Alle diese Gesichtspunkte der Lippenproportionen sind bei der Indikationsstellung zwischen Abbe-Plastik und Replastik nach LE MESURIERS Prinzip mit in die Waagschale zu werfen. Selbst wenn man sich in sog. Grenzfällen zur Replastik nach LE MESURIER entschließt und dann doch feststellen muß, daß die Oberlippe zu eng und die Unterlippe zu vorgewulstet ist, hat man sich die Möglichkeit der Abbeschen Plastik noch nicht verbaut. Auch dann kann man dieses Mißverhältnis zwischen Ober- und Unterlippe noch durch einen Schwenklappen ausgleichen, der hier nur aus Lippenrot und der halben Höhe des Lippenweißes zu bestehen braucht. Eines sollte man sich aber immer vor Augen halten: Die Schwenklappenplastik ist ultima ratio. Sie *muß* gelingen, d. h. zum kosmetisch hinreichenden Ergebnis führen. Wird die Abbesche Plastik von unberufenen oder unkundigen Händen „ins Unreine" operiert, kommt zur verschnittenen Oberlippe noch der Substanzverlust der Unterlippe hinzu. Dann ist praktisch „alles Pulver verschossen" und ein akzeptables kosmetisches und funktionelles Ergebnis nicht mehr zu erstellen! Hieran ist beim Entschluß zur Operation ebenso zu denken wie an die banale Tatsache, daß es sich ja niemals um einen dringlichen Eingriff handelt.

Eine ins einzelne gehende Beschreibung der Abbeschen Plastik kann nicht gegeben werden, weil die Ausgangssituationen in jedem Falle zu verschieden sind. Vielfach müssen die Gesichtspunkte der Naseneingangsplastik, der Nasenrückenbegradigung, der Vestibulumbildung, der Wangenmobilisation und Wangenschleimhautvornähung neben zahnprothetischen und kieferorthopädischen Verrichtungen berücksichtigt werden.

Schon die Excision der Narbe und die Auftrennung der Oberlippe können die Frage aufwerfen, ob man eine lineare oder sinngemäß abgewandelte Le Mesuriersche, also eine abgewinkelte Schnittführung anwenden soll. Letztere ist nicht immer notwendig, bringt jedoch in geeigneten Fällen bessere Resultate, erhöht aber auch die technischen Schwierigkeiten.

Es kann deshalb hier nur ein grobes Gerüst und keine spezielle Beschreibung für die Durchführung der Abbeschen Plastik gegeben werden.

In zumeist transoraler, intratrachealer Intubationsnarkose wird die Lippenhöhe ausgemessen und der entstellende Narbenbezirk excidiert. Die Schnitte sind — gerade oder abgewinkelt — so zu legen, daß nach Aufklappung der Lippe die Schnittränder des Defektes der normalen Lippenhöhe entsprechen. Bei unilateralen Spalten entsteht meist ein dreieckiger paramedianer, bei bilateralen Spalten ein viereckiger zentraler Defekt.

Nasenlochkorrekturen, Wangenmobilisationen, Nasenstegverlängerungen usw. sind nach den an entsprechenden Stellen beschriebenen Techniken jetzt zunächst in Angriff zu nehmen.

Erst wenn die korrigierende Arbeit an den tiefer liegenden Substraten dr Nase und des Vorhofes beendet ist, wird entsprechend dem Oberlippendefekte ein um eine vertikale und horizontale Achse spiegelbildlicher Lappen auf der Unterlippe abgemessen und aufgezeichnet. Der ernährende Stiel, d. h. der Drehpunkt des Schwenklappens, liegt bei paramedianen Defekten dem medialen Oberlippenstumpf gegenüber. Der Lappen wird also nach medial versetzt. Bei zentralen Defekten kann er nach rechts oder links verschoben werden, allerdings genügt hier gegebenenfalls Lateralverschiebung um halbe Lappenbreite.

Beiderseits werden weiche Gefäßklemmen (Hoepfner-Klemmen) an die Unterlippe angesetzt (s. Abb. 61). Dann wird mit einem ziemlich großen Skalpell der Lappen umschnitten, indem alle Schichten der Lippe in einem Zuge durchtrennt werden. Immer ist darauf zu achten, daß der Lappen genügend Unterlippenschleimhaut — der Größe des Oberlippendefektes entsprechend — enthält.

Ehe der ernährende Stiel endgültig zugeschnitten wird, entfernen wir die Hoepfner-Klemme an der Seite des völlig durchtrennten Lippenrotes. Die spritzende A. orbicularis oris am seitlichen Lippenstumpf zeigt an, wo wir dieses ernährende Gefäß im Stiel der anderen Seite zu vermuten haben. Nachdem die Blutstillung des einen Lippenstumpfes vollzogen ist, wird auch die andere Hoepfner-Klemme abgenommen. Jetzt muß die A. orbicularis oris auch an der durchtrennten Lappenseite spritzen. Ist das der Fall, so ist die Ernährung des Schwenklappens gewährleistet. Da jetzt die genaue Lage dieses Gefäßes bekannt ist, kann man nunmehr den ernährenden Stiel so schmal wie möglich gestalten.

Nach exakter Blutstillung wird das caudale Vestibulum oris auf einige Zentimeter incidiert und die Unterlippe in diesem Bereich mobilisiert. Am Ende der Vestibulumeinschnitte werden senkrechte Schnitte in die Vestibulumschleimhaut gelegt, um Material für die „Vornähung" verfügbar zu machen. Die „Vornähung" erfolgt sinngemäß in der gleichen Weise, wie das für die einseitige Lippenplastik oben beschrieben worden ist. Dann wird der Unterlippendefekt dreischichtig bis zur Lippenrotgrenze verschlossen.

Jetzt wird der Schwenklappen in den Oberlippendefekt eingedreht. Hat man genau geplant, abgemessen und exakt geschnitten, brauchen kaum noch verändernde Korrekturen vorgenommen zu werden. Besonderer Wert ist auf genaues Einfügen der Schleimhaut und auf ihre exakte Naht zu legen. Selbstverständlich werden alle Schleimhautnähte so angelegt, daß die Wundflächen und nicht die Epithelflächen aufeinander zu liegen kommen. Nach der Schleimhautnaht folgen einige Muskelnähte mit 4 Null Catgut. Die jeweiligen Lippenrot-Lippenweißgrenzen müssen sich zwanglos aneinanderlegen, denn jedes Verziehen der Weichteile wirkt sich für das Ergebnis äußerst nachteilig aus. Selbstverständlich wird für alle äußeren Nähte feinstes Material (Gefäßnadeln und Seide 1A) verwendet.

Ein Entspannungsbügel wird angelegt und die Wunde verbandlos behandelt.

Nach gründlicher Trachealtoilette und Extubation ist darauf zu achten, daß die verbliebene Mundöffnung luftdurchgängig bleibt. Für die ersten Stunden nach der Operation soll man tunlichst einen Mundtubus oder ein dickes Gummirohr zwischen Lippen und Zähne schieben, weil oft die Patienten im postnarkotischen Dämmerzustand die Lippen, die außerdem schnell durch kleine Blutaustritte verkleben, nicht genügend offenhalten können. Die Extubation darf auch erst durchgeführt werden, wenn der Patient völlig wach ist, weil Atembehinderungen infolge des halbzugenähten Mundes sonst zu Schwierigkeiten führen können.

Es soll nochmals herausgestellt werden, daß die Abbe-Plastik zur Kategorie der „großen Eingriffe" zu rechnen ist. Schockprophylaxe und Bluttransfusion während der Operation und entsprechende postoperative Sorge sofort nach dem Eingriff durch den Anaesthesisten und durch erstklassiges Pflegepersonal sind unerläßlich, will man vor Zwischenfällen sicher sein.

Die Fäden werden zwischen dem 5. und 7. postoperativen Tage entfernt. Vom 10.—12. Tage an beginnen wir mit dem „Gefäßtraining". Der ernährende Stiel wird mit einer feinen Gummischlinge gedrosselt. Wir führen das 2—3mal

täglich durch, beginnen mit 3—5 Minuten und legen unter Kontrolle der Lappen-
durchblutung jeden Tag 5 Minuten zu. Nach etwa 3 Wochen muß man den Lappenstiel für 1—2 Stunden abdrosseln können, ohne daß Durchblutungsstörungen auftreten. Erst dann kann der ernährende Stiel
durchtrennt werden. Meist genügt für diesen
kleinen Eingriff Lokalanaesthesie. Bei unruhigen
oder ängstlichen Kindern ist eine Schlafnarkose
ratsam. Mit einem Scherenschlag wird die Brücke
durchtrennt. An der Ober- und Unterlippe wird
eine kleine Keilexcision an der Durchtrennungs-
stelle vorgenommen und das Lippenrot unter
genauer Adaption der Lippenrot-Lippenweißgrenze vernäht.

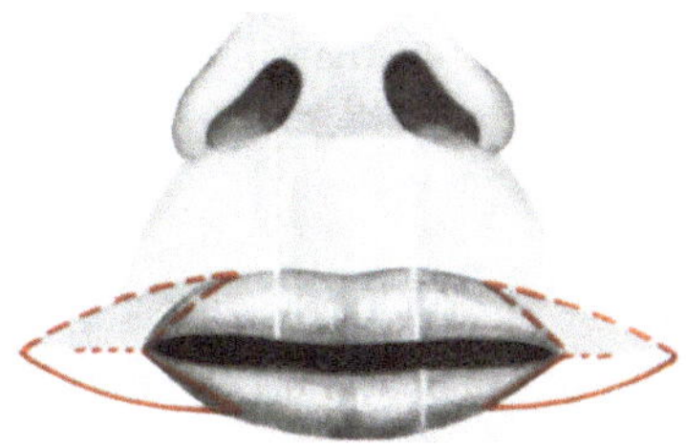

Abb. 70. Planung der Mundwinkelerweiterung durch Z-Plastik. Ausgezogene rote
Linie: Schnittführung äußere Haut, gestrichelte rote Linie: Schnittführung
Schleimhaut (vgl. Abb. 71)

Dann entlassen wir die Kinder für ein paar
Monate nach Hause, um später nochmals eine
Feinkorrektur der Narben oder des Lippenrotverlaufes vorzunehmen. Meist ist es wünschenswert, in dieser 3. Sitzung den geschwungenen
Oberlippenrotverlauf (Amorbogen) herzustellen
(s. Abb. 53).

Wenn sehr große Oberlippendefekte aus der Unterlippe ersetzt werden
müssen, kann es vorkommen, daß bei sonstiger Harmonie in bezug auf die Gewebsverteilung an Ober- und Unterlippe der Mund doch in transversaler Richtung zu klein geworden ist, so daß man von einer Art Mikrostoma sprechen

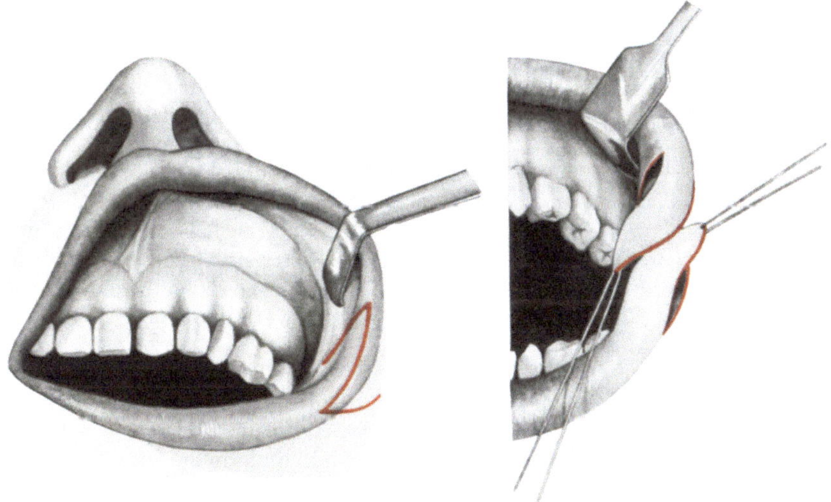

Abb. 71. Die in Abb. 70 geplante Schnittführung bei halbgeöffnetem
Munde. Einzelheiten siehe Text

Abb. 72. Die durch die Z-Plastik gebildeten
beiden Dreiecke werden gegeneinander
ausgewechselt und dann vernäht
(vgl. Abb. 80)

könnte. In diesen sicherlich seltenen Fällen ist eine Mundwinkelerweiterung
in der 3. Operationssitzung indiziert. Von allen angegebenen Methoden hat sich
bei uns die *Mundwinkelerweiterung nach dem Prinzip der Z-Plastik* am besten
bewährt (s. Abb. 80).

Neben der Symmetrie des Mundes und seiner aesthetischen Größenrelation
zum Gesichtstyp gilt die Hauptsorge gut schließenden Mundwinkeln. Klaffende,

kleine Öffnungen am Mundwinkel sind nicht nur kosmetisch, sondern auch funktionell störend. Erstes operatives Erfordernis bei Mundwinkelerweiterung ist, für hinreichende Epithelbedeckung der gesetzten Wundflächen zu sorgen.

Die Mundwinkelerweiterung mittels Z-Plastik wird folgendermaßen durchgeführt: Lateral vom Mundwinkel wird durch einen Punkt die Stelle markiert (Abb. 70), an der der neue Mundwinkel liegen soll. Dann wird der Mund halb geöffnet. Der zentrale Arm des Z kommt zur Hälfte auf Ober- und Unterlippenanteil des Mundwinkels zu liegen, und zwar genau auf den Übergang von der äußeren auf die innere Epithellage, d. h. auf die Mitte des Lippenrotes (Abb. 71). Vom unteren Ende dieses Schnittes wird im spitzen Winkel ein Schnitt über die Lippenrotgrenze in die Haut bis zu dem anfangs markierten Punkt lateral des Mundwinkels geführt. Das ist der eine Z-Arm. Vom oberen Ende wird über die Wangenschleimhaut der andere Z-Arm gelegt, der dort endet, wo man sich die Anfangsmarkierung auf die Vestibulumschleimhaut projiziert zu denken hat. Die Grundzüge der Z-Plastik erfordern selbstverständlich, daß alle 3 Schnitte etwa die gleiche Länge haben. Nun werden die so gebildeten beiden Haut- bzw. Schleimhautdreiecke von der Unterlage abpräpariert und die Muskulatur bis zur vorher festgelegten Stelle seitwärts durchtrennt. Die spritzende A. orbicularis oris wird versorgt. Die beiden Dreiecke werden gegeneinander ausgewechselt (Abb. 72) und in dieser neuen Lage vernäht.

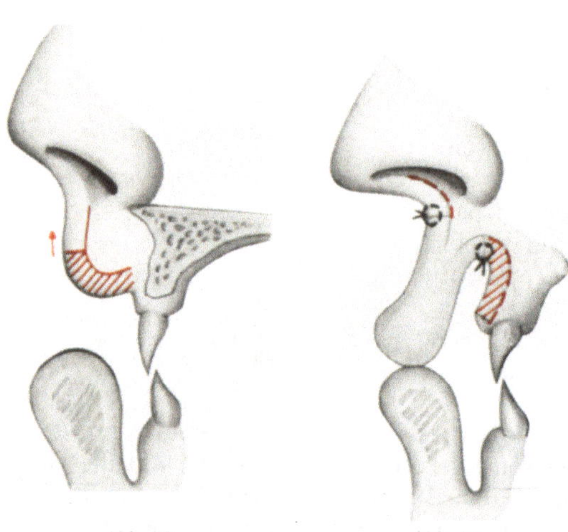

Abb. 73   Abb. 74

Abb. 73. Herstellung eines Vestibulum oris in Verbindung mit einer Abbe-Plastik. Wenn das zentrale Vestibulum oris fehlt, was bei vollständigen beidseitigen Spalten immer der Fall ist, so kann man Teile des Lippenrotes und der Schleimhaut am Zahnfleisch gestielt erhalten (rot gestrichelt). Das Lippenweiß kann man entweder zur Nasenstegverlängerung (Pfeil) benutzen (vgl. Abb. 90—93) oder — falls häßliche Narbenbildungen vorliegen — entfernen

Abb. 74. Die Hinterwand des Vestibulums bildet der in Abb. 73 vorbereitete Schleimhaut-Lippenrotlappen, die Vorderwand des Vestibulums wird von der Schleimhaut des Abbe-Lappens gebildet

ε) Herstellung eines Vestibulum oris

Das Fehlen eines medianen Vestibulum oris mit mehr oder minder breiter Verlötung der Oberlippe an der Alveolarvorderwand stellt eine Fesselung der Lippenweichteile, Beeinträchtigung der Mimik und nicht selten auch eine Erschwerung mancher kieferorthopädischen Maßnahmen dar. In einfachen Fällen wird dieser Mißstand durch die bei der Reoperation unerläßliche „Vornähung" der Lippen- und Wangenschleimhaut beseitigt.

Man kann in schwereren Fällen eine hintere Schleimhautbedeckung schaffen, wenn man das Lippenrot und Teile des Lippenweißes so abpräpariert, daß man diese am Zahnfleischrand gestielt gelassene Hautpartie auf die Wundfläche des Zwischenkiefers aufsteppt (Abb. 73). Die vordere Schleimhautbedeckung des Vestibulums kann man erhalten, indem man eine Abbe-Estlandersche Plastik anschließt (Abb. 74). Reste des kranialen Lippenweißes kann man, wie bereits erwähnt, am Nasensteg gestielt lassen und zur Nasenstegverlängerung benutzen (vgl. Abb. 90—93 und Abb. 94—97).

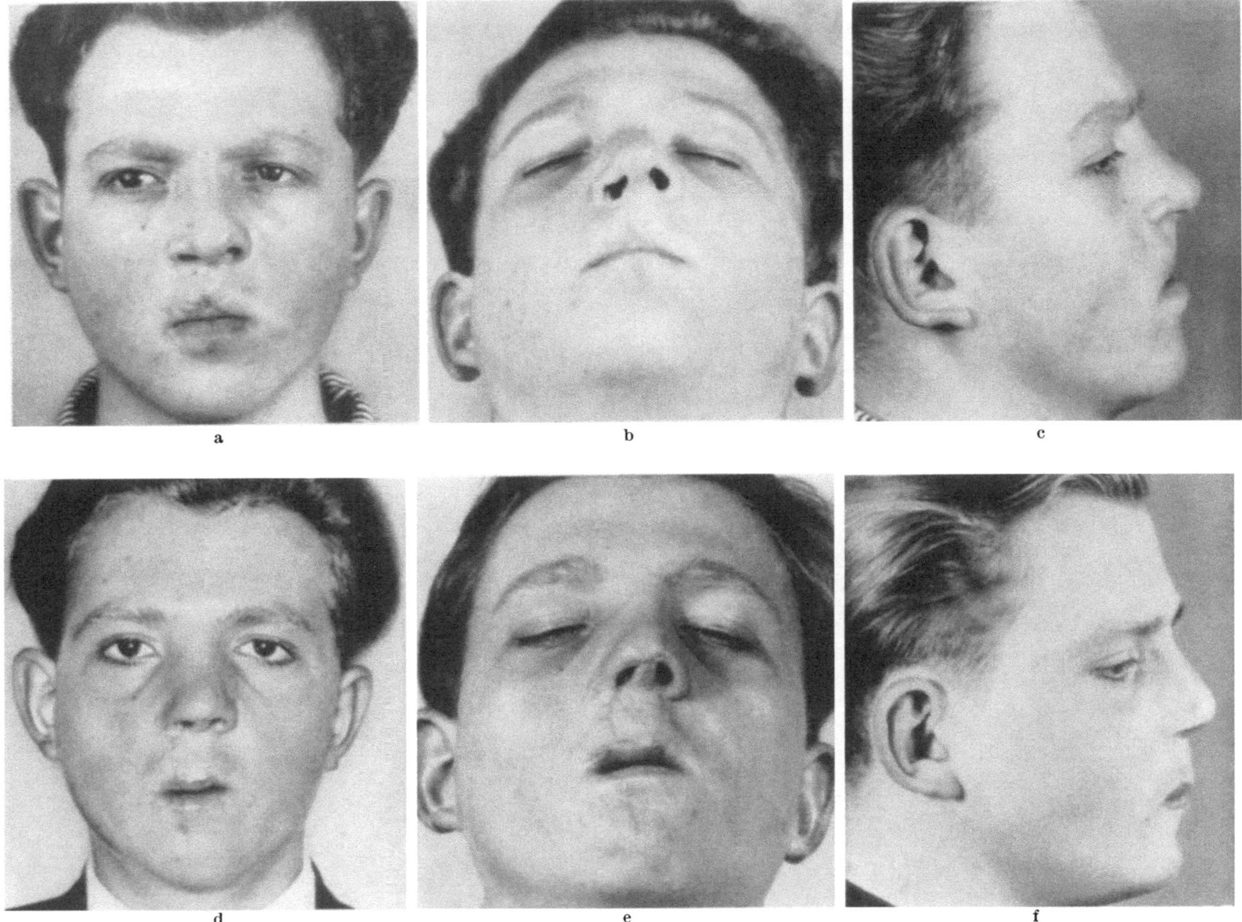

Abb. 75 a—f. Einseitige Spalte rechts, vor etwa 13 Jahren andernorts operiert. Man beachte (a—c), daß viel Oberlippensubstanz geopfert wurde. Dadurch kam es zur eng anliegenden und entropionierten Oberlippe. Die Unterlippe ist relativ zu groß und wulstet sich deshalb vor. Nasenlochform und Oberlippenrotverlauf unzureichend. Der Mangel an Oberlippensubstanz erlaubt keine Replastik. Das „Zuwenig" an Oberlippe muß aus dem relativen „Zuviel" der Unterlippe ausgeglichen werden. Ein rechtsseitiger, paramedian umschnittener dreieckiger Abbe-Lappen aus der Unterlippe wurde nach Excision der Oberlippennarbe bei gleichzeitiger Verbesserung des Naseneinganges in die rechte Oberlippenhälfte eingefügt (d—f). Der kleine Mund erscheint nach der Plastik noch ausgeprägter. Die mengenmäßige Gewebsverteilung zwischen Ober- und Unterlippe ist jetzt harmonisch. In diesem Falle wäre eine geringfügige beiderseitige Mundwinkelerweiterung indiziert, zu der sich jedoch die Eltern des Patienten nicht entschließen konnten, da sie mit dem vorliegenden Resultat durchaus zufrieden waren

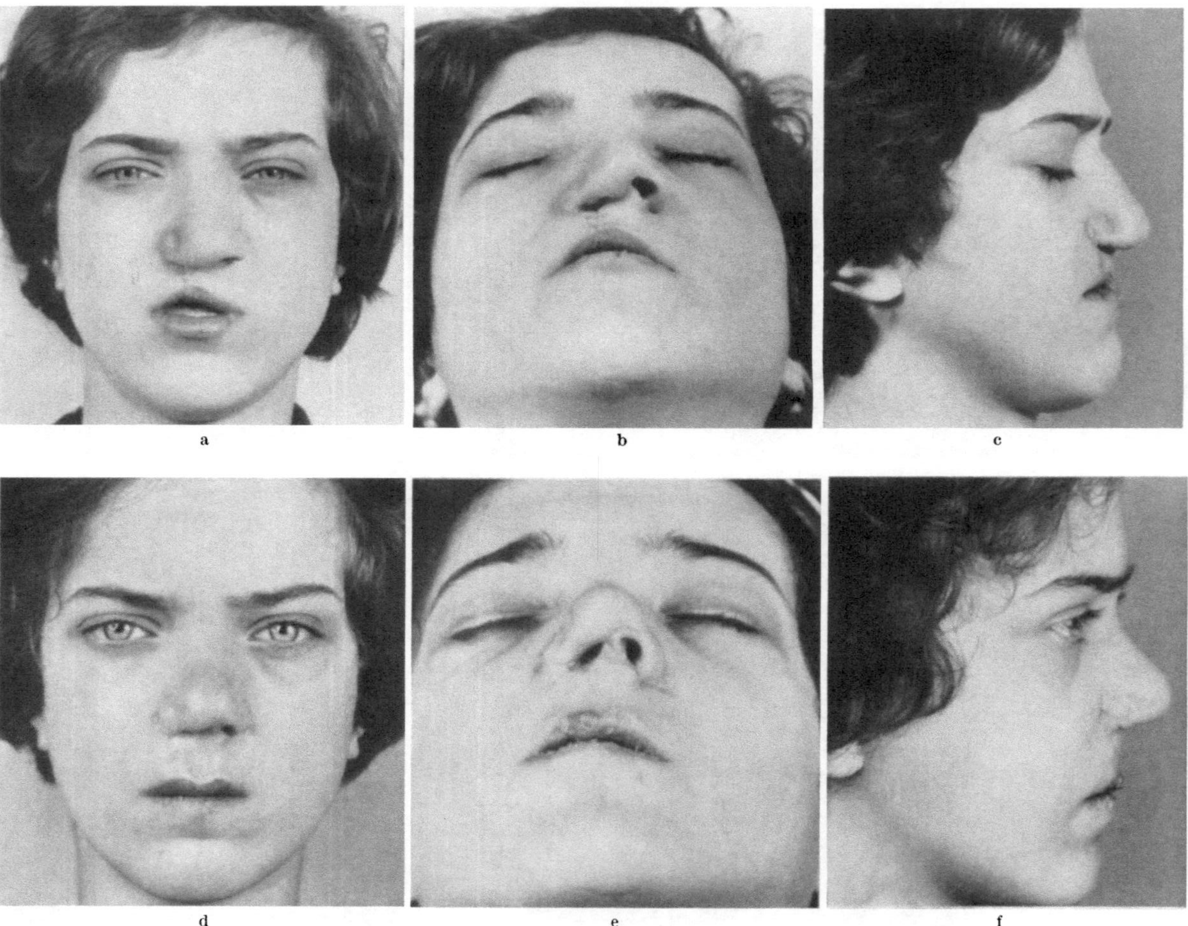

Abb. 76 a—f. Rechtsseitige Spalte, vor 14 Jahren andernorts (lineäre Schnittführung) operiert (a—c). Man beachte die sanduhrförmige Einschnürung der Oberlippe mit mangelndem Lippenschluß. Zu wenig Oberlippen- und relativ zu viel Unterlippensubstanz. Progener Gesichtsausdruck. Schwer deformierter, spaltseitiger Naseneingang ohne Luftdurchgängigkeit! Wie die Narbe am rechten Nasenflügelansatz erkennen läßt, war eine Verbesserung des rechten Naseneinganges durch äußere Umschneidung versucht worden, ein immer zum Scheitern verurteiltes Unterfangen! Abbe-Plastik mit Naseneingangsverbesserung in 1. Sitzung, Nasenverkürzung in 2. Sitzung. Völlige Symmetrie des rechten Nasenloches konnte nicht hergestellt werden, weil in den Voreingriffen basale Anteile des Nasenflügels excidiert worden waren und deshalb zu wenig Material zur Nasenlochumrandung verfügbar geblieben ist (vgl. Abb. 77). Außerdem wurden eine vordere und hintere Restlücke verschlossen. Ergebnis der Plastik d—f

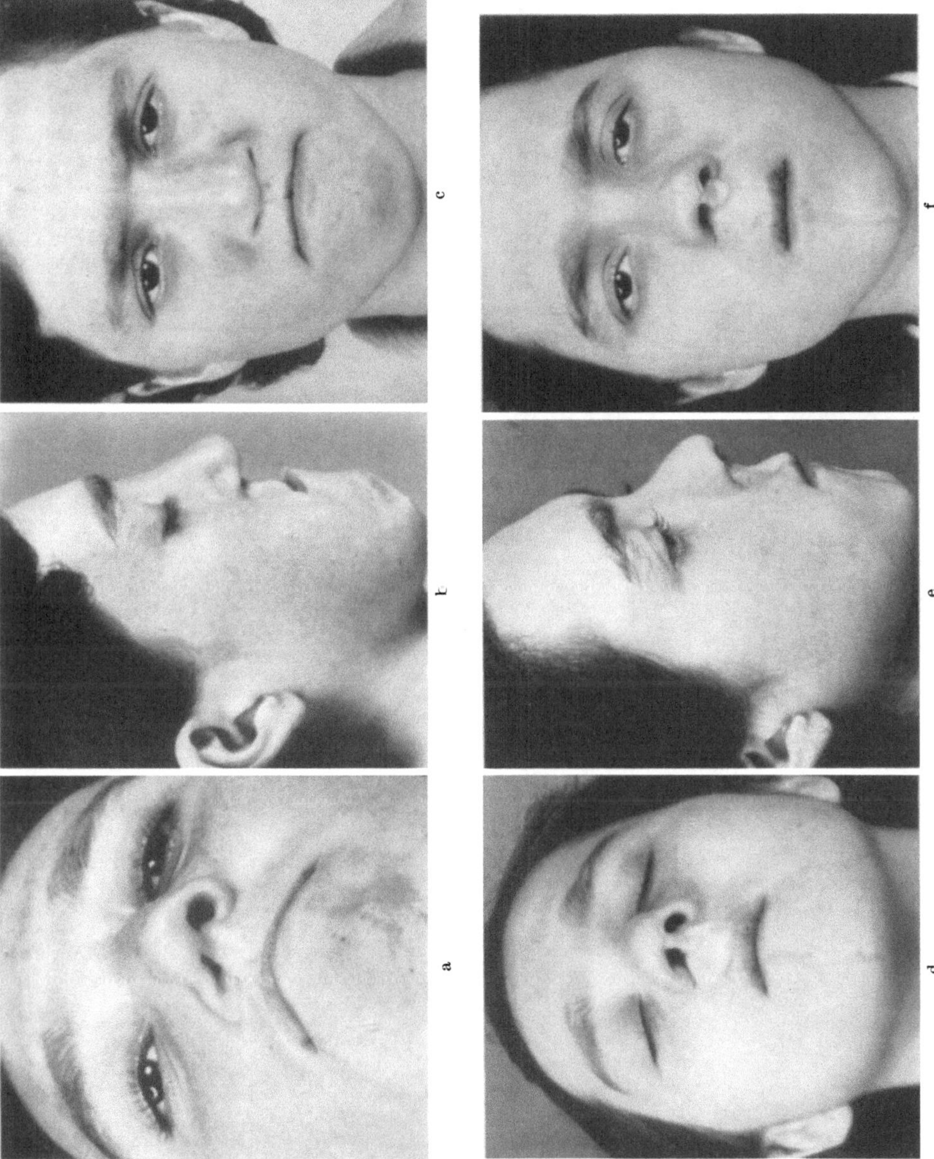

Abb. 77a—f. Rechtsseitige Spalte, vor 14 Jahren im Ausland operiert. Situation (a—c) ähnlich wie in Abb. 76. Auch hier findet sich zu wenig Oberlippe und deshalb Vorwulstung der Unterlippe (progener Gesichtsausdruck). Sehr enges rechtes Nasenloch, Nasenflügelabplattung, rechte Nase nicht luftdurchgängig. Abbe-Lappen aus der Unterlippe und Nasenflügelplastik in eigener Technik. Um das Kaliber des rechten Nasenloches zu vergrößern, wurde der Abbe-Lappen mit einem schwalbenschwanzartigen „Zipfel", der bis zur Kinnregion reichte, versehen. Dieser Zipfel bildet den Nasenboden (vgl. Abb. 65—67) und vergrößert somit das Nasenloch, weil er sich zwischen Nasenflügel und Septum einschiebt (vgl. Abb. 76). Rechte Nase jetzt gut luftdurchgängig. Primärergebnis d—f

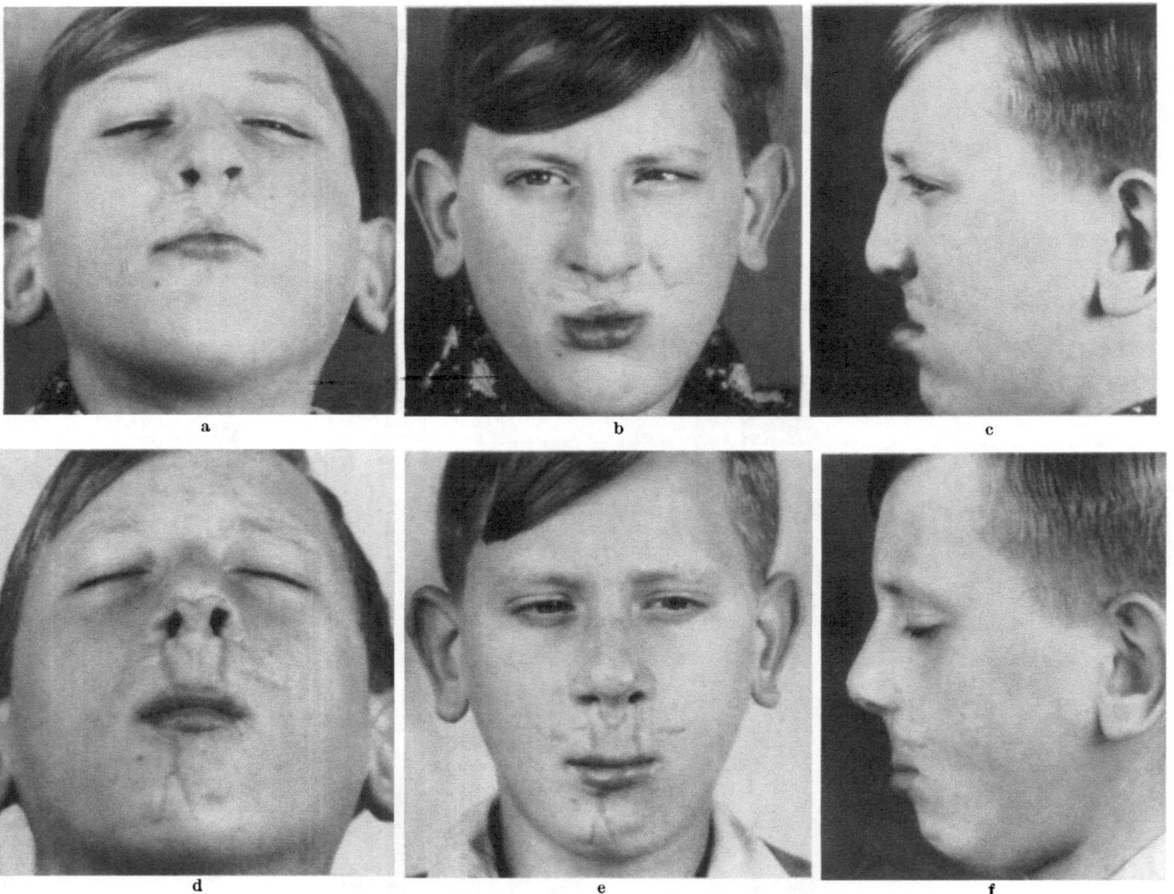

Abb. 78a—f. 13 jähriger Junge, außerhalb wegen bilateraler Spalte operiert. Aufnahmebefund (a, b, c) zeigt alle Kriterien eines mengenmäßigen Mißverhältnisses zwischen Unter- und Oberlippe. Neben starken (und praktisch immer unkorrigierbaren!) Quernarben, unregelmäßigem Lippenrotverlauf, vorgewulsteter Unterlippe, eingesunkener Oberlippe fanden sich erhebliche Naseneingangsverformungen. Der Nasensteg ist zu kurz, etwas schief, die Nasenspitze „hängt". Vor allem aber sind beide Nasenlöcher zu klein. Der Nasenboden ist zu eng, die Luftdurchgängigkeit ist erschwert. Abbe-Plastik mit doppelseitigen „Schwalbenschwanzzipfeln" (vgl. Abb. 68, 69), die durch Bildung der Nasenböden eine mehr ovale Stellung der Nasenlöcher mit besserer Luftdurchgängigkeit ermöglichen. Operationsergebnis (d, e, f) nach 6 Monaten. Die queren Oberlippennarben, von unnötigen durchgreifenden Nähten herrührend, sind noch vorhanden

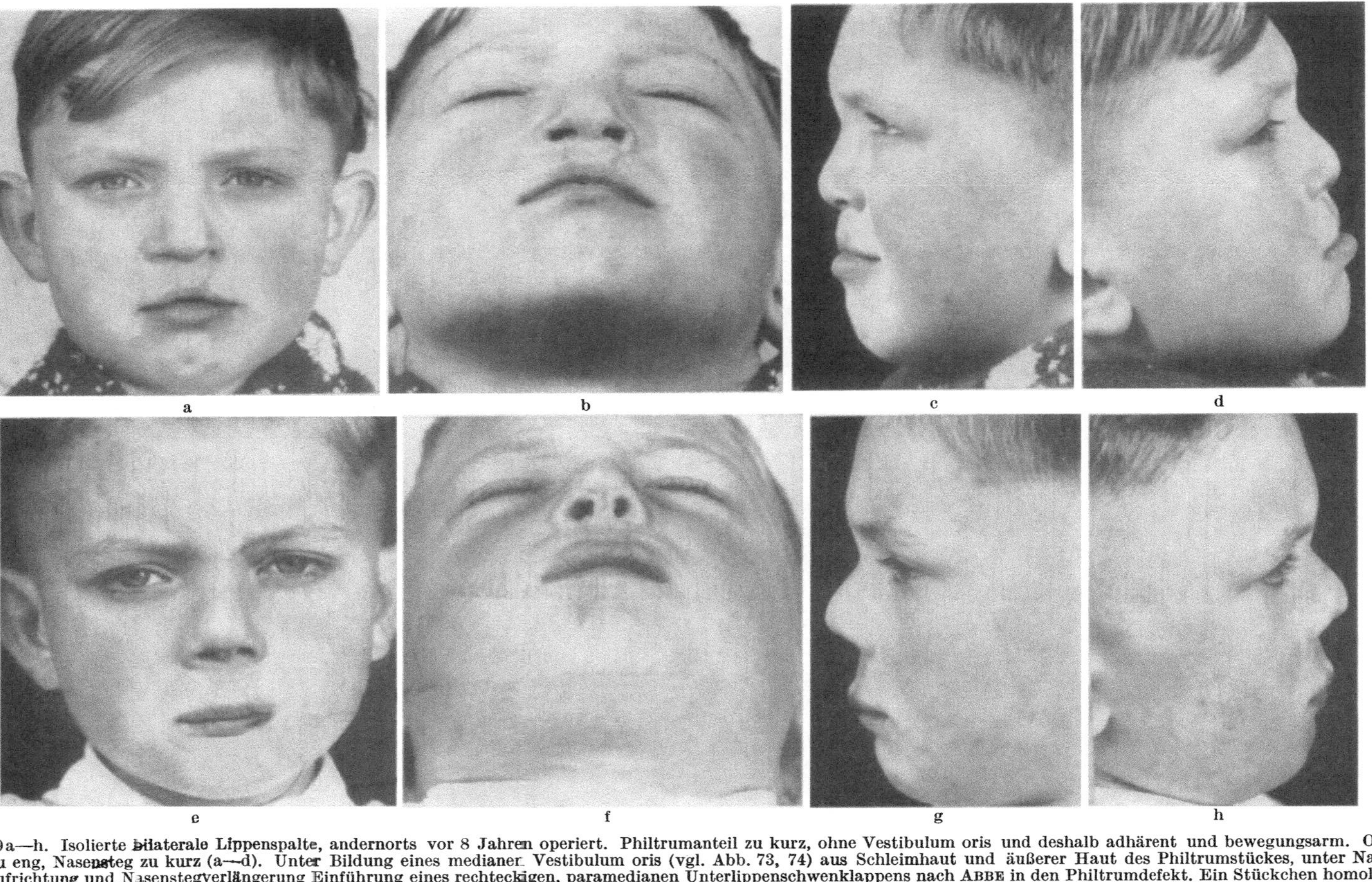

Abb. 79a—h. Isolierte bilaterale Lippenspalte, andernorts vor 8 Jahren operiert. Philtrumanteil zu kurz, ohne Vestibulum oris und deshalb adhärent und bewegungsarm. Ober-lippe zu eng, Nasensteg zu kurz (a—d). Unter Bildung eines medianen Vestibulum oris (vgl. Abb. 73, 74) aus Schleimhaut und äußerer Haut des Philtrumstückes, unter Nasen-flügelaufrichtung und Nasenstegverlängerung Einführung eines rechteckigen, paramedianen Unterlippenschwenklappens nach ABBE in den Philtrumdefekt. Ein Stückchen homologer Knorpel wurde an der Nasenspitze eingesetzt. Zustand nach endgültiger Narbenkorrektur e—h

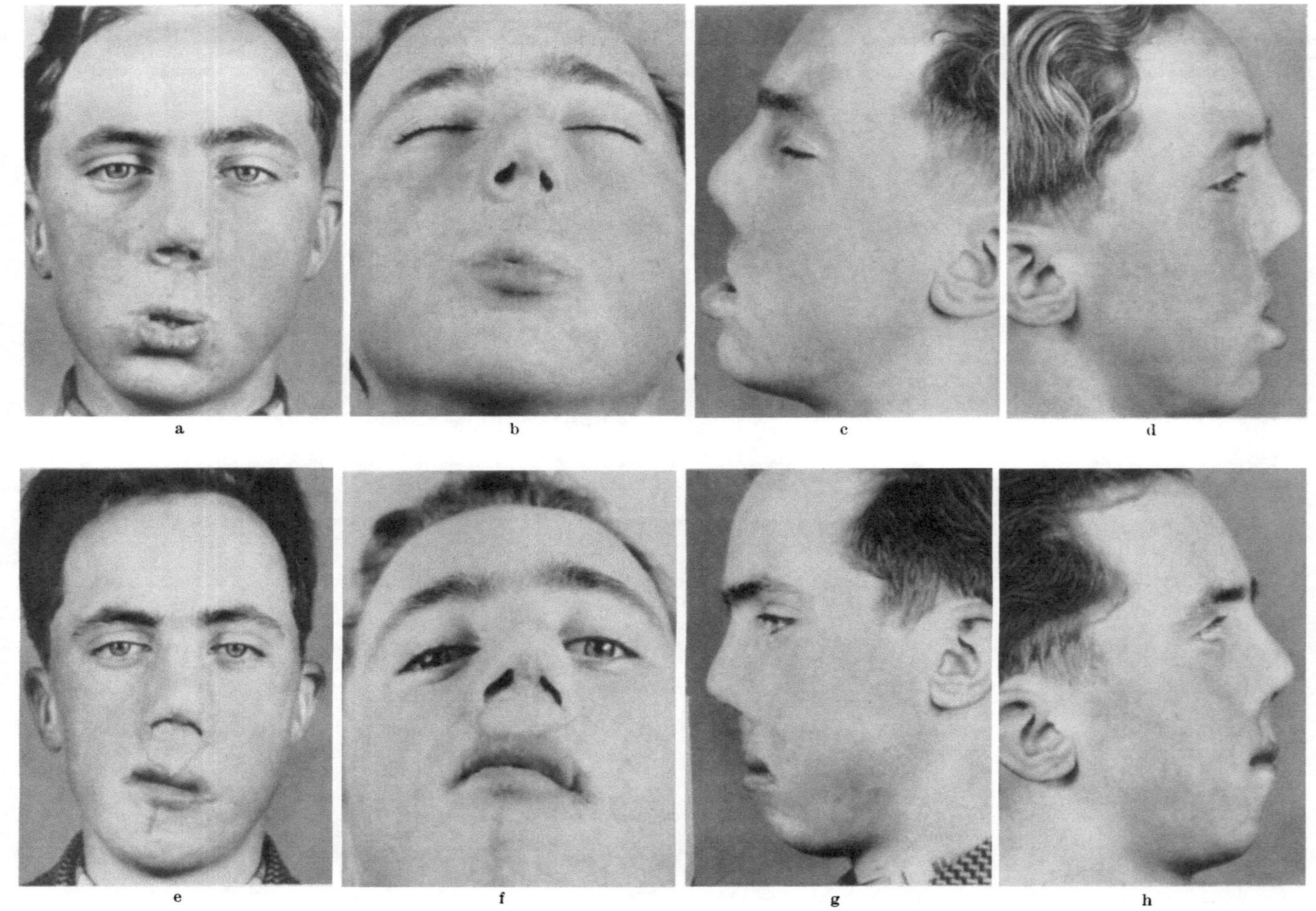

Abb. 80a—h

In manchen Fällen mag es angezeigt sein, durch eine freie Hauttransplantation ein Vestibulum oris zu schaffen. Dazu wird der vestibulumlose Oberlippenanteil, der zumeist nur die medialen Oberlippenportionen umfaßt, scharf vom Alveolarkamm gelöst. Die so geschaffene Wundhöhle wird mit einem freien Hauttransplantat ausgekleidet. Man entnimmt dazu am besten mit einem Dermatom einen halbdicken Hautlappen. Am geeignetsten dürften bei Kindern im frühen Schulalter 0,3 mm dicke Transplantate sein. Dieses Hauttransplantat wird in die geschaffene Wundhöhle so eingefügt, daß sich die Wundflächen des Transplantates einmal an der Wundfläche des Alveolarkammes und dann unter Bildung einer fornixartigen Umschlagfalte an die Wundfläche der Lippe anlegen. Man kann sich die Befestigung dieses Transplantates

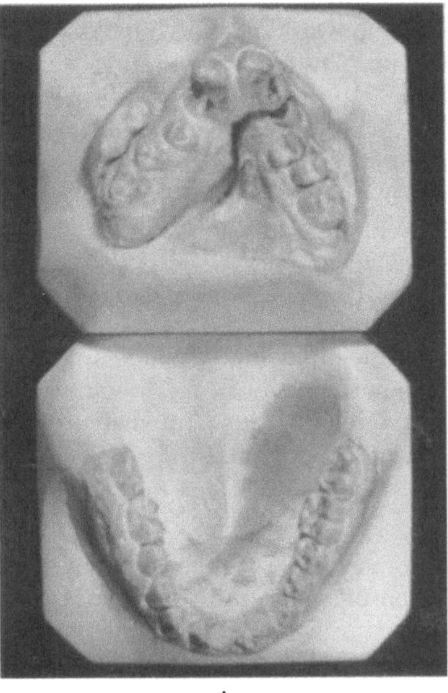

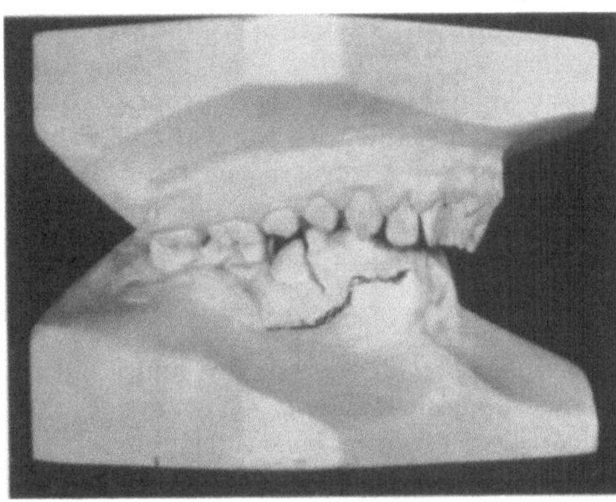

j

Abb. 80a—j. Ergebnis einer Lindemannschen Plastik nach 14 Jahren bei durchgehender bilateraler Lippen-Kiefer-Gaumenspalte. Diese indiskutable Methode, bei der die Oberlippe aus paranasalen Wangenlappen gebildet wird, führt immer zu den gleichen, unverkennbaren Gesichtsverstümmelungen. Der Gaumen stellte lediglich eine kurze starre Narbenplatte dar. Kaum Oberlippensubstanz, kaum ein Vestibulum oris, Nase beiderseits nicht luftdurchgängig (Mundatmung!). Befund bei Behandlungsübernahme a—d. Bei so schweren Entstellungen sind der Wiederherstellung Grenzen gesetzt. Aus dem zentralen Oberlippenanteil wurde ein Vestibulum oris geschaffen und die Nasenlöcher vergrößert, der entstandene Defekt mittels Abbe-Plastik aus der Unterlippe gedeckt. Sekundär wurden die seitlichen Oberlippenanteile durch Excisionen gehoben, die Mundwinkel durch Z-Plastik erweitert. Nase jetzt luftdurchgängig. Bisheriges Ergebnis e—h. Gebißabdruck i—j. Mikrognatie mit hochgradiger, vor allem medial ausgeprägter Kompression. Retrusion der in einem verlängerten und beweglichen Zwischenkiefer stehenden Schneidezähne. Starke Lingualkippung der Zähne 7 6 5 4 *rechts* oben als Folge abnormer Belastungsverhältnisse. Patient steht in kieferorthopädischer Behandlung

dadurch erleichtern, daß man es mit seinen Enden an die Schnittflächen annäht und daß man U-förmige Matratzennähte durch den künstlich geschaffenen Fornix hindurchleitet und über einem Gazeröllchen auf der Oberlippe locker knüpft. Außerdem wird die Anheftung noch unterstützt durch eine an den Zähnen befestigte, schildförmige, in das Vestibulum ragende Palladonprothese.

ζ) Einige Nasenkorrekturen

Allgemeine Vorbemerkungen

Es gibt eine nicht unbeträchtliche Anzahl von operierten Spaltkindern, bei denen das „*Lippen*ergebnis" als ausreichend, ja sogar als gut anzusprechen ist, auch wenn man die eingangs aufgezeigten strengen Maßstäbe anlegt. Lediglich die Naseneingangsverhältnisse werden von Arzt und Patient bzw. dessen Angehörigen als unzureichend empfunden.

Anfangs werden diese Mängel von den Eltern, die glücklich darüber sind, daß die gröbste Verunstaltung beseitigt ist, gar nicht so sehr registriert. Oft wird ihnen auch der Trost mitgegeben, daß sich die gebliebenen Unebenheiten noch „verwachsen", eine Hoffnung, die sich fast niemals erfüllt. Die Deformitäten werden im Laufe des Wachstums nicht ausgeglichen und nicht besser, sondern meistens immer nur deutlicher und schlechter.

Gerade die Naseneingangsdeformierungen jeglicher Schweregrade sind es, die von Arzt, Patient und Angehörigen auf irgendeine Art zu kaschieren versucht werden. Die Angehörigen lassen das Kind für das Familienalbum in günstiger Stellung, unter Ausnutzung entsprechender Beleuchtungseffekte und Zuhilfenahme „künstlerischer" Retuschen photographieren. Und wie steht es nun mit den Photos im chirurgischen Schrifttum, die ein wissenschaftliches Beweismaterial darstellen sollen? Jegliches Operationsergebnis, das nur im Frontalphoto wiedergegeben wird, ist grundsätzlich ohne Beweiskraft, weil eine solche Abbildung nichts über die Naseneingangsverhältnisse aussagt. Wir hoffen aber, deutlich herausgestellt zu haben, daß neben dem „Oberlippenproblem" das schwierigere „Naseneingangsproblem" gelöst werden muß. Eine Lippenspalte „zusammenzunähen" ist gar nichts, eine kosmetische und funktionell gute Oberlippenplastik zu machen, ist der halbe Weg, erst die Mitkorrektur der Naseneingangsdeformität ist die ganze Arbeit. Man sollte deshalb in Zeitschriften und Büchern alle Lippenspaltenplastiken in 3 Photoaufsichten abbilden (vgl. Abschnitt L, S. 310).

Spezielle Techniken

Sind nach vorangegangenen Operationen *lediglich* Nasenspitzen- und kleinere Nasenflügeldeformitäten zurückgeblieben, so kann man in geeigneten Fällen diese durch die üblichen endonasalen Korrekturen der Nasenflügelknorpel beseitigen. Diese Eingriffe lehnen sich stark an die typischen kosmetischen Nasenoperationen an, deren Beherrschung Voraussetzung für derartige Verbesserungsplastiken ist.

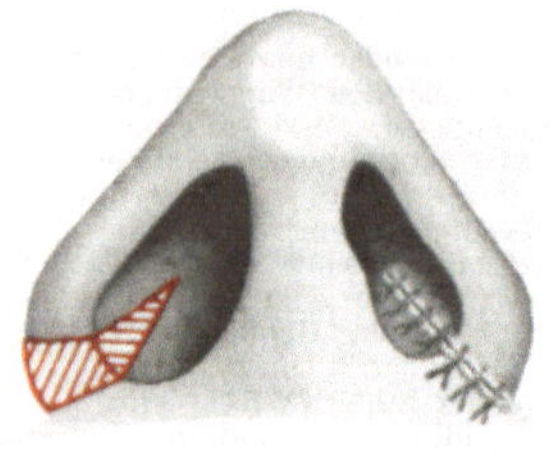

Ist jedoch der spaltseitige Nasenflügelansatz stark nach lateral displaciert, so muß der Nasenflügel mitsamt der Wange — wie bei der primären Spaltplastik — vom Kiefer abgetrennt und nach medial verlagert werden. Alle Versuche, mit kleineren Eingriffen auszukommen, müssen zu enttäuschenden Resultaten führen. Bei schwer displacierten Nasenflügeln sollte man also — selbst bei brauchbarem Oberlippenergebnis — sich wie oben erwähnt zur vollständigen Replastik entschließen, denn meistens stimmen nach Ablösung des Nasenflügels und dessen Medialverschiebung die Oberlippenrelationen nicht mehr.

Abb. 81. Nasenlochverschmälerung durch Keilexcision. Diese Operation kann selbstverständlich auch einseitig ausgeführt werden, z. B. wenn bei Lippenspalten das gesundseitige Nasenloch relativ zu groß ist (vgl. Abb. 22 d u. f)

Für kleinere Korrekturen an der Nasenspitze kommen Eingriffe in Frage, die die unteren seitlichen Knorpel an den Crura medialia ablösen und unter Versetzung zur Nasenspitze zu neu anheften. Es kann auch eine teilweise endonasale submuköse Resektion des Nasenflügelknorpels notwendig werden, wie man sie typischerweise zur Verschmälerung der Nasenspitze in der kosmetischen Chirurgie durchführt. Man sollte bilateral, also auch an der gesunden Nasenlochseite, der Symmetrie halber operieren. In manchen Fällen kann man auch eine gewisse Verlängerung der Nasenspitze durch eine V-Y-Plastik erreichen, die man auf dem unteren Anteil des Nasenrückens durchführt. Jedoch sollte man sich von diesem Vorgehen nicht allzuviel versprechen.

Verbesserungen des Nasenbodens kleineren Ausmaßes durch Gewebsresektionen am Nasenboden dienen der Verschmälerung des Nasenloches (Abb. 81).

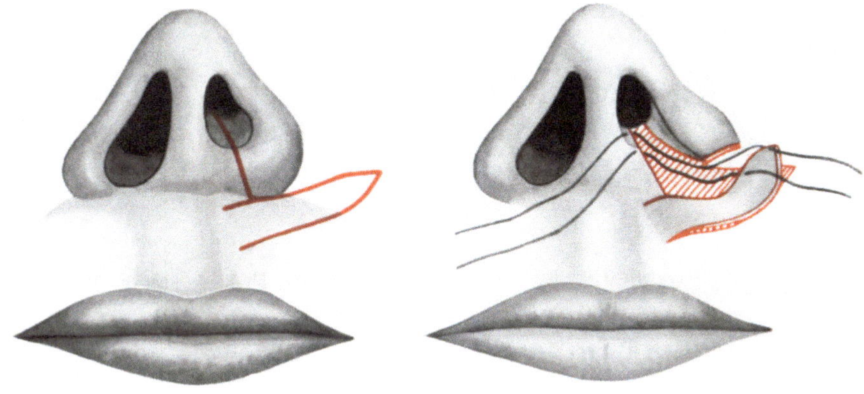

Abb. 82   Abb. 83

Abb. 82. Vergrößerung eines zu kleinen Nasenloches durch Aufklappen des Nasenbodens und Einschlagen eines gestielten paranasalen Lappens. Schnittführung rot eingezeichnet

Abb. 83. Einschlagen und Nahtbefestigung des Lappens

Verbreiterungen des Nasenbodens lassen sich durch Einfügen eines gestielten paranasalen Hautlappens erzielen (Abb. 82—85). Handelt es sich lediglich um eine Geraderichtung des Nasensteges, so bedient man sich einer sinngemäß angewandten Z-Plastik (Abb. 86—89). Die Nasenstegverlängerung unter Verwendung von Oberlippen- bzw. Philtrumhaut (Technik nach LEXER: Abb. 90—93

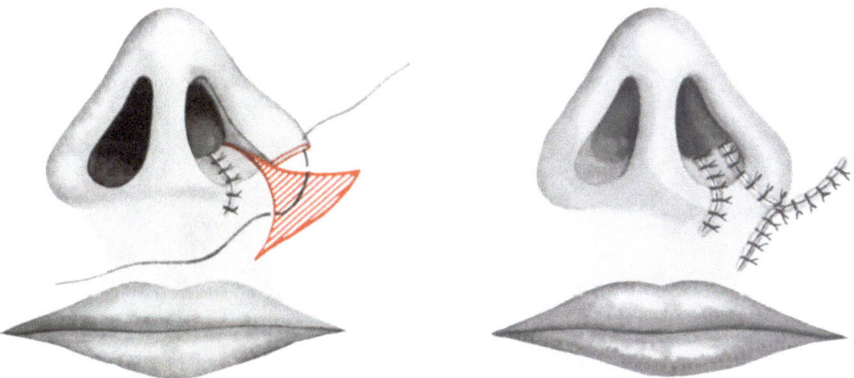

Abb. 84. Versorgung des paranasalen Entnahmedefektes   Abb. 85. Beendigung der Plastik

und nach BLAIR: Abb. 94—97) läßt sich gut mit der V-Y-Plastik (vgl. Abb. 7, 13, 14, 15, 16, 19) kombinieren. Dadurch läßt sich gleichsam ein doppelter Effekt erzielen.

Größere Nasenoperationen wie typische Höckerresektion mit Nasenverkürzung, totale Nasenabmeißelung zur Berichtigung einer Schiefnase, Beseitigung von Septumverkrümmungen usw. dürften wohl erst in der Adoleszenz oder im Erwachsenenalter indiziert sein. Eine eingehende Beschreibung erübrigt sich deshalb an dieser Stelle.

Auf eine recht häßliche Fehlentwicklung des Mittelgesichtes, die gelegentlich bei Spaltkindern, aber auch idiopathisch zu beobachten ist, muß hier noch

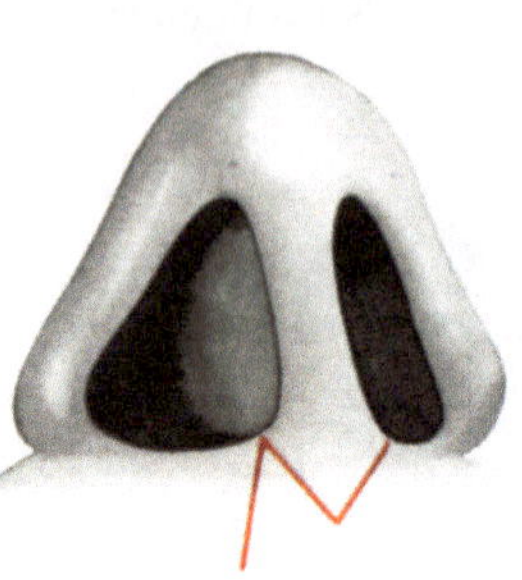

Abb. 86. Begradigung eines schiefen Nasensteges durch Z-Plastik. Schnittführung rot eingezeichnet

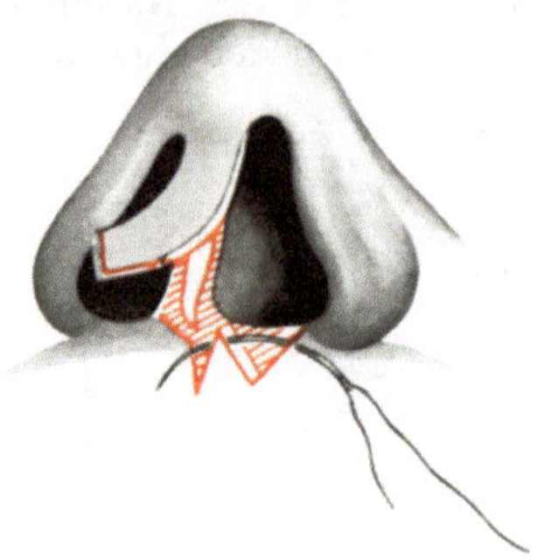

Abb. 87. Verschluß des lateralen, dreieckigen Entnahmedefektes

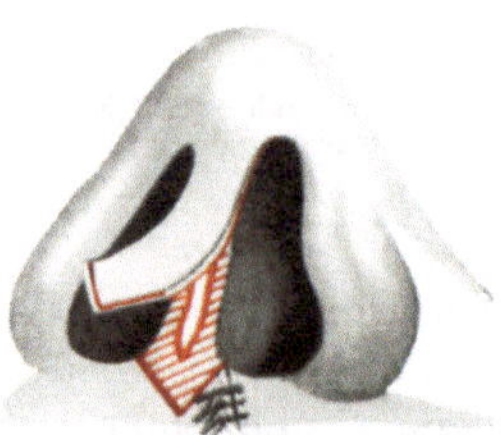

Abb. 88. Es bildet sich ein medialer dreieckiger Defekt

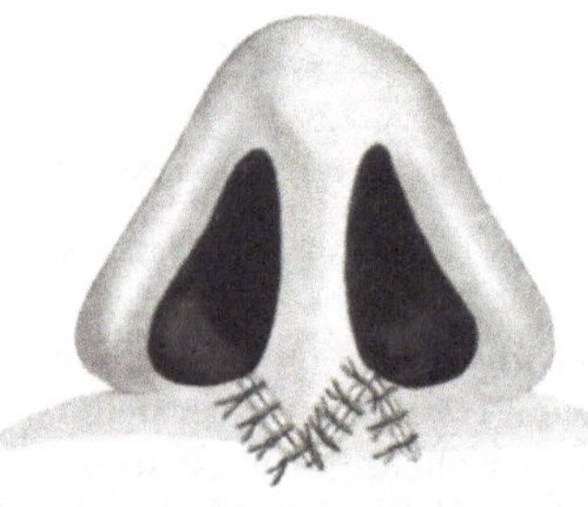

Abb. 89. Die Spitze des Nasensteges ist in den medialen dreieckigen Defekt eingesetzt. Dadurch ist der Nasensteg geradegerichtet

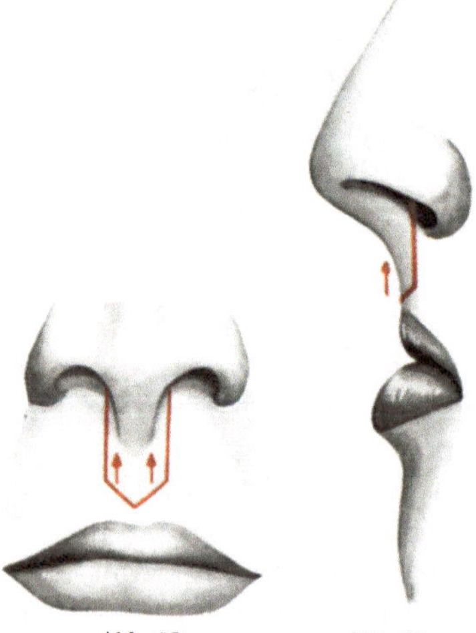

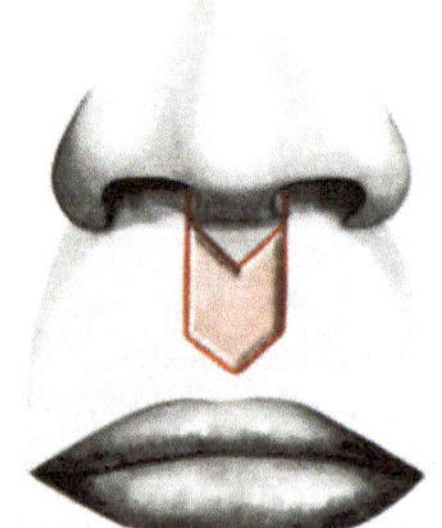

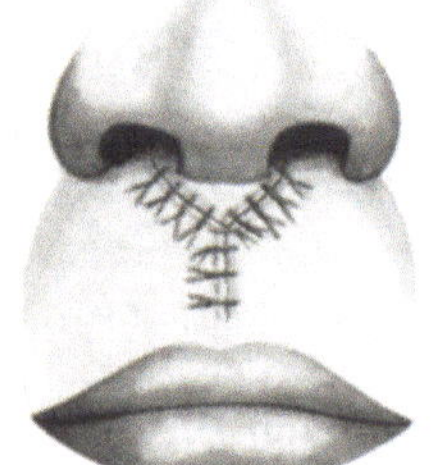

Abb. 90   Abb. 91
Abb. 90 u. 91. Nasenstegverlängerung nach Lexer unter Verwendung von Philtrumhaut

Abb. 92. Die mobilisierte Philtrumhaut wird nach oben verschoben (vgl. Abb. 73, 74)

Abb. 93. Nahtverschluß. Man sieht, daß dieser Operation die V-Y-Plastik zugrunde liegt

eingegangen werden. Es handelt sich um ein Zurückbleiben des Wachstums von Nase und Oberkiefer, insbesondere in der Gegend des Foramen piriforme nasi. Diese typische Gesichtsdeformität ist charakterisiert durch eine Sattelnase mit weit zurückliegenden Nasenflügelansätzen, wenig betonter Nasenspitze und einem sehr spitzen Nasensteg-Oberlippenwinkel, der durch die zurückweichende Maxilla bedingt ist (s. Abb. 99). Dadurch erhält das Gesicht einen stupiden, beinahe affenähnlichen Ausdruck. Im anglo-amerikanischen Schrifttum wird

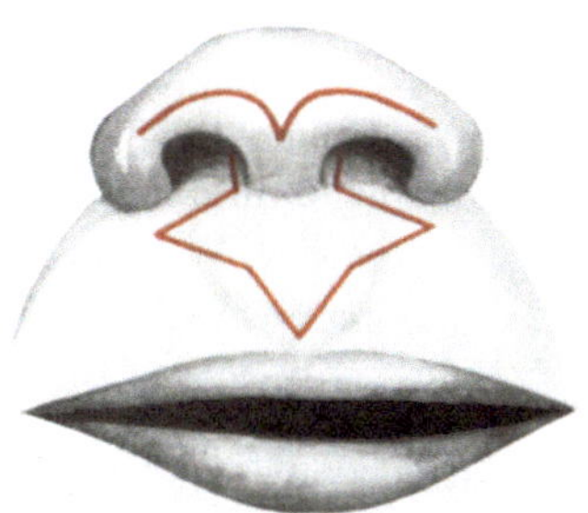

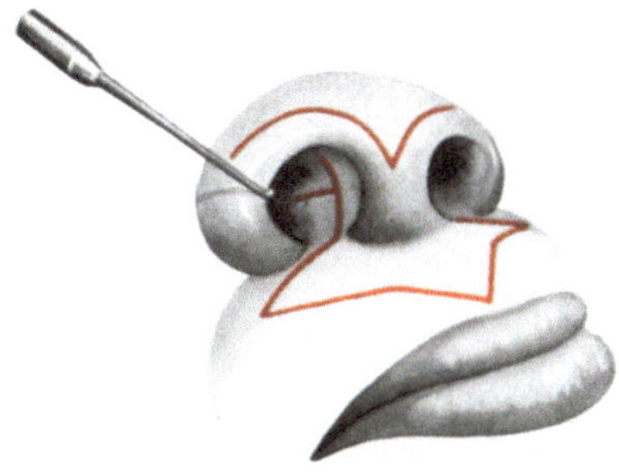

Abb. 94. Nasenstegverlängerung nach Blair (Oberlippenschnittführung)unter gleichzeitiger Nasenspitzenmodellierung von einem V-Schnitt aus (vgl. Abb. 10, 13—16, 19)

Abb. 95. Darstellung der Schnittführung im Bereich des häutigen Septums. Der in kranialer Richtung verlaufende Hilfsschnitt wird bei der Hebung der Nasenspitze zu einem Dreieck aufgeklappt

dieses Bild treffend als dish-face (Schüsselgesicht) bezeichnet. Obwohl diese Verunstaltung auch aus ungeklärten Ursachen bei Nichtspaltträgern vorkommt, soll die plastische Korrektur an dieser Stelle besprochen werden.

Vorauszuschicken ist, daß die alleinige Begradigung der Sattelnase durch Unterfütterung mit Knorpel oder Knochen nicht ausreichend ist, weil damit

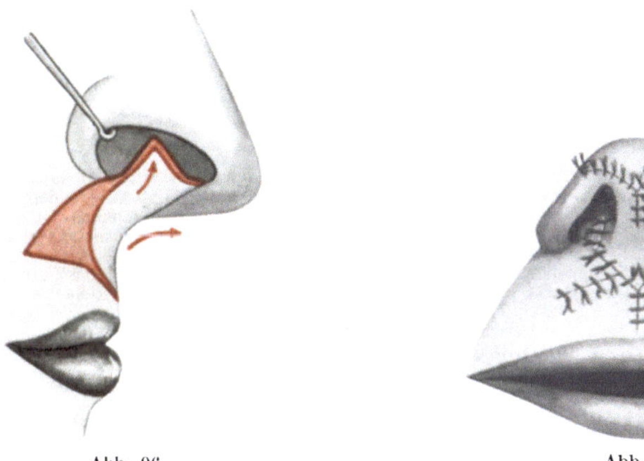

Abb. 96   Abb. 97

Abb. 96. In dieses Dreieck werden beiderseits die seitlichen Oberlippendreiecke eingefügt

Abb. 97. Fertigstellung der Plastik. Die Substanzvermehrung des häutigen Septums macht das Blairsche Vorgehen dem Lexerschen überlegen. Dieses Verfahren kann auch ohne V-Y-Plastik der Nasenspitze durchgeführt werden, doch gibt die gleichzeitige Kombination beider Methoden eine wirksame Nasenstegverlängerung mit gleichzeitiger Nasenlochaufrichtung und Nasenspitzenverschmälerung (vgl. Abb. 43b, h, i)

nur *eine* Komponente dieses Komplexes korrigiert wird. Es muß immer die Gegend des Foramen piriforme nasi durch Knorpel- oder Knochenauflage gehoben und dadurch die gesamte untere Nase einschließlich Nasenflügel, Nasenlöcher und Steg sowie der kraniale Teil der Oberlippe nach vorn gebracht werden. Wir nehmen vorzugsweise frischen autoplastischen Knorpel, gelegentlich aber auch homoioplastisches Material (frisch oder kältekonserviert) zur Transplantation. Frischer autoplastischer Knorpel heilt als bradytrophes Gewebe wahrscheinlich lebend ein. Auch homoioplastischer Knorpel wird kaum resorbiert und ist ein ausgezeichneter „organisierter Platzhalter". Auto- oder homoioplastischer Knochen kann zu den gleichen Ergebnissen führen, obgleich dieses Gewebe leichter zur Resorption neigt. Insbesondere ist aber Knochen schwieriger zu „modellieren". Wenn man Knochen nimmt, dann sollte man aus biologischen und bearbeitungstechnischen Gründen spongiösen (Darmbein) und nicht corticalen Knochen (Tibiaschaft) verwenden.

Mit heteroplastischem Knorpel oder Knochen haben wir keine Erfahrung. Theoretisch wäre Tierknorpel noch am tragbarsten. Alloplastiken (Kohlenwasserstoffpolymerisate usw.) lehnen wir ab. Bestenfalls können solche Implantate in eine

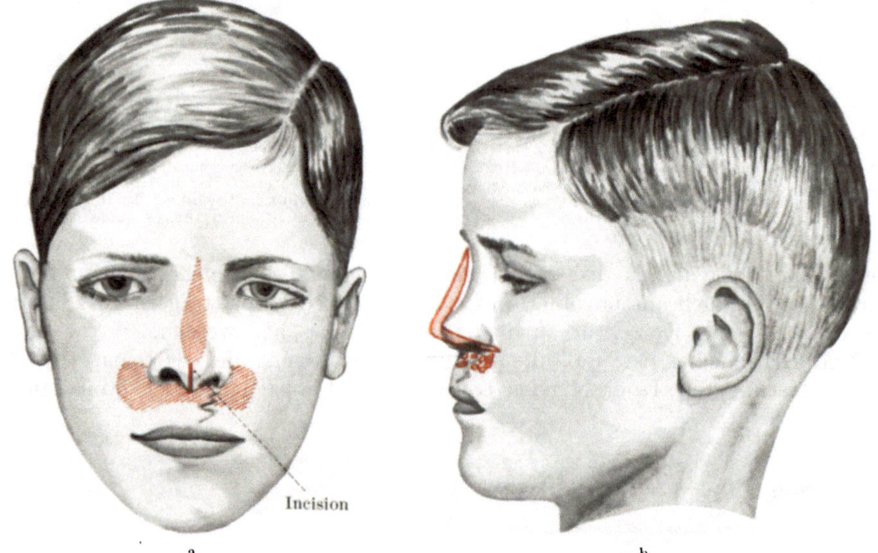

Abb. 98a u. b. Halbschematische Darstellung der Korrektur eines „Schüsselgesichtes" (dish-face). Sattelnase *und* Retrotrusion der Maxilla (Pars alveolaris) sind auszugleichen (vgl. Abb. 99). a Von einem Längsschnitt im Nasensteg werden Nasenrücken und oberes Drittel der Oberlippe (untere Umgrenzung der Apertura piriformis nasi) unterminiert (rot gepunktet). Vestibulum- und Nasenschleimhaut dürfen nicht perforiert werden. b Der Nasenrücken wird mit einem L-förmigen (auto- oder homoioplastischen) Knorpeltransplantat unterfüttert. Das obere Oberlippendrittel wird mit Knorpelspänchen, die bei der Herrichtung des Nasenrückenimplantates abfallen, unterpolstert. Einzelheiten siehe Text

Fremdkörpermembran eingescheidet (und somit biologisch gesehen extrakorporiert) werden. Die gelegentliche Entstehung von bösartigen Geschwülsten Jahre oder Jahrzehnte nach der Implantation von Kunststoffen ist eine zu ernste Gefahr, als daß sich Alloplastiken mit Kohlenwasserstoffderivaten rechtfertigen ließen.

Im einzelnen gehen wir bei der Korrektur folgendermaßen vor: Am Tage vor der Operation stellen wir uns aus zahnärztlicher Abdruckmasse (Stenz oder dgl.) ein Modell für das Nasenrückenimplantat sowie für die Unterfütterung von Oberlippen- und Nasenflügelgegend her. Die Maße dieser Operationsvorlage werden festgelegt, um danach die Implantate herstellen zu können. Die Operation wird in transoraler Intubationsnarkose durchgeführt. Zuerst wird ein entsprechend großes Stück Rippenknorpel entnommen. Während ein Assistent die Entnahmestelle versorgt, wird der Rippenknorpel nach der Stenzvorlage geschnitzt. Es hängt von der Situation ab, ob man ein L-förmiges Transplantat herrichtet, dessen langer Anteil unter dem Nasenrücken und dessen kurzer und graziler Schenkel in den Nasensteg eingesetzt wird, oder nur einen Nasenrückenspan nimmt. Die bei dieser Schnitzarbeit abfallenden Späne werden sorgsam aufgehoben, um bei der Oberlippenunterfütterung Verwendung zu finden.

Als Zugang zur Nase und zu den unterhalb des Foramen piriforme nasi gelegenen Oberkieferabschnitten genügt eine von der Nasenspitze über den Nasensteg bis in die obere Philtrumgegend geführte Längsincision (Abb. 98). Lediglich wenn gleichzeitig unsere oben beschriebene Korrektur querovaler oder sonstwie verformter Nasenlöcher durchgeführt werden muß, führen wir die Längsincision in Form eines Y über beide Nasenlöcher weiter, um dadurch die Nasenflügelknorpel hochnähen zu können. Der Nasenrücken wird von hier aus bis zur Glabella tunneliert — im Bereich der knöchernen Nase möglichst subperiostal. Der Nasensteg wird, ohne die Haut zu perforieren, unter Beiseitedrängung der Crura medialia der Nasenflügelknorpel bis zum knorpeligen Septum dargestellt und somit ein Aufnahmebett für das Transplantat geschaffen. Nun dringt man auf die Spina nasalis anterior vor. Mit Schere und feinem Rasparatorium werden nun auf der Maxilla unterhalb und seitlich der Nasenöffnung die Weichteile abgedrängt, so daß im oberen Lippendrittel bis unter die Nasenflügel ein Hohlraum entsteht. Es ist peinlichst darauf zu achten, daß weder im Vestibulum oris noch an den Nasenlöchern Perforationen entstehen. Unter keinen Umständen dürfen Perforationen übersehen werden und unversorgt bleiben.

Nun wird das Nasentransplantat eingesetzt. Wenn es nicht gut paßt, wird es wieder entfernt, weiter verbessert und erst dann endgültig eingefügt, wenn die Nase die gewünschte Form erhalten hat. Die Knorpelspänchen werden in das vorbereitete Lager unterhalb des Foramen piriforme nasi gestopft. Diese Schnitzelchen müssen dicht beieinander liegen und zahlreich genug sein, um wirklich das kraniale Oberlippendrittel nach vorn zu bringen. Der Winkel zwischen Nasensteg und Oberlippe soll mindestens ein rechter, bei Mädchen tunlichst ein stumpfer sein. Die Incision wird subcutan mit Catgut 4 Null und mit feinsten Hautnähten verschlossen (Abb. 99).

g) Technik des primären Gaumenspaltenverschlusses

α) Allgemeine Gesichtspunkte

Es muß hier zunächst an die vorangegangenen Ausführungen hinsichtlich des Operationstermins angeknüpft werden, weil dort unsere derzeitigen Kenntnisse von den Kieferwachstumsvorgängen umrissen worden sind. Da hier kein erschöpfender geschichtlicher Überblick über die Gaumenspaltenoperationen gegeben werden kann, muß die Feststellung hingenommen werden, daß prinzipiell jeder Gaumenspaltenverschluß in einer Weichteilverschiebung besteht. Die Versuche, die gespaltenen Skeletanteile einander zu nähern (FERGUSSON, BROPHY u. a.), haben infolge Kiefer- und Gesichtsverkrüppelungen zu katastrophalen Mißerfolgen geführt.

Obwohl wir uns der heutigen Lehrmeinung anschließen, daß die Gaumenspaltenplastik lediglich in einer Weichteilverschiebung zu bestehen hat und daß Mobilisationen der entsprechenden Skeletanteile zu verwerfen sind, soll nicht verschwiegen werden, daß von amerikanischen Autoren Skeletmobilisationen (Modifikationen der Brophyschen Operation) immer wieder durchgeführt werden. Uns erscheint es durchaus notwendig, unvoreingenommen die Mitteilungen über die Resultate solcher „unorthodoxen" Verfahren zur Kenntnis zu nehmen (PEER, HAGERTY usw.).

Den Verschluß einer Velumspalte haben wohl erstmalig der deutsche Chirurg GRAEFE (1816) und etwa zur gleichen Zeit der Franzose ROUX — wenn auch mit unzureichenden Mitteln — durchgeführt. Der geniale DIEFFENBACH führte die seitlichen Entlastungsschnitte im Bereich des weichen Gaumens ein.

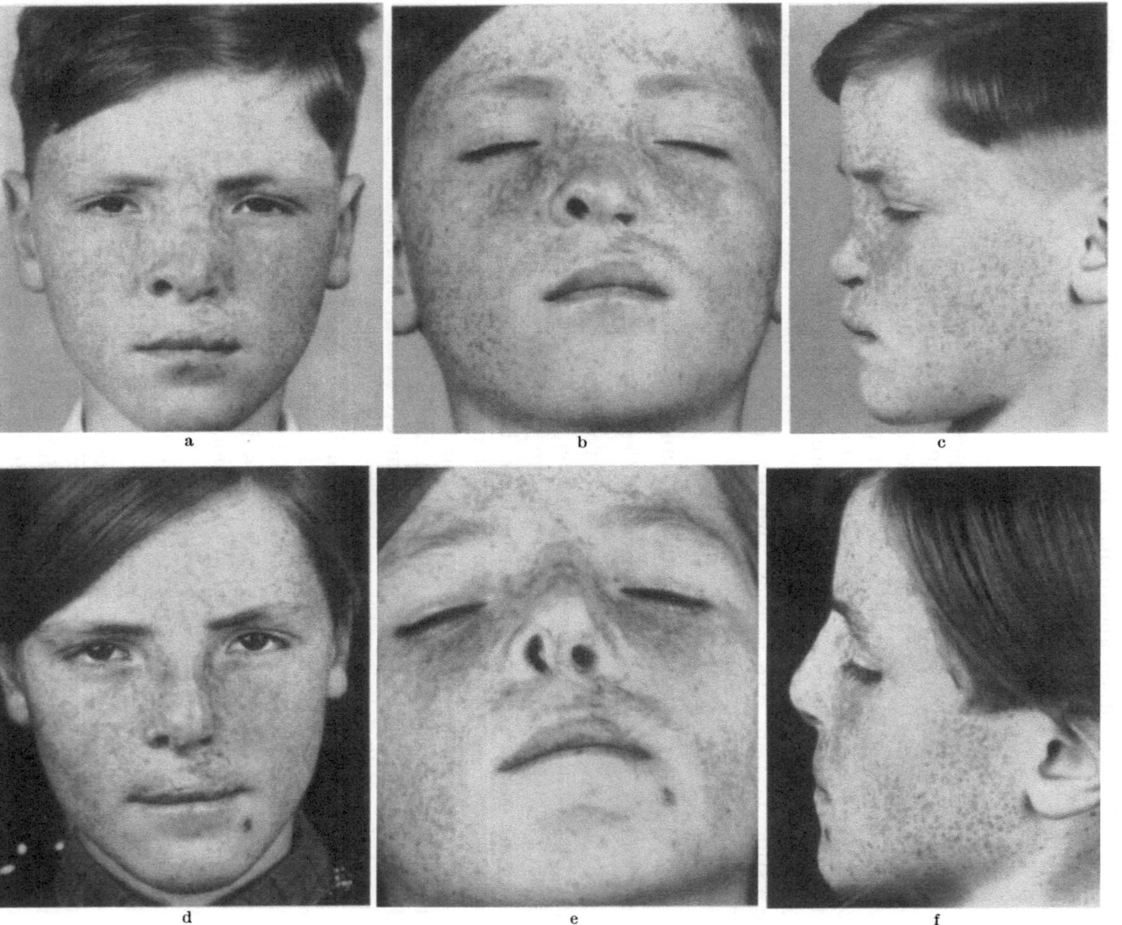

Abb. 99a—f. Andernorts operierte Spalte bei einem 10jährigen Jungen. a—c Zustand bei der Behandlungsübernahme. Das Oberlippenergebnis ist brauchbar (a). Jedoch decken die Fotoaufsichten b und c die Mängel des Naseneinganges und des Profiles auf. Es handelt sich um ein Zurückweichen des Mittelgesichtes mit Sattelnase. Man beachte den spitzen Winkel zwischen Oberlippe und Nasensteg. Diese Gesichtsdeformität wird im anglo-amerikanischen Schrifttum als „dish-face" (Schüsselgesicht) bezeichnet. d—f Zustand nach Unterfütterung des Nasenrückens und der unteren Begrenzung des Foramen piriforme nasi mit frischem autoplastischem Rippenknorpel bei gleichzeitiger Nasenlochkorrektur. Zur Schaffung eines gleichgroßen Nasenloches links war zu wenig Material vorhanden, weil in den Voroperationen durch äußere Umschneidung des linken Nasenflügelansatzes Teile des Nasenflügels geopfert worden sind. (Vgl. Abb. 98)

Die erste brauchbare Basis des Gaumenspaltenverschlusses verdanken wir dem „Vater der Deutschen Chirurgie", BERNHARD V. LANGENBECK. Durch seitliche Entlastungsschnitte im Bereich des harten *und* weichen Gaumens, mediale Anfrischung der Spaltränder und Mobilisation des Mucoperiostes des harten Gaumens wurde die *oralseitige* Naht der Spaltränder bei totalen Spalten ermöglicht.

Im Laufe der Jahrzehnte erwies sich diese Langenbecksche Basis jedoch als unbefriedigend. Der anatomische Spaltenverschluß war unzureichend, die Gaumenwölbung trat zu tief (Abb. 100). Häufig entstanden breite Kommunikationen zwischen Mund- und Nasenhöhle (Abb. 100 c). Der weiche Gaumen wurde durch starke Narbenbildung meist starr. Die Sprachfunktion ließ deshalb stark zu wünschen übrig.

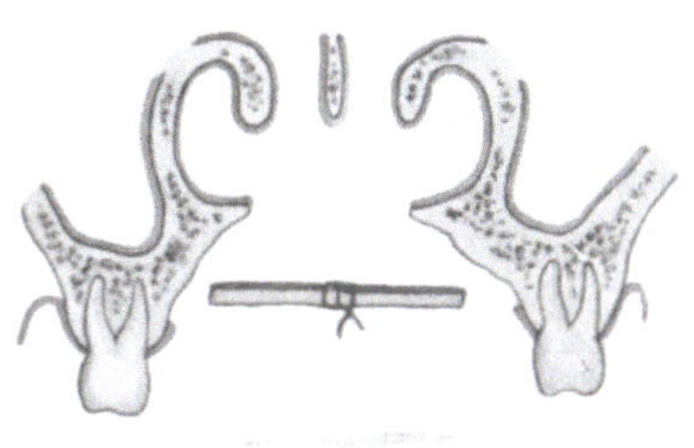

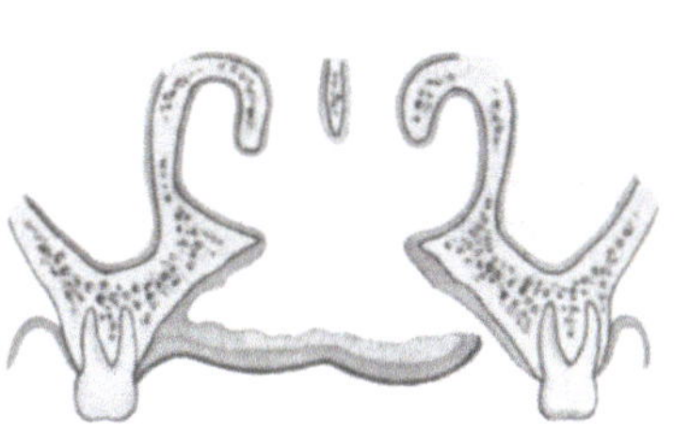

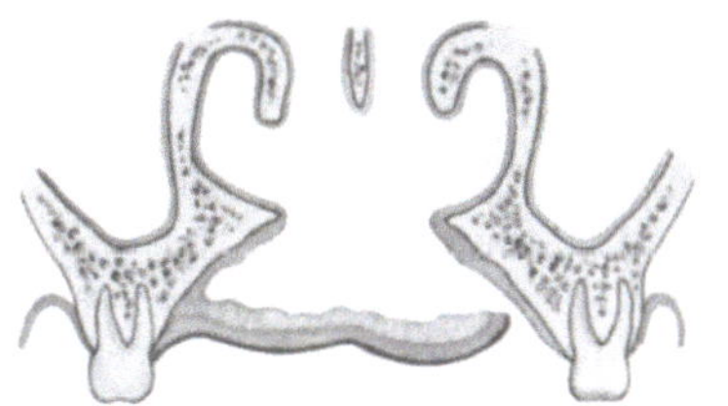

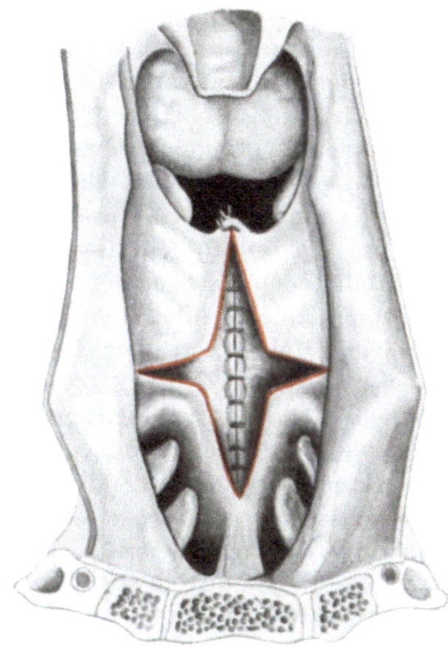

Abb. 100 a—c. Tiefertreten des Langenbeckschen Brückenlappens (a) und breite Kommunikation (b) zwischen Mund- und Nasenraum. (Nach AXHAUSEN)

Abb. 101. Nasalseitiges Wundbild der Langenbeck-Plastik. Bei nur oralseitiger Wundnaht muß die nasale Wunde per granulationem und Sekundärepithelisierung heilen (vgl. hierzu Abb. 100 und 110)

Der französische Chirurg VEAU hat dann nach dem 1. Weltkrieg der Gaumenspaltenplastik einen weiteren entscheidenden Impuls vermittelt, indem er die grundsätzlichen Mängel der Langenbeckschen Operation erkannte und durch seine eigene Technik beseitigte.

Ein weiterer entscheidender Nachteil der Langenbeckschen Technik lag in der nasalen Wundfläche (Abb. 101), die der Sekundärheilung überlassen blieb und deshalb entweder zur Dehiszenz oder zur verstärkten Narbenbildung, Spätdeformierung des Kiefers und zur Rigidität des Gaumensegels führte. Durch die fehlende Naht des nasalen Epithels und durch die Querincision des nasalen Mucoperiostes am Hinterrand des harten Gaumens konnten sich die medial vereinigten Brückenlappen in die Mundhöhle herabsenken. Das führte zum Verlust der Gaumenwölbung und zur Verkleinerung der Mundhöhle, ein Umstand, der für die Sprache nicht ohne Folgen bleiben konnte. VEAU hat die

Langenbecksche Brückenlappenplastik verlassen und eine Operationstechnik unter Verwendung von hinten gestielten Lappen, Naht der nasalen Schleimhaut und dreischichtiger Naht des weichen Gaumens ausgearbeitet. Dadurch wollte er die Mängel der Langenbeckschen Operation beseitigen.

Die Brücke zwischen diesen beiden Eckpfeilern Langenbecks und Veaus hat Kirschner geschlagen, indem er die entscheidenden Gedankengänge Veaus auf die Langenbecksche Operation übertrug, also: Mobilisation und Naht der nasalen Schleimhaut und somit zweischichtiger Verschluß der Spalte im Bereich des harten Gaumens und dreischichtige Naht im Bereich des Velums. Damit sind die Fundamente der Spaltenchirurgie umrissen. Die Detailarbeit, an der sich zahlreiche Autoren beteiligt haben, konnte einsetzen.

So haben Ganzer u. a. die Streifenexcision zur Wundmachung des medialen Spaltrandes aufgegeben und durch Aufpräparierung des weichen Gaumens ersetzt, um wertvolles Material zu sparen.

Ernst hat die seitlichen Mobilisationsschnitte weiter nach hinten geführt und den weichen Gaumen mitsamt Mesopharynx mobilisiert und nach medial gedrängt. Damit sollte einmal die Nahtspannung des weichen Gaumens herabgesetzt werden, zum anderen aber glaubte Ernst, durch lang dauernde Tamponaden dieser Wundtaschen den Mesopharynx zum Zwecke der Sprachverbesserung einengen zu können. Ferner wollte er durch Guttaperchaauflagen auf Celluloidplatten den weichen Gaumen modellieren und verlängern. Diese den damaligen zahnärztlichen Vorstellungen entnommenen Praktiken der Einengung des Schlundrohres durch Granulationsgewebe und der prothetisch-orthopädischen Modellation des weichen Gaumens haben sich nicht allgemein durchsetzen können. Alle pathologischen und anatomischen Kenntnisse sowie chirurgische Erfahrungen über die Wundvorgänge entziehen dieser Konzeption die reale Basis.

Wertvoll ist unseres Erachtens an der Ernstschen Technik die ausgiebige Mobilisation des weichen Gaumens und des Mesopharynx zur Nahtentspannung und somit zur Sicherung der Wundheilung. Den seitlichen Tampons fällt für die erste postoperative Woche die Rolle mechanischer Medialverdrängung des Gaumens zu. Man sollte sie als „Stütztamponaden" bezeichnen.

Axhausen, der im wesentlichen auf Kirschners und Ernsts Gedankengängen aufbaute, hat zur weiteren Mobilisation und leichteren Medialverschiebung und somit zur Nahtsicherung die Durchtrennung der A. palatina major empfohlen. An Hand seines großen Erfahrungsgutes hat er gezeigt, daß keine Ernährungsstörungen der mobilisierten Brückenlappen zu befürchten sind, weil dieser Brückenlappen — im Unterschied zum Veauschen Lappen — von 2 Seiten her ernährt wird. Andere Operateure haben das Gefäßbündel durch Aufmeißelung des Knochenkanals mobilisiert oder es einfach durch allmählichen Zug gedehnt. Eine nennenswerte Mobilisation kann durch letzteres Verfahren nicht erwartet werden, wenn man gleichzeitig die Durchgängigkeit der Gefäße bewahrt haben will. Entweder ist die Dehnung der Gefäße so gering, daß keine ordentliche Mobilisation und somit Nahtentspannung der Gaumenlappen erreicht wird, oder die Dehnung muß zur wirklichen Nahtentspannung so excessiv durchgeführt werden, daß die Blutzirkulation infolge Intimarisse, Thrombosierungen usw. unterbrochen wird. Dann kann man das Gefäßbündel auch durchschneiden!

Ein weiterer wichtiger Schritt zur Weichteilmobilisierung und somit spannungsfreien Naht ist die Fortnahme des Zuges des M. tensor veli palatini, dessen Sehne um den Hamulus pterygoideus herumläuft. Axhausen hat gezeigt, daß die sicherste Methode, den distrahierenden Muskelzug zu beseitigen, in der

Frakturierung des Hamulus besteht. Merkliche nachteilige Folgen, die theoretisch vielleicht in Form von Bewegungsarmut des Gaumensegels, Sprachstörungen usw. zu befürchten wären, haben sich in praxi nicht gezeigt.

Anknüpfend an die Ausführungen über den Operationszeitpunkt kann zu den *Grundsätzlichkeiten* des Operationsmodus folgendes gesagt werden:

Ein narbiger, geschrumpfter und deshalb auch bewegungsarmer Gaumen ist von sehr geringem Wert für die Sprache. Jede operative Maßnahme muß bestrebt sein, das Ausmaß der unvermeidlichen Narbenbildung auf das unerläßliche Minimum herabzumindern.

Da durch jede Reoperation die Narbenbildung zwangsläufig stärker wird und die Verkürzung und Starrheit des Gaumensegels zunimmt, ist das größte Unglück jeder Gaumenspaltenplastik die Nahtdeshiszenz. Oberste Sorge jeder operativen Technik hat daher die *Erfolgssicherheit der Naht* und Heilung per primam zu sein. Erstes Gesetz jeder chirurgischen Wundvereinigung ist aber bekanntlich die *absolut spannungsfreie Naht.*

Wir bedienen uns deshalb *aller* Technizismen, die eine absolut spannungsfreie Naht ermöglichen. Also:

1. Mobilisation des Mesopharynx nach ERNST mittels weit zurückgeführter Entspannungsschnitte sowie Tamponade dieser Wundtaschen für etwa 7 bis 10 Tage. (Wohlverstanden: Nicht um den Mesopharynx einzuengen, einer Vorstellung, der wir nicht folgen können, sondern um die Weichteile en bloc nach medial zu drängen!)

2. Frakturierung des Hamulus pterygoideus, um den Zug des Tensor veli palatini zu beseitigen.

3. Durchtrennung der Palatina-major-Gebilde.

4. Völlige Ablösung der oralen und nasalen Weichteilanheftungen vom harten Gaumen, insbesondere von dessen hinterem Rand.

Nächstwichtiger Grundsatz ist die allseitige und vollständige Wundnaht der Spaltränder, um hier *keine granulierenden Wundflächen zuzulassen.* Das wird durch die Schichtnaht erreicht. Die anatomische Situation und das Wesen eines Gaumenspaltenverschlusses machen es allerdings unvermeidlich, die seitlichen Entlastungsschnitte der Sekundärheilung zu überlassen.

Wir haben deshalb die uns wesentlich erscheinenden Gesichtspunkte KIRSCHNERs, GANZERs, ERNSTs und AXHAUSENs übernommen. Verlassen haben wir den fortdauernden Tamponadewechsel und die mit Guttapercha besetzte, angeblich den Gaumen modellierende Celluloidplatte von ERNST und AXHAUSEN.

Daß durch Granulationserzeugung infolge Tamponadewechsels eine Schlundverengerung möglich ist, erscheint uns weder bewiesen noch vorstellbar. Wohl aber werden Entzündungsvorgänge dadurch künstlich in Gang gehalten und somit verstärkte narbige Indurierungen begünstigt. Auch den an die Anbringung einer Celluloidplatte geknüpften Vorstellungen vermögen wir — in Übereinstimmung mit der Mehrzahl aller Chirurgen — nicht zu folgen. Das Herabsinken des oralen Lappens wird durch die anatomische Schichtnaht von nasaler Schleimhaut, Muskulatur des weichen Gaumens und oraler Schleimhaut unmöglich gemacht, vor allem, wenn das nasalseitige Mucoperiost im Bereich des hinteren Randes des harten Gaumens (wo LANGENBECK die quere Incision anlegte!) bei der Mobilisation intakt gelassen wird. Binnen kürzester Zeit verklebt der orale Lappen wieder mit dem harten Gaumen und mit der Wundfläche der vereinigten nasalen Schleimhaut, denn der Körper duldet keine wunden Hohlräume. Wer ein übriges tun will, kann den oralen Lappen mit ein oder zwei Nähten etwa entsprechend der Veauschen Technik an die Wundfläche der nasalen Schleimhaut heften. Man wird die Gaumensegelmuskulatur mit einem Guttaperchakloß nicht länger machen können, als sie ursprünglich angelegt ist. Ein Muskel ist kein Kuchenteig, den man auswalzen kann.

So sehen wir in der Ernst-Axhausenschen Gaumenplatte nicht nur keinen Vorteil, sondern fürchten, trotz der guten Erfolgsmitteilungen eines so erfahrenen Autors wie Axhausen, unter gewissen Bedingungen — und sei es nur bei geringfügigen technischen Versehen — sogar gewisse Gefahren. Die Gaumenplatte verhindert ohne Zweifel den natürlichen Selbstreinigungsmechanismus des Mundes. Es kommt zu Sekret- und Blutansammlungen und zu deren fermentativen und bakteriellen Zersetzung zwischen Gaumen und Platte. Denkt man an den üblen und fötiden Gestank, der beim Herausnehmen der Celluloidplatte jedesmal wahrnehmbar ist, muß man sich wundern, daß „trotzdem" die Wunde geheilt ist. *Ohne* Platte aber halten Zunge und Speichelfluß die Wunde sauber. Außerdem ist zu bedenken, daß in jedem Operationsgebiet eine mehr oder minder starke Gewebsschwellung eintreten muß. Die vor der Operation anmodellierte Celluloidplatte kann bei postoperativen Anschwellungen einen Druck mit all seinen fatalen Auswirkungen (Zirkulationsstörungen, Drucknekrosen, Nahtdehiszenzen usw.) erzeugen. Ein weiterer Nachteil ist die durch die Drahtbefestigung unumgängliche Schädigung der epithelialen Zahnfleisch-Zahnhalsverbindung. Gerade von moderner zahnärztlicher Seite wird hiervor gewarnt.

Nachteile irgendwelcher Art konnten wir in den Jahren, seitdem wir vom Gebrauch der Gaumenplatte Abstand genommen haben, nicht feststellen, weder im Hinblick auf die Wundheilung (Nahtdehiszenzen sind niemals eingetreten!) noch im Hinblick auf die Gaumenbeschaffenheit (Länge, Beweglichkeit, Sprachfunktion usw.).

Sollte es gelegentlich doch notwendig erscheinen, das Gaumensegel etwas zu verlängern, dann scheint uns hierfür lediglich eine angewandte Z-Plastik der gangbare Weg zu sein, wie z. B. Schuchardt vorgegangen ist. Bei primären Spaltplastiken haben wir es bisher nur in Einzelfällen für nötig befunden, eine Gaumensegelverlängerung anzustreben. Es soll aber nicht bestritten werden, daß es derartige Fälle geben mag, bei denen primär das Gaumensegel nicht lang genug angelegt ist, denn es handelt sich ja schließlich um Mißbildungen! Anders liegen die Verhältnisse bei Replastiken, weil hier durch die vorhergegangene Operation es bereits zu einer Schrumpfung und Narbenbildung gekommen ist. Hier führen wir die operative Gaumensegelverlängerung mittels einer den gegebenen Verhältnissen angepaßten Z-Plastik häufiger als bei den primären Plastiken aus.

Aus diesen Gedankengängen heraus ist unsere Operationstechnik, die nun beschrieben werden soll, weder ein Novum noch eine Axhausensche, Ernstsche oder sonstige „autorisierte Methode". Wir haben uns bemüht, von den verschiedenen Verfahren der bahnbrechenden Autoren jeweils das Beste und Wertvollste zu übernehmen und so eine gute Kombination der verschiedenen Methoden herauszuarbeiten.

β) Vorbereitende Maßnahmen für den Gaumenspaltenverschluß

Anaesthesie

Seit die modernen Narkoseverfahren ihre feste Anwendung durch geschulte Anaesthesisten gefunden haben, operieren wir alle Gaumenspalten in intratrachealer Intubationsnarkose. Der Tubus wird transnasal eingeführt, und zwar durch das Nasenloch der gesunden Seite, weil dann der Tubus völlig außerhalb des Operationsfeldes liegt. Bei bilateralen Spalten ist die Wahl des Nasenloches gleichgültig.

Wir halten die Intubationsnarkose für das sicherste Betäubungsverfahren. Der Narkotiseur hat jederzeit die Atmung im wahrsten Sinne des Wortes „in der Hand". Der gegen die Trachea abgedichtete Tubus verhütet jegliche Aspiration von Blut und Schleim. Diese Anaesthesie ist absolut psychisch schonend für den Patienten (und auch für den Operateur!).

Der Vorteil der Lokalanaesthesie mochte früher berechtigterweise von Ax-HAUSEN u. a. verfochten werden, als man damals noch auf nichtsteuerbare, intravenöse Barbiturnarkosen, offene Äthertropfnarkosen und Insufflations-narkosen angewiesen war. Schon das Einspritzen der lokalen Anaesthesieflüssigkeit ist für das Kind eine furchtbare und schmerzhafte Prozedur. Die Operation kann in örtlicher Betäubung niemals völlig schmerzfrei verlaufen. Der Eingriff ist somit in gewissem Grade doch eine Folter, die heutzutage nicht mehr notwendig ist. Weitere Einzelheiten müssen im Kapitel „Anaesthesie" nachgelesen werden.

Schockprophylaxe

Nicht nur die Gesichtspunkte des Anaesthesisten (Möglichkeit der sofortigen Aplikation von Kreislaufmitteln, blutdrucksenkenden Medikamenten usw.), sondern auch chirurgische Vorsichtsmaßnahmen lassen es notwendig erscheinen, in jedem Falle einen intravenösen Dauertropf während der Operation laufen zu lassen. Man beginnt mit irgendeiner der handelsüblichen Infusionsflüssigkeiten und geht im Bedarfsfalle auf Blut über, das bei uns in der Blutbank von jeder Blutgruppe in ausreichender Menge vorrätig gehalten wird.

Lagerung

Wir operieren am hängenden Kopf, der auf dem Schoß des Operateurs ruht. Für gute Beleuchtung des Operationsfeldes (zusätzliche Operationsscheinwerfer, Stirnlampe usw.) muß gesorgt sein. Nach steriler Abdeckung wird der Mund mit einem Mundsperrer, von denen man verschiedene Modelle zur Auswahl haben sollte, maximal geöffnet. Die Zunge wird an einem dicken Seidenfaden vorgezogen. Der Zungengrund wird mit einem Spatel von einem Assistenten herabgedrückt und die Wangentaschen mit Langenbeck-Haken entfaltet. Ein Assistent hält dauernd mit einem Sauger den Mund von Schleim, Speichel und Blut frei.

γ) Spezielle Operationstechnik

Man fühlt den Muskel-Sehnenwulst des M. pterygoideus internus und incidiert genau über ihm die Schleimhaut. Man beginnt den Schnitt ziemlich weit hinten etwa in Höhe des Zäpfchens und führt ihn 1—2 mm vom Zahnfleischrand auf den harten Gaumen über. Jetzt wird mit dem Messer sofort fester Kontakt mit dem Knochen gesucht und der Schnitt nach vorn weitergeführt, bei unvollständigen Spalten bis über die Spalte hinaus. Bei durchgehenden Spalten endet er am Eckzahn (Abb. 102).

Dann stellen wir die weißglänzende Sehne des M. pterygoideus internus (Leitmuskel für die Gaumenmuskelmobilisation) dar und gehen medial davon im präformierten Bindegewebsraum stumpf mit Schere und Pinzette bis auf die Wirbelsäule in die Tiefe (Abb. 103). Dadurch werden die gesamten Gaumenweichteile mitsamt dem Mesopharynx unversehrt nach medial gedrängt. Ganz von selbst stellt sich jetzt der Hamulus pterygoideus mit der darüber verlaufenden Sehne des M. tensor veli palatini dar. Durch einen ganz leichten Fingerdruck oder Druck mit einem entsprechenden Instrument (Meißelchen, Schere usw.)

wird der Hamulus frakturiert und ebenfalls nach medial gedrängt (s. Abb. 105).
Der Zug des Tensor veli palatini ist dadurch beseitigt. Man kann jetzt temporär

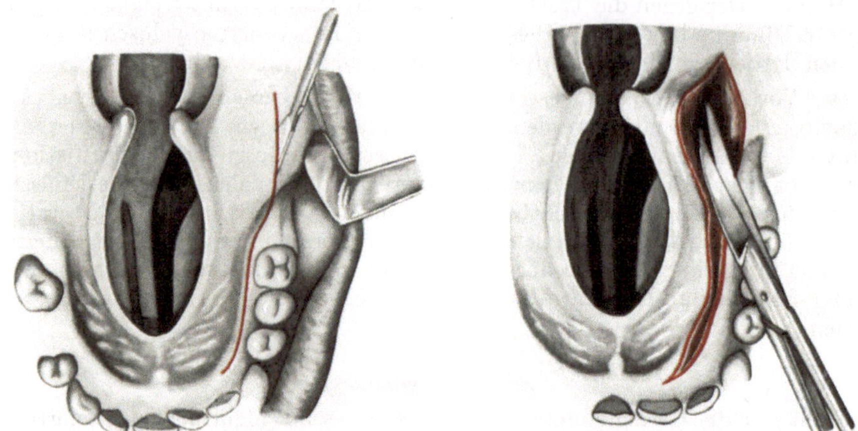

Abb. 102. Gaumenspaltenverschluß. Modifizierte Brücken-
lappentechnik (LANGENBECK, KIRSCHNER, ERNST,
AXHAUSEN). Seitlicher Entlastungsschnitt

Abb. 103. Eingehen medial vom M. pterygoideus
internus. Der Gaumenblock wird nach medial
gedrängt

die seitlichen Wundtaschen mit einem feuchten Streifen tamponieren, wenn es
etwas bluten sollte.

Ein entsprechend gekrümmtes Elevatorium wird jetzt in den seitlichen
Schnitt des harten Gaumens eingesetzt, Knochenfühlung aufgenommen und das

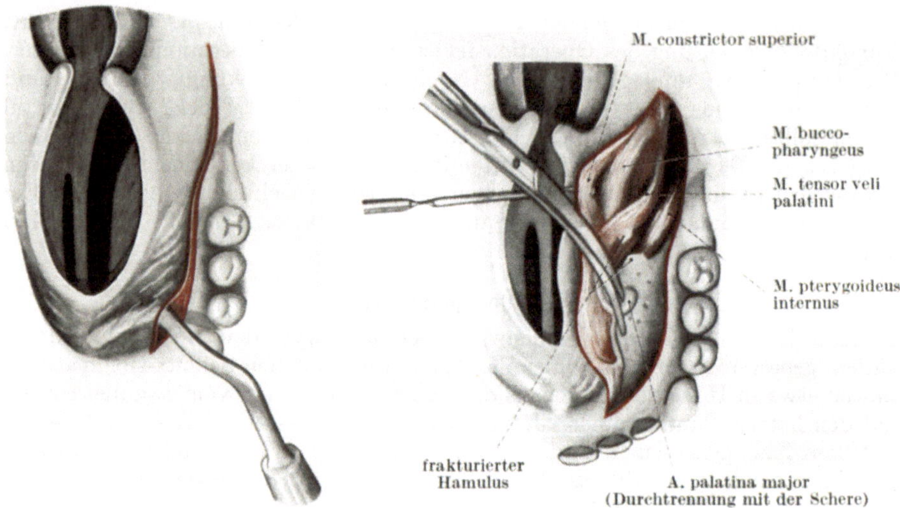

Abb. 104. Das orale Mucoperiost wird
vom Gaumen abgehebelt

Abb. 105. Der Hamulus ist frakturiert. Die A. palatina major
wird durchtrennt. (Die Muskulatur des weichen Gaumens wird
selbstverständlich nicht einzeln dargestellt!) Alles, was medial
vom M. pterygoideus liegt, wird en bloc nach medial gedrängt!
(Gezeichnet nach BEAVIS)

Mucoperiost des harten Gaumens in ganzer Ausdehnung des Schnittes bis zum
medialen Spaltrand hin abgehebelt (Abb. 104). Am Übergang vom harten zum
weichen Gaumen sind gelegentlich ein paar Schnitte mit Messer oder Schere
notwendig. Beim sorgsamen Abhebeln des Mucoperiostes stellt sich automatisch

der Gefäßstrang der Palatina major dar (Abb. 105). Wir halten uns mit diesem Gebilde in keiner Weise lange auf, weder indem wir durch Dehnungen oder Ausmeißelungen aus dem Knochenkanal die Arterie zu verlängern suchen, noch indem wir sie zu unterbinden anstreben. Der Gefäßstrang wird mit der Schere durchgeschnitten. Das spritzende Gefäß wird mit einer halbstumpfen Schere oder einer Gefäßklemme ins Foramen palatinum majus unter drehenden Bewegungen zurückgestopft und ein Tamponzipfel für einige Zeit daraufgepreßt. Damit ist immer die Blutung der A. palatina major zu stillen. Es darf jedoch nicht vergessen werden, den Tamponzipfel vor Abschluß der Operation wieder zu entfernen.

Jetzt wird der mediane Spaltrand incidiert (Abb. 106). Im Bereich des harten Gaumens mag das eingeführte Elevatorium als Incisionsunterlage dienen. Im Bereich des weichen Gaumens hält man sich genau in der Mitte zwischen der oralen und nasalen Schleimhaut. Besonders sorgsam muß man am Zäpfchen vorgehen, um das geradezu zerfließliche Gewebe nicht zu zerfetzen. Man legt die Schnitte so tief, daß sich die Gaumenmuskulatur entfaltet, also in craniocaudaler Richtung eine Wundfläche von der normalen Dicke des Gaumens entsteht. Bei geraden und glatten Schnitten legen sich später auch die Wundränder nahtgerecht aneinander.

Nun läßt man sich mit einem feinen Häkchen die Brückenlappen etwas nach lateral weghalten und beginnt mit der nasalseitigen Mobilisation des Mucoperiostes (s. Abb. 106). Zunächst befreit man den Spaltrand des harten Gaumens exakt von allen, oft recht festen, Anheftungen des nasalen Mucoperiostes. Dann dringt man mit einem stumpfen, abgewinkelten Elevatorium unter stän-

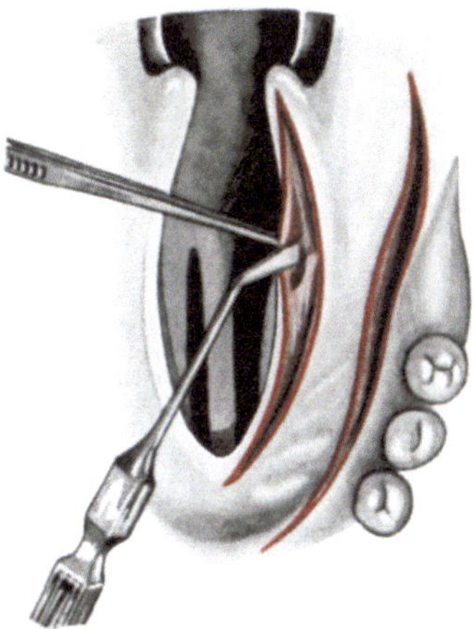

Abb. 106. Anfrischung des medialen Spaltrandes und Mobilisation des nasalen Mucoperiostes

diger Knochenfühlung nasalwärts unter die Gaumenfortsätze ein und drängt die Schleimhaut in ganzer anterio-posteriorer Ausdehnung so ausgiebig wie möglich ab.

Besonders sorgfältig und behutsam muß man am hinteren Rand des harten Gaumens vorgehen, der ebenfalls in ganzer Ausdehnung vom Mucoperiost zu befreien ist. Hier darf die nasale Schleimhaut nicht einreißen, da sonst eine Gaumensenkung wie bei der Langenbeckschen Technik droht.

Man vollzieht diesen präparatorischen Akt am hinteren Rand des harten Gaumens teils von medial-nasal her, teils von oral-lateral aus. Wenn sich das nasale Mucoperiost bei Pinzettenzug von beiden Seiten spannungsfrei in der Mittellinie aneinanderbringen läßt und wenn sich ebenso die oralen Brückenlappen und der weiche Gaumen spannungsfrei medial aneinanderbringen lassen, ist die Mobilisation gut und beendet. Erst dann kann mit der Naht begonnen werden.

Am Ende der Mobilisation geht also der Trennungsgraben zwischen M. pterygoideus internus einerseits und Gaumensegel bzw. Schlundmuskulatur andererseits kontinuierlich auf die Facies sphenomaxillaris der Lamina medialis des Processus pterygoideus über, wobei der frakturierte Hamulus pterygoideus nach medial verschoben wird.

Bei bilateralen durchgehenden Spalten (vgl. Abb. 111—113) wird auf dem Kamm des Vomer ein Längsschnitt angelegt. Das Mucoperiost des Vomer wird

ebenfalls mobilisiert, um mit dem nasalen Mucoperiost der gleichseitigen Gaumenfortsätze vereinigt zu werden.

Gelegentlich kann man, um bei einseitigen durchgehenden Spalten die kleine
vordere Restlücke zu vermeiden, nach WASSMUND so vorgehen, daß man auf der
Spaltseite (kleiner Kieferbogen) die vordere Lappenbrücke durchtrennt und
somit eine Art Veauschen Lappen bildet, der
sich mit seinem vorderen Ende mühelos auf
die kurz hinter der Zahnreihe befindliche nasale
Schleimhautwundfläche aufsteppen läßt. Auch
bei dieser einfach gestielten Lappenbildung
haben wir im Gegensatz zu WASSMUND, IMMEN-
KAMP u. a. die A. palatina major immer durchtrennt und niemals Nekrosen oder Wundstö-
rungen gesehen. Auf der nicht gespaltenen Gau-
menseite (großer Kieferbogen) haben wir stets
den Brückenlappen (AXHAUSEN) beibehalten.

Bei partiellen Spalten (weicher Gaumen
oder weicher Gaumen und Teil des harten
Gaumens) mobilisieren wir die Brückenlappen
bis 1 cm vor das Spaltende, so daß die Unter-
minierungen von rechts und links her kommunizieren.

Nach so vollzogener, ausgiebiger, anatomischer und gewebsschonender Mobilisation
kommt der Akt des *Nahtverschlusses.*

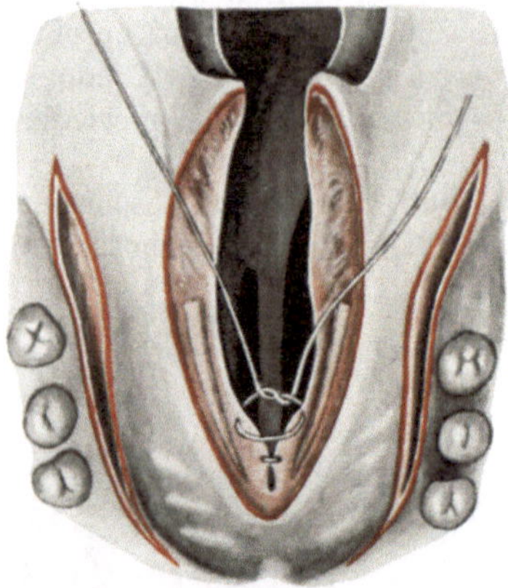

Abb. 107. Nach „Aufblätterung" der Gaumensegelmuskulatur an der medialen Wunde
zur Schaffung breiter Anlagerungsflächen
wird die nasale Schleimhaut wie jede Hautwunde so genäht, daß der Knoten auf die
Epithelseite zu liegen kommt (vgl. Abb. 110)

Man beginnt mit der Naht der mobilisierten nasalen Schleimhaut und geht
mit Einzelstichen von vorn nach hinten. Wir legen großen Wert darauf, daß
der Knoten auf das Epithel, also in die Nasenhöhle, zu liegen kommt (s. Abb. 110),

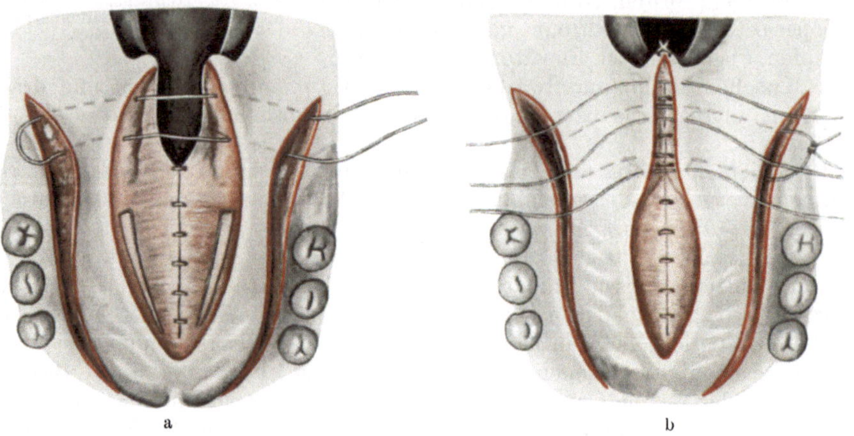

a   b

Abb. 108a u. b. a Kurz vor oder nach Fertigstellung der nasalen Nahtreihe wird die Muskulatur des weichen
Gaumens durch eine horizontale Matratzennaht (Chromcatgut 2 Null) vereinigt. b Die 3 Nahtschichten im
Bereich des weichen Gaumens

damit sich die Wundflächen und nicht die Epithelflächen aneinanderlegen. Die
Nadelstiche verlaufen also genau so wie bei einer gewöhnlichen Hautnaht. An
der einen Seite: Einstich Epithelfläche, Ausstich Wundfläche; an der anderen
Seite: Einstich Wundfläche, Ausstich Epithelfläche. Die Fadenenden bleiben
jedesmal dorsal von der Nadelführung. Jede Naht wird sofort geknüpft und über

dem Knoten abgeschnitten. Die Fadenenden rutschen von selbst in die Nasenhöhle (Abb. 107 u. 110). Man nimmt zu dieser Naht stark gekrümmte und kleine
Nadeln. Ein bajonettförmig abgewinkelter Nadelhalter erleichtert die Naht in
der Enge des Mundes sehr. Das Nahtmaterial kann aus Zwirn oder Catgut
bestehen, denn der Knoten braucht nicht
resorbiert zu werden. Auch Seidennähte stoßen sich nach einiger Zeit von
selbst in die Nasenhöhle ab. So wird im

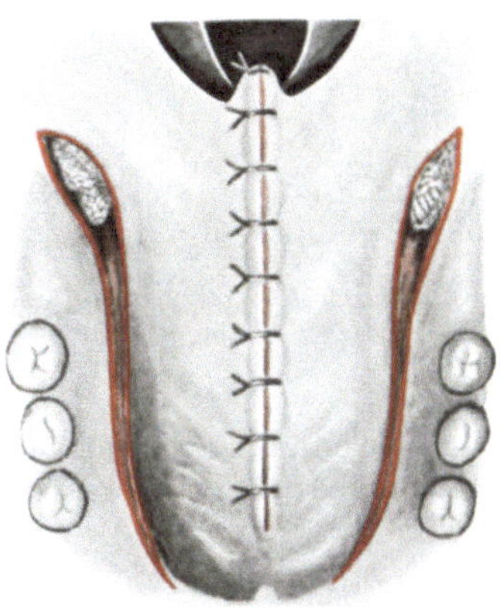

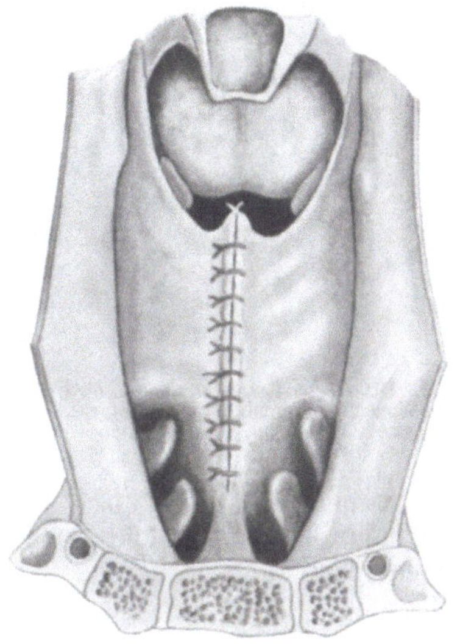

Abb. 109. Naht der oralen Schleimhaut und Stütz-
tamponade der seitlichen Entlastungsschnitte (jedoch
nur im Bereich des weichen Gaumens!)

Abb. 110. Nasalseitiges Nahtbild. Vollständige Epithel-
vereinigung. Keine granulierenden Wundflächen,
(vgl. Abb. 101)

Abstand von etwa 0,5 cm Einzelnaht neben Einzelnaht bis zum Zäpfchen gelegt,
wobei darauf geachtet wird, daß durch die Nähte die beiden Gaumenhälften
nicht in anterio-posteriorer Richtung gegeneinander verschoben werden. Auf
die Bildung eines wohlgeformten
Zäpfchens legen wir großen Wert,
weil man diesem Gebilde für die
feinere Sprachbildung eine gewisse
Bedeutung wohl nicht absprechen
darf.

Wenn das Zäpfchen gebildet
ist, legen wir einen kräftigen Cat-
gutfaden, etwa 2 Null, bei Erwachsenen evtl. auch 1 Null, als horizontale Matratzennaht durch die
Muskulatur des weichen Gaumens
(Abb. 108). Ist diese Naht ordentlich ausgeführt, legen sich die
Gaumenweichteile gut aneinander,
wenn der Faden nach einem Probe-
zug dann so locker (späteres Wund-

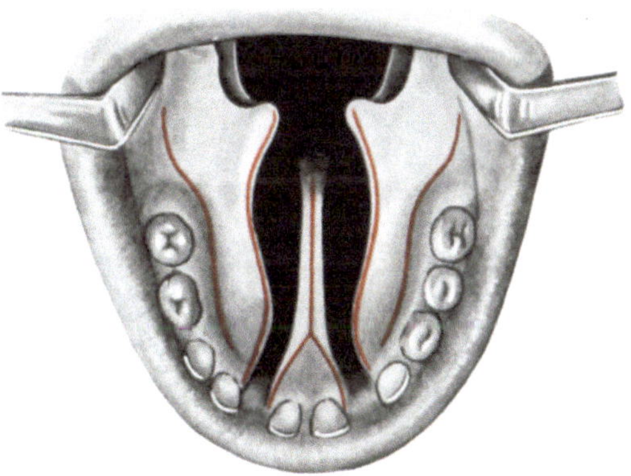

Abb. 111. Schnittführung bei durchgehender
doppelseitiger Spalte

ödem berücksichtigen!) geknüpft wird, daß sich die Wundflächen gerade eben
berühren. Danach wird die oralseitige Schleimhaut mit Seidenknopfnähten verschlossen (Abb. 109).

Nun werden die seitlichen Wundtaschen, und zwar nur im Bereich des weichen
Gaumens, also des Epi- und Mesopharynx, mit angefeuchteten Tamponade-
streifen mäßig fest ausgestopft (Abb. 109). Diese Stütztampons sollen zur

weiteren Entlastung der Naht dienen. Unter keinen Umständen darf die Tamponade in den seitlichen Entlastungsschnitten im Bereich des harten Gaumens
liegen, weil sonst die Verklebung der Brückenlappenwundflächen mit der Unter-

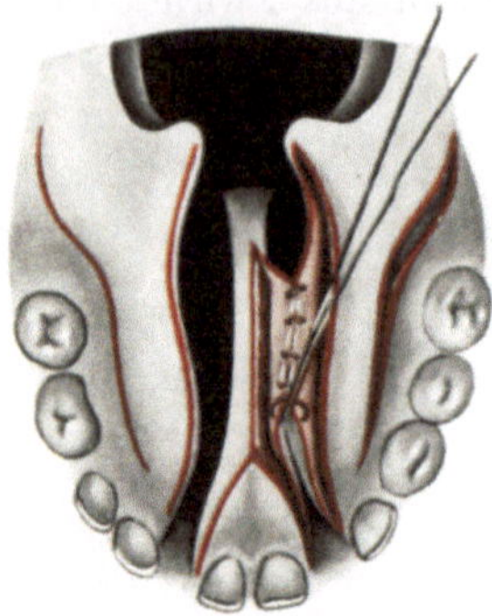

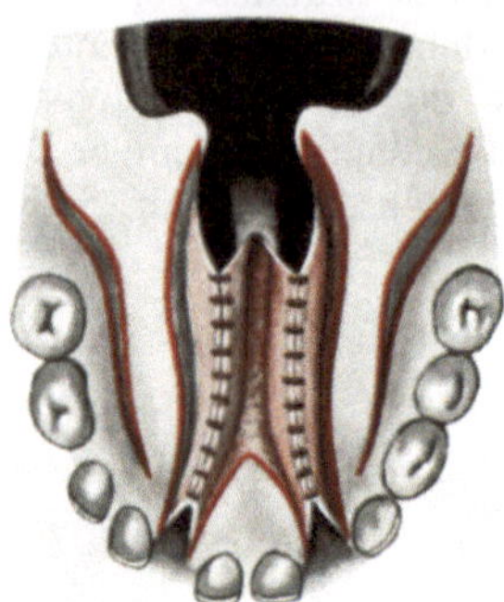

Abb. 112. Die nasale Gaumenschleimhaut wird mit
der abgelösten Vomerschleimhaut vereinigt. (Analoges
Vorgehen bei einseitiger durchgehender Spalte!)

Abb. 113. Nasalseitiger Epithelverschluß. Fortführung
der Operation wie in Abb. 108 und 109

lage entweder grob-mechanisch oder durch Sekretrückstauung beeinträchtigt
werden könnte. Eine Celluloidplatte setzen wir aus den oben auseinandergesetzten
Gründen nicht ein.

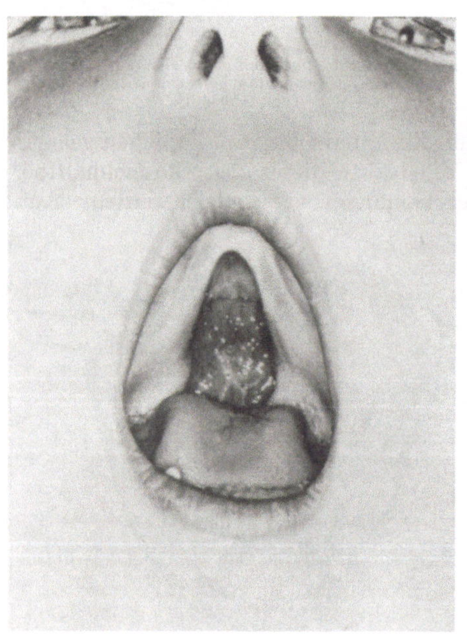

a

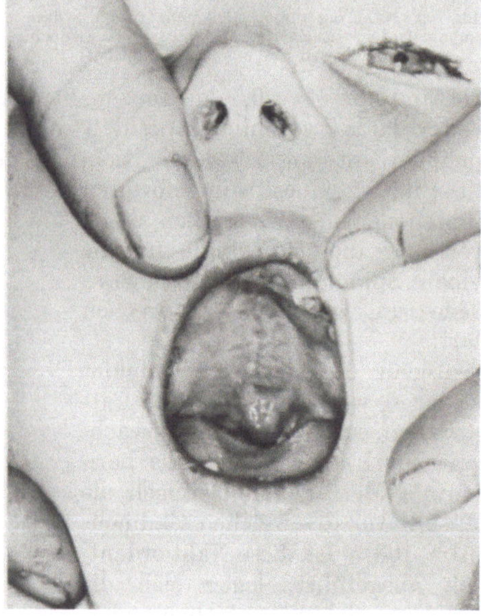

b

Abb. 114a u. b. Isolierte Spalte des weichen und des hinteren Teiles des harten Gaumens (a). Mit 4 Jahren
operiert. Man beachte die normale Zäpfchenform (b). Gute Sprache

Jetzt folgt die übliche postoperative Versorgung durch den Anaesthesisten:
Absaugen von Blut und Schleim aus dem Rachen, Trachealtoilette, Extubation
usw. Routinemäßig werden Antibiotica (Penicillin oder dgl.) als Infektprophylaxe in den üblichen Dosen für etwa 1 Woche gegeben. Etwa nach 8 Tagen
werden die Stütztampons völlig entfernt und nicht wieder erneuert. Einige

Tage später werden die Nähte der oralseitigen Gaumenschleimhaut entfernt. Die Ernährung ist bis dahin breiig-flüssig, calorien- und vitaminreich, aber sonst ohne Besonderheiten. Zwei Wochen nach der Operation werden die Patienten in der Regel aus der stationären Behandlung entlassen. Die Eltern werden auf die Notwendigkeit kieferorthopädischer Maßnahmen und sachgemäßer Sprachschulung eindringlich hingewiesen, der Hausarzt in diesem Sinne unterrichtet und um Unterstützung gebeten. Anerkannte Sprachpädagogen sowie mit der Problematik der Materie vertraute kieferorthopädisch geschulte Zahnärzte werden namhaft gemacht und die Patienten ihnen zugeleitet. In Göttingen schicken wir alle Spaltträger zur orthodontischen Abteilung des Zahnärztlichen Institutes und zur Sprachabteilung der Hals-Nasen-Ohren-Klinik der Universität. Außerdem werden die operierten Gaumenspaltenkinder, die im Lande Niedersachsen beheimatet sind, dem „Amt für Sprachheilfürsorge im Niedersächsischen Landessozialamt" namhaft gemacht, und umgekehrt werden die Eltern solcher Kinder auf diese Möglichkeit der Sprachheilfürsorge hingewiesen. Die Kostenübernahme für Sprachbehandlung wird entweder bei den RVO-Kassen oder, falls nötig, bei der Landeskrüppelfürsorge bzw. bei den zuständigen Sozialämtern beantragt. Leider wird im allgemeinen dieser Behandlung viel zu wenig Aufmerksamkeit geschenkt.

h) Sekundärplastiken am Gaumen

α) Allgemeine Gesichtspunkte

Während uns mit der eben beschriebenen Technik seit über einem halben Dutzend Jahren nicht eine einzige Spalte weder partiell noch total wieder aufgegangen ist, bleibt häufig zwangsläufig bei durchgehenden Lippen-Kiefer-Gaumenspalten vorn eine kleine Restlücke, die sich nicht primär verschließen läßt, will man die vordere Brückenlappenbasis nicht vollständig abtrennen und die Blutzufuhr von hier aus unterbrechen. Diese kleine vordere Restlücke, die anatomisch bedingt ist und nicht zu Lasten der Methode geht, ist zwar ohne Einfluß auf die Sprache, stört aber doch gelegentlich beim Essen und Trinken durch den Übertritt des Mundinhaltes in die Nase. Deshalb wünschen die meisten Patienten, sie beseitigt zu haben. Das ist denkbar einfach und dürfte kaum schwierige Probleme bieten.

Das Prinzip dieser Operation ist die Schaffung einer nasalseitigen Epithelbedeckung durch Umkrempelung eines oralseitigen Läppchens, das in die umschnittene Restlücke eingefügt wird und dessen Wundfläche durch Mobilisation, Einschwenkung und Aufsteppung eines weiteren Lappens aus der Nachbarschaft gedeckt wird. Auch hier ist die spannungsfreie Naht conditio sine qua non. Diese Operation ist ebenfalls am besten in transnasaler intratrachealer Intubationsnarkose durchzuführen.

β) Technik des typischen Restlückenverschlusses

Die orale Schleimhaut der Restlücke wird umschnitten (Abb. 118), und zwar führt man den Schnitt etwa so weit vom Rande der Lücke weg, wie sie breit ist. Es wird immer wieder der gleiche Fehler gemacht, daß man die Umschneidung zu nahe an die Restlücke heranlegt. Schrumpfung und Umschlag des Lappens werden unterschätzt. Dann unterminiert man die Umschneidung allseitig in Richtung auf den Restlückenrand und trägt dafür Sorge, daß genügend Weichteilunterlage zur Ernährungssicherung an der oralen Schleimhaut bleibt. Im Bereich des harten Gaumens geht man also bis auf den Knochen. Ist keine knöcherne Unterlage mehr vorhanden (Spaltbereich oder weicher Gaumen), so trennt man genau in der Mitte die nasale und orale Schleimhaut. Man darf nicht zu scharf an den Restlückenrand herangehen, denn die Blutzufuhr der mobilisierten, oralseitigen Schleimhaut muß von der nasalen Seite her gewährleistet bleiben.

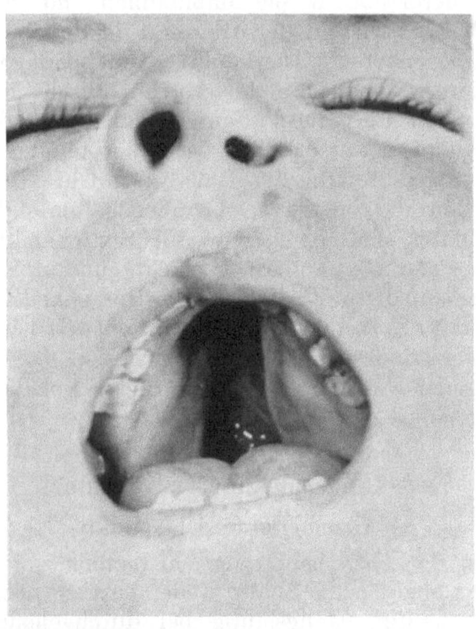

a

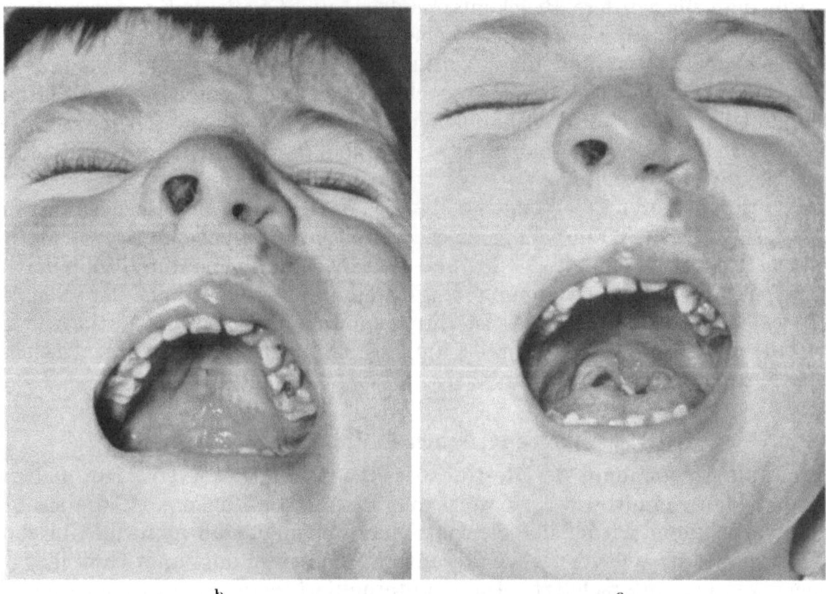

b   c

Abb. 115a—d. Einseitige, durchgehende Lippen-Kiefer-Gaumenspalte (a), Lippenspaltenverschluß andernorts ohne Naseneingangsplastik. — Gaumenspaltenoperation mit 5 Jahren. Normale Gaumenwölbung ohne vordere Restlücke, wohlgeformtes Zäpfchen, hinreichend langes und gut bewegliches Gaumensegel (b, c). Gute Sprache. Kontraströntgenbild des Gaumens (d) und Pharynx anläßlich einer Nachuntersuchung: Man sieht, daß das Gaumensegel die Rachenhinterwand berührt und den Nasopharynx gut abschließt. Guter „Levatorwulst"
(vgl. Abb. 124—127)

Nun werden die mobilisierten Schleimhautlappen in die Restlücke herein-
geklappt (Abb. 120), so daß das Epithel nasalwärts und die Wundflächen oralseitig zu liegen kommen. Oft ist es nötig, an beiden Enden der Restlücke kleine

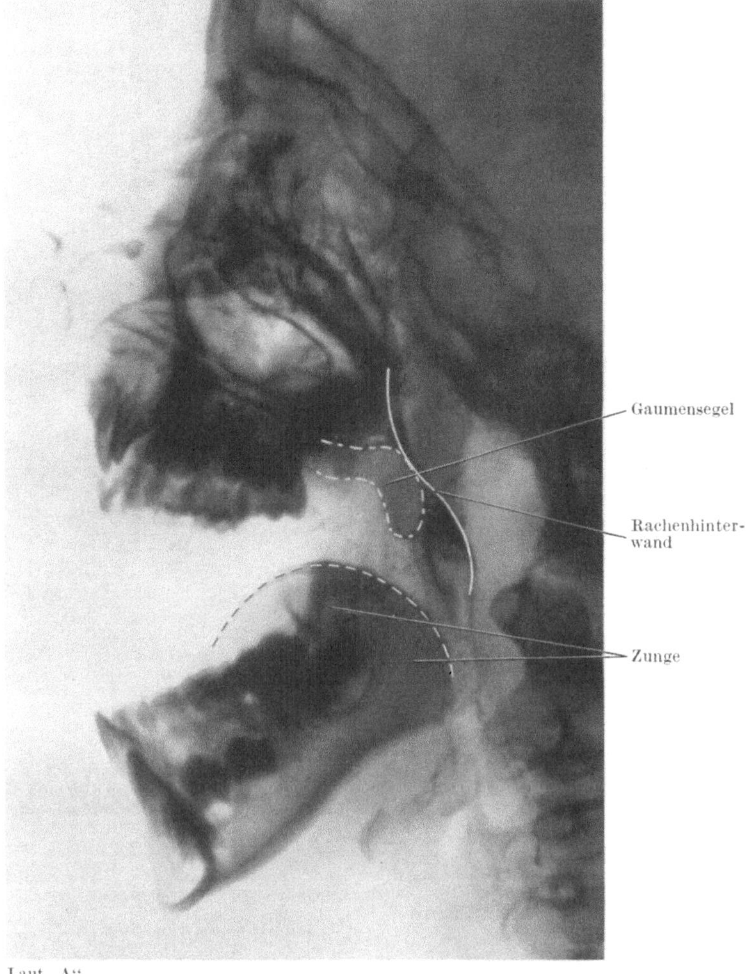

Abb. 115d

Dreiecke aus der umzukrempelnden Schleimhaut herauszuschneiden, um das
Einschlagen in die Restlücke zu erleichtern. Die Nähte werden — wie die der
nasalen Schleimhaut des primären Gaumenspaltenverschlusses — so gelegt, daß

Abb. 116a—i. Lippen-Kiefer-Gaumenspalte mit Simonartscher Gewebsbrücke an der Basis des Nasenloches.
Dieser Junge (a) war einer der ersten Patienten, dessen Lippe wir nach LEMESURIER operiert haben. Damals
hatten wir noch kein eigenes Verfahren für die Naseneingangsplastik. Es wurde nur die Oberlippenplastik durchgeführt. Das Oberlippenresultat ist 3 Jahre nach dem Eingriff unverändert (b). Würde man die Abb. c weg-
lassen, wäre ein relativ gutes kosmetisches Ergebnis vorgetäuscht. Erst die Abb. c deckt die Mängel bei nicht-
durchgeführter Naseneingangsplastik auf. Im 5. Lebensjahr wurde beim Verschluß der Gaumenspalte (g, h, i)
versucht, die Naseneingangsverhältnisse zu verbessern. Wie bei vielen sekundären Plastiken konnte nur ein
Teilerfolg erzielt werden, zumal — wegen des ansprechenden Oberlippenresultates — keine völlige Reoperation
durchgeführt wurde. Der erneuten, gänzlichen Auftrennung der Lippe wollten die Eltern nicht zustimmen (d—f).
Diese Beobachtung dient zusammen mit Abb. 21—28 als Beispiel simultaner Oberlippen- und Naseneingangsplastik. Die *primäre* Naseneingangsplastik ist ein integrierender Bestandteil jeder Lippenspaltenoperation.
g Gaumenspalte vor dem Verschluß. h, i verschlossener Gaumen in Ruhe- und Phonationsstellung. Das Gaumensegel ist genügend lang, normal beweglich und besitzt ein gutgeformtes Zäpfchen. Gute Sprache

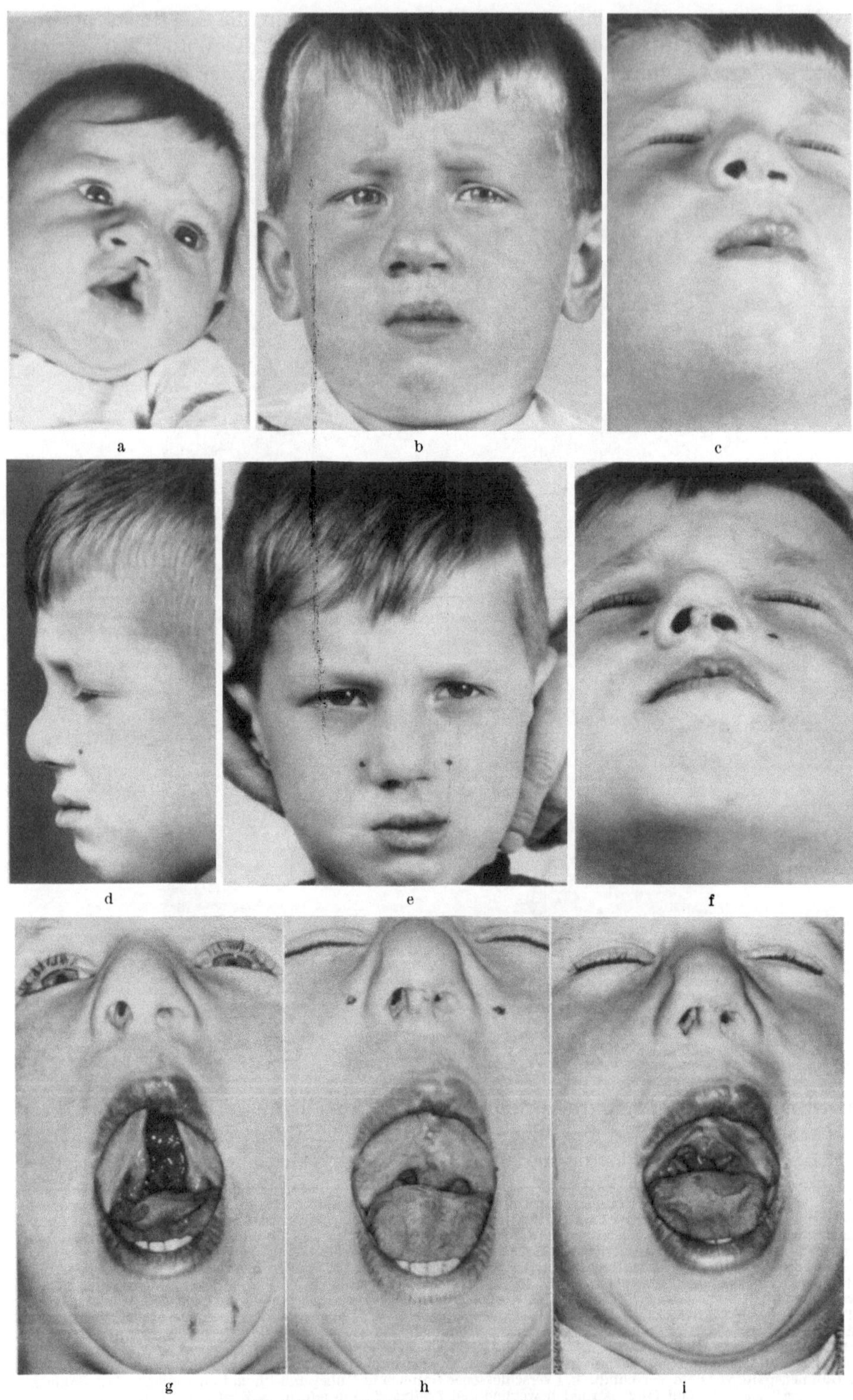

Abb. 116a—i. (Abbildungsunterschrift s. S. 287)

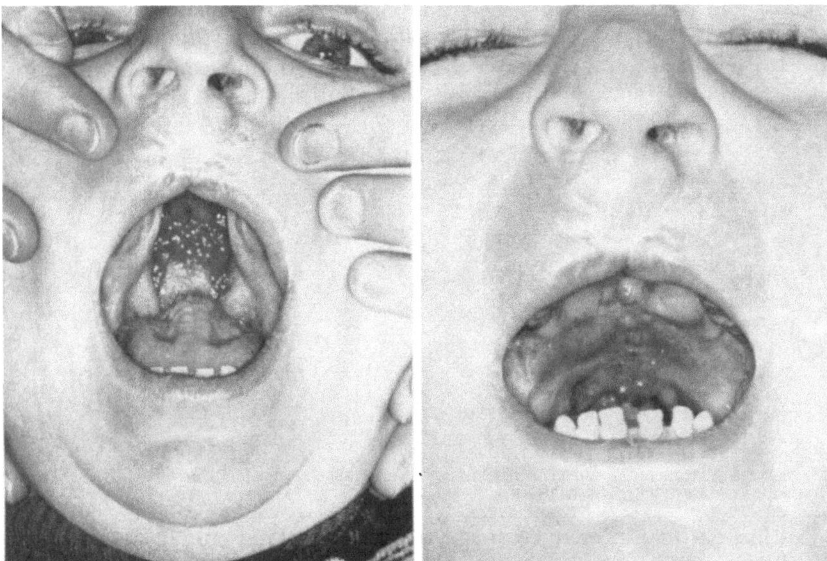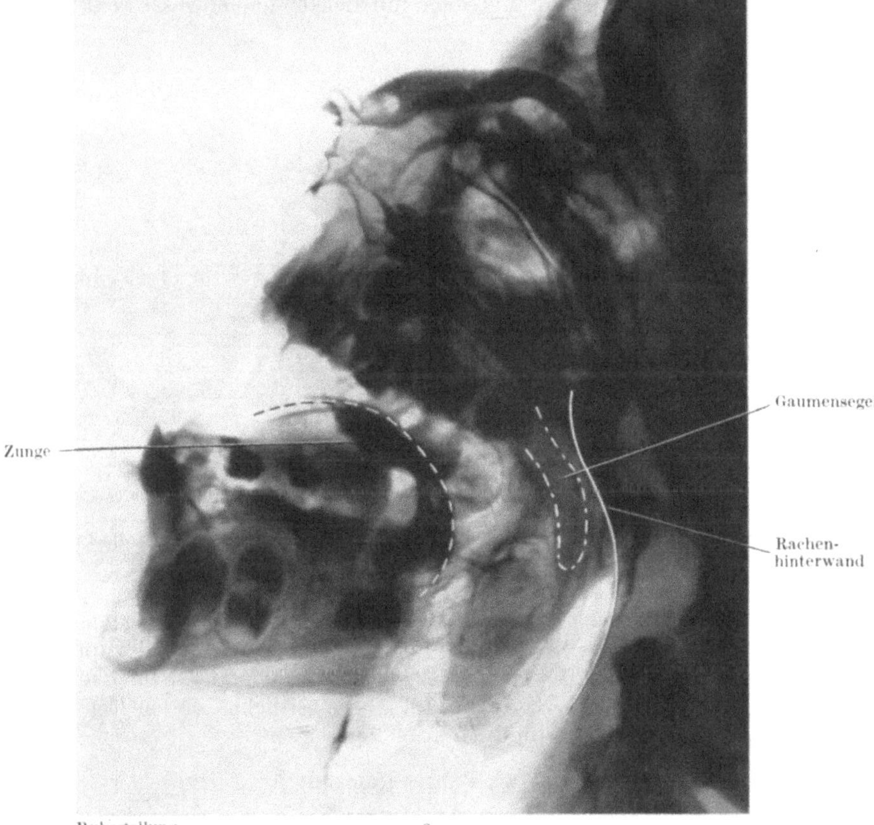

Abb. 117a—c. Bilaterale durchgehende Spalte (a). Lippenoperation anderweitig durchgeführt. Gaumenplastik im 5. Lebensjahr. Bis auf eine kleine unvermeidliche vordere Restlücke gutes anatomisches (b) und sehr gutes funktionelles Sprachergebnis. Kontraströntgenbild des Gaumens und des Pharynx (c) zeigt ein genügend langes, bewegliches und gut den Nasopharynx abschließendes Gaumensegel (s. Abb. 124—127)

der Knoten in der Nasenhöhle liegt und die Wundflächen der eingeschlagenen Schleimhautlappen sich berühren. Das seitliche Mucoperiost des harten Gaumens (Abb. 119) wird bei der vorderen Restlücke unter Bildung eines für die Ernährung genügend breiten dorsalen Stieles (also ähnlich der Veauschen Einschnitte) mobilisiert und nach medial verlagert und dort miteinander vereinigt (Abb. 121).

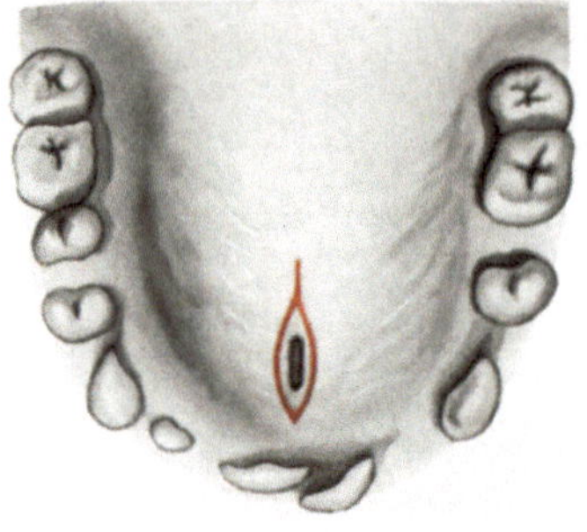

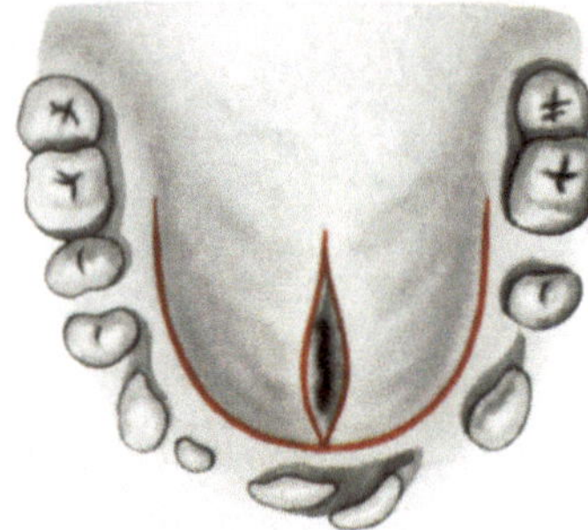

Abb. 118. Schema des vorderen Restlückenverschlusses. Umschneidung der Restlücke (Einzelheiten s. Text)   Abb. 119. Umschneidung der oralen Bedeckungslappen

Bei Restlücken im hinteren Gaumenbereich (Abb. 122) muß je nach Situation gelegentlich zur oralseitigen Deckung ein gestielter Lappen aus der Umgebung eingeschwenkt werden. Selbstverständlich muß man für einen guten Kontakt zwischen dem umgekippten und dem ihn deckenden eingeschwenkten Lappen

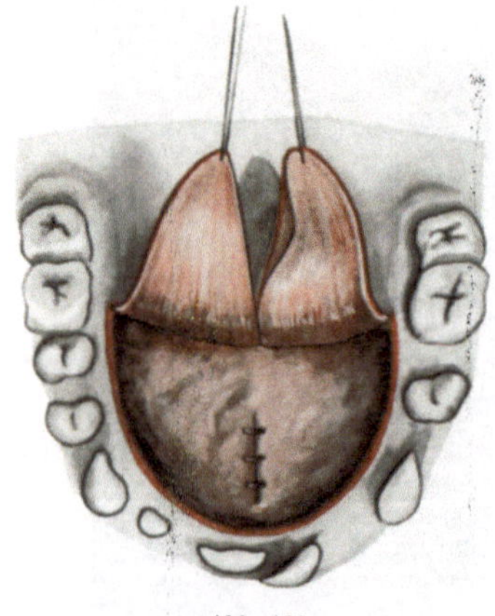

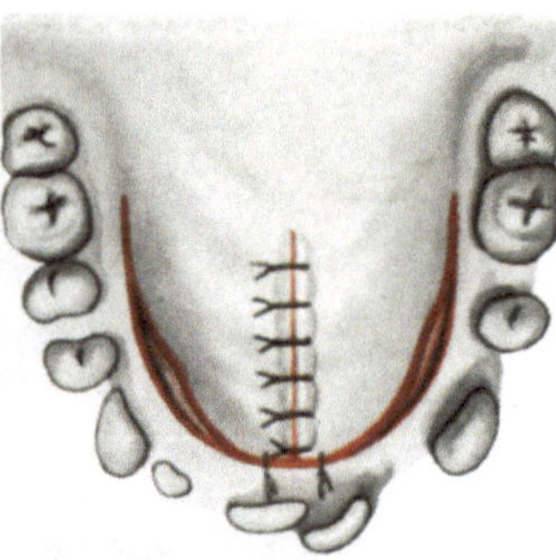

Abb. 120   Abb. 121

Abb. 120. Nach Mobilisation der Gaumenschleimhaut wird das Restlückenepithel durch entsprechende Nähte nach nasal eingestülpt (vgl. Abb. 107)

Abb. 121. Medialverschiebung der beiden seitlichen Gaumenlappen und Deckung der Restlücke. Um ein Heruntersinken der Gaumenlappen in die Wundfläche zu vermeiden, sind 2 Anheftungsstiche gelegt. Sind die Lappen zu kurz, muß durch Andruckverband der Kontakt zur Unterlage hergestellt werden (s. Text, vgl. Abb. 137)

sorgen. Man kann sich entweder der Veauschen Anheftungsstiche bedienen oder die orale Schleimhaut mittels eines salbenbestrichenen Tupfers an die Unterlage andrücken und den Tupfer durch Draht- oder Seidenverschnürung an den Zähnen befestigen (vgl. Abb. 137). Die seitlichen oralen Defekte werden der Granulation und Selbstepithelisation überlassen.

γ) Völlige Replastik

Total oder subtotal wieder aufgegangene Gaumenspalten sind meistens in der Technik des primären Spaltenverschlusses zu operieren. Das funktionelle

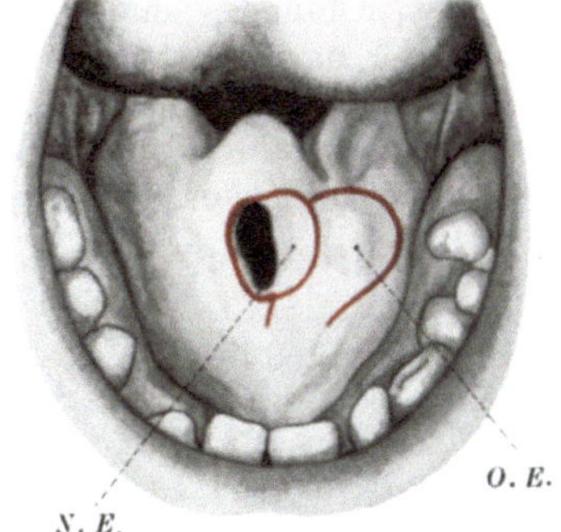
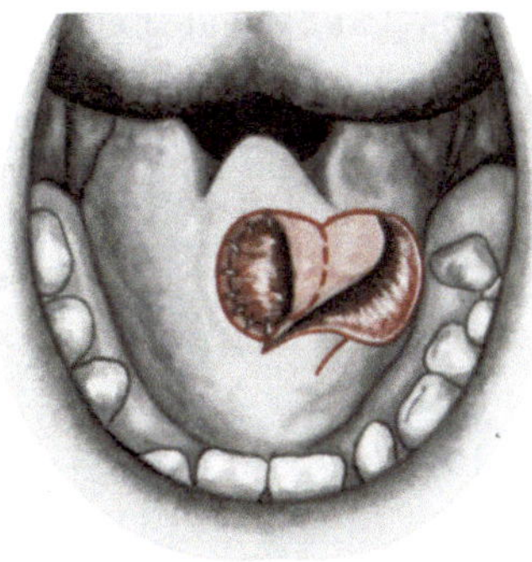

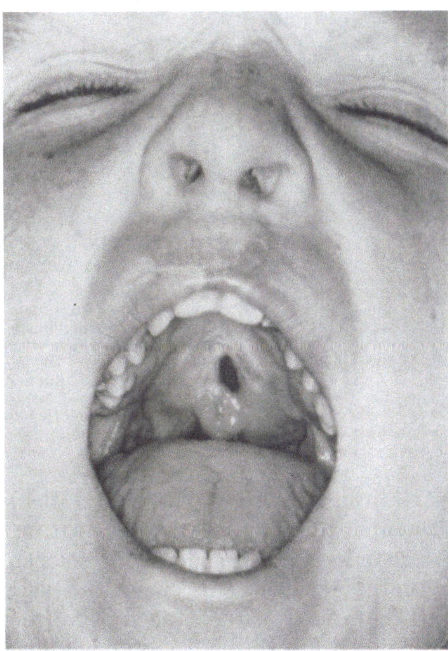

Abb. 122a—c. Beispiel für einen hinteren Restlückenverschluß. a Schnittführung rot einzeichnet. *N.E.* Lappen für die nasale Epitheldeckung; *O.E.* Lappen für die orale Epitheldeckung. b Der Lappen *N.E.* ist in die Gaumenlücke eingedreht und vernäht. Die Epithelseite liegt nasal, die Wundfläche liegt oral. Der Lappen *O.E.* ist abpräpariert. c Der Lappen *O.E.* deckt die Wundfläche des Lappens *N.E.* Ein kleiner, außerhalb der Restlücke liegender Wunddefekt kann der Sekundärepithelisierung überlassen bleiben (vgl. Abb. 123)

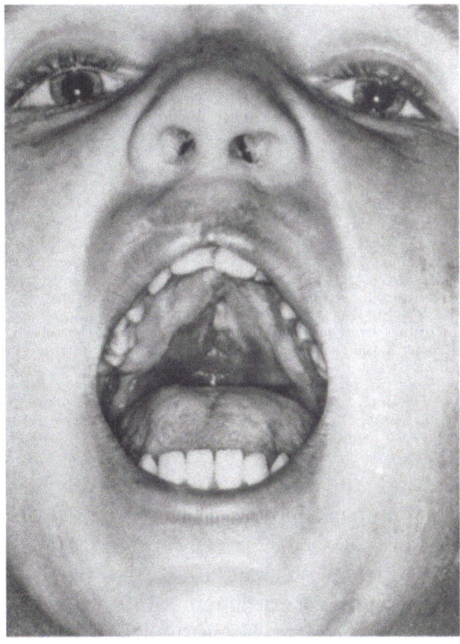

Abb. 123a u. b. Andernorts operierte Gaumenspalte mit Restlücke (a) im weichen Gaumen, die entsprechend Abb. 122 verschlossen worden ist (b)

Ergebnis, die Länge und Beweglichkeit des weichen Gaumens sind von der vorausgegangenen Schädigung, d. h. von dem Grad der narbigen Umwandlung und Schrumpfung der Gaumensegelmuskulatur, abhängig. Gelegentlich bekommt man Gaumen zur Replastik, die durch die Voroperationen in wahre Trümmerfelder verwandelt worden sind und die praktisch nur noch aus Narbengewebe bestehen.

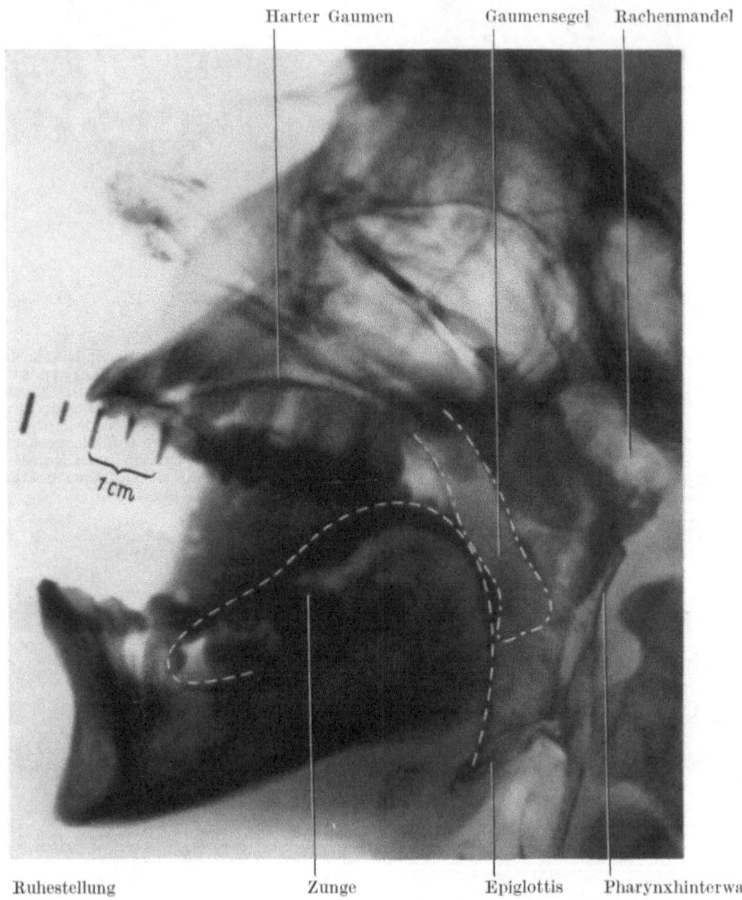

Abb. 124a u. b.   Röntgenbeschlagsbilder eines völlig normalen und unauffällig sprechenden 6jährigen Kindes (Technik vgl. Abschnitt L, S. 311). a Aufnahme in Ruhestellung bei gleichmäßigem Ein- und Ausatmen. Man beachte die Länge und die Stellung des Gaumensegels, das auf dem Zungengrund liegt. b Bei der Phonation (langgezogener Laut „A") hebt sich das Gaumensegel und berührt die hier nicht ganz orthoröntgenograd getroffene Rachenhinterwand. Man beachte den markanten Knick im Gaumensegel (Levatorwulst) und das völlige Fehlen des sog. Passavantschen Wulstes, der durchaus nicht regelmäßig vorkommt, sondern viel häufiger bei Spaltträgern als bei Normalen beobachtet wird. Ferner macht der Beschlag der sog. Rachenmandel verständlich, daß deren Entfernung — gerade bei sog. Grenzfällen von Gaumenspaltenträgern — nicht selten zum offenen Näseln führen muß. Deshalb sollte bei operierten Gaumenspaltenkindern die Indikation zur Adenoidektomie sehr vorsichtig und möglichst unter Mithilfe derartiger Röntgenbilder gestellt werden

Sie sind unbeweglich und starr, die beiden Hälften in anterio-posteriorer Richtung ungleich lang und unsymmetrisch, aber auch in cranio-caudaler Richtung in manchmal unvorstellbarer Weise gegeneinander disloziert. Nach solchen entsetzlichen Verwüstungen ist natürlich mit keiner Methode eine Restitutio ad integrum zu erreichen. Man muß sich mit Teil- und Ersatzlösungen begnügen und benötigt dazu meist mehrere Eingriffe. Zunächst wird die Spalte nach dem lediglich den lokalen Erfordernissen angepaßten Modus der Erstoperation verschlossen, was fast immer im Kindesalter gelingt. Kleinere vordere Restlücken bleiben zunächst unberücksichtigt. Fernplastiken sind beim Kind nur in Ausnahmefällen nötig und werden sicherlich zu oft angewandt!

Meistens ist der weiche Gaumen — abgesehen von seiner narbig bedingten Starre oder Bewegungseinbuße — zu kurz. Der Abstand zwischen hinterem Gaumenrand und Pharynxhinterwand ist dann zu groß. Das offene Näseln bleibt, insbesondere können die Explosionslaute (K, G, Ch usw.) nicht gebildet

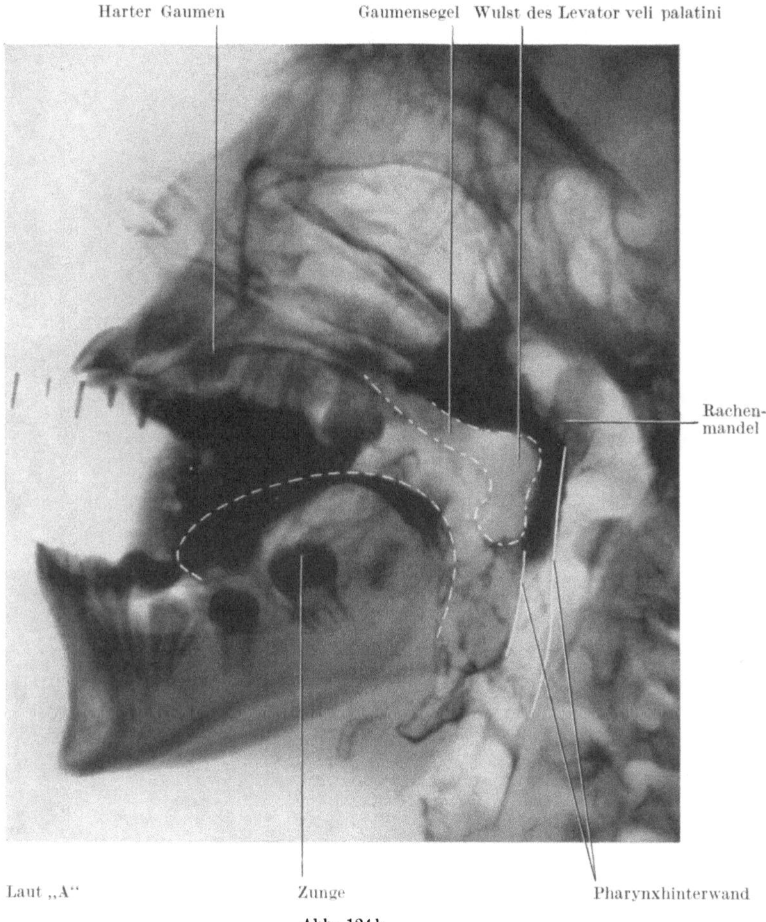

Abb. 121b

werden, kurz gesagt, die Sprache ist schlecht, oft unverständlich. Bei solchen Zuständen muß man zu sprachverbessernden Ersatzoperationen greifen, will man sich nicht mit der Krücke des Obturators begnügen, der als Fremdkörper lästig ist und dessen Indikation durch die operativen Möglichkeiten der modernen Chirurgie auf ein Minimum von Ausnahmefällen eingeschränkt werden kann.

Bei Grenzfällen ist gelegentlich die Anzeigestellung zu sprachverbessernden Maßnahmen nicht leicht. Dann ist es gut, den anerkannten Leitsatz „*Beweglichkeit geht vor Länge*" mit in die Erwägungen zu ziehen. Ein etwas kurzes, aber gut bewegliches Gaumensegel ermöglicht eine bessere Sprache als ein hinreichend langes, aber narbig starres.

Als operative, sprachverbessernde Möglichkeiten stehen uns drei grundsätzliche Verfahren zur Verfügung, die alle eine Verkleinerung des mesopharyn-

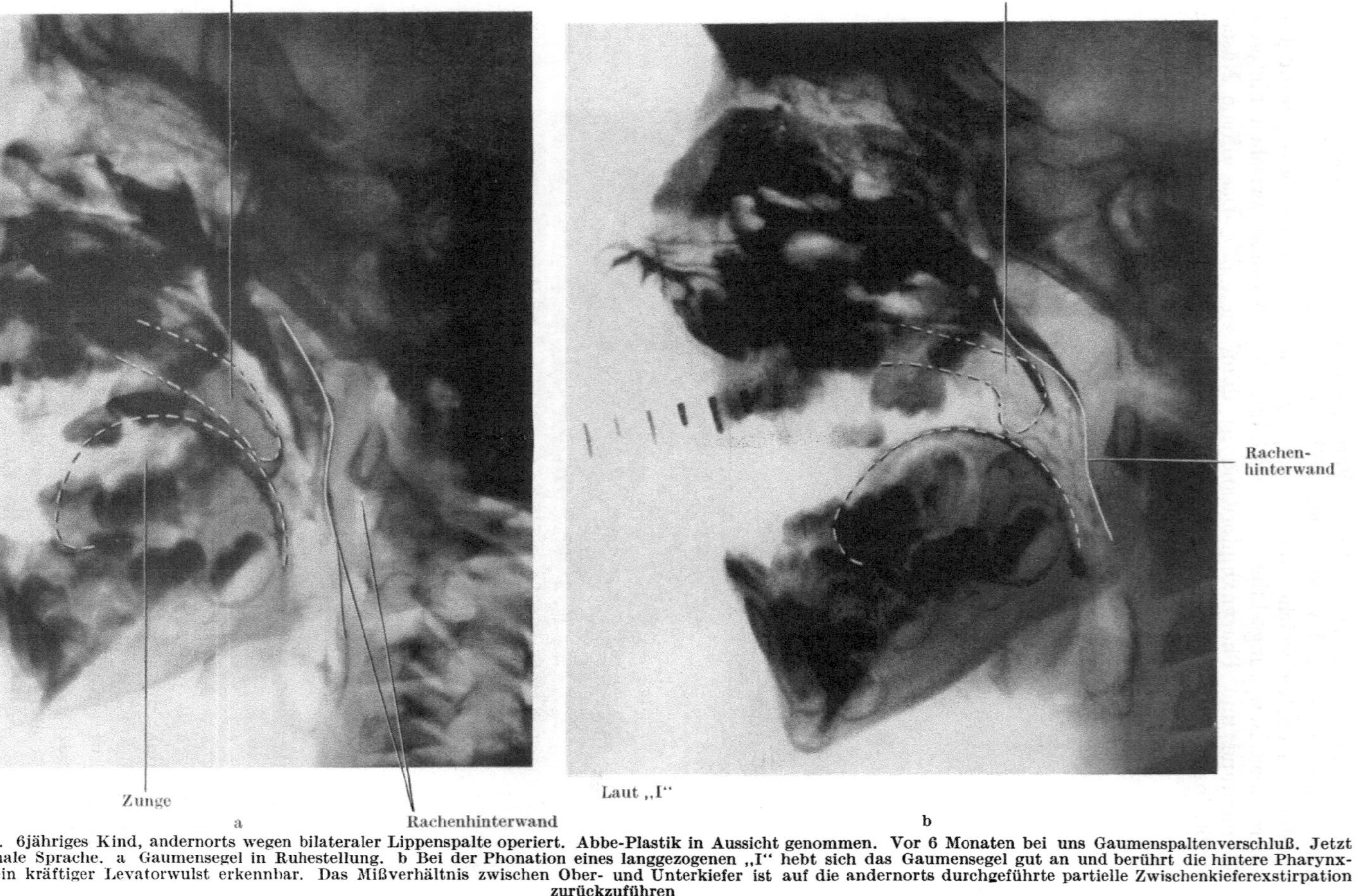

Abb. 125a u. b. 6jähriges Kind, andernorts wegen bilateraler Lippenspalte operiert. Abbe-Plastik in Aussicht genommen. Vor 6 Monaten bei uns Gaumenspaltenverschluß. Jetzt praktisch normale Sprache. a Gaumensegel in Ruhestellung. b Bei der Phonation eines langgezogenen „I“ hebt sich das Gaumensegel gut an und berührt die hintere Pharynxwand. Es ist ein kräftiger Levatorwulst erkennbar. Das Mißverhältnis zwischen Ober- und Unterkiefer ist auf die andernorts durchgeführte partielle Zwischenkieferexstirpation zurückzuführen

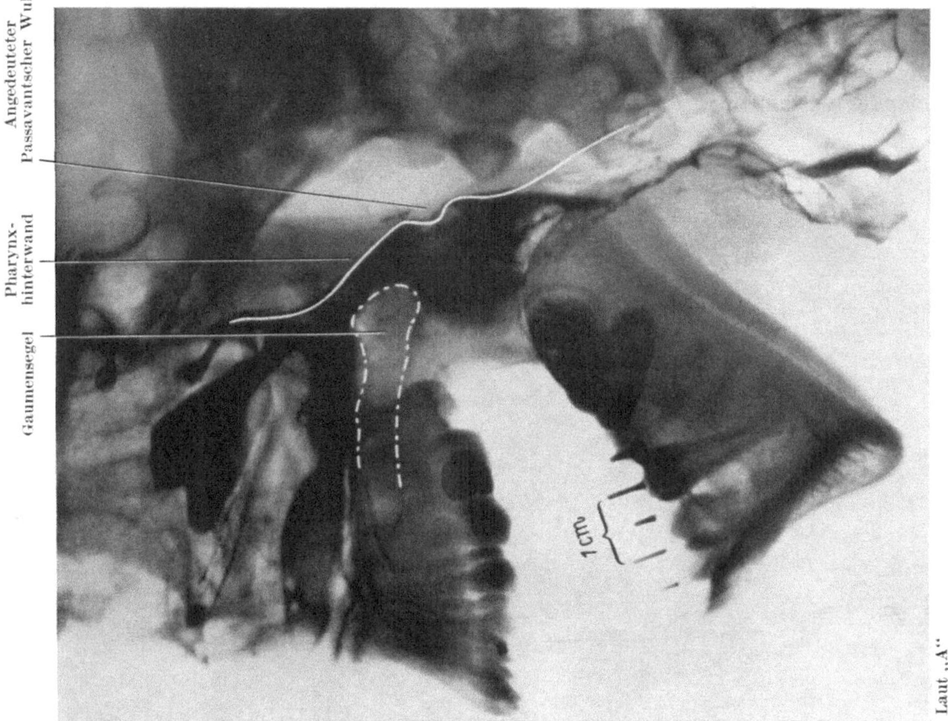

Abb. 126b

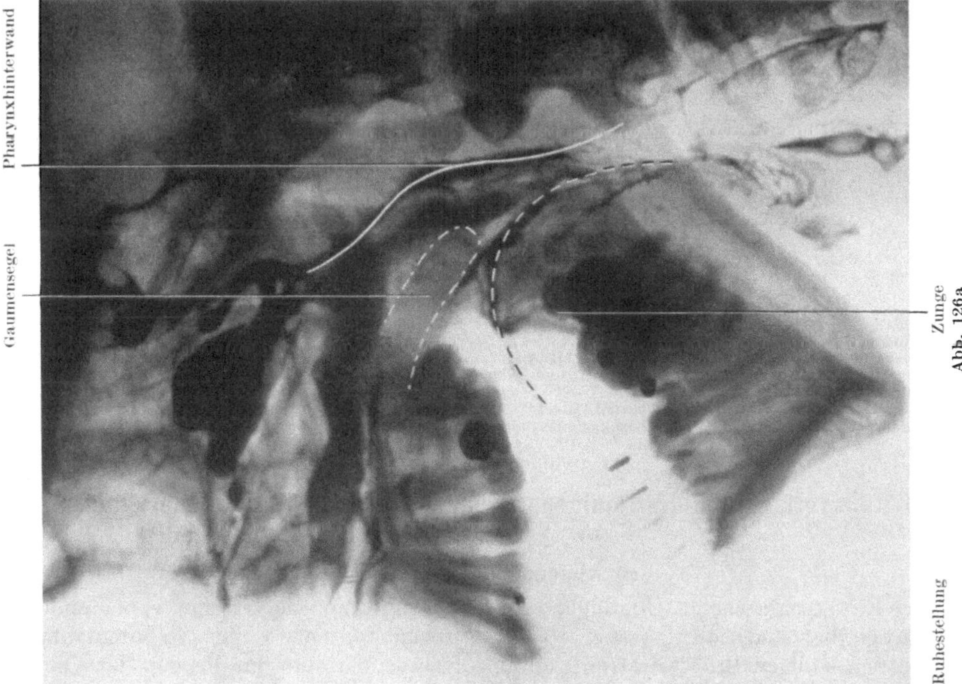

Abb. 126a

gealen Raumes anstreben. Dabei muß man entweder den Gaumen der Pharynxhinterwand nähern oder umgekehrt die Pharynxhinterwand näher an das
Gaumensegel heranbringen oder Gaumensegel und Rachenhinterwand miteinander verbinden.

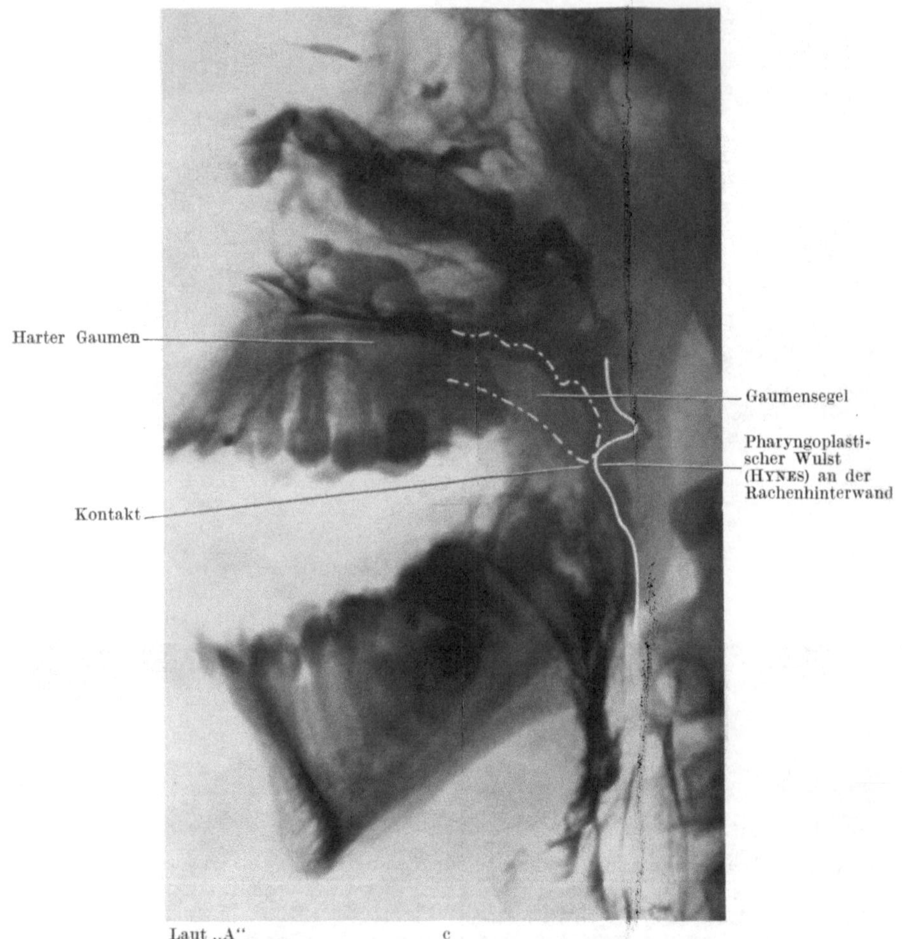

Abb. 126a—c. 14jähriges Mädchen mit isolierter Gaumenspalte, die andernorts vor mehreren Jahren verschlossen
worden ist. Sehr kurzer, aber beweglicher Gaumen, starkes offenes Näseln. Wurde zur sprachverbessernden
Operation überwiesen. a Gaumensegel in Ruhestellung. b Bei der Phonation (Laut „A") erreicht das Gaumensegel nicht die Rachenhinterwand. Ein Abstand von ungefähr 5 mm bleibt bestehen. Kein „Levatorwulst",
möglicherweise eine Art Passavantscher Wulst an der Rachenhinterwand als Kompensationsversuch der Natur.
Pharyngoplastik nach Hynes (vgl. Abb. 139—141). Deutliche Sprachverbesserung. c Röntgenbild nach der
Pharyngoplastik. Die erzielte Racheneinengung und die Bildung eines Pharynxhinterwandwulstes ermöglichen
den Kontakt zwischen Velum und Rachenhinterwand (Abdichtung des Nasopharynx)

i) Rückverlagerung des Gaumens, Velopharynxplastik und Pharyngoplastik zur Sprachverbesserung

α) Allgemeine Gesichtspunkte

Ein geschichtlicher Überblick zu diesen Eingriffen, die getrennt voneinander
anwendbar sind, soll hier ebensowenig gegeben werden wie eine Stellungnahme
zu den leidigen Prioritätsstreitigkeiten, die besonders um das Prinzip der Velopharynxplastik gelegentlich entbrennen.

Um die Möglichkeiten dieser Verfahren einerseits und ihre Schwachpunkte andererseits richtig bewerten zu können, muß man von den Grundsätzlichkeiten dieser Operationen, den anatomischen Verhältnissen und der durch die Operation geschaffenen Situation klare Vorstellungen haben. Die Entwicklung dieser Methoden ist an Namen wie SCHÖNBORN, WARDILL, HYNES, KAZANJIAN, ROSENTHAL, TRAUNER gebunden, um nur einige zu nennen.

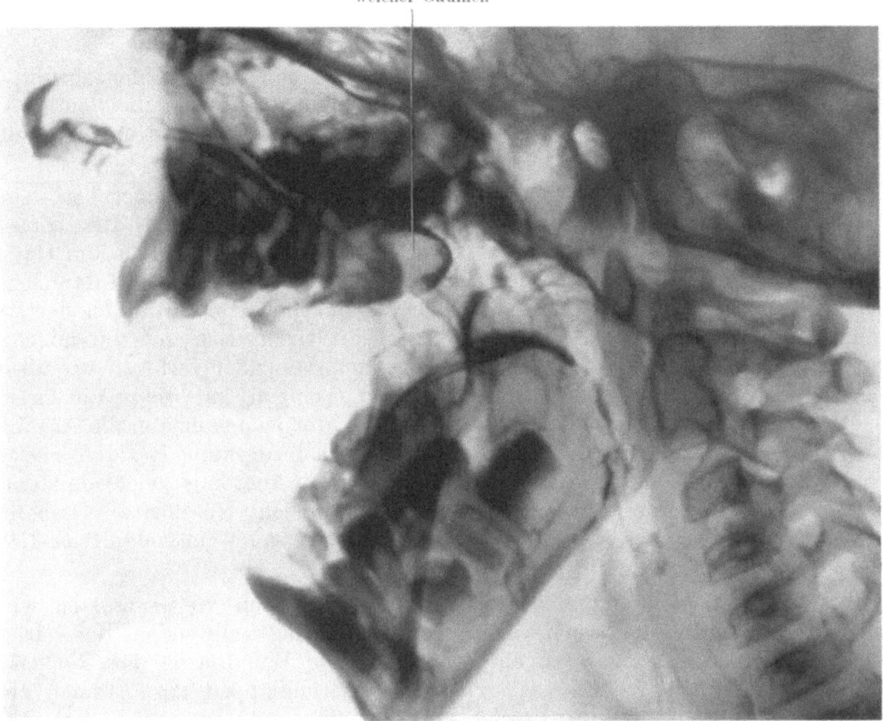

Abb. 127. Andernorts vor 4 Jahren operierte Gaumenspalte bei einem 6jährigen Jungen. Vordere Restlücke und Restlücke zwischen hartem und weichem Gaumen. Starres, unbewegliches und stark verkürztes Gaumensegel. Völlig unveränderte Stellung in Ruhe und bei Phonation. Sehr schlechte Sprache! — Am zweckmäßigsten wäre nach Restlückenverschluß eine Rückverlagerungsoperation kombiniert mit einer Velopharynxplastik. Hierfür keine Zustimmung der Eltern

Wenn man den *Gaumen zurückverlagert,* um dadurch den Abstand zwischen Hinterrand des weichen Gaumens und Rachenhinterwand zu verkleinern, muß man den Muskel-Schleimhautblock des weichen Gaumens und das orale Mucoperiost des harten Gaumens nach Ablösung von der Unterlage und von der Umgebung zurückdrängen. Die so entstandene vordere Wundfläche am harten Gaumen bleibt der Sekundärepithelisation überlassen. Man schont den nasalen Epithelüberzug im Bereich der vorher verschlossenen Längsspalte des harten Gaumens, um keine vordere Lücke wieder entstehen zu lassen. Die nasale Schleimhautbedeckung des harten und weichen Gaumens aber kann man nicht so weit dehnen, wie das für die Rückverlagerung notwendig wäre. Man muß die nasale Schleimhaut irgendwo in querer Richtung durchtrennen, wie man ja auch das orale Mucoperiost vorn (entsprechend der Veauschen Schnittführung) völlig quer abtrennt. Es ergibt sich nun von selbst, daß man das nasale Mucoperiost am Hinterrand des harten Gaumens quer durchtrennt.

Dieser Querschnitt durch das nasale Mucoperiost (ähnlich wie bei der ursprünglichen Langenbeckschen Technik) entlang des harten Gaumenhinterrandes (vgl. Abb. 101) ermöglicht es, die gesamten Gaumenweichteile mit dem daranhängenden oralen Mucoperiost des harten Gaumens nach hinten zu verlagern, bis sie die Rachenhinterwand berühren. Es entstehen somit folgende Wundflächen (vgl. Abb. 128, 129):

1. Eine grabenförmige, sich in die Fossa pterygoidea ziehende Vertiefung am Übergang vom harten zum weichen Gaumen.

2. Hinter der Schneidezahnreihe oralseitig am harten Gaumen.

Es ist unausbleiblich, daß diese Wundflächen granulieren, also wieder schrumpfen müssen. Das bedeutet, daß ohne weitere Hilfsmaßnahmen, die dem entgegenwirken, der ursprüngliche Zustand sich wiederherstellt. Man hat hier auf verschiedenen Wegen Abhilfe zu schaffen gesucht.

So haben besonders amerikanische Chirurgen Methoden angegeben, ein nasales Epithel zu schaffen, indem in einer Voroperation ein freies Hauttransplantat mit der Epithelseite nasalwärts unter das Mucoperiost des harten Gaumens als „inlay" geschoben wurde. Dieses Epitheltransplantat sollte dann bei der push-back-Operation den unumgänglichen Defekt am Hinterrand des harten Gaumens überbrücken. Das Verfahren erscheint theoretisch gut durchdacht und brauchbar. Hinsichtlich der praktischen Zuverlässigkeit verfügen wir über keine eigenen Erfahrungen, da wir andere Wege gegangen sind, die uns in ihren Erfolgen bisher noch nicht enttäuscht haben. Es gibt jedoch eine große Anzahl von Autoren, die auch bei Zufügung nasaler Epithelbedeckung Rezidive rückverlagerter Gaumen für unausbleiblich halten. Die Anatomie zeigt, daß der Levator veli palatini für diese Rezidive verantwortlich sein dürfte. Deshalb ist von einer isolierten Rückversetzung des Gaumens kaum ein endgültiger Erfolg zu erwarten.

Zum besseren Verständnis des von uns beschrittenen Weges müssen wir uns zunächst dem Grundprinzip der Velopharynxplastik zuwenden, das darin besteht, Teile des Gaumens an eine entsprechende Wundfläche der Rachenhinterwand anzunähen oder einen Rachenhinterwandlappen am Gaumen zu befestigen. Damit ist das Prinzip der Velopharynxplastik, die eine künstliche, von der Natur nicht vorgesehene Situation schafft, umrissen.

Ist die Distanz zwischen Gaumensegel und Rachenhinterwand verhältnismäßig gering und der Kontakt lediglich wegen der narbigen Starre des Gaumens nicht möglich, dann bietet eine solche Plastik keine nennenswerten Schwierigkeiten, weder im Sinne der Gaumenannähung (etwa nach der Traunerschen Technik) noch im Sinne einer brückenförmigen Verbindung mittels eines Schönborn-Rosenthalschen Pharynxläppchens.

In den meisten Fällen, die eine entscheidende Sprachverbesserung erfordern, ist aber die narbige Starre zugleich mit einer beträchtlichen Schrumpfung der Gaumenweichteile verbunden, so daß der Gaumen-Rachenabstand verhältnismäßig groß ist. Hier lediglich eine Rachenhinterwand-Gaumensegelverbindung operativ herzustellen, würde bedeuten, die Nähte einer beträchtlichen Spannung auszusetzen, ein Verstoß gegen die Grundregeln der Chirurgie.

Diese Gedankengänge haben uns zwangsmäßig dahin geführt, in den meisten Fällen die Velopharynxplastik in einer ihrer beiden technischen Grundmodifikationen mit der Rückverlagerungsoperation in einer Sitzung zu kombinieren.

Bei entsprechend gelagerten Fällen haben wir aber auch unter Verzicht auf die Rückverlagerungsoperation nur eine Pharyngoplastik durchgeführt. Dagegen haben wir bei schweren Sprachstörungen keine Rückverlagerungsoperation ohne gleichzeitige Velopharynxplastik angewandt. Scheint lediglich eine Gaumenverlängerung erfolgversprechend zu sein, dann kann man versuchen, diese durch eine dem Prinzip der V-Y- oder der Z-Plastik entnommene Technik zu erreichen (KILNER, SCHUCHARDT u. a.).

Diese Kombination bringt nämlich zugleich auch hinsichtlich der oben gemachten Ausführungen zu der Rückverlagerungsoperation den Vorteil mit sich, daß sie der unvermeidlichen nach vorn gerichteten Schrumpfungstendenz der Wundflächen ein rückwärts gerichtetes Gegengewicht schafft. Der durch Narbenzug wieder nach vorn strebende, zurückversetzte Gaumen wird gleichsam mit einem Ankertau an die Rachenhinterwand gefesselt. Das sich einstellende Gleichgewicht schafft die Sicherheit der Heilung der Velopharynxbrücke und sichert ein gewisses Rückversetzungsergebnis des Gaumens, verkleinert also den Luftdurchtritt zur Nase.

Es dürfte verständlich sein, daß solche Operationen weder zu frühzeitig bei kleinen Kindern noch mit zu weiter Indikationsstellung bei kleinen Sprachdefekten in Frage kommen. Nur bei schweren störenden Sprachfehlern und bei großen Kindern, gegebenenfalls auch erst bei Adoleszenten, stellen wir die Indikation zur Velopharynxplastik (mit oder ohne Rückverlagerung), denn es ist mit dieser Ersatzplastik lediglich eine Sprachverbesserung, jedoch keine völlige Sprachnormalisierung zu erzielen. Für mittelschweres offenes Näseln dürfte die Pharyngoplastik nach HYNES ratsam sein. Mit dieser Methode wird unter Schaffung eines Passavantschen Wulstes (die Pharynxhinterwand wird dem Gaumensegel genähert!) gleichzeitig das Pharynxrohr transversal verengt.

β) Spezielle Operationstechnik

Nachdem soeben die Gründe dargelegt wurden, weshalb wir in der Mehrzahl aller *schweren* Fälle eine Kombination zwischen Gaumenrückverlagerung und Velopharynxplastik anstreben, soll nun zunächst diese Operationstechnik beschrieben werden.

Auch diesen Eingriff führen wir in intratrachealer Intubationsnarkose durch. Es ergibt sich von selbst, daß man hier — im Gegensatz zum Gaumenspaltenverschluß — eine transorale Intubation anwendet. Ein durch die Nase geleiteter Intubationsschlauch würde das Operationsfeld an der Rachenhinterwand versperren. Der zweite Assistent muß den Intubationsschlauch, der möglichst seitlich im Munde zu liegen hat, zusammen mit dem Zungengrund aus dem Operationsfeld wegdrücken, falls nicht ein Spezialmundsperrer (uns hat sich das Modell nach KILNER bewährt) zur Verfügung steht. Die Lagerung des Patienten ist die gleiche wie bei der Gaumenspaltenoperation, sein Kopf liegt also auf dem Schoße des Operateurs.

Kurz hinter dem letzten Molaren beginnend, wird parallel zur Zahnreihe ein Schnitt geführt, der den harten Gaumen umfährt und an der kontralateralen Seite wieder kurz hinter dem letzten Molaren endet. Damit ist das gesamte Mucoperiost des Gaumens hufeisenförmig umschnitten. Im ganzen Bereich des harten Gaumens wird die orale Schleimhaut abgelöst. Dabei muß man besonders behutsam in der Medianlinie vorgehen, also im früheren Spaltbereich, in der die knöcherne Unterlage fehlt. Hier gilt es, orale und nasale Schleimhaut voneinander zu trennen, ohne die nasale Bedeckung einzureißen und die Nasenhöhle wieder zu eröffnen. Auf diese Weise wird der hinten gestielte Schleimhautlappen bis zum Hinterrand des harten Gaumens abpräpariert.

In einigen Fällen haben wir uns die Mühe gemacht, die A. palatina major durch Wegnahme der knöchernen Hinterwand des Kanals zu befreien, meistens haben wir die Arterie einfach durchtrennt. Oft war sie bereits in der Voroperation durchtrennt worden. Einen Unterschied in der Wundheilung konnten wir bei diesen verschiedenen Situationen nicht feststellen.

Der Hinterrand des harten Gaumens wird nun exakt von seinen Weichteilen befreit, indem man den Weichteilblock der Gaumensegelmuskulatur nach hinten abdrängt. Ist das geschehen, so durchtrennt man quer — also parallel zum Hinterrande des harten Gaumens — das nasale Mucoperiost und eröffnet somit den Nasenraum am Übergang zwischen weichem und hartem Gaumen. Nun erst läßt sich der gesamte Gaumen mühelos und spannungsfrei an die Rachenhinterwand andrücken.

Jetzt gilt es, die permanente Verbindung zur Rachenhinterwand zu schaffen, entweder nach dem Traunerschen oder nach dem Schönborn-Rosenthalschen Modus.

Ist der Gaumen nicht nur zu kurz, sondern auch hochgradig starr, dann versuchen wir die Traunersche Technik, die in einer ziemlich breitflächigen Annähung der wundgemachten Hinterkante des weichen Gaumens an ein entsprechendes Wundbett der Rachenhinterwand besteht. In einem solchen Falle führen wir also die Operation nach der Rückverlagerung des Gaumens folgendermaßen fort: Die hintere Kante des weichen Gaumens wird durch einen Schnitt etwa zu zwei Drittel aufgespalten. Man kann das entweder mit einem abgewinkelten Messer ausführen oder sich die hintere Gaumenkante durch Anlegen von einigen Haltefäden schnittgerecht herumwälzen. Jedenfalls müssen durch diese Aufspaltung eine nahtfähige nasale und orale Schleimhautschnittfläche sowie eine der Gaumendicke entsprechende Muskelwundfläche entstehen. Nun wird der Gaumen zurückgedrängt und an die Rachenhinterwand angedrückt. Dort, wo die eben geschaffene Wundfläche des weichen Gaumens die Rachenhinterwand berührt, wird die Schleimhaut der Rachenhinterwand mit einem leicht bogenförmig gestalteten, kranial konvexen Schnitt incidiert, der ein wenig größer ist als der korrespondierende Schnitt im weichen Gaumen. Hierbei ist darauf zu achten, daß mit der Schleimhaut zugleich auch die darunterliegende Muskulatur der Pharynxhinterwand durchtrennt wird. Unter der Muskulatur (also auf dem vorderen Längsband der Halswirbelsäule) wird der Schnitt nach allen Richtungen hin durch Scherendissektion unterminiert und somit ein breitbasiger, caudal gestielter Lappen mobilisiert, der dann genügend weit nach oben gezogen werden kann. Nun wird zunächst der kraniale Schnittrand der Rachenhinterwand mit 3—4 kräftigen Catgutnähten an den nasalen Schnittrand der hinteren Gaumenkante angenäht. Die Stiche werden so gelegt, daß Wundfläche an Wundfläche und der Knoten auf das Epithel, also nasalwärts, zu liegen kommen. Man sticht zuerst an der oberen Wundfläche der Rachenhinterwand ein und dann am Gaumen. Die Fäden läßt man zunächst lang und knotet sie erst dann, wenn alle Nähte gelegt sind. Jetzt führt man je eine paramediane Matratzennaht rechts und links durch die caudale Basis des Pharynxlappens und durch den weichen Gaumen. Wir nehmen keinen Draht wie Trauner, dicke Catgutfäden genügen. Dadurch erspart man dem Patienten das Fädenziehen. Man führt die Matratzennähte, die der Entlastung der Schleimhautnähte dienen sollen, folgendermaßen aus: Ein langer Faden, an beiden Enden mit einer ziemlich großen Nadel versehen, wird an der Basis des Pharynxlappens epithelseitig eingestochen, Ausstich an der Wundflächenseite des Lappens. An entsprechender Stelle der Muskelwundfläche des Gaumenhinterrandes

wird die Nadel wieder eingestochen, etwa 1—1¹/₂ cm durch die Gaumenmuskulatur geführt und oralseitig am weichen Gaumen wieder herausgeführt. Das
gleiche Manöver mit der Nadel des anderen Fadenendes. Erst werden beide
horizontalen Matratzennähte gelegt, dann werden sie so geknüpft, daß die zueinandergehörenden Wundflächen sich zwanglos aneinanderlegen. Jetzt wird
die oralseitige Naht zwischen Gaumen und Pharynxlappen mit Catgut oder

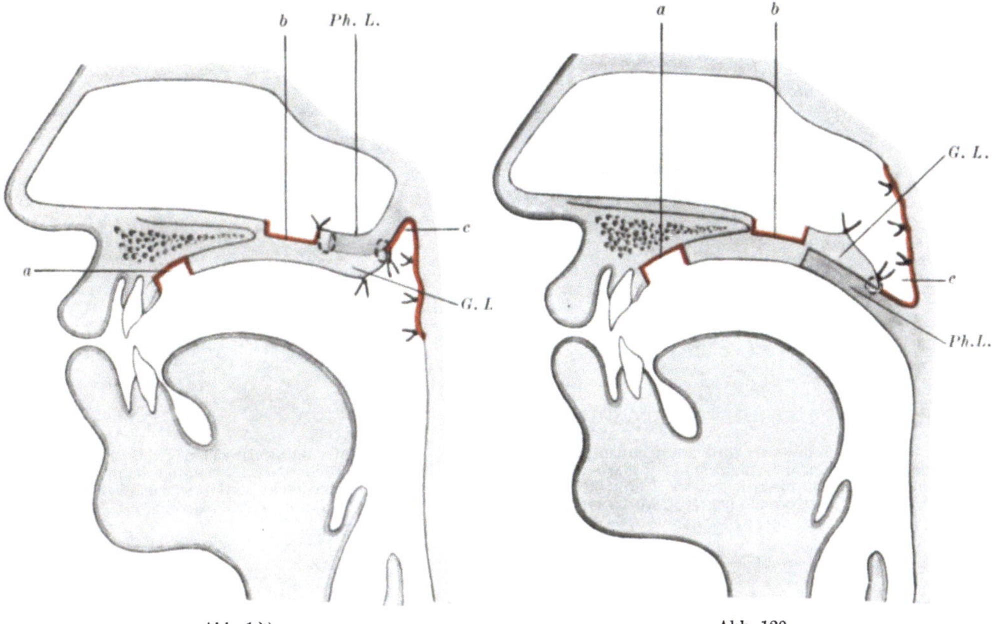

Abb. 128   Abb. 129

Abb. 128. Schematische Darstellung der Situation bei Rückverlagerung des Gaumens und Velopharynxplastik.
Pharynxlappen (*Ph.L.*) *kranial* gestielt. Technisch schwieriges Vorgehen. *a* orale Wundfläche am harten Gaumen
von der Rückverlagerung; *b* nasale Wundfläche am Hinterrand des harten Gaumens bis in die Fossa pterygo-
palatina hineinreichend; *c* kleine Restwundfläche am Entnahmedefekt des Pharynxlappens, *Ph.L.* kranial gestielter
Lappen aus der Pharynxhinterwand (aus *c* kommend); *G.L.* umgekippter, aus der nasalen Seite des weichen Gaumens umschnittener Gaumenlappen, dessen Entnahmedefekt durch den Pharynxlappen (*Ph.L.*) gedeckt wird
und der selbst die Wundfläche des Pharynxlappens zum größten Teil deckt

Abb. 129. Rückverlagerung und Velopharynxplastik bei *caudal* gestieltem Pharynx- und oral umschnittenem
Gaumenlappen. Zeichenerklärung wie Abb. 128. Dieser Modus erscheint uns empfehlenswerter. Er ist nicht
nur technisch leichter durchführbar, sondern dürfte auch wegen der Verlaufsrichtung der velopharyngealen
Brücke den Luftstrom besser in den Mund leiten (Abb. 130—137 nach diesem Modus)

Seide durchgeführt. Es ist dafür zu sorgen, daß der rückverschobene Lappen
des harten Gaumens Kontakt zur Unterlage bekommt und nicht in die Mundhöhle heruntersinken kann. Wir heften diesen Lappen mit einem Stich vorn
in der Mittellinie an die Wundfläche der uneröffneten nasalen Schleimhaut
an. Ein feuchter oder mit Salbe bestrichener Tupfer, der mit einigen an den
Zähnen befestigten kreuzweisen Zwirn- oder Drahtverschnürungen in seiner
Lage gehalten wird, sorgt für allseitigen leichten Andruck, bis die Verwachsungen
hergestellt sind.

Die zweite Möglichkeit, die Operation nach der Rückverlagerung weiter-
zuführen, besteht in der Läppchenbildung nach Schönborn-Rosenthal. Wir
wenden sie an, wenn der zu kurze Gaumen noch eine relativ gute Motilität aufweist. Hat man sich von vornherein auf diesen Modus festgelegt, soll man erst
mit der Umschneidung des Pharynxlappens beginnen, dann die Rückverlagerung
durchführen und zuletzt die Naht zwischen Gaumen und Pharynxläppchen an-

schließen. Man hat dann den Vorteil, daß die Umschneidung des Pharynxläppchens nicht durch das von der Gaumenmobilisation herablaufende Blut erschwert wird.

Das Ziel dieser Operation muß sein, die velopharyngeale Brücke nasal und oral weitgehend mit Epithel zu versehen und die der Granulation und

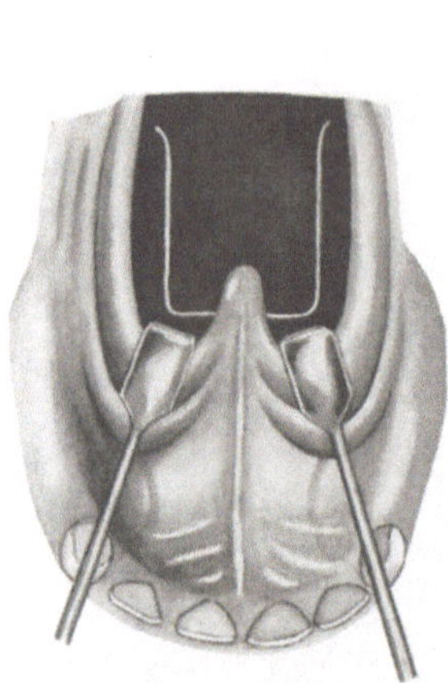

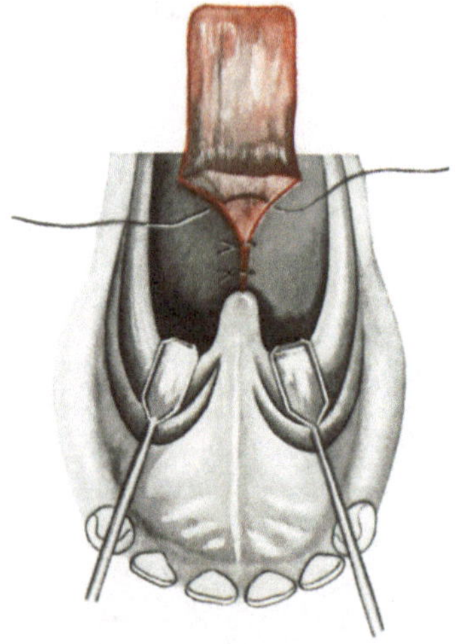

Abb. 130. Der Gaumen wird aus dem Operationsfeld gezogen, so daß die Rückwand des Naso- und Oropharynx gut zu übersehen ist. Schnittführung für den Pharynxlappen (vgl. Abb. 129)

Abb. 131. Der mucomuskuläre Pharynxlappen ist gebildet. Nach seitlicher Mobilisation der Schnittränder wird der Entnahmedefekt soweit wie möglich durch Nähte verschlossen

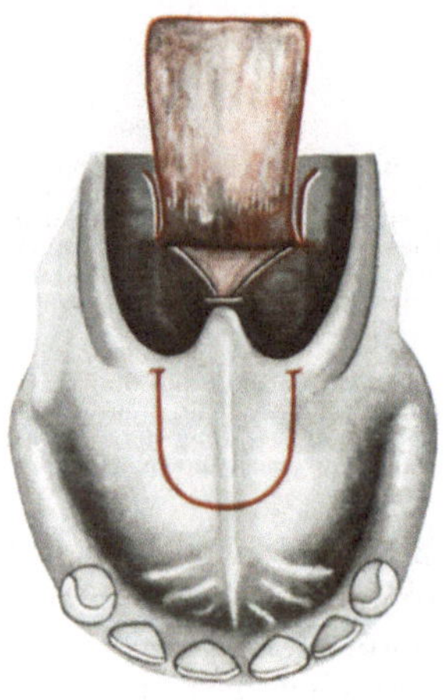

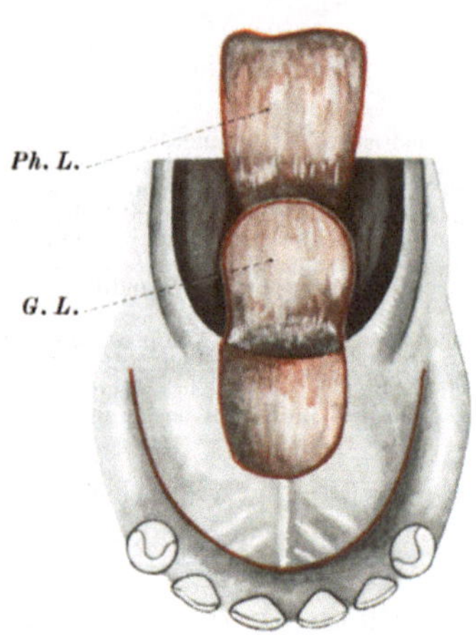

Abb. 132

Abb. 133

Abb. 132. Erst jetzt wird der Schnitt im Bereich des weichen Gaumens gelegt, um den Gaumenlappen zu bilden
Abb. 133. Der am Hinterrand des weichen Gaumens gestielte Lappen (hinreichende Blutzufuhr muß gewährleistet sein!) wird abpräpariert und nach hinten umgeklappt. — Großbogiger Schnitt parallel der Zahnreihe zur Rückverlagerungsoperation (*G.L.* Gaumenlappen; *Ph.L.* Pharynxlappen)

Selbstepithelisation überlassenen Wundflächen so klein wie möglich zu halten, um dadurch die sekundären Schrumpfungsvorgänge zu verringern und die Nahtsicherheit zu erhöhen. Auch die Lebensfähigkeit des Lappens wird durch beidseitige Epithelbekleidung erhöht, weil das Gewebe sich dann um so weniger in der Abwehr des unerläßlichen Keimbefalles erschöpft. Man muß deshalb einen

Gaumen- und einen Pharynxlappen schaffen. Stielt man den Pharynxlappen kranial (Abb. 128), so kann er nur zur kranialen (nasalen) Epithelbekleidung verwandt werden. Zur caudalen (oralen) Epithelbedeckung muß dann ein am Gaumen gestielter Lappen dienen, der zwangsläufig aus der nasalen Gaumenfläche genommen werden muß. Umschneidet man den Gaumenlappen aus der oralen

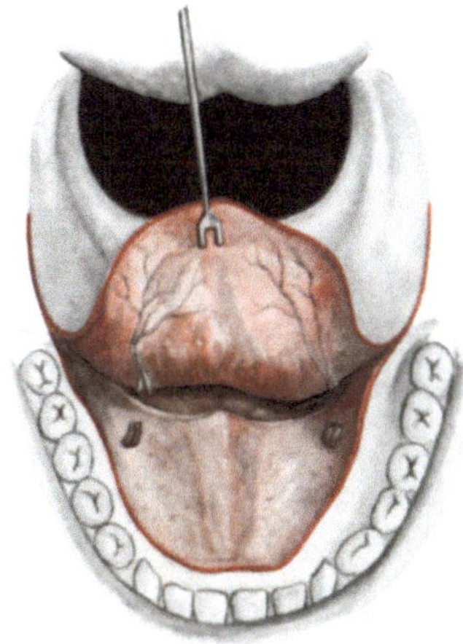

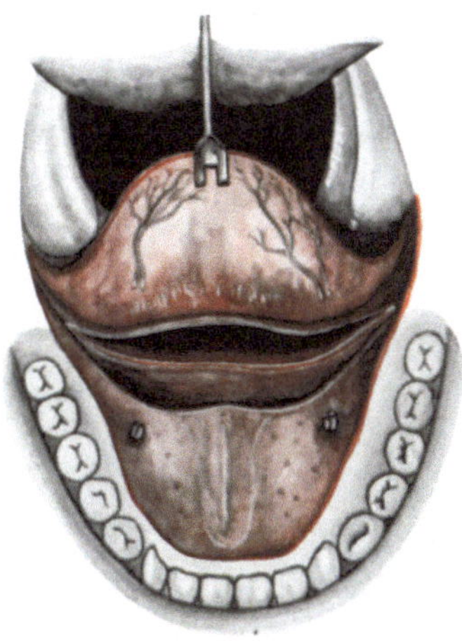

Abb. 134. Die Schleimhaut des harten Gaumens wird abgelöst, möglichst ohne die nasale Schleimhaut in der Mittellinie aufzureißen, was sich aber nicht immer vermeiden läßt. Die Aa. palatinae majores können bedenkenlos durchtrennt werden

Abb. 135. Am Hinterrand des harten Gaumens wird die nasale Schleimhaut quer durchtrennt (vgl. Abb. 101 und Abb. 129 b), um den weichen Gaumen zusammen mit dem oralen Lappen vom harten Gaumen en bloc nach dorsal abdrängen zu können. An beiden Seiten dringt man in die Fossa pterygo-palatina ein

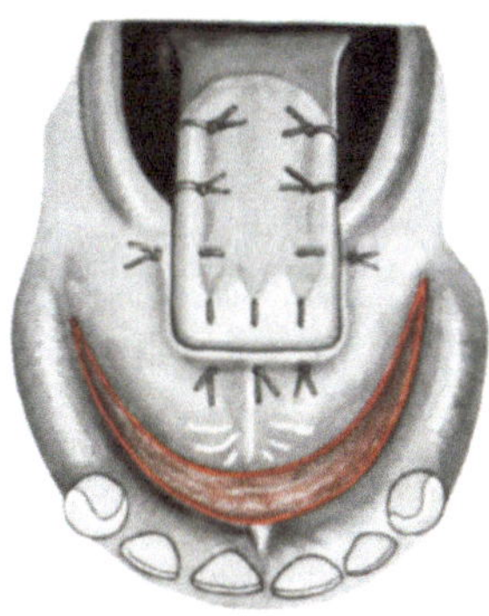

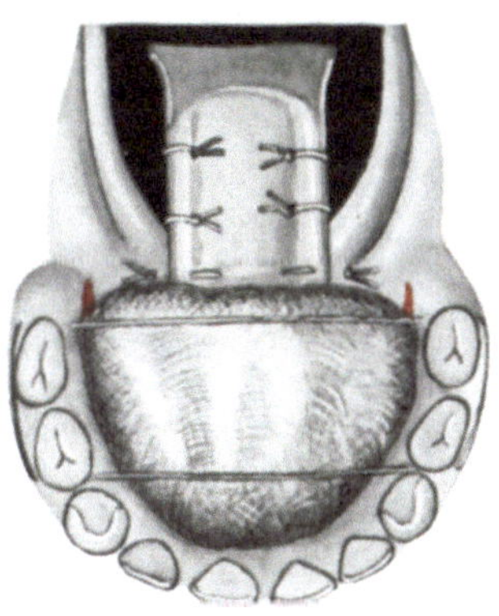

Abb. 136   Abb. 137

Abb. 136. Der in Abb. 133 gebildete Gaumenlappen (*G.L.*) deckt die Wundfläche des Pharynxlappens (Abb. 131 usf.). Der Pharynxlappen deckt Entnahmedefekt und Wundfläche des Gaumenlappens (vgl. Abb. 129). Die velopharyngeale Brücke ist hergestellt, sobald beide Lappen miteinander vernäht sind

Abb. 137. Andruckverband für den Lappen des harten Gaumens

Fläche, was technisch leichter ist, so kann er, wenn er um seinen an der Gaumen hinterkante befindlichen Ernährungsstiel gedreht wird, nur zur nasalen (kranialen) Epithelbedeckung der velopharyngealen Brücke dienen. Dann muß der aus der Pharynxhinterwand zu umschneidende Lappen caudal gestielt sein (Abb. 129). Da der Lappenfuß (das Stielende) immer etwa in Höhe des Gaumens liegen muß, weil hier die Distanz zwischen Gaumen und Pharynxhinterwand am geringsten ist, muß die Umschneidung weit genug kranial begonnen werden, ohne aber die Rachenmandel zu erreichen. Ist die Rachenmandel stark hypertrophisch, so muß man den Pharynxlappen kranial stielen, also die Umschneidung weit genug caudal beginnen. Der Gaumenlappen muß dann von der nasalen Seite entnommen werden. Ehe man also die Umschneidung beginnt, muß der technische Weg nach allen Richtungen hin geplant und durchdacht sein. Wir wählen meistens den *caudal* gestielten Lappen aus der Rachenhinterwand und gehen dabei folgendermaßen vor:

Mit stumpfen Haken wird der weiche Gaumen aus dem Operationsfeld weggehalten, nachdem man sich die Gegend des Lappenfußes durch Andrücken des Gaumens an die Hinterwand ausgemacht hat. Dann wird ein rechteckiger oder

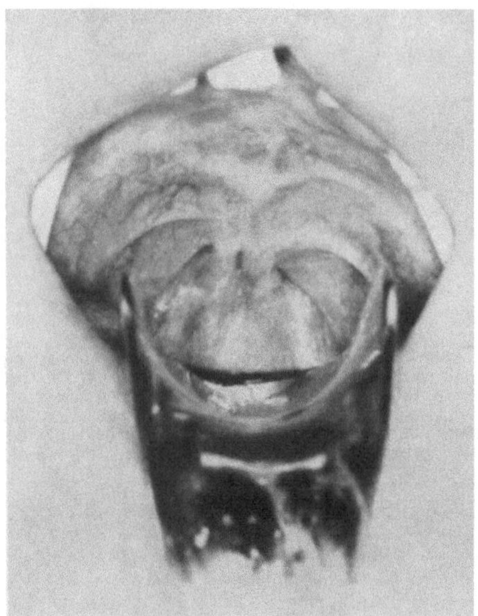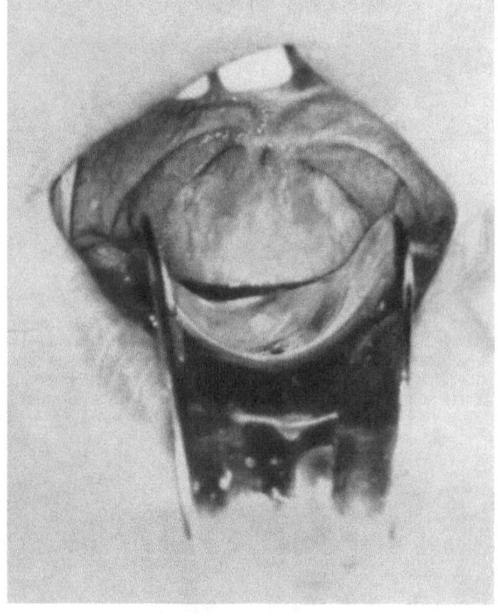

a   b

Abb. 138a u. b. Zustand nach Rückverlagerung eines kurzen, narbigen Gaumens (primäre Gaumenspaltenoperation andernorts durchgeführt) mit gleichzeitiger Velopharynxplastik. a Ruhe- und b Phonationsstellung. Sprachverbesserungsergebnis befriedigend. 15jähriges Mädchen

am kranialen Ende leicht bogenförmiger Schleimhautlappen aus der Rachenhinterwand umschnitten. Die darunterliegende Schlundmuskulatur wird zusammen mit der Schleimhaut abgelöst. Dann werden die Ränder des Entnahmedefektes mit der Schere stumpf unterminiert, kranial nicht so ausgiebig, um die Tubenmündungen nicht zu beschädigen. Mit einigen kräftigen Catgutnähten wird das Wundbett, allerdings nicht ganz bis an den Lappenfuß heran, verschlossen. Auch wenn das so vernähte Entnahmebett nicht ganz pp. heilt oder teilweise wieder aufgeht, so ist die granulierende und sekundär epithelisierende Fläche jetzt doch kleiner, als wenn man den Defekt primär offen ließe.

In der gleichen Größe wird nun aus der oralen Gaumenfläche ein Muskelschleimhautlappen umschnitten, ohne den weichen Gaumen zu perforieren. Am hinteren Gaumenrand wird der Lappenfuß gebildet, der für die Blutzufuhr die genügende Dicke und Breite behalten muß. Das freie Ende des Gaumenlappens wird nun an die Wundseite des pharyngealen Lappenfußes rechts und links mit je einer Naht angeheftet. Die Epithelseite des Gaumenlappens liegt somit kranial, die des pharyngealen Lappens caudal, so daß sich die Wundflächen berühren. Das vordere Ende des pharyngealen Lappens wird in die Wund-

fläche des Entnahmedefektes am Gaumen eingefügt. Nun werden die Seiten-
ränder der beiden Lappen mit Einzelnähten vereinigt. Ein noch bestehen
gebliebener Wunddefekt am weichen Gaumen kann analog des pharyngealen
Hinterwanddefektes verengt, oft sogar verschlossen werden. Der durch den
Rückverlagerungsakt entstandene Schleimhautlappen des harten Gaumens wird
in der oben beschriebenen Weise in seiner neuen Position durch Naht oder intraorale andrückende Verbandanordnung an der Unterlage befestigt.

(Aus didaktischen Gründen wurden diese beiden Operationen in der Reihenfolge: Rückverlagerung und Velopharynxplastik beschrieben. Will man sie
jedoch in einer Sitzung kombinieren, was bei schweren Fällen ratsam ist, dann
ist es selbstverständlich geboten, den Eingriff am tiefsten Punkt des Operationsfeldes — nämlich mit der Bildung des Pharynxlappens — zu beginnen, wie
das in der Reihenfolge der Abbildungen dargestellt ist. Würde man mit der
Mobilisation des Gaumenlappens anfangen, so würde das in den Rachen herunter-
fließende Blut die Sicht stark beeinträchtigen.)

Postoperativ werden routinemäßig Antibiotica in therapeutischen Dosen
gegeben. Nach einer Woche werden der Andruckverband vom harten Gaumen
und einige Tage später die Seidennähte aus dem Velopharynxlappen entfernt
(Abb. 138).

Gelegentlich entstehen bei solchen rückverlagernden Eingriffen doch kleinere
Restlücken im vorderen Bereich des harten Gaumens, die man entweder operativ oder prothetisch verschließen kann. Zur prothetischen Versorgung entschließt
man sich um so leichter, falls ohnehin ein prothetischer Schneidezahnersatz
erforderlich ist. In seltenen Fällen werden sich auch größere Lücken des harten
Gaumens nicht vermeiden lassen.

Die technische Durchführung der Pharyngoplastik nach HYNES ist nicht
schwierig. Der Patient wird wie zum Gaumenspaltenverschluß gelagert: Der
Kopf des Kindes liegt auf dem Schoß des Operateurs. Die transorale intratracheale Intubationsnarkose ist das Betäubungsverfahren der Wahl. Da der
Zungengrund zusammen mit dem Intubationsschlauch stark nach caudal gedrängt werden muß, um das Operationsfeld übersichtlich zu haben, darf keinesfalls transnasal (wie das bei der Gaumenplastik günstig ist!) intubiert werden.
Der Gaumen wird mit stumpfen Haken oder dgl. so weit wie möglich aus dem
Operationsfeld nach vorn gezogen. Man kann auch einen oder zwei Katheter
durch die Nasenlöcher vorschieben, bis die Spitzen im Pharynx erscheinen,
und dann das Gaumensegel mit einer kräftigen Seidennaht an der Katheterspitze befestigen. Zieht man jetzt die Katheter kräftig zurück, dann nehmen
sie den weichen Gaumen mit, und das Operationsfeld wird übersichtlicher. Mit
Haltefäden oder Einzinkerhäkchen wird der hinter der Tonsille sich abhebende
Arcus pharyngopalatinus beiseite gehalten und die seitliche Pharynxwand mit
der Plica pharyngotubalis dargestellt. Etwa entsprechend dieses Wulstes, unter
Mitnahme großer Teile des M. salpingopharyngeus und palatopharyngeus, wird
beiderseits ein kranial gestielter 3—4 cm langer Schleimhaut-Muskellappen
umschnitten (Abb. 139). Die beiden medialen Schnitte dieser Lappen werden
oberhalb des Passavantschen Wulstes und caudal der Rachenmandel an ihren
kranialen Enden miteinander durch einen Querschnitt verbunden. Durch die
Enden dieser beiden in Längsrichtung aus der Rachenseitenwand geschnittenen
Lappen werden Haltefäden gelegt, an denen die Läppchen emporgehoben werden
können. Die Schnittränder der Entnahmedefekte werden nach lateral hin
(Arcus pharyngopalatinus) vorsichtig mobilisiert und dann miteinander vernäht. Dadurch wird der Pharynx in transversaler Richtung deutlich eingeengt
(Abb. 140). Die emporgehobenen Lappen werden in die quere kraniale Incision

eingeschlagen und entsprechend mit den Schnitträndern der Pharynxhinterwand und miteinander vernäht (Abb. 141). Dadurch entsteht eine Art Passavantscher Wulst, der die Pharynxhinterwand dem Gaumen nähert und somit den Luftdurchtritt zur Nase verringert (Verengerung in sagittaler Richtung). Wichtig ist, nicht allein Schleimhautläppchen zu bilden, sondern die darunterliegende Muskelschicht (möglichst einschließlich Fascie) mitzunehmen.

Die Erfolge dieser Methode sind recht gut, auch bei näselnden Sprachdefekten anderer Ursachen. Da es sich bei allen diesen Verfahren um „Ersatzoperationen" handelt, bleibt in einer Reihe von Fällen doch ein gewisser „unbefriedigender Rest". Doch glauben wir, daß in der Regel diesen Operationen, mit denen praktisch niemals eine Verschlechterung der Sprache erzeugt wird, heute der Vorzug vor konservativprothetischer Versorgung mit Obturatoren gebührt, falls nicht vitale Kontraindikationen zur Operation bestehen. Sicherlich ist bei einigen Fällen auch heute noch ein Obturator indiziert und mit gutem sprachlichem Erfolg anwendbar. Man sollte jedoch immer bedenken, daß jeder Obturator vom Patienten als Fremdkörper

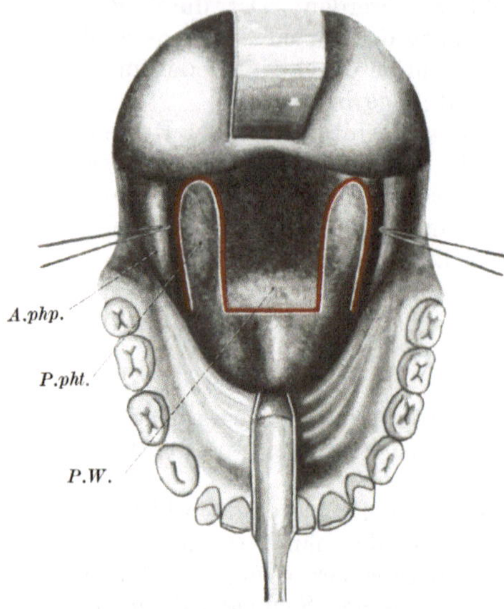

Abb. 139. Pharyngoplastik nach Hynes. Gaumen und Zunge sind vom Operationsfeld weggehalten. Schnittführung rot eingezeichnet. *P.W.* Passavantscher Wulst; *P.pht.* Plica pharyngotubalis; *A.php.* Arcus pharyngopalatinus (mit Haltefäden versehen)

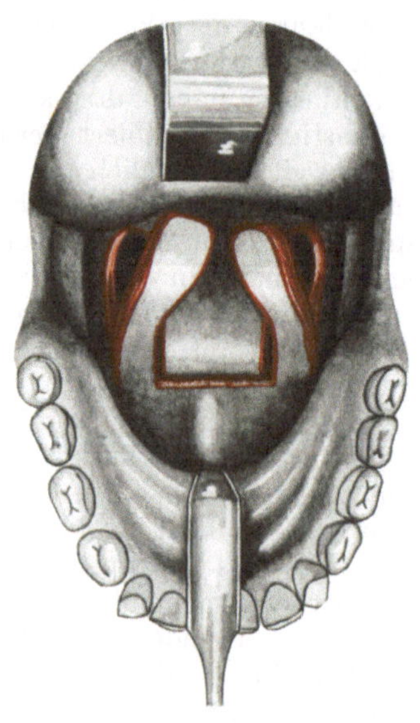
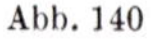

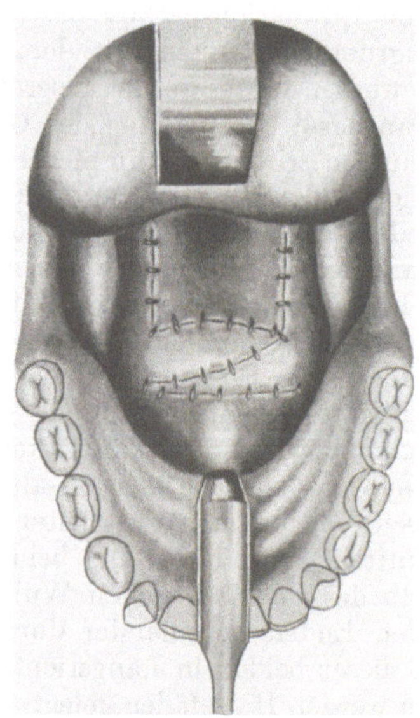

Abb. 140   Abb. 141

Abb. 140. Pharyngoplastik nach Hynes. Die mucomuskulären Lappen sind gebildet

Abb. 141. Pharyngoplastik nach Hynes. Die Entnahmedefekte sind nach seitlicher Pharynxwandmobilisation verschlossen (Einengung des Pharynxrohres). Die beiden Lappen sind in die kraniale Querincision eingedreht und entsprechend vernäht (Wulst an der Rachenhinterwand). Einzelheiten siehe Text (vgl. hierzu Abb. 126c)

(Druckulcera!) empfunden wird und in jeder Hinsicht eben nur eine fremde und keine körpereigene Hilfe gewährt. Das ist auch der Grund, weshalb selbst ohne einen so offensichtlichen funktionellen Gewinn wie die Sprachverbesserung die meisten Patienten zeitraubende und schwierige Fernplastiken mit Rundstiellappen einem Obturatorverschluß vorziehen.

j) Fernplastischer Verschluß großer Gaumendefekte durch Rollappen

Beim primären Gaumenspaltenverschluß ist dieses Verfahren niemals erforderlich. Auch die breiteste Gaumenspalte läßt sich in klassischer Weise durch Mobilisation nachbarlichen Gewebes verschließen. Rollappenplastiken zum primären Gaumenspaltenverschluß stellen eine Fehlindikation „par excellence" dar (Abb. 142). Der Verfasser hat es noch niemals bei Primärverschlüssen, weder im Kindes- noch im Erwachsenenalter, für nötig befunden, zur Fernplastik zu greifen.

Auch bei Sekundärverschlüssen kommt man in der überwiegenden Zahl der Fälle mit einer sinngemäßen Replastik nach dem Modus AXHAUSENs zum Ziel. Die Rollappenplastik stellt in der Gaumenspaltenchirurgie des Kindesalters eine exorbitante Seltenheit dar.

Sicherlich wird die Indikation bei aller Seltenheit immer noch zu oft, d. h. unnötig gestellt. Man sollte im Auge behalten, daß mit einem Rollappen kein mobiles Gaumensegel geschaffen werden kann. Den Gaumensegelverschluß soll man immer aus autochthonem Gewebe herstellen. Der Rollappen kann lediglich eine mechanische Abdichtung zwischen Mund und Nase bewerkstelligen. Er ist ein körpereigener Obturator. Für große, nicht aus dem umgebenden Gewebe verschließbare Lücken vornehmlich

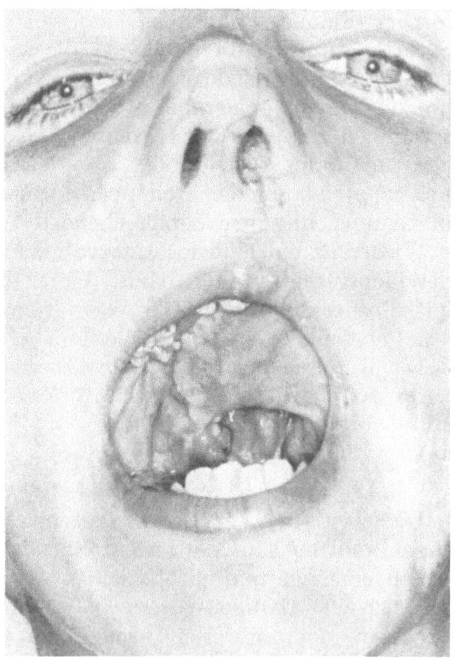

Abb. 142. Verschluß einer totalen Gaumenspalte durch Rundstiellappen. Die Plastik wurde andernorts begonnen und bei uns zu Ende geführt. Lückenlose Abdichtung zwischen Nasen- und Mundraum erreicht. Gleichzeitig wurde eine völlige Replastik der Oberlippe mit Korrektur der Naseneingangsverhältnisse durchgeführt

im Bereich des harten Gaumens hat dieses umständliche Verfahren in der Spaltenchirurgie seine Berechtigung, die jedoch nur iatrogen erst herbeigeführt worden ist. Jede Rollappenplastik ist ein Dokument insuffizienter Erstoperation, deren Folgen auch hierdurch nicht völlig annulliert werden können.

Auf ein so großes Kapitel, wie es die Rundstiellappenplastik darstellt, kann hier nicht ausführlich eingegangen werden. Es muß auf einschlägige Operationslehren, Handbücher und Monographien (SCHUCHARDT, HERLYN usw.) verwiesen werden.

Man bildet den entsprechend breiten und langen Rollappen aus unbehaarter oder wenig behaarter Haut (Innenseite des Oberarmes, Hals, Flanke usw.). Durch den Mund, der durch eine entsprechende zahnärztliche Prothese gesperrt und fixiert wird, oder durch den Mundboden wird der Rollappen mit einem Ende am Defekt befestigt. Ein Rollappen vom Hals kann leicht durch den

Mundboden an den Gaumen herangebracht werden. Nach Spaltung der Haut wird mit der Kornzange dicht an der Innenseite der Mandibel ein Tunnel geschaffen und die Mundschleimhaut durchbrochen. Der Nachteil dieses Verfahrens ist die äußere Narbe am Kieferrand. Von Vorteil ist, daß man sich komplizierte und unbequeme zahnprothetische Hilfsapparate erspart und keine fixierenden Arm-Kopfverbände mit den unvermeidlichen Zwangsstellungen benötigt.

Rollappen vom Ober- oder Unterarm können durch den Mund eingeführt werden. Gips- und Schienenverbände sorgen für die Fixierung und Ruhigstellung von Kopf, Arm und Schultergürtel während der Anheilungsperiode des einen Lappenfußes im Munde. Rundstiellappen von anderen Gegenden des Körpers (Flanke, Bauch usw.) müssen erst über den Arm „wandern".

Nach etwa 10—14 Tagen ist die Verbindung zwischen dem Gaumen und dem einen Lappenende hergestellt. Nun beginnt wie bei der Abbe-Plastik das allmählich sich steigernde „Gefäßtraining". Durch zeitweise Drosselung des extraoralen Lappenfußes wird der Kreislauf im Rollappen auf die Blutzufuhr aus dem Gaumen umgestellt. Nach etwa 3—4 Wochen (bei Heilungsstörungen auch länger) kann der Rollappen abgetrennt und auch der zweite Lappenfuß am Gaumen in einem entsprechenden Wundbett befestigt werden.

Wieder ist ein längeres Intervall erforderlich, ehe der Rundstiel „entfaltet" oder längsgeteilt werden kann. Unter Bildung einer nasalen und einer oralen Epithelbedeckung erfolgt die endgültige Einnähung, die meistens auch schrittweise (erst eine Seite, dann die andere) erfolgen muß.

Die Rundstielplastik ist kein leichtes Verfahren. Es gehört Erfahrung und Gewebsgefühl zum Gelingen. Auf dem langen Weg drohen dem Unerfahrenen zahlreiche Gefahren.

k) Behandlung sonstiger Gesichtsspalten

Die plastische Versorgung der sonstigen Gesichtsspalten bietet keine typischen Probleme, auf die im einzelnen eingegangen werden müßte. Die Regeln der allgemeinen und plastischen Chirurgie und einige aus der Chirurgie der Lippen-Kiefer-Gaumenspalten analog anwendbare Gesichtspunkte müssen dem Chirurgen richtungweisend sein. Die Größe und Zahl der Eingriffe richten sich nach dem Schweregrad der Mißbildung, ebenso auch das funktionelle und kosmetische Ergebnis. Bei dem Formenreichtum dieser verhältnismäßig seltenen Spaltbildungen lassen sich keine standardisierbaren Operationsregeln aufstellen. Atypische Operationen erfordern entsprechendes plastisches Verständnis und Talent. Wenn es irgend geht, wird man versuchen, die Spalten durch Mobilisation mit nachbarlichem Gewebe zu decken. Fernplastiken in der Erstversorgung sollten vermieden werden. In der Regel dürfte die mediale Unterkieferspalte die geringsten und die schräge Gesichtsspalte die größten Schwierigkeiten verursachen. Die quere Gesichtsspalte würde, was die operativen Schwierigkeiten betrifft, etwa in der Mitte dieser beiden Formen liegen.

Je nach Schweregrad kann auch die mediane Spalte erhebliche Probleme aufwerfen. Soweit die hier zu erörternden Fragen sich auf die Nase (Spaltnase, Doggennase) beziehen, sind sie in einem anderen Kapitel abgehandelt.

l) Grundsätzliches zur Dokumentation

Über die Notwendigkeit einer exakten Dokumentation kann im modernen Leben kein Zweifel mehr bestehen. Steigende Ansprüche und der Wille zur Leistungsverbesserung einerseits, gebotene aktive und passive Kritikbereitschaft gepaart mit einer gewissen Skepsis andererseits, sind Grundzüge der Menschen unserer Zeit, gleichgültig, ob wir dabei an Ärzte oder Patienten denken. Um selbst zu lernen oder zu lehren, ist eine Beweisunterlage in der plastischen Chirurgie ebenso notwendig wie zum Schutz gegen überspitzte Forderungen, Anschuldigungen oder Schadenersatzansprüche. Zusätzlich zu dem üblichen klinischen Belegmaterial wie Krankenblatt, Fieberkurve, Operationsbericht, Anaesthesieprotokoll, Laborbefunde usw. ist in der plastischen Chirurgie das Photo in jeder Hinsicht das wichtigste, objektivste und auch für den Laien überzeugendste Dokument. Es ist jedoch unerläßlich, gewisse Grundforderungen an eine solche Dokumentation zu stellen, wenn sie von wirklichem Wert sein soll. Zunächst erfordert das Photo gewisse technische, d. h. apparative Voraussetzungen. Man kann sicherlich mit jeder Kamera photographieren, aber nicht auch wissenschaftlich verwertbare Dokumente schaffen. Deshalb soll auf einige wichtige phototechnische Gesichtspunkte kurz eingegangen werden.

Die Forderung nach möglichst objektiven Vergleichen von Ergebnissen der plastischen Chirurgie werden heute durch die verschiedensten photographischen Verfahren weitgehend erfüllt. Das gilt besonders für die ausgefeilte Technik der Kleinbildphotographie, die uns in die Lage versetzt, auch „Serienaufnahmen" ohne zu großen wirtschaftlichen Aufwand zu machen. Die heutigen Linsensysteme geben uns in Verbindung mit den üblichen Feinkornemulsionen Bildwiedergaben, die hinsichtlich Schärfe und Detailerkennbarkeit allen von uns gestellten Ansprüchen genügen. Dabei ist auch für den Arzt eine gewisse Kenntnis optischer und photographischer Gegebenheiten Voraussetzung für den richtigen Einsatz der möglichen Aufnahmeverfahren, wenn sie dem Ziel einer Dokumentation gerecht werden sollen.

Wir erwarten von dieser Photographie eine möglichst naturgetreue Wiedergabe, die wir technisch in verschiedener Weise erreichen können.

Zunächst besteht die Möglichkeit, mit sog. „Universal"-Objektiven normaler Brennweite Aufnahmen des Patienten aus einer Mindestentfernung von 1,20 bis 1,50 m zu machen. Den zwangsläufig großen Bildausschnitt kann man später bei geeigneten Feinkornemulsionen entsprechend im Ausschnitt vergrößern. Man muß sich dann aber im klaren sein, daß dadurch die sog. Bildunschärfen, deren Einzelursachen hier nicht näher erläutert werden sollen, mit entsprechender Vergrößerung ebenfalls wiedergegeben werden. Ein Verlust an Detailerkennbarkeit ist die zwangsläufige Folge. Dem Versuch, den bildwichtigen Ausschnitt durch Verkürzung des Aufnahmeabstandes mit einem Objektiv kurzer Brennweite beizukommen, steht die Verzeichnung des Objektes in wichtigen Einzelheiten entgegen.

Bessere Möglichkeiten einer Ausschnittsphotographie auf kleinere Details bietet uns die Verwendung von langbrennweitigen, mehrlinsigen Objektiven (z. B. Elmar 9 cm), deren günstig abgestimmte Korrektionen infolge besonderer Lagen der axialen und außeraxialen sphärischen Aberration auch bei voller Objektivöffnung nur geringe Grade einer Schärfenminderung aufweisen. Wir kennen solche Linsensysteme als sog. Porträtobjektive, die schon bei geringer Abblendung sich durch eine gestochene Schärfe über das ganze Blickfeld auszeichnen.

Wegen des möglichen größeren Objektabstandes werden diese langbrennweitigen Objektive von f = 9 oder 13,5 cm auch zur Photographie von Operationen gern benutzt. Dabei können verschiedene Abbildungsmaßstäbe durch Verwendung abgestufter „Zwischenringe" in Kombination mit solchen langbrennweitigen Objektiven erreicht werden. Das Arbeiten mit Zwischenringen wird aber immer relativ umständlich sein, so daß sich *stufenlose* Einstellmethoden für alle möglichen Abbildungsmaßstäbe in der medizinischen Photographie allgemein eingeführt haben.

Hier wird die Verlängerung oder Verkürzung des Objektivauszuges durch sog. Balgen-Einstellgeräte in Kombination mit einem Spiegelreflexansatz erreicht, wobei der Einstellbereich beim Hektor 13,5 cm Aufnahmen von „Unendlich" bis zum Abbildungsmaßstab 1:1 gestattet. Zum Teil bieten diese Kombinationen sogar die Möglichkeit einer sog. Makro-Photographie bis zur 6,5fachen Vergrößerung mit kurzbrennweitigen Objektiven.

Wir selbst benutzen seit Jahren mit den besten Erfahrungen das Leica-Balgen-Einstellgerät in Kombination mit den Objektiven Hektor 13,5 cm bzw. Elmar 9 cm, die ohne großen Zeitaufwand ausgetauscht werden können. Der zwischengeschaltete Spiegelreflexansatz erlaubt dabei neben der Beurteilung des Bildausschnittes die Objektbeobachtung bis zum Zeitpunkt der Aufnahme. Bei den heutigen, mit der vollen Verschlußöffnung — z. B. der synchronisierten Leica — jeweils gekoppelten *Elektronenblitz*-Geräten mit ihrer großen Lichtfülle bereitet auch die scharfe Wiedergabe von Objekteinzelheiten, die nicht unmittelbar in der Einstellebene gelegen sind, durch die mögliche stärkere Abblendung selbst von sehr unruhigen Objekten (z. B. Kleinkinder) keine Schwierigkeiten. Deshalb sind wir seit Jahren völlig zur Photographie mit Elektronenblitzbelichtung übergegangen. Wir brauchen „scharfe", keine „schönen" Bilder. „Künstlerische" Beleuchtungseffekte gehören ins „Familienalbum", aber nicht auf das sachlich nüchterne Dokument der Plastikchirurgie.

Grundsätzlich soll jedes Objekt in verschiedenen Aufsichten photographiert werden. Es wäre gut, sich für die einzelnen Regionen und plastischen Indikationen auf gewisse photographische Normen zu einigen, um auf breitester Basis feststehende Vergleichsmöglichkeiten zu haben. Hier kann nur zu den wichtigsten Gesichtspunkten der photographischen Dokumentation von Lippen-Kiefer-Gaumenspalten Stellung genommen werden. Zuerst sei erwähnt, daß selbstverständlich Korrekturen durch Puder, Lippenstift und sonstiges „make up" zu verwerfen sind. Es gibt ferner keinen Zweifel, daß ein Photo lediglich in *einer* Aufsicht nur wenig aufschlußreich ist, insbesondere aber hinsichtlich des Operationsergebnisses keine überzeugende Beweiskraft haben kann. Man muß im Photo der dreidimensionalen Anschauung weitgehend entgegenkommen. Das erfordert *drei* Photos in den verschiedenen Raumrichtungen. Für Hasenscharten fertigen wir seit Jahren routinemäßig folgende Photos von jedem Patienten an:

1. Frontalbild (en face) zur Beurteilung der Oberlippensymmetrie, der Lippenhöhe, des Lippenrotverlaufs (Amorbogen), der Narbenbildung usw.

2. Profilbild zur Beurteilung der Lippendicke, des „pouting effect", des Lippen-Nasenstegwinkels, der Nasenspitzenform, des Wachstums des Mittelgesichtes.

3. Frontalbild mit um etwa 60° zurückgeneigtem Kopf zur Beurteilung der Nasenlöcher, der Nasenflügelform, der Nasenstegrichtung usw. Dieses Photo mit etwa parallel zur Bildebene stehendem Nasensteg ist das *wichtigste* überhaupt.

Da bei Veröffentlichungen doch gewisse verlegerische Preiskalkulationen berücksichtigt werden müssen, kann man sich bei Lippenspaltenplastiken mit *einem* Photo der Dokumentation des Zustandes *vor* dem Eingriff begnügen. Man wählt für das präoperative Photo das Frontalbild (1) oder die Aufnahme mit zurückgeneigtem Kopf (3). Gelegentlich aber dürfte — besonders bei stark vorspringendem Zwischenkiefer und bei bilateralen Spalten — das zusätzliche Profilbild wünschenswert sein. Das *postoperative* Photo, das ja ein Kriterium der Leistungsfähigkeit eines bestimmten Operationsverfahrens, einer „Schule" oder eines Operateurs sein soll, muß aber weit strengeren Forderungen unterworfen werden. Als verwertbare Beweisführung kann lediglich die Vorlage von Operationsergebnissen in den drei oben aufgeführten Photoaufsichten gelten. Vorweisung von Hasenschartenplastiken nur im Frontal-Photo (en face) sind völlig wertlos und müssen in unserer Zeit den Verdacht unkorrekter Beweisführung oder kritikarmer Anspruchslosigkeit erwecken. Das Profilbild mit dem Frontalbild genügt ebenfalls noch nicht völlig. Da das „Nasenlochproblem" nach einstimmigem Urteil aller Kenner weit schwieriger zu lösen ist als das „Oberlippenproblem", kommt der unter 3 genannten Photoansicht (en face mit zurückgeneigtem Kopf) entschieden die größte Bedeutung zu. Veröffentlichungen ohne *diese* Photoaufsicht sind vom fachlich-chirurgischen Standpunkt praktisch wertlos, wenn man das therapeutische Problem der Hasenscharten als einheitliches Ganzes beurteilen will.

Diese Gesichtspunkte gelten sowohl für die Primärplastiken, für die Replastiken, für sämtliche Verbesserungsplastiken als auch für die Abbe-Plastiken.

Für die Gaumenspalten gelten wieder andere Gesichtspunkte, die sich aus den therapeutischen Zielen leicht herleiten lassen. Jede Gaumenspalte wird bei uns in Zusammenarbeit mit der Universitäts-Zahnklinik kieferorthopädisch überwacht. Somit gehören eigentlich Photos verschiedener Gebißabdrücke, Fernröntgenbilder des Schädels, Zahnphotos in Okklusionsstellung usw. zur Dokumentation. Da dieses Feld der Spaltenbehandlung nicht zu unserem Fach gehört, wird auf das einschlägige Kapitel von DERICHSWEILER verwiesen. Zum postoperativen Gaumenspaltenphoto gehört eine Einstellung auf den harten (vordere Restlücke!) und den weichen Gaumen. Letzterer muß unbedingt in Ruhe- und Phonationsstellung photographiert werden, um nicht nur die Länge, sondern auch die Beweglichkeit des Gaumensegels und die Form der Uvula dokumentieren zu können.

Bei Sprachdefekten ist sowohl für die Indikationsstellung zu sprachverbessernden Maßnahmen als auch für die Objektivierbarkeit und Dokumentation der jeweiligen Verhältnisse eine röntgenologische Kontrastuntersuchung des Gaumens und des Pharynx unerläßlich. Die anatomischen Gebilde des Mund-, Nasen- und Rachenraumes werden durch Kontrastbeschlag sichtbar gemacht. Im seitlichen Strahlengang werden dann Aufnahmen in Ruhestellung des Gaumens und bei Phonation (Laut I, A oder Explosionslaute K usw.) gemacht. Ein für Wandbeschlagsaufnahmen gut haftendes Kontrastmittel kann man sich nach CALNAN unter Zufügung einer Pektinlösung zur Bariumsuspension herstellen. 5 g Pektin werden mit 40 g Glycerin gemischt. 40 g Natriumbenzoat werden in $^1/_2$ Liter kochendem Wasser aufgelöst und dann dem Pektin-Glyceringemisch zugefügt. Dieses Gemisch wird mit der üblichen Bariumbreiaufschwemmung zu einer dünnen Paste verrührt, von der 3—4 cm³ in jedes Nasenloch des Patienten (in Rückenlage) injiziert werden. Der Patient soll durch heftige Nasenatmung das Kontrastmittel rachenwärts befördern, damit der gesamte Pharynx, besonders aber die Rachenhinterwand sowie die nasale Seite des weichen Gaumens, benetzt werden. Ein kräftiger Schluck dieses Gemisches beschlägt den oralen Gaumen und die Zunge. Mit dieser Technik lassen sich ausgezeichnete Röntgenbilder erzielen.

Literatur

ABBE, R.: Med. Rec. **53**, 447 (1898). — ABRAMSON, P. D.: Surgery **31**, 761 (1952). — ADAMS, WM. M.: Plast. reconstr. Surg. **12**, 225 (1953). — AXHAUSEN, G.: Technik und Ergebnisse der Gaumenplastik. Leipzig: Georg Thieme 1936. — Zbl. Chir. **69**, 770 (1942). — Stoma (Heidelb.) **4**, 4 (1951). — Technik und Ergebnisse der Spaltplastiken. München: Carl Hanser 1952.

Banger, E.: Zahnärztl. Rdsch. 61, H. 20 (1952). — Bardeleben, v.: Versammlg baltischer Ärzte zu Rostock 1868. — Bauer, T. B. u. a.: Plast. reconstr. Surg. 11, 56 (1953). — Baxter, H., J. Drummond and M. Entin: Arch. Surg. (Chicago) 59, 870 (1949). — Beavis, J. O.: Plast. reconstr. Surg. 13, 210 (1954). — Berndorfer, A.: Zbl. Chir. 27, 1072 (1955); 38, 1562 (1955). — Berson, M. I.: Atlas of plastic surgery. New York: Grune & Stratton 1948. — Bier-Braun-Kümmel: Chirurgische Operationslehre, 3. Aufl., Bd. I, 1920; 6. Aufl., Bd. 1, 1933. Leipzig: Johann Ambrosius Barth. — Blackfield, H. M., and N. J. Wilde: Plast. reconstr. Surg. 6, 68 (1950). — Blair, V. P., and J. B. Brown: Surg. Gynec. Obstet. 51, 81 (1930). — Blair, V. P., and G. S. Lettermann: Plast. reconstr. Surg. 5, 1 (1950). — Brauer, R. D.: Plast. reconstr. Surg. 11, 275 (1953). — Brophy, T. W.: Oral surgery: A treatise of the diseases, injuries, and malformations of the mouth and associated parts. Philadelphia, Pa.: P. Blakiston 1915. — Sth. California practioner 7 (1911). — Brown, J. B.: Surg. Gynec. Obstet. 46, 701 (1928). — Brown, J. B., and F. M. Dowell: Surg. Gynec. Obstet. 80, 12 (1945). — Plast. reconstr. Surg. 5, 392 (1950). — Browne, D. Brit. J. Surg. 20, 7 (1932). — Brit. med. J. 1935, 1093. — Ann. roy. Coll. Surg. Engl. 5, 169 (1949). — Transactions of the international society of plastic surgeons. Pg. 189. The Williams & Wilkins Comp., Baltimore (USA.) 1957. Burdick, C. G.: Ann. Surg. 92, 35 (1930).

Calnan, J.: Plast. reconstr. Surg. 13, 275 (1954). — Brit. J. plast. Surg. 8, 265 (1956). — Cannon, B.: Surg. Gynec. Obstet. 73, 95 (1941). — Cannon, B., and J. E. Murray: Plast. reconstr. Surg. 11, 497 (1953). — Coe, H. E.: Plast. reconstr. Surg. 12, 194 (1953). — Conway, H.: Plast. reconstr. Surg. 7, 214 (1951). — Cuthbert, J.: Brit. J. plast. Surg. 4, 185 (1951).

Davis, A. D.: Plast. reconstr. Surg. 7, 482 (1950). — Davis, J. S.: Plastic surgery, its principles and practice, p. 279 a. 535. Philadelphia, Pa.: P. Blakiston 1919. — Dieffenbach, J. F.: Die operative Chirurgie. Leipzig: Brockhaus 1845. — Doubeck, F. A.: Arch. klin. Chir. 274, 293 (1953). — Dufourmentel, C. F.: Presse méd. 1951, 237. — Dunn, F. S.: Plast. reconstr. Surg. 9, 108 (1952).

Erich, J. B.: Plast. reconstr. Surg. 12, 320 (1933). — Estlander, J. A.: Arch. klin. Chir. 14, 622 (1872).

Fergusson: Med. Chir. Transactions, vol. 28. London 1843. — Figi, F. A.: J. int. Coll. Surg. 27, 297 (1952). — Fleischmann: Embryologischer Sitzungsbericht, Erlangen, Bd. 69, S. 315, 1937. — Fogh-Andersen, P.: Inheritance of harelip and cleft palate. Diss. Nyt Nordisk. Copenhagen: Forlag Busck 1942. — Acta chir. scand. 94, 213 (1946).

Gabka, E.: Stoma (Heidelb.) 3, 171 (1956); 4, 203 (1956). — Gabka, J.: Dtsch. Zahn-, Mund- u. Kieferheilk. 20, 381 (1954). — Fortschr. Kiefer- u. Gesichtschir. 1, 9 (1955). — Gelbke, H.: Bruns' Beitr. klin. Chir. 187, 33 (1953); 188, 406 (1954). — Wiederher. Chir. Traum., Bd. 2, S. 185. Basel u. New York: S. Karger 1954. — Arch. klin. Chir. 282, 616 (1955). — Arch. klin. Chir. 286, 1 (1957). — Ärztliche Kosmetik, Bd. I, S. 188. Heidelberg: Dr. Alfred Hüthig 1956. — Plast. reconstr. Surg. 18, 65 (1956). — Graber, T. M.: Quart. Bull. Northw. Univ. med. Sch. 23, 153 (1949). — J. Pediat. 37, 400 (1950). — Grundt, B.: Brit. J. plast. Surg. 3, 176 (1950). — Guns, P.: Pract. oto-rhino-laryng. (Basel) 15, 50 (1953).

Havens, F. Z.: Arch. Otolaryng. (Chicago) 48, 9 (1948). — Herfert, O.: Dtsch. Zahn-, Mund- u. Kieferheilk. 19, 1 (1953). — Arch. Ohr-, Nas.- u. Kehlk.-Heilk. 166, 487 (1955). — Herlyn, K. E.: Die Wiederherstellungschirurgie. Stuttgart: Georg Thieme 1949. — Hochstetter: Z. Anat. Entwickl.-Gesch. 113, 105 (1944). — Huffman, Wm. C., and D. M. Lierle: Plast. reconstr. Surg. 4, 225, 489 (1949). — Hynes, W.: Brit. J. plast. Surg. 3, 128 (1950). — Ann. roy. Coll. Surg. Engl. 13, 17 (1953). — Hyslop, V. B., and S. K. Wynn: Plast. reconstr. Surg. 9, 97 (1952).

Immenkamp, A.: Zahnärztl. Rdsch. 1955, H. 7. — Fortschr. Kiefer- u. Gesichtschir. 1, 47 (1955). — Ivy, R. H.: Plast. reconst. Surg. 20, 400 (1957).

Joseph, J.: Nasenplastik und sonstige Gesichtsplastik. Leipzig: Curt Kabitzsch 1931.

Kazanjian, V. H.: Plast. reconstr. Surg. 2, 307 (1947); 8, 477 (1951). — Amer. J. Surg. 87, 691 (1954). — Kilner, P. T.: The provision of speech mechanism in cleft lip and palate cases: the surgical aspect. — Pro. 2nd Internat. Congr. Phonetic. Sci. July 1935. — Cleft palate. Speech. 2, No 3 (1937). — Cleft lip and palate repair technique. St. Thomas's Hospital Rep. 2 (1937). — Cleft lip and palate. Maingot's Postgraduate Surgery 3 (1937). — Cleft lip and palate. Parsons & Barling. Diseases of Infancy and Childhood, Dec. 1954, 2nd edit. — Kirschner, M.: Arch. klin. Chir. 138, 513 (1925). — Allgemeine und spezielle Operationslehre, Bd. III, Teil 1. Berlin: Springer 1935. — König, F.: Arch. klin. Chir 112, 1063 (1919).

Lamont, E. S.: Amer. J. Surg. 86, 200 (1953). — Surg. Gynec. Obstet. 80, 422 (1945). — Langenbeck, B. v.: Arch. klin. Chir. 2, 205 (1862); 5, 1 (1864). — Lexer, E.: In Garre, Küttner, Lexers Handbuch der praktischen Chirurgie, 6. Aufl., Bd. I. Stuttgart: Ferdinand Encke 1926. — Lindemann, A., G. Lange u. H. Frenzel: Die Chirurgie des Gesichts, der Mundhöhle und der Luftwege. Berlin: Urband & Schwarzenberg 1941. — Loebell, H.:

Dtsch. med. Wschr. **1954**, 457. — Lorenz: Dtsch. Z. Chir. 87, 410 (1907). — LeMesurier, A. B.: Plast. reconstr. Surg. 4, 1 (1949). — Surg. Gynec. Obstet. 95, 17 (1952). — Plast. reconstr. Surg. 16, 422 (1955). — Luhmann, K.: Die Technik der Operation der Gaumenspalten und Gaumenlippenspalten nebst Ergebnissen. Leipzig: Johann Ambrosius Barth 1937. — Die angeborenen Spaltbildungen des Gesichtes. Leipzig: Johann Ambrosius Barth 1956.

Marcks, K. M. u. a.: Plast. reconstr. Surg. 12, 392 (1953); 16, 352 (1955). — Masters, F. u a.: Plast. reconstr. Surg. 14, 287 (1954). — Matthews, D. N.: Brit. J. plast. Surg. 5, 72 (1952). — May, H.: Ann. Surg. 120, 214 (1944). — Plast. reconstr. Surg. 15, 15 (1955). McNeil, C. K.: Brit. Dent. J. 101, 191 (1956).

Neuber, G.: Zbl. Chir. **1899**, 1303. — Verh. Ges. dtsch. Natorforsch., med. Abt. 71, 90 (1899).

Oberniedermayr, A., u. H. Derichsweiler: Chirurg 23, 368 (1952). — Oldfield, M.: Brit. J. Surg. 35, 138 (1947). — Owens, N.: Surgery 15, 196 (1944).

Passavant, G.: Arch. klin. Chir. 6, 333 (1869); 23, 771 (1879). — Peer, L. A. u. a.: J. int. Coll. Surg. 22, 463 (1954). — Pichler, H., u. R. Trauner: Mund- und Kieferchirurgie, Bd. II, 2. Wien: Urban & Schwarzenberg 1948. — Pick, J. F.: Surgery of repair, vol. 2. Philadelphia, Pa.: Lippincott 1949. — Pickrell, K., F. Masters, N. Georgiade and Ch. Horton: Plast. reconstr. Surg. 14, 126 (1954). — Politzer: Beitr. path. Anat. 97, 557 (1936). — Potter, J.: Brit. J. plast. Surg. 3, 209 (1950). — Plast. reconstr. Surg. 13, 358 (1954). — Pruzansky, S.: Amer. J. Orthodont. 39, 590 (1953). — Plast. reconstr. Surg. 14, 10 (1954).

Ragnell, A.: Fortschr. Kiefer- u. Gesichtschir. 1, 84 (1955). — Ricketts, R. M.: Plast. reconstr. Surg. 14, 47 (1954). — Ritter, R.: Stoma (Heidelb.) 1, 10 (1948). — Dtsch. Zahn-, Mund- u. Kieferheilk. 24, 35 (1956). — Rosenthal, W.: Dtsch. Z. Chir. 140, 50 (1917). — Zbl. Chir. 51, 1621 (1924). — Chirurg 22, 483 (1951).

Schönborn: Arch. klin. Chir. 19, 527 (1876). — Schuchardt, K.: In Bier-Braun-Kümmel, Bd. 2. Leipzig: Johann Ambrosius Barth 1954. — Der Rundstiellappen in der Wiederherstellungschirurgie des Gesichts- und Kieferbereiches. Leipzig: Georg Thieme 1944. — Schweckendiek, K.: Z. Laryng. Rhinol. 30, 51 (1951). — Scott, J. H.: Proc. Roy. Soc. Med., London 47, 91 (1953). — Shearer, W. M. L.: Plast. reconstr. Surg. 14, 281 (1954). — Slaugther, W. B., and A. B. Brodie: Angle Orthodont. **1949**. — Slaugther, W. B., and S. Pruzansky: Plast. reconstr. Surg. 13, 341 (1954). — Smith, F.: Plastic surgery, a manual of management. Philadelphia u. London: W. B. Saunders Company 1950. — Stark, R. B.: Plast. reconstr. Surg. 13, 20 (1954). — Stein, S. A. V.: Hospitals Meddelser (Copenhagen) 1, 212 (1848). — Steiniger: Dtsch. Zahn-, Mund- u. Kieferheilk. 7, 137 (1940).

Töndury, G.: Acta anat., Basel, 11, 300 (1950). — Fortsch. Kiefer- u. Gesichtschir. 1 (1955). — Trauner, R.: Arch. klin. Chir. 274, 204 (1953).

Ullik, R.: Öst. Z. Stomat. 48, 49 (1951).

Veau, V.: Bec-de-lièvre. Paris: Masson & Cie 1938. — Z. Anat. Entwickl.-Gesch. 108, 459 (1938); 111, 433 (1942).

Wang, M. K. H., and W. B. Macomber: Plast. reconstr. Surg 18, 319 (1956). — Warbrick, J. G. u. a.: Brit. J. plast. Surg. 6, 254 (1952). — Webster, J. P.: Amer. J. Roentgenol. 30, 82 (1933). — Webster, R. C., R. J. Coffey, J. A. Russell and L. F. Quigley: Plast. reconstr. Surg. 18, 474 (1956).

2. Entzündungen der Gesichtshaut und des Unterhautgewebes

Von

W. Düben

Die akuten Entzündungen der Gesichtshaut und des Unterhautzellgewebes können nicht ernst genug genommen werden, weil sie durch die engen topographischen Beziehungen zum Schädelinnenraum und seinen Gebilden besondere in intrakraniellen Komplikationen bestehende Gefahrenmomente mit sich bringen. Dank der antibiotischen Therapie hat sich jedoch in letzter Zeit insofern ein grundlegender Wandel vollzogen, als eine Ausweitung entzündlicher Prozesse hierdurch rechtzeitig unterbunden werden kann und die prognostische Beurteilung hin und wieder auftretender Entzündungen der Blutleiter oder Hirnhäute heute eine ganz andere als in vorantibiotischen Zeiten ist. Chirurgisch wichtig sind das Erysipel, der Gesichtsfurunkel und die Mundbodenphlegmone.

Wie bei allen Entzündungen, so muß auch beim *Erysipel* an ein interkranielles Übergreifen gedacht werden, das durch eine sofort einzuleitende antibiotische Medikation fast immer erfolgreich verhindert wird.

Der **Gesichtsfurunkel** und der **Gesichtskarbunkel** spielen auch beim Kind eine große Rolle und sind dann als ernste Erkrankung anzusehen, wenn es sich um einen von Trendelenburg als „maligne" bezeichneten Furunkel handelt. Während die meisten Furunkel eine starke örtliche Reaktion zeigen, gut abgrenzbar sind und das begleitende Ödem sich in bestimmten Grenzen hält, neigt der bösartige Gesichtsfurunkel schon von Anfang an zu phlegmonöser Ausbreitung mit phlebitischen Veränderungen oder Symptomen einer pyogenen Allgemeininfektion. Die früher meistens lebensbedrohlichen intrakraniellen Fortleitungen bestehen in einer Thrombose des Sinus cavernosus, die durch eine Thrombophlebitis der zuführenden Venen ausgelöst wird und durch eine eitrige Meningitis zum Tode führen kann. Am häufigsten wird der Sinus cavernosus auf dem Wege über die Vv. angularis et ophthalmica superior ergriffen. Die Infektion kann aber auch in anderer Richtung von der V. facialis ant. über die V. ophthalmica inf. oder noch auf größerem Umwege über die V. facialis post. und den Plexus pterygoideus fortschreiten. Mangelnde örtliche Reaktionsfähigkeit des Furunkels und Druckschmerzhaftigkeit im Verlauf der Vv. angularis und facialis gelten als Vorboten intrakranieller Komplikationen. Das anfangs begrenzte Infiltrat des Furunkels überschreitet dann die Nasolabialfalte, es darf aber nicht mit einem *fast immer* vorhandenen kollateralen Ödem verwechselt werden, das sich selbst auf die Augenlider ausdehnen kann (Abb. 143).

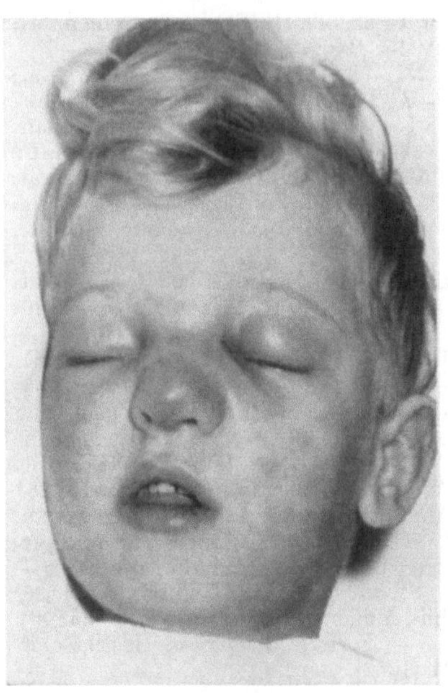

Abb. 143. Furunkel der Nasenspitze mit erheblichem, bis auf die Augenlider reichendem kollateralem Ödem, keine Nackensteife (7jähr. ♂)

Septische Temperaturen und Schüttelfröste deuten auf einen in die Blutbahn erfolgten Keimeinbruch hin und gehören neben einer Protrusio bulbi, Chemosis, Nackensteife und leichten Benommenheit zum Bild der septischen Sinusthrombose. Klinischen Erfahrungen entsprechend hängt die Prognose in hohem Maße von der Lokalisation des Furunkels ab, sie ist um so günstiger, je weiter der Furunkel von der Mittellinie des Gesichtes entfernt ist und umgekehrt.

Die differentialdiagnostische Abgrenzung von der Parulis und vom Erysipel ist im allgemeinen nicht schwierig.

Die bessere Vorhersage darf jedoch nicht zu allzu optimistischen Schlüssen verleiten und ändert auch nichts daran, daß die Kinder *immer* in klinische Behandlung genommen werden müssen. Die Therapie ist grundsätzlich konservativ und besteht in der Verabreichung von Antibioticis und örtlichen Salbenverbänden. Man verbietet das Sprechen und ernährt die Kinder für einige Tage in flüssiger Form, um alles für eine Ruhigstellung der Gesichtsmuskulatur getan zu haben und wartet dann die Spontanperforation ab. Nur äußerst selten muß etwas nachgeholfen und dem Eiter durch eine kleine Stichincision Abfluß verschafft werden. Bei der Cavernosusthrombose steht ebenfalls die antibiotische Behandlung ganz im Vordergrund. Wenn man bedenkt, daß die Aus-

breitung der Infektion auf mehreren oben aufgezeigten Wegen vor sich gehen
kann, von denen immer nur einer durch Ligatur unterbrochen wird, dann erscheint
die ohnehin nicht beweisbare Wirkung solcher Maßnahmen überschätzt, die
unberechtigterweise in Lehrbüchern als lebensrettende Eingriffe gerühmt werden.

Mundbodenphlegmonen sieht man bei Kindern heute wesentlich seltener als
früher. Sie entstehen immer durch Keimverschleppung aus der Nachbarschaft.
Hauteiterungen im Kinn- und Unterlippenbereich, entzündliche oder eitrige
Prozesse der unteren Frontalzähne und Osteomyelitiden des Unterkiefers kommen
hierfür als Primärherde in Frage. Seltener bilden Zungenabscesse und -phleg-
monen die Infektionsquelle, indem die Keime oder der Eiter sich einen Weg
entlang dem Septum linguae durch den M. mylohyoideus bahnen. Der örtliche
Befund erlaubt Rückschlüsse auf die jeweiligen topographischen Beziehungen
der Mundbodeneiterung, die entweder im seitlichen submandibularen oder im
mittelständigen submentalen Raum abläuft. Wenn die Eiterung auf das vom
M. mylohyoideus, Unterkieferknochen, Platysma und M. biventer mandibulae
begrenzte Spatium submandibulare beschränkt bleibt, dann ist der Verlauf
durchweg harmloser als beim Keim- oder Eitereinbruch in die submentale, mit
lockerem Bindegewebe ausgefüllte Kammer. Submandibulare Phlegmonen
können sich jederzeit nach der Oberfläche hin ausbreiten, die subcutanen Gewebsschichten durchbrechen oder in den submentalen Raum vordringen.

Die klinischen Erscheinungen der Mundbodenphlegmone bestehen in Schwellung und Rötung der submentalen Region, die anfangs den Kieferrand und die
Zungenbeingegend nicht überschreiten und sich erst im weiteren Verlauf nach
beiden Seiten als kollaterales Ödem fortsetzen. Unter Druck stehende Eiterungen
des Unterkieferraumes breiten sich nach der Oberfläche hin aus, so daß die sub-
lingualen Räume hiervon im allgemeinen verschont bleiben.

Phlegmonen der submentalen Region erfordern frühzeitiges operatives Eingreifen, und es soll nicht erst Fluktuation abgewartet werden. Haut, Subcutangewebe und Platysma werden schichtweise durch einen zwischen Kinn und Zungenbein querverlaufenden Schnitt gespalten. Mit einer Kornzange dringt man in
die tieferen Gewebsschichten vor, durchbohrt die Absceßwand und spreizt die
Branchen, damit der unter Druck stehende Eiter abfließen kann. Nach digitaler
Austastung der Absceßhöhle wird ein Gummidrain eingelegt und die Haut mit
lockeren Situationsnähten wieder verschlossen. Antibiotische Mittel werden
gegeben und nach erfolgtem Keimnachweis und dem Ergebnis der Resistenzbestimmung wird auf das spezifisch wirkende Antibioticum übergegangen.
Mit Recht wird immer wieder vor intravenösen Barbituratnarkosen bei Eingriffen im Kopf-Halsbereich gewarnt, die lebensbedrohliche Zwischenfälle auslösen können. Verschleppte Mundbodenphlegmonen sind vom Glottisödem mit
Verlegung des Atemweges bedroht, so daß die Situation nur durch eine Tracheotomie zu beherrschen ist.

Osteomyelitis der Gesichtsknochen

Die Osteomyelitis spielt sich auch beim Kind vorwiegend an den Kieferknochen und seltener am Joch- und Schläfenbein ab. Ihre Ausbreitung wird
durch das jugendliche spongiöse Maschenwerk einerseits und durch die engen
räumlichen Beziehungen zwischen den einzelnen Gesichtsknochen andererseits
besonders begünstigt, so daß wir beim Säugling zuweilen schwere Verläufe mit
Komplikationen und, wenn auch selten, tödliche Ausgänge sehen.

Die früher herrschende Auffassung, daß odontogene Osteomyelitiden allein
an das Erwachsenenalter gebunden sind, gründete sich auf falsche Vorstellungen
über die Pathogenese der kindlichen Kieferosteomyelitis und ist inzwischen

dahingehend berichtigt worden, daß odontogene Knochenmarkeiterungen das
Hauptkontingent unter den Kiefereiterungen im Kindesalter ausmachen. Hieraus
leitet sich die Forderung nach einer engen Zusammenarbeit mit dem Zahnarzt ab,
dem die Aufgabe obliegt, nach odontogenen Ursachen zu fahnden und gegebenenfalls ihre Behandlung zu übernehmen. Hält man sich an diese Regel — leider
wird heutzutage noch häufig dagegen verstoßen —, dann bleiben den Kindern
oftmals unnötige Eingriffe erspart, und es ist auch für eine Überwachung der
Zahnkeime gesorgt, die, wenn sie nicht primär betroffen sind, sekundär mit in
den osteomyelitischen Prozeß einbezogen werden können. Die Auswirkungen

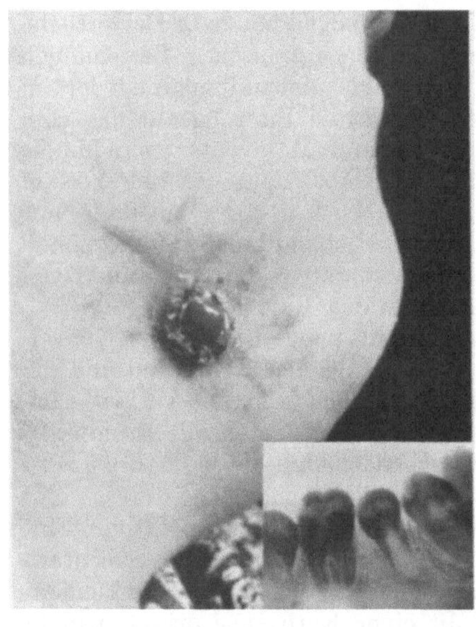

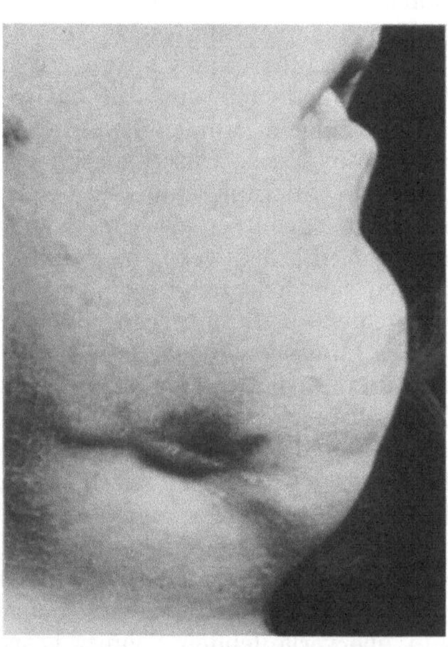

a   b

Abb. 144a. Ohne Kenntnis des Zahnbefundes operativ angegangene Unterkieferosteomyelitis, 7 Tage später
Spontanfistel im Narbenbereich durch chronisch granulierende Periodontitis $\overline{6|}$ (11 jähr. ♀)

Abb. 144b. Nach Extraktion des $\overline{6|}$ Spontanheilung der Fistel

derartiger unsachgemäßer Behandlungen werden an einem praktischen Beispiel
demonstriert. Bei dem 9jährigen Mädchen der Abb. 144 wurde eine Osteomyelitis
des rechten Unterkiefers operativ angegangen und eine periapikale Aufhellung
im Sinne einer apikalen Parodontitis des $\overline{6|}$ übersehen, so daß eine Fistel im
Bereich der Operationsnarbe auftrat, die nach Extraktion des toten Zahnes von
selbst abheilte. Man hätte sich also den chirurgischen Eingriff ersparen und das
Kind vor einer Narbe bewahren können.

In einer nach ätiologischen Gesichtspunkten vorgenommenen Ordnung der
Osteomyelitis im Gesichtsbereich stehen die odontogenen Eiterungen zahlenmäßig weit an der Spitze. Erst mit großem Abstand folgen die auf den Knochen
übergreifenden Infektionen durch entzündlich-eitrige Weichteilprozesse und
die auf hämatogenem Wege, meist im Anschluß an eine Infektionskrankheit,
Scharlach, Diphtherie oder Masern, sich entwickelnden Knochenmarkeiterungen.

Bezüglich der Lokalisation bestehen in den einzelnen Lebensabschnitten
des Kindes insofern Unterschiede, als beim Säugling Oberkieferosteomyelitiden
zahlenmäßig überwiegen, während in den Kinderjahren hauptsächlich der Unterkiefer davon betroffen wird.

Die *sequestrierende Zahnkeimentzündung*, auch als Folliculitis expulsiva bezeichnet, gehört als besondere Form in den Rahmen der Osteomyelitis und entsteht durch hämatogene Infektion der Zahnleiste. Sie ist keineswegs allein auf den Oberkiefer beschränkt, wie vielfach angenommen wird, sondern kann ebensogut am Unterkiefer zum Ausbruch kommen, wie die Abb. 146a und b eines 6 Monate alten Säuglings mit einer multilokulären Zahnkeimosteomyelitis zeigen. Auf der intraoralen Aufnahme sieht man den geschwollenen Alveolarfortsatz der rechten Seite, hervorgerufen durch einen Absceß, der incidiert wurde. Der gleichzeitige Befall mehrerer Zahnkeime liefert den Beweis dafür, daß die Infektion auf hämatogenem Wege und nicht durch exogene Ursachen entstanden war. Die Zahnkeimosteomyelitis entwickelt sich unter hohem Fieber und führt zu schweren örtlichen Entzündungserscheinungen mit subperiostaler bzw. submuköser Absceßbildung. Oberkiefereiterungen des Säuglings können binnen kurzer Frist auf die knöchernen Anteile zwischen Alveolarfortsatz und Orbita fortschreiten, leicht auf das Unterlid übergreifen und zum Orbitalabsceß

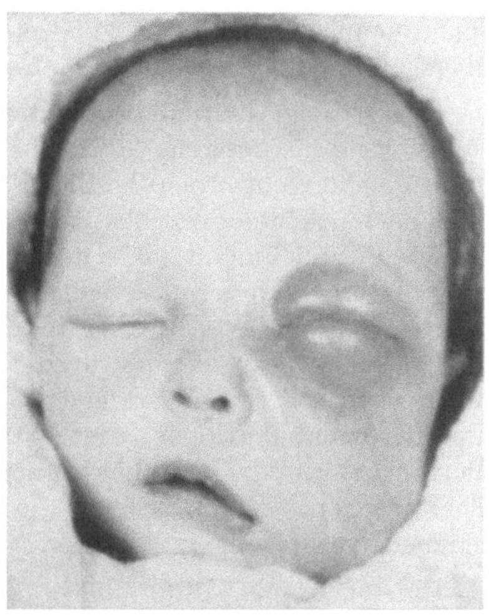

Abb. 145. 7 Wochen alter Säugling mit Oberkieferosteomyelitis durch Entzündung des Zahnkeimes ⁴+, Heilung nach intra- und extraoraler Absceßspaltung

oder zur -phlegmone führen. Die schnelle und ungehemmte Ausbreitung findet teilweise darin ihre Erklärung, daß der Oberkiefer beim Säugling noch nicht pneumatisiert ist und der Infektion somit keine natürlichen Schranken gesetzt sind. Wenn der Absceß nicht rechtzeitig gespalten wird, bricht der Eiter spontan

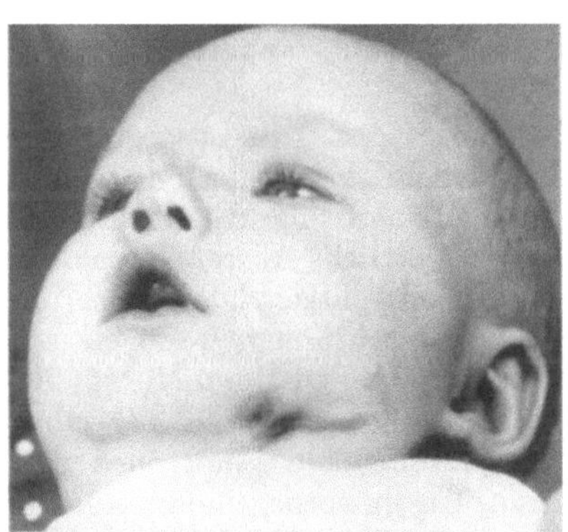

Abb. 146a. Multilokuläre Zahnkeimosteomyelitis, nach außen spontan perforierter Absceß links

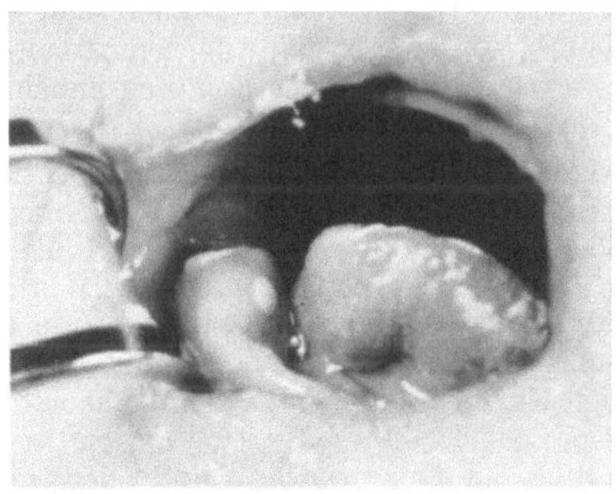

Abb. 146b. Intraorale Aufnahme mit Absceß des rechten Alveolarfortsatzes[1]

durch, und es können Fisteln, beispielsweise in der Infraorbitalregion, für längere Zeit bestehenbleiben. Derartige Spontandurchbrüche zur Wange müssen vermieden werden, indem der Absceß, bevor es soweit kommt, intraoral oder extraoral eröffnet wird (s. auch Abschnitt „akute Osteomyelitis" bei MATZNER). Antibiotische Mittel sind zu geben und entsprechend hoch zu dosieren. Unter dieser

[1] Abb. 144—146 Beobachtungen der Universitätszahnklinik Göttingen Prof. Dr. W. MEYER

örtlichen und allgemeinen Behandlung heilt die Zahnkeimosteomyelitis heute meistens folgenlos aus, während die Prognose besonders bei schwächlichen und wenig widerstandsfähigen Säuglingen ausgesprochen schlecht und besonders durch intrakranielle Komplikationen getrübt war. Falls der Zahnkeim nicht spontan ausgestoßen wird, kommt es infolge des Entzündungsreizes zu einem überstürzten und verfrühten Zahndurchbruch.

Der örtliche Befund der Unterkieferosteomyelitis wird ganz von den Entzündungserscheinungen der benachbarten Weichteile und regionären Lymphdrüsen beherrscht. Schwellungen des Mundbodens, der Zunge und schließlich eine Kieferklemme vervollständigen das Bild im Anfangsstadium. Allmählich an Größe zunehmend, breitet sich der subperiostale Absceß lingual und facial aus, bis er entweder die Schleimhaut oder die äußere Weichteildecke durchbricht. Es hängt von der Art und Virulenz der Erreger und von den Abwehrkräften des Organismus ab, ob die Osteomyelitis einen mehr blanden oder einen mehr stürmischen, mit Fieber und Schüttelfrösten einhergehenden Verlauf nimmt. Komplikationen, wie Fortleitungen in die Fossa infratemporalis, Retropharyngeal- und Parapharyngealabscesse sind bei rechtzeitig eingeleiteter Therapie heute ebenso selten, wie die sich in das Halsgebiet und Mediastinum senkenden Eiterungen bei der Unterkieferosteomyelitis.

Eine Therapie sollte überhaupt erst dann in Angriff genommen werden, wenn von zahnärztlicher Seite eine odontogene Infektionsquelle sicher ausgeschlossen worden ist. Anders ist die Situation beim akuten, zu sofortigem Eingreifen zwingenden Absceß, der gespalten wird, wo er sich stellt, d. h. von der Mundhöhle aus oder von extraoral her. Erfolgt die Absceßöffnung von außen, dann wird die Incision parallel zum Unterkieferrand und etwas unterhalb davon angelegt. Mit einer antibiotischen Behandlung sei man zunächst zurückhaltend und warte, bis geklärt ist, ob ein odontogener Ausgangspunkt vorhanden ist, dann ist sie häufig überflüssig. Damit soll jedoch nicht gesagt werden, daß antibiotische Mittel bei odontogenen Kiefereiterungen generell abzulehnen sondern nur dann zu verabreichen sind, wenn eine Notwendigkeit hierfür besteht und beispielsweise die Knochenmarkeiterung fortschreitet oder sich Komplikationen in irgendeiner Richtung anbahnen.

Der Verdacht auf eine *hämatogene* Osteomyelitis darf erst dann ausgesprochen werden, wenn ein odontogener Infektionsweg sicher ausgeschlossen worden ist. Selbst wenn alle Zähne vital sind, können beispielsweise gingivale Eiterungen oder follikuläre Cysten hierbei eine Rolle spielen. Die örtliche Absceßbehandlung gleicht in allen Punkten der der odontogenen Osteomyelitis. Eine Entleerung des Abscesses durch Punktion hat nur dann ihre Berechtigung, wenn sie von außen her erfolgen kann, während bei Punktionen durch den Mund Mischinfektionen unausbleiblich sind. Für die hämatogene Kieferosteomyelitis gilt als selbstverständlich, daß sofort eine antibiotische Therapie eingeleitet und nach dem kulturellen Erregernachweis und dem in wenigen Tagen vorliegenden Ergebnis der Resistenzprüfung auf das spezifisch wirkende Antibioticum übergegangen wird.

Das Stadium der *chronischen* Kieferosteomyelitis ist durch Sequester- und Fistelbildung gekennzeichnet. Die Einstellung zur Behandlung ist zunächst grundsätzlich konservativ. Davon wird nur dann abgegangen, wenn ein völlig gelöster Sequester zweifelsfrei auszumachen ist, mit dessen Einbau nicht mehr gerechnet werden kann. und der eine Fisteleiterung unterhält. Antibiotische Behandlungen sind hierbei völlig nutzlos, ohne ihren sonstigen Wert bei der Coupierung akuter Exacerbationen schmälern zu wollen.

3. Weichteilgeschwülste des Gesichtes

Von
W. Düben

Beim Kind erlangen vor allem Dermoidcysten, Gefäß- und Pigmentgeschwülste praktische Bedeutung. Sie stellen teilweise erhebliche kosmetische Mängel dar und können selbst zu lebensbedrohlichen Komplikationen führen, die wir vom Häm- und Lymphangiom her kennen. Hieraus ergibt sich, daß der biologische Wert des Tumors zuweilen ein ganz anderer ist, als man nach der feingeweblichen Struktur hätte annehmen müssen. Diese Diskrepanz zwischen mikroskopischem und klinischem Befund kommt auch darin zum Ausdruck, daß bei der verhältnismäßig kleinen Gesichtsfläche oftmals wichtige Organe vom Tumor ergriffen werden und die Möglichkeiten einer therapeutischen Beeinflussung schon deswegen bestimmte Grenzen nicht überschreiten dürfen.

Ihrem Entstehungsmodus entsprechend finden wir *Dermoide* am äußeren oberen Orbitalrand, am inneren Augenwinkel, an der Nasenwurzel und auf dem Nasenrücken. Diagnostische Zweifel kommen kaum auf, zumal Atherome oder Lipome erst in den späteren Lebensjahren und nur äußerst selten einmal in diesen Bereichen zu finden sind. Encephalocelen sind von Dermoidcysten der Nasenwurzelregion schon auf Grund ihrer äußeren Form und Größenunterschiede meistens leicht zu unterscheiden.

Die Therapie besteht in vollständiger Ausschälung des Cystensackes, der gewöhnlich mit dem Periost fest verwebt ist. Die Präparation hat sehr sorgfältig zu geschehen, damit keine Kapselreste zurückbleiben, die den Ausgangspunkt für Rezidive bilden. Am äußeren Orbitalrand trifft man mitunter auf ein Zwerchsackdermoid, das sich mit einem Fortsatz in die Orbita erstreckt und mit der Dura innig verbunden sein kann. Der Hautschnitt wird unterhalb der Augenbraue angelegt, damit die Narbe weitgehend unsichtbar bleibt.

Den **Hämangiomen** des Gesichtes kommt aus mehrfachen Gründen ganz besondere Bedeutung zu. Sie stellen nämlich nicht nur kosmetische Mängel dar, sondern neigen gerade beim Kleinkind zu expansivem Wachstum, Ulcerationen und Sekundärinfektionen. Hierdurch werden lebensbedrohliche Situationen ausgelöst, die therapeutisch schwer zu beeinflussen sind. Aber auch sonst wirft die Behandlung eine ganze Reihe von Fragen auf, mit denen sich Chirurg und Strahlentherapeut auseinanderzusetzen haben. Schon die Abwägung radiologischer und operativer Erfolgsaussichten ist häufig schwierig und setzt gewisse Erfahrungen voraus, um die für eine Strahlenbehandlung geeigneten Tumoren von denen zu trennen, die besser primär operativ angegangen werden. Man muß sich weiterhin darüber klar sein, daß Röntgenstrahlen oftmals häßliche Narben hinterlassen, die dann späterer Korrekturen bedurfen. Von möglichen Strahlenschäden sei nur noch die Zerstörung des Tumors bei dünner Hautdecke genannt, die geschwürige Wundflächen und mit allen Nachteilen behaftete Narben entstehen läßt. Die Vorteile einer die Blutungsgefahr mindernden präoperativen Bestrahlung sind bereits im allgemeinen Geschwulstkapitel der Haut hervorgehoben worden. Andererseits dürfen die an die Operation geknüpften Erwartungen nicht überschätzt werden, sondern man muß auch dabei aesthetische Unvollkommenheiten in Kauf nehmen, zumal einer Wiederherstellung der Hautoberfläche in bezug auf Narbenfreiheit, Färbung, Wölbung, Behaarung und Beweglichkeit bestimmte Grenzen gesetzt sind. Wer operative Beseitigungen von Gesichtshämangiomen in Angriff nimmt, sieht sich vor schwere Aufgaben gestellt, die nur der erfahrene und über ein hohes Maß technischen Könnens verfügende Chirurg meistern kann, indem der optimale Weg für den immer wieder anders gelagerten Einzelfall beschritten wird. Derartige operative Eingriffe erfordern manchmal den Einsatz des ganzen plastisch-chirurgischen Rüstzeuges. Im Rahmen dieses Kapitels können jedoch nur einige mehr allgemeine Gesichtspunkte der Behandlung der Hämangiome angeschnitten und nicht erschöpfend behandelt werden, zumal bei jedem Einzelfall neue hinzutreten, so daß sich eine solche Darstellung ins Uferlose ausweiten ließe.

Die operativ-technischen Probleme der Beseitigung von Gesichtshämangiomen sind so mannigfaltig wie die Geschwülste selbst. Der Hautersatz und alle damit zusammenhängenden Fragen nehmen dabei eine beherrschende Stellung ein. Fernplastiken durch Rundstiellappen oder freie Hauttransplantationen zwingen

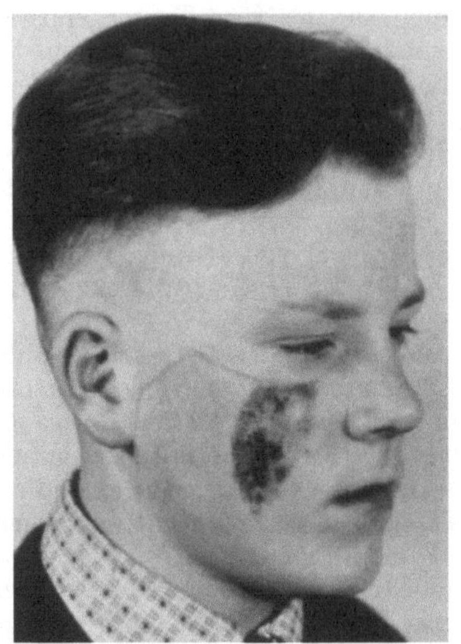

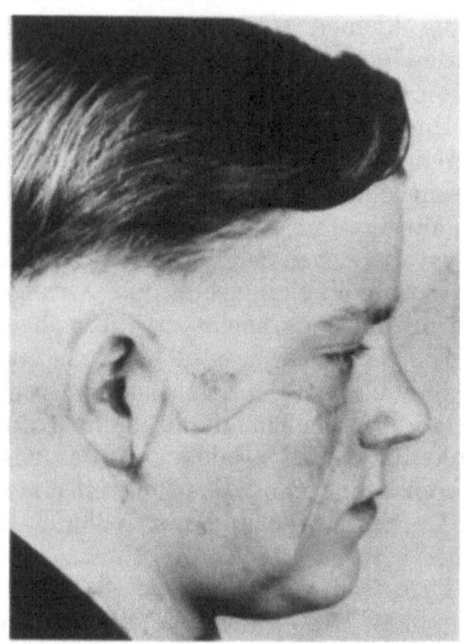

Abb. 147a. Wangenhämangiom mit Kohlensäureschnee vorbehandelt. Schnittführung angezeichnet

Abb. 147b. Wenige Tage nach abgeschlossener Wundheilung

nämlich im Gesicht wegen unvermeidbarer Farbunterschiede durch Pigmentverlagerungen zu großer Zurückhaltung, so daß die Möglichkeiten eines adäquaten Hautersatzes hierdurch beschränkt sind und nur in Hautverschiebungen aus der Nachbarschaft bestehen können, deren Anwendung durch die Größenverhältnisse des Tumors begrenzt ist. Für kleine und mittelgroße Hämangiome ist sie zweifellos das am besten geeignete und auch zu befriedigenden Ergebnissen führende Verfahren. Soweit das möglich ist, werden die zur Hautmobilisierung erforderlichen Schnitte in weniger auffallende Gesichtspartien gelegt. Die Abb. 147 bringt hierfür ein Beispiel. Bei dem 13jährigen Jungen wurde das in einer anderen Klinik mit Kohlensäureschnee vorbehandelte Wangenhämangiom excidiert und der Defekt durch ausgiebige Mobilisierung der Haut der rechten Gesichtshälfte und des Halses (face shifting) verschlossen. Auf dem wenige Tage nach abgeschlossener Wundheilung angefertigten Photo der Abb. 147b sind die Operationsnarben noch deutlich erkennbar. Die Aufgabe der Entfernung von flächenhaften, weite Teile des Gesichtes einnehmenden Hämangiomen haben amerikanische Chirurgen in der Weise gelöst, daß der Wundverschluß zunächst durch freie Hautlappen bewerkstelligt wird. Die freien Hauttransplantate stellen dabei nur einen zeitlich begrenzten Notbehelf dar und werden später durch multiple Excisionen aus den Randgebieten mit Mobilisation der Nachbarschaft wieder entfernt und durch farbgleiche Haut ersetzt. Das Ver-

fahren bringt es mit sich, daß für vorübergehend ein kosmetischer Mangel gegen
einen anderen ausgetauscht wird, der aber deutlich weniger ins Gewicht fällt
und den Kindern manche psychische Folter erspart. Ein weiterer Vorteil dieses
Verfahrens ist darin zu sehen, daß Reoperationen zu beliebigen Zeiten vorgenommen und auch in das Erwach-
senenalter verlegt werden können.
Damit ist gleichzeitig auch das
Grundsätzliche über die sog. Serien-
schnittoperation gesagt worden, deren

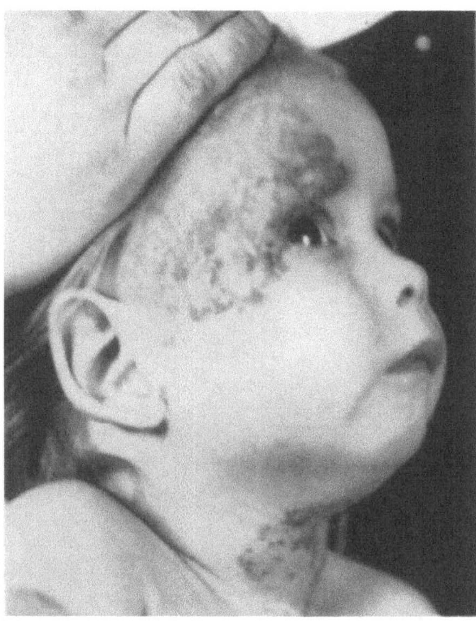

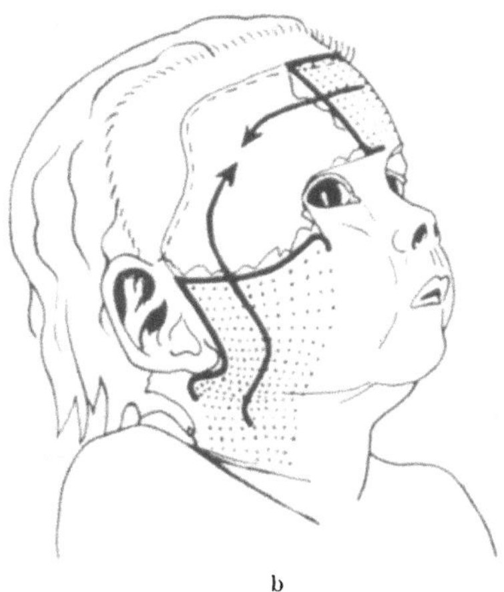

a   b

Abb. 148a. Häßliche Bestrahlungsnarben eines capillären Hämangioms

Abb. 148b. Schematische Darstellung des Operationsganges. Die Hautschnitte sind dick ausgezogen und die
mobilisierten Hautbezirke punktiert. Verschieberichtung der Haut mit Pfeilen markiert

Indikationsgebiet Naevi teleangiectatici und
Restzustände von Strahlenschädigungen
der Haut bilden, die nicht in einem Ope-
rationsgang zu beseitigen sind. Sinngemäß
wurde bei einem 4jährigen Kind mit häßlichen scheckigen Narben der rechten
Schläfenregion vorgegangen, die nach der
Bestrahlung eines teleangiektatischen Hämangioms entstanden waren. Eine schematische Darstellung des auf 3 Sitzungen ver-
teilten Operationsganges ist in der Abb. 148b
wiedergegeben. Das Narbenareal wurde
durch schrittweise Excisionen und Mobilisation der benachbarten Stirn-, Wangen-
und Halshaut verkleinert und durch Haut
gleicher Qualitäten und Farbe ersetzt. Ge-
fäßmale und strahlengeschädigte Hautbezirke in Nähe der Haargrenze können auf
Grund ihrer besonderen Lokalisation noch
auf andere Weise operativ angegangen

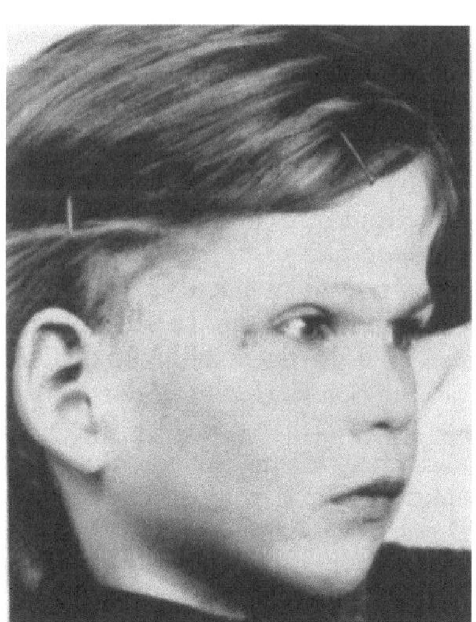

Abb. 148c. Operationsergebnis. Augenbrauen-
haare nach Bestrahlung ausgefallen

werden, und zwar durch Nutzbarmachung des Prinzips der Z-Plastik, indem
die störenden Hautareale in den behaarten Kopfbereich verlagert werden und
dann für die Mitwelt unsichtbar bleiben.

Die wenigen operativ-technischen Bemerkungen über die Gesichtshämangiome lassen erkennen, daß nur individuelle Gesichtspunkte berücksichtigende
Eingriffe zu befriedigenden Ergebnissen führen können. So hat die Planung
des häufig auf mehrere Sitzungen zu verteilenden Operationsganges den verschiedenen Lokalisationsmöglichkeiten ebenso wie den variablen Größenverhältnissen der Hämangiome Rechnung zu tragen.

Durch **Lymphangiome** verursachte Gesichtsentstellungen beruhen vorwiegend
auf der damit verbundenen Massenzunahme, sind oftmals schwerwiegender als

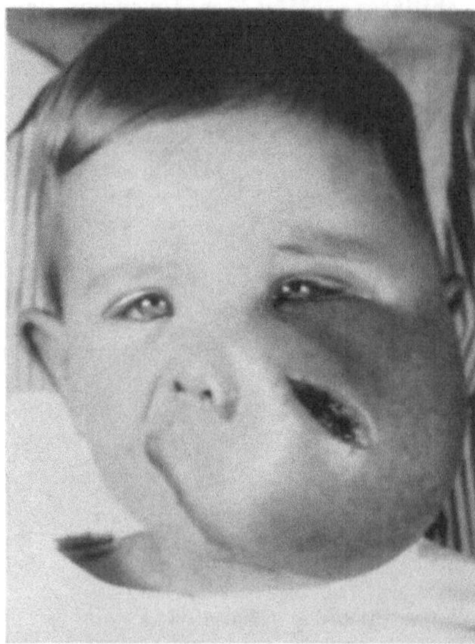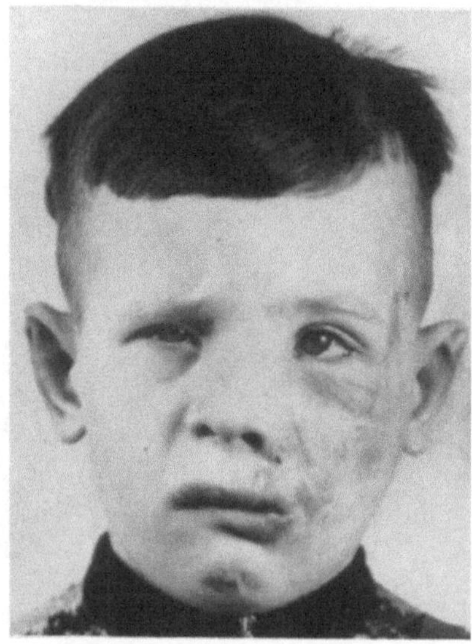

Abb. 149a. Infiziertes Lymphangiom der linken Wange mit Incisionswunde   Abb. 149b. Befund 7 Jahre später nach insgesamt 10 Eingriffen[1]

beim Hämangiom und können auf andere Kinder abstoßend wirken. Meistens
sind Wangen- und Lippengegend ganz vom Geschwulstgewebe durchsetzt, so
daß dem Gesicht ein für dieses Gewächs charakteristisches Aussehen mit dicker
herabhängender Wange, wulstigen und evertierten Lippen verliehen wird. Diese
Formverunstaltungen verschlimmern sich mit zunehmendem Wachstum immer
mehr und führen dazu, daß die Kinder bereits im Spielalter voller Minderwertigkeitskomplexe sind und sich in ihrer Entfaltung beeinträchtigt fühlen. Aber
schon zu einem früheren Zeitpunkt, im Säuglingsalter drohen weit größere
Gefahren, pyogene Infektion und Abszeßbildung, die in der vorantibiotischen
Zeit nicht immer zu beherrschen waren.

Die Schwierigkeiten der Behandlung sind in mancher Beziehung noch größer
als beim Hämangiom des Gesichtes, weil hierbei die Wiederherstellung der Form
und nicht allein die der Oberfläche ganz im Vordergrund steht. Der Gedanke
einer Totalexstirpation kann schon wegen der diffusen Ausbreitung angiomatöser
Geschwulstbezirke ohne erkennbare Grenzen kaum bzw. überhaupt nicht verwirklicht werden. Mit anderen Worten heißt das, die Möglichkeiten für eine
kausale Therapie sind durch das diffuse infiltrative Tumorwachstum verbaut.
Das chirurgische Vorgehen beim Gesichtslymphangiom kann aber nicht allein
in einer ausrottenden Tumorchirurgie bestehen — soweit das überhaupt möglich ist —, sondern hat in gleicher Weise kosmetisch-aesthetische Gesichtspunkte mit Schaffung eines dem Normalzustand nahekommenden Gesichts-

---

[1] Abb. 148—149 aus Gelbke: Fortschritte der Kiefer- und Gesichtschirurgie, Bd. 2,
S. 207—211. Stuttgart: Georg Thieme 1956.

äußeren zum Ziel. Verletzungen von Facialisästen wird man dabei in Kauf nehmen müssen und später durch Ersatzoperationen korrigieren. Bei dem Jungen der Abb. 149 mit einem riesigen Wangenlymphangiom und einer in Abheilung begriffenen Wunde nach Absceßspaltung wurden während eines Behandlungszeitraumes von 7 Jahren insgesamt 10 Eingriffe durchgeführt. Dabei erfolgte die Verkleinerung des Wangenlymphangioms durch mehrfache Teilexcisionen. Eine partielle Schädigung des N. facialis war unvermeidbar. Weiterhin waren verschiedene plastische Eingriffe notwendig, die in einer Shifting-Operation, Verkleinerung der Oberlippe durch Keilexcision, Beseitigung von Ektropium, Tarsorrhaphie und Facialis-Ersatzoperation mit einem um den linken Mundwinkel geführten und am Jochbogen befestigten Fascienzügel bestanden.

Ganz allgemein läßt sich sagen, daß die Probleme der Behandlung von Gesichtslymphangiomen mannigfacher Natur sind und auf den verschiedenen Gebieten operativer Chirurgie liegen. Es können einmal die Gesichtspunkte der septischen Chirurgie ganz im Vordergrund stehen, während zu einem anderen Zeitpunkt das Vorgehen den Grundsätzen ausrottender Tumorchirurgie entspricht und, schließlich bietet sich hierbei ein reiches Betätigungsfeld für plastisch-chirurgische Eingriffe, wie an dem Beispiel der Abb. 149 demonstriert werden konnte. Wegen der bereits genannten Gefahrenmomente ist es manchmal notwendig, schon sehr früh, in den ersten Lebensjahren mit der Behandlung zu beginnen, die oft zahlreiche, über mehrere Jahre zu verteilende Eingriffe mit Teilexstirpationen des Tumors und kosmetischen Verbesserungen erfordert.

Alle sonstigen für die Behandlung von Gesichtslymphangiomen erprobten Möglichkeiten wie Röntgen-, Radiumbestrahlungen und Einspritzungen verödend wirkender chemischer Mittel sind im Erfolg wesentlich unsicherer und außerdem nicht ungefährlich. So haben wir Strahlenschädigungen des Unterkieferwachstums und der Wangenweichteile nach Radiumspickung eines Wangenlymphangioms in Form einer Hemiatrophie gesehen. Von Verödungsmitteln kann man bestenfalls eine Schrumpfung des Tumors erhoffen, die kaum zu einer Verbesserung der Entstellungen beiträgt. Diese sind allein mit dem Messer korrigierbar.

Hinsichtlich der operativen Behandlung von **Pigmentgeschwülsten,** deren Beseitigung im Gesicht vordringlicher ist als an nicht exponierten Körperabschnitten, kann auf das Kapitel über die Gesichtshämangiome verwiesen werden. Wesentliche und grundsätzliche Unterschiede in der Indikation, Planung und Ausführung der Operation ergeben sich dabei nicht.

4. Geschwülste der Gesichtsknochen

Von

W. Düben

Beim Kind sind nur die primären Knochengewächse praktisch wichtig, weil sie zahlenmäßig an erster Stelle stehen, und alle anderen, wie die sekundär auf den Knochen übergreifenden und metastatischen Tumoren, äußerst selten sind.

Einige allgemeine und spezielle Bemerkungen werden der nur das Wichtigste über die Diagnose und Therapie berücksichtigenden Darstellung der einzelnen Geschwulstarten vorweggenommen. Die diagnostische Beurteilung von Röntgenbildern des Gesichtsskelets ist deswegen besonders schwierig, weil der Befund häufig verschiedene Deutungen zuläßt, ohne sich nach der einen oder anderen Richtung bindend äußern zu können. Vor derartigen Irrtümern kann man sich nur schützen, indem zur diagnostischen Klärung *grundsätzlich* klinischer, röntgenologischer und morphologischer Befund und unter Umständen auch das bakteriologische Ergebnis herangezogen und unter gemeinsamem Blickpunkt betrachtet werden. Selbst wenn sich zwischen den einzelnen Befunden enge Beziehungen ergeben oder zwanglos herstellen lassen, kann die Frage nach dem biologischen Wert des Tumors nicht in jedem Falle sofort beantwortet, sondern es muß erst der weitere Verlauf abgewartet und beobachtet werden. Daneben erfordern noch regionäre Besonderheiten unsere Aufmerksamkeit bei der Diagnosestellung. Bei alleiniger Beurteilung knöcherner Veränderungen des kindlichen Oberkiefers sind nämlich Verwechslungen mit den geschwulstartigen Auftreibungen bei der Osteofibrosis deformans juvenilis (ÜHLINGER) möglich, die ihre Erklärung finden, sobald durch eine Untersuchung des gesamten Skeletes weitere Herde aufgedeckt werden oder Pigmentflecke bestehen, die uns als Hinweis auf das Grundleiden dienen können. In den Kreis diagnostischer und differentialdiagnostischer Betrachtungen sind außerdem bereits beim Kind vorkommende Geschwülste odontogener Herkunft, Adamantinome und Odontome und endlich auch dentogene Cysten mit einzubeziehen.

Die Einteilung der Geschwülste des kindlichen Gesichtsskelets erfolgt am besten unter Berücksichtigung des Systems, von dem sie sich ableiten. Danach haben wir zwischen osteogenen, reticulohisteocytären und odontogenen Gewächsen zu unterscheiden. Die Gruppe der osteogenen Geschwülste umfaßt die Fibrome, Osteome und Riesenzelltumoren. Die ebenfalls hierzu zählenden Chondrome treten meistens erst später, zwischen dem 20. und 30. Lebensjahr, klinisch in Erscheinung.

Von HELLNER und KONJETZNY werden die *Fibrome* zusammen mit den Osteomen als Übergangs- oder Ausheilungsstadien von Riesenzelltumoren gedeutet und deshalb nicht mehr als besondere Untergruppen davon abgetrennt. Sinngemäß gilt das auch für die Kieferfibrome. Sie sitzen häufig am Alveolarfortsatz, in der Kiefer- oder Stirnhöhle. Röntgenologisch kann die Diagnose auf Grund der mehrkammerigen, schottenförmig unterteilten cystischen Herde nie mit Sicherheit gestellt werden, so daß beispielsweise am Unterkiefer Verwechslungen mit radikulären Zahncysten leicht möglich sind.

Die Behandlung besteht in der Ausräumung der Geschwulstmassen, die weit im Gesunden erfolgen muß, damit es nicht zum Rezidiv oder zu sarkomatöser Entartung kommen kann.

Osteome bevorzugen die Nebenhöhlen und sind aus reifem kompaktem und spongiösem Knochen gebaut. Ihre röntgenologischen Merkmale mit knochendichter, scharf begrenzter Verschattung machen die Diagnose leicht. Eine operative Beseitigung des Osteoms ist überhaupt nur dann zwingend, wenn es Verdrängungserscheinungen oder kosmetische Störungen bewirkt, von denen Kinder jedoch im allgemeinen verschont bleiben.

Riesenzellgeschwülste des Kiefers treten meist in den Pubertätsjahren und selten früher auf. Sie entwickeln sich nach der Ansicht von HELLNER auf dem Boden einer örtlichen geweblichen Fehlbildung und sind feingeweblich syncytial gebaute Neubildungen aus Spindel- und Riesenzellen. Weil eine große Neigung zu Rezidiven unverkennbar ist und die Rezidive sarkomatös entarten können, zählt man sie heute zu den semimalignen Geschwülsten. Das Röntgenbild mit cystischen Aufhellungen ist völlig uncharakteristisch, so daß die Artdiagnose des Tumors daraus nicht abgeleitet werden kann, zumal polycystische Adamantinome beispielsweise genau so aussehen.

Das Behandlungsziel besteht in einer möglichst radikalen Beseitigung, und man darf sich nicht allein auf eine Auskratzung des Geschwulstgewebes beschränken. Für den Kiefer heißt das, daß der tumortragende Abschnitt reseziert und die Lücke entweder primär oder in einer 2. Sitzung durch einen Knochenspan zu überbrücken ist.

Bösartige Knochengeschwülste kommen im Gesicht des Kindes hauptsächlich in 2 Formen und zwar als osteogenes Sarkom und als vom reticuloendothelialen System abstammendes Ewing-Sarkom vor. In prognostischer Hinsicht sind sie etwa gleich schlecht zu beurteilen.

Eine spezielle Unterteilung und Bezeichnung der osteogenen Sarkome nach den jeweils vorherrschenden Geschwulstformationen ist sowohl für klinisch-therapeutische Belange als auch für die Prognosestellung völlig bedeutungslos. Die schnell um sich greifende Zerstörung des Knochens erfolgt durch geschwulsteigene Knorpel- und Knochenbildung und führt in der Regel binnen kurzer Frist durch Metastasierung zum Tode.

Das *Ewing-Sarkom* des Kiefers ist ein äußerst bösartiges undifferenziertes Rundzellensarkom und wäre der Häufigkeit nach eigentlich an erster Stelle zu nennen. Es bevorzugt das Kindes- und Adoleszentenalter und kommt selbst beim Neugeborenen vor. Die Geschwulst zeichnet sich durch eine besonders große Wachstumstendenz mit unaufhaltsam fortschreitender Zerstörung des Knochens in allen Abschnitten aus und überschreitet bald die Grenzen des Kieferknochens. Bei zunächst klein erscheinendem Zerstörungsherd kann die Diagnose schwierig sein, so daß Verwechslungen mit einer Osteomyelitis häufig, ja die Regel sind, wenn sich die Diagnose allein auf den Röntgenbefund aufbaut. Im fortgeschrittenen Stadium mit schweren und ausgedehnten Zerstörungen der Kieferknochen wird auch der wenig Erfahrene einen bösartigen Tumor vermuten. Die Abgrenzung von gutartigen Knochentumoren gelingt dagegen im allgemeinen leicht.

Bei der zweifelhaften Prognose der osteogenen Sarkome und der Ewing-Sarkome verbietet sich jeder größere Eingriff von selbst, der in einer verstümmelnden Kieferresektion bestehen müßte und technisch kaum durchführbar ist, weil der Tumor meistens schon in die Umgebung infiltriert ist. Intensive Röntgenbestrahlungen bringen immer nur temporäre Besserungen, so daß einzelne Beobachtungen mit einer mehrjährigen Überlebensdauer (RULAND u. a.) rühmliche Ausnahmen sind.

Es wurde bereits erwähnt, daß Adamantinome, Odontome und Zahncysten schon bei Kindern vorkommen. Sie bilden zusammen mit der Epulis die Gruppe der eigentlichen *Kiefer-* bzw. *Zahngewächse*. Damit verbundene therapeutische Probleme übersieht der Chirurg nur, soweit sie die Beseitigung der Geschwulst angehen, so daß es ratsam ist, die Behandlung von vornherein in die Hand eines Kieferchirurgen oder chirurgisch geschulten Zahnarztes zu geben, der sich auch mit der Erhaltung von Keimen bleibender Zähne oder des Gebisses zu befassen hat.

Adamantinome sind epithelialer Herkunft und leiten sich von der Schmelzleiste der embryonalen Zahnanlage ab. Man neigt immer mehr zu der Ansicht, daß sie sich auch auf anderem Wege, und zwar aus dem Mundepithel, entwickeln können. Es werden eine solide und eine daraus hervorgehende cystische Form unterschieden. Meistens sitzen die Geschwülste im Kieferwinkelbereich oder in Nähe der Eckzähne des Oberkiefers. Röntgenologisch erkennt man sie an einem scharf begrenzten osteolytischen Knochenherd, der keine Zeichen periostaler Reaktionen aufweist. Radikuläre und follikuläre Zahncysten können genau so aussehen, so daß Verwechslungen durchaus möglich sind. Beim cystischen Adamantinom ist der Hohlraum mehrfach durch Septen unterteilt.

Das Behandlungsziel besteht in einer radikalen Beseitigung der Geschwulst, die bei fortgeschrittenem Befund nur durch eine Kieferresektion zu bewerkstelligen ist. Wenn man sich mit einer einfachen und vielleicht unvollständigen Auskratzung begnügt, ist die Rezidivgefahr groß, und es kann zu maligner Entartung kommen.

Odontome sind geschwulstmäßig umgewandelte Anlagen eines oder mehrerer Zähne sowie überschüssiger Zahnanlagen und entwickeln sich meist im Anschluß an die zweite Dentition. Ihr Wachstum ist sehr langsam und erstreckt sich über Jahre. Klinisch besteht, wie beim Adamantinom, eine Auftreibung des Kiefers, die sich im Röntgenbild als gut abgekapselter Herd mit einem oder mehreren zurückgehaltenen Zähnen darstellt.

Die Therapie besteht in der Ausschälung der Geschwulst vom Munde her. Die Prognose ist günstig.

Die Zahncysten werden in Follikelcysten und Wurzelcysten unterteilt und interessieren den Chirurgen mehr in diagnostischer und differentialdiagnostischer

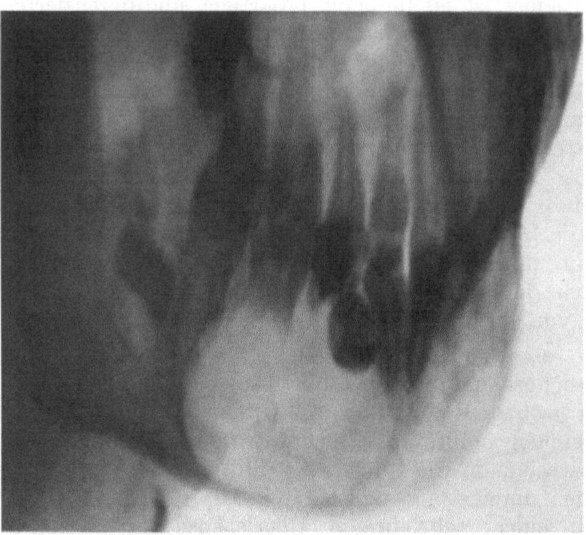

Abb. 150. Follikuläre Cyste, Krone des $\overline{5}$ in der Höhle liegend

Hinsicht und weniger im Hinblick auf die Therapie, die in den Aufgabenbereich des Zahnarztes fällt.

Die Auffassungen über die Pathogenese der Follikelcysten gehen teilweise noch weit auseinander, und es ist ungeklärt, ob die Verlagerung bzw. Retention eines normalen oder überschüssigen Zahnes das Primäre und die Cystenbildung das Sekundäre ist oder umgekehrt. Die meisten sich mit der Pathogenese beschäftigenden Autoren wie HAMMER, SONNABEND u. a. sehen in der Cystenbildung einen sekundären Vorgang, der durch infektiöse Entzündungen der Nachbarschaft ausgelöst wird, die dann auf den Follikel übergreifen.

Bereiche mit erschwerten Zahndurchbrüchen wie Eck- und Weisheitszähne werden von den Follikelcysten bevorzugt. Die sich allmählich und schmerzlos vergrößernde Cyste wölbt den Knochen vor und gibt sich im Röntgenbild als scharf begrenzte und intensive Aufhellung zu erkennen, in welche der Kronenanteil des Zahnkeimes hineinragen muß (Abb. 150).

Die operative Behandlung besteht in einer vollständigen Ausschälung des Cystensackes und rechtfertigt in jedem Falle den Versuch zur Erhaltung des Zahnes. Die follikuläre Cyste des 14jährigen Jungen der Abb. 150 wurde nach *Partsch I* operiert, indem die knöcherne Wand teilweise abgetragen und ein Schleimhautlappen in die Cystenhöhle eingeschlagen wurde, die dann eine Nebenbucht der Mundhöhle bildete.

Die viel häufigeren *radikulären Cysten* sind reaktive Gebilde. Sie gehen von einer chronischen Entzündung des Pulparaumes eines bleibenden Zahnes oder Milchzahnes aus. Um die Wurzelspitze herum bildet sich eine mit Granulationsgewebe ausgefüllte Knocheneinschmelzung, die von Epithel (Mallassetschen Epithelresten) ausgekleidet werden kann. Fehlt eine solche Auskleidung, dann ist es nicht berechtigt, von einer Cyste zu sprechen. Röntgenologisch stellen sie sich als rundliche oder ovale Knochendefekte im Bereich der Wurzelspitze dar (Abb. 151). Bei radikulären Milchzahncysten liegt der Keim des bleibenden

Zahnes unterhalb von der Cyste, so daß der Röntgenbefund bei entsprechender Projektion genau so aussehen kann wie bei einer follikulären Cyste des Zahnkeimes und die Differentialdiagnose hierdurch erschwert wird.

Die Behandlung kann auf zweierlei Weise vor sich gehen. Erscheint eine Erhaltung des bleibenden Zahnes, dessen Wurzelwachstum weitgehend abgeschlossen ist, aussichtsreich, dann wird die Wurzelspitze reseziert und die Cyste gleichzeitig ausgeschält. Andernfalls wird eine breite Verbindung zwischen cystischem Hohlraum und Mundhöhle geschaffen, wie es bei dem 9 Jahre alten Jungen (Abb. 151) geschehen ist. Dabei wurden die Milchzähne $\overline{V\ IV}|$ extrahiert. Auf der Kieferaufnahme 3 Jahre p. op. ist die Knochenhöhle ausgefüllt bei ungestörtem Wachstum und Durchbruch der bleibenden Zähne.

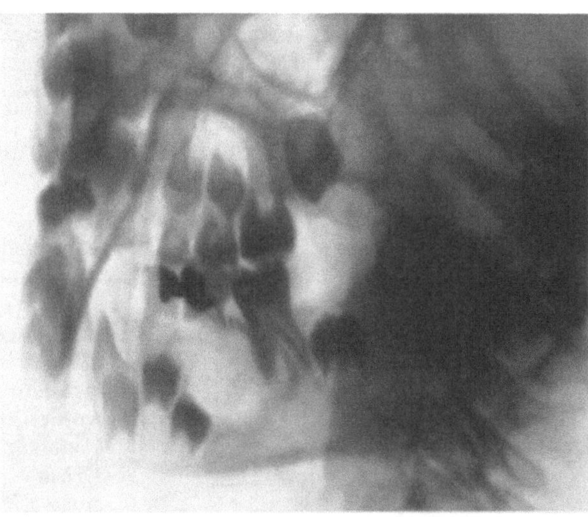

Abb. 151a. Radikuläre Zahncyste, nach *Partsch* I operiert (9jähr. ♂)

Der Vollständigkeit halber seien auch die seltenen beim Neugeborenen beobachteten Cysten des Kieferknochens wenigstens erwähnt. Sie werden von LINDEMANN und LORENZ als Zwischenstadium eines als Cystosarkom bezeichneten malignen Tumors gedeutet.

Unter der in mancher Beziehung unglücklichen Bezeichnung *Epulis* verstehen wir geschwulstähnliche Bildungen des Zahnfleisches, deren feingewebliche Struktur der des Granulationsgewebes ähnelt und sich in anderen Fällen

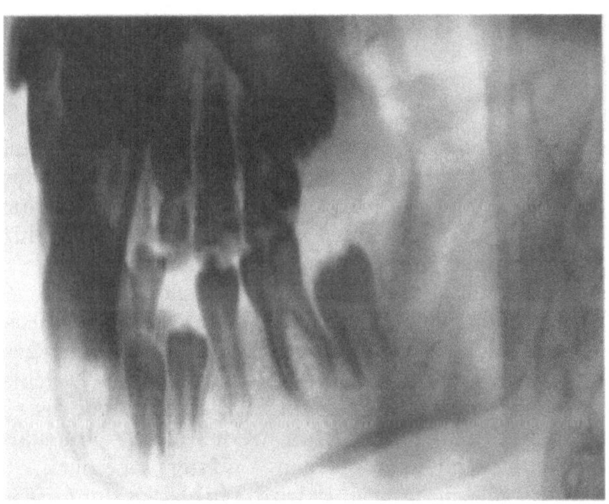

Abb. 151b. Zustand des Gebisses 2 Jahre später [1]

mit dem mikroskopischen Befund von Riesenzellgeschwülsten deckt. Sie stammen vom Zahnlager ab oder gehen vom Periost der Alveolarfortsätze aus und entwickeln sich offenbar durch ein plurikausales Geschehen, bei dem sowohl mechanische Faktoren als auch entzündliche Vorgänge mit im Spiel sind. Die von LINDEMANN und LORENZ vorgenommene Differenzierung in einzelne Untergruppen ist klinisch nicht immer durchführbar.

[1] Abb. 150—151 Beobachtungen der Zahnklinik der Universität Göttingen Prof. Dr. W. MEYER.

Mit den Zahnfortsätzen sind die geschwulstartigen Auswüchse entweder breitbasig oder durch einen Stiel verbunden und zeichnen sich auf Grund ihres Gefäßreichtums durch einen roten oder rotbläulichen Farbton aus. Ossale Formen führen zu reaktiven Veränderungen am Kiefer, während die intraossalen mit den Riesenzelltumoren identisch sind.

Die Epulis wird operativ unter Mitnahme des basalen Anteiles abgetragen und in jedem Falle mikroskopisch untersucht, um frühzeitige Entartungen zu erkennen. Ist ein ursächliches Moment, wie Zähne mit marginaler Parodontitis oder Wurzelreste auffindbar, dann werden sie entsprechend behandelt bzw. entfernt.

5. Speicheldrüsenerkrankungen

Von

W. Düben

Chirurgisch wichtige Erkrankungen der Speicheldrüsen bilden beim Kind nur die Ranula und Entzündungen, während Tumoren ausgesprochen selten

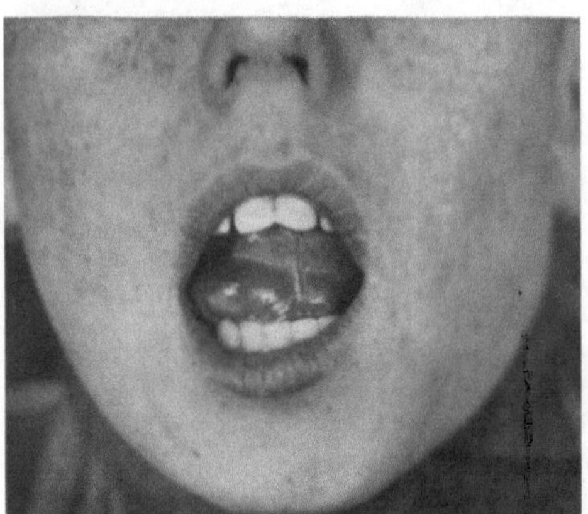

Abb. 152. Vom Zungenbändchen zwerchsackartig eingeschnürte Ranula

sind. Vereinzelt sind durch Entwicklungsstörungen entstandene *akzessorische Ausführungsgänge* mit lästigem Speichelfluß beobachtet worden, die eine Exstirpation des Fistelkanals und meistens auch der Drüse erforderlich machten. Auf einer Erhaltung der Drüse braucht man im allgemeinen nicht zu bestehen, so daß Verlagerungen äußerer Fistelöffnungen in die Mundhöhle beim Kind kaum zur Durchführung kommen. Das gilt auch für traumatische Drüsengangsfisteln. Spricht der sialographische Befund für eine Drüsenfistel, dann kann der Selbstheilungsvorgang medikamentös durch Hemmung der Speichelsekretion (Atropin) oder durch Nahrungsentzug unterstützt werden. In Anbetracht der Harmlosigkeit des Leidens verbietet sich eine Verödung durch einen mehrtägigen erzwungenen Dauerschlaf von selbst. Dagegen führt eine temporäre Unterbrechung der Drüsenfunktion durch Röntgenbestrahlung meistens schnell zu dauerndem Versiegen der Fistel.

Ihren Namen verdankt die **Ranula** der Ähnlichkeit mit der Kehlblase des Frosches. Unter der Schleimhaut des Mundbodens sitzend wird sie beim Überschreiten der Mittellinie vom Frenulum zwerchsackartig eingeschnürt (Abb. 152) und kann schließlich solchen Umfang annehmen, daß die Kau- und Sprachfunktion hierdurch gestört wird. Ihre Wandung ist so dünn, daß der schleimigviscöse Inhalt durchscheint. Die Ranula wird öfter in den späteren Kinderjahren, selten früher und ausnahmsweise schon beim Neugeborenen beobachtet.

Die genetischen Zusammenhänge sind offenbar nur teilweise geklärt, indem ihre Abstammung von der Glandula sublingualis erwiesen ist und vermutlich Abflußstörungen eine ursächliche Rolle spielen, wie es in der Bezeichnung als Retentionscysten zum Ausdruck kommt. Ungeklärt ist dagegen, ob und inwieweit dabei degenerative Vorgänge oder embryonale Keimversprengungen von Drüsengewebe mit im Spiele sind.

Obwohl der klinische Befund kaum andere Deutungen zuläßt, sind Verwechslungen mit Dermoidcysten des Mundbodens möglich, die, nachdem sie eine bestimmte Größe erreicht haben, die Submentalregion vorwölben. Von der

Ranula unterscheiden sie sich, wie die in diesem Bereich seltenen Cysten des Ductus thyreoglossus auch, durch ihre streng mediane Lage. In differential-diagnostischer Hinsicht sind weiterhin beim Säugling vorkommende und auf Verschlüsse der Caruncula sublingualis beruhende cystische Erweiterungen des Whartonschen Ganges zu erwähnen, die nach Schlitzung der Caruncula verschwinden und im allgemeinen nicht wiederkehren.

Für den kleinen Eingriff zur Ausschälung der Ranula genügt örtliche Schleimhautanaesthesie. Die immer anzustrebende Totalexstirpation entspricht chirurgischem Empfinden zweifellos eher als teilweise Abtragungen der Vorderwand oder Schaffung eines Abflußkanales für den Cysteninhalt mit Hilfe einer durch die Wandschichten gelegten Seiden- oder Drahtligatur, die für einige Tage belassen und dann wieder entfernt wird, ein Verfahren, das offenbar in Amerika gern angewandt wird (WINTER). Selbst wenn die Präparation noch so vorsichtig geschieht, passiert es immer wieder, daß die zarte Kapselwand einreißt und der Inhalt abfließt. Dann begnügt man sich mit einer möglichst ausgiebigen Entfernung aller erreichbaren Kapselanteile, ohne die Gefahr eines Rezidivs fürchten zu müssen. Nach Spaltung der Schleimhaut kommen bei tiefem Eindringen am zungenwärts gelegenen Wundrand der Whartonsche Gang und der N. lingualis zu Gesicht, Gebilde, die nicht verletzt werden dürfen. Mit wenigen Schleimhautnähten wird der Eingriff beendet. Die immer wieder empfohlene Benetzung zurückbleibender Kapselreste mit Jodtinktur bringt keine Vorteile und schützt nicht vor Rezidiven, so daß wir schon länger davon abgekommen sind.

Entzündungen. Bei Frühgeborenen, lebensschwachen und durch Sonden ernährten Säuglingen kommen *eitrige Speicheldrüsenentzündungen* vor, die harmlos und ohne Komplikation verlaufen, aber auch zu Allgemeininfektionen mit septischem Krankheitsbild führen können. Nach Beobachtungen von MARGET, RICHARZ und BIESALSKI sind abscedierende Speicheldrüsenentzündungen im Säuglingsalter häufiger als Teilsymptom einer allgemeinen Staphylokokkeninfektion aufzufassen, für die das Kind selbst oder die Mutter die Infektionsquelle bilden. Seltener handelt es sich um isolierte Organerkrankungen. Den Infektionsweg betreffend drängt sich ein Vergleich mit der postoperativen Speicheldrüsenentzündung kachektischer Menschen nach intraabdominellen Eingriffen auf, weil hierbei ähnliche für eine duktogene Entstehung sprechende Voraussetzungen bestehen. Ungenügende Reife oder mangelhafte Funktion machen nämlich die Speicheldrüsen für Infektionen anfälliger als bei lebensstarken Säuglingen. Für eine canaliculäre Infektion spricht weiterhin, daß selbst bei gesunden Säuglingen pathogene Staphylokokken im Mund und Rachen überaus häufig vorkommen.

Die klinischen Symptome der Sialadenitis können eine Osteomyelitis, Lymphadenitis oder Mundbodenphlegmone vortäuschen. Genaue Untersuchungen des Ausführungsganges und seines Sekretes bringen jedoch meistens eine diagnostische Klärung des Befundes.

Die therapeutischen Folgerungen müssen von der Tatsache ausgehen, daß die Erreger bei der Speicheldrüsenentzündung des Säuglings häufig kliniks-eigene Staphylokokkenstämme sind, die gegenüber den am meisten gebräuchlichen Antibioticis resistent sind. Nach erfolgtem Keimnachweis und dem Ergebnis der Resistenzbestimmung wird das spezifisch wirkende Antibioticum verabreicht und eventuell mit Sulfonamiden oder antitoxischem Staphylokokkenserum kombiniert. Sobald Fluktuation nachweisbar wird, schreitet man zur Incision und wartet nicht, bis Drüsengewebe in größerem Umfange zerstört ist oder sich Komplikationen anbahnen. Von der Parotitis wissen wir, daß der Palpationsbefund durch die derbe und straffe Fascie erschwert ist und man sich deswegen täuschen kann. Hierbei wird die in senkrechter Richtung nach unten verlaufende Incision etwa 2 cm vor dem Tragus angelegt. Nachdem die vorgewölbte Fascie gespalten ist, dringt man mit der Spitze einer Gefäßklemme bis zum Eiterherd vor und hält die Wunde dann mit einem kleinen Gummidrain offen.

Tuberkulöse Speicheldrüsenentzündungen sind selten, obwohl die Möglichkeit einer Kontaktinfektion bei den engen nachbarlichen Beziehungen zu den Halslymphknoten theoretisch hoch zu veranschlagen wäre. Die Praxis beweist das Gegenteil und bestätigt gleichsam die von Risch ausgesprochene Vermutung, nach der das Speicheldrüsengewebe für Tuberkelbacillen wenig anfällig ist. Sichere diagnostische Entscheidungen bringt erst die operative Freilegung.

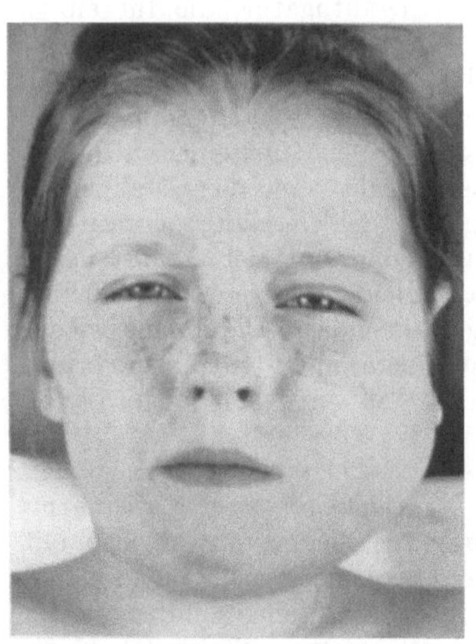
Abb. 153. Parotissarkom (Kind 7 Jahre alt)

Zeigt sich bei operativ angegangenen Halsdrüsentuberkulosen, daß die Sublingualis mit in das tuberkulöse Konglomerat einbezogen ist, dann wird die Drüse partiell oder besser vollständig exstirpiert.

Statistische Zusammenstellungen über **Speicheldrüsengeschwülste** lassen erkennen, daß der Anteil kindlicher Geschwulstträger dabei sehr klein ist und sich immer nur auf wenige Einzelbeobachtungen beläuft. Das gilt sowohl für feingeweblich gutartige als auch für bösartige Gewächse.

Stewart und Snitmann haben bei Kindern Mucoepidermoid-Tumoren beobachtet, die von den Zellen des Gangsystems ausgehen sollen, zu Rezidiven und zu maligner Entartung neigen, so daß sie in biologischem Sinne mehr zur Gruppe der bösartigen Geschwülste gehören. Wir operierten 2 Spindelzellensarkome der Parotis bei einem sieben (Abb. 153) und 13 Jahre alten Mädchen, deren radikale Entfernung jedoch nicht gelang. Beide Kinder starben innerhalb von Jahresfrist. Dagegen konnte ein Fibrolipom der Parotis bei einem 6jährigen Mädchen vollständig exstirpiert werden. Rehbein hat bei einem $1^1/_2$ Jahre alten Jungen (Abb. 154) ein solides trabeculäres Adenom und bereits 3 Monate später ein örtliches Rezidiv entfernen müssen. Im mikroskopischen Schnitt zeigte sich eine lebhafte Proliferationstendenz der Geschwulstformationen, die das schon kurze Zeit später aufgetretene Rezidiv erklärte. Die Präparation des Tumors gestaltete sich deswegen besonders schwierig, weil eine Kapsel nicht allseitig ausgebildet und der Tumor teilweise infiltrierend gewachsen war.

Das klinische Bild der Parotitismischgeschwulst ist vom Erwachsenen her genügend bekannt, dem ist nichts hinzuzufügen. An seinem Aufbau können epitheliale, drüsige, schleimige und auch knorplige Zellelemente beteiligt sein. Sarkomverdacht besteht bei diffuser und palpatorisch nicht abgrenzbarer derber Schwellung.

Differentialdiagnostische Überlegungen müssen manchmal angestellt und dabei in erster Linie Lymphome und Hämangiome bedacht werden.

Die Therapie kann nur in der Operation bestehen. Von einem vor dem Tragus verlaufenden und das Ohrläppchen umkreisenden Schnitt aus wird zunächst der Facialisstamm am Foramen stylomastoideum aufgesucht. Seine Äste werden dann so weit isoliert, daß bei der weiteren Präparation keine unliebsamen Verletzungen zu befürchten sind. Bei mehr oberflächlich sitzenden Tumoren kann man auf derartige Vorsichtsmaßnahmen verzichten. Eine Erhaltung des Gesichtsnerven sollte jedoch niemals auf Kosten der Radikalität des Eingriffes erfolgen und besonders dann nicht erzwungen werden, wenn sich das Geschwulstgewebe schon makroskopisch nicht mehr von der Umgebung abgrenzen läßt und alles auf ein infiltratives Wachstum hindeutet. Die Kapsel wird möglichst unverletzt in toto mit herausgenommen.

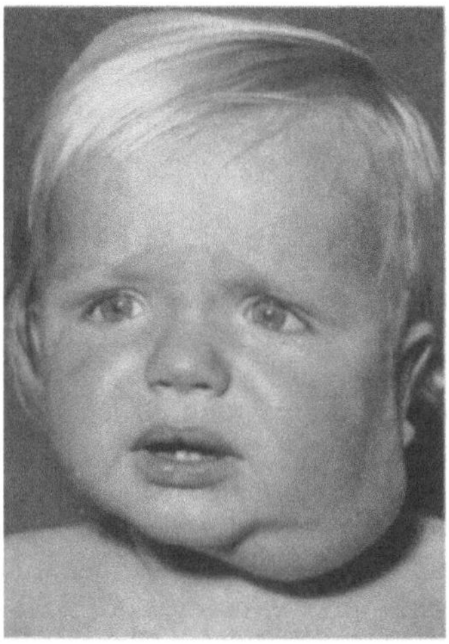

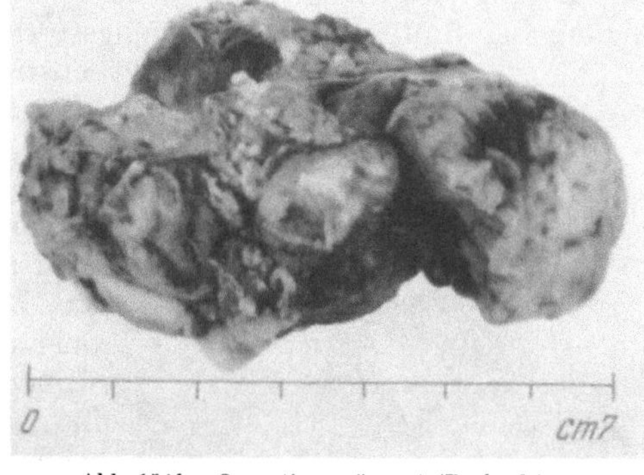

Abb. 154a. Parotistumor links bei 1¹/₂ Jahre altem Kind

Abb. 154b. Operationspräparat (Beobachtung von Prof. Rehbein, Krankenanstalten Bremen)

6. Zunge und Mundhöhle

Von

W. Düben

Die als **Makroglossie** bezeichnete abnorme Zungenvergrößerung kann auf einer örtlichen Erkrankung der Zunge beruhen oder sekundär zustande kommen, indem die Zunge durch ein Gesichtslymphangiom oder Hygroma colli congenitum in Mitleidenschaft gezogen wird. In Form echter muskulärer Hyperplasien gehört sie zum vielfältigen Symptomenkomplex des Kretinismus und Mongolismus.

Unförmige Vergrößerungen der Zunge sind häufig nichts anderes als ein diffuses Lymphangiom. Bisweilen werden davon nur eine Hälfte oder wahllos einzelne Abschnitte der Zunge betroffen. Ist die Zunge in ganzer Ausdehnung verdickt, dann erscheinen auch die übrigen Mundanteile vergrößert, und es bestehen gleichzeitig Kieferentwicklungsstörungen. In extremen Fällen nimmt die Vergrößerung derartige Ausmaße an, daß die Mundhöhle davon ausgefüllt wird oder nicht mehr genügend Platz für die Zunge bietet, die dann zum mechanischen Hindernis beim Kau- und Schluckakt und bei der Sprachbildung wird.

Das operative Ziel bei einer muskulären oder angiomatösen Makroglossie besteht in einer Verkleinerung der Zunge durch keilförmige Excisionen in Längsrichtung von den Rändern her. Solche Eingriffe können manchmal sehr blutreich sein, so daß man die größeren Gefäßstämme vor der Resektion unterbinden sollte.

Die Bedeutung der **Zungenbändchenverkürzung** (Abb. 155) für den Saugakt und die Sprachbildung ist in früheren Jahrzehnten zweifellos überschätzt worden und hat dazu geführt, daß die Kinder unnötigerweise operiert wurden. Vogt und Loos sind der Auffassung, daß die Verkürzung des Bändchens während des Zungenwachstums bis zu einem gewissen Grade physiologisch ist, so daß die Diagnose überhaupt erst zu einem späteren Zeitpunkt und niemals in den ersten Lebenswochen oder -monaten gestellt werden darf. Die Erfahrung lehrt, daß schwachsinnige Kinder häufiger mit einer Frenulumverkürzung behaftet sind, die ihre Erklärung in einer mangelnden Sprachfunktion findet, die normalerweise einen formenden Einfluß auf die Zunge und damit auch auf das Zungenbändchen ausübt. Stucke hat eine Vererbung dieses Merkmals in 3 Generationen beobachtet und begründet damit seine Deutung als echte erbliche Mißbildung. Von der Zungenbändchenverkürzung müssen die teilweisen oder vollständigen Verwachsungen der Zunge mit dem Mundboden oder dem Unterkiefer unterschieden werden, sie sind jedoch nur vereinzelt beschrieben worden und demnach offenbar selten.

Die Lösung des Zungenbändchens hat also nur *äußerst selten* ihre Berechtigung bei Kau- und Lautformungsstörungen der Kleinkinder, wenn alle sonstigen organischen und funktionellen Ursachen hierfür sicher ausgeschlossen sind. Für den kleinen ambulant durchführbaren Eingriff ist örtliche Schleimhautbetäubung ausreichend. Die Zunge wird mit dem Finger beiseite gehalten, das Bändchen mit einem Scherenschlag quer durchtrennt und die Schleimhautwunde dann mit 1 oder 2 Catgutnähten in Längsrichtung verschlossen, oder man verzichtet überhaupt auf eine nur zur besseren Blutstillung dienende Naht.

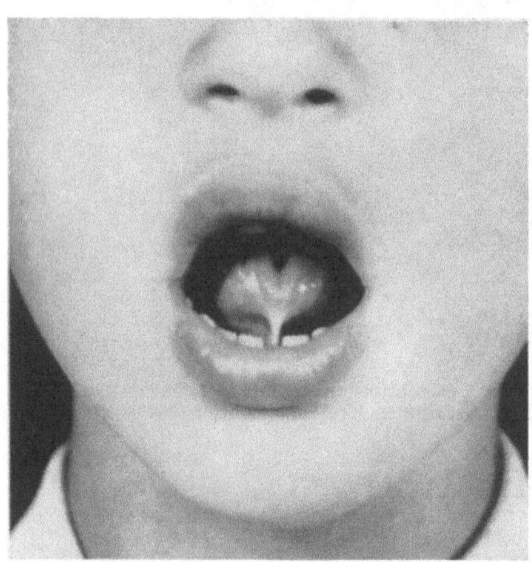
Abb. 155. Zungenbändchen

Zungenstrumen beschäftigen den Chirurgen, sobald sie eine bestimmte Größe überschritten haben und sich störend beim Schlucken, Sprechen oder bei der Atmung bemerkbar machen.

Über die Pathogenese der Zungenstruma werden uns klare Vorstellungen durch die Entwicklungsvorgänge der Schilddrüse und möglichen Störungen in der frühembryonalen Periode vermittelt. Die ursprünglich unpaare, vom Kiemendarm abstammende Schilddrüsenanlage senkt sich durch Wachstumsvorgänge in die spätere Regio thyreoidea und bildet auf ihrem Wege den Ductus thyreoglossus, dessen oberer Abschnitt normalerweise verödet. Wird dieser Rückbildungsvorgang gestört, dann bleibt das Gangsystem zeitlebens als Ductus lingualis bestehen. Die aus funktionstüchtigem Drüsengewebe bestehende Auskleidung von Gangresten bildet den Ursprung für Zungenstrumen, die sich dann durch proliferative Vorgänge im postfetalen Leben allmählich vergrößern.

Eine Operation darf überhaupt erst dann erwogen werden, wenn man sich davon überzeugt hat, daß Schilddrüsengewebe an normaler Stelle vorhanden ist und die Hormonproduktion zur Aufrechterhaltung der Körperfunktionen auch dann gewährleistet erscheint, wenn die Zungengrundstruma als Bildungsstätte ausfällt. Asch hat nämlich bei hierüber angestellten Nachforschungen 95 Fälle aus dem Schrifttum gesammelt, bei denen die Schilddrüse gar nicht angelegt oder hypoplastisch war, so daß sich nach Entfernung der Zungenstruma alle klinischen Zeichen einer Hypothyreose einstellten. Derartige Voruntersuchungen lassen sich heute auf elegante Weise mit Hilfe des Radiojod-Speichertestes durchführen, während früher eine operative Freilegung der Schilddrüsenregion unumgänglich war. Rechtfertigt der örtliche Befund eine Operation, dann erhebt sich die Frage nach dem bestmöglichen Zugang. Ist die Struma besonders groß, dann kommt man kaum ohne Unterkiefer- oder Wangenspal-

tung aus. Eine ebenso gute Übersicht des Operationsfeldes soll die von KUHLEN-
KAMPFF empfohlene Pharyngotomia suprahyoidea gewähren, die außerdem
noch den Vorteil bietet, daß sie weniger eingreifend ist und keine auffälligen
Narben hinterläßt. Auf technische Einzelheiten kann hier nicht eingegangen
werden, sie gehören in große Operationslehren. Von dem Amerikaner WARD
wird die laterale Pharyngotomie empfohlen, die sich gerade bei Kindern

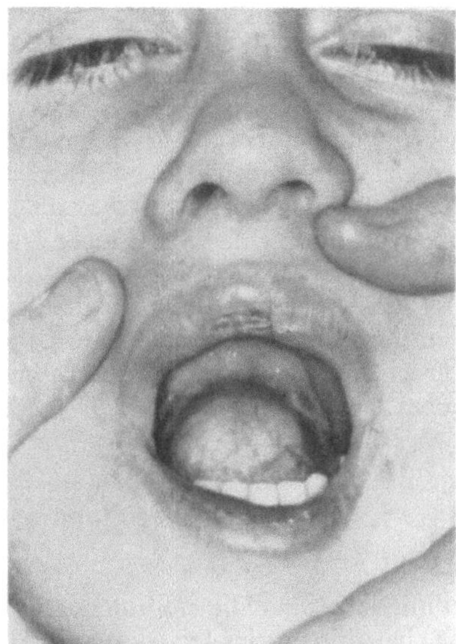

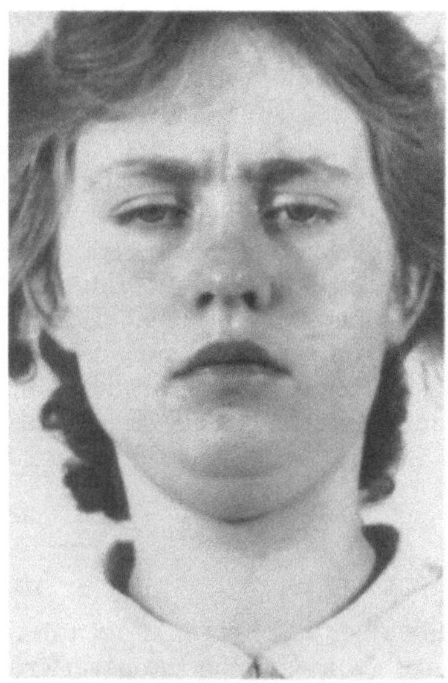

<table>
<tr><td>Abb. 156a. Dermoidcyste des Mundbodens</td><td>Abb. 156b. Submentalregion vorgewölbt</td></tr>
</table>

bewährt hat. Der dazu benötigte Hautschnitt verläuft parallel zum Unterkieferrand. Dann wird die Schlundwand in Längsrichtung gespalten. Den Zugang
zur Struma erleichtert man sich, indem ein Assistent den Zungengrund mit dem
Finger ins Wundgebiet drängt.

Dermoidcysten des Mundbodens entstehen aus retinierten Epithelresten an
der Vereinigungsstelle beider Unterkieferhälften (Abb. 156). Davon werden die
Epidermoidcysten unterschieden, deren Wandung äußerst zart ist, weil sie nur
aus mehrschichtigem Plattenepithel ohne Hautanhanggebilde besteht. Im
Gegensatz zu den Retentionscysten der Speicheldrüsen ist ihr Inhalt mehr
dickflüssig.

Die Operation hat sehr sorgfältig ohne Verletzung der Cystenwand zu geschehen, damit keine Epithelreste zurückbleiben, die den Ursprung für Rezidive bilden. Bei intraoraler Lage geht man in derselben Weise wie bei der Ranula
vor und operiert bei submentalem Sitz von außen. Meistens läßt sich der ganze
Cystenbalg mühelos durch stumpfes Abdrängen der Weichteile aus seiner Umgebung herausschälen.

Zungenabscesse treten bei Kindern nur gelegentlich auf und führen zu außerordentlich schmerzhaften kugeligen Anschwellungen. Gewöhnlich sind Verletzungen durch Fremdkörper oder Zahnkanten vorhergegangen, die unbemerkt
blieben oder nicht weiter beachtet wurden. Wenn es sich um einen mittelständigen Absceß im Bereich des Zungengrundes handelt, kommt als Ursache hierfür eine infizierte Cyste des Ductus thyreoglossus in Betracht.

Die Therapie besteht in einer Punktion des meistens tief innerhalb der
Muskelschichten liegenden Abscesses, Absaugung des Eiters und anschließender

Instillation von Supracillin. Thyreoglossale Cysten exstirpiert man später nach Abklingen der akuten Erscheinungen.

Peritonsilläre Abscesse kommen bei Kindern hin und wieder vor und entwickeln sich im Anschluß an eine akute Angina oder chronische Tonsillitis. Nachdem die Entzündung die Mandelkapsel durchbrochen hat, breitet sie sich dann im lockeren peritonsillären Bindegewebe aus. Meistens sind schon früher Mandelentzündungen vorausgegangen, die Verwachsungen und Narben zwischen Mandel- und Gaumenbogen hinterlassen haben, so daß bei erneuter Infektion oder Wiederaufflackern der chronischen Tonsillitis erschwerte Abflußbedingungen für den Eiter bestehen.

Klinisch findet man eine ziemlich ausgedehnte Vorwölbung des weichen Gaumens, so daß die nach innen gedrängte Tonsille unsichtbar bleibt. Das Zäpfchen ist in der Regel geschwollen. Kloßige Sprache, beim Schluckakt auftretende und in das Ohr ausstrahlende Schmerzen und schließlich Fieber beeinträchtigen das subjektive Befinden.

Die Behandlung geschieht durch Spaltung des Abscesses mit anschließender Wundspreizung und wird nur in Notfällen vom Chirurgen und sonst vom Otiater durchgeführt, der sich dann auch mit der Frage der baldigen oder im Intervall durchzuführenden Tonsillektomie auseinanderzusetzen hat.

7. Nase

Von

W. Düben

Anomalien und Erkrankungen des Naseninneren. Über die zahlreichen Modifikationen von Naseneingangsverformungen bei Lippen-Kiefer-Gaumenspalten und die Möglichkeiten ihrer operativen Beseitigung und ebenso über spätere Rekonstruktionen ist im Abschnitt über Spaltbildungen des Gesichtes alles Wesentliche gesagt. Mit ihnen hat sich der Chirurg hauptsächlich zu beschäftigen. Demgegenüber sind die sonstigen angeborenen und erworbenen Formveränderungen des Nasenäußeren beim Kind insgesamt recht selten. Deformitäten und Erkrankungen des Naseninneren bedürfen immer entsprechender fachärztlicher Klärung und Behandlung, so daß sich ihre Darstellung auf die wichtigsten diagnostischen und therapeutischen Gesichtspunkte beschränken kann.

Angeborene *membranöse Verschlüsse* im vorderen Nasenbereich kommen ein- und auch doppelseitig vor, können alle Schweregrade erreichen, sind leicht erkennbar und lassen sich durch einfache Abtragung beseitigen. In die aus Bindegewebe bestehenden Membranen ist manchmal Knorpel oder Knochen eingelagert.

Choanalatresien werden meist erst in den späteren Kinderjahren diagnostiziert, wenn sich das Mißverhältnis zwischen Luftbedarf und eingeengtem nasalem Atemweg stärker bemerkbar macht. Beim Säugling und Kleinkind fällt nämlich die Insuffizienz der Nasenatmung durch partielle Verschlüsse nicht so ins Gewicht. Außerdem bessert sich mit zunehmendem Alter die Mundatmung infolge des Larynxdescensus, so daß auch die Nasenatmung hierdurch günstig beeinflußt wird. Vollständige Choanalatresien sind dagegen weit gefährlicher und können beim Säugling jederzeit zu lebensbedrohlichen Zuständen führen, die nur durch eine sofortige Intubation oder Tracheotomie zu beherrschen sind.

Das Behandlungsziel bei der Choanalatresie besteht in der Excision der an beiden Seiten von Schleimhaut überzogenen bindegewebigen oder knöchernen Platten. Die an den Rändern verbleibenden Wunden überläßt man der Selbstheilung.

Vom Rachendach und der hinteren Kehlkopfwand ausgehende *Dermoide* und *Teratome* können die Choanen teilweise und bei entsprechender Größe des

Tumors völlig verlegen. *Polypen, Angiome* und im Anschluß an intranasale Entzündungen auftretende *Synechien* bewirken eine mehr oder weniger schwere Passagestörung des nasalen Luftstromes. In gleichem Sinne wirken die juvenilen, sich durch eine große Wachstumstendenz auszeichnenden *Nasenrachenfibrome.*

Man sei sich darüber klar, daß neben den hier genannten die Nasenatmung behindernden Leiden, die vorwiegend angeboren sind, auch akute, chronische und allergische Entzündung zu gleichem Effekt führen können.

Dermoidcysten und **mediane Nasenfisteln** dürfen deswegen nicht als harmlos angesehen werden, weil sie zu rezidivierenden und auf das Nasengerüst übergreifenden Entzündungen neigen. Alle sich mit der Aufklärung der Ätiologie der Dermoidcysten beschäftigenden Autoren stimmen dahingehend überein, daß sie, wie in anderen Körperregionen auch, auf embryonalen Epitheleinschlüssen beruhen. Weil die Nasenmitte aus einem unpaaren Stirnfortsatz hervorgeht und fetale Spalten in diesem Bereich nicht bestehen, hat man auch andere Deutungen für den Ursprung der Dermoidcysten ins Feld geführt. So messen VERMEUDEN und NAGER der im 2. Fetalmonat auftretenden queren Rinne zwischen Stirn und Nasenwurzel, auch als Sulcus supranasalis bezeichnet, eine besondere ursächliche Bedeutung bei. TONNDORF ist dagegen der Auffassung, daß die Cysten durch unvollkommene Verschmelzung der einander entgegenwachsenden lateralen Nasenwülste entstehen, die die Riechgrube begrenzen.

Dermoidcysten bevorzugen den mittleren Bereich des Nasenrückens zwischen Spitze und knöchernem Nasengerüst und bleiben manch-

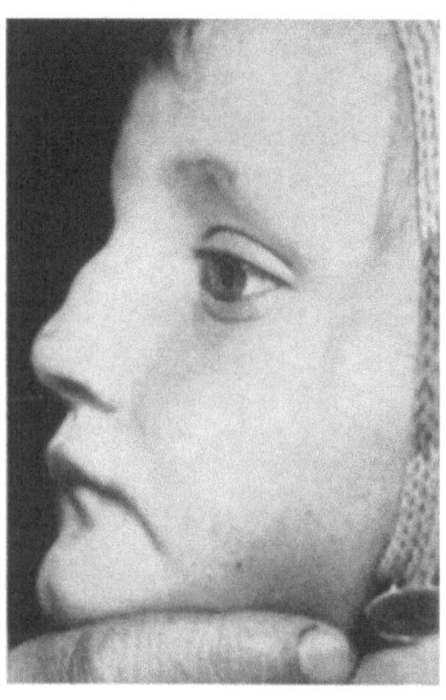

Abb. 157. Dermoidcyste der Nase, 2³/₄ Jahre altes Mädchen. (Beobachtung von TONNDORF, (HNO.-Wegweiser 4, 1953)

mal jahrelang unbemerkt, bis es zum Fistelaufbruch kommt und atheromatöser Brei entleert wird. Die am Grunde eines Grübchens erkennbare Fistellichtung ist gewöhnlich mit Talg und abgestoßenen Epithelien ausgefüllt und ihr Rand mit Haaren besetzt. Für kurze oder längere Zeit schließt sich die Fistel von selbst und bricht wieder auf, sobald die gestauten Sekretmassen nach außen drängen. Damit gehen Entzündungserscheinungen einher, die, wenn sie immer wieder aufflackern, zu Schäden am Weich- und Stützgewebe mit sattelförmiger Eindellung des Nasenrückens führen. Röntgenuntersuchungen mit einer in die Fistelöffnung eingelegten Sonde oder Kontrastmittelfüllungen verschaffen ein genaues Bild über den Verlauf des Fistelkanales, der mitunter in einem cystenartigen Sack endet.

Im allgemeinen ist die Diagnose nicht schwierig, es muß nur daran gedacht werden. Durch retinierte Sekretmassen entstehende Schwellungen der Nasenwurzelregion können eine Meningo- oder Mucocele vortäuschen.

Nur die gründliche Exstirpation des Fistelganges mit ebenso vollständiger Ausrottung der Cystenwandungen verspricht Aussicht auf Dauerheilung. Wegen drohender Infektionen mit Zerstörungen des knorpligen oder knöchernen Stützapparates der Nase wird sie möglichst frühzeitig ausgeführt. Der Eingriff beginnt mit der Umschneidung der Fistelöffnung in Längsrichtung, nachdem man vorher

eine Farbstofflösung zur besseren Sichtbarmachung des Fistelganges eingespritzt
hat. Verläuft der Kanal innerhalb oder unterhalb des Knochens, dann wird das
Nasenbein in der Mittellinie gespalten und für die weitere Präparation und
Exstirpation auseinandergedrängt und später durch Periostnähte wieder vereinigt. Keinesfalls dürfen dabei knöcherne Anteile verlorengehen oder mit
entfernt werden.

Während die leichten Grade angeborener Formabweichungen der Nase das
bei Kindern noch wenig ausgeprägte kosmetische Empfinden kaum beeinträchtigen, machen grobe Verunstaltungen durch Hypo- und Aplasien und ebenso

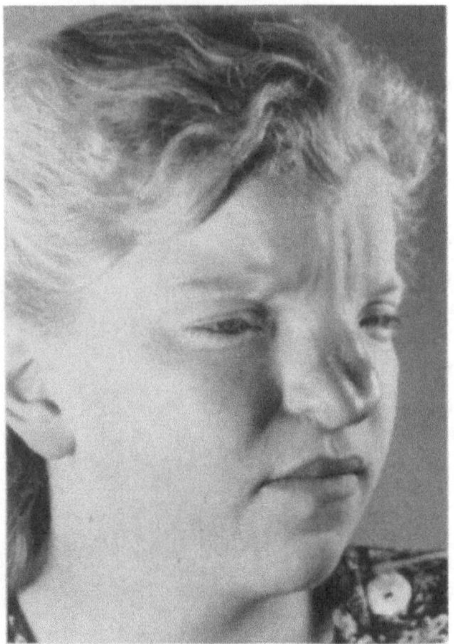

Abb. 158a. Doggennase vor Operationsbeginn

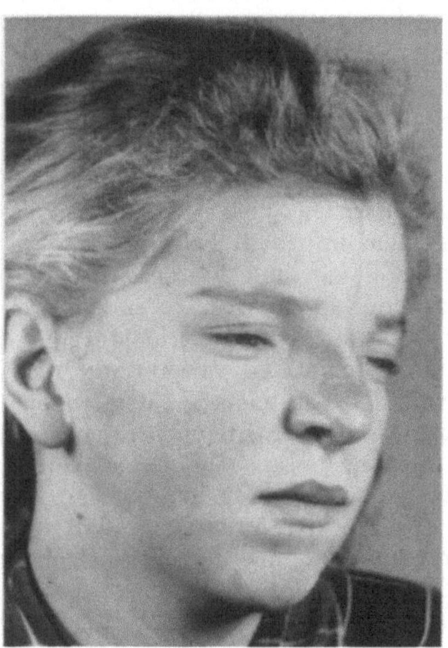

Abb. 158b. Operationsergebnis nach Begradigung
des Nasenrückens. [Aus H. Gelbke: Chirurg 24,
209—211 (1953)]

Spaltbildungen die Kinder zu Gesichtskrüppeln. Insgesamt sind alle diese
verstümmelnd wirkenden Anomalien jedoch selten und erfordern entsprechende
plastische Eingriffe, die bei Aplasien in einem totalen Nasenersatz bestehen.
Technische Einzelheiten über die inzwischen mehrfach abgewandelte und weiter
vervollkommte indische und italienische Nasenplastik gehören in große Operationslehren und plastisch-chirurgische Lehrbücher, so daß darauf verwiesen
werden muß. Dasselbe gilt auch für die Verwendung des Rollappens zum Nasenersatz. Beim Kind sind die mit plastischen Nasenoperationen verbundenen
Probleme noch in mancher Hinsicht verwickelter als beim Erwachsenen, weil
die Form der Nase durch Wachstumsprozesse im Laufe der Zeit mehrfach verändert wird und ihr endgültiger Zustand sich nicht im voraus beurteilen läßt.
Ebenso erfordert das Atypische des immer wieder anders gelagerten Einzel-
falles bei der Operationsplanung entsprechende Berücksichtigung und kann
nur durch den in der rekonstruktiven Gesichtschirurgie Erfahrenen in halbwegs
befriedigender Weise korrigiert werden.

Obwohl die als **Doggennase**, Doppelnase oder mediane Nasenspalte bezeichnete kongenitale Deformität äußerst selten vorkommt, soll kurz darauf eingegangen werden, weil sie in den einschlägigen Handbüchern immer nur ge-
streift und nichts über ihre Therapie ausgesagt wird. Das charakteristische

Gepräge wird ihr durch eine Furchung in Längsrichtung verliehen, die alle Schweregrade erreichen und sich von der Glabella bis zur Nasenspitze erstrecken kann, so daß der Eindruck einer asymmetrischen halbierten Nase zustande kommt. Zum Bild der schweren Formen gehört weiterhin eine Verbreiterung der oberen Gesichtshälfte, des Augen- und Pupillenabstandes (Hyperteleorismus). Manchmal ist auch die Oberlippe noch gespalten.

Über die im einzelnen noch nicht zu übersehenden Entwicklungsstörungen soll nur so viel gesagt werden, daß es sich dabei offenbar um ein komplexes Geschehen mit lokal begrenztem primärem Materialmangel handelt, der mit einer Hemmung des sonst auftretenden Ausgleiches der medianen Mulde kombiniert ist (STUPKA).

Ein formgerechter Nasenaufbau läßt sich durch Eingriffe vom Nasenrücken her durchführen und gibt auch eine Handhabe, den Hyperteleorismus kosmetisch

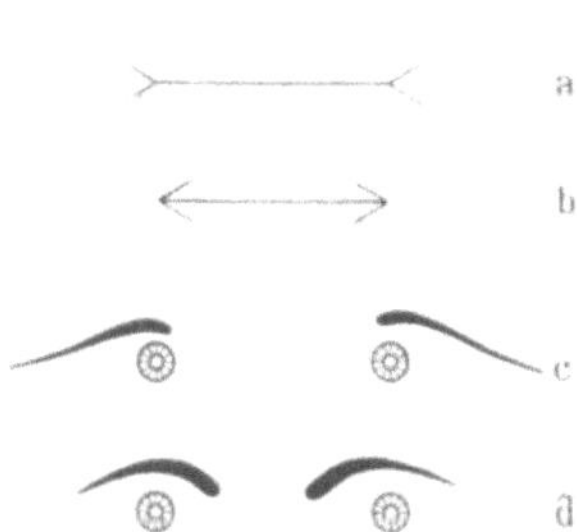

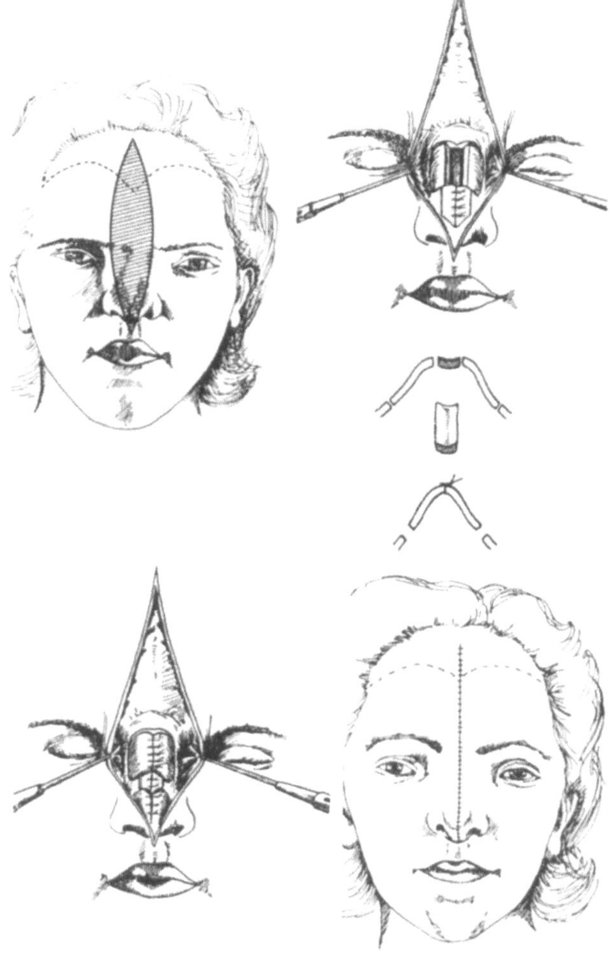

Abb. 158c. Einzelheiten der Operationstechnik, schematisch dargestellt und Strichzeichnung als Erläuterung der Nutzbarmachung einer optischen Täuschung zur Verbesserung des Hyperteleorismus. (Aus H. GELBKE: Chirurg **24**, 209—211, 1953)

zu verbessern. Von der behaarten Kopfhaut bis zum Übergang des Nasensteges zum Philtrum wird ein ovaler Hautbezirk so umschnitten, daß die größte Breite des Ovals genau in Höhe der Augenbrauen liegt. Nach Entfernung der Hautspindel werden die Stirnhaut und Haut der Nase bis zum Wangenübergang ausgiebig mobilisiert. Hierauf wird das verbreiterte Nasenbein vom Stirnbein und der Maxilla abgetrennt und durch Herausnahme eines kleinen Knochenstreifens verschmälert. Beide Nasenbeinhälften werden dann wieder mit Periostnähten aneinandergebracht. Bei der von GELBKE operierten Doggennase fanden sich als innere Bildungsfehler zwei knorplige Septen, die submukös reseziert wurden. Die ebenmäßigere von beiden Knorpelplatten wurde nach Entfernung

der zwischen beiden Knorpelsepten gelegenen bindegewebigen Trennungswand
genau in der Mittellinie wieder eingesetzt und durch Knochenspänchen seitlich
gestützt. Die Formung der Nasenspitze und der Nasenlöcher geschieht durch
Vereinigung der unteren Nasenknorpel in der Medianlinie. Später sind meistens
noch Korrekturen am Nasensteg und manchmal auch eine Begradigung des
Nasenrückens durch Knorpelimplantation notwendig.

Die Verbesserung des Hyperteleorismus wird durch den Eindruck einer
Gesichtsverschmälerung erweckt, die auf der Nutzbarmachung einer optischen
Täuschung beruht, wie die Strichzeichnung erkennen läßt. Überträgt man diese
Verhältnisse auf die Operation, dann würden die schrägen Striche den Augenbrauen und die Endpunkte der Linien den Pupillen entsprechen. Aus Schrifttumsangaben ist zu entnehmen, daß die Kinder durchschnittlich im 3.—5. Lebensjahr operiert worden sind.

Traumatische Defekte einzelner Nasenteile sind bei Kindern ebenfalls selten
und meistens Folge einer Biß- oder Schnittverletzung. Als seltenes Vorkommnis
hat Pettersson eine unter der Geburt aufgetretene Druckschädigung der
Nasenspitze später durch einen Schwenklappen aus der Oberlippe korrigieren
müssen. Wirken an der Nase selbst geringe Weichteildefekte entstellend, so sind
sie noch um vieles schwerwiegender, wenn gleichzeitig auch knorplige Anteile
mit verlorengegangen sind. Immer ist ein der jeweiligen Situation anzupassender
individueller Therapieplan notwendig, so daß auch für den Ausgleich traumati-
scher Nasendefekte kein starres Schema aufgestellt werden kann und es dem
Operateur überlassen bleibt, einen gangbaren Weg für jeden Einzelfall zu finden.

8. Ohrplastiken

Von

H. Gelbke

a) Einleitung und anatomische Vorbemerkungen

In diesem Rahmen sollen nur die im Kindesalter häufigsten plastischen Eingriffe an der Ohrmuschel abgehandelt werden. Operationen im Bereich des
Innen- oder Mittelohres gehören in die Hand des Otiaters. Plastiken im Bereich
des Gehörganges sollten zumindest in Zusammenarbeit mit einem Otiater durchgeführt werden. Die Ohrmuschel ist für das Hörvermögen praktisch bedeutungslos. Deshalb können Operationen an der Ohrmuschel auch vom Chirurgen durchgeführt werden. Trotz ihrer funktionellen Belanglosigkeit stellt die Ohrmuschel
einen integrierenden Bestandteil des menschlichen Gesichtes dar. Alle Formabweichungen, Mißbildungen und Verstümmelungen der Ohrmuschel wirken
kosmetisch störend oder entstellend.

Anatomisch besteht das äußere Ohr aus einer außerordentlich markant pro-
filierten Scheibe aus elastischem Knorpel. Vorder- und Rückfläche sind mit
einer sehr zarten Haut überzogen, deren „Kolorit" weitgehend dem des Gesichtes gleicht. Größe und Profilierung der Ohrmuschel sowie ihr Winkel zur
Sagittalebene des Gesichtes (bzw. zum Scheitelbein) bestimmen im positiven
oder negativen Sinne den kosmetischen Aspekt. Die äußere Circumferenz der
Ohrmuschel wird von einer kranzartigen Erhebung, dem Helix, gebildet. Zentral-
wärts schließt sich eine schmale längsgestellte Furche, die Scapha, an. Es folgt
eine zweite kammartige Erhebung, der Antihelix. In seinem oberen Anteil
gabelt sich der Antihelix in ein Crus superior und ein Crus inferior. Zwischen Antihelix und äußerer Gehörgangsmündung befindet sich die Concha. Von vorn
und kranial in die Concha hinein und das Crus inferior des Antihelix teilweise

überlappend, verläuft das Crus helicis. Die vordere Begrenzung des Ohres bildet der Tragus. Die unteren Ausläufer des Helix, bzw. des Antihelix, nennt man den Antitragus. Unterhalb des Antitragus fehlt die knorpelige Grundlage der Ohrmuschel. Es schließt sich das aus Haut und Fettgewebe bestehende Ohrläppchen an (s. Abb. 159).

Jede auffällige Abweichung von der „Norm" wirkt am Ohr störend, sei es nun, daß das Ohr insgesamt zu groß oder zu klein ist, daß es völlig fehlt, daß einzelne Konturen der Ohrmuschel nicht ausgeprägt sind oder daß die Ohrmuschel in ihrer Gesamtheit sich zu stark vom Scheitelbein abhebt. Es ist schwierig, zwischen ausgesprochenen Mißbildungen und lediglich kosmetisch störenden anatomischen Varianten eine scharfe Trennung zu ziehen.

b) Abstehende Ohren

α) Allgemeine Betrachtungen

Es gibt kaum eine anatomische Formabweichung am menschlichen Körper (vielleicht abgesehen von O-Bein-bildungen), die ein so exponiertes, ja geradezu beliebtes Angriffsziel verletzenden Spottes darstellt wie abstehende Ohren (s. Abb. 169 u. 170). Viele

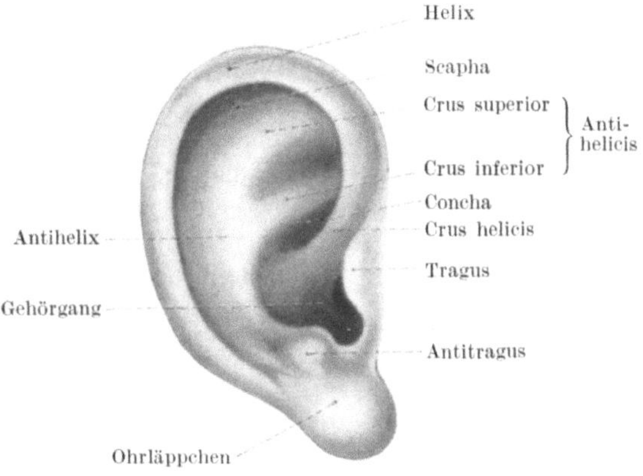

Abb. 159. Normal geformte Ohrmuschel

Entstellungen, Formabweichungen oder Mißbildungen sind mitleiderregend, abstehende Ohren aber wirken lächerlich. Gerade das Gefühl, lächerlich zu wirken oder bespottet zu werden, schafft bei den Trägern abstehender Ohren psychische Komplexe ganz besonderer Natur. Der Wunsch, diesen Formfehler beseitigt zu haben, ist deshalb nicht nur verständlich, sondern absolut gerechtfertigt. Somit ist die Indikation zur plastischen Operation gegeben.

Es gibt eine Unzahl von Operationsmethoden zur Beseitigung von abstehenden Ohren. Wir brauchen uns mit diesen zahlreichen Modifikationen nicht auseinanderzusetzen, da sie alle, abgesehen von kleinen technischen Nuancen, auf zwei Hauptprinzipien hinauslaufen.

Das älteste und einfachste Prinzip bestand darin, die abstehende Ohrmuschel durch Schaffung von Wundflächen an der Rückseite des Ohres und an der Scheitelbeingegend an den Kopf anzunähen (Beseitigung der retroauriculären Furche). Bald aber zeigte sich, daß diese rein cutane Fixation nicht genügte. Man ist deshalb sehr bald dazu übergegangen, die Elastizität der Ohrmuschel durch Excision einer knorpeligen Ellipse möglichst nahe an der Ohrbasis zu brechen. ELY hat unseres Wissens erstmalig dieses Verfahren beschrieben. Auf die zahlreichen Modifikationen, die dieser Grundtypus der Ohrplastik erfahren hat, braucht hier nicht eingegangen zu werden. So hat z. B. PAYR gestielte Knorpelstreifen gebildet und sie unter der Galea der Kopfhaut verankert, um abstehende Ohren zu beseitigen und sie gleichzeitig zu verkleinern. Bei allen Modifikationen ist das Wesentliche die Brechung der Ohrelastizität im Bereich der Concha und die Verkleinerung der retroauriculären Furche durch Schaffung spiegelbildlicher Wundflächen an der Rückseite des Ohres und an der Scheitelbeingegend durch Hautexcision. Mit diesem Verfahren kann ein kosmetischer Effekt erreicht werden,

22*

der bei flüchtiger Betrachtung (insbesondere von vorn) ganz annehmbar erscheint. Der erste Nachteil dieses Vorgehens ist jedoch, daß die retroauriculäre Furche entweder erheblich verkleinert wird oder ganz verschwindet, was sich bei der Betrachtung von hinten sehr störend bemerkbar macht. Der zweite Nachteil ist, daß fehlende typische Konturen der Ohrmuschel nicht gebildet, sondern unter Umständen sogar vorhandene typische Profilierungen verändert werden. Diese offensichtlichen Nachteile haben dazu geführt, daß man nach besseren Methoden gesucht hat. Wir selbst verwenden dieses Verfahren, bzw. seine Modifikationen, nicht mehr. Es kann deshalb auf eine nähere Beschreibung dieser Operationstechnik verzichtet werden.

Das zweite Verfahren geht in seinen Grundzügen auf den Amerikaner Luckett zurück. Auch hierfür wurden zahlreiche Modifikationen entwickelt (Straith, Conway, Converse, Young u. a.), auf die hier im einzelnen nicht näher eingegangen zu werden braucht. Von dem Gedanken ausgehend, die retroauriculäre Furche zu belassen (vgl. Abb. 169 u. 170), die Konturen des Ohres nicht zu verändern, sondern im Gegenteil fehlende Konturierungen nachzubilden, löst diese Methode das Problem der abstehenden Ohren auf folgende Weise:

In den allermeisten Fällen fehlt bei abstehenden Ohren die Antihelixfalte (Abb. 160). Die Concha ist erheblich vergrößert und reicht in einer nach vorn konkaven Wölbung bis zum Helilxwust. Wenn man nun diese gleichsam übergroße Concha durch Schaffung einer Antihelixfalte in eine Concha und eine Scapha unterteilt, so hat man nicht nur das fehlende anatomische Substrat des Antihelix neu gebildet, sondern auch das störende Abstehen der Ohrmuschel beseitigt, ohne die retroauriculäre Furche zum Verschwinden zu bringen.

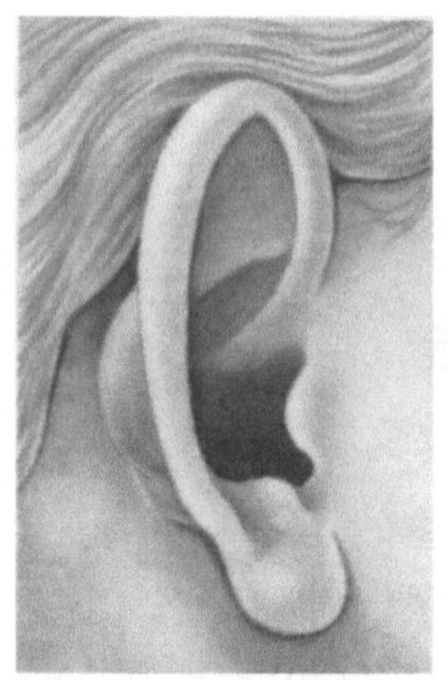

Abb. 160. Abstehendes Ohr, charakterisiert durch mangelnde Antihelixfalte

β) Spezielle Operationstechnik

Man kann die Operation bei abstehenden Ohren in örtlicher oder in allgemeiner Betäubung durchführen. Wir bevorzugen aus psychischen Gründen die Intubationsnarkose. Viele Operateure glauben, der örtlichen Betäubung den Vorzug geben zu müssen, weil sie dann am sitzenden Patienten operieren und somit die Symmetrie ihres Operationsergebnisses sofort kontrollieren können. Wenn man jedoch den Abstand der obersten Helixerhebung vom Schläfenbein mißt und ihn seitengleich gestaltet, dann ist die Operation am sitzenden Patienten nicht erforderlich. Wir operieren am seitwärts gedrehten Kopf.

Zuerst erprobt man durch Faltung der Ohrmuschel nach hinten, wo etwa der neu zu schaffende Antihelix liegen müßte. Dieser vorgesehene Verlauf der Antihelixfalte wird auf der Vorderseite der Ohrmuschel mit einer Farblösung aufgezeichnet (Abb. 161). Von dieser Markierung aus werden in 0,5 cm Abstand Injektionsnadeln von vorn nach hinten durch die Ohrmuschel gestochen. Die angeschliffenen Spitzen der Injektionsnadeln werden mit Farblösung betupft (Abb. 162) und die Nadeln zurückgezogen. Dadurch markiert man auf der rückwärtigen Ohrhaut den Verlauf des Antihelix. Aber auch auf der Rückfläche des Ohrknorpels hinterlassen die zurückgezogenen Nadeln Farbpunkte. Entsprechend der Markierung wird nun die hintere Ohrmuschelhaut incidiert (Abb. 163). Direkt oberhalb des Perichondriums mobilisiert man die Haut soweit nach medial und nach lateral, daß ein Großteil der Rückfläche des Ohrknorpels über-

sehbar wird. Man excidiert dann einen schmalen, etwa 2 mm breiten Hautstreifen (Abb. 164).

Jetzt sieht man die Punktmarkierung der durchgestochenen Nadeln gut
auf dem Knorpel, der entlang dieser Markierung in ganzer Dicke eingeschnitten
wird. Es muß vermieden werden, die
vordere Hautbedeckung der Ohrmuschel
zu verletzen. Nach Durchtrennung des

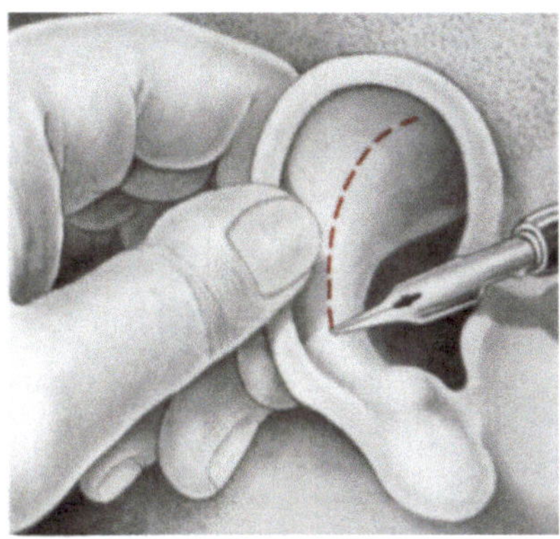

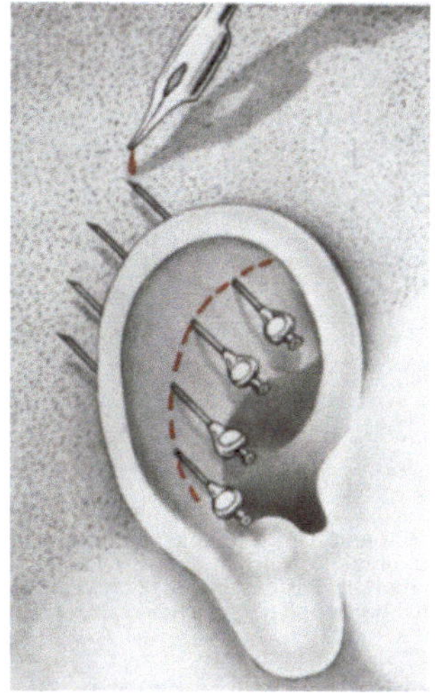

Abb. 161. Das abstehende Ohr wird so zum Kopf hin
gefaltet, daß sich ein Wulst bildet, der dem Verlauf
des fehlenden Antihelix entsprechen würde. Dieser
Antihelixwulst wird mit Farblösung aufgezeichnet

Abb. 162. Einige Injektionsnadeln werden im Verlauf
der aufgezeichneten „Antihelixlinie" durch das Ohr
gestoßen, an der Spitze mit Farblösung (Rezept
s. S. 213) betupft und dann wieder herausgezogen

Ohrknorpels wird nun durch stumpfes und scharfes Präparieren die vordere Haut-
deckung ein Stück von den beiden Knorpelschnitträndern her abgelöst (Abb. 166.)
In den meisten Fällen empfiehlt es
sich, einen schmalen Knorpelstreifen zu

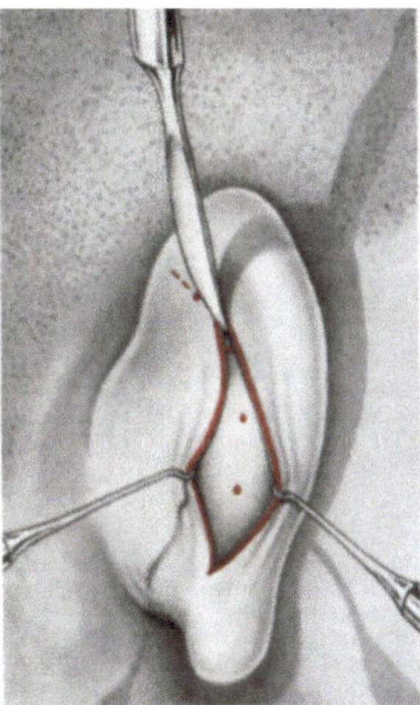

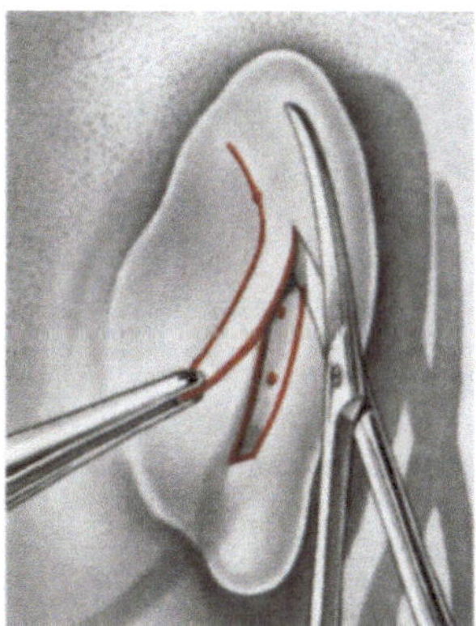

Abb. 163. Die Farbpunkte auf der Haut der Ohr-
rückfläche markieren die Incisionslinie. Gleichzeitig
werden die Farbpunkte auf dem Knorpel sichtbar

Abb. 164.   Excision eines schmalen Hautstreifens

entfernen (Abb. 165). Dieser Knorpelstreifen kann sowohl vom medialen (conchalen) als auch vom lateralen (scaphalen) Anteil entfernt werden, was sich am
besten durch probeweises Anpassen und Zurücklegen des Ohres feststellen läßt.

Am oberen und unteren Ende des Knorpelschnittes ist es zweckmäßig, kleine
Querschnitte bzw. kleine Dreiecke mit der Spitze nach medial zu entfernen.
Steht der Antitragus sehr weit ab, so muß unter Umständen auch hier durch

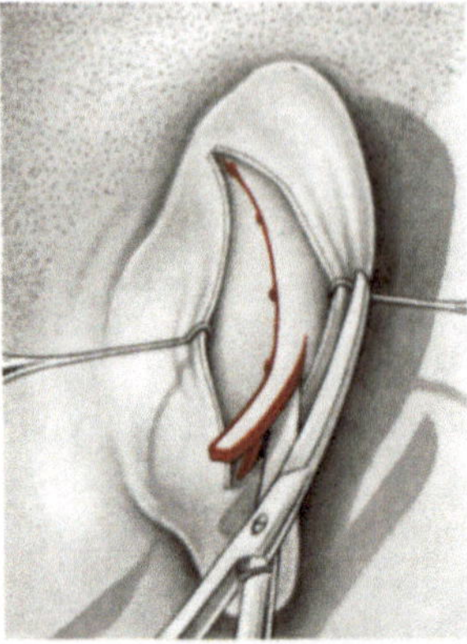

Abb. 165. Entlang der Farbpunktmarkierung wird der
Ohrknorpel, ohne die vordere Hautbedeckung zu verletzen, incidiert. Meistens ist es zweckmäßig, einen
1—2 mm breiten Knorpelstreifen zu entfernen

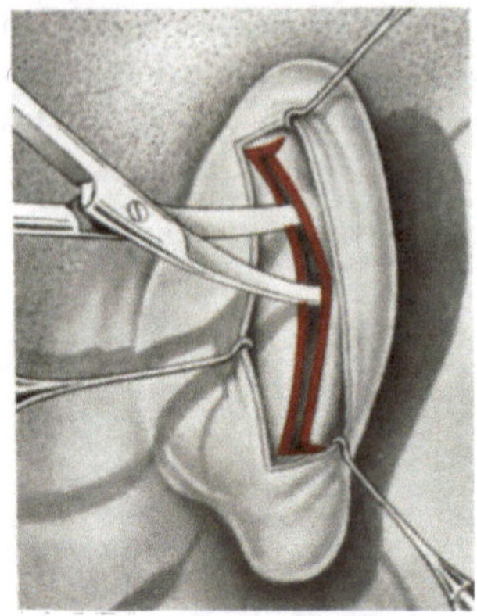

Abb. 166. Die vordere Hautbedeckung wird entlang
der Knorpelschnittränder ein Stückchen vom Knorpel
abgelöst

entsprechende Resektion von Knorpelanteilen der untere Teil des Ohres den
kosmetischen Erfordernissen angeglichen werden.

In der Regel verfahren wir nun so, daß wir mit Catgutnähten den scaphalen
Anteil des Knorpels auf die conchale Schnittfläche des Ohres anheften (Abb. 167).

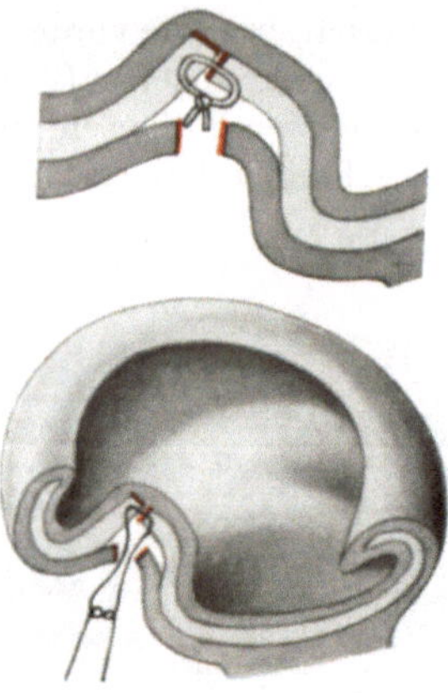

Abb. 167

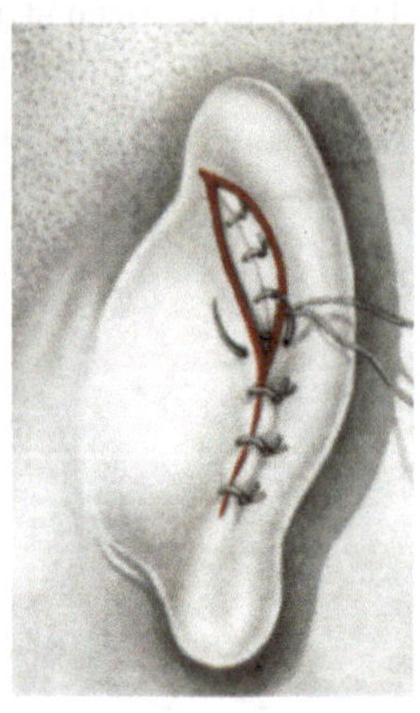

Abb. 168

Abb. 167. Bildung des Antihelix. Der Knorpel wird in der Regel so genäht (oberes Bild), daß der scaphale Anteil
mit seiner Rückseite auf der Schnittfläche des conchalen Anteils liegt. — Gelegentlich empfiehlt es sich auch, die
Schnittfläche des scaphalen Teiles an die Rückseite des conchalen Segmentes anzulegen. (Umgekehrte Anordnung
wie im oberen Bild dargestellt!) — Man kann gegebenenfalls auch die Naht so anordnen, daß scaphaler und
conchaler Anteil sich mit ihren Rückflächen aneinanderlegen und beide Schnittflächen nach vorn gerichtet sind.
Dadurch wird aber ein sehr prominenter (und deshalb meist unnatürlich wirkender) Antihelix geschaffen.
Einzelheiten siehe Text

Abb. 168. Hautnaht. Man sieht, daß die retroauriculäre Furche erhalten bleibt

Dadurch wird eine zu starke Betonung der Antihelixfalte vermieden, was leicht
eintreten kann, wenn die beiden Knorpelanteile evertierend so aneinander-
genäht werden, daß ein nach vorn konvexer Wulst entstehen muß. Bei sehr
stark abstehenden Ohren, insbesondere bei stark vorgeworfener Helixfalte, mag

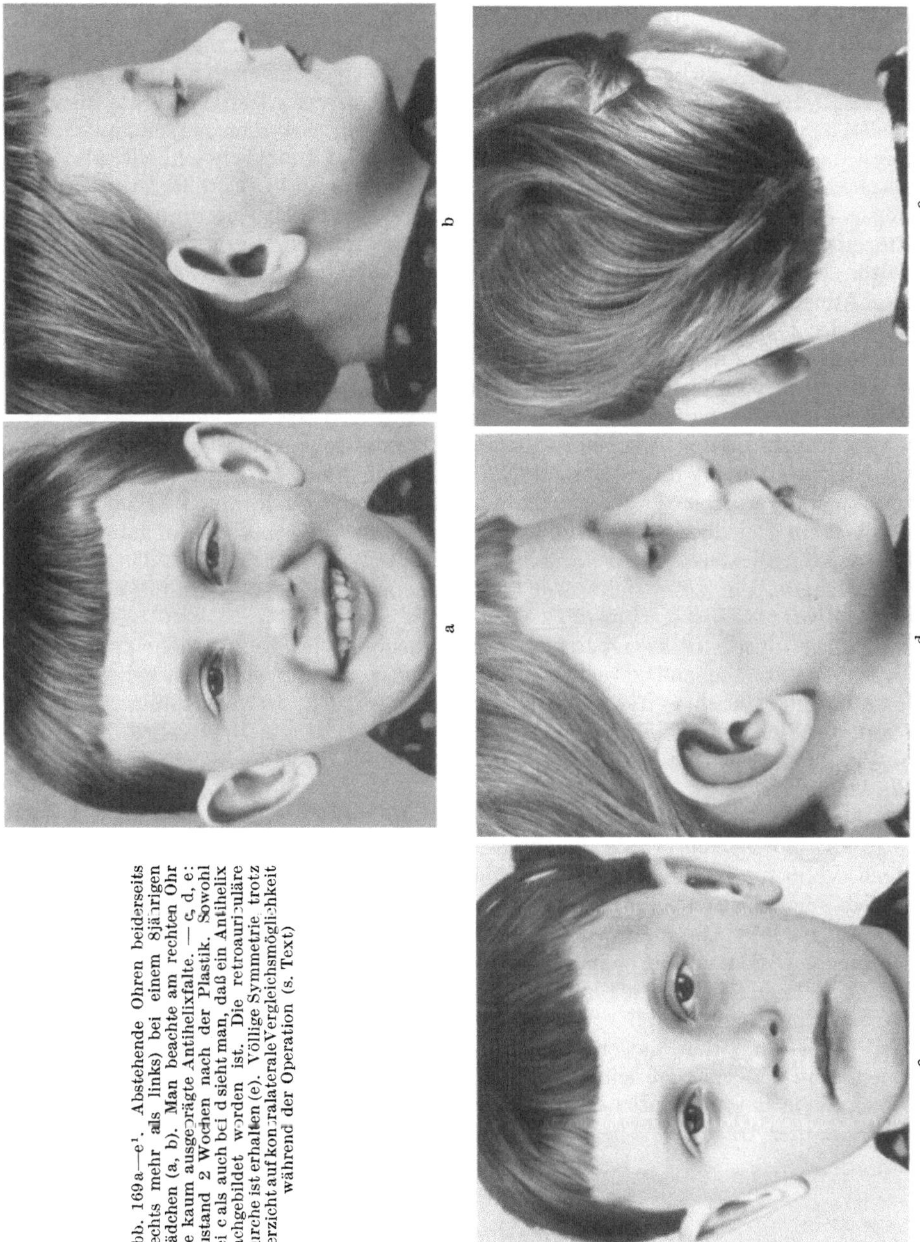

Abb. 169a—e[1]. Abstehende Ohren beiderseits (rechts mehr als links) bei einem 8jährigen Mädchen (a, b). Man beachte am rechten Ohr die kaum ausgeprägte Antihelixfalte. — c, d, e: Zustand 2 Wochen nach der Plastik. Sowohl bei c als auch bei d sieht man, daß ein Antihelix nachgebildet worden ist. Die retroauriculäre Furche ist erhalten (e). Völlige Symmetrie trotz Verzicht auf kontralaterale Vergleichsmöglichkeit während der Operation (s. Text)

allerdings diese Nahttechnik zu bevorzugen sein. Wir haben aber die Erfahrung gemacht, daß mit dieser evertierenden Naht „zu viel des Guten" getan werden kann und daß eine zu prominente Antihelixfalte entsteht, die das Niveau des Helix überragt, eine Situation, die ja keineswegs erwünscht ist.

[1] Alle nachfolgenden Photos dieses Kapitels mit „Leica"-Balgeneinstellgerät — Spiegelreflexansatz — Hektor 13,5 cm. Vgl. hierzu die Ausführungen des Verfassers im Abschnitt „Grundsätzliches zur Dokumentation", Kapitel „Lippen-Kiefer-Gaumenspalten" (s. S. 308).

Die erwähnten Modifikationen des Luckettschen Operationsmodus unterscheiden sich eigentlich nur in der Technik der Antihelixformung. Einige Operateure (Straith u. a.) legen den scaphalen auf den conchalen Knorpelanteil, wie wir es in den meisten Fällen auch tun. Da man in der Plastikchirurgie niemals nach einem starren Schema verfahren kann, ist nichts dagegen einzuwenden, wenn man sich gegebenenfalls zur umgekehrten Anordnung entschließt, also das scaphale Segment hinter das conchale legt. Ohrform und Ohrgröße, sowie probeweises Halten der Segmente in der einen oder der anderen Anordnung weisen im Einzelfalle unschwer den richtigen Weg. Andere Autoren (Luckett, Meier u. a.) halten sich an die stark evertierende Naht der Antihelixfalte. Converse modelliert die Antihelixfalte durch Einrollung eines entsprechend umschnittenen Knorpelanteiles, der zuvor mit einer Fräse bearbeitet wird. Borges u. a. versuchen, eine zu starke Betonung der Antihelixfalte dadurch zu vermeiden, daß sie einen Knorpelstreifen nach vorn unter die Haut drängen und darunter scaphalen und conchalen Knorpelanteil vernähen.

Die Naht, die den Antihelixwulst schafft, muß sehr sorgfältig gelegt werden. Es ist zweckmäßig, die einzelnen Nähte zunächst nur probeweise anzuziehen, sie aber lang zu lassen, um sie dann hintereinander zu knüpfen. Knotet man nämlich sofort jede einzelne Naht, so wird zwangsläufig das Anbringen der restlichen Nähte erschwert. Bei diesem Akt achten wir darauf, daß der Abstand vom Scheitelbein zum Helixrand etwa 1,5 cm beträgt. Die Hautwunde wird durch Seidennähte verschlossen (Abb. 168).

In die durch diese Operation erhaltengebliebene retroauriculäre Furche legen wir entsprechend zurechtgeschnittene Gaze, damit das Ohr bei der Umlagerung nicht noch weiter an den Kopf herangedrückt werden kann. Auch die Vorderseite des Ohres wird mit Gaze und Watte bedeckt. Jetzt wird der Kopf des Patienten auf die operierte Seite gelegt und das andere Ohr in analoger Weise operiert.

Wenn der Ohrabstand vom Scheitelbein auf beiden Seiten um 1 oder 2 mm differiert, so ist das völlig belanglos. Die immer vorhandene physiologische Rechts-Linksungleichheit des menschlichen Gesichtes läßt derartige feine Unterschiede nicht in Erscheinung treten. Man muß sich lediglich hüten, bei der Plastik abstehender Ohren zu viel des Guten zu tun. Zu stark an den Kopf angeschmiegte Ohren wirken genauso häßlich wie abstehende Ohren.

Nach Beendigung des Eingriffes wird dann ein gut mit Watte gepolsterter Verband angelegt. Nach etwa 8—10 Tagen werden die Hautfäden entfernt. Wir raten dann den Patienten bzw. deren Eltern, während der Nacht noch einen schützenden und leicht das Ohr anlegenden Verband zu tragen. Sehr zweckmäßig hat sich dafür eine aus Wolle gewirkte Kopfhaube erwiesen, wie sie die Skiläufer tragen.

c) Totaler Ohrersatz

α) Allgemeine Betrachtungen

Vor das Problem, im Kindesalter einen *totalen* Ohrersatz durchführen zu müssen, wird der Plastiker zum Glück nicht sehr häufig gestellt. Es handelt sich meistens um Kinder mit angeborener Ohraplasie. Häufig sind Ohrrudimente (verkümmerte Knorpelanteile usw.) vorhanden. Ohrersatz wegen Traumafolge kommt im Kindesalter ebenfalls selten vor. Es handelt sich dann meistens um schwere Verbrennungen des Gesichtes, wie sie sich häufiger bei Erwachsenen als Arbeitsunfälle ereignen. Es ist bei schweren Ohrverbrennungen, Erfrierungen usw. in der Regel immer noch ein Teil des Ohres, zumindest die Concha mit

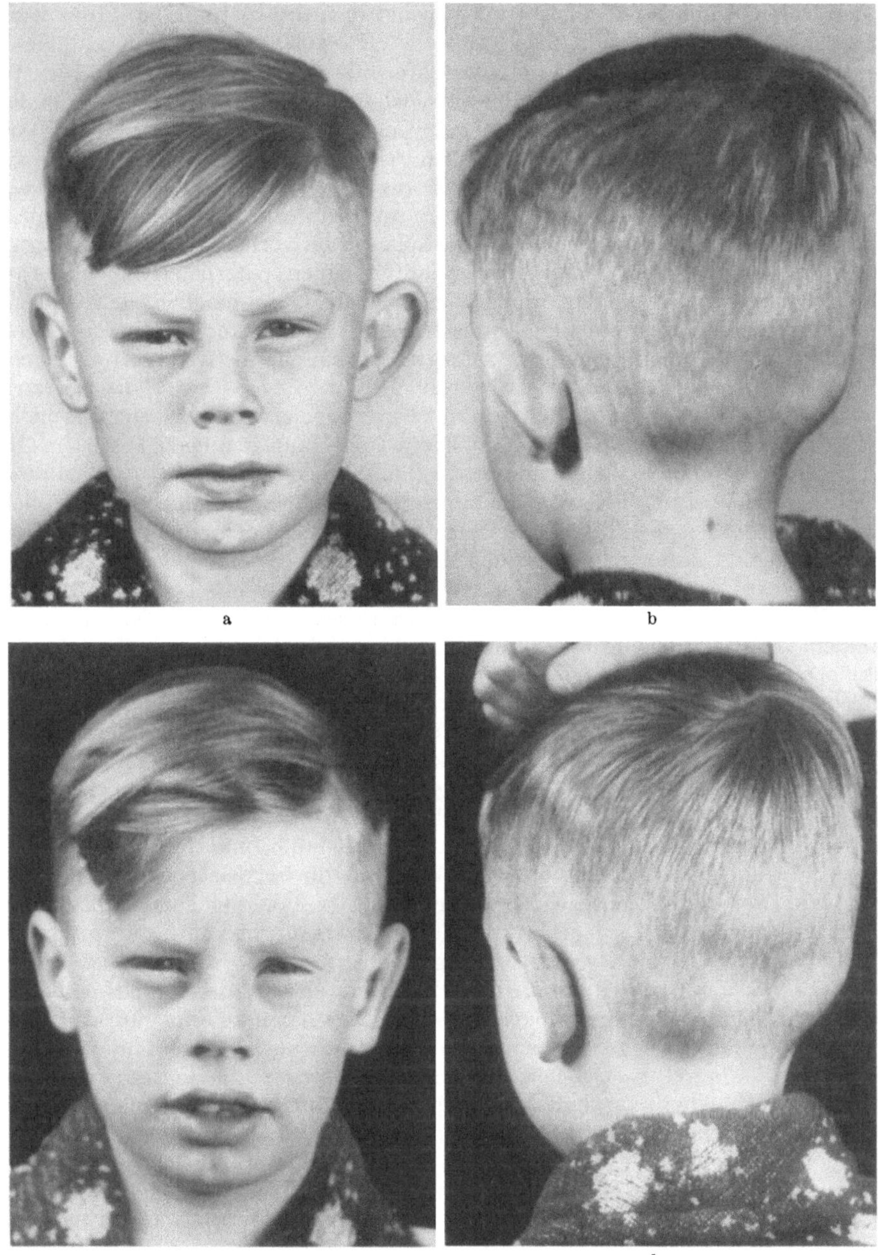

Abb. 170a—d. Ein abstehendes Ohr (links) mit fehlendem Antihelix, der rechts gut ausgeprägt ist. a, b: Vor der Operation. — c, d: 2 Wochen nach der Plastik. Seitengleicher Ohrstand. Retroauriculäre Furche erhalten

Antihelixfalte, Antitragus und Tragus erhalten, so daß meistens nur partieller Ohrersatz durchzuführen ist. Er ist wesentlich einfacher und bringt erheblich bessere Ergebnisse als der totale Ohrersatz.

Beim totalen Ohrersatz gilt es, eine Knorpelscheibe zu schaffen, die die typischen Konturen der Ohrmuschel aufweist. Diese Knorpelscheibe muß an der Vorder-

und Rückfläche mit Haut bedeckt werden und in einem bestimmten, kosmetisch ansprechenden Winkel zum Kopf stehen. Es soll gleich vorweggenommen werden, daß das Problem des totalen Ohrersatzes aus körpereigenem Gewebe bisher nicht gelöst worden ist und wahrscheinlich auch nicht in befriedigender Weise zu lösen sein wird. Immer nur kann man mehr oder minder plumpe Ohr-Surrogate schaffen. Es ist operationstechnisch nicht möglich, ein so zartes und charakteristisch konfiguriertes Gebilde wie die Ohrmuschel plastisch zu ersetzen. Die erste Schwierigkeit liegt schon darin, daß wir nirgends im Körper elastischen Knorpel in hinreichender Menge zur Transplantation verfügbar machen können. Immer müssen wir beim Knorpelersatz auf hyalinen Knorpel (Rippenknorpel oder dgl.) zurückgreifen. Weiterhin ist es operativ kaum möglich, den Rippen-knorpel so dünn zu gestalten und außerdem mit so charakteristischen Konturen (Helix, Antihelix, Antitragus usw.) zu versehen, wie das die naturgetreue Nach-bildung des Normalohres erfordern würde. Ferner gilt es, dieses Knorpeltrans-plantat an der Vorder- und Rückseite mit einer unbehaarten dünnen, verschieb-lichen und im Teint der Gesichtshaut adäquaten Haut zu überziehen. Um die Ernährung des aufzubauenden Ohrersatzes nicht zu gefährden, ist es aber unum-gänglich, verhältnismäßig grobe anatomische Gebilde herzustellen. Schließlich gilt es noch, daß neugeschaffene Ohr in einem ansprechenden Winkel zum Schädel aufzustellen und dafür zu sorgen, daß diese Stellung erhalten bleibt.

Beim partiellen Ohrersatz haben wir den Vorteil, daß ein Teil der mit typi-schen Konturen versehenen knorpeligen Ohrmuschel noch erhalten ist und somit nur kleinere Anteile der Ohrmuschel zu ersetzen oder überhaupt nur der Helix nach-zuahmen sind. Die Helixplastik gelingt mit einem zarten Rundstiellappen recht gut.

Wir können hier die Unzahl der technischen Vorgehen und die zahlreichen Modifikationen des totalen Ohrersatzes übergehen, weil sie alle in ihren End-ergebnissen unbefriedigend sind. Amerikanische Chirurgen (Peer u. a.) haben versucht, eine weitgehende Nachahmung der Ohrkontur dadurch zu erreichen, daß sie perforierte Metallformen, die nach natürlichen Ohrabdrücken hergestellt worden sind, mit feinsten Knorpelstückchen aufgefüllt und für viele Monate unter die Bauchhaut versenkt haben. Während dieser Zeit wurde durch das einsprießende Granulationsgewebe dieser zerhackte Knorpel entsprechend der ihn umgebenden Form organisiert. Dadurch hat man gut geformte knorpelige Unterlagen für die totale Ohrplastik gewonnen. Nach Einpflanzung dieser Transplantate unter die Kopfhaut und Bedeckung der Vorder- und Rückfläche dieser Transplantate mit freier oder gestielter Haut hat man sehr gute Anfangs-ergebnisse erzielt. Doch bald nach den ersten enthusiastischen Mitteilungen über dieses Verfahren zeigte sich, daß im Laufe weniger Monate oder Jahre das so gebildete Ohr einer unaufhaltsamen Schrumpfung und Verklumpung und somit einem katastrophalen Formverlust anheimfiel.

Wir glauben deshalb, daß der totale Ohrersatz aus körpereigenem Material nur in ganz besonderen Situationen indiziert ist. Zu diesem Vorgehen sollte man sich nur entschließen, wenn der Patient bzw. dessen Eltern nach eingehender Belehrung und Beratung (möglichst unter Vorweisung von Operationsergeb-nissen) über die Erfolgsaussichten in Klarheit gesetzt worden sind und wenn sie trotzdem den Wunsch zur Plastik dieser Art aufrechterhalten. Wir entschließen uns zu einem totalen Ohrersatz aus körpereigenem Gewebe nur unter zwei Be-dingungen: 1. wenn die Eltern es ausdrücklich wünschen, obwohl sie über die dürftigen Spätresultate aufgeklärt worden sind, und 2. wenn es sich um Mäd-chen handelt, bei denen die Möglichkeit gegeben ist, das plastisch hergestellte Ohr durch entsprechend angeordnete Frisur weitgehend zu verbergen, so daß man das Ohr weniger sehen als vielmehr in seiner Kontur nur „erahnen" kann.

In den meisten Fällen, insbesondere aber bei Jungen, die ja kurze Haare tragen müssen, halten wir ein Ohr aus Kunststoff (Epithese) für besser. Die heutige Kunststoffindustrie und Kunststoffverarbeitung erlauben es, wirklich in Form und Farbe täuschend ähnliche Ohren herzustellen. Das einzige und chirurgisch leicht zu lösende Problem ist das der Befestigung. Doch hiervon soll später die Rede sein.

β) Operationstechnik

Bildung eines Ohres aus körpereigenem Gewebe

Bei der Bildung eines Ohres aus körpereigenem Gewebe gehen wir etwa folgendermaßen vor: An der Halsseite des fehlenden Ohres wird ein Rundstiellappen gebildet, der etwa vom Warzenfortsatz bis

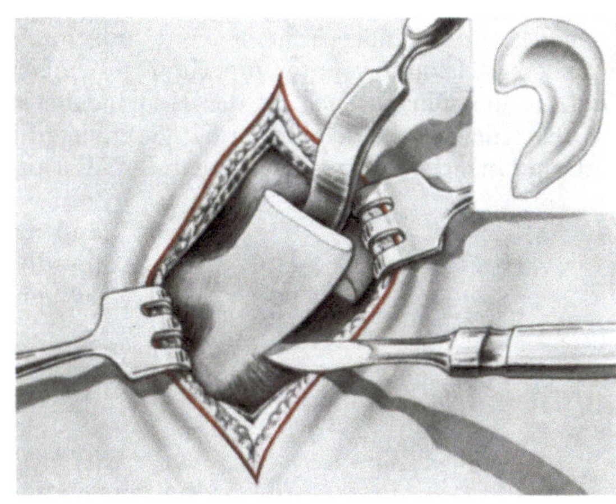

Abb. 171. Totaler Ohrersatz. Ein Stück Rippenknorpel wird entnommen und zur „Ohrform" zurechtgeschnitzt

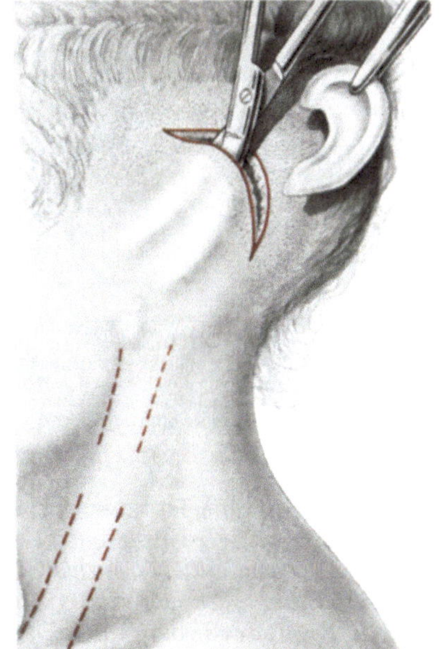

Abb. 172. Von einem bogenförmigen, in der behaarten Kopfhaut liegenden Schnitt aus wird die Haut unterminiert. In diese Wundtasche wird, genau der Stelle des normalen Ohrsitzes entsprechend, das zurechtgeschnitzte Knorpeltransplantat eingesetzt. — Schnittlegung für den Rundstiellappen am Hals rot gestrichelt

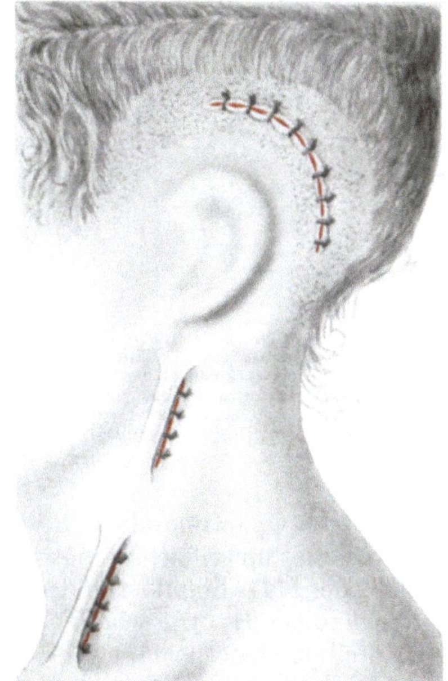

Abb. 173. Das Knorpeltransplantat ist eingesetzt. Gleichzeitig ist der Rundstiellappen am Hals gebildet. Da dieser als Helix dienende Rollappen sehr grazil sein soll, ist es ratsam, in der Mitte eine Brücke zu lassen, um Ernährungsstörungen zu vermeiden. Man kann ihn aber auch zweizeitig durch vorherige Umschneidung bilden. Zunächst wird der umschnittene Lappen wieder eingenäht, um nach etwa 2 Wochen zum Rundstiel umgewandelt zu werden (vgl. Abb. 180b)

zum Schlüsselbein reicht. Dieser Rollappen soll so grazil wie möglich sein und muß, um Ernährungsstörungen zu vermeiden, gegebenenfalls zweizeitig angelegt werden (Abb. 172, 173). Die Technik wird hier als bekannt vorausgesetzt. Dann

wird ein aus zwei Rippenzusammenflüssen bestehendes Knorpelstück entnommen
(Abb. 171). Dieser Rippenknorpelblock wird nun nach einer vorher angefertigten
Vorlage zu entsprechender Dicke, Größe und Form zurechtgeschnitten. Es ist
dafür zu sorgen, daß sich eine Helix- und Antihelixerhebung markieren. Diese
so hergerichtete Knorpelscheibe wird nun von einer im Bereich der Haarlinie
liegenden Incision aus unter die Haut geschoben (Abb. 172). Man muß vorher
die Lage der Ohrmuschel auf der Haut genau aufzeichnen und darauf achten,
daß die Knorpelscheibe an die richtige Stelle zu liegen kommt (Abb. 173). Jetzt
folgt ein längeres Intervall von mehreren Wochen bis Monaten. Während dieser
Zeit wird der caudale Fuß des Roll-
lappens intermittierend abgedrosselt,
um die Blutzufuhr auf den oberen
Lappenfuß umzustellen.

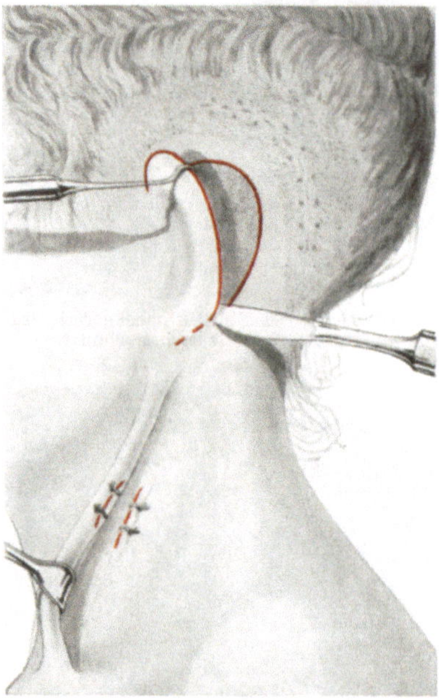

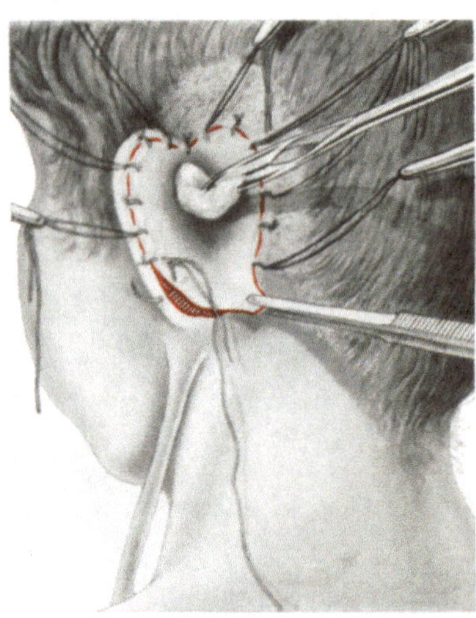

Abb. 174. In der nächsten Sitzung einige Monate
später werden die beiden Rundstiellappen zu einem
vereinigt. Das Knorpeltransplantat wird im Abstand
von einigen Millimetern umschnitten, von der Unterlage abgehoben und in einem Winkel von etwa 40°
zum Scheitelbein eingestellt

Abb. 175. Die entstehenden Wundflächen an der
Scheitelbeingegend und an der Rückseite der „Ohrmuschel" werden mit einem halbdicken Hauttransplantat gedeckt. Das Transplantat muß gut in den Winkel
zwischen Kopf und Ohrmuschel eingedrückt werden.
Etwa jeder zweite Faden der Einnähung wird lang
gelassen

Im zweiten Operationsakt wird die Circumferenz des Transplantates in etwa
2 mm Abstand umschnitten und das Transplantat von der Unterlage abgewinkelt (Abb. 174). Somit ist in der Regel die vordere Bedeckung der Ohrmuschel
aus ortsständiger Haut geschaffen. (Gelegentlich kann es vorkommen, daß der
obere Anteil des Knorpelimplantates von behaarter Kopfhaut bedeckt ist. Dann
muß diese Haut entfernt und auch ein Teil der Vorderfläche der künftigen Ohrmuschel mit freier Haut gedeckt werden.) Man kann die gesamte Rückfläche
des Knorpeltransplantates und die durch Abhebung entstandene Wundfläche
am Scheitelbein durch einen Vollhautlappen oder einen dreivierteldicken freien
Hautlappen decken (Abb. 175). Dieser Hautlappen wird mit entsprechend model-
lierter Stenzmasse oder mit einem Schaumgummistück an den Wundgrund
angepreßt (Abb. 176). Wenn es sich durch Mobilisierung entsprechender Hautanteile ermöglichen läßt, einen gestielten Hautlappen in die tiefste Stelle der
retroauriculären Furche einzuschlagen, dann verspricht dieses Vorgehen eine
größere Stabilität des Winkels zwischen Ohr und Scheitelbein.

Jetzt folgt wieder ein Intervall von mehreren Wochen, ehe der untere Fuß des Rundstiellappens abgetrennt und an entsprechender Stelle des neu zu bildenden Ohres eingenäht wird (Abb. 177). Wiederum nach einigen Wochen wird das kraniale Rundstielende am unteren Pol des Ohres eingepflanzt (Abb. 178). Nach einem weiteren Intervall wird nun der Rundstiellappen entfaltet und als Helixwulst eingepaßt (Abb. 179).

Technisch ist dieses Vorgehen nicht allzu schwierig und erscheint theoretisch

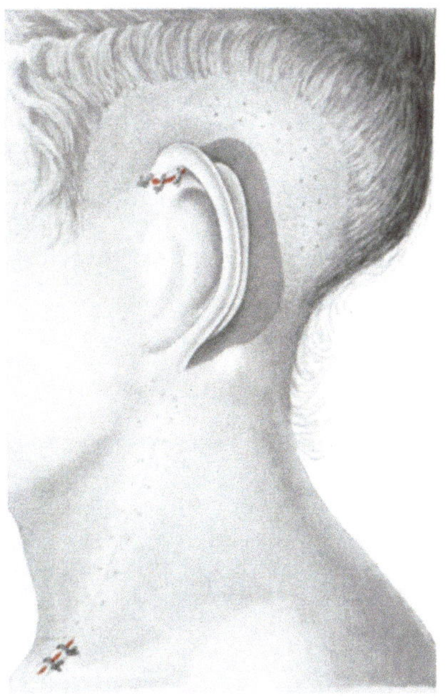

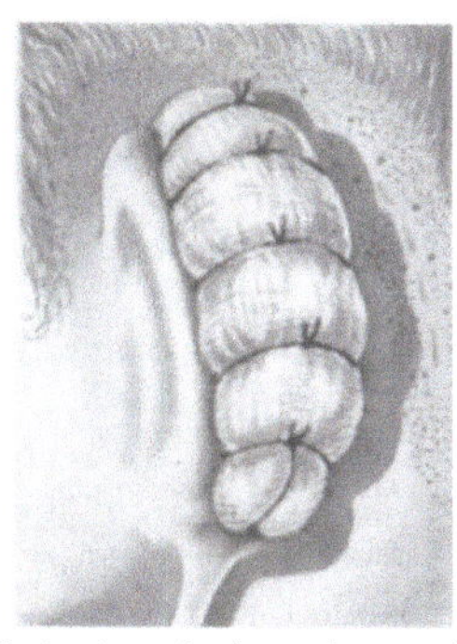

Abb. 176. Verknotung der langgelassenen Fäden über einem Andruckverband, der aus salbenbestrichener Gaze und einem entsprechend zurechtgeschnittenen Stück Schaumgummi besteht und die retroauriculäre Furche gut ausfüllt. Man kann auch statt des Schaumgummis zahnärztliche Abdruckmasse verwenden

Abb. 177. In der nächsten Sitzung wird der caudale Rundstielfuß abgetrennt und das untere Rundstielende an der vorderen oberen Circumferenz des Ohres eingesetzt. Einen relativ kurzen Rollappen kann man auch zuerst am unteren Ohrende einsetzen (wie in Abb. 180c)

auch recht einleuchtend, insbesondere, wenn es durch entsprechende „künstlerische" Operationszeichnungen anschaulich gemacht wird. Trotz allem aber sind die Ergebnisse bei strenger Kritik mehr oder minder unbefriedigend (Abb. 180).

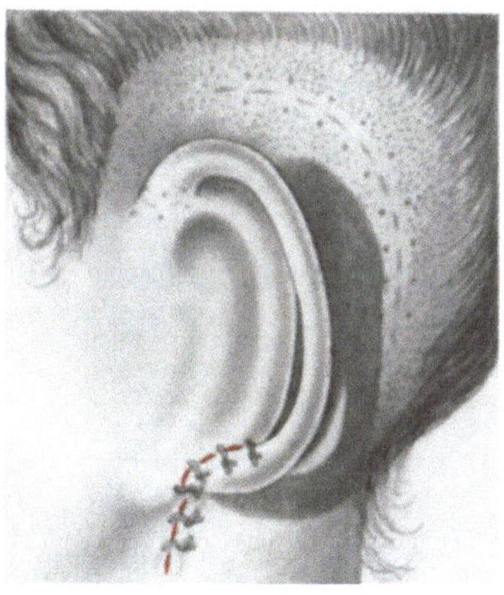

Abb. 178

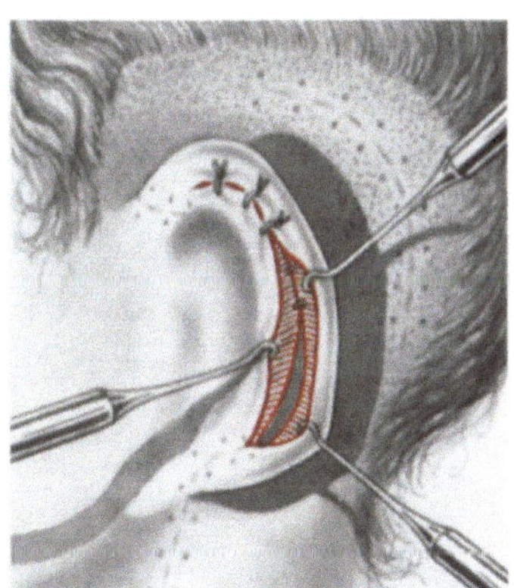

Abb. 179

Abb. 178. Nach einigen Wochen wird das kraniale Rundstielende abgetrennt und am unteren Ende der Ohrmuschel (entsprechend seiner Bestimmung als Helix) befestigt. Überschüssige Teile des Rundstieles werden entfernt

Abb. 179. Wiederum nach einem mehrwöchigen Intervall wird der Rundstiellappen in Längsrichtung entfaltet. Durch Excision eines Epithelstreifens wird eine entsprechende Wundfläche am Ohrmuschelrand geschaffen. Endgültige Einnähung des Rollappens als „Helix". — Gegebenenfalls muß noch durch Hautduplikation ein „Ohrläppchen" gebildet werden

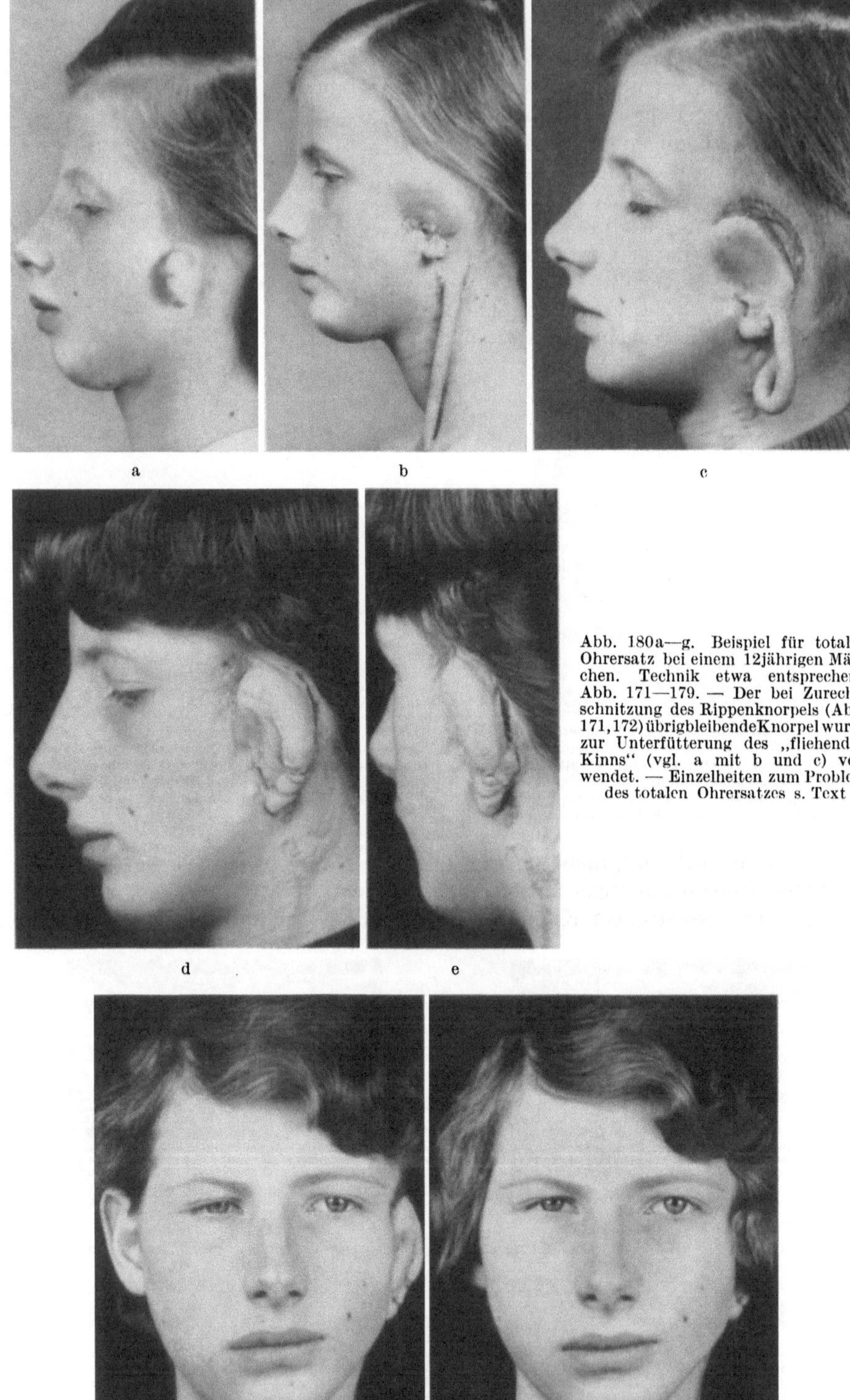

Abb. 180a—g. Beispiel für totalen Ohrersatz bei einem 12jährigen Mädchen. Technik etwa entsprechend Abb. 171—179. — Der bei Zurechtschnitzung des Rippenknorpels (Abb. 171, 172) übrigbleibende Knorpel wurde zur Unterfütterung des „fliehenden Kinns" (vgl. a mit b und c) verwendet. — Einzelheiten zum Problem des totalen Ohrersatzes s. Text

Alle anatomischen Konturen und Strukturen wirken viel zu plump. Meistens ziehen auch die Schrumpfungsvorgänge die aufgestellte Ohrmuschel wieder stärker an den Kopf heran, so daß nur eine sehr flache oder überhaupt keine retroauriculäre Furche mehr übrigbleibt. Die Profilierung des Ohres wird dann meistens nur noch durch den Rundstiellappen bewirkt.

Wir sind mit den Ergebnissen dieser Plastiken auch nur annähernd einverstanden, wenn das so geschaffene Ohr durch langgetragene Haare weitgehend kaschiert wird und man unter den Haaren lediglich die Ohrkontur „ahnen" soll. Entsteht unglückseligerweise aus der Narbe der Rundstielentnahme noch ein Keloid, dann hat man mehr Unheil angerichtet als genützt.

Deshalb geben wir in den meisten Fällen der epithetischen Versorgung den Vorzug. Hier wird zwar die Hauptarbeit und Hauptverantwortung dem Chirurgen vom prothetisch geschulten Mechaniker oder Zahnarzt abgenommen, die kosmetischen Resultate sind aber wesentlich besser.

Ohrepithese nach OMBRÉDANNE

Die Erkenntnis, daß eine plastisch geschaffene Ohrmuschel wesentlich schlechter ist als eine Ohrepithese aus Kunststoff, ist nicht neu. Einige Chirurgen haben deshalb schon seit langem der epithetischen Versorgung den Vorzug gegeben, auch schon zu jener Zeit, in der die epithetische Technik, die ja weitgehend von der Kunststoffindustrie und deren Erzeugnissen abhängig ist, nicht so weit fortgeschritten und entwickelt war wie heute. Während man lange Jahre hindurch die Epithese mit Mastisol oder ähnlichen Klebstoffen an der Haut befestigte, ist man jetzt dazu übergegangen, eine dauernde Befestigungsmöglichkeit zu schaffen. Jede Befestigung der Epithese mit Klebstoff kann zu Hautreizung, Ekzem und dgl. führen. Sie ist außerdem nicht sicher genug. Die Epithese kann sich jederzeit lösen und herunterfallen.

Für jeden allgemein-chirurgisch hinreichend Geschulten ist von vornherein klar, daß als Befestigungsmodus nur epithelausgekleidete Kanäle in Frage kommen (Prinzip der Sauerbruch-Kanäle). Granulierende Kanäle verbieten sich aus mehrfachen Gründen, vor allem wegen des ständigen und lästigen Sekretflusses, der Infektionsgefahr usw. Die Erzwingung der Sekundärepithelisierung eines granulierenden Wundkanales durch dauerndes Offenhalten mittels Einlegen von Fremdkörpern ist ein schlechtes Verfahren. Solche per granulationem und Sekundärüberhäutung entstandenen Kanäle neigen zur Schrumpfung und sind mechanisch nicht belastungsfähig.

Es besteht also kein Zweifel, daß *epithelausgekleidete* subcutane Kanäle geschaffen werden müssen. Während man früher (Sauerbruch-Kanäle) solche Epithelauskleidungen mit gestielten Hautlappen herstellte, ist heute das Einfachste und Sicherste die Auskleidung mit dermatomgeschnittener Haut, deren Epithelseite nach innen und deren Wundfläche nach außen gekehrt ist. In diese Hautkanäle kommt ein Stahlbügel, der mit drei abschraubbaren Knöpfen versehen ist. An diesen Knöpfen wird die Ohrepithese befestigt.

Im einzelnen gehen wir folgendermaßen vor: Der Haltebügel wird an entsprechender Stelle des fehlenden Ohres aufgelegt. Farbmarkierungen kennzeichnen seine vorgesehene Lage. Durch 4 Incisionen werden 2 subcutane Kanäle gebildet. Diese 4 Einschnitte (etwa 1 cm lang) liegen kranial bei 12 Uhr, zwischen 2 und 3 Uhr (Abb. 181), zwischen 3 und 4 Uhr (bezogen auf die linke Seite des Patienten) und caudal bei 6 Uhr. Die mittlere schmale Hautbrücke bleibt unberührt, während die Haut zwischen 12 und 2 und 4 und 6 Uhr unterminiert wird (Abb. 182). In diese Kanäle werden zunächst thrombingetränkte Gazestreifen zur Blutstillung eingelegt. Nun wird mit dem Dermatom ein 0,6—0,8 mm dicker Hautlappen vom Oberschenkel entnommen. Zur Hautentnahme eignet sich hier besonders gut das „Trommeldermatom" nach Padgett (vgl. Kapitel „Hauttransplantation"). Es braucht selbstverständlich nicht die volle Trommeloberfläche ausgenutzt zu werden, denn es muß nur soviel Haut entnommen werden, daß man auf der Trommel ein Hautrechteck von ungefähr 1,5 cm Breite und 8 cm Länge umschneiden kann. Dieses Haut-

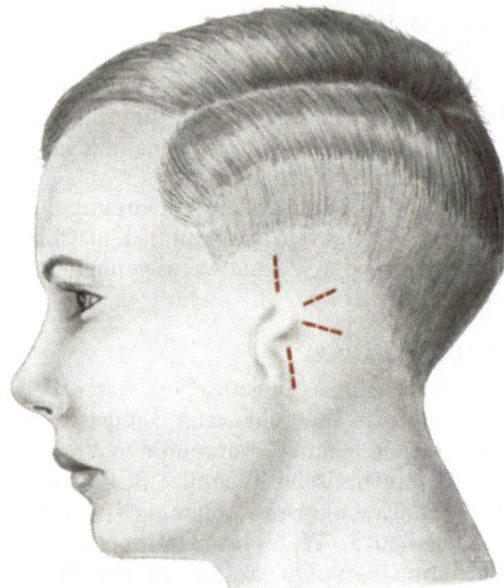

Abb. 181. Ohrersatz durch Epithese (Ombrédanne). Schaffung zweier Hautkanäle zur Befestigung des Kunststoffohres. Die Incisionen (etwa bei 12⁰⁰, 14³⁰, 15³⁰, 18⁰⁰ Uhr) sind rot eingezeichnet

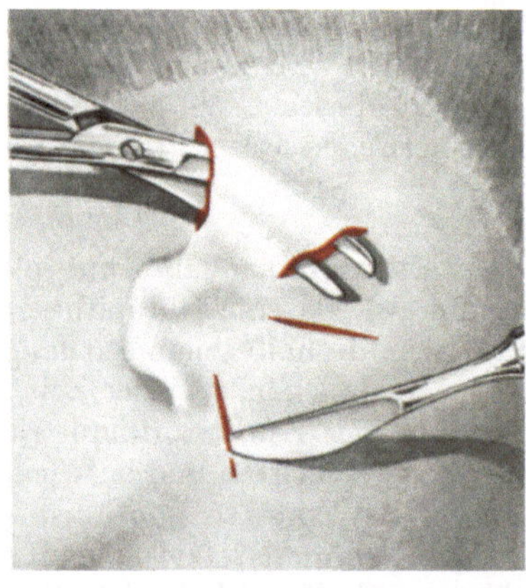

Abb. 182. Tunnelierung der Haut zwischen den beiden Einschnitten 12⁰⁰ und 14³⁰ Uhr. In gleicher Weise wird die Haut zwischen den Incisionen 15³⁰ und 18⁰⁰ Uhr unterminiert. Der mittlere Hautbezirk zwischen 14³⁰ und 15³⁰ Uhr wird nicht abgehoben

rechteck wird dann an den Seitenrändern abgelöst und mit feinen Seiden- oder Catgut-Knopfnähten zu einer Röhre vernäht (Abb. 183). Der einfacheren Nahttechnik wegen empfiehlt es sich, bei der Bildung dieser Röhre das Epithel zu-

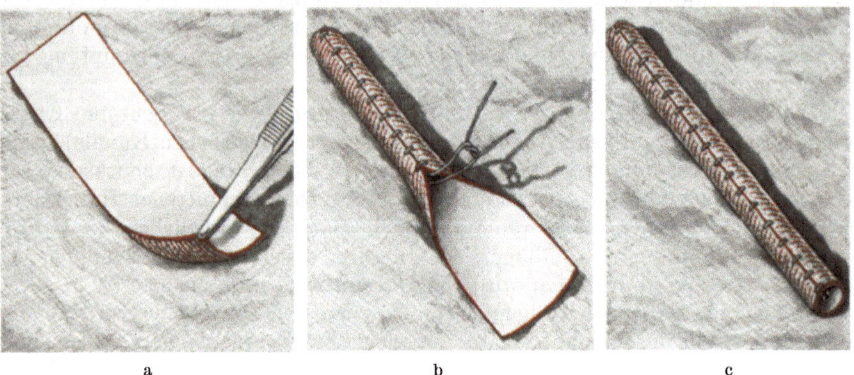

a   b   c

Abb. 183a—c. Ein halb- bis dreivierteldickes dermatomgeschnittenes Hautrechteck von etwa 8 cm Länge und 1,5 cm Breite wird zu einer Röhre, deren Wundfläche nach außen zeigt, vernäht

nächst nach außen zeigen zu lassen. Dann wird der Hautschlauch umgewendet, so daß das Epithel nach innen und die Wundfläche nach außen zeigen. Der umgewendete Epithelschlauch wird dann in die beiden subcutanen Kanäle eingeschoben

(Abb. 184). Das Transplantat läuft zunächst über die zentrale schmale Hautbrücke hinweg. Man beginnt mit der Einnähung des Schlauchendes in die oberste Incisionswunde. Dann wird das überschüssige Material, das den Mittelstreifen überquert, entfernt und das Transplantat auch in die zweite Incision eingenäht. In gleicher Weise verfährt man mit dem unteren Kanal. Nun schneiden wir etwa dem Kaliber der Hautschläuche entsprechend aus feinem Schaumgummi kleine Rollen, die mit Penicillin-Salbe bestrichen und in das Lumen der Hautkanäle eingelegt werden (Abb. 185), um einen guten allseitigen Andruck der Hautwundflächen an die Lagerwundflächen zu erreichen. Ein leichter Druckverband wird angelegt. Nach 10 Tagen ist das Transplantat eingeheilt. Die Schaumgummiröllchen

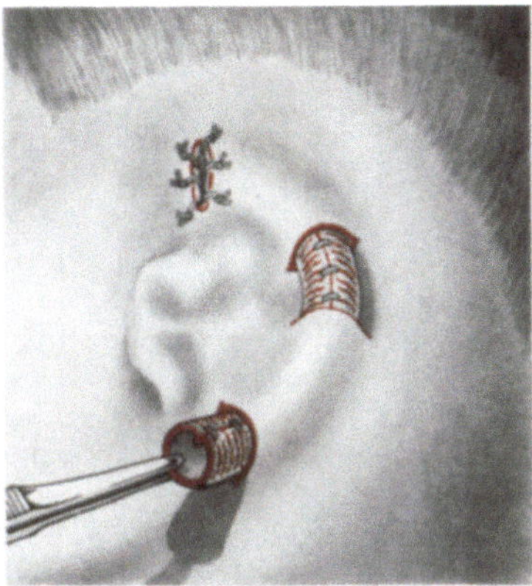
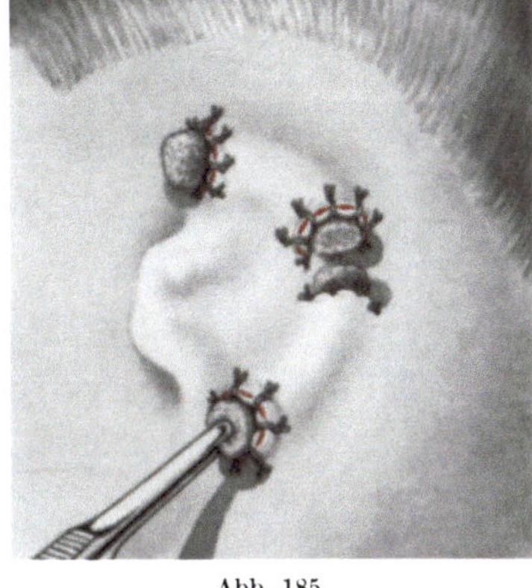

Abb. 184   Abb. 185

Abb. 184. Einfügen des Transplantates (Epithelfläche innen, Wundfläche außen) in die beiden subcutanen Tunnel (Abb. 182). Die Schnittränder der Haut werden mit dem Transplantat vernäht (bei 12⁰⁰ Uhr Naht vollendet). Überschüssige Transplantatanteile werden entfernt

Abb. 185. Die beiden subcutanen Kanäle sind mit dem Transplantat ausgekleidet. Haut- und Transplantatschnittränder sind miteinander vernäht. Mit Penicillinsalbe bestrichene Schaumgummiröllchen sind eingelegt, um einen guten Kontakt zwischen den Wundflächen der Hauttunnelierungen und der des Transplantates sicherzustellen. Leichter äußerer Kompressionsverband. — In Abb. 186c ist ein mit an- und abschraubbaren Metallknöpfen versehener Stahlbügel in die so gebildeten Epithelkanäle eingesetzt

werden entfernt und der Metallbügel wird eingesetzt (Abb. 186c). Nun kann die epithetische Versorgung (Abb. 186d, e), die in Göttingen von der Universitätszahnklinik vorgenommen wird, erfolgen.

d) Sonstige Ohrplastiken

Sonstige Ohrplastiken sind im Kindesalter verhältnismäßig selten. Beim partiellen Ohrersatz handelt es sich meistens um die Bildung des Helix aus einem Rundstiellappen aus der seitlichen Halshaut, die sich wegen ihrer Fettarmut und wegen ihrer großen Ähnlichkeit mit dem Teint der Gesichtshaut besonders gut eignet. Gelegentlich sind auch kleinere Teile der Ohrmuschel zu ersetzen. Man kann sinngemäß so vorgehen wie beim totalen Ohrersatz. Es kann aber auch ein kleinerer Teil aus dem gesunden Ohr als sog. „composit graft" frei verpflanzt werden. Die Verkleinerung eines zu großen Ohrläppchens oder die Beseitigung sog. angewachsener Ohrläppchen machen keine nennenswerten technischen Schwierigkeiten und können deshalb hier übergangen werden. Die Verkleinerung eines zu großen Ohres (kosmetisch besonders störend, wenn einseitig vorkommend) ist im Kindesalter nicht unbedingt indiziert, weil man erst das endgültige Wachstum abwarten soll. Wir haben in solchen Fällen stets von einer Plastik während der Wachstumsperiode abgeraten und sie auf einen späteren Zeitpunkt verschoben.

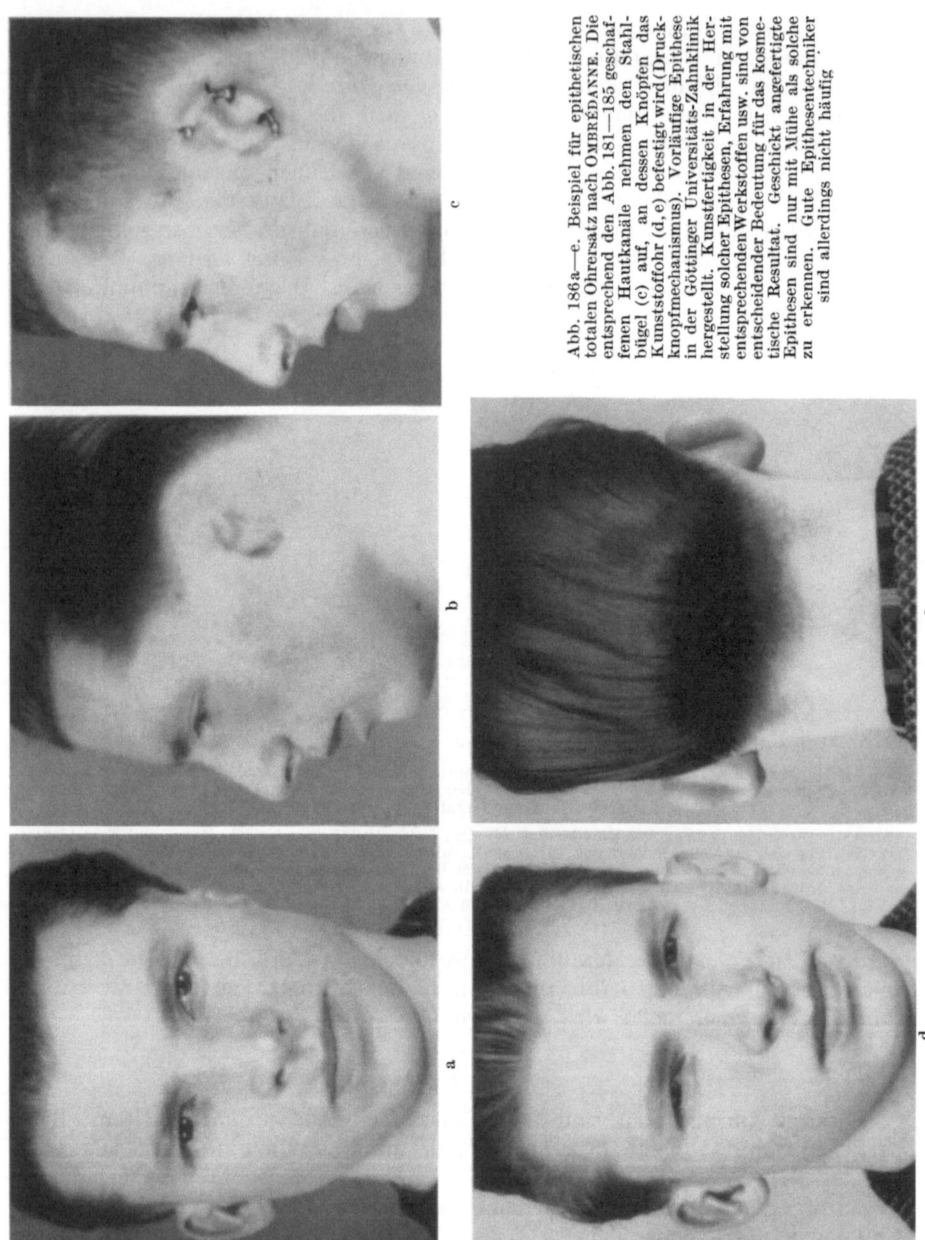

Abb. 186a—e. Beispiel für epithetischen totalen Ohrersatz nach Ombrédanne. Die entsprechend den Abb. 181—185 geschaffenen Hautkanäle nehmen den Stahlbügel (c) auf, an dessen Knöpfen das Kunststoffohr (d, e) befestigt wird (Druckknopfmechanismus). Vorläufige Epithese in der Göttinger Universitäts-Zahnklinik hergestellt. Kunstfertigkeit in der Herstellung solcher Epithesen, Erfahrung mit entsprechenden Werkstoffen usw. sind von entscheidender Bedeutung für das kosmetische Resultat. Geschickt angefertigte Epithesen sind nur mit Mühe als solche zu erkennen. Gute Epithesentechniker sind allerdings nicht häufig

In sehr auffälligen Fällen kann man sich aber ausnahmsweise schon zur Ohrverkleinerung während des Schulalters entschließen. Die Technik ist bekannt und besteht in einer Excision von drei Keilen (Trendelenburg) (s. Abb. 187, 188). Bei Gehörgangsatresie kann man einen Gehörgang durch Hauttransplantation herstellen. Doch dürften sich solche Plastiken ohne verantwortliche operative Mitarbeit eines in diesen Problemen bewanderten Otiaters nicht empfehlen. Wenn man wirklich die Luftleitung und damit die Hörfähigkeit bessern will, so gilt es meistens, den verkümmerten Hammer und Amboß zu entfernen, den

Steigbügel jedoch zu schonen. Das sind subtilste, mit der Lupe durchzuführende
Eingriffe, die nur von wenigen Spezialisten mit lohnendem Erfolg gemeistert
werden. Bei Stenosen, die sich lediglich am Eingang befinden, läßt sich eine Erweiterung mittels angewandter Z-Plastik bewerkstelligen. Diese Verfahren stellen
weniger organspezifische als vielmehr allgemein-chirurgische Probleme dar, auf
die des Näheren nicht eingegangen zu werden braucht.

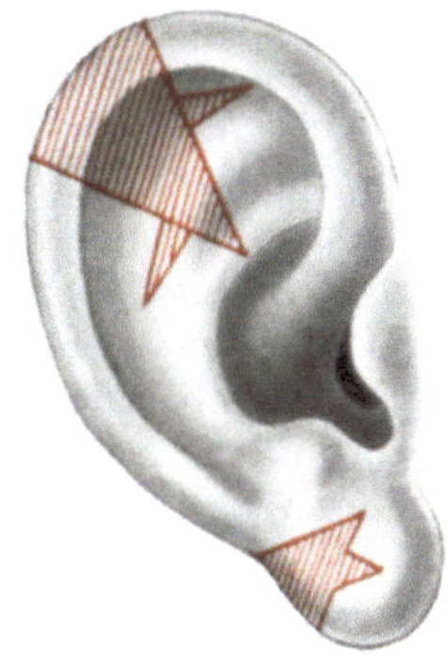
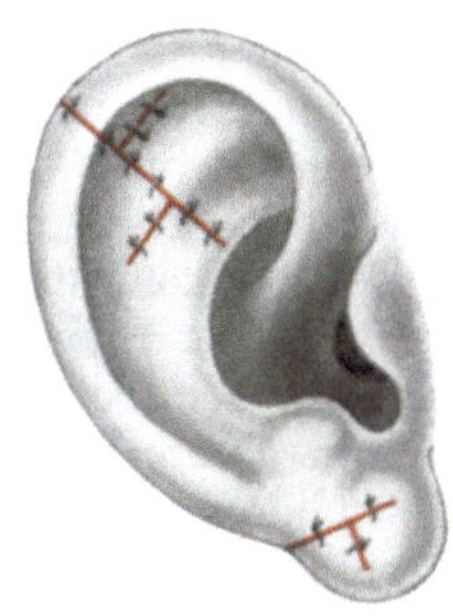

Abb. 187   Abb. 188

Abb. 187 u. 188. Verkleinerung der Ohrmuschel sowie des Ohrläppchens durch mehrfache Keilexcisionen
(rot schraffiert)

Literatur

ALEXANDER, G.: Wien. klin. Wschr. **1928**, 1217.

BÄCKDAHL, M., V. CONSIGLIO and B. FALCONER: Brit. J. plast. Surg. 7, 263 (1954). —
BIESENBERGER: Zbl. Chir. **21**, 1126 (1924). — BORGES, A. F.: Plast. reconstr. Surg. **12**,
208 (1953). — BROWN, A. M.: Arch. Otolaryng. (Chicago) **47**, 809 (1949).

CONVERSE, J. M.: Plast. reconstr. Surg. **5**, 148 (1950). — CONVERSE, J. M., A. NIGRO,
A. FREDERICK, A. WILSON and N. JOHNSON: Plast. reconstr. Surg. **15**, 411 (1955). — CON-
WAY, H. et al.: Ann. Surg. **128**, 226 (1948).

ELY, E. T.: Z. Ohrenheilk. **11**, 35 (1882).

GELBKE, H.: Bruns' Beitr. klin. Chir. **187**, 33 (1954). — GINESTET, G., et J. JOULIN:
Rev. Odont. Stomat. (Paris) **6**, 109 (1950).

JAYES, P. H., and R. H. DALE: Brit. J. plast. Surg. **4**, 193 (1951).

KIRKHAM, H. L. D.: Ann. Surg. **111**, 896 (1940).

LEXER, E.: Die gesamte Wiederherstellungschirurgie. Leipzig: Johann Ambrosius
Barth 1931. — LUCKETT, W. T.: Surg. Gynec. Obstet. **10**, 635 (1910).

McEVITT, W. G.: Plast. reconstr. Surg. **2**, 481 (1947). — MEIER, A. L.: Chirurg **27**, 500 (1956).

OMBRÉDANNE, M.: Fortschr. Kiefer- u. Gesichtschir. **2**, 182 (1956).

PADGETT, E. C.: Surg. Gynec. Obstet. **67**, 761 (1938). — PAYR, E.: Arch. klin. Chir.
78, 918 (1906). — PEER, L. A.: Surg. Clin. N. Amer. **24**, 404 (1944). — Plast. reconstr. Surg.
3, 653 (1948).

RUBIN, L. R. et al.: Plast. reconstr. Surg. **3**, 586 (1948).

STEFFENSEN, W. H.: Plast. reconstr. Surg. **1**, 329 (1946), **16**, 194 (1955). — STRAITH,
R. E.: Plast. reconstr. Surg. **12**, 454 (1953).

YOUNG, F.: Surg. Gynec. Obstet. **78**, 541 (1944).

II. Hals

Von

W. DÜBEN

1. Angeborene Leiden

a) Halscysten und Halsfisteln

Angeborene Cysten und Fisteln des Halses sind relativ häufig und werden
bei uns nach topographischen Gesichtspunkten als mediane und laterale Cysten
bezeichnet. Zwischen beiden Formen bestehen ätiologisch und therapeutisch

grundsätzliche Unterschiede, die in der regionären Bezeichnung nicht zum Ausdruck kommen. Sie hat sich aber allgemein eingebürgert, so daß es kaum gelingen wird, die in Amerika übliche Einteilung in thyreoglossale und branchiogene Cysten zu übernehmen, die deswegen sinnvoller ist, weil sie sich auf das ätiologische Moment bezieht.

Die Kenntnis einiger entwicklungsgeschichtlichen Vorgänge dieser Regionen ist Voraussetzung für das Verständnis der formalen Genese, die für die medianen Cysten völlig geklärt ist. Sie stehen mit der Schilddrüsenentwicklung in engem Zusammenhang, die schon frühzeitig beginnt und von einer Epithelknospe des Mundbodens ihren Ausgang nimmt. Durch das nach caudalwärts gerichtete Längenwachstum des Embryos wird die Schilddrüsenanlage in den Bereich des Schildknorpels verlagert und bleibt mit dem Mutterboden durch den Ductus thyreoglossus verbunden, der normalerweise gegen Ende der 8. Fetalwoche verödet. Sein kraniales Ende bleibt zeitlebens als Foramen caecum des Zungengrundes bestehen. Wird die Rückbildung dieses embryonalen Ganges gestört, dann kann er in ganzer Länge oder teilweise persistieren. Seine epithelialen Auskleidungen bilden dann den Ursprung für Cysten, die gewöhnlich im Kehlkopfbereich und nur selten einmal tiefer, in der Drosselgrube, sitzen. Gewinnen die Cysten oder der Ductus thyreoglossus an irgendeiner Stelle Anschluß an die Hautdecke und durchbrechen sie, dann entsteht eine Fistel, die fast immer bis in den Bereich des Zungenbeines zu verfolgen ist und in einen Blindsack ausläuft. Im Vergleich dazu sind vollständige, im Foramen caecum mündende Fisteln wesentlich seltener. Schmidt und Spängler sind der Meinung, daß überhaupt nur dann von einer angeborenen Fistel gesprochen werden darf, wenn der Hautdurchbruch bereits vor der Geburt erfolgt ist. Davon sollten die im postfetalen Leben auftretenden Fisteln unterschieden werden. Von klinischer Seite bestehen aber keine zwingenden Gründe, auf eine so weitgehende Differenzierung zu bestehen, die eher Verwirrung stiften kann, denn letzten Endes gehen doch *alle*, auch die in der späteren Kindheit auftretenden Fisteln, aus einer angeborenen Cyste oder einem nichtverödeten Gangrest hervor. Für therapeutische Belange ist wichtig zu wissen, daß der Schilddrüsen-Zungen-Kanal in der letzten Hälfte des 2. Embryonalmonats vom Zungenbein unterteilt wird und dabei innige Verbindungen zwischen Zungenbein und Ductus thyreoglossus zustande kommen. Später sind die epithelialen Zellkomplexe in feingeweblichen Schnitten resezierter Zungenbeine oft noch nachweisbar, sie liegen entweder im mittleren knöchernen Anteil oder in den Schichten des Periosts.

Mediane Halscysten und **-fisteln** werden etwa doppelt so häufig wie laterale beobachtet und treten gar nicht selten erst in den Kinderjahren in Erscheinung. Die Größe der Cyste wechselt, sie kann selbst die Ausmaße eines Tennisballes annehmen und darüber noch hinausgehen. In der Regel liegt die äußere Fistelöffnung in der Mittellinie zwischen Kehlkopf und Zungenbein und nur selten im suprasternalen Bereich. Geringe Abweichungen von dieser mittelständigen Lage kommen hin und wieder vor. In den ersten Lebensjahren auftretende Fisteln bleiben wegen ihrer Harmlosigkeit, oder weil sie sich immer wieder von selbst schließen, lange Zeit unbeachtet. Die äußere Fistelöffnung zeigt sich als nässende Fläche oder als kleines glattrandiges Loch, aus dem tropfenweise eine klare schleimige und teilweise auch eitrige Flüssigkeit abgesondert wird. Zeitweise verkleben die Fistelränder und brechen wieder auf, wenn sich Schleimmassen angesammelt haben und nach außen drängen. Der Fistelkanal ist gewöhnlich unter der Haut als strangartiges Gebilde tastbar und läßt sich auf eine kurze Strecke oder gar bis zum Zungenbein sondieren. Von einer Sichtbarmachung des Fistelsystems durch Kontrastmittel kann man sich auch bei diagnostischer Ungewißheit keine Klärung erhoffen, so daß derartige Untersuchungen überflüssig und meistens auch nutzlos sind. Manchmal kann die Unterscheidung zwischen vollständiger und unvollständiger Fistel präoperativ auf einfache Weise durch Einspritzen von Zuckerlösung in die Fistelöffnung herbeigeführt werden. Natürlich ist auch dabei mit einem Unsicherheitsfaktor zu rechnen. Ausschlaggebend für die Diagnose ist einzig und allein der klinische Befund mit seiner pathognomonischen Lokalisation.

Verwechslungen mit Cysten aus anderer Ursache sind selten, können aber schwerwiegende Folgen haben, wenn beispielsweise eine ektopische Schilddrüse für eine thyreoglossale Cyste gehalten und exstirpiert wird. Ihr Ausfall kann nämlich meistens nicht kompensiert werden, wenn eine Schilddrüse an normaler Stelle entweder gar nicht angelegt oder hypoplastisch ist. Täuschungsmöglichkeiten in dieser Richtung bestehen zwar nur selten und bleiben auch während der Operation unbemerkt, weil man in jedem Falle bemüht ist, den cystischen Tumor möglichst ohne Wandverletzung auszuschälen. Schwierigkeiten bereitet auch die Unterscheidung von Dermoidcysten, sie werden oft erst bei der Operation als solche erkannt.

Die sehr seltenen **medianen Halsspalten** geben manchmal diagnostische Rätsel auf, so daß sie verkannt und mit medianen Fisteln in Verbindung gebracht werden. Gross führt sie auf eine unvollständige Verschmelzung der Kiemenbogen zurück. Andere Autoren sehen die Spalten als Narbengebiete an und bringen sie mit fetalen epithelialen Verklebungen zwischen Kiemenbogen und Herzbuckel des Embryos in Zusammenhang.

Äußerlich macht die Spalte den Eindruck eines rauhen und geröteten, etwas unterhalb des Hautniveaus liegenden Narbenbezirkes. Im oberen und unteren Pol dieses mehrere Zentimeter langen und 4—6 mm breiten Narbenstreifens ist manchmal ein oberflächlicher Sinus ausgebildet. Leidlich gute kosmetische Ergebnisse verspricht nach den Erfahrungen von Gross die als Z-Plastik durchzuführende Korrektur. Nach sparsamer Excision des Narbenareales werden die seitlichen Hautschnitte am oberen und unteren Ende der längsverlaufenden Wunde placiert und die mobilisierten Hautfettlappen dem Prinip der Z-Plastik entsprechend ausgewechselt.

Alle konservativen Behandlungsversuche sind bei Halsfisteln von vornherein zum Scheitern verurteilt, weil weder durch ätzende Mittel noch durch Elektrokoagulation eine vollständige Zerstörung der epithelialen Fistelauskleidung erreichbar ist und Rezidive die Regel sind, so daß die alleinige erfolgversprechende Therapie nur in der Totalexstirpation bestehen kann. Sie wird heute selbstverständlich in Intubationsnarkose durchgeführt. Weil jede längsverlaufende Narbe nicht allein häßlich aussieht, sondern infolge ihrer Schrumpfungstendenz auch kontrakturgefährdet ist, dürfen hierzu nur Querschnitte im Faltenverlauf des Halses angewandt werden. Nach Durchtrennung des Platysmas wird der Cystensack sorgfältig freipräpariert, bis der in der Tiefe nach kranialwärts ziehende derbe Bindegewebsstrang sichtbar wird, den man dann bis zum Zungenbein verfolgt. Der wichtigste Operationsakt überhaupt besteht in einer ausgiebigen Resektion der mittleren Anteile des Zungenbeines, um zu verhindern, daß keine den Boden für Rezidive bildenden Epithelreste zurückbleiben. Wird eine solche Zungenbeinresektion unterlassen oder nicht mit der notwendigen Gründlichkeit vorgenommen, dann kommt es oft zu Rückfällen, die erneute und technisch schwierigere Eingriffe erforderlich machen. Mit der Frage der Zungenbeinresektion haben sich zahlreiche Autoren auseinandergesetzt und dabei zum Teil diametrale Ansichten vertreten. Während sich einige Autoren für eine generell durchzuführende Zungenbeinresektion einsetzen, glauben andere auf eine solche Maßnahme verzichten zu können und halten sie sogar für überflüssig. Wir sehen hierin die *alleinige* Möglichkeit zur weitgehenden Herabminderung der Rezidivgefahr und bestehen in jedem Falle darauf, auch wenn der Fistelgang schon vor dem Zungenbein enden sollte. Gross geht auf Grund großer eigener Erfahrungen noch einen Schritt weiter und exstirpiert das Zungenbein unter Mitnahme eines blockförmigen Bezirkes aus dem sich nach kranialwärts anschließenden Weichgewebe.

Das operative Vorgehen bei der Fistel entspricht in allen Punkten dem bei der Cyste. Durch Anfärben des Fistelganges mit Methylenblau- oder Pyoktaninlösung kann man sich das präparatorische Arbeiten erleichtern. Die äußere Fistelöffnung wird samt einem ovalär umschnittenen Hautbezirk entfernt, dessen Schnittlinien selbstverständlich ebenfalls in querer Richtung verlaufen müssen.

Bei infizierten Cysten beschränkt man sich zunächst auf eine Spaltung des Cystensackes, um dem Eiter Abfluß zu verschaffen, und schließt die Radikaloperation Wochen später in einer 2. Sitzung an.

b) Laterale Halscysten und -fisteln

beruhen auf Entwicklungsstörungen der Kiemenregion, deren verschiedene Deutungsmöglichkeiten wohl von theoretischem Interesse, für praktische Bedürfnisse aber belanglos sind, so daß darauf nicht bis in alle Einzelheiten eingegangen werden braucht.

Vom Kiemendarm, der an den Munddarm anschließt, stülpen sich beim menschlichen Embryo auf jeder Seite vier parallel zueinander verlaufende Kiemen- oder Schlundtaschen aus. Diesen entodermalen Aussackungen kommen vom Ektoderm her entsprechende Einsenkungen entgegen, die sich so eng aneinanderlegen, daß nur noch eine dünne trennende Schicht übrigbleibt, die von mesodermalem Gewebe ausgefüllt wird. Die ektodermalen Einsenkungen nennt man Kiemenfurchen und die dazwischen vorspringenden Spangen Kiemenbogen. Am Aufbau der embryonalen Kiemenregion sind also 4 Kiemenfurchen, ebenso viele -bögen und 4—5 Schlundtaschen beteiligt, die sich im Laufe der weiteren Entwicklung zurückbilden oder zu einem bestimmten Abschnitt im Kopf-Hals-Bereich differenziert werden. Die 2. Kiemenfurche wird zu einer tiefen Grube, den späteren Sinus cervicalis, umgebildet, über den sich der Opercularfortsatz des 2. Kiemenbogens lagert und nach caudalwärts weiterwächst. Später verkleinert sich dann die Halsbucht allmählich zu einem bläschenförmigen Gebilde, Vesicula cervicalis. Die zwischen der Halsbucht und der 2.—4. Schlundtasche bestehenden embryonalen Gänge verschwinden normalerweise vollständig.

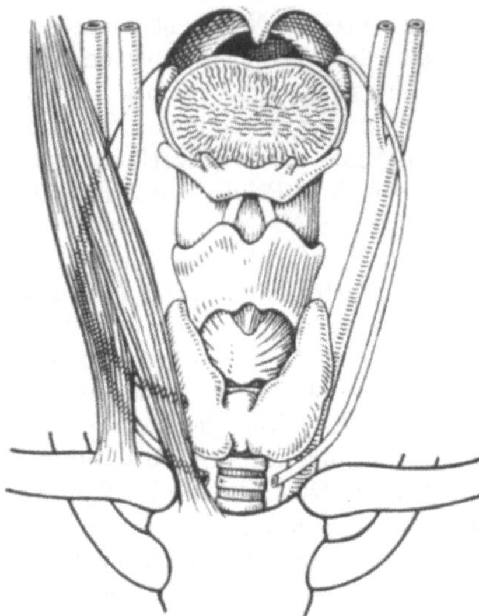

Abb. 189. Schematische Darstellung der Verlaufsrichtung lateraler Halsfistelgänge

Störungen dieser Rückbildungsvorgänge bilden den Anlaß zur Cysten- oder Fistelbildung. Laterale Fisteln können aber auch bei unvollständiger Verwachsung des Opercularfortsatzes mit der seitlichen Körperwand zustande kommen. Lanz und Wachsmuth stellen sich vor, daß Fisteln von verschiedenen, nämlich vom 2.—4. Kiemengang ihren Ursprung nehmen, wenn die Gänge teilweise oder in ganzer Länge offenbleiben. GROSS ist dagegen der Ansicht, daß seitliche Halsfisteln ausnahmslos vom 2. Kiemengang abstammen und stützt sich dabei auf reiche klinisch-operative Erfahrungen. Die Weglowskische Theorie mit der Annahme eines peristierenden Ductus thymopharangicus als Ausgangspunkt für laterale Halsfisteln hat keine allseitige Zustimmung finden können, weil sie am wenigsten überzeugt. Insgesamt können die ätiologischen Deutungen wohl am besten dahingehend formuliert werden, daß laterale Cysten oder Fisteln durch mangelhafte Rück- und Umbildung aus dem 2.—4. embryonalen Kiemengang und ebenso aus der Halsbucht hervorgehen können und daß der 2. Kiemengang dabei offenbar etwas häufiger beteiligt ist.

Laterale Halsfisteln münden immer im Bereich des vorderen Kopfnickerrandes nach außen und sind auf Grund des typischen Sitzes meistens auf Anhieb zu diagnostizieren. Die Fistelöffnung ist manchmal kaum sichtbar und die Absonderung nur unbedeutend, so daß kein zwingender Grund für eine Behandlung besteht. Der Versuch einer Sichtbarmachung des Fistelkanals mit Kontrastmittel lohnt meistens nicht, weil wegen der Kaliberschwankungen des kryptenreichen Ganges kein wahres Bild zustande kommt. Handelt es sich um eine vollständige Fistel, dann verläuft der Gang in Richtung auf das Zungenbein, tritt zwischen beiden Carotiden hindurch und mündet in der seitlichen Rachenwand in Nähe der Rosermüllerschen Grube in die Mundhöhle.

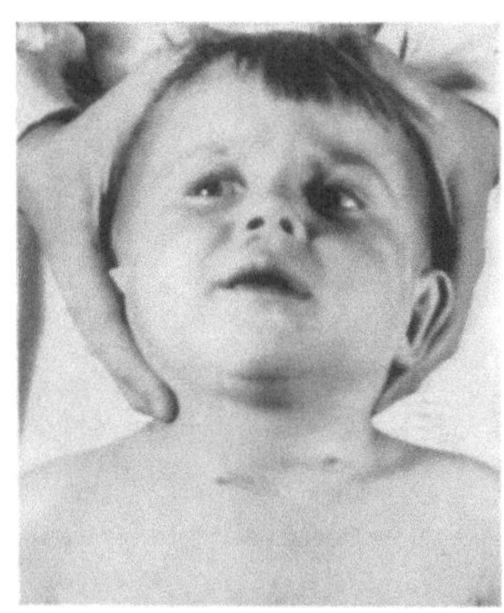

Abb. 190. Symmetrische kongenitale Halsanhänge

Während Fisteln die untere Region des Kopfnickermuskels bevorzugen, sitzen Cysten vorwiegend im oberen Abschnitt. Sie imponieren als runde prall-elastische Gebilde, überschreiten meistens nicht die Größe einer Walnuß und sind infektionsgefährdet.

Von den lateralen Halsfisteln müssen Fistelbildungen aus anderer Ursache wie Tuberkulose, Osteomyelitis und Aktinomykose unterschieden werden, das ist jedoch im allgemeinen nicht schwierig, so daß Verwechslungen praktisch kaum vorkommen.

In den seitlichen caudalen Partien des Halses, etwa dem Sitz lateraler Fistelöffnungen entsprechend, kommen **Halsanhänge** als kongenitale Anomalien vor. Meistens sind sie symmetrisch angeordnet und sehen wie die Glocken von Ziegen aus, mit denen man sie auch verglichen hat (Abb. 190). Obwohl Kombinationen mit seitlichen Halsfisteln mehrfach beschrieben worden sind, wird in chirurgischen Lehrbüchern besonders hervorgehoben, daß derartige gleichzeitige Vorkommnisse unbekannt seien. In die Anhänge ist elastischer Knorpel eingelagert. NIEDEN und ARBECK hatten sich um die Aufklärung der dabei zugrunde liegenden entwicklungsgeschichtlichen Störungen bemüht und sie als Kiemenbogenreste gedeutet, während RABL sich ihre Entstehung durch Abschnürung vom Opercularfortsatz erklärt hatte. Die knorplig-häutigen Anhänge werden auf einfache Weise durch Excision eines ovalären Hautbezirkes beseitigt.

Die Behandlung lateraler Cysten und Fisteln kann nur in der Radikalexstirpation bestehen und ist bei kurzem und oberflächlichem Fistelgang technisch einfach. Längsschnitte verschaffen zwar eine bessere Übersicht des Operationsgebietes, sollten aber wegen der sonstigen nachteiligen Folgen nicht

mehr angewandt werden. Der Eingriff beginnt mit der Ausschneidung der
äußeren Öffnung in *horizontaler* Richtung, dann wird der Fistelkanal allseitig
freipräpariert und soweit wie möglich verfolgt. Zur besseren Sichtbarmachung
wird vorher eine Farbstofflösung eingespritzt, die allerdings oft nur die caudalen

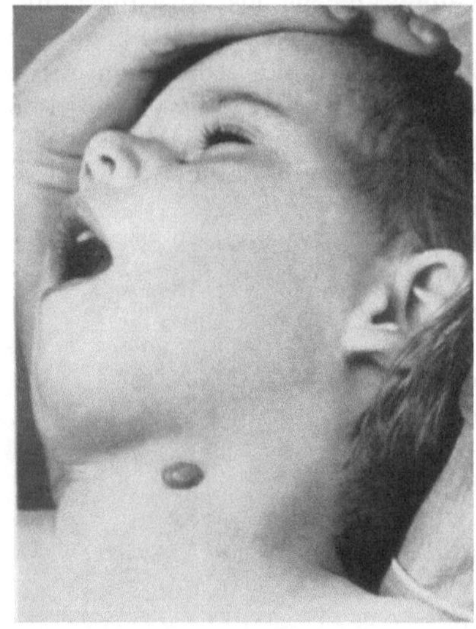 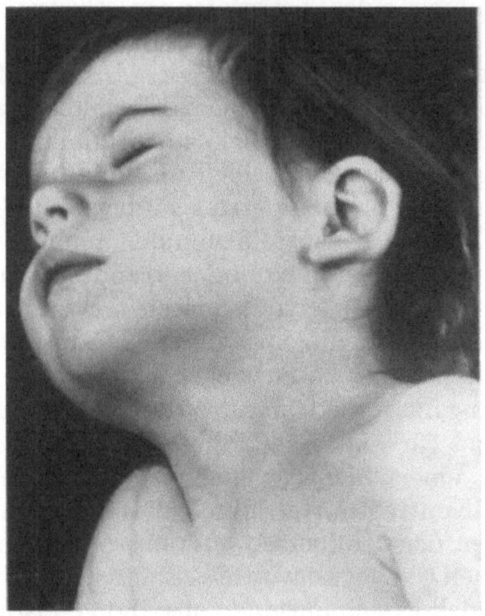

Abb. 191a. Laterale Halsfistel mit Hautbläschen   Abb. 191b. Zustand 8 Monate nach Fistelexstirpation

Partien anfärbt, so daß man sich nicht darauf verlassen darf und in dem Glauben,
daß der Kanal zu Ende sei, die Operation etwa vorzeitig abbricht. Ausrottungen
vollständiger Fisteln werden besser von 2 Schnitten aus vorgenommen. Den

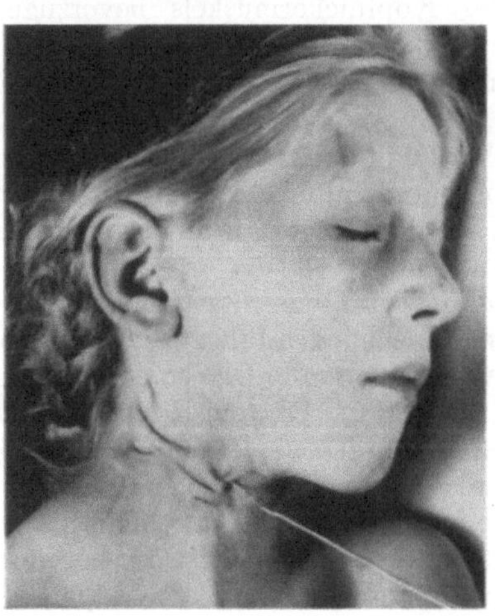
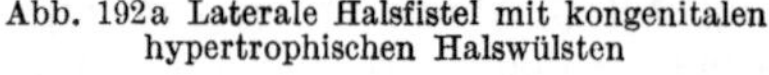 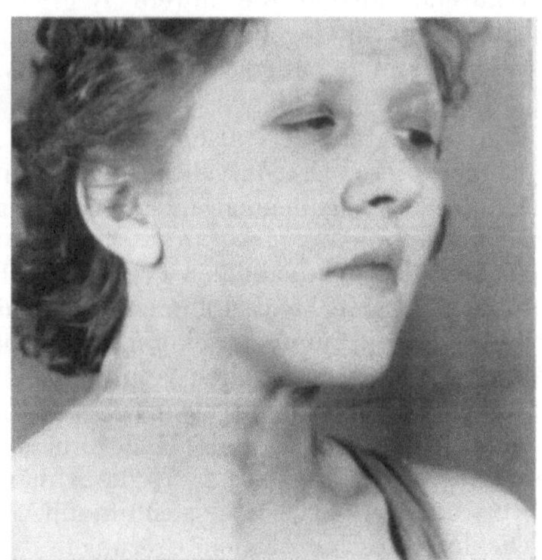

Abb. 192a Laterale Halsfistel mit kongenitalen   Abb. 192b. Ergebnis 8 Jahre nach der Operation
            hypertrophischen Halswülsten

2. Hautschnitt legt man im Kieferwinkelbereich an. Hierdurch wird einmal
das präparatorische Arbeiten in diesem Bereich erleichtert, und zum anderen
bietet er den Vorteil, daß auch der caudale Schnitt klein gehalten werden kann,
eine Nutzanwendung kosmetischer Rücksichtnahme, die man bei Operationen

am Hals ständig vor Augen haben sollte. Der bis zu seiner Einmündung in den Schlundkopf mobilisierte Fistelgang wird wie ein Handschuhfinger eingestülpt, indem sein äußeres Ende über dem Knopf einer in den Fistelkanal eingeführten Sonde festgebunden wird, die man dann durch die Mündung aus dem Mund herauszieht. Voraussetzung für das Gelingen ist eine ausgiebige und sich weit nach kranialwärts erstreckende Mobilisation des Ganges. Falls er nicht dem Zug der Sonde folgt und vorher abreißen sollte, wird der zurückbleibende Gangrest einfach unterbunden. Er mündet dann als innere Fistel und stört im allgemeinen nicht weiter, so daß keine zwingende Notwendigkeit für eine Exstirpation bis zur Schleimhaut hin besteht. In der Regel wird man sich also mit einer Unterbindung und Durchtrennung des Ganges im kranialen Anteil, wenige Millimeter vor seiner inneren Mündung, begnügen. Ein Beispiel für laterale Halsfisteln sei wegen der damit verbundenen eigenartigen kongenitalen hypertrophischen Hautwülste noch angefügt (Abb. 192). Es handelt sich um eine vollständige Fistel, die bereits früher einmal operativ angegangen war. Die Beseitigung des Fistelganges wurde in oben 'beschriebener Weise unter gleichzeitiger Excision der Hautwülste vorgenommen. Nach ausgiebiger Mobilisierung der Halshaut gelang eine spannungsfreie Naht. Knorplige Anteile waren in den excidierten Hautpartien nicht vorhanden, so daß es sich vermutlich nicht um den Halsanhängen analoge Anomalien gehandelt hat, an die zunächst gedacht wurde.

c) Hygroma cysticum congenitum

Cystische Hygrome des Halses sind für den Säugling und das Kleinkind ein oft folgenschweres Leiden, das einmal lebensbedrohliche Komplikationen mit sich bringen kann und zum anderen große Eingriffe erforderlich macht, die mit einer für heutige Begriffe verhältnismäßig hohen Mortalität belastet sind.

Allgemein werden die Hygrome für den kavernösen Lymphangiomen nahestehende Gewächse gehalten. Das mag für die morphologische Struktur insofern zutreffen, als sie viele gemeinsame Züge aufweist. Andererseits bestehen aber deutliche Unterschiede zwischen beiden Formen, die einmal das Größenverhältnis der Hohlraumbildungen und einmal ihre Ätiologie betreffen, so daß einer solchen Auslegung nicht vorbehaltlos zugestimmt werden kann.

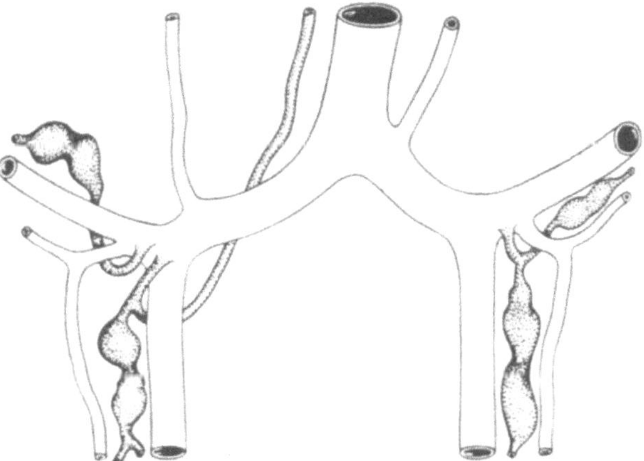

Abb. 193. Die eingeschnürten und punktierten Gebilde stellen mit den Venen kommunizierende Lymphgefäßanlagen dar. [Nachzeichnung eines Diagramms aus der Arbeit von Cf. V. McClure and Silvester, Comparative study of the lymphatico-venous communications in adult mammals. Anat. Rec. 3, 534 (1909)]

Der Hals gilt als Prädilektionsort für Hygrome, deren weitaus größter Anteil, nämlich über 90%, hier seinen Sitz hat. Die restlichen verteilen sich auf Achselhöhle, Leistenbeuge und Retroperitonealraum. Aus dieser für Hygrome typischen Lokalisation haben sich enge Beziehungen zu embryonalen Gebilden dieser Regionen herstellen lassen, die auf den Forschungsergebnissen Sabins über die Entwicklung des Lymphgefäßsystems basieren. Danach erfolgt die

Bildung der primitiven Lymphgefäßanlage im Halsbereich durch Aussackungen von den Jugularvenen. An bestimmten Stellen dieser aus einer Endothelschicht bestehenden Abzweigungen werden Zellverbände abgeschnürt, die zu lymphatischen Keimzentren werden, sich selbständig weiterentwickeln und zu einem späteren Zeitpunkt wieder Anschluß an die venösen Abflußwege gewinnen. Störungen dieses Entwicklungsvorganges können sich derart auswirken, daß aus lymphatischem Gewebe bestehende Zellkomplexe abgetrennt werden, sich selbständig weiterentwickeln und keine Verbindung mit den Venen erlangen. Sie bilden den Ursprung für Hygrome. An den thorakalen und abdominalen Venen spielen sich ähnliche Vorgänge ab. Eine Phase vom Ablauf der Lymphgefäßentwicklung ist in der Abb. 193 schematisch dargestellt.

Die Diagnose ist um so leichter, je größer die Hygrome sind. Sie sitzen hinter dem Kopfnickermuskel und im Bereich des vorderen cervicalen Dreiecks und können sich innerhalb weniger Wochen zu unförmigen, die ganze Halsseite und Schlüsselbeingrube ausfüllenden Tumoren entwickeln. Prallelastische Konsistenz ist oft nur an einzelnen Stellen nachweisbar. Eine Erklärung hierfür gibt die Unterteilung des Gewächses in mehrere selbständige Kammern. Wir beobachteten ein monströses Hygrom, das bereits bei der Geburt solche Ausmaße angenommen hatte, daß eine Schnittentbindung notwendig wurde (Abb. 194). Mehrfach haben wir den

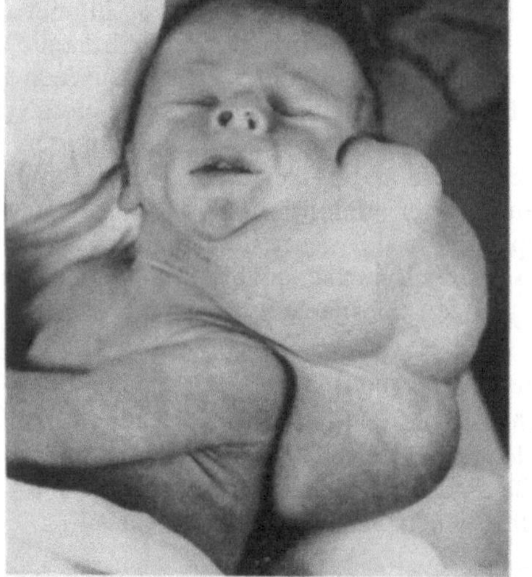

Abb. 194. Monströses cystisches Hygroma colli bei 17 Tage altem Säugling, das als Geburtshindernis wirkte und eine Schnittentbindung erforderlich machte

Inhalt durch Punktion abgesogen. Daraufhin fiel das Hygrom wohl zusammen, füllte sich aber schnell wieder auf. Das Kind kam 3 Wochen später an pulmonalen Komplikationen ad exitum.

In differentialdiagnostischer Beziehung müssen thyreoglossale und branchiogene Cysten bedacht werden. Eine Abgrenzung davon wird dem Erfahrenen im allgemeinen nicht schwer fallen.

Spontane Rückbildungen der Hygrome, über solche Vorkommnisse wird nämlich immer wieder berichtet, beruhen auf Täuschungen und sind nur durch Änderungen des Füllungszustandes erklärbar, indem einzelne Cysten zusammenfallen, um sich dann bald wieder aufzufüllen. Größenzunahmen und Infektionen können jederzeit bedrohliche Zwischenfälle auslösen, so daß man auch aus diesen Gründen die Behandlung nicht längere Zeit aufschieben sollte. Bei infizierten Hygromen muß selbstverständlich sofort eingegriffen werden, um eine Ausweitung des Prozesses zu verhindern. Das geschieht durch Eröffnung und Drainage der vereiterten Kammern. Verödungen mit ätzenden Mitteln bewirken bestenfalls eine Verkleinerung des Hygroms, aber beseitigen es nicht vollständig. Amerikanische Autoren empfehlen die Verödungsbehandlung als Vorbereitung für die etwa 6 Wochen später anzuschließende Operation. Der Inhalt aller mit der Kanüle erreichbaren Cysten wird abgesogen und eine 25%ige Zucker- oder Kochsalzlösung injiziert. Derartige Maßnahmen sind insofern nicht ganz ungefährlich, als nämlich Verbindungen zum venösen System bestehen können, durch welche das nichtindifferente Mittel dann in die Gefäßbahn übertritt. Noch in anderer Richtung sind bedrohliche Komplikationen und auch tödliche Ausgänge beobachtet worden, die darauf zurückzuführen waren, daß die durch das Verödungsmittel gesetzte aseptische Entzündung der Cystenwände auch auf die tiefen Halsgefäße übergegriffen hatte, denen dadurch schwerste irreversible anatomische Schäden zugefügt wurden. BIESALSKI hat mit 45%iger Perabrodillösung nach jeweils 3 Injektionen von 5 cm³ den gleichen Effekt erzielt und bei zwei so behandelten Säuglingen keine ernsten Störungen gesehen. Die

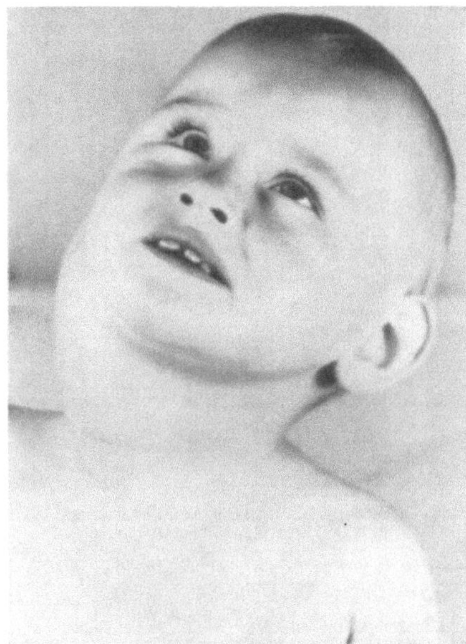

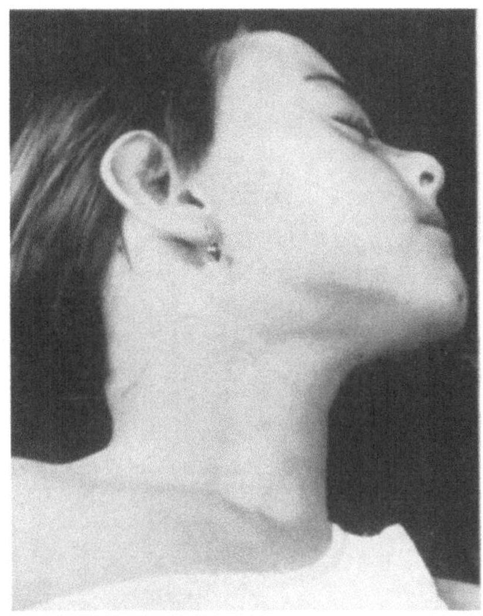

Abb. 195a. Hygroma colli congenitum (2jähr. ♀)   Abb. 195b. 5 Jahre nach der Operation, kein Rezidiv gute Narbenverhältnisse

Anwendung von Röntgenstrahlen ist hierbei völlig nutzlos. Dauerheilungen bringt allein die radikale Exstirpation des Hygroms. Man sei sich jedoch darüber klar, daß die Operation technisch schwierig ist und eine Radikalität bei dem verzweigten und mit anderen Gewebspartien verbackenen Cystensystem nicht immer gewährleistet sein kann. Zuerst löst man die Haut samt Subcutangewebe von den Cystenwänden ab und dringt dann schrittweise unter Schonung der Jugularvenen, Nerven des Armplexus, N. hypoglossus und der Carotiden in die Tiefe vor. Sich bis ins Mediastinum erstreckende Hygrome können nur selten in einer Sitzung exstirpiert werden und erfordern meistens weitere Eingriffe. Ist das manchmal mit der Pleurakuppel verwachsene Hygrom im Zusammenhang herausgenommen, dann wird die Wundhöhle nach eventuell zurückgebliebenen cystischen Gewebsresten abgesucht und drainiert, weil es erfahrungsgemäß immer zu serösen Flüssigkeitsansammlungen kommt, die den Heilverlauf verzögern können. Überschüssige Hautpartien werden entfernt. Falls auch die Parotisgegend vom Hygrom durchsetzt ist, das ist gar nicht selten der Fall, dann ist es nach den Erfahrungen von GROSS besser, sich mit einer teilweisen Exstirpation zu begnügen und nicht auf eine vollständige Ausrottung zu bestehen, weil Verletzungen des N. facialis dabei kaum vermeidbar sind. Das können wir an Hand mehrerer eigener Beobachtungen bestätigen (Abb. 196). Chirurg und Pädiater sind bei Säuglingen manchmal vor schwerwiegende Entscheidungen gestellt, wenn eine Beseitigung des Hygroms aus vitaler Indikation

dringend erscheint, weil Kompressionswirkungen der Halsorgane zu schnellem
Handeln zwingen. Dann muß man sich temporär mit häufig zu wiederholenden
Absaugungen des Cysteninhaltes behelfen oder sogar eine Tracheotomie vor-
nehmen.

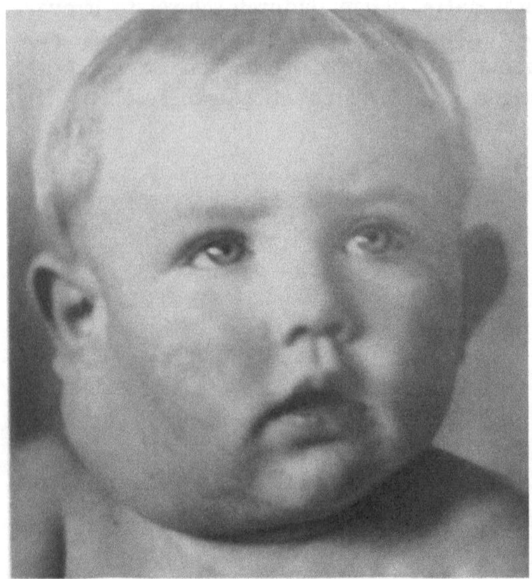

Abb. 196a. Hygroma colli, das auch die Parotis durchsetzt
hatte und radikal exstirpiert wurde

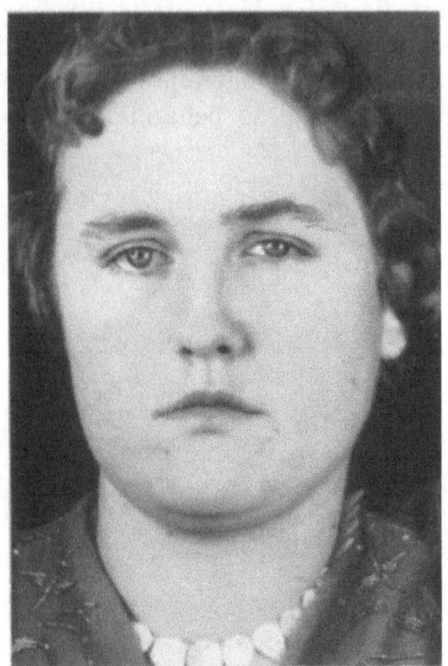

Abb. 196b. Zustand 18 Jahre p. op. leichte
periphere Facialisparese

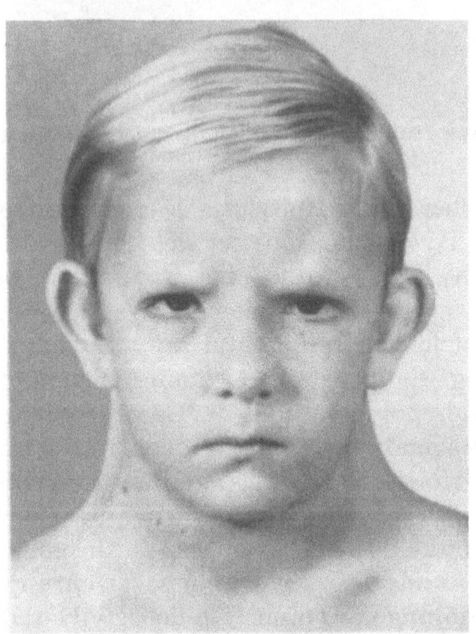

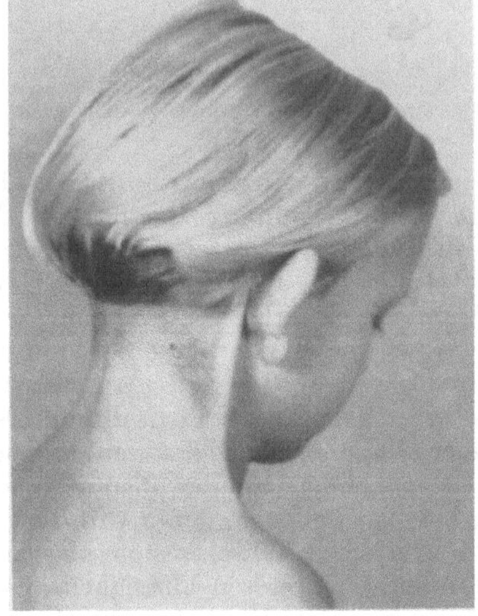

Abb. 197a u. b. Junge mit Pterygiumsyndrom

d) Pterygiumsyndrom

Das auffälligste Merkmal dieses aus einer Vielzahl von Anomalien bestehenden
Syndroms bilden Hautfalten an beiden Seiten des Halses, die sich flügelfellartig
anspannen und dem Hals eine kurze und gedrungene Form verleihen. In den

Hautduplikaturen zeichnet sich das Relief strangartiger Gebilde ab. Die Nackenhaargrenze steht abnorm tief und läuft in den seitlichen Partien nach unten

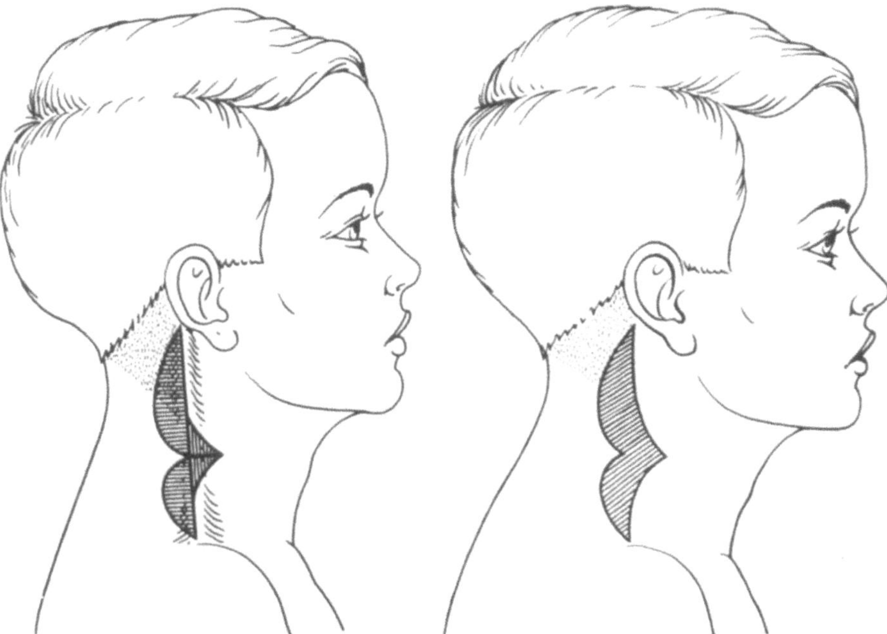

Abb. 197c. Schnittführung zur Korrektur der seitlichen
Hautfalten des Halses nach MENNIG.
[Z. Laryng Rhinol. *35* (1956)]

Abb. 197d. Wunde nach Entfernung der Hautbezirke
s. Text

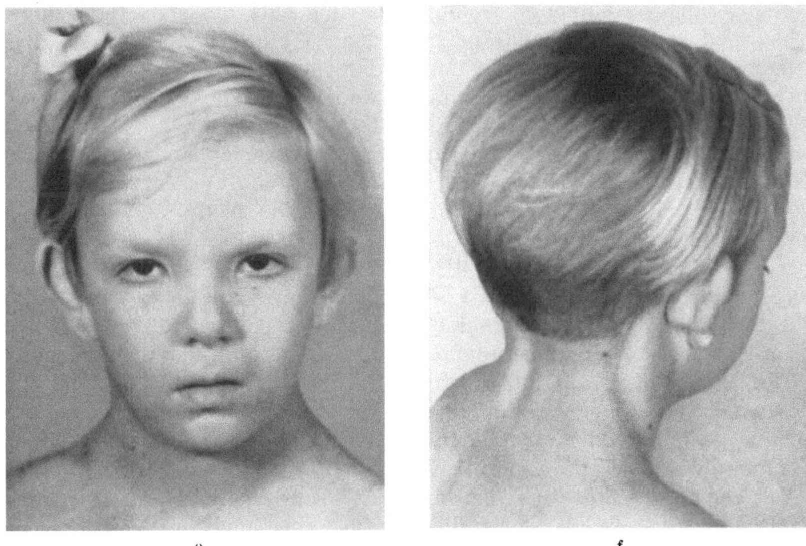

e

f

Abb. 197e u. f. Frontal- und Seitenansicht nach der Operation

dreieckförmig aus. Von anderen damit vergesellschafteten Mißbildungen und
degenerativen Stigmata seien nur die wichtigsten und häufigsten genannt wie
Luxatio coxae, Syndaktylie, Klino- und Kamptodaktylie, Mikrognathie und

Ohrmuschelverbildungen. In den Rahmen dieses Syndroms gehören weiterhin qualitative Hautveränderungen (Cutis laxa et hyperplastica) und Kleinwüchsigkeit mit infantilen Zügen.

Die pathogenetischen Erklärungsversuche gehen von Beobachtungen bei Mäusen aus und wollen embryonale Flüssigkeitsansammlungen unter der Haut für dieses auch als Status Bonnevie-Ullrich bezeichnete Syndrom verantwortlich machen. Man hat nämlich bei mit derartigen Fehlbildungen behafteten Neugeborenen noch lymphangiektatische Ödeme im Gewebe nachweisen können, die von der Zoologin BONNEVIE auf Liquoraustritte am Dach der späteren Rautengrube zurückgeführt werden und etwa in der 4.—6. Fetalwoche pathologischerweise auftreten. Es wird dann weiter gefolgert, daß in den mit abgelagerten Liquorblasen übersäten Gebieten die Entwicklung mesenchymaler Formationen gestört und somit alle Voraussetzungen für die Entstehung von Mißbildungen mannigfacher Art gegeben seien.

Die schwere Verunstaltung des Halses macht den dringenden Wunsch nach einer Beseitigung begreiflich, die eine normalen Verhältnissen nahekommende Halsform zum Ziele hat. Gleichzeitig erfordert auch der abnorme Verlauf der Nackenhaargrenze eine entsprechende Begradigung. Diese Anforderungen erfüllt die Z-Plastik nicht, die auch deswegen wenig geeignet erscheint, weil dabei zwangsläufig Narben in die ventrale Halspartie fallen. MENNIG hat hierfür ein gut durchdachtes Verfahren erprobt und damit ein kosmetisch einwandfreies Ergebnis erzielt, so daß seine Methode allgemein empfohlen werden kann. Man beginnt mit einem nur die Haut durchtrennenden Längsschnitt über dem Faltenkamm, der von der Warzenfortsatzmitte bis zum Acromion verläuft. Dorsal von dieser Schnittlinie werden zwei verschieden große halbelliptische Hautbezirke umschnitten und entfernt. Der Abstand von der Basis bis zum höchsten Punkt des bogenförmigen Schnittes beträgt etwa 4 cm. Vom Treffpunkt der Halbellipsen aus wird dann ein vorderer Hautschnitt rechtwinklig zur längsverlaufenden Schnittlinie angelegt, dessen Länge ungefähr 4 cm betragen soll. Die Wundränder werden mobilisiert und die Hautzipfel abgerundet. Dicht unter der Haut und in den tiefen Schichten des Subcutangewebes verlaufende Narbenstränge und -bänder werden von der Fascie des Trapeziusmuskels abgelöst und entfernt. Dabei mobilisiert man lediglich die volaren Wundränder und den an der Dorsalseite stehengebliebenen Hautzwickel. Die Hautränder werden dann so aneinandergelegt und vernäht, daß sich der Hautzwickel in die ventrale Wundlücke einfügt (Abb. 197 d).

2. Entzündungen

Die **Lymphadenitis colli** tritt als Begleitsymptom zahlreicher Erkrankungen des Mund-, Nasen- und Rachenraumes auf und ist beim Kind überaus häufig. Durch eine Untersuchung der entsprechenden Lymphknoten-Quellgebiete läßt sich das Grundleiden gewöhnlich ausfindig machen, es sei denn, daß die akuten Erscheinungen bereits im Abklingen sind und die Rückbildung der Drüsenschwellung nachhinkt oder nur allmählich erfolgt. Der Häufigkeit entsprechend werden nur die wichtigsten Infektionskrankheiten wie Angina, Diphtherie und Scharlach genannt. Akute und chronische Eiterungen der Haut des Gesichts- und Halsbereiches, sekundär heilende Wunden, aber auch harmlose Schrunden und Kratzeffekte können ebenso wie eine Zahncaries eine akute Lymphadenitis unterhalten bzw. zur Folge haben.

Bei ungeklärter Ursache für die Lymphadenitis müssen differentialdiagnostische Erwägungen angestellt und dabei auch die zahlreichen Erkrankungen mit indolenten Halsdrüsenschwellungen (Leukämie, Lymphogranulomatose u. a.)

und Drüsenvergrößerungen bei allgemeiner lymphatischer Reaktion bedacht werden.

Zur Abscedierung kommt es nur selten, wenn der Entzündungsprozeß auf die Drüsenkapseln und weiter auf das periglanduläre Gewebe übergreift. Wir sprechen dann von einer Lymphadenitis purulenta. Es ist in jedem Falle besser frühzeitig zu incidieren, als etwa die Spontanperforation abzuwarten.

Die **Halslymphknotentuberkulose** ist eine der häufigsten extrapulmonalen Tuberkulosen im Kindesalter überhaupt. Besonderes Interesse erweckten zu allen Zeiten die auch heute noch keineswegs restlos geklärten Vorstellungen über die Pathogenese und die therapeutischen Auffassungen, die sich im Verlaufe der letzten Jahrzehnte mehrfach grundlegend gewandelt haben.

Pathogenetisch werden 2 Erscheinungsformen, und zwar die primär lymphogene und die hämatogene Drüsentuberkulose, unterschieden und aus praktisch-therapeutischen Gründen streng voneinander getrennt. Den weitaus größten Anteil macht dabei die lymphogene Form als Teil einer Primärkomplextuberkulose aus, deren hauptsächlichste Infektionsquelle tuberkulös verseuchte Rinder bilden. Die Ausbreitung mit der Milch aufgenommener boviner Tuberkelbacillen erfolgt auf dem Lymphwege, nachdem sie die Schleimhaut des Nasen-Mund-Rachenraumes passiert haben. Eine Durchdringung der Schleimhaut ist offenbar auch bei intakter Epitheldecke möglich und setzt keine Läsion voraus. Die Tatsache, daß in Ländern mit tuberkulosefreien Viehbeständen, Finnland u. a., lymphogene Halsdrüsentuberkulosen praktisch ausgestorben sind, erfordert aus mehrfachen Gründen unsere besondere Aufmerksamkeit. Damit wird einmal der experimentelle Beweis für pathogenetische Hypothesen erbracht und gleichzeitig der Weg einer wirksamen Bekämpfung lymphogener Halsdrüsentuberkulosen gewiesen.

Über die primäre Eintrittspforte der Erreger ist in den vergangenen Jahren viel diskutiert worden. Im Mittelpunkt dieses noch andauernden Streites haben in erster Linie die Tonsillen gestanden, und es wurden bereits therapeutische Folgerungen daraus abgeleitet, deren Probleme bei der Besprechung der Therapie noch angeschnitten werden.

Bei der sekundären, hämatogen entstandenen Drüsentuberkulose ist der Erstherd meistens in der Lunge zu finden und nur selten einmal in anderen Organen. Manchmal entzieht er sich der Erkennung überhaupt und bleibt verborgen (HUEBSCHMANN). Weiterhin gehören hierzu die Drüsenaffektionen im Rahmen einer generalisierten Aussaat bei der Miliartuberkulose, die allgemeinen Lymphknotentuberkulosen bei progressiver protrahierter Durchseuchung (SCHÜRMANN) und schließlich die kleinen doppelseitigen Lymphknotenschwellungen, auf die man erst aufmerksam wird, wenn bereits eine Lungentuberkulose diagnostiziert worden ist.

Die Unterscheidung zwischen beiden ätiologisch grundverschiedenen Arten von Halstuberkulose ist im allgemeinen leicht und bereitet eigentlich nur im Anfangsstadium Schwierigkeiten, wenn der örtliche Befund noch nicht sehr ausgeprägt ist. Klinisch erkennt man die hämatogenen Formen daran, daß in der Regel die Drüsen *beider* Halsseiten und immer mehrere Gruppen gleichzeitig erkranken, die sich dann als dicke Drüsenkonglomerate erweisen. Angaben aus der Vorgeschichte über eine früher bereits durchgemachte Tuberkulose, der klinische Untersuchungsbefund anderer großer Drüsenstationen des Körpers und der Lungenbefund vervollständigen dann das Gesamtbild, aus dem sich immer Rückschlüsse auf die Ätiologie nach der einen oder anderen Richtung hin ziehen lassen.

Häufiger als solitäre Lymphome findet man ganze Ketten tuberkulös erkrankter Lymphknoten mit besonderer Bevorzugung der submentalen und submandibularen Drüsenansammlungen, die das Abflußgebiet für die hintere Mundhöhle, bestimmte Zähne, die Gaumenmandel und die vorderen Nasenabschnitte bilden. Die Drüsengruppe im Bereich des Kopfnickermuskels folgt hinsichtlich der Häufigkeit an zweiter Stelle, während die Lymphknoten des Nackens nur selten und die in der Schlüsselbeingrube niemals lymphogen erkranken.

Anfangs ist die Hautdecke unauffällig, bis früher oder später auch die Weichteile in der Umgebung erkranken, und es zur Tuberculosis cutis colliquativa mit Fistelbildung kommt.

Das klinische Bild der erweichten und fistelnden Halslymphknotentuberkulose ist so eindrucksvoll, daß Verwechslungen kaum vorkommen. Manchmal werden kongenitale laterale Halsfisteln für eine Tuberkulose gehalten, wenn gleichzeitig durch Sekretstauungen hervorgerufene Schwellungen bestehen, die meistens Tage später nach Aufbruch der Fistel wieder zurückgehen. Aus der Beschaffenheit des Sekretes, das bei der angeborenen Fistel mehr schleimig ist, ergeben sich manchmal schon gewisse differentialdiagnostische Hinweise. Die Abgrenzung aktinomykotischer Fisteln bereitet nur im Frühstadium Schwierigkeiten, wenn die bretthartem Infiltrationen mit einzelnen Erweichungsherden vermißt werden und der Drusennachweis im Eiter nicht gelingt. Osteomyelitische Fisteln lassen sich auf Grund der Vorgeschichte und des Röntgenbefundes ohne weiteres davon unterscheiden.

Größer sind die diagnostischen Irrtumsmöglichkeiten bei derben und nichteingeschmolzenen Lymphomen. Sind gleichzeitig auch die Lymphknoten anderer Regionen, nämlich der Achselhöhle oder Leistenbeuge geschwollen, dann scheidet eine Tuberkulose im allgemeinen aus, wenn man von den extrem seltenen generalisierten Drüsentuberkulosen zunächst einmal absieht. Oft wird die Diagnose schon wegen der Schmerzhaftigkeit bei der Palpation auf ein entzündliches Geschehen im Mund- und Rachenraum gelenkt, und bei der Untersuchung der Quellgebiete findet sich dann als Ursache für die akute Lymphadenitis eine Angina, Diphtherie, Scharlach, Kieferosteomyelitis oder Impetigo. Der Kreis differentialdiagnostisch in Betracht kommender Erkrankungen weitet sich bei indolenten Drüsenschwellungen noch mehr aus. Hierzu gehören die Leukämien Lymphogranulomatose, Reticuloendotheliosen, Tularämie, Speicherkrankheiten Stillsche Krankheit, Boecksche Erkrankung, Lues und schließlich auch das Lymphosarkom. Die weitere Klärung aller dieser Krankheitsbilder fällt in den Aufgabenbereich des Pädiaters und erfordert manchmal die Aufbietung des ganzen diagnostischen Rüstzeuges. Es gilt als selbstverständlich, daß in jedem Falle Tuberkulinproben angestellt werden. Auch dann bleiben einzelne Fälle ungeklärt, so daß man nur durch eine feingewebliche Untersuchung weiterkommt und hierzu eine Drüse oder besser Drüsengruppen herausnimmt. Von diagnostischen Lymphknotenpunktionen sieht man besser ab, zumal deren Wert sehr umstritten ist.

Die Behandlung der Halslymphknotentuberkulose wirft eine ganze Reihe von Fragen auf, die auch heute teilweise noch im Fluß sind und weiterer Klärung bedürfen. Einmütiger Auffassung ist man darüber, daß die hämatogenen Formen wegen des im Vordergrund stehenden Lungenherdes zunächst *immer* konservativ behandelt werden müssen. Erst wenn der Lungenprozeß abgeheilt und keine Tendenz zur Rückbildung der Lymphknotenpakete erkennbar ist oder Abscesse und Fisteln auftreten, werden sie operativ angegangen.

In klarer Erkenntnis der Mißerfolge der konservativen Therapie der primärlymphogenen Drüsentuberkulose hat sich in Deutschland besonders BRÜGGER seit 1935 immer wieder für die Operation eingesetzt und lehnt die teilweise noch angewandte Röntgentiefenbestrahlung der Lymphome auf Grund eigener nicht überzeugender Erfahrungen *grundsätzlich* ab. Man kann BRÜGGER nur zustimmen, denn es läßt sich schwer bzw. überhaupt nicht beweisen, daß dabei erzielte „Erfolge" der Strahlentherapie allein zuzuschreiben sind, die meistens in Verbindung mit einer Allgemeinbehandlung durchgeführt und häufig noch mit tuberkulostatisch wirkenden Mitteln unterstützt wurde. Vorübergehend hatte man die Ende des vergangenen Jahrhunderts bevorzugte operative Behandlung wegen der häufigen Rezidive, Fisteln, Mischinfektionen und häßlichen Narben wieder aufgegeben. Heute wissen wir, daß diese Fehlschläge weniger der Operation zur Last gelegt werden können, sondern teilweise ihre Erklärung in einer falschen Indikationsstellung finden und nicht zuletzt darauf beruhen, daß immer nur die leicht zugänglichen oberflächlichen Lymphknoten entfernt wurden und die Lymphdrüsen neben der tiefen Gefäßscheide meistens unbeachtet blieben. Im Zusammenhang mit der Häufung von Rezidiven nach scheinbar radikaler Ausrottung der Drüsenketten muß schließlich auch die Rolle der Tonsillen als primärer Eintrittsherd bedacht werden. Sie erkranken nach den Untersuchungen von MITCHELL, CROWE u. a. häufig; die hierfür angegebenen Zahlen schwanken zwischen 38 und 60%. Eine Anzahl von Autoren hat daraus geschlossen, daß von erkrankten Tonsillen aus schubweise Tuberkelbacillen in andere Lymphknotengebiete gestreut werden, so daß nach der Operation auftretende Drüsenschwellungen nur in beschränktem Umfange als Rezidive zu deuten sind und in der Mehrzahl der Fälle neue Herde darstellen würden.

KASTERT hat bei einer großen Zahl von Kindern und Erwachsenen die Tonsillektomie der Drüsenausräumung vorausgeschickt oder als Primärherd in Frage kommende Nasenpolypen, Rachenmandeln oder Zähne vorher entfernen lassen. Gegen eine auf breiter Basis durchzuführende Tonsillektomie haben sich ZÖLLNER, EICKHOFF u. a. ausgesprochen und halten die Entfernung der Tonsillen nur bei sichtbar veränderten Gaumenmandeln für berechtigt. Gleicher Ansicht hat sich auch BRÜGGER angeschlossen, der übrigens nicht der Meinung ist, daß mit der Tonsillektomie die primäre Eintrittspforte immer beseitigt wird. Größere Bedeutung mißt er dagegen der Zahnsanierung bei der Tuberkulose der submentalen und submandibularen Drüsengruppen bei. Die günstigen empirischen Beobachtungen von KASTERT können deshalb nicht vorbehaltlos hingenommen werden, weil der seit der Operation verstrichene Zeitraum von 1—2 Jahren zur kurz ist und für eine endgültige Erfolgsbeurteilung nicht ausreicht. Vorerst muß es der persönlichen Einstellung und Erfahrung des Chirurgen überlassen bleiben, ob er sich generell für eine Tonsillektomie als Voroperation entscheidet oder die Mandeln nur dann entfernen läßt, wenn entsprechende makroskopische Veränderungen bestehen. Man sei sich darüber klar, daß die klinische Diagnose einer Tonsillentuberkulose äußerst schwierig ist und meistens nur vermutet werden kann, so daß sie immer einer Bestätigung durch den feingeweblichen Untersuchungsbefund bedarf.

Nicht zuletzt hat die radikale Entfernung tuberkulöser Halslymphknoten und erkrankter Hautbezirke auch deswegen ihre volle Berechtigung, weil hierdurch eine wirksame Lupusprophylaxe getrieben wird, die nicht ernst genug genommen werden kann, wenn man bedenkt, daß jeder 3. Hautlupus aus einer Halslymphknotentuberkulose hervorgeht und jede 12. Halslymphknotentuberkulose nach Beobachtungen von MONCORPS und KALKHOFF einen Hautlupus zur Folge hat.

Die Operation der Halslymphknotentuberkulose ist keine Aufgabe für junge Assistenten und sollte dem erfahrenen Chirurgen überlassen bleiben. Sie wird grundsätzlich in Intubationsnarkose vorgenommen, damit die für das subtile Arbeiten notwendige Ruhe des Operationsfeldes gewährleistet ist, und beginnt mit der ovalären Umschneidung des fistelnden Hautbezirkes im Gesunden. Die verkästen Lymphknoten werden dann freipräpariert und entfernt. Sind Teile des Mundbodens, der Glandula submandibularis, des Kopfnickers oder des Trapeziusrandes mit der Absceßmembran verbacken oder entzündlich verändert, dann werden sie ausgiebig entfernt, bis überall gesundes Gewebe sichtbar wird. In der Verlaufsrichtung des Kopfnickermuskels dringt man teils stumpf, teils scharf bis zur Scheide der tiefen Halsgefäße vor und rottet die parallel zum Gefäßstrang verlaufende Drüsenkette so vollständig wie möglich aus. Bei der operativen Freilegung darf man sich nicht durch den makroskopischen Befund unauffälliger und nur wenig geschwollener Lymphdrüsen täuschen lassen, denn die mikroskopische Untersuchung bestätigt es immer wieder, daß sie häufig schon von der Tuberkulose ergriffen sind. Die Notwendigkeit eines sorgfältigen und schonenden Vorgehens bei der Operation, die meistens auch sehr zeitraubend ist, kann nicht genug in den Vordergrund gestellt werden. Sie bewahrt den Operateur vor unliebsamen Zwischenfällen mit Verletzung der Nn. accessorius, hypoglossus, facialis und vagus, deren Verlaufsrichtung als bekannt vorausgesetzt werden muß. Aber auch sonst hat der Operateur auf der Hut zu sein, wenn es darum geht, Nervenstämme aus Drüsenpaketen zu isolieren. Am häufigsten ist der N. accessorius in solche Konglomerate mit einbezogen und wird deswegen auch eher als andere Nerven verletzt oder durchschnitten. Man mache es sich deswegen zur Regel, den N. accessorius freizupräparieren bevor das Drüsenpaket angegangen wird.

Sind alle erreichbaren Lymphknoten herausgenommen, dann wird die Wunde schichtweise primär verschlossen. Ob man zusätzlich ein dünnes Gummidrain aus einem Knopflochschnitt neben der Wunde herausleitet, um hierdurch tuberkulostatische Mittel einzubringen, ist nach den bisherigen Erfahrungen offenbar nicht erfolgsentscheidend. Wir drainieren die Wunde nur dann für wenige Tage, wenn sich Zerreißungen der brüchigen und mit dem benachbarten Gewebe verbackenen Absceßmembranen nicht vermeiden ließen, so daß während der Operation tuberkulöser Eiter in das Wundgebiet geflossen ist.

Mit hin und wieder auftretenden Sekundärheilungen und Rezidiven muß allerdings gerechnet werden. Hierdurch wird jedoch der sonstige Wert der Operation in keiner Weise geschmälert. Es ist nicht bekannt, daß tuberkulöse Streuungen nach operativer Behandlung von Halsdrüsentuberkulosen jemals aufgetreten sind, so daß derartige Befürchtungen unberechtigt sind und nicht als Einwand gegen die Operation ins Feld geführt werden können. Über die Wirksamkeit der verschiedenen chemotherapeutischen und antibiotischen Mittel läßt sich heute noch kein endgültiges Urteil abgeben, sondern nur so viel sagen, daß verkäste Lymphknoten davon völlig unbeeinflußt bleiben, weil sie die Absceßmembran nicht durchdringen und somit die für einen Effekt notwendige Gewebskonzentration am Erkrankungsherd nicht erzielt wird. Es ist auch nicht bewiesen, ob antibiotische oder chemotherapeutische Medikationen nach der Operation überhaupt von Nutzen sind und die Rezidivquote hierdurch vermindert werden kann. Sie wird zwar neuerdings wieder von Mutschler und Hasche-Klünder empfohlen, die sich davon eine günstige Beeinflussung zurückgebliebener und frischer tuberkulöser Herde versprechen. Bekannt ist, daß fistelnde tuberkulöse Lymphome durch örtliche Applikation chemotherapeutischer Medikamente zur Abheilung gebracht wurden bzw. die Fistelsekretion danach aufgehört hatte. Damit ist jedoch keineswegs bewiesen, daß der örtliche tuberkulöse Herd tatsächlich und für dauernd ausgeheilt worden ist.

Der akute **Retropharyngealabsceß** bevorzugt das Säuglings- und Kleinkindesalter und nimmt seinen Ausgang von Lymphdrüsen zwischen der Fascia praevertebralis colli und der hinteren Rachenwand. Dabei werden die Lymphdrüsen immer sekundär durch Entzündungen des Nasenrachenraumes in Mitleidenschaft gezogen, deren wichtigste und häufigste die retronasale Angina ist. Die Erkrankung beginnt mit Fieber und schmerzhaften Schluckbeschwerden. Bei geöffnetem Mund entsteht ein schnarchendes und röchelndes, als pharyngealer Stridor bezeichnetes Geräusch. Die Vorwölbung der Rachenhinterwand bildet das wichtigste klinische Merkmal und zeigt sich als teigige oder fluktuierende Schwellung, die sich bis in den Epipharynx und weit in den Hypopharynx erstrecken kann. Manchmal bilden sich die Infiltrate von selbst wieder zurück, ohne daß es zur Einschmelzung kommt.

Vom akuten Retropharyngealabsceß müssen der tuberkulöse Lymphdrüsenabsceß in diesem Bereich und der Senkungsabsceß bei einer Halswirbeltuberkulose unterschieden werden, sie treten eher in den späteren Kinderjahren auf und sind insgesamt selten.

Sofortige Entleerungen des Abscesses durch Spaltung vom Munde her bringen fast immer schnelle Heilung. Die Längsincision wird am herabhängenden Kopf ausgeführt, indem man die Zunge mit einem Spatel zurückdrängt und den Eiter absaugt. Nur ausnahmsweise ist eine breite Freilegung notwendig. Dazu wird entweder am ventralen oder dorsalen Kopfnickerrand eingegangen. Falls man den hinteren Zugang wählt, ist auf den im Wundgebiet sichtbar werdenden N. accessorius zu achten. Schreitet das kollaterale Ödem in die Tiefe fort, oder senkt sich der Eiter zwischen den lockeren Bindegewebsschichten in tiefere Halsregionen, dann kommt es zum Glottisödem mit akuten Erstickungserscheinungen, die unter Umständen eine Tracheotomie erfordern. Die am meisten gefürchtete Komplikation durch Absacken des Eiters im prävertebralen Raum bis zum Mediastinum sieht man nur noch selten.

3. Geschwülste

a) Lymphosarkom

Das Lymphosarkom ist bereits im Zusammenhang mit den differentialdiagnostischen Betrachtungen unklarer Halsdrüsenschwellungen genannt worden. Solange das Drüsenpaket noch klein und beweglich ist, kann die Diagnose schwierig sein. Im fortgeschrittenen Stadium findet sich ein großer, mit der Umgebung verbackener Tumor, der sich durch rasches Wachstum in die Umgebung ausbreitet, so daß der maligne Charakter schon hierdurch erkennbar wird.

Bei der operativen Inangriffnahme solcher Tumoren erlebt man es immer wieder, daß der Eingriff vorher abgebrochen werden muß und eine radikale Entfernung kaum jemals möglich ist, weil bereits weite Gebiete vom Geschwulstgewebe durchsetzt sind. Findet die Diagnose im feingeweblichen Befund ihre Bestätigung, dann sollte man eine Röntgenbestrahlung durchführen, die den ungünstigen Ausgang des Leidens zwar nicht aufhält, aber um Monate hinausschiebt. In der Regel führt das Lymphosarkom in kurzer Zeit durch generalisierte Metastasierung, die kaum ein Organ verschont läßt, zum Tode.

b) Lymphogranulomatose

Kinder mit einer Lymphogranulomatose kommen eigentlich nur dann zum Chirurgen, wenn diagnostische Zweifel bestehen, die einer Klärung durch feingewebliche Untersuchung bedürfen. Die hierzu notwendigen Eingriffe bestehen in der Exstirpation vergrößerter Halslymphknoten und dienen also in erster Linie diagnostischen Zwecken. Derzeitig erfolgt die Behandlung der Lymphogranulomatose durch Röntgenbestrahlung der Drüsentumoren und Verabreichung cystostatisch wirkender Medikamente. Chirurgische Eingriffe aus therapeutischen Gründen sind überhaupt nur bei einem isolierten Lymphknotentumor im Initialstadium vertretbar und scheiden bei generalisierten Formen von vornherein aus. Nach der Herausnahme solcher Drüsenpakete sind wohl häufiger Rezidive über Jahre ausgeblieben, aber nur verschwindend wenig Dauerheilungen erzielt worden. Verständlicherweise wird bei der ungünstigen Prognose dieses Leidens jede therapeutische Möglichkeit ausgenutzt und die Exstirpation allgemein mit einer Röntgennachbestrahlung kombiniert, so daß die wenigen „Heilungen" aus Schrifttumsberichten nicht allein als Operationserfolge angesehen werden dürfen. Bei isolierten Herden des Darmtraktes sind die Lebenserwartungen als aussichtsreicher zu beurteilen, wenn eine Resektion im Gesunden durchführbar ist. Derartige intestinale Manifestationen kommen jedoch im Kindesalter nicht vor.

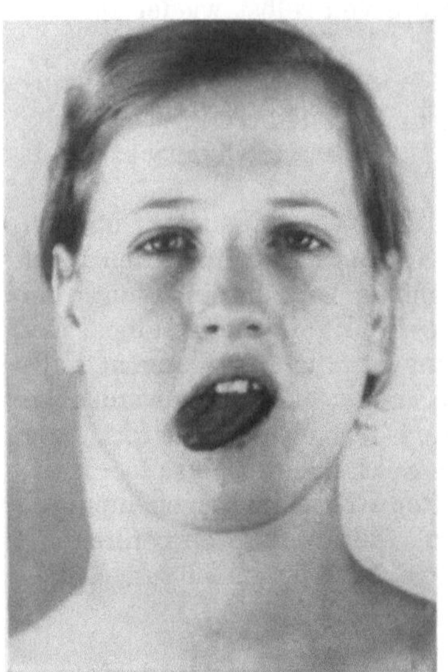

Abb. 198. Lymphosarkom mit Hypoglossuslähmung, 12 Jahre altes Mädchen

4. Chirurgische Erkrankungen der Schilddrüse

Operative Eingriffe an der Schilddrüse bilden bei Kindern mehr oder weniger Raritäten. Das trifft sowohl für den kindlichen Kropf und Basedow als auch für das Schilddrüsencarcinom zu. Alle sonstigen Funktionsstörungen gehören bis auf die wenigen, durch eine medikamentöse Therapie nicht beeinflußbaren infantilen Basedow-Erkrankungen in die Hand des Pädiaters.

Der an einzelne Regionen gebundene, aber auch sporadisch auftretende *Kropf* führt, sobald er eine bestimmte Größe erreicht hat, zu Druck- und Stauungserscheinungen der Halsgebilde, die sich meistens durch eine konservativmedikamentöse Therapie bessern oder gar vollständig beseitigen lassen. Erst wenn derartige Maßnahmen erfolglos bleiben, der Kropf zunehmend größer wird und dann die Trachea verdrängt oder komprimiert, muß zur operativen Verkleinerung bzw. Resektion geschritten werden. Angeborene Kröpfe können sogar zum Geburtshindernis werden und schon frühzeitig dysphagische Störungen und inspiratorischen Stridor hervorrufen, der, falls er sich nicht bald von selbst zurückbildet, eine Tracheotomie erfordert. Der Kropf wird dann in einer 2. Sitzung Monate später entfernt. In mechanischer Hinsicht besonders ungünstige circumtracheale und retrosternale Kröpfe kommen beim Kind nicht vor.

Der voll ausgeprägte *Morbus Basedow* ist bei Kindern recht selten. In Anbetracht dieser großen Seltenheit darf man annehmen, daß nahezu alle Beobachtungen hierüber im Rahmen kasuistischer Mitteilungen veröffentlicht worden sind. Danach beläuft sich die Gesamtzahl der Erkrankungsfälle auf etwa 1500. Nur jedes zehnte dieser Kinder wurde einer operativen Behandlung zugeführt. Hieraus ergibt sich, daß der Basedow bei Kindern entweder leichter verläuft und konservativ besser beeinflußbar ist, oder daß die Diagnose Morbus Basedow möglicherweise zu häufig gestellt wird bzw. Verwechslungen mit Hyperthyreosen vorkommen, die in strengem Sinne als endokrine Störungen des Zusammenspiels von Zwischenhirn, Hypophyse und Schilddrüse aufzufassen sind. Der Basedow dagegen stellt eine ungehemmte toxisch-endokrine Entgleisung dar, die der Organismus nicht mehr kompensieren kann. Differentialdiagnostische Abgrenzungen sind schon deswegen schwierig, weil es zwischen beiden Formen fließende Übergänge gibt.

Obwohl die klinischen Symptome des *Morbus Basedow* beim Erwachsenen und beim Kind in ihren wesentlichsten Grundzügen übereinstimmen, gibt es doch bestimmte Merkmale, die ausschließlich dem kindlichen Basedow eigen sind. Sie sind gekennzeichnet durch Störungen in den Stammganglien des

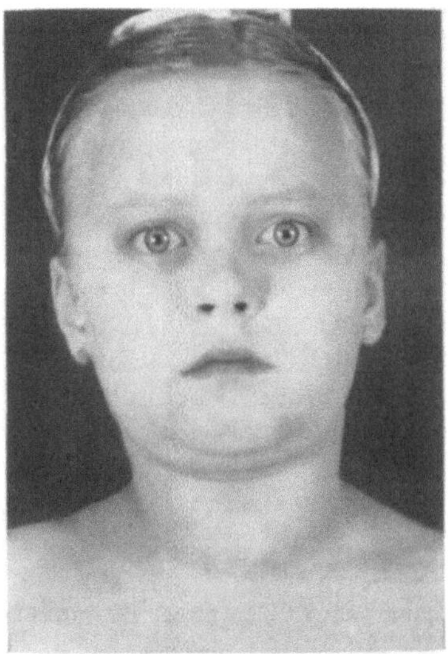
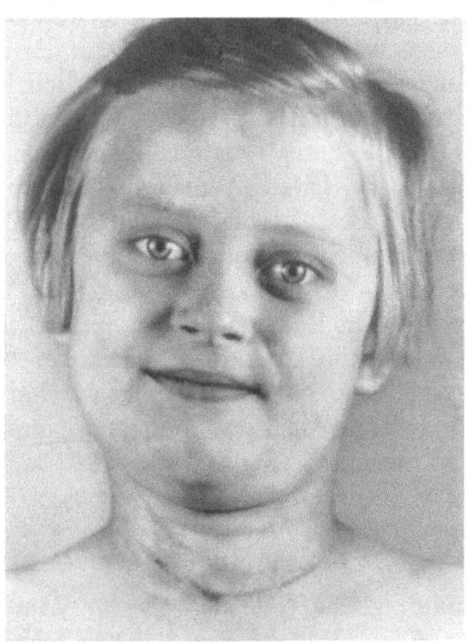

Abb. 199a. 7¹/₂jähriges Mädchen mit Basedow   Abb. 199b. Nach doppelseitiger Gefäßunterbindung und Strumektomie

extrapyramidalen Systems in Form von choreiformen Bewegungen und durch eine Beschleunigung des Längenwachstums der Röhrenknochen. Es ist weiterhin wichtig zu wissen, daß die Grundumsatzbestimmung — in der Beurteilung des Erwachsenen-Basedow ein wichtiges Kriterium — bei Erkrankungen im Kindesalter außerordentlichen Schwankungen unterworfen und nicht konstant ist. Sie ist daher nur im Rahmen des gesamten Krankheitsbildes zu beurteilen und nicht ausschlaggebend für die Diagnose oder Operationsindikation.

Unberücksichtigt der Tatsache, daß die prognostische Beurteilung beim kindlichen Basedow allgemein günstiger ist als beim Erwachsenen, muß die Vorhersage in jedem Falle mit der nötigen Zurückhaltung gestellt werden, da jene vom weiteren Krankheitsverlauf abhängt. Es bestehen nämlich insofern große Unterschiede, als sowohl schnell zu einem letalen Ausgange führende wie sich über Jahre hinschleppende Fälle vorkommen, ohne daß es jemals zu lebensbedrohlichen Zwischenfällen kommt. Der Zustand des Herzens und Kreislaufes sind für die Vorhersage von entscheidender Bedeutung.

Auf die Möglichkeiten einer konservativen Therapie wird hier nicht eingegangen. Sie müssen in jedem Fall voll ausgeschöpft werden, bevor die Frage der Operation überhaupt erwogen wird. Die Vorbereitung hierzu geschieht in der sonst üblichen Weise durch Plummerung. Weil es sich um ausgesprochen schwere Krankheitsbilder handelt, ist die Gefahr einer postoperativen thyreotoxischen Krise besonders groß, die sich aber auf ein Mindestmaß senken läßt, wenn die Operation auf mehrere kleine Eingriffe verteilt wird. Geht man so vor, dann bleibt dem kindlichen Organismus genügend Zeit für eine allmähliche Anpassung an die veränderte Hormonausschüttung. Der präliminaren Unterbindung der oberen und unteren Polarterien folgt dann in 3. Sitzung die subtotale Resektion beider Schilddrüsenlappen. Alle Eingriffe werden in schonender Intubationsnarkose durchgeführt. Sie gleichen technisch in jeder Phase der Strumektomie beim Erwachsenen.

Eine Darstellung chirurgischer Erkrankungen der Schilddrüse wäre unvollständig, wollte man nicht die Carcinome wenigstens erwähnen, deren Zahl sich nach Schrifttumsangaben auf etwa 300 beläuft. Über die Diagnosestellung läßt sich so viel sagen, daß sie im Anfangsstadium ausgesprochen schwierig und manchmal überhaupt nicht möglich ist, wenn das Kardinalsymptom, der Kropf, fehlt. Gar nicht selten wird die maligne Struma erst auf dem Umweg über den feingeweblichen Befund exstirpierter metastatischer Halslymphknoten diagnostiziert. Die Lebenserwartungen sind bei subtotaler und selbst bei totaler Strumektomie ausgesprochen schlecht, so daß man von amerikanischer Seite heute eine weitgehende Entfernung der gesamten Halsweichteile — neck dissection — fordert, die bislang die Prognose nicht entscheidend zu bessern vermochte. Nach der feingeweblichen Differenzierung handelt es sich hauptsächlich um papilläre oder follikuläre Adenocarcinome und nur selten einmal um ein wucherndes Adenom, sog. wuchernde Struma Langhans. Es sei in diesem Zusammenhang noch auf eine bemerkenswerte Beobachtung amerikanischer Autoren hingewiesen, die bei 4% von 1073 kindlichen Knotenkröpfen im mikroskopischen Bild Carcinome gefunden hatten, die klinisch nicht zu diagnostizieren waren.

Literatur

zu „Chirurgische Erkrankungen der Haut und Unterhaut" und „Chirurgische Erkrankungen im Bereich von Kopf und Hals"

ALLEN, A. C., and S. SPITZ: Histogenesis and chiropathologie correlation of nevi and malignant melanomce. Arch. of Dermat. **69**, 150 (1954).

BERNDORFER, A.: Nasenplastik bei Entwicklungsstörungen des Gesichtes. Mschr. Ohrenheilk. **68**, 266 (1944). — BIESALSKI, P.: Zur Behandlung des Lymphangioma colli cysticum im Säuglingsalter. Kinderärztl. Prax. **21**, 204 (1953). — Schwere eitrige Prozesse des Mund- und Kieferbereiches. Z. Laryng. usw. **34**, 234 (1955). — BLACKFIELD, H. M., and D. P. HAUSE: Syndactylism. Plast. Surg. **16**, 37 (1955). — BRIETZKY, K.: Ein Beitrag zum kindlichen Morbus Basedow. Diss. Göttingen 1954. — BRÜGGER, H.: Die Chemotherapie der Tuberkulose peripherer Lymphknoten. Erg. Tbk.forsch. **13**, 411.

CATEL, W.: Vorlesungen über die Tuberkulose des Kindes und Jugendlichen. Stuttgart: Georg Thieme 1950. — CONWAY, H.: The surgical treatment of branchial cysts and fistulas. Surg. etc. **101**, 621 (1955).

ESSIGKE, G.: Zum Vorkommen der bösartigen Schilddrüsengeschwülste im Kindesalter. Münch. med. Wschr. **1955**, 472.

FEYRTER: Zit. nach RIBBERT-HAMPERL, Lehrbuch der allgemeinen Pathologie und pathologischen Anatomien, S. 254.

GELBKE, H.: Zur Anwendung größerer frei verpflanzter Hautlappen. Chirurg **22**, 315 (1951). — Kasuistischer Beitrag zur Behandlung ausgedehnter Lymphangiome und Hämangiome des Gesichtes. In Fortschritte der Kiefer- und Gesichtschirurgie, Bd. 2, S. 207. Stuttgart: Georg Thieme 1956. — „Z-Plastik", ein chirurgisches Prinzip. Bruns' Beitr. **187**, H. 1, 33. — Die plastische Operation der sogenannten Doggennase. Chirurg **24**, 209 (1953). — GINORIO, A. R.: The status Bonnevie-Ullrich. J. Bone Surg. A **38**, 885 (1956). — GÖRGENYE-GÖTTCHE, O.: Tuberkulose im Kindesalter. Wien: Springer 1951. — GRAF, K.: Das Verhalten des N. accessorius bei der Halslymphknotentuberkulose. Pract. otol. etc. (Basel) **18**, 389 (1956). — GRANT, E. u. Mitarb.: Cystisch hygroma of the neck. West. J. Surg. **58**, 41 (1950). — The surgical treatment of lingual thyroid. Ann. Surg. **139**, 536 (1954). — GRAUL, E. H.: Der angeborene umschriebene Riesenwuchs als „Teilsymptom einer Reihe von Syndromen mit angioplastischem Riesenwuchs". Ärzt. Wschr. **1952**, 725. — GREITER, A., u. H. TRITSCH: Die Geschwülste der Haut. Stuttgart: Georg Thieme 1947. — GROSS: The surgery of infancy and childhood. Philadelphia u. London: W. B. Saunders Company 1953.

HASCHE-KLÜNDER, G.: Zur Differentialdiagnose der tuberkulösen Halslymphknoten. Münch. med. Wschr. 1951, 1830. — Die Erkrankungen der Weichteile und der Haut bei der Halslymphknotentuberkulose. Dtsch. med. Wschr. 1953, 199. — HAMMER, H.: Zur Pathogenese und Therapie der Follikularcysten. D. D. Z. 10, 608 (1956). — HAYLES, A. B., R. L. J. KENNEDY, O. H. BEAHRS and L. B. WOOLNER: Carcinoma of the thyreoid gland in child. Amer. J. Dis. Childr. 90, 705 (1955). — HELLNER, H.: Echte und unechte Oberkiefergeschwülste. HNO-Wegweiser 1, 385 (1949). — Die Knochengeschwülste. Berlin: Springer 1950. — Die haematogene Osteomyelitis und ihre Behandlung. Vorträge aus der praktischen Chirurgie, H. 31. Stuttgart: Ferdinand Enke 1954.

KASTERT, J.: Die chirurgische Behandlung der Halslymphknotentuberkulose. Chirurg 21, 492 (1950). — KIRSCHNER, H., K. SCHUCHARDT u. K. SCRIBA: Zur chirurgischen Behandlung der Elephantiasis der unteren Extremitäten. Chirurg 26, 512 (1955). — KUHLENKAMPFF, D., u. P. HEILMANN: Über Zungenstruma mit einigen Bemerkungen zur Kropfchirurgie. Bruns' Beitr. 182, 458 (1951).

LANZ, T., u. W. WACHSMUTH: Praktische Anatomie, Bd. I/2. Berlin: Springer 1955. — LINDEMANN, A., u. O. LORENZ: Die Geschwülste der Mundhöhle, der Kiefer und des Gesichtes. Stuttgart: Wissenschaftliche Verlagsgesellschaft 1950.

MATZNER, R.: Über angeborene Schnürungen an den Extremitäten. Arch. orthop. Chir. 46, 48 (1953/54). — MCEVITT, W. G.: Development abnormalities of the head and neck. J. Internat. Coll. Surgeons 20, 54 (1953). — MENNIG, H.: Die plastische Operation des Pterygium colli. Z. Laryng. usw. 35, 154 (1956). — MEYER, R.: Über angeborene äußere Nasendeformitäten. Pract. otol. etc. (Basel) 18, 400 (1956). — MIESCHER, G.: Über Klinik und Therapie der Melanome. Strahlenther. 102, 1 (1957). — MUTSCHLER, P., u. G. HASCHE-KLÜNDER: Über die Wirkung bakteriostatischer Mittel auf den tuberkulösen Lymphknoten. Beitr. Klin. Tbk. 114, 406 (1955).

NIEDEN, H., u. C. ARBECK: Kongenitale Knorpelreste am Hals und ihre Beziehungen zu den seitlichen Fisteln. Bruns' Beitr. 153, 47 (1931).

ÖHLINGER, L.: Ausgebreitetes kavernöses Lymphangiom des Neugeborenen. Wien. med. Wschr. 1953, 653. — OESTERN, H. F.: Über die Elephantiasis. Dtsch. med. Wschr. 1954, 744. — OEYNHAUSEN, R. A. v.: Penicillinbehandlung der septischen Sinus-cavernosus-Thrombose. Zbl. Chir. 72, 1147 (1947). — Moderne Behandlung der Haemangiome. Langenbecks Arch. u. Dtsch. Z. Chir. 260, 205 (1947). — Örtlicher Riesenwuchs und physiologische Asymmetrie. Langenbecks Arch. u. Dtsch. Z. Chir. 261, 206 (1948). — Bösartige Gesichtsfurunkel. Dtsch. med. Wschr. 1948, 448.

PETTERSSON, G.: Deformities and defects of the nose in children. Acta chir. scand. (Stockh.) 107, 539 (1954). — PFLÜGER, H.: Beitrag zur Teratomkasuistik unter besonderer Berücksichtigung sacrococcygealer und mediastinaler Teratome. Chirurg 27, 77 (1956). — PICKRELL, K. L.: Tumors of the head and neck in infancy, childhood and adolescence. Plast. Surg. 12, 10 (1953).

RUTLAND, L.: Die biologische Wertigkeit atypischer Knochengeschwülste. Bruns' Beitr. 192, 245 (1956).

SCHERER, E.: Beitrag zur allgemeinen Therapie und primären Röntgenbestrahlung tuberkulöser Lymphome. Med. Klin. 1955, 1605. — SCHLANDER, E., u. F. NEUBERGER: Die Behinderung der Nasenatmung und ihre Ursachen im Säuglings- und Kindesalter. Mschr. Ohrenheilk. 89, 192 (1955). — SCHMIDT, G., u. H. SPÄNGLER: Beitrag zur Kenntnis sog. branchiogener Cysten und Fisteln. Langenbecks Arch. u. Dtsch. Z. Chir. 280, 609 (1955). — SCHNYDER, U. W.: Zur Pathologie und Therapie der Angiome des Kindesalters. Praxis (Bern) 44, 240 (1955). — SONNABEND: Ein Beitrag zum Thema Zahn und Cyste. Zahnärztl. Z. 12, 593 (1957). — Zur Follikularcysten-Genese. Dtsch. Zahn- usw. Heilk. 65, 389 (1957). — STUCKE, K.: Die Erscheinungen der Symbrachydaktylie und ihre operative Behandlung. Langenbecks Arch. u. Dtsch. Z. Chir. 261, 215 (1948). — Zur Frage der Verkürzung des Zungenbändchens. Ärztl. Wschr. 1946, 259. — STUCKE, K., u. O. GANSMÜLLER: Zur Klassifizierung, Klinik und Behandlung der Syndaktilie. Langenbecks Arch. u. Dtsch. Z. Chir. 260, 77 (1947).

TISCHER, W.: Zur Diagnose und Therapie der lateralen branchiogenen Halsfisteln. Kinderärztl. Prax. 24, 536 (1956). — TONNDORF, E. E.: Über die Entstehung der medianen Nasenfisteln und Dermoidcysten. HNO-Wegweiser 4, 33 (1953). — TRIMPE, H.: Chirurgische Eingriffe bei Lymphogranulomatose. Bruns' Beitr. 193, 412 (1956).

UEBERMUTH, H.: Zur chirurgischen Behandlung der Halslymphknotentuberkulose. Dtsch. Gesundheitswesen 10, 310 (1955).

WASSMUD, M.: Lehrbuch der praktischen Chirurgie des Mundes und Kiefers, Bd. 1 u. 2. Leipzig: Johann Ambrosius Barth 1939. — WERTHEMANN, A.: Die Entwicklungsstörungen der Extremitäten. In Handbuch der speziellen pathologischen Anatomie und Histologie. Bd. 9: Bewegungsapparat, Teil 6. Berlin: Springer 1952. — WINTER, L.: Operative oral surgery. St. Louis: C. V. Mosby Company 1947.

ZÜLLIG, R.: Zur Therapie des Peritonsillarabscesses. Schweiz. med. Wschr. 1956, 1195.